PRACTICE OF RADIOLOGY
OF HEPATOBILIARY DISEASES

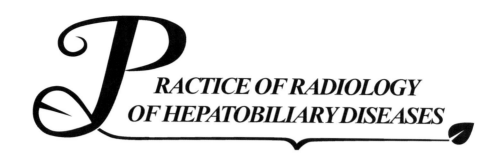

实用肝胆疾病影像学

PRACTICE OF RADIOLOGY OF HEPATOBILIARY DISEASES

主　编　李宏军　陆普选

副主编　沈　文　边　杰　李　莉　殷小平

人民卫生出版社
·北京·

图书在版编目（CIP）数据

实用肝胆疾病影像学/李宏军，陆普选主编. —北京：人民卫生出版社，2023.3
ISBN 978-7-117-32207-2

Ⅰ.①实… Ⅱ.①李…②陆… Ⅲ.①肝疾病-影像诊断②胆道疾病-影像诊断 Ⅳ.①R575.04

中国版本图书馆 CIP 数据核字（2021）第 204591 号

| 人卫智网 | www.ipmph.com | 医学教育、学术、考试、健康，购书智慧智能综合服务平台 |
| 人卫官网 | www.pmph.com | 人卫官方资讯发布平台 |

ISBN 978-7-117-32207-2

9 787117 322072 >

实用肝胆疾病影像学
Shiyong Gandan Jibing Yingxiangxue

主　　编：李宏军　陆普选
出版发行：人民卫生出版社（中继线 010-59780011）
地　　址：北京市朝阳区潘家园南里 19 号
邮　　编：100021
E - mail：pmph @ pmph.com
购书热线：010-59787592　010-59787584　010-65264830
印　　刷：北京华联印刷有限公司
经　　销：新华书店
开　　本：889×1194　1/16　印张：44
字　　数：1301 千字
版　　次：2023 年 3 月第 1 版
印　　次：2023 年 4 月第 1 次印刷
标准书号：ISBN 978-7-117-32207-2
定　　价：520.00 元

打击盗版举报电话：010-59787491　E - mail：WQ @ pmph.com
质量问题联系电话：010-59787234　E - mail：zhiliang @ pmph.com
数字融合服务电话：4001118166　E - mail：zengzhi @ pmph.com

编　委

（按姓氏笔画排序）

于雅楠	河北大学附属医院		三人民医院
万秋霞	哈尔滨医科大学附属第二医院	刘白鹭	哈尔滨医科大学附属第二医院
马　茜	河北大学附属医院	刘宇鹏	秦皇岛市第一医院
王　杏	首都医科大学附属北京佑安医院	刘丽丽	哈尔滨医科大学附属第二医院
王亚丽	河北以岭医院	刘利平	山西医科大学第一医院
王海屹	中国人民解放军总医院第一医学中心	刘琳琳	北京市第一中西医结合医院
王慧芳	河南省肿瘤医院	刘锦鹏	浙江大学医学院附属第一医院
王蕙淇	中山大学肿瘤防治中心	刘新疆	上海市浦东医院/复旦大学附属浦东
贝天霞	河南省肿瘤医院		医院
毛　亮	济宁医学院附属医院	齐　石	首都医科大学附属北京佑安医院
毛思月	中山大学肿瘤防治中心	许传军	南京中医药大学附属南京医院
孔丽丽	烟台业达医院	农恒荣	南宁市第四人民医院
龙瑞杰	新发传染病电子杂志	阮志兵	贵州医科大学附属医院
卢亦波	南宁市第四人民医院	孙　勇	昆明医科大学第二附属医院
史东立	首都医科大学附属北京佑安医院	孙艳秋	青海省人民医院
付莉伟	哈尔滨医科大学附属第二医院	孙雪峰	首都儿科研究所附属儿童医院
白婷婷	上海健康医学院附属嘉定区中心医院	牟　彬	大连医科大学附属第二医院
冯　凯	南方科技大学第二附属医院/深圳市第	李　莉	首都医科大学附属北京佑安医院
	三人民医院	李　萍	哈尔滨医科大学附属第二医院
边　杰	大连医科大学附属第二医院	李　靖	河南省肿瘤医院
邢立红	河北大学附属医院	李云芳	首都医科大学附属北京朝阳医院
曲金荣	河南省肿瘤医院	李宏军	首都医科大学附属北京佑安医院
吕长磊	陕西省人民医院	李咏梅	重庆医科大学附属第一医院
吕哲昊	哈尔滨医科大学附属第一医院	李洪杰	大连市友谊医院
朱文科	南方科技大学第二附属医院/深圳市第	李倩倩	海军军医大学第三附属医院/东方肝胆
	三人民医院		外科医院
任美吉	首都医科大学附属北京佑安医院	李高阳	河北大学附属医院
刘　岚	江西省肿瘤医院	李雪芹	首都医科大学附属北京佑安医院
刘　钊	首都医科大学附属北京佑安医院	李瑞利	首都医科大学附属北京佑安医院
刘　周	中国医学科学院肿瘤医院深圳医院	李耀平	山西省人民医院
刘　寅	首都医科大学附属北京佑安医院	杨　飘	浙江大学医学院附属第一医院
刘　棠	大连医科大学附属第二医院	杨丽芹	川北医学院第二临床医学院/南充市中心
刘　露	广西医科大学附属肿瘤医院		医院
刘文亚	新疆医科大学第一附属医院	杨根东	南方科技大学第二附属医院/深圳市第
刘文浩	南方科技大学附属第二医院/深圳市第		三人民医院

前　言

我国是肝胆疾病的高发区,医学影像学检查技术已成为肝胆疾病的诊断、鉴别诊断、疗效评价和指导临床选择治疗方案的重要客观可视化循证依据。近年来,国内外出版的为数不多的与肝胆疾病影像检查、诊断相关的专著,无疑对肝胆疾病的影像诊断与鉴别诊断起到了较大的促进作用。但随着医学影像技术的飞速发展,以及新技术在肝胆疾病领域的广泛运用,加深了人们对肝胆疾病影像学特征的认识,催生出了新理论、新技术、新指南与新标准,因此,迫切需要一部基于肝胆疾病的先进检测新技术,对肝胆原发性良恶性病变、转移性病变、外伤性病变、先天性病变及不同干预措施后的影像特征等内容进行系统阐述与刷新。本书力求实用,编排形式新颖,可满足不同临床学科和医学生的参考需求。为了适合现代精准医学的临床需求,提高肝胆疾病影像学技能及教学水平,普及和推广肝胆疾病影像学的新知识、新技术、新方法、新理论,我们于 2018 年开始组织该领域的专家团队着手编撰《实用肝胆疾病影像学》大纲及教材参考书,经过多次论证及定稿会议,历时 5 年余,在人民卫生出版社领导的指导及专家团队的共同努力下,终于完成这部具有里程碑意义的参考书。

本书有全国 130 多位专家、学者参与,有效整合了我国肝胆疾病影像学临床与专家资源,按照肝胆疾病谱系,吸收利用传统精髓知识点,摒弃老旧过时观点、技术,系统归纳、凝练,将 200 余例传统经典和少见或罕见病例,共计 1 600 余幅优质影像学图片展示给读者。全书分为 8 篇,共 65 章。第一篇共 7 章,重点阐述了肝胆疾病影像新技术,包括肝胆超声检查技术,肝胆 CT 检查技术、MRI 检查技术、PET/CT 成像技术、PET/MRI 成像技术,肝胆内镜检查技术及肝胆介入技术等内容。第二篇到第六篇共 55 章,主要介绍了肝脏传染性疾病、肝脏创伤与损害、肝脏代谢性疾病、肝血管性病变及肝脏肝肿瘤与肿瘤样病变的诊断,其中重点介绍了肝脏良恶性肿瘤(含肝转移瘤)的诊断与鉴别诊断,以及影像技术在活体肝移植的应用等内容。第七篇共 2 章,重点介绍了胆道系统良性疾病和恶性肿瘤。第八篇共 1 章,为儿童肝胆疾病,对儿童肝胆变异及良恶性疾病作了全面叙述,是一本资料翔实、涵盖全面、逻辑性强的大型临床参考书及教科书。

本书绝大部分资料来源于作者们的经验和积累,同时吸收和引用了国内外新近的研究成果,特点鲜明:①贴近临床,病种齐全,囊括了大部分常见、多发和罕见的肝胆疾病。②资料完整,注重诊断的客观依据,尤其是病例和影像学图片的完整性、代表性、连续性和真实性。③格式及内容新颖,本书结合国内外专著的结构特点,采用综述和病例相结合的格式进行编排,在满足临床参考的基础上,为适应现代教学需求,对每个肝胆疾病或病例总结归纳了教学要点,为医学院校本科生及研究生学习提供了指引。

本书力求全面详尽、深入浅出、易于理解,不仅是医学影像学工作者重要的参考书,更是临床医生的良师益友,也是广大医学生和研究生不可多得的一部教科书。科学发展的过程也是人们逐步认识完善的过程,在编写本书的过程中难免有一些疏漏、叙述不当乃至错误之处,敬请同道不吝赐教,期待日臻完善。

主编　李宏军　陆普选

2023 年 1 月

目　录

第一篇　肝胆疾病影像技术

第二篇　肝脏传染性疾病

第三篇 肝脏创伤与损害

第四篇 肝脏代谢疾病

第五篇 肝血管病变

第六篇 肝肿瘤与肿瘤样病变

第七篇　胆　道　疾　病

第八篇　儿童肝胆疾病

第 一 篇

肝胆疾病影像技术

第 一 章

肝胆超声检查技术

超声波是频率在 20kHz 以上的声波,用于诊断的超声频率大多为 1~20MHz,传播特性包括反射、折射、散射、衍射、衰减和吸收等,程度与相邻介质声阻抗差别和界面大小相关。超声探头是超声诊断仪的重要组成部分,具有发射和接收超声波信号的功能,主要接收反射和背向散射信号,将不同程度的回波信号经放大信号及计算机处理后,依据不同的成像显示方式,用强弱不同的光点显示出人体组织结构的切面图像,分为 A 型、B 型、M 型和 D 型模式[1]。超声检查是肝胆疾病首选的医学影像技术检查手段,常规检查主要应用 B 型和 D 型模式,依据肝胆声像图表现的形态、内部回声强度、边缘、血流信号、后方反射、周围器官改变等综合分析,对肝胆疾病进行诊断,具有实时、准确性高、无创、方便快捷、可重复等优点,无明确的临床禁忌证,特别是在需要床旁快速了解患者病情时具有更明显的优势。

第一节　超声检查前准备

一、肝胆超声检查前准备

常规的肝胆超声检查患者需禁食 8 小时以上,以早晨空腹检查较为适宜,有利于胆囊清晰显示。肝外胆管检查时,可嘱患者饮水 300 ~ 500mL,以利于结构显示及避免胃肠道空气干扰。横结肠气体及内容物干扰明显者,可行灌肠排便后检查。小儿或不合作患者可给予适量镇定药物后在稳定状态下进行检查。为避免胃肠道及胆道 X 线造影的干扰,超声检查应在造影前或造影后 2~3 天进行。急诊患者的肝胆超声检查须及时进行,不需要任何检查前的准备。

二、肝胆超声检查体位

1. 仰卧位　为常规的检查体位。患者仰卧,平稳呼吸,两手上举置于枕后以加大肋间距。肝脏左叶、右叶及胆囊均能有效显示。

2. 左侧卧位　患者向左侧 45°~90° 卧位,右臂上举置于头后,便于观察肝脏右叶,特别是肝脏右后叶。该体位使肝脏和胆囊向左下移位,并配合深吸气动作,充分利用肝脏和胆囊作为声窗,可减少胃肠道气体干扰,利于肝外胆管的显示,对观察胆囊颈部结石及追踪胆总管中、下段病变均有良好效果;配合饮水后,对于胆总管胰腺段的显示效果更好。

3. 坐位或立位　适用于肝脏位置较高或胆囊位置变异者,观察肝脏活动度、胆囊结石的移动、泥沙结石的沉积层及胆囊底部病变情况。

4. 胸膝卧位　一般不用,可在肝脏右叶显著肿大或需与腹膜后肿块鉴别诊断时选用,也可用于观察胆囊结石或肝外胆管结石的移动,有助于与肿瘤鉴别。

三、仪 器 条 件

实时超声诊断仪均可用于肝胆系统检查,以能清晰显示肝胆的结构为原则。探头选用凸阵、线阵或扇扫探头,以凸阵探头最常用,中心频率 3.5MHz,频率范围 1 ~ 5MHz[2],小儿可选用 5 ~ 7MHz。观察肝胆血流信号时需要调节聚焦区、彩色显示范围、灵敏度、滤波频率等,并设法消除伪像。

第二节　肝胆超声常用检查技术

实时 B 超扫查切面和彩色多普勒血流显像是肝胆超声常用的检查技术。一般先对肝脏进行实时、全面扫查,然后再进行胆囊扫查。肝脏的超声检查通过探头置于腹部肝脏体表投影处,移动探头有序地对肝左叶、肝右叶进行扫查,产生不同切面的声像图,并可以通过彩色多普勒血流显像对扫查切面中的感兴趣区显示彩色血流信号。由于肝脏体积大,超声探头扫查切面局限,因此肝脏的扫查切面多,并且需尽量连续扫查。胆囊体积小,超声的扫查切面相对简单并易于完成。胆管的扫查尽量用连续扫查切面。

一、扫 查 方 法

(一)肝脏扫查方法

超声扫查应做到系统、全面和规范,按一定步骤有序进行,首先从肝左叶开始,有序完成切面扫查,每个切面遵循无-有-无的原则,例如:左叶横断扫查,探头应从剑突上开始,直至出现肝脏图像,再逐步向下移动,直至肝脏图像消失。应对上下、内外等部位进行连续性滑行扫查,在某一位置进行断面观察时,应做左右或上下方向最大范围的侧动扫查,避免跳跃式扫查。在观察切面时让患者配合吸气和呼气,以避开肋骨和胃肠气体的遮挡,充分显示肝脏的结构。

1. 左肋缘下斜断扫查　将探头置于左肋缘下,嘱被检查者不断做深吸气运动,声束朝向被检者的左肩方向缓慢扇形侧动至腹中巡回,以充分观察左叶被肋弓遮盖部分。

2. 肝左叶纵断扫查　将探头置于左上腹,使声束平行于腹正中线自左向右缓慢移动探头,作肝左叶纵断扫查。

3. 肝右叶纵断扫查　将探头放在腹正中线附近,由此向右移动探头,必要时自右向左重复扫查一次。

4. 肝右叶肋缘下斜断扫查　将探头置于右肋缘下与肋弓平行,使声束由垂直位朝向被检者右肩横膈方向缓慢扫查,观察肝脏外形、肝实质回声和肝血管影像有无异常,包括横膈形态及其随呼吸运动的情况。

5. 沿右肋间斜断探查　将探头放在右侧第7~9肋间,以肋间为轴进行扇形侧动扫查,作为对肝右叶的补充观察。

6. 沿门静脉长轴斜行扫查　将探头置于右腹直肌外缘与肋弓交点和脐的连线上,适当侧动探头并使声束平面对准肝门的双管结构。为了便于显示,可嘱被检者向左侧45°~90°卧位,常用于显示肝外胆管、门静脉主干及肝门区有无异常,如肿瘤或淋巴结肿大等。

7. 肝右叶冠状扫查　将探头放在右侧腋中线上,在腋前线和腋后线之间的侧方胸壁上对肝右叶作冠状扫查,注意膈的形态和运动情况,以及有无膈下积液、胸腔积液表现。

8. 肝左右叶横断扫查　将探头放在膈肌上,逐肋间、逐层全肝脏扫查,对全肝作补充检查,对较小病灶超声显示不满意时,可与CT、MRI进行比对,有利于发现病灶。

(二)胆囊及胆管扫查方法

1. 先在普通呼吸状态下观察胆囊的位置、形态,再将探头置于右肋缘下或肋间,行纵切、横切及斜切面扫查,同时嘱患者深吸气后屏气,变动探头方向取得胆囊的一系列长轴和短轴切面。

2. 胆管扫查方法

(1)肝外胆管扫查方法:常规行右上腹纵切及横切面扫查,获得肝外胆道的系列纵轴、横轴图像。在纵切面上,观察门静脉右支至主干的切面,以及肝外胆道的长轴切面。在横切面上,观察肝门部由上向下的横切面,直至胰腺以下平面。

(2)肝内胆管扫查方法:与肝脏扫查方法相同,观察肝脏各切面上与门静脉各级分支伴行的肝内胆管图像。

二、肝胆的测量方法

(一)肝脏测量方法及正常值

1. 肝右叶最大斜径　以肝右静脉汇入下腔静脉的右肋下缘切面声像图为标准断面,测量肝脏前后缘之间的最大距离,正常值12~14cm。

2. 肝右叶前后径　在肋间切面声像图上测量得到的肝前后缘间的距离,正常值8~10cm。

3. 肝右叶横径　肝脏最右外侧缘至下腔静脉右侧壁间的距离,正常值不超过10cm。

4. 肝左叶厚度和长度　以通过腹主动脉的矢状纵切面声像图作为测量肝左叶厚度和长度的标准切面,尽可能显示膈肌。肝左叶厚度正常值不超过6cm,长度不超过9cm。

5. 肝右叶锁骨中线肋缘下厚度和长度　正常人肝脏在平稳呼吸时,超声在肋缘下常探测不到。深呼吸时,长度可达肋缘下0.5~1.5cm。对肺活量较大者,肝上下移动度较大,深呼吸时,长度明显增加,与平稳呼吸的比较可相差5~6cm。

(二)胆囊及胆管的测量方法及正常值

1. 正常胆囊的长径一般不超过8.5cm,前后径不超过3.5cm。前后径对胆囊张力的反映较长径更有价值。空腹状态下,正常胆囊壁厚度不超过 2.5mm,测量时探头必须垂直于胆囊壁,否则会产生胆囊壁测值增厚的假象。

2. 肝左、右肝管位于门静脉左右支的前方,内径在 2mm 以下,正常肝内胆管二级以上分支超声难以清晰显示。肝外胆管主要为胆总管,胆总管声像图上大致分为上、下两部分,上段紧贴于门静脉腹侧并与之伴行,下段与下腔静脉伴行,前方为胃十二指肠,胆总管下段延伸进入胰头背外侧。下段胆总管由于胃肠道气体的干扰,不易清晰显示。正常人胆总管上段内径不超过 5.0mm,下段内径不超过 8.0mm,高龄者有增宽趋势。

三、肝胆声像图观察内容

(一) 肝脏声像图内容

1. 肝脏的大小、形态和边缘。
2. 肝实质回声的强度和均匀性。
3. 肝内是否存在局灶性异常回声区。
4. 肝内管道结构,如胆管、门静脉、肝静脉、肝动脉管壁有无异常回声,管腔有无狭窄或扩张,腔内是否有栓子形成。
5. 肝门部或腹腔内有无肿大的淋巴结。
6. 观察毗邻脏器情况。
7. 观察有无腹水。

(二) 胆囊及胆管声像图内容

1. 胆囊的位置、形态、大小,胆囊壁的厚度及是否光滑。
2. 胆囊内有无胆泥、结石、隆起样病变或异常团块。
3. 疑有胆囊炎或胆囊颈部梗阻者,可用脂餐试验观察胆囊收缩功能。
4. 肝内外胆管管径测量,胆管有无扩张,扩张的部位、范围、程度。
5. 胆管有无结石、肿瘤、局部管壁增厚或囊状扩张。

四、肝胆病变声像图观察内容

(一) 肝脏病变声像图

1. 病变范围　弥漫性病变或局灶性病变。
2. 病变性质　占位性或非占位性病变。
3. 病灶部位、数目、形态、大小。
4. 病灶边缘、边界、有无声晕。
5. 病灶内部回声是囊性、实性或混合性,后方回声有无变化,是否有侧方声影。

6. 病灶周围组织有无被推挤、变形,血管、胆管是否被压变细、扩张、移位、消失等,邻近脏器是否有压迫或浸润。
7. 病灶内部及周围血流动力学特点。

同时观察其他脏器的图像变化,如脾脏有无异常,肿瘤有无转移征象,血管有无栓子,腹腔淋巴结有无肿大,有无腹水。

(二) 胆囊及胆管病变声像图

1. 胆囊壁增厚呈双层,并非急性胆囊炎特有的表现,肝硬化合并低蛋白血症和腹水、急性重症肝炎时亦可出现。

2. 化脓性胆管炎合并胆囊炎时,胆囊不大,仅显示囊壁增厚、模糊,腔内有沉积物。胆囊壁周围有低回声带,可能为严重胆囊炎导致的炎性反应。

3. 胆囊结石的误诊,常见于以下情况:胆囊内炎性沉积物或陈旧的浓缩胆汁等易误诊为泥沙样结石;当结石不大或嵌顿于胆囊颈管时容易漏诊;位于近肝门部的肝外胆管结石易误认为胆囊结石;胆囊管结石、粘连瘢痕组织、癌肿、胆囊颈旁淋巴结钙化等易误诊为胆管结石;肝胆管积气及后方多重反射易误诊为结石声影。胆总管末端的癌肿、蛔虫尸体碎块和黏稠胆汁、脓性胆汁、胆管乳头部溃疡及炎症等也有同结石相似的超声表现。胆囊充满型结石的“WES”征(wall echo shadow,壁回声阴影),也可出现在钙胆汁或钙化胆囊壁、胆囊切除术后瘢痕组织或胆囊窝纤维化。

4. 胆囊炎增殖型需与胆囊癌的厚壁型、胆囊腺肌样增生症鉴别。胆囊结石合并胆囊癌的发病率高,较多结石高回声团及声影掩盖肿瘤是漏诊的主要原因。实块性胆囊癌有时与肝癌不易区别。

5. 肝内外胆管扩张程度不能作为鉴别良恶性梗阻的依据。肝外胆管扩张是超声检查梗阻性黄疸的灵敏指标。梗阻水平判断:胆总管扩张是下端梗阻的可靠依据。肝外胆管正常或不显示而肝内胆管或左右肝管仅一侧扩张提示肝门部以上阻塞。多数情况下胆囊与胆总管的张力状态是一致的,即胆囊增大提示下段阻塞,胆囊不大则符合上段阻塞。有时胆囊与胆总管处于矛盾的张力状态,提示胆囊颈部阻塞或胆囊本身存在病变。胆囊是否增大不能作为判断梗阻水平的标志。

第三节 肝胆超声特殊检查技术

一、超声造影技术

近十几年来,高效稳定的新型对比剂不断被研发应用,对比剂成像相关技术飞速发展,超声造影(contrast-enhanced ultrasound,CEUS)技术也取得了突破性的进展。超声造影不仅能增强组织器官回声强度和多普勒信号强度,提高辨别细微结构的能力和血流显示的敏感性,还能够显示组织器官的血液灌注状况。超声造影已成为现代影像技术中观察组织器官结构且同时显示血流灌注状况的常用技术,并将影像诊断推进到结构与功能相结合的新高度。与此同时,随着分子影像学的迅速发展,靶向性微泡对比剂也将为超声影像诊断及治疗带来革命性的进展。

(一)超声对比剂及其成像基本原理

超声对比剂的发展分为3个阶段[1]。第一代超声对比剂主要为以空气或氧气为核心的生理盐水、染料及胶体等无壳型对比剂,由于在人体内持续时间短且易破裂,仅能用于右心系统造影检查,不能用于肝胆超声造影检查。第二代超声对比剂为以空气为核心外包清蛋白包膜的有壳对比剂,能够通过肺循环用于左心系统造影检查,主要产品有美国 Albunex 和德国 Levovist。第三代对比剂主要产品有意大利 Bracco 公司生产的声诺维(SonoVue)和 GE HEALTHCARE AS 公司生产的示卓安(Sonazoid),为含脂外壳包裹氟碳类惰性气体的有壳微泡超声对比剂,具有更好的稳定性和持久性。2003 年底,SonoVue 在国内上市,主要成分为脂质外壳内包裹六氟化硫气体,微泡直径 2~8μm,在低机械指数(MI)条件下,具有较好的谐振特性,近 20 年来,使用 SonoVue 的超声造影应用于全身多个脏器的检查,以肝脏为代表的腹部脏器的超声造影检查得到长足发展,是肝胆良恶性肿瘤的诊断及鉴别诊断的重要手段。2019 年 4 月,Sonazoid 在国内上市,主要成分为脂质外壳内包裹全氟丁烷气体,微泡平均直径 2.1μm,在中机械指数条件下有较好的谐振特性,相比六氟化硫气体,全氟丁烷的溶解度低,使其具有更高稳定性,其肝脏库普弗细胞(Kupffer cells)的吞噬率高达99%,远远高于 SonoVue 的 7.3%[3],在肝脏平衡期能够较好地显示缺乏正常肝组织的病灶,临床上具有较好的应用前景。与 CT、MRI 对比剂不同,目前超声对比剂的微气泡不能扩散到血管外区域,而是留存在血液中,直至微泡破裂,气体经正常呼吸由肺代谢排出,脂质外壳经肝肾代谢排出。

超声造影技术是利用超声对比剂与机体组织间较大的声特性阻抗的差异,人为地增大含对比剂的血液与相邻组织之间的声阻抗差,使获得的相关超声图像反差加大,从而清楚地显示含对比剂的细小血流信号及微血管灌注。微泡类对比剂主要通过增强背向散射回声信号能量,以及气泡共振产生的谐波显像达到对比增强的效果。

(二)使用方法

1. 对比剂使用途径及注射方法

(1)外周静脉注入:经外周静脉注入对比剂为新型超声对比剂的常规使用途径。目前市售对比剂多为粉剂,注入前按说明配制成对比剂溶液,使用剂量一般为 SonoVue 0.01~0.1mL/kg、Sonazoid 0.015mL/kg,经肘前浅静脉注入即可。注入方式可依不同检查要求而异,一般常规造影采用"团注"(bolus injection)方式,即多在 5~30 秒内一次性推入,会产生明显的肝脏动脉期、门静脉期及延迟期的动态期相性增强效应,有利于肝肿瘤的诊断、鉴别诊断和治疗效果的判断等。若需要利用延迟期重点观察肝内有无小病灶,或观察血管内对比剂流入及局部灌注等,也可以直接或借助于微量泵连续注入(continuous injection)。

对比剂的使用浓度、剂量及推注速度等对肝脏动态期相的表现特征有影响,如高浓度团注引起回声信号增强的峰值增加及造影持续时间延长等。因此,对一组病例进行比较,或同一病例进行治疗前后对比时,应使用同一标准。不同对比剂使用时的浓度和注射速度有不同的要求,可按说明进行。

(2)其他途径:在影像引导下、术中插管或穿刺至肝动脉或门静脉内注射的方法,可用于了解患者某部位或病变的局部血供分布及血流灌注状况,如拟对位于某一叶段的肝癌进行微波凝固阻断门静脉结合肿瘤凝固治疗,可于治疗前行超声引导下经皮穿刺相关门静脉造影,明确肿瘤与所在叶段门静脉的关系,帮助确定门静脉阻断的具体部位。

2. 低机械指数(MI)技术 该技术使用低溶解度气体的超声对比剂,可以进行动态成像,并对不同血管相进行评估。

检查时建议步骤如下：

（1）B模式下进行基波检查，可能还包括彩色多普勒技术。

（2）识别目标病变后，将探头置于稳定位置，把成像模式切换到低机械指数的特定造影成像技术。

（3）调整机械指数设置，以获得足够的组织抑制并保持足够的深度穿透力。大血管结构和一些解剖标志（如横膈、门静脉等）应该维持在勉强可见的水平上（注意：在一些特定的超声造影模式中，采用了同时显示组织和造影信号的技术）。

（4）经外周静脉（常规选用肘静脉）以团注的方式注射超声对比剂，并用5～10mL生理盐水冲洗。针头直径不应该小于20G，以避免注射时因机械冲击产生的微泡破裂。注射超声对比剂时应该让计时钟开始计时。

（5）建议连续扫查60～90秒来得到动脉相和门静脉相。延迟相的评估，可以采用间断扫查的方法，直到看到超声对比剂从肝脏微血管里消失。

（6）由于实时造影增强超声的动态特点，建议在视频或者数字媒体上记录检查结果，以便后期分析。

3. 高机械指数技术　高机械指数技术指的是有意让微泡破裂，可能对探测局灶性肝病更有用，也可用于鉴别诊断。根据病情判断需要，可以在所有三个时相采用间歇扫查。

建议检查步骤如下：

（1）B模式下的基波检查，可能还包括多普勒技术。

（2）切换到相应的特殊高机械指数造影模式，此后不进行扫查。

（3）团注超声对比剂并用5～10mL生理盐水进行冲洗，注射超声对比剂后计时钟开始计时。

（4）延迟相推迟2～5分钟后重新开始超声检查。

（5）进行一系列快速扫查（在整个肝左叶和肝右叶至少进行一次单独的扫查），以足够覆盖整个肝实质。从记录的视频回放中对扫描面进行离线回顾。

（6）图像记录：每个血管相的重要片段应该根据各自设备的技术条件，以数字化形式存储在设备的硬盘上，作为DICOM片段或者MOD。

（三）超声对比剂的不良反应

一般来说，超声对比剂极为安全，副作用较少。超声对比剂没有肾毒性和心脏毒性，超敏和过敏反应的发生率较X线或MRI对比剂明显降低。在使用前不必进行肾功能的实验室检查。超声对比剂没有许可应用在妊娠期，在一些国家，哺乳期为使用禁忌。超声微气泡对比剂的包膜包括几种成分类型，例如棕榈酸、脂质体、白蛋白或表面活性剂（如聚乙烯二醇、磷脂类），这些物质有可能引发体内不良反应的产生，但没有肝脏、肾脏或颅脑毒性。截至目前，有一例患者在超声注射剂后表现为全身潮红，伴有皮肤红斑、丘疹的发生。另外一例患者在Ⅲ期临床试验中表现出呼吸困难、头痛、恶心呕吐。总体而言，上述类似副作用发生率极低，多为暂时性，且反应严重程度不高。常见的副作用（1%～5%）表现为短暂性的味觉改变、注射部位的局部疼痛、面部潮热感。心肺功能不良并不是超声造影的禁忌证。尽管有一些活体内与活体外细胞实验认为超声微气泡具有微循环毒性（研究者认为微气泡破坏会导致毛细血管床通透性增高），但是这种现象与临床超声造影之间的相关性尚未可知。通过持续的心电监护发现，在心脏超声造影过程中，有心室期前收缩的发生，这种无症状性的室性早搏并不会导致更严重的心律失常。

（四）超声造影的适应证和禁忌证

1. 建议适应证

（1）超声造影对所有存在不确定肝脏病变的患者均有适应证，尤其适用于下列临床情形：①常规超声偶然发现病变；②慢性肝病背景基础上发生的占位性病变；③有恶性肿瘤病史患者新出现的病变或可疑病变；④患者的CT或MRI检查不能确诊；⑤肝移植术后可疑肝动脉栓塞、假性动脉瘤形成；⑥外伤后可疑肝破裂；⑦胆囊占位大于1cm者；⑧门静脉血栓、癌栓鉴别。

（2）当超声作为引导消融的影像方法时，超声造影的应用可提供更多重要信息：①超声造影可结合增强CT或MRI共同确认患者目标病灶的血流分布及灌注情况，以利于比较消融前后血流及灌注的变化。同时，超声造影有利于基波扫查欠佳病灶的显示。②二维超声检查难以判断的富血供或乏血供病灶，超声造影可提高治疗进针的准确性及确定治疗能源的定位。③超声造影可在

7

治疗过程中实时评价治疗效果及探测残余存活肿瘤区。④超声造影用于后期的跟踪随访及疗效的评价比较方便。

2. 禁忌证

（1）对超声对比剂任何成分过敏者禁止使用。

（2）近期有急性冠心病症状或临床确定的不稳定性缺血性心脏病患者禁止使用，这些疾病包括：进展中或正在发作的心肌梗死、7天内有典型心绞痛发作者、在造影前7天有明显加重的心脏病症状、近期行冠脉介入治疗者、不稳定因素存在者（如最近心电图显示有加重倾向、实验室结果异常等）、急性心衰、Ⅲ或Ⅳ级心衰、严重心律失常等。

（3）存在下列情况为使用禁忌证：右向左分流者、严重肺动脉高压患者（肺动脉压高于90mmHg）、不能控制的高血压患者、急性呼吸窘迫症患者。

（4）怀孕及哺乳期妇女禁止使用。

（5）动脉内注射对比剂禁止使用。

（五）肝脏超声造影的时相划分及良恶性病变的造影特征

由于肝脏组织有肝动脉（25%~30%）和门静脉（70%~75%）的双重供血，使用超声造影可以定义并观察到三个血管时相（表1-3-1）。

肝脏病灶在不同血管时相的表现可以作为诊断或良恶性鉴别诊断的依据，也可进一步判断病

变的类型。动脉相提供了血管分布、数量、类型信息。门静脉相和延迟相提供了超声对比剂从病变中清除的信息。动脉相高灌注对局灶性肝病诊断具有重大价值（如局灶性结节增生、肝细胞腺瘤、肝癌和肝转移癌）。门静脉相和延迟相强化可提供病变相关特性的重要信息，大多数恶性病变门静脉相和延迟相呈低强化（如低灌注的胃肠道肝转移癌，可能是由于此类病灶中缺少正常肝窦组织），而大多数实质性良性病变在门静脉相或延迟相呈等或高强化征象。血管瘤的渐进性充盈强化征象也可以在这些时相中观察到。

表1-3-1　肝脏超声造影的血管时相

时相	显影开始/s	显影结束/s
动脉相	10~20	25~35
门静脉相	30~45	120
延迟相	>120	微泡消失（240~360）

注：特定患者个体的血流动力学整体情况会影响三个血管相开始的时间。

1. 良性病变　良性实质性病变的特点是在门静脉相和延迟相持续的造影强化，并可以用动脉相的增强类型进一步鉴别诊断，如：局灶性结节性增生（FNH）和腺瘤二者较难鉴别，只是肝腺瘤不表现为轮辐状造影增强方式。欧洲超声医学与生物联合会（EFSUMB）小组于2004年11月修订了超声对比剂使用规范，并列出了肝良性病变的超声造影增强方式（表1-3-2）。

表1-3-2　肝局灶性良性病变超声造影增强模式

肿瘤种类	动脉相	门静脉相	延迟相
肝血管瘤			
典型特征	环状增强，即：周边结节状增强、中央无增强	部分或整个肿瘤向心性增强	肿瘤整体增强
附加特征	小病灶：快速整体增强	中央无增强（部分血栓形成或纤维化）	中央无增强（部分血栓形成或纤维化）
肝局灶性结节增生			
典型特征	早期完全增强,呈高回声	高回声	等或高回声
附加特征	轮辐状动脉离心性供血,供养动脉	中央瘢痕呈低回声	中央瘢痕呈低回声
局部脂肪缺损			
典型特征	增强呈等回声	等回声	等回声
局部脂肪变性			
典型特征	增强呈等回声	等回声	等回声

续表

肿瘤种类	动脉相	门静脉相	延迟相
再生结节			
典型特征	增强呈等回声	等回声	等回声
附加特征	增强呈低或高回声		
肝囊肿			
典型特征	无增强	无增强	无增强
肝腺瘤			
典型特征	整体增强呈高回声	增强呈等回声	等回声
附加特征	无增强区域(出血)	高回声、无增强区域(出血)	无增强区域(出血)
肝脓肿			
典型特征	周边增强,中央无增强	周边高或等回声增强	周边高或等回声增强,中央无增强
附加特征	内部分隔增强,肝段增强呈高回声	周边低回声、分隔增强呈高回声	周边低回声、分隔增强呈高回声

2. 恶性病变　恶性病变的特点是门静脉相和延迟相微泡的清除,这种表现在肝转移时尤其准确,而肝细胞癌(hepatocellular carcinoma, HCC)可以表现出一些延迟相的增强,或者是等增强表现。

动脉相对于显示 HCC 和多血管转移灶的多血管性很重要。欧洲超声生物与医学联合会(EFSUMB)小组于 2004 年 11 月修订了超声对比剂使用规范,并列出了肝恶性病变的超声造影增强方式(表 1-3-3)。

表 1-3-3　肝脏恶性病变超声造影增强模式

肿瘤种类	动脉相	门静脉相	延迟相
肝细胞性肝癌			
典型特征	肿瘤整体增强呈高回声,无增强区(坏死)	等回声或低回声,无增强区(坏死)	低回声
少血管型转移性肝癌			
典型特征	周边部增强	低回声	低回声或无增强
附加特征	肿瘤完全增强,无增强区(坏死)	无增强区(坏死)	
多血管型转移性肝癌			
典型特征	肿瘤整体增强呈高回声	低回声	低回声或无增强
附加特征	扭曲杂乱的肿瘤血管		
胆管细胞性肝癌			
典型特征	周边部增强	低回声或无增强	低回声或无增强
附加特征	无增强		

(六)局限性及副作用

超声造影技术已展现出巨大的临床应用前景,但仍然受制于超声检查所固有的局限性。在检查声衰减的肝脏、肺或胃肠道气体遮挡的部位以及深部病变时,超声的灵敏度会显著下降。对未捕捉到典型表现的肝内肿瘤及部分少血供肿瘤的定性诊断存在局限性。另外,对较大肿瘤治疗后的观察主要在二维超声显像下进行,容易遗漏空间上的区域性小灌注区。

二、超声弹性成像技术

目前应用于肝脏较成熟的超声弹性成像技术

为瞬时弹性成像技术（transient elastography，TE）和二维剪切波弹性成像（two-dimensional shear wave elastography，2D-SWE）。TE通过测量肝脏硬度值（liver stiffness measurement，LSM），2D-SWE测量组织的杨氏模量值，用以反映肝纤维化程度。肝脏纤维化是各种慢性肝脏疾病向肝硬化发展的病理过程。肝纤维化程度是各种慢性肝病严重程度及预后的重要预测指标。对肝纤维化程度的准确评价有助于指导临床的诊疗。目前评价肝纤维化的"金标准"仍然是肝脏活检的病理学检测。但肝活检是有创的，且由于肝脏病变可能不均匀，单个肝组织活检标本不一定能全面反映肝脏整体纤维化程度，不同阅片人判定的结果可能会有一定偏差。因此，无法满足目前临床上所需的多次动态检查的应用。TE由于具有无创、简便、快速、易于操作、可重复性、安全性和耐受性好的特点，目前已被亚太肝病学会（APASL）、欧洲肝病学会（EASL）及中国慢性乙型肝炎防治指南推荐为乙型、丙型肝炎病毒相关肝纤维化临床评估的重要手段；中华医学会超声医学分会介入超声学组弹性成像评估肝纤维化专家组发表了2D-SWE评估慢性乙型肝炎肝纤维化的临床应用指南[4]。

（一）TE技术在肝纤维化中的应用

1. TE用于肝纤维化检测的基本原理　剪切波在肝脏中的传递速度与肝组织硬度直接相关，肝组织硬度越大，剪切波的传播速度则越快，弹性数值越大，由此来评估肝纤维化的程度[5]。

2. TE应用方法及注意事项　测量时患者仰卧，右手放在头后，暴露肝右叶区的肋间隙。通常取剑突水平线、右腋中线及肋骨下缘所包围的区域为检测区域。探头垂直紧贴于皮肤，于肋间隙选定测量位置，检查者按探头按钮开始采集图像并获得测量值。10次成功测定值的中位数即为最终测定值，对于有效TE检测，要求操作成功率≥60%且四分位数间距（interquartile range）/中位数（median）即IQR/M≤0.3。当LSM小于7.1kPa时，即使IQR/M>0.3，其结果也较为可靠。进食会增加肝血流量而使LSM检测值增高，故要求检测前至少空腹2~3小时。孕妇为敏感人群，故不建议行此检查。植入起搏器可能会影响检测的准确性，故不建议进行此操作。也不建议在肝炎急性发作期或存在胆汁淤积、肝脏淤血等情况下实施此检查。

3. TE应用价值　不同病因所致肝病的肝脏组织学特征有差异，故在同等程度肝纤维化时所测LSM会有差异，应根据病因不同而分别制订各自的LSM界值。

（1）TE在慢性HBV感染者的应用：2015年WHO发布的《慢性HBV感染预防管理与治疗指南》推荐，对于慢性HBV感染，可用TE技术来评价肝纤维化。《瞬时弹性成像技术（TE）临床应用专家共识（2015年）》中推荐对不进行肝活检的慢性乙型肝炎患者，首选TE检查以评价肝纤维化程度。对TE检测值所反映的肝纤维化程度进行分析时，需充分考虑谷丙转氨酶（ALT）及总胆红素（TBil）的影响。异常ALT和/或TBil会使肝纤维化患者的LSM升高，最好是在ALT及TBil正常时再行TE检查。但对于肝硬化患者，若肝病相对稳定，轻度ALT升高（<3倍）对LSM检测值影响不大。通常在ALT及TBil均正常的情况下，LSM 7.0~8.5kPa可以确定显著肝纤维化（F2），排除及确诊肝硬化的界值为11~14kPa。在ALT及TBil均正常者，若LSM<5kPa，则需进行肝活检，但不需进行抗病毒治疗；LSM>9kPa，不需进行肝活检即可确定进行抗病毒治疗；当LSM为6~9kPa时，则需进行肝活检、进行肝纤维化及炎症的评价（当ALT升高时，LSM为7~12kPa，则需进行肝活检）。TE检查还可作为慢性HBV感染者抗病毒治疗疗效评价的手段之一。

（2）TE在慢性HCV感染者的应用：对于慢性HCV感染者，评估肝纤维化对疾病预后判断及抗病毒治疗方案的选择非常重要。2014年WHO发布的《慢性丙型肝炎的诊治管理规范》推荐，慢性HCV感染者显著肝纤维化（METAVIR≥F2）的LSM临界值为7.0~8.5kPa，其敏感性及特异性分别为79%（74%~84%）及83%（77%~88%）。肝硬化（METAVIR为F4）的LSM临界值为>14kPa，其敏感性及特异性分别为89%（84%~92%）及91%（89%~93%）。HCV感染者行抗病毒治疗可使TE检测的LSM下降。《瞬时弹性成像技术（TE）临床应用专家共识（2015年）》推荐对不行肝活检的慢性HCV感染者，TE检查可用以评价肝纤维化程度。对检测结果分析时需充分考虑可能的影响因素，如ALT和TBil等对检测结果的干扰。推荐TE检查为显著肝纤维化（METAVIR≥F2）的LSM临界值定为7.0~8.5kPa，肝硬化（METAVIR为F4）的LSM临界值为>14kPa；F3

（桥接样纤维化）的 LSM 临界值分别 8.5~8.6kPa（A1）/9.0~10.8kPa［阳性预测值（PPV）和阴性预测值（NPV）分别为 71%~89% 和 78%~95%］；当 LSM 为 7.1kPa 时，诊断 F2 的阳性预测值为 88%；LSM 为 12.5kPa 时，诊断肝硬化的阴性预测值为 98%。在慢性 HCV 感染者治疗及随访期间，最好间隔 1 年进行一次 TE 检查。

（3）TE 在其他肝病中的应用价值

1）非酒精性脂肪性肝病（non-alcoholic fatty liver disease，NAFLD）和/或非酒精性脂肪性肝炎（non-alcoholic steatohepatitis，NASH）在我国的发生率逐年升高。NAFLD 患者在疾病过程中会发生不同程度的肝组织纤维化。TE 可用于酒精性肝病肝纤维化的诊断，但要考虑活跃饮酒及肝脏炎症活动对检测结果的影响。肝纤维化诊断的 LSM 临界值可参考 7.9kPa，可诊断为肝纤维化（F3），10.3kPa 则诊断为肝硬化。LSM≥9.8kPa 则考虑为进展性肝纤维化，应进行临床干预。LSM 在 7.9~9.8kPa 则应行肝组织活检以评价肝纤维化状态。肥胖患者应用 XL 探头可提高检测成功率，应适当调低（低 1~2kPa）诊断的 LSM 临界值。

2）TE 可用于酒精性肝病肝纤维化的评价，但要考虑活跃饮酒及肝脏炎症活动对检测结果的影响。TE 检测的临界值 LSM≥8.0kPa 诊断为进展性肝纤维化（F3），LSM≥12.5kPa 则诊断为肝硬化（F4）。

3）TE 可用于胆汁淤积性肝病患者肝纤维化的评价。胆汁淤积性肝病肝纤维化分别为≥F1≥F2≥F3 及 F4 者，参考的 LSM 临界值分别为 7.1~7.3kPa、8.8kPa、9.8~10.7kPa 及 16.9~17.3kPa。

4）TE 在预测肝病相关事件中的应用。①对门静脉高压患者预测静脉曲张破裂出血、肝性脑病、自发性腹膜炎及败血症。肝静脉压力梯度（hepatic venous pressure gradient，HVPG）是评估肝硬化患者门静脉压力的"金标准"，TE 与 HVPG 及食管静脉曲张的相关性也有报道，可作为无创评价门静脉高压的指标。有研究探讨 TE 值与肝脏功能失代偿的相关性。Foucher 等首次报道了当 LSM 分别为 27.5kPa、37.5kPa、49.1kPa、53.7kPa 及 62.7kPa 时，预测重度食管静脉曲张（2/3 级）、Child-Pugh 评分 B/C 级、有腹水病史、HCC 及食管出血的阴性预测值>90%。TE 预测食管静脉曲张可作为进行内镜筛查的指征。在谷

丙转氨酶（ALT）、谷草转氨酶（AST）、白蛋白（ALB）、国际标准化比值（INR）及血小板（PLT）得到控制后，LSM>21kPa 预测肝静脉压力梯度≥10mmHg 的比值比（OR）为 120.4。将 LSM>21.0kPa 作为预测静脉曲张的临界值，其 PPV 及 NPV 分别为 92.5% 及 90.7%。②TE 检测还可预测 HCC 发生的风险，通常随着 LSM 增高，发生 HCC 的风险明显增高。③脾硬度检测：基线 LSM≥14kPa，且随访中 LSM 均数每升高 1kPa，发生失代偿、HCC 及死亡的相对危险性分别为 1.07、1.11 及 1.22（B1）。LSM 增高>2.1kPa/a 为原发性胆汁性肝硬化（PBC）不良预后的预测因素。

4. 瞬时弹性成像技术临床应用的局限性　TE 技术检测的 LSM 为慢性肝病患者提供了无创性肝纤维化的评价方法，使很多患者免于进行肝活检，但所测的 LSM 会受多种因素影响，如肝脏炎症（ALT 升高）、肝内外胆汁淤积（TBil 升高）、肝脏水肿或淤血、肝淀粉样变性等，对检测结果均会有影响。另外，TE 对于纤维化分期评价的准确性尚显不足，各期 LSM 临界值也有一定重叠。临床医生须熟悉 TE 检测的优缺点，最大限度地发挥其优势，避免其不足。虽然对不同病因所致肝纤维化分期给出了具体的 LSM 临界值，但此界值仅仅是基于现有有限的研究数据给出的参考值，不一定能与相应的肝纤维化病理分期完全对应，还需更多的大样本、有配对肝活检的临床研究进一步验证。就目前数据看，TE 技术对于 ALT 及 TBil 正常、单纯慢性肝病患者、显著肝纤维化、肝硬化评价的可靠性基本达成了共识。

（二）2D-SWE 技术在肝纤维化中的应用

2D-SWE 原理：属于振动性弹性成像技术的一种，通过发射声辐射力脉冲在组织不同深度上连续聚焦，从而对组织施加激励，由于"马赫锥"原理，被聚焦部位的组织粒子因高效振动而产生横向剪切波，再通过超高速成像技术探测剪切波，以彩色编码技术实时显示组织的弹性图，并能定量测量组织的杨氏模量值。

中华医学会超声医学分会介入超声学组弹性成像评估肝纤维化专家组 2D-SWE 评估慢性乙型肝炎肝纤维化临床应用指南推荐[4]：检测 3 次，取中位数；成人肝脏硬度正常值范围为 2.6~6.2kPa；诊断慢性乙型肝炎（CHB）肝纤维化优于血清学指标，与 TE 相当甚至更高；2D-SWE 诊断 F2 阈值建议为 7.1~7.6kPa，诊断 F4 阈值建议为

10.1~11.7kPa;对于 ALT 正常的慢性 HBV 感染者,2D-SWE 测值<8.5kPa 可排除肝硬化诊断,>11.0kPa 可确定肝硬化诊断,介于 8.5~11.0kPa 之间需肝活组织检查等进一步评估。

与 TE 成像技术相比,2D-SWE 有如下优势[4]:①适用范围广,可应用于腹水、肋间隙过窄患者;②不仅可定量检测肝脏硬度,还可进行弹性成像,直观显示肝脏硬度改变。

(三) 可视化瞬时弹性超声技术

FibroTouch 应用动态宽频探头技术减少肥胖等因素干扰,同时还增加了二维影像引导功能,在避开囊肿和血管等相关影响因素后,可大幅提升探头的检测成功率和检测速度,但是需要转换探头。最近,迈瑞公司研制的可视化瞬时弹性功能检测可以在二维超声定位的基础上进行肝脏弹性值的测定,并且一次检测能产生 10 个硬度值,大大提高了检测的速度,目前处于临床研究阶段。

参 考 文 献

[1] 何文,唐杰. 超声医学[M]. 北京:人民卫生出版社,2019.

[2] 段宗文,王金锐. 临床超声医学[M]. 北京:科学技术文献出版社,2017.

[3] 陈烁淳,许敏,顾炯辉,等. 超声造影剂 Sonazoid 的研究进展[J]. 中华超声影像学杂志,2020,29(7):636-641.

[4] 中华医学会超声医学分会介入超声学组弹性成像评估肝纤维化专家组. 二维剪切波弹性成像评估慢性乙型肝炎肝纤维化临床应用指南[J]. 中华超声影像学杂志,2017,26(11):921-927.

[5] 董常峰. 基于弹性成像多模态检测慢性乙型肝炎肝纤维化[J]. 新发传染病电子杂志,2018,3(2):128.

（孟繁坤　陈小球　刘寅　张玉忠）

第二章

肝胆 CT 检查技术

第一节　CT 检查前准备

一、患 者 准 备

1. 为了达到预期的检查效果,患者做 CT 检查必须携带有关的影像检查图像和化验结果以供扫描时定位和诊断时参考。

2. 胃肠道准备　除急诊外,检查前 4~8 小时应禁食;检查前一周不做胃肠钡剂造影,不服含金属的药物;检查前两天不服泻药,少食水果和蔬菜。

3. 儿童或不合作的患者应在临床医生给予镇静剂或麻醉后方能检查,危重患者需临床相关科室的医生陪同检查,对病情的变化进行实时监护和处理。

4. 检查前去除检查部位的金属物。

二、护 理 准 备

1. 扫描前 30 分钟口服 1.0%~1.5% 的碘水溶液 500~800mL,检查前 10 分钟再服 200mL,以充盈胃肠道,有效克服部分容积效应,避免产生伪影。

2. 对准备增强扫描的患者,应询问患者有无碘过敏史,了解患者肾功能情况,明确有无增强扫描的禁忌证。无增强扫描禁忌证者,应请患者签署增强扫描知情同意书。增强扫描前患者做碘过敏试验,使患者充分水化,并建立好注射对比剂的静脉通道。碘过敏试验结果需患者和患者家属签名确认。

3. 密切观察患者,准备抢救药物,随时准备协助医生对出现碘剂不良反应的患者进行抢救。

三、扫描前技师准备

1. 认真核对患者检查申请单的基本资料,主要包括患者姓名、性别、年龄和 CT 检查号等一般情况,确认检查患者无误。

2. 阅读申请单及其他影像学检查结果及资料,明确临床诊断、检查部位及目的等。如发现填写不清楚,应与临床医生联系,了解清楚后再行检查。

3. 根据临床要求检查的部位和目的制订扫描计划,向患者解释检查过程,取得患者合作,并告知患者出现异常情况时如何通过对讲系统与操作人员联系。

4. 摆位时对非检查部位的重要器官如甲状腺和性腺用专用防护用品遮盖,尤其应注意对儿童和女性患者性腺区的保护,减少不必要的辐射。

第二节　CT 扫描方法

一、平　　扫

平扫称为普通扫描或非增强扫描,是指不用对比剂增强或造影的扫描。CT 检查一般先做平扫。

1. 体位　常取仰卧位,必要时也可取俯卧位、侧卧位或斜卧位,均采用横断层面扫描。被检者仰卧于检查床上,腹部正中矢状层面垂直于扫描床平面并与床面长轴的中线重合,双臂上举抱头。检查前应对被检者进行呼吸、屏气训练,一般为深吸气后于呼气末屏气扫描,不能屏气者应嘱其平静呼吸并尽量缩短扫描时间,以减少呼吸运动伪影。

2. 扫描范围　先扫正位定位图,肝脏扫描范围自膈顶扫至肝右叶下缘,胆囊扫描范围自肝门上方扫至胰腺钩突下缘十二指肠水平段。总原则是扫描范围应包括扫描部位的上下边界,将病变包括全。

3. 层厚和层距　肝脏层厚 5~10mm,层距

5~10mm;胆囊层厚 2~3mm,层距 2~3mm。

4. 窗宽和窗位　肝脏窗宽 100~250HU,窗位 45~60HU。

二、增 强 扫 描

是指静脉注射水溶性有机碘对比剂后的扫描。注射对比剂后,血液内的碘浓度增高,血管和血供丰富的组织器官或病变组织碘含量较高,而血供少的病变组织则碘含量较低,使正常组织与病变组织之间含碘的浓度产生差别,形成密度差,有利于发现平扫未显示或显示不清楚的病变。同时根据病变的强化特点,有助于病变的定性。

1. 常规增强扫描　对比剂注射方法多采用静脉团注法,使用 300~370mg/mL 浓度非离子型的水溶性有机碘对比剂 80~100mL,以 2~3mL/s 的速度静脉注射。全部对比剂注射完毕后开始按预先设定的范围、层厚进行扫描。该法的特点是操作简单,增强效果较好,但不能观察强化过程的动态变化。

2. 动态增强扫描　动态增强扫描(dynamic contrast scan)是指静脉团注法注射对比剂后,在短时间内对感兴趣区进行快速连续扫描。动态扫描时,扫描过程与图像重建过程自动分开,扫描优先进行,待扫描结束后再做图像的重建和显示,以利于在血管或肝脏内对比剂浓度仍较高时,于较短时间内完成扫描,较好地显示强化特征。

根据不同的检查目的和 CT 机性能,动态扫描又分为进床式动态扫描和同层动态扫描两种。前者扫描范围包括整个肝脏,以发现病灶为主要目的;后者是对同一感兴趣层面连续进行多次扫描,获取时间密度曲线(图 2-2-1)。观察该层面病变血供的动态变化特点,研究病灶的强化特征,鉴别其性质。

两快一长增强扫描:是动态增强扫描的一种特殊形式[1]。两快是指注射对比剂速度快和起始扫描的时间快,一长是指检查持续时间足够长,一般需数分钟,甚至更长。方法是先平扫病灶的最大层面或感兴趣层面,然后快速静脉注射对比剂 60~80mL,在选定的时间点上对感兴趣层面或病变进行多次扫描。两快一长增强扫描主要用于肝海绵状血管瘤、肝内胆管细胞型肝癌的诊断和鉴别诊断。

由于目前 MSCT 技术的时间分辨力提高,扫描速度加快,动态扫描已经逐渐被多期扫描代替。

3. 延迟增强扫描　延迟增强扫描(delay contrast scan)是指一次大剂量(150~180mL)注射对比剂后延迟 4~6 小时后的增强扫描,主要用于肝内小病灶的检出。基本原理是正常肝细胞具有摄取和排泄有机碘的功能,静脉注入的水溶性有机碘对比剂有 1%~2% 被肝细胞吸收后经胆管系统排泄。静脉注入对比剂数小时后,正常肝实质及周围的微细胆管的 CT 值提高 10~20HU,而病变的肝实质不具备这种吸碘和泌碘的功能,其密度低于正常肝,从而造成病变与正常肝之间的密度

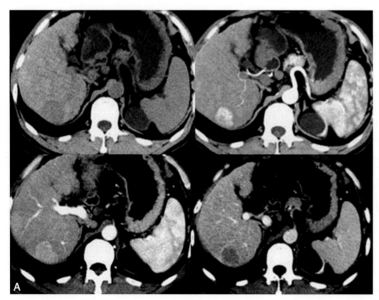
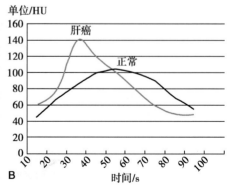

图 2-2-1　肝脏动态增强扫描

A.肝细胞癌病灶同层动态增强,呈现"快进快出"增强特性;B.动态增强时间密度曲线,肝细胞癌呈速升速降曲线,峰值 25~40 秒,正常肝实质呈圆滑的曲线,峰值约 60 秒

差增大,使平扫和常规增强扫描中呈等密度的病灶在延迟增强扫描中表现为相对低密度,提高肝脏小病灶的检出率。

4. 肝脏双期和多期增强扫描 肝脏增强扫描在平扫的基础上,设置增强扫描各期的扫描范围,扫描条件与平扫相同。由于对比剂的强化作用,在观察腹部增强图像和照相时需将窗位值增加 10~20HU。设置完成后用 18~20 号针经肘前静脉用压力注射器以 3~5mL/s 的速度静脉团注 300~370mg/mL 浓度非离子型的水溶性有机碘对比剂,用量一般为 1.5~2.0mL/kg。

对比剂在肝内的动态循环过程可分为三期。①肝动脉期:注射对比剂开始后 25~30 秒(64 层以上 CT 为 30~35 秒)嘱患者屏气,开始行肝脏连续螺旋扫描。②门静脉期:于对比剂注射开始后 50~60 秒嘱患者再次屏气行全肝第 2 次连续螺旋扫描;此时肝脏双期增强扫描检查已完成。③平衡期:如还需做多期增强扫描,则于对比剂注射开

始后 2 分钟进行扫描(图 2-2-2)。此后还可根据需要做不同时相的延迟增强扫描。肝脏动脉期扫描时肝实质尚未明显强化,而此时以肝动脉供血为主的病灶则明显强化呈高密度,两者的密度差增大;门静脉期扫描时肝实质明显强化,密度增高,而此时主要由肝动脉供血的病灶密度明显下降,例如肝细胞癌,两者的密度差亦不大,因而肝脏的多期增强扫描,可提高肝内病灶的检出率和了解病变血供情况,有助于鉴别诊断。

5. CT 血管造影 是将血管造影和 CT 扫描两种技术相结合的一种检查方法。主要用于肝脏肿块性病变的检查。包括动脉造影 CT(CTA)和经动脉性门静脉造影 CT(CTAP)。将导管置于肝固有动脉内,注射对比剂后进行 CT 扫描,称为 CTA。将导管置于肠系膜上动脉内,注入对比剂,经过肠系膜循环,约 40 秒后,大量含有对比剂的血液回流入门静脉进入肝脏时扫描,称为 CTAP。与多时相 CT 相比,CTA 及 CTAP 更能准确地显示

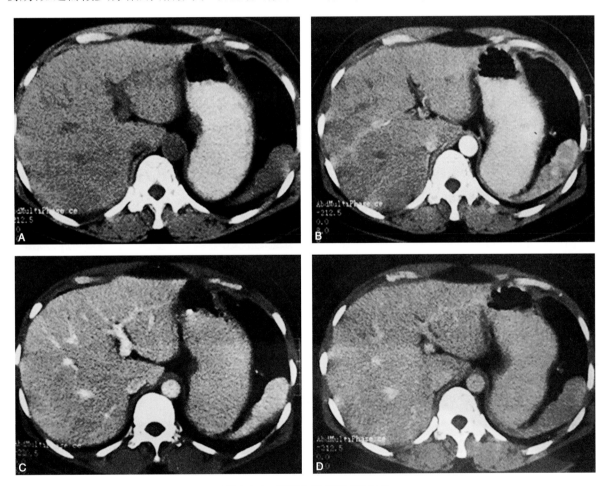

图 2-2-2 肝脏多期增强 CT 扫描
A. 平扫;B. 动脉期,腹主动脉及肝动脉清楚显示,肝实质尚未明显强化;C. 门静脉期,门静脉清晰显示,肝实质明显强化;D. 平衡期,肝实质及门静脉仍见强化

病变的数目、供血特点及与肝脏的对比关系。随着 MSCT 多期相增强的临床应用,且 CTA 和 CTAP 均为创伤性检查方法,血管造影 CT 检查目前临床已很少应用。

6. CT 灌注成像(CT perfusion imaging,CTPI) CT 灌注成像实际上是一种特殊形式的动态扫描,是指在静脉注射对比剂的同时对选定的层面行连续多次动态扫描,以获得该层面内每一体素的时间密度曲线(TDC),然后根据曲线利用不同的数学模型计算出组织血流灌注的各项参数,并可通过色阶赋值形成灌注图像,以此来评价组织器官的灌注状态。CTPI 能反映组织的血管化程度及血流灌注的情况,提供常规 CT 增强扫描不能获得的血流动力学信息,反映了生理功能的变化,属于功能成像的范畴。

CTPI 检查方法在不同的部位略有差别,一般先行平扫,选择感兴趣层面区进行灌注扫描。原则是尽量取病灶最大平面,层面内尽量包含病变的各种成分和至少一条较大的血管,如腹主动脉,以利于参数计算。确定扫描区后,团注对比剂的

同时启动快速扫描程序,对比剂用量一般在 40mL,注射速度通常在 5mL/s 以上,时间分辨力需在 1 秒以内。64 层及以上 MSCT 的扫描覆盖范围可以达到 40~160mm,可进行肝胆整个器官的灌注成像。

肝脏为双重供血,因此其灌注计算较其他器官复杂,在注入对比剂后,肝脏 CT 增强值首先来自肝动脉血中的对比剂,然后是门静脉,此时还有肝动脉循环后的注入及进入血管外间隙的对比剂。肝脏灌注参数的计算方法常见的有斜率法和去卷积法,前者是迄今为止使用最广泛的一种数学模型,其常用的肝脏灌注参数为肝动脉灌注量(hepatic arterial perfusion,HAP)、门静脉灌注量(portal venous perfusion,PVP)、总肝灌注量(total liver perfusion,TLP)、肝动脉灌注指数(hepatic perfusion index,HPI)、峰值时间(time to peak,TTP);HPI 的单位是百分率,表示肝动脉灌注量在总肝灌注量中所占的百分比,即 $HPI = HAP/TLP$;TTP 的单位为秒,表示组织器官达到强化峰值所需要的时间。(图 2-2-3)

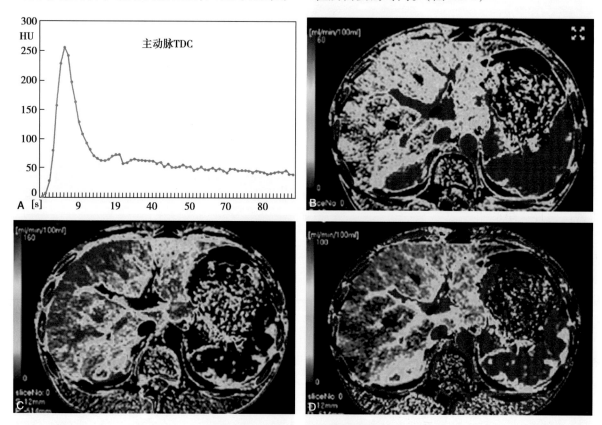

图 2-2-3　正常肝脏 CT 灌注成像

A. 主动脉时间密度曲线图;B. 正常肝脏 CT 肝动脉灌注伪彩图,HAP 为 0.114 9mL·min^{-1}·mL^{-1};C. 正常肝门静脉灌注伪彩图,PVP 为 1.477mL·min^{-1}·mL^{-1};胃内见较多食物;D. 正常肝脏 CT 肝动脉指数伪彩图,HPI 为 7.4%,HTBF 为 1.591 9mL·min^{-1}·mL^{-1}

扫描层面区应同时包含主动脉、门静脉、肝脏和脾或取病灶最大层面。扫描时嘱患者尽量屏气或平静呼吸。正常肝脏灌注图像表现为均匀灰度。肝脏 CTPI 能反映肝硬化时肝实质的血流动力学变化,评价血管活性药物及介入方法治疗门静脉高压时门静脉血流动力学的变化、肝脏肿瘤的血流灌注、肝移植术后血流量变化及移植器官的存活情况。

第三节　CT 对比剂

一、CT 增强扫描常用对比剂

目前 CT 常用对比剂多为含碘制剂。含碘制剂大体分为两大类:离子型与非离子型[2](表 2-3-1)。

表 2-3-1　常用对比剂的分类和理化性质

分类	结构	通用名	分子量 (MW)	碘含量/ mg · mL^{-1}	渗透压/ (mOsm/kg H_2O)
第一代 (高渗对比剂)	离子型单体	泛影葡胺 (ditriazoate)	809	306	1 530
第二代 (次高渗对比剂)	非离子型单体	碘海醇 (iohexol)	821	300 350	680 830
		碘帕醇 (iopamidol)	777	300 370	680 800
		碘普罗胺 (iopromide)	791	300 370	590 770
		碘佛醇 (ioversol)	807	320 350	710 790
		碘美普尔 (iomeprol)	777	400	726
	离子型二聚体	碘克沙酸 (ioxaglate)	1 270	320	600
第三代 (等渗对比剂)	非离子型二聚体	碘克沙醇 (iodixanol)	1 550	320	290

1. 离子型对比剂　按结构分为单酸单体和单酸二聚体。单酸单体的代表药物有泛影葡胺(可用于各种血管显影及静脉肾盂显影,用于不同器官时,其浓度亦不同)、碘他拉葡胺等;单酸二聚体的代表有碘克沙酸。离子型对比剂性质稳定、对比良好,但溶液属高渗性,患者中毒发生率高,机体的耐受性差。

2. 非离子型对比剂　非离子型对比剂有碘海醇(欧乃派克)、碘异肽醇(碘必乐、碘帕醇)、碘普罗胺(优维显)、碘维索(安射力、碘氟醇)等,非离子型对比剂渗透性降低甚至接近血浆,毒副作用小,生物安全性大,对神经系统毒性低,副作用发生率低,机体的耐受性好,可用于各种血管显影及经血管的显影检查。

根据国内外大组病例统计分析,非离子型对比剂静脉注射的毒副作用发生率比离子型减少了 76.3%,出现的反应以轻、中度为主,重度发生率减少更加明显。离子型对比剂注射死亡率为 1: 3 000,而非离子型对比剂只有 1: 250 000。静脉注射测试小鼠的半致死量(LD$_{50}$)表明非离子型对比剂约 3 倍于离子型对比剂。非离子型对比剂毒副作用发生率低,生物安全性高,因此提倡使用非离子型对比剂。临床常用于腹部的有优维显、欧乃派克、碘必乐。

二、常用对比剂的用法

1. 使用碘对比剂前的准备工作

(1) 无须做碘过敏试验,除非产品说明书注明特别要求。

(2) 使用碘对比剂前,应向患者或其监护人告知对比剂使用的适应证、禁忌证、可能发生的不良反应和注意事项。建议签署"碘对比剂使用患者知情同意书"。

（3）碘对比剂使用前，医生或护士需要：①询问患者或监护人既往有无使用碘对比剂出现中、重度不良反应的过敏史；有无哮喘；有无糖尿病；有无肾脏疾病；有无肾脏手术史；有无使用肾毒性药物或其他影响肾小球滤过率（GFR）的药物；有无高血压；有无痛风病史；有无其他药物不良反应或过敏史；有无脱水、充血性心衰现象。②需要高度关注的相关疾病：甲状腺功能亢进，甲状腺功能亢进尚未治愈者禁忌使用碘对比剂；糖尿病肾病，使用碘对比剂需要咨询内分泌专科医师和肾脏病专科医师。

（4）对比剂处理：碘对比剂存放条件必须符合产品说明书要求。使用前建议加温至37℃。

（5）水化：建议在使用碘对比剂前4小时至使用后24小时内，对患者给予水化。水化的方法：①动脉内用药者，在对比剂注射前6~12小时静脉内补充0.9%生理盐水，或5%葡萄糖加154mEq/L碳酸氢钠溶液，不少于100mL/h；注射对比剂后亦应连续静脉补液，不少于100mL/h，持续24小时；提倡联合应用静脉补液与口服补液以提高预防对比剂肾病的效果。②静脉内用药者，口服补液方式：注射对比剂前4~6小时开始，持续到使用对比剂后24小时口服水或生理盐水，使用量100mL/h；条件允许者，建议采用①中动脉内用药者水化方法。

2. 使用碘对比剂原则[3]

（1）使用剂量和适应证遵循产品说明书中规定的剂量和适应证范围。

1）适应证：肿瘤、感染、外伤、胆管梗阻、先天发育异常、其他病变。

2）禁忌证：严重心、肝、肾功能不全；含碘对比剂过敏。

（2）给药途径

1）静脉团注法（快速注射法）：为临床腹部常规增强方式，对比剂用量1.5~2.0mL/kg，注射速度2~3mL/s。

2）静脉滴注法：临床不常用，对比剂用量1.5~2.0mL/kg，半量于5分钟内静脉注入，余半量行静脉滴注，同时行CT扫描。

3）动脉给药法：主要用于肝实质检查，a. 导管置于肝动脉；b. 导管置于肠系膜上动脉或脾动脉内。

（3）增强扫描过程中应密切注意患者的反应。

3. 使用碘对比剂后注意事项　患者注射对比剂后需留观30分钟后再让患者离开，预防不良反应。建议建立与急诊室或其他临床相关科室针对碘对比剂不良反应抢救的应急快速增援机制，确保不良反应发生后，需要的情况下，临床医师能够及时赶到抢救现场进行抢救。

第四节　CT图像后处理技术

多排CT扫描速度快，覆盖面大，具有强大的三维成像技术，能对肝胆疾病及血管作出准确的综合评价。

重建技术指将CT图像的原始数据，通过改变图像的矩阵、视野，进行图像重建处理。还可根据所选滤波函数，改变算法，再次重建图像。

重组技术指把原始数据进行重组以改变图像的显示形式或方位。要求数据的纵向分辨力、时间分辨力足够高。

1. 扫描参数设置　目前绝大部分CT机均为多层螺旋CT机，扫描条件较常规扫描高，以保证薄层图像的分辨力。扫描参数：X线管电压120~140kV，X线管电流250~600mA，扫描范围250~500mm，螺距（pitch）一般不大于1，重建图像层厚0.5~1.0mm。

2. 扫描后的数据处理

（1）扫描结束后可将容积扫描获得的原始数据重建出薄层图，可采用部分重叠重建。

（2）重建层厚越薄，图像的纵向分辨力越高。如果体素 z 轴方向的长度与层面内边长相等，就能实现各向同性，重建图像质量较好。

3. 重组方法

（1）2D图像后处理技术

1）多平面重组（multiplanar reformation，MPR）：MPR是从原始横轴位图像获得人体相应组织器官任意层面的冠状、矢状、横面和斜面的二维图像的后处理方法。MPR图像的CT值属性不变，因此在MPR上还可以进行CT值测量。层厚越薄，重组图像越清晰。MPR适用于显示全身各个系统组织器官的形态学改变，对判断肝胆病变的性质、侵及范围、毗邻关系及胆道结石的定位诊断具有明显的优势（图2-4-1）。

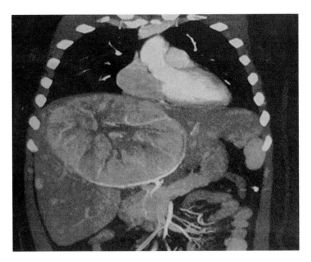

图 2-4-1　腹部 MPR 图像
清晰显示肿瘤与周围组织的关系

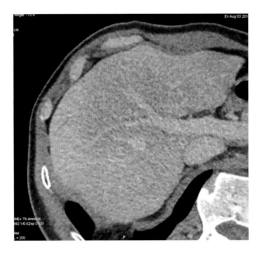

图 2-4-2　门静脉曲面重建图

2）曲面重组（curved planar reformation，CPR）：CPR 是指在容积数据的基础上，在横断层面图像上沿感兴趣器官或结构的走向画一条曲线，并沿该曲线作曲面图像重组，把走向弯曲的器官或结构拉直、展开，显示在一个平面上，能够观察某个器官或结构的全貌，实质是 MPR 的延伸和发展。曲面重组适用于展示人体曲面结构的器官，运用于肝胆时，多用于肝脏内血管、胆管或肝胆肿瘤内走行扭曲的血管的图像后处理（图 2-4-2）。但曲面图像的客观性和准确性受操作者点划曲线的准确性影响较大，特别是用该方法测量的直径和长度等结果有一定的误差。

（2）3D 图像后处理技术

1）多层面容积再现（multiplanar volume rendering，MPVR）是将一组层面或称为一个厚片的容积资料，采用最大密度投影（maximum intensity projection，MIP）、最小密度投影（minimum intensity projection，MinIP）或平均密度投影（average intensity projection，AIP）进行运算，得到重组 2D 图像，这些 2D 图像可从不同角度（3D）观察和显示，而常用于肝胆的容积再现技术主要为 MIP。

2）最大密度投影（MIP）是通过计算机处理，从不同方向对被观察的容积数据进行数学线束透视投影，仅将每一线束所遇密度值高于所选阈值的体素或密度最高的体素投影在与线束垂直的平面上，并可从任意投影方向进行观察。MIP 在临床上常用于显示具有相对较高密度的组织结构（图 2-4-3），注射对比剂后可对肝脏内血管进行显影，对肝胆病变中明显强化的软组织肿块进行显影。当组织结构的密度差异较小时，MIP 的效果不佳。

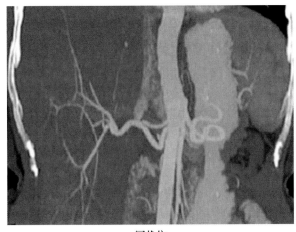

冠状位

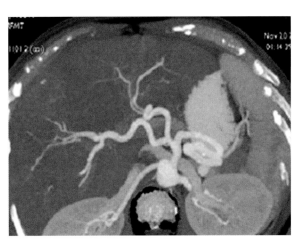

横断位

图 2-4-3　肝癌动脉期 MIP 图像
大致显示肿瘤轮廓及与血管关系

3）容积再现技术（volume rendering，VR）是利用螺旋 CT 容积扫描的所有体素数据，根据每个体素的 CT 值及其表面特征，使成像容积内所有体素均被赋予不同颜色和透明度，通过图像重组和模拟光源照射，显示出具有立体视觉效果的器官或组织结构的全貌（图 2-4-4）。适于显示胆管树的分布状态，能准确地定位胆道梗阻、狭窄部位、胆囊息肉和解剖变异，以及肝脏内血管畸形性病变。采集容积数据时，薄层扫描、良好的血管增强效果是获得优质的 VR 图像的基础。

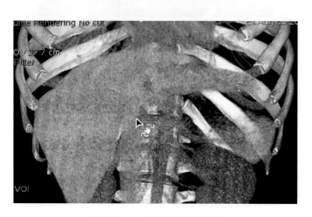

图 2-4-4　正常肝脏 VR 图

4）表面遮盖显示（surface shaded display，SSD）是通过计算被观察物体的表面所有相关体素的最高和最低 CT 值，保留所选 CT 阈值范围内体素的影像，但超出限定 CT 阈值的体素被透明处理。此技术可用于显示肝脏、胆囊及其肿瘤的表面形态，其空间立体感强，表面解剖关系清晰，有利于病灶的定位和判断侵犯范围（图 2-4-5）。由于受 CT 值阈值选择的影响较大，容积资料丢失较多，常失去利于定性诊断的 CT 密度，使细节显示不佳；成像过程中，如阈值设置不当，会造成一定的假象；此外，SSD 也不能显示被观察物内部结构的形态。

5）CT 仿真内镜（CT virtual endoscopy，CTVE）是利用计算机软件功能，将螺旋 CT 容积扫描获得的图像数据进行后处理，并应用模拟光源照射，重组出空腔器官内表面的直观立体视觉效果的图像，类似纤维内镜所见。CTVE 为非侵入性检查，安全且无痛苦，尤其适用于不能承受纤维内镜检查的患者。可对胆道的狭窄或阻塞情况进行观察，但其不能显示黏膜及其颜色、不能进行活检、病变定性较差（图 2-4-6）。

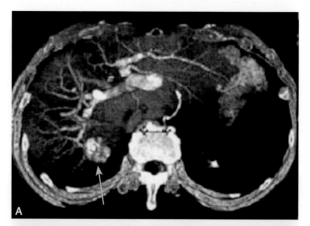

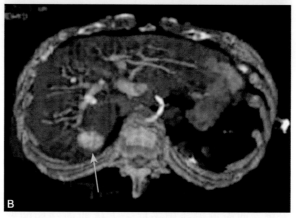

图 2-4-5　原发性肝癌 SSD 图

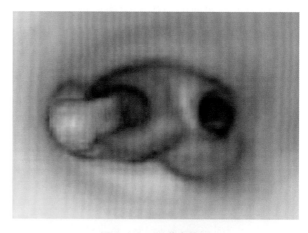

图 2-4-6　胆道内镜图

参 考 文 献

[1] 张云亭，于兹喜.医学影像检查技术学［M］.3 版.北京：人民卫生出版社，2010.
[2] 郭启勇.实用放射学［M］.3 版.北京：人民卫生出版社，2007.
[3] 中华医学会放射学分会，中国医师协会放射医师分会.对比剂使用指南（第 1 版）［J］.中华放射学杂志，2008，42（3）：320-325.

（雷正贤　曹金明　张玉忠）

第 三 章

肝胆 MRI 检查技术

第一节　MRI 检查前准备

常规检查前须取下一切含金属、磁性的物品；装有心脏起搏器的患者禁止做 MRI 检查；体内有铁质金属存留者，不能做 MRI；手术后留有金属夹的患者，要慎重检查；肝胆 MRI 检查要求受检者禁食禁饮空腹检查，不需要服用消化道对比剂；呼吸运动影响肝胆 MRI 图像，因此需要患者保持呼吸平稳。

第二节　肝胆 MRI 常用脉冲序列

一、自旋回波序列

自旋回波（spin echo，SE）序列是肝胆 MRI 成像最常用的序列，在发射一个 90°脉冲后，间隔数毫秒至数十毫秒再发射一个 180°脉冲，来测量回波信号强度[1]。利用 SE 序列进行 T_1WI，采集时间一般需要 2~5 分钟，使用呼吸补偿、流动补偿和空间预饱和等扫描技术，可获得质量较高的 T_1WI。不少医院还把 SE 序列作为肝胆 MRI 成像常规 T_1WI 序列，但对于呼吸不均匀的患者，图像容易产生运动伪影，同时由于采集时间长，不能利用 SE 序列进行动态增强扫描，因而不少专家提出用梯度回波序列替代 SE 序列作为肝胆常规 T_1WI 序列。SE 序列 T_2WI 常需要十几分钟以上，因此很少有人利用 SE 序列进行 T_2WI。

二、快速自旋回波序列

快速自旋回波（fast spin echo，FSE）序列，发射 90°射频脉冲后，连续发射多个 180°脉冲，形成多个自旋回波的成像序列。FSE 序列中每个 TR 期间内获得几个彼此独立的相位编码数据，所以形成一幅图像可使用较少的脉冲激励和较少的 TR 周期，大大缩短了扫描时间。FSE 序列在肝胆 MRI 检查中应用很普遍，其主要获得 T_2 加权图像，而与常规的 SE 序列的 T_2 加权图像比较，成像时间明显缩短，且图像的清晰度有所增加。然而短 T_2 组织在 FSE 序列上信号较低，容易产生模糊现象，因此，对于肝脏实质性肿瘤，FSE 序列 T_2WI 尚不能取代 SE 序列 T_2WI。

三、反转恢复序列

反转恢复（inversion recovery，IR）序列，即在标准的 SE 序列前施加一个 180°反转脉冲。IR 序列具有以下特点：①T_1 对比最佳，其 T_1 对比相当于 SE 序列 T_1WI 的 2 倍；②一次反转仅采集一个回波，且 TR 很长，因此扫描时间很长，TR 相当于 SE 序列 T_2WI。鉴于上述特点，IR 序列一般作为 T_1WI 序列，在临床上应用并不广泛。IR 序列也可用作脂肪抑制（STIR）或水抑制（FLAIR），但由于扫描时间太长，现在 STIR 或 FLAIR 一般采用快速反转恢复序列来完成。快速反转恢复（fast inversion recovery，FIR）序列，通过适当缩短重复时间和反转时间降低图像噪声，实现了既能抑制脂肪又能提高图像质量的目的。液体衰减反转恢复（fluid attenuated inversion recovery，FLAIR）序列是 IR 技术最成功的应用，1997 年国外首次报道了应用于肝脏病变的诊断和鉴别诊断，并显示出了它的优越性，但 FLAIR 序列需与其他序列结合运用才能获得高质量的图像。

四、梯度回波序列

梯度回波（gradient echo，GRE）序列，采用小角度激发（小于 90°），利用读出线圈的反向切换采集梯度回波，其特点为：①采用小角度激发，加快成像速度；②反映的是 T_2^* 弛豫信息而非 T_2 弛豫信息；③GRE 序列的固有信噪比较低；④GRE 序列对磁场的不均匀性敏感；⑤GRE 序列中血流常呈现高信号。常规 GRE 序列和扰相 GRE 序列是临床上最常用的 GRE 序列，两种序列的作用相近，当不能满足 TR>T$_2$*的条件时，则应该选用扰相 GRE 序列，以尽量消除带状伪影，因此临床上更多采用扰相 GRE 序列。二维扰相 GRE 序列 T$_1$WI 在很多医院为肝胆检查的常规 T$_1$WI 序列，已经取代了 SE 序列 T$_1$WI。利用该序列除了可以进行常规 T$_1$WI 外，还可以进行动态增强扫描。与 SE 序列 T$_1$WI 相比，该序列用于肝胆成像时的优点表现在：①T$_1$ 对比良好；②如果屏气良好，则没有明显的呼吸运动伪影；③成像速度快，可以进行动态增强扫描。该序列的主要缺点是屏气不好者有明显的呼吸运动伪影。扰相 GRE 腹部屏气三维 T$_1$WI：腹部脏器屏气扫描要求层厚较薄，或需要同时兼顾脏器成像和血管成像时可考虑选用该序列，可做平扫 T$_1$WI，也可进行动态增强扫描。与扰相 GRE 二维 T$_1$WI 序列相比，该序列的优点为：①在层面较薄时可以保持较高的信噪比；②没有层间距，有利于小病灶的显示；③可同时兼顾脏器实质成像和三维血管成像的需要。缺点主要是其软组织 T$_1$ 对比往往不及扰相 GRE 二维 T$_1$WI 序列。

五、平面回波成像序列

平面回波成像（echo planar imaging，EPI）序列是在梯度回波的基础上发展而来的，是目前最快的 MR 成像方法，能提供理想的肝脏 T$_2$ 加权图像。近年来，EPI 序列在临床上的应用日益广泛，其用途与其预脉冲和序列结构密切相关，其中单次激发 SE-EPI T$_2$WI 序列腹部屏气 T$_2$WI 用于肝胆的优点是成像速度快，数秒钟可完成数十幅图像的采集，即便不能屏气也没有明显的呼吸运动伪影；缺点在于磁化率伪影较明显。

第三节　肝胆 MRI 特殊成像技术

一、同相位和反相位成像

同相位（in phase）/反相位（out of phase）成像，即化学位移成像（chemical shift imaging）。目前临床上化学位移成像技术多采用扰相 GRE T$_1$WI 序列，利用该序列可以很容易获得反相位和同相位图像。同相位图像即普通的 T$_1$WI，与 T$_1$WI 同相位图像相比，反相位图像具有以下主要特点：①水脂混合组织信号明显衰减，其衰减程度一般超过频率选择饱和法脂肪抑制技术；②纯脂肪组织的信号没有明显衰减，在接近于纯脂肪的组织如皮下脂肪、肠系膜、网膜等，其信号来源主要是脂肪，所含的水分子极少，在反相位图像上，两种质子能够相互抵消的横向磁化矢量很少，因此组织的信号没有明显衰减；③勾边效应，反相位图像上，周围富有脂肪组织的脏器边缘会出现一条黑线，把脏器的轮廓勾画出来。化学位移成像技术在肝脏检查中的应用：①脂肪肝的诊断与鉴别诊断，对于脂肪肝的诊断敏感性超过常规 MRI 和 CT；②判断肝脏局灶病变内是否存在脂肪变性，肝脏局灶病变中发生脂肪变性者多为肝细胞腺瘤或高分化肝细胞癌；③化学位移成像技术还有助于肝脏血管平滑肌脂肪瘤的诊断和鉴别诊断。

二、脂肪抑制

脂肪抑制是肝胆 MRI 检查中非常重要的技术，常用的脂肪抑制技术有：①频率选择饱和法；②STIR 技术；③频率选择反转脉冲脂肪抑制技术；④Dixon 技术；⑤预饱和带技术。频率选择脂肪抑制技术和 STIR 技术是目前临床上常用的脂肪抑制技术，二者各有优缺点，前者在 1.0T 以上的中高场强扫描机上效果较好，后者场强依赖性低。合理利用脂肪抑制技术不仅可以明显改善图像的质量，提高病变的检出率，还可为鉴别诊断提供重要信息。如肝细胞癌多发生在慢性肝病的基础上，慢性肝病一般都存在不同程度的脂肪变性，肝脏脂肪变性会降低病灶与背景肝脏之间的对比，利用脂肪抑制技术能抑制肝脏脂肪组织信号，增加图像的组织对比，同时也能增加增强扫描的效果；鉴别病灶内是否含有脂肪，因为在 T$_1$WI 上除脂肪外，含蛋白的液体、出血均可表现为高信号，脂肪抑制技术可以判断是否含脂肪；鉴别肝内脂肪瘤、肝脏内具有脂肪变性的病变，如高分化肝细胞癌或肝细胞腺瘤等。

三、弥散加权成像

弥散加权成像（diffusion weighted imaging，DWI）是目前唯一能够检测活体组织内水分子弥散运动的无创方法，随着 MRI 硬件及软件技术的

发展,以及屏气技术、呼吸和心电门控、快速梯度回波和平面回波成像等技术的应用,DWI 对肝脏疾病的检查应用越来越广泛,对肝脏局灶性病变的检出颇有帮助。目前最常用于肝胆的弥散成像方式是单次激发自旋回波平面成像(SS-EPI)[2]。在弥散加权成像中,弥散梯度的程度取决于梯度脉冲的强度和持续时间、间距,即梯度因子(gradient factor),用 b 值表示,b 值越大,表明对弥散的敏感性越高。在实际工作中常用表观弥散系数(apparent diffusion coefficient,ADC)代替弥散系数(DC),以评估弥散成像的结果。在肝脏疾病中肝囊肿的 ADC 值最高,海绵状血管瘤次之,肝实性肿瘤的 ADC 值最低。

四、磁共振波谱

磁共振波谱(MRS)是利用磁共振化学位移(chemical shift)现象来测定组成物质的分子成分的一种检测方法,亦是目前唯一可测得活体组织代谢物的化学成分和含量的检查方法[3]。肝脏 MRS 的研究尚处在初步阶段,以 ^{1}H、^{31}P 谱研究较多。^{31}P-MRS 主要检测磷酸单酯(PME)、磷酸二酯(PDE)、无机磷和三磷酸核苷,主要用于慢性肝病及肝脏肿瘤的评价。^{1}H-MRS 主要分析肝脏的能量代谢改变,检测的代谢物有胆碱(Cho)、脂质(Lip)、乳酸(Lac)、谷氨酰胺和谷氨酸复合物(Glx),与同、反相位成像比较,MRS 检测脂肪肝的结果更为可靠。

五、磁共振灌注加权成像

磁共振灌注加权成像(perfusion weighted imaging,PWI)是一种利用快速成像序列和图像后处理技术来评价组织的血流灌注状态的成像方式。肝脏 PWI 最常用的方法是 T_1WI 动态增强,经静脉团注顺磁性对比剂,采用 EPI 序列进行动态增强扫描,获得动态增强图像。肝脏灌注成像常应用以下分析参数:①信号强度-时间曲线(STC),得到的数据有肝动脉灌注指数(HPI)、门静脉灌注指数(PPI)、峰值时间(TTP)等;②肝血容量图(MBVM)、平均通过时间(MTT)、局部肝组织血容量(rHBV)、局部肝组织血流量(rHBF)、微血管密度(MVD)。肝脏磁共振灌注加权成像对肝脏局灶性病变和弥漫性病变皆有广泛应用,如原发性肝细胞癌、肝转移瘤、肝纤维化、肝硬化等,特别是对小肝癌的诊断具有重要意义,通过各种参数可以半定量了解肿瘤的血流灌注情况;对评价肿瘤各种治疗方案的效果及判断预后和随访也有重要作用。

六、磁共振血管成像

磁共振血管成像(magnetic resonance angiography,MRA)技术多利用血液的流动效应来成像,主要有时间飞跃法(time of flight,TOF)和相位对比法(phase contrast angiography,PCA),其中时间飞跃法在临床上应用最为广泛,但是由于肝脏血流不均匀和呼吸运动等因素影响,加之成像时间较长,肝动脉、门静脉、下腔静脉等显影往往不理想。对比增强 MRA(contrast enhancement MRA,CE-MRA)逐渐成为体部血管成像的主要方法,特别是三维增强磁共振血管成像(3D-CEMRA)和四维增强磁共振血管成像(4D-CEMRA)。CE-MRA 一般经静脉快速注入顺磁性对比剂 Gd-DTPA,应用序列多为三维扰相 GRE T_1WI 序列,成像时间约 30 秒甚至更短。一次完整的 3D 容积采集获得的原始图像经过(MIP、VR 等)后处理,能很好地显示血管解剖走行及其与相邻病变的关系,因此在肝血管解剖变异、早期肝肿瘤定性、肝肿瘤侵犯周围血管、肝肿瘤切除术前评估及活体肝移植术前、术后检查中有广泛的应用。

七、磁共振胰胆管成像

磁共振胰胆管成像(magnetic resonance cholangiopancreatography,MRCP)是根据胰胆管内的液体具有长 T_2 弛豫时间的特性,综合应用磁共振扫描序列和参数,主要选用快速采集弛豫增强序列获得重 T_2 加权像(T_2WI),并利用 T_2WI 的效果使含水器官显影;主要应用于胆道结石、胆道炎症、胆道肿瘤、慢性胰腺炎、胰腺肿瘤及胆胰管变异或畸形等疾病的成像。MRCP 的优势有:胰胆管造影不需要进行插管和注射对比剂;没有内镜逆行胰胆管造影带来的严重并发症;对由于各种原因不宜行内镜逆行胰胆管造影术(ERCP)或 ERCP 不成功的胰胆管系统病变,磁共振胰胆管成像可对其进行评估;经过 MIP 后处理的图像可进行 360°旋转,可全面展示胆道系统的解剖结构及病变;进行 MRCP 扫描的同时,可获得常规 MRI 断层图像。MRCP 的不足之处有:肝脏内小胆管和胰腺内胰管分支内的液体含量少,往往显示不清;不能提供胰胆管系统的动态信息;相比 ERCP 而言,MRCP 的空间分辨率仍然比较低。

MRCP 常用的序列有梯度回波（GRE）、快速自旋回波（FSE）、单次激发 FSE（SSFSE），其中单次激发 FSE T_2WI 是目前 MRCP 最常用的序列。排泄性胆管磁共振成像（secretory MR cholangiography，SMRC）是注射肝细胞特异性对比剂后在肝细胞排泄期进行扫描的成像方式。

MRCP 的技术原则有：①MRCP 常用的方法有三维容积采集、二维连续薄层扫描和二维厚层投射扫描，在实际应用中通常两种以上方法相结合；②MRCP 扫描层面必须平行于目标胆管走行方向；③重视原始薄层图像的观察；④MRCP 不能单独进行，应与常规 MRI 相结合。

八、磁共振弹性成像

磁共振弹性成像（magnetic resonance elastography，MRE）是通过机械波定量测量组织弹性剪切力的动态成像方法[4]。国外肝脏 MRE 的研究应用发展迅猛，但我国尚在起步阶段。MRE 的基本原理是利用运动敏感梯度的作用，通过低频机械波的传播在一定距离内产生剪切应力，从而测量到组织力学性质；然后，通过 MRI 技术检测体内组织在外力作用下产生的质点位移，并用于评估组织的剪切性质，从而获得 MRI 相位图像，同时通过对弹性力学的逆求解，得出组织内各点的弹性系数分布图，即 MRI 弹性图，并将组织弹性力学参数作为医学诊断的依据。MRE 在肝纤维化、肝硬化、脂肪肝等肝病诊断方面具有巨大的优势，尤其是在肝纤维化的无创性诊断方面，MRE 能够定量分析组织的机械性状，并可通过测定组织弹性特征参数来鉴别肝脏病变的良、恶性。

第四节　肝胆 MRI 增强扫描

一、MRI 对比剂类型

根据 MRI 对比剂在肝脏内的生物分布特点及临床应用情况，分为非特异性和特异性对比剂两大类。非特异性对比剂为细胞外间隙对比剂，主要经肾脏排泄。特异性对比剂为肝细胞特异性对比剂、库普弗细胞特异性对比剂及同时具有细胞外非特异性和细胞特异性双相对比剂。另根据对比剂的磁特性，目前多数使用和开发研制的肝脏 MRI 对比剂为含钆的顺磁性和含氧化铁的超顺磁性对比剂。而顺磁性对比剂钆-二乙烯五胺乙酸（Gd-DTPA）在临床上应用最为广泛。

二、MRI 对比剂应用

目前应用于临床最多的细胞外间隙分布的 MRI 对比剂是含钆 MRI 对比剂，可以分为离子型和非离子型，离子型主要有 Gd-DTPA（马根维显、钆喷葡胺），非离子型有欧乃影。钆对比剂在肝脏分布无特异性，分布于血管和组织间隙，不能进入细胞内，主要通过其顺磁作用缩短组织 T_1 时间，使对比剂分布区域 T_1WI 信号升高而起到阳性增强作用，因此要求动态增强扫描，才能观察肝脏病灶强化的演变过程。目前，肝细胞特异性 MRI 对比剂主要有钆塞酸二钠（普美显），是一种新型高特异性肝胆 MRI 对比剂，已经获得批准进入我国市场。含锰类对比剂（泰乃影）可被功能正常的肝细胞摄取，能判断病变是否起源于肝细胞，可用于肝细胞源性病变与非肝细胞源性病变的鉴别。库普弗细胞特异性对比剂主要有含铁类超顺磁性氧化铁颗粒（菲立磁、内二显），此类对比剂主要影响 T_2 弛豫时间，正常内皮细胞和库普弗细胞摄取对比剂后，降低了 T_2 加权像上的信号强度，产生"黑肝"效应；而不含吞噬细胞或吞噬细胞功能异常的病变组织维持了原有的信号。目前在国内已经上市的细胞外非特异性和细胞特异性双相对比剂莫迪司在一次注射后能获得动态增强和肝细胞特异性增强的双生效果。

三、MRI 增强扫描方法

肝脏属于实质脏器，天然对比不好，增强扫描能够提高图像的对比度和信噪比，增加病灶的检出，同时能够提供病灶的血供情况，对定性诊断也有帮助。目前临床上应用最多的仍然是非特异性细胞外对比剂，因此必须进行动态增强扫描。脉冲序列及成像参数的选择，常规选用 T_1WI 序列，对于能够配合屏气的患者首选快速成像技术，如快速扰相梯度回波 T_1WI 序列、二维扰相 GRE T_1WI 序列；对于屏气不好的患者，选择 IR-FGRE T_1WI，最好能使用脂肪抑制技术。对比剂的使用：Gd-DTPA 0.2mL/kg 体重，成人剂量一般为 15mL 左右，注射流率 2~3mL/s；肝胆特异性对比剂钆塞酸二钠（Gd-EOB-DTPA，普美显）常规 0.1mL/kg，最大用量为 0.4mL/kg，注射流率为 2mL/s。扫描时相：团注对比剂，可使用高压注射器推注，对比剂注射完毕后立即扫描，取得动脉期、门静脉期及平衡期图像,并根据具体情况进行延时扫描,扫描时应屏气从而减少呼吸伪影。

第五节　MRI 技术规范和建议

1. 肝胆 MRI 检查要对受检者进行呼吸训练,屏气训练尤为重要。屏气和采用呼吸门控技术能有效控制呼吸运动伪影。

2. T_1WI 序列除应用自旋回波技术外,应当重视扰相快速小角度激发及超快速小角度激发技术的应用。

3. T_2WI 序列应用快速自旋回波、快速恢复自旋回波、半傅里叶采集单次激发快速自旋回波成像,常规施加脂肪抑制技术,鉴别实性与富水病变可选择重 T_2WI。

4. 常规进行动态增强扫描,结合使用肝特异性对比剂。

参 考 文 献

[1] 杨正汉,冯逢,王霄英. 磁共振成像技术指南[M]. 北京:人民军医出版社,2010.

[2] 张雪林. 磁共振成像诊断学[M]. 北京:人民军医出版社,2013.

[3] 贾文霄,陈敏. 磁共振功能影像临床研究[M]. 北京:人民军医出版社,2012.

[4] 谢敬霞. 核磁共振新技术研究与临床应用[M]. 北京:科学出版社,2001.

（雷正贤　曹金明　陈天武）

第 四 章

PET/CT 成像技术

第一节 概　述

正电子发射断层显像/X 线计算机体层成像（positron emission tomography/computed tomography，PET/CT）是一种将 PET（功能代谢显像）和 CT（解剖结构显像）两种影像技术有机地结合在一起的新型影像设备。PET/CT 成像通过将微量的正电子核素示踪剂经肘静脉注射到人体内，然后采用 PET/CT 设备探测这些正电子核素在人体各脏器的分布情况及主要器官的生理代谢功能情况，同时通过 CT 断层扫描技术对这些核素分布情况进行精确定位，结合 PET 和 CT 各自的优点，二者兼容发挥最大优势。

PET/CT 扫描过程中，注入人体的放射性核素发生 β^+ 衰变产生正电子，正电子与组织器官中的电子发生湮灭，产生一对具有 511keV、方向相反飞出的 γ 光子，PET/CT 利用其封闭环绕型探测器阵列对这些背对背的光子进行符合测量（即电子准直），形成投影线，利用计算机处理投影数据进行图像重建，求解出待测组织或器官的放射性药物分布，进而研究待测组织或器官的功能。PET/CT 是在分子水平上利用影像技术研究人体组织代谢和受体功能的一种最先进的设备，已成为肿瘤、心及脑疾病诊断的一种最有效的方法，被誉为 20 世纪最伟大的十项发明之一。大多数疾病的生化变化先于解剖学的变化，因此 PET/CT 能提供很多疾病在发展过程中的早期信息，可以进行超前诊断。比如癌症的葡萄糖代谢率比正常组织的代谢率高，据此就可从 PET/CT 的葡萄糖代谢功能图像清楚地断定肿瘤的良恶性、是否发生转移，以及较精确地定出癌症的范围等，以便较彻底地切除病灶，减少复发率。

一、PET/CT 总体结构

PET/CT 扫描仪由一体化扫描机架、扫描床、数据处理系统和图像显示、记录装置组成。机架是最大的部件，包括 CT 扫描子系统和 PET 扫描子系统。

PET/CT 配备有先进的计算机系统和应用软件。数据处理系统可分为 3 部分：重建计算机、主操作台和并行操作台。重建计算机进行 CT 与 PET 数据的预处理和重建。主操作台进行 CT 与 PET 扫描计划设置并扫描。并行操作台进行特殊图像的处理，如 MPR、3D 和 FUSION 等。目前 PET/CT 所采用的计算机系统有体积小、容积大、速度快、图像重建时间短等特点，可并行处理等多种功能。PET/CT 显示记录装置与其他的医学影像设备的显示记录装置一样，有图像采集显示器和图像处理显示器、硬盘、磁光盘、光盘磁带、激光照相机和打印记录等设备。

二、PET/CT 校正技术

一次采集结束后，所有的投影数据按照符合线的角度和径向距离编码排列形成矩阵图及原始图像正弦图。原始的正弦图数据只进行了随机符合校正，有较大的误差和较多的噪声，为了使每个体素值表示真实组织活动浓度，需要对原始正弦图数据应用多种校正。在进行图像重建前，需要进行一系列的准备工作，包括计算机衰减系数、衰减校正系数、散射校正滤波函数和重建平滑滤波函数等，完成上述前期准备后进行校正计算，主要包括探测器效率归一化、放射性核素衰变、散射符合、衰减、死时间等。校正后的投影数据还要实施平滑滤波处理才可实施图像重建运算。

三、PET/CT 显像特性

1. PET 显像特点　①发射正电子的核素大多是组成人体的重要基本元素，利用它们作为示踪检查符合生理要求，不干扰人体组织代谢与内环境的平衡；②PET 能够反映组织细胞的葡萄糖、氨基酸及核酸代谢及分布、DNA 合成动力学，同时是基因研究和新药开发的有力工具;③PET 采用复合探测技术,电子准直代替了铅栅准直,大大提高了探测效率,增加了图像的信息量,降低了统计误差与噪声,提高了空间分辨率与对比度,一般 PET 的系统分辨率在 4~6mm;④PET 图像可以进行精确的组织衰减校正、散射校正和时间校正,可对病变或器官进行定量测定;⑤PET 所用的显像剂为超短半衰期核素,人体检查所受的辐射剂量较低。正电子核素主要依靠回旋加速器生产,如^{11}C、^{13}N、^{15}O、^{18}F,它们的半衰期极短,分别为20、10、2、110 分钟。

2. PET/CT 显像特点　PET 反映的是病变的功能代谢信息,在解剖结构的精确定位方面尚存在不足。将 PET 与具有高空间分辨率的螺旋 CT 安装整合在同一机架,扫描后经处理可获得 PET、CT 及 PET/CT 的融合图像。CT 提供的解剖信息能够准确地与 PET 功能图像匹配,不但弥补了 PET 空间分辨率不足的缺点,同时还为 PET 代谢图像提供了一种快速而精确的衰减校正方法,达到了取长补短、信息互补的目的。同时,有助于肿瘤的准确探测与精确定位、活检定位及疗效评价。

四、PET/CT 主要性能指标

1. 空间分辨率　空间分辨率是 PET 对空间的两个“点”的分辨能力。一个理想的放射性点源放在 PET 的视野(field of view,FOV)中,PET 所得到的放射性分布图像是一个“球”形,球的大小则反映了 PET 的空间分辨能力。分辨率定义为该点源的扩展函数的半宽高,主要取决于环形探测器的位置分辨。另外,点源放在视野中的不同位置具有不同的分辨率,距 FOV 中心越远,其分辨率越差。

2. 灵敏度　PET 灵敏度常用单位体积内单位辐射剂量下探测器探测到的事例来表示。灵敏度越高,表明在一定统计误差要求下,对特定脏器的放射性强度要求越低。影响灵敏度的主要因素包括:①整个探测器对被测物体所张的立体角;②探测器本身的探测效率,即探测器响应事例数与入射事例数的比例;③系统时间窗、能量窗的大小。

3. 时间分辨率　时间分辨率是对已知事例相对的两个探测器响应的时间差分布的半宽高。时间分辨率是时间窗选定的主要依据,时间窗选择应比时间分辨率稍大,一般以时间分布曲线的1/10 高宽来定。

4. 能量分辨率　能量甄别是排除散射事例的有力依据。因为散射事例中至少有一个光子经过了康普顿散射,能量部分损失,因而可以根据被测光子的能量大小决定好坏事例的取舍。系统能量分辨率的大小决定着能量窗的选择,好的能量分辨率可以选择较小的能量窗。

5. 图像重建　图像重建包括解析法和迭代法。解析法是以中心切片定理为基础的反投影方法,常用滤波反投影法。迭代法是属于数值逼近算法,即从断层图像的初始值出发,通过对图像的估计值进行反复修正,使其值逼近断层图像的真实值。

6. 数据校正　引起 PET 成像误差的因素很多,主要包括:正电子类药物强度的快速衰变、高计数率造成的偶然符合、散射和人体吸收衰减的影响、死时间损失、探测器灵敏度不一致等。如果不加校正,这些因素都会严重影响 PET 的成像质量。因此,PET 数据校正是图像处理的关键部分。

五、PET/CT 的优势

PET/CT 是 PET 和 CT 两种设备的同机融合,整台设备为一体化,使用同一个检查床和同一个图像处理工作站。一次 PET/CT 扫描可以同时获得 PET、CT 以及 PET/CT 融合的三种图像,实现了 PET 与 CT 的优势互补。获得的 CT 图像不仅提供了解剖学信息,还用 PET 图像的衰减校正,取代了先前通过旋转^{68}GE 棒源的 PET 投射扫描进行衰减校正的复杂过程。PET/CT 不是 PET 和 CT 两者功能的简单叠加,与常规的 PET 相比,PET/CT 的优势主要包括以下方面[1]:

1. PET/CT 应用 CT 数据进行衰减校正,因此投射扫描采集的时间明显缩短,使患者的流通量增加。

2. 提高了病变的精确定位,帮助医生区分诊断部位的生理性摄取和病变性摄取,减少了 PET 假阳性与假阴性结果。

3. 诊断的准确性优于单纯的 PET 或 CT。

4. CT 的应用可避免^{18}F-FDG 摄取阴性肿瘤的漏检,如小肺癌、肾脏透明细胞癌、高分化肝癌与成骨性骨转移等。

5. PET/CT 引导下的放射治疗具有更好的精确性。

六、PET/CT 检查方法

PET/CT 根据显像范围分为全身性显像和局部显像,根据显像方式分为二维显像和三维显像,根据显像过程分为常规显像和延迟显像。目前多数设备默认为三维显像。大多数情况下,肝胆系统显像只作为全身显像的一部分,部分情况下加做局部延迟显像。需要强调的是,在肝脏发现病变,有时另加扫诊断 CT 对病变的定性诊断有重要意义。

肝胆系统 PET/CT 显像的要求遵从全身显像的要求,如禁食,减少运动,寒冷季节全身保暖,控制血糖,距放化疗后有一定的时间间隔等。禁食一般要求在 6 小时以上;无糖尿病患者,血糖建议在正常范围内,糖尿病患者,根据我们的观察要求控制在 10mmol/L 以下,也有建议血糖控制在 11.1mmol/L 以下;放化疗患者一般要求在治疗结束后至少 2 周进行 PET/CT 显像,特殊情况可适当缩短间距,且应和患者及其家属说明可能带来的影响。

检查流程与全身检查一样,如预约,病史询问,测量身高、体重和血糖,计算药物用量,药物注射,待诊区休息,饮水,排尿,上机扫描显像等。PET/CT 显像与其他影像相比,病史更为重要。

第二节　PET/CT 在肝胆 疾病中的应用

目前肝脏疾病的诊断主要还是依靠超声、CT、MRI 等手段,其中超声已是肝癌的普查影像技术,有经验的临床医师可发现 <1cm 的病灶,而 CT 与 MRI 的检出率则分别可达 81%～89% 和 50%～80%,但这些影像学检查的部位较局限且为形态学检查,无法对肿瘤全身侵袭情况与生物学性状进行评估[2,3]。对于肝脏病变而言,PET/CT 主要应用于肝良恶性肿瘤、肝内非肿瘤性结节、肝脓肿和肝结核等感染性疾病、肝外胆道肿瘤等的诊断、鉴别诊断与评价。

肝脏肿瘤包括良性和恶性两大类,良性肿瘤有肝细胞起源的肝细胞腺瘤,间叶组织来源的血管瘤、血管内皮瘤、淋巴管瘤、血管平滑肌脂肪瘤、孤立性纤维瘤等。肝脏恶性肿瘤分为原发性和继发性,原发性恶性肿瘤起源于肝脏上皮组织和间叶组织,肝上皮组织来源的如肝细胞癌、肝内胆管癌和肝母细胞瘤,间叶组织源的如恶性上皮样血管内皮瘤、血管肉瘤、淋巴瘤等。

原发性肝细胞癌 PET/CT 可表现为异常[18]F-FDG 摄取(图 4-2-1),但也有一些病灶表现为无明显[18]F-FDG 浓聚(图 4-2-2)。FDG 摄取程度与

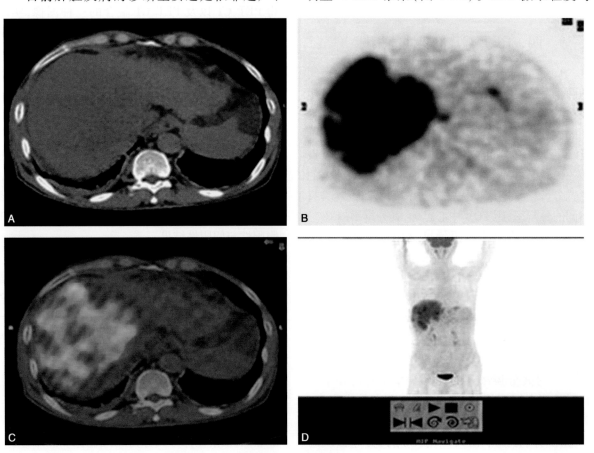

图 4-2-1　原发性肝癌

A. CT 图像示肝右叶低密度肿块,边界不清晰,肝硬化,腹水;B、D. PET 轴位图像和冠状位图像,肝右叶病变弥漫性[18]F-FDG 高代谢;C. PET/CT 融合图像示肝右叶病变弥漫性[18]F-FDG 高代谢

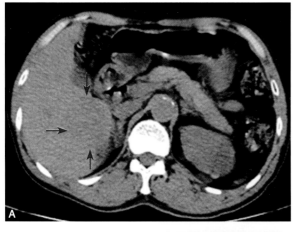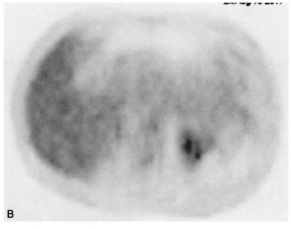

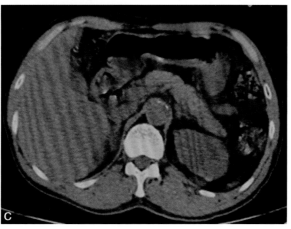

图 4-2-2　原发性肝癌
A. CT 图像示肝右叶不均匀稍低密度病灶,边界欠清晰;B、C. PET 轴位图像和 PET/CT 融合图像示肝右叶病变呈[18]F-FDG 无明显增高

肿瘤的大小和分化程度有关。小肝癌或早期肝癌约半数 FDG 摄取与肝本底相似,无明显增高;部分较大肝癌 FDG 摄取也可无明显增高,这可能与癌细胞内葡萄糖-6-磷酸酶高表达有关。当病变较小时,肝细胞癌 FDG 呈实性结节状均匀摄取;若肿块较大,可见中心更低密度坏死区,表现为放射性缺损,因而 FDG 摄取呈环形(图 4-2-3、图 4-2-4)。低中分化的肝癌通常表现为[18]F-FDG 高浓聚表现;而高分化肝癌一般无[18]F-FDG 摄取增高。

肝内胆管癌多呈高 FDG 摄取,即使病灶较小,肿瘤病灶 FDG 摄取通常高于肝本底。

PET/CT 还可能帮助在肝脏其他病变背景下识别肝脏恶性肿瘤,如脂肪肝中局灶性高密度区是肝岛还是肝癌,多发肝囊肿或多囊肝中囊肿间隙中的肝癌等。

由于肝脏接受肝动脉和门静脉双重血供,血流量异常丰富,是转移性肿瘤的好发部位。肝转移瘤表现为多发、边界清晰、大小、分布均匀的病灶,几乎所有的肝转移瘤对[18]F-FDG 的摄取都有不同程度的增高,表现为多个大小不等的结节状或肿块状放射性浓聚灶,部分中心坏死者可见环形浓聚(图 4-2-5)。转移瘤通常多发,不伴有门静脉癌栓。也有少部分肝转移瘤对[18]F-FDG 摄取无明显增高,如一些胃肠道恶性肿瘤的肝转移,有些甚至低于肝本底摄取。但总的来说,[18]F-FDG PET/CT 对肝转移瘤的诊断具有较高灵敏度,特别是对于 CT 不能确定的病灶。

肝脏恶性肿瘤若侵犯门静脉系统,形成门静脉癌栓,相应的 PET 扫描显示受累部位表现为结节状、条索状[18]F-FDG 高代谢,异常代谢区与门静脉走行多一致。

^{18}F-FDG PET/CT 显像是肝脏恶性肿瘤的影像学诊断方法之一,但并非首选。其原因主要是 β-2-[^{18}F]-Fluoro-2-Deoxy-Glucose(^{18}F-FDG)是一种葡萄糖类似物,能够反映机体组织及病变的葡萄糖代谢,是一种非特异性肿瘤显像剂,恶性肿瘤细胞由于过度增殖,需要更多的葡萄糖提供生长、浸润及转移所需的能量,但是部分良性病变如炎

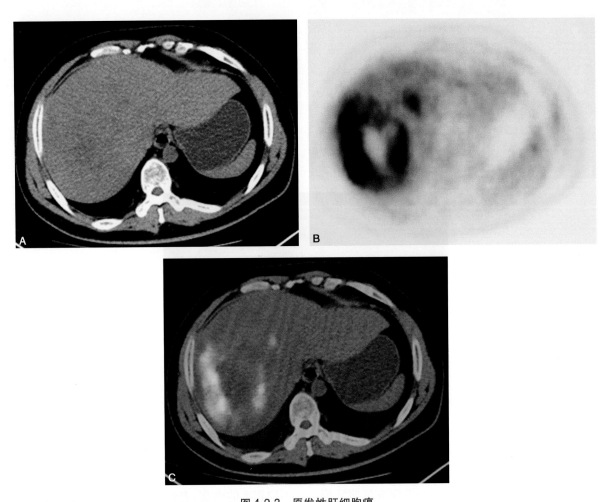

图 4-2-3　原发性肝细胞癌

A. CT 横断位平扫示肝右叶巨大低密度肿块,边缘欠清,中心坏死,密度更低;B、C. PET 横断位及 PET/CT 融合图像示病变边缘高 FDG 摄取,坏死区呈 FDG 摄取缺损

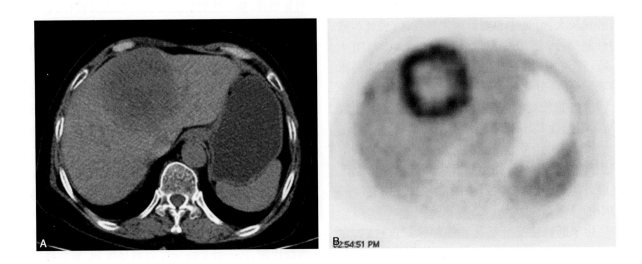

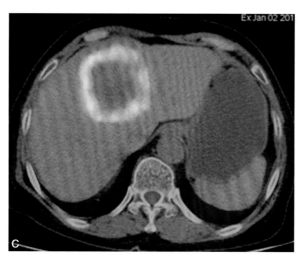

图 4-2-4 原发性肝细胞癌
A. CT 横断位示肝左叶类圆形低密度灶;B、C. PET 横断位和横断位 PET/CT 融合图像示病变摄取呈环形增高

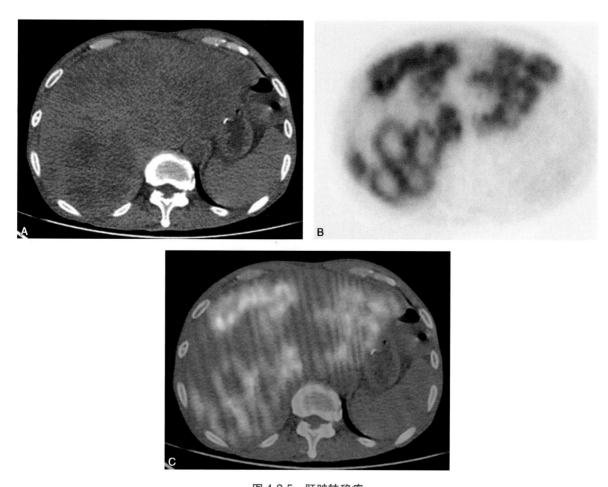

图 4-2-5 肝脏转移瘤
A. CT 横断位示肝左、右叶多发类圆形低密度结节;B、C. PET 横断位和横断位 PET/CT 融合图像示病变摄取多呈环形增高

症、感染等也会有摄取,给鉴别诊断带来了困难。另外,肝脏[18]F-FDG的生理性摄取较高,以至于糖代谢不是很高的恶性肿瘤病灶难以充分显示。再者,约半数早期肝细胞癌和少部分转移性肝癌FDG摄取无明显增高。利用[18]F-FDG和[11]C-乙酸盐联合显像可以发现早期小肝癌,提高对肝癌的诊断准确率。但总的说来,早期小肝癌的诊断,目前的PET/CT显像不一定优于CT或MRI的多期相增强扫描。

^{18}F-FDG PET/CT在肝癌病灶的检出、良恶性病变鉴别及在肝脏恶性肿瘤临床分期、评估疗效、转移检测、监测复发等方面应用价值高。目前肝癌的介入治疗、射频消融、肝移植都是有效的治疗方式。[18]F-FDG PET/CT扫描对于治疗效果评价以及复发监控较CT扫描有明显优势;而对肝脏原发恶性肿瘤转移病灶的检出可能优于MRI,如腹腔小淋巴结转移、远处转移等。

对原发肝脏恶性肿瘤特别是肝细胞癌的疗效评估、复发监测,应当基于治疗前的PET/CT评估,显然FDG摄取原本就无明显增高的肝癌,有时PET/CT监测的意义不大。遗憾的是,迄今为止,很多临床医生对这点认识不足,常常在治疗前未进行PET/CT评估,仅仅术后要求PET/CT进行监测。单一治疗后的PET/CT监测,发现了高代谢活性灶,自然说明肿瘤有残瘤、复发或转移等;但未发现高代谢活性灶,则不能完全排除残留、复发或转移。绝大多数肿瘤复发、转移等病灶的代谢形式与原肿瘤相似。

肝淋巴瘤可以是原发,也可以是全身性淋巴瘤的一部分。原发肝淋巴瘤少见,多为B细胞淋巴瘤,一般为多发。PET/CT肝淋巴瘤多表现为高FDG摄取(图4-2-6)。原发肝淋巴瘤有时与肝癌、肝转移不易鉴别,应结合临床,如肝癌AFP增高,转移可有恶性肿瘤病史或可见原发

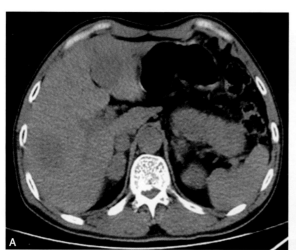
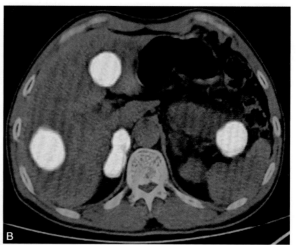
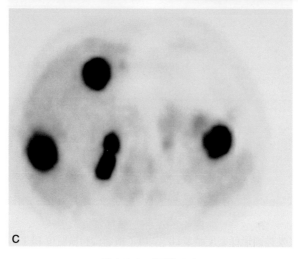

图4-2-6　肝淋巴瘤
A. CT示肝内多个均匀低密度结节,边清,胰尾等密度结节;B、C. PET/CT融合图像和PET横断位示病变均匀高代谢

灶等,继发于全身的肝淋巴瘤可见全身淋巴结、骨等改变。

胆囊癌(carcinoma of gallbladder)是最常见的胆道系统恶性肿瘤。PET/CT 显像时,胆囊癌常表现为胆囊腔内软组织肿块或胆囊壁不规则增厚,呈异常放射性浓聚(图 4-2-7),邻近肝实质弥漫¹⁸F-FDG 代谢增高和/或肝内散在结节状高代谢灶。当然,有些胆囊的非恶性病变也表现为高 FDG 摄取,如胆囊腺肌症合并胆囊炎。不过,PET/CT 与其他影像学方法相比,对胆囊癌诊断的价值相对较大,PET/CT 在原发性胆囊癌的诊断中有较高的准确率。

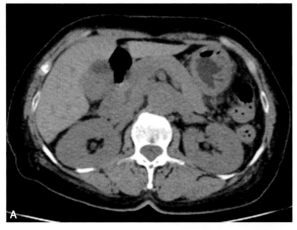
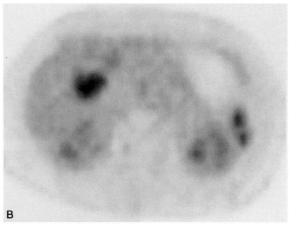
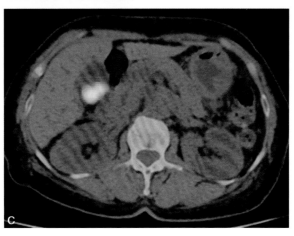

图 4-2-7　胆囊癌
A. CT 平扫示胆囊底壁结节状增厚,内缘凹凸不平;B、C. PET 和 PET/CT 融合图像示胆囊壁结节明显高 FDG 摄取

胆管癌(cholangiocarcinoma)可分为:上段胆管癌(也称肝门部胆管癌,Klatskin tumour)、中段胆管癌、下段胆管癌,以上段胆管癌为最多见。近段(肝门)胆管癌 PET 表现为肝门区不规则结节状放射性摄取增高影,常伴有肝内胆管扩张。中远段胆管癌 PET 表现为胆总管结节状放射性摄取增高影(图 4-2-8),边缘锐利,部分病灶放射性摄取增高不明显(图 4-2-9)。¹⁸F-FDG PET/CT 显像对于胆管癌的诊断敏感性、特异性均较高,不仅可以显示胆管癌本身的直接征象,而且还可以发现肝脏、胰头、十二指肠及邻近淋巴结的转移等。一些病例需要密切结合 CT、MRI 及 MRCP 等检查结果,最终作出明确诊断。极少数胆管内较小的恶性肿瘤,FDG 摄取可不高。

肝脏良性肿瘤大多不必进行 PET/CT 检查,如肝血管瘤,典型的 CT 或 MRI 增强表现即能确诊,只有那些其他影像不能定性的病变,才进一步行 PET/CT 检查。大多数良性肝肿瘤 FDG 摄取无明显增高,表现为与肝本底 FDG 摄取相似,如肝腺瘤、血管瘤,而肝脂肪瘤或血管平滑肌脂肪瘤,FDG 摄取甚至低于肝本底。一些肝脏非肿瘤性结节,也表现为 FDG 摄取无明显增高,如 FNH、肝硬化再生结节等。肝硬化不典增生结节高级别者可以呈高 FDG 摄取,与早期肝细胞癌不易鉴别,应结合 CT 或 MRI 多期相增强分析。

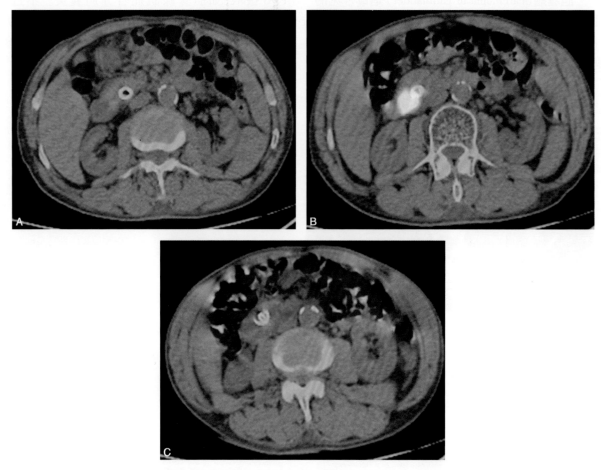

图 4-2-8　胆总管癌
A~C.胆总管癌梗阻支架植入后,病灶 FDG 摄取明显增高,肿瘤呈偏心性生长

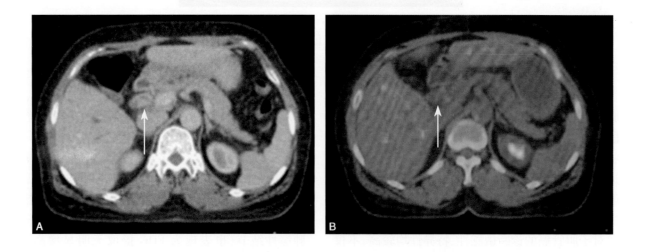

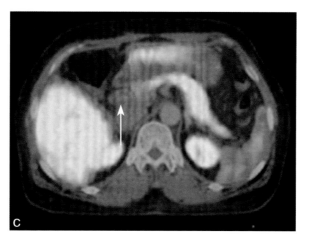

图 4-2-9　胆总管癌
A. CT 增强提示胆总管中远段管腔内结节状强化;B、C. PET/CT 融合图像示病灶 FDG 摄取不明显

　　肝脏感染性病变有时不易与肿瘤鉴别,也可能需要进行 PET/CT 检查帮助进一步鉴别。如肝脓肿未形成包膜前、肝结核等。肝脓肿呈高 FDG 摄取,边缘欠清晰,包膜形成后,摄取可呈环形,应注意与肝肿瘤鉴别;肝结核常多发,呈小结节状低密度影,极少形成大块状,FDG 摄取通常增高(图4-2-10),部分可呈环形,结核应注意与结节型肝癌、肝淋巴瘤、肝转移等鉴别[4-6]。

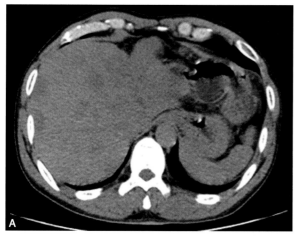

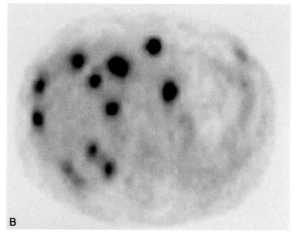

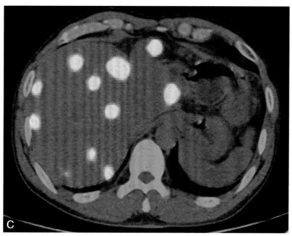

图 4-2-10　肝结核
A. CT 平扫示肝内多发低密度结节;B、C. PET 和 PET/CT 融合图像示病灶 FDG 摄取增高,与转移瘤或结节型肝癌不易分别

参 考 文 献

［1］杨昆,薛林雁.PET/CT 基本原理与技术［M］.上海：上海交通大学出版社,2018.

［2］Murakami T,Kim T,Takamura M,et al. Hypervascular hepatocellular carcinoma：detection with double arterial phase multi-detector row helical CT［J］. Radiology, 2001,218(3)：763-767.

［3］Krinsky GA,Lee VS,Theise ND,et al. Transplantation for hepatocellular carcinoma and cirrhosis：sensitivity of magnetic resonance imaging［J］. Liver Transpl, 2002,8(12)：1156-1164.

［4］王欣,蒋诚诚,李勇刚.5 例肝结核的影像学分析并文献复习［J］.新发传染病电子杂志,2017,2(2)：100-103.

［5］何占平,陈晶,徐海霞,等.肝脏结核的 CT 诊断及其鉴别诊断［J］.新发传染病电子杂志,2019,4(4)：212-216.

［6］骆柘璜,陆普选,金观桥.PET/CT 经典病例影像图谱.北京：科学出版社,2021.

（杨丽芹　骆柘璜　张玉忠）

第 五 章

PET/MRI 成像技术

第一节 概　述

医学模式已从传统的临床疾病诊断与治疗步入健康人群的预防和保健，即从过去的大体、器官或组织诊断过渡到现代染色体、基因和蛋白质诊断。这一全新的医学模式转换必然导致人们积极探索和寻找能够发现"健康人"可能潜在患病信号的技术与方法。近年来，分子影像学已成为预警、早期诊治疾病最富有应用前景的医疗新技术、新方法和新手段，而精良的分子影像设备和具有特异的分子探针正是分子影像学的两大支柱或核心所在，其临床应用研究价值突出表现在 3 个方面：①预警和早期诊断，监视和检出"健康人"潜在患病信号，即利用高端分子影像设备和特异分子探针对没有临床症状和表现的患者做出临床前诊断，如早期肿瘤、轻度认知功能障碍、神经退行性疾病等；②与现代生物材料技术相结合，制备出先进的检测设备和分子探针，为分子医学疾病诊断及靶向治疗开辟了全新的领域；③作为受体介导、反映基因表达显像和靶向治疗的载体和药物筛选手段，广泛应用于生物医药领域。因此，以新型分子成像设备和具有靶向性的分子探针等先进技术为核心的分子影像学，有望发展成为 21 世纪最重要的医疗手段之一。

PET/CT 可提供解剖与功能显像信息，近些年来发展十分迅速，已广泛应用于临床并得到了社会认可[1]。但是，PET/CT 存在某些方面的局限性，在一定程度上限制了 PET/CT 的临床应用，主要包括：①PET/CT 虽然能够提供一定的解剖学信息，但是软组织分辨率不高；②PET/CT 成像时，由于 PET 与 CT 扫描时间的不匹配，患者呼吸运动及患者不经意移动会导致扫描期间形成图像伪影，从而降低图像质量；③CT 所产生的高剂量辐射，限制了其不能应用于一些特殊人群，如儿童、青少年及孕妇等；④PET/CT 无法进行功能成像。

众所周知，在医学诊断影像技术领域，PET/MRI 是继 PET/CT 商业化多年后，多门类（multimodality）混合、集成一体化影像设备的合乎逻辑的发展，同机融合 PET/MRI 系统更是被推崇为发展分子影像学和功能成像的理想设备和具有极佳拓展性的解决方案，多年以来一直为业界所关注和期待。在今天这样一个全行业都在谈论减少放射剂量，节能、减排，实现绿色、安全、快速扫描的时代，在 PET/CT 因 CT 的放射剂量隐患问题而被诟病、毁誉参半的情况下，多种新型 PET/MRI，特别是同机融合的全身扫描型 Biograph mMR 系统的推出无疑是顺应潮流的一场技术革命，是诊断影像技术领域强强联合下的双赢。

一、PET/MRI 总体结构

PET/MRI 是以具有最新技术的 MR 整体设备为基础，将同时具有磁兼容性和 TOF 技术的 PET 探测器环与 MR 设备中的体线圈（body coil）有机整合在一起，既具有 MR 的全部性能和先进的功能，又实现 PET 所有功能的最先进临床分子成像设备。

PET/MRI 总体结构包括磁体、梯度线圈、与体线圈整合在一起的具有 TOF 技术的 PET 探测器环、电子学线路、数据处理、扫描机架、冷却系统、同步扫描床等，具有 TOF 技术的 PET 探测器和 MR 信号传输均采用光纤技术，以加速数据传输，并提高信噪比。为了将 PET 与 MR 之间的电、磁干扰降到最低程度，需要对 PET 探测器进行静磁场屏蔽和 γ 射线屏蔽，以实现 PET 与 MR 设备进行同步扫描。

二、PET/MRI 中 PET 探测器结构

尽管 PET/MRI 设备中 PET 探测器成像原理

与传统 PET、PET/CT 中的 PET 相同,但是其结构存在本质不同。PET 探测器由 LBS 晶体、硅光电倍增管(SiPM)和后续电子线路组成。SiPM 不但具有很好的磁兼容性,而且能够实现 TOF 技术。将 LBS 晶体与 SiPM 组合在一起后组成一个探测器块,然后由 5 个探测器块组成一个组件,由组件构成一个 PET 探测器环。

三、PET/MRI 校正技术

具有 TOF 技术的一体化 PET/MRI 设备中,对 PET 探测器进行灵敏度校正、放射性核素衰减校正和探测器死时间校正,与传统的 PET 和 PET/CT 类似。但是,人体组织对 γ 射线衰减校正、γ 射线随机符合校正和 γ 射线散射校正采用将 MR 信号与 PET 未进行衰减校正(no attenuation correction,NAC)图像信息相结合的技术。由 MR 序列获得人体组织的水、气体、软组织、脂肪组织和骨骼信息,再结合 PET 的 NAC 恢复人体轮廓后获得 MRAC 衰减校正图。

静音 MR 技术对于获得骨骼结构至关重要。骨骼皮质密度几乎是骨骼平均密度的 3 倍,只有获得骨皮质结构才能实现精准 MRAC。传统上采用超短回波(ultrashort echo time,UTE)技术能够获得骨骼结构,但是无法获得骨皮质的结构。静音 MR 的零回波(zero echo time,ZTE)技术能够精准获得骨皮质的解剖结构,为实现精准的 MRAC 奠定基础。

四、PET/MRI 中 PET 的 TOF 技术重要性

PET 的 TOF 技术不但具有学术界普遍公认的提高 PET 图像对比度、质量、扫描速度或降低正电子示踪剂注射剂量等优点,在一体化 PET/MRI 设备中还具有更重要的作用。最新研究发现,TOF 技术还能够消除 PET 与 MRI 之间的干扰,实现 PET 与 MRI 真正同步扫描,降低空腔脏器中的放射性伪影,消除"热气管"征象和"热肠道"征象。无 TOF 技术一体化 PET/MRI 在临床应用时出现"热气管"征象伪影,导致临床诊断和疗效评价出现差错,造成很多误诊。

五、PET/MRI 性能指标

PET/MRI 的 PET 性能远高于传统 PET 和 PET/CT 设备中 PET 的灵敏度、分辨率和能量分辨率等参数[2]。这主要是 PET 探测器采用 LBS

晶体与 SiPM,其中最主要是采用了全数字化阵列式光电转换器 SiPM,具有磁兼容性、最大的增益和极高的时间分辨率。PET 的灵敏度达到 23cps/kBq,能量分辨率 11%,PET 的 TOF 技术的时间分辨率小于 400ps,能够将正负电子湮灭作用的发生位置定在接近 150px 范围内。在目前使用的 NEMA NU-2 2007 版本的测试条件下似乎没有显示出基于 SiPM 探测器在分辨率上的优势,但是在 NEMA NU-2012 版本就显示出其独特的优势。

六、PET/MRI 的优势

分子影像学(molecular imaging)是一种通过探针(分子和细胞生物学探针等)与现代精密医学影像学系统(如 MRI、PET、SPECT 等)相结合,对活体生物或人体内的分子或细胞事件(如细胞内信号转导、血管生成、细胞凋亡和肿瘤生成等)进行实时和无创(非侵入式)成像的技术。通过功能成像的形式,从细胞和分子水平展示正常及病变组织的结构和功能变化信息,对体内生物进程进行描述和测量,可以对许多错综复杂的疾病问题早发现、早治疗。以肿瘤为例,常规的医学影像技术通常检测病灶的物理形状,主要反映的是肿瘤疾病的后期状况。而分子影像学则可能在还没有出现肿瘤临床症状时,检测出肿瘤早期疾病的生物学特性,如癌前分子改变、基因变化、肿瘤细胞标志物、生长动力学等,为肿瘤的早期诊断、早期治疗提供了可能性。

PET 和 MRI 这两个英文缩写词一直以来是 MD 领域"成本高昂""技术先进"的代名词,它们同时又是分子影像学发展的重要支柱。它们之间的结合,特别是 PET 与 MRI 的同机融合,为分子影像学的发展带来突破,允许人们以新的方法研究结构、功能、代谢和血流之间的相互关系,实现了 1+1>2 的效应。

1. 借助于高场超导 MRI 的高分辨率和 PET 的高灵敏度,可以实现解剖结构显像和功能成像的互补。高场超导 MRI 具有极佳的软组织分辨率和空间分辨率,相比于 CT 又没有电离辐射。因而在肿瘤诊断中可用于提高诊断精度,精确制订放射治疗计划。在脑部研究中,可提高对神经生物学探测和定量分析的灵敏度。在 PET 引导的 MR 显微医学中,可进行基因表达、双标记探针等的研究。

2. 可以实现 MRI 的功能成像与 PET 的功能成像强强联合和交叉验证。例如在脑血流研究

中,用^{15}O 标记水(O-15 labeled water,$H_2^{15}O$)作为示踪剂检测脑血流的 PET 方法可以与 MRI 的动脉自旋标记法(arterial spin labeling,ASL)进行对比和联合。在新陈代谢研究中,采用 PET 测量正常人脑在静息状态下的氧摄取指数(oxygen extraction fraction,OEF)的 OEF-PET 与功能 MRI 的血氧水平依赖(blood oxygenation level dependent,BOLD)脑功能成像方法可以进行对比和联合。在复杂药理作用(pharmacological response)的不同阶段的评价中,可以进行 PET 配基研究(Ligands)及脑刺激研究。比如神经受体(neuroreceptor)表达或特性研究,脑血流容积(cerebral blood volume,CBV)图研究等。在肿瘤治疗中,可用于监测肿瘤治疗效果。

3. 在 MR 波谱研究与 PET 技术的基础上,可以实现新陈代谢测量技术的联合。PET 可以和 MR 波谱合并使用,以测量空间匹配区域内的组织生物化学特性,并用于评定新陈代谢状态或者肿瘤的存在率以及指定区域的其他疾病。在肿瘤代谢研究方面,可以实现 ^{18}F-FDG PET 与 ^{31}P-MRS 扫描技术的联合。在肿瘤细胞增殖活性(proliferation activity)研究中,可以实现 ^{18}F-FLT(氟脱氧胸苷)或 ^{11}C-MET(蛋氨酸)PET 与 Choline ^{1}H-MRS(胆碱化合物峰值波谱分析)的联合。在肿瘤乏氧研究中,可以实现 ^{18}F-MISO 或 Cu-ATSM PET 及 ^{1}H-MRS 或 TF-MISO ^{19}F-MRS 的联合。在神经衰变紊乱(neurodegenerative disorder)研究中,可以实现 CMRglc^{18}F-FDG PET 和 NAA ^{1}H-MRS[N-乙酰冬氨酸(N-acetylaspartate,NAA)峰值波谱分析]的联合。在代谢率研究中,可以实现 ^{18}F-FDG PET 和 ^{13}C 标记葡萄糖 MRS 的联合。

4. 在探针领域,可以实现 PET 所用的一些诊断性核素分子探针与 MRI 所用的细胞体内示踪法和细胞疫苗疗法的联合,并进行一些交叉验证。

5. 实现对一些复杂疾病的诊断和监控。PET/MRI 可以依靠功能 MRI 研究血流、代谢或脑部研究中的受体表达之间的实时关系,具有在一次性检查中评估血流、弥散、灌注和心脏运动的能力,因而在临床应用上目前主要着重在脑部疾病、神经疾病、肿瘤和心脏疾病的辨别、诊断和监控。例如对轻度认知功能障碍和阿尔茨海默病的诊断和监控;对前列腺、乳腺和肝癌的诊断;对脑部肿瘤手术的监控;对由于代谢紊乱所造成的精神疾病的诊断,包括忧郁症、痴呆、精神分裂症、强迫性紊乱等。

6. MRI 不存在电离辐射,因此可以进行一些在其他设备上有所限制的研究和疾病诊断。例如对于儿科疾病的诊断,以往多数情况下,需要考虑辐射曝光量对儿童健康的影响,使用同机融合 PET/MRI 系统就能避开这些困扰,从而使诊断更准确。

第二节 PET/MRI 在肝胆疾病中的应用

尽管 MRI 和 CT 是肿瘤常用的影像检查手段,但了解肿瘤分子水平的信息对肿瘤早期诊断和个体化治疗至关重要。肝脏肿瘤组织比正常组织代谢旺盛,肿瘤内的糖酵解代谢明显增加,尤以恶性肿瘤为甚。因此核医学成像成为肿瘤早期诊断最为灵敏的设备之一。对于诊断评估肝脏肿瘤而言,PET/MRI 可能是最适合、最准确的成像方式。与 PET/CT 相比,同步 PET/MRI 表现出更高的敏感性与特异性,对于肝脏恶性肿瘤、某些良性肿瘤具有良好的检出和鉴别能力,而且在准确、敏锐地检出转移灶和肿瘤分期方面发挥着越来越重要的作用[3](图 5-2-1、图 5-2-2)。研究显示,

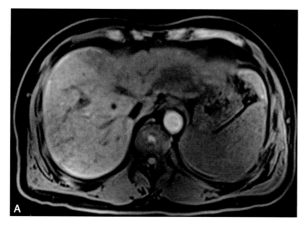

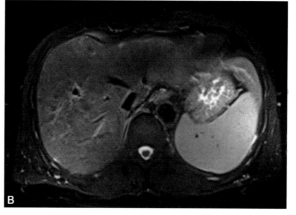

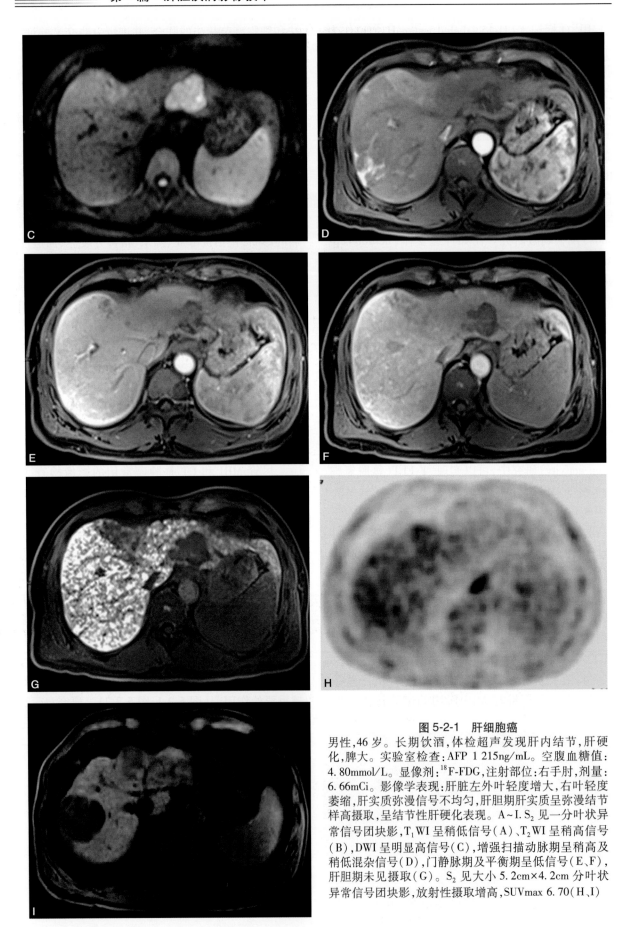

图 5-2-1　肝细胞癌

男性,46 岁。长期饮酒,体检超声发现肝内结节,肝硬化,脾大。实验室检查:AFP 1 215ng/mL。空腹血糖值:4.80mmol/L。显像剂:¹⁸F-FDG,注射部位:右手肘,剂量:6.66mCi。影像学表现:肝脏左外叶轻度增大,右叶轻度萎缩,肝实质弥漫信号不均匀,肝胆期肝实质呈弥漫结节样高摄取,呈结节性肝硬化表现。A~I.S₂ 见一分叶状异常信号团块影,T₁WI 呈稍低信号(A)、T₂WI 呈稍高信号(B),DWI 呈明显高信号(C),增强扫描动脉期呈稍高及稍低混杂信号(D),门静脉期及平衡期呈低信号(E、F),肝胆期未见摄取(G)。S₂ 见大小 5.2cm×4.2cm 分叶状异常信号团块影,放射性摄取增高,SUVmax 6.70(H、I)

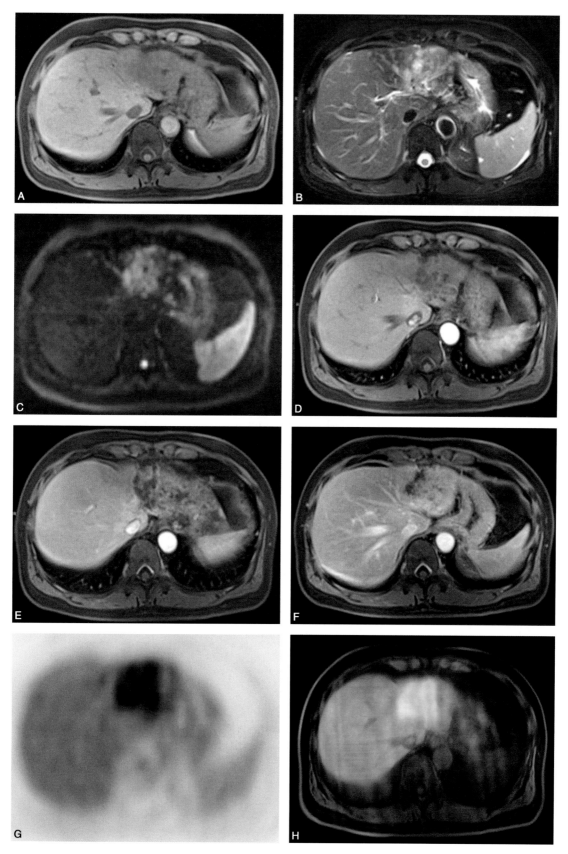

图 5-2-2 胆管细胞癌

男性,52 岁。体检发现头皮肿物,活检提示腺癌。A~H. 肝脏左叶边缘不光整,轻度皱缩,左外叶见不规则团块状异常信号,T_1WI 呈低信号(A),T_2WI 呈高信号(B),DWI 呈高信号(C),增强扫描动脉期轻度强化(D),门静脉期及平衡期强化程度较前增加,强化范围增大,信号不均匀,团块内见条片状不强化区(E、F)。左外叶病灶放射性摄取增高,SUVmax 4.02(G、H)

PET/MRI 在病灶定位与局灶性分期的准确性与可靠度方面比 PET/CT 有提高。PET/MRI 将肿瘤病灶的解剖、分子和功能信息结合起来，一体化的 PET/MRI 能够为肿瘤的疗效评估及复发监测提供更为敏感、精确的分子、功能信息。

监测和评估肝脏肿瘤手术或放化疗反应，对临床确定治疗方案和评估预后具有重要意义。传统的单纯从形态学角度监测抗肿瘤疗效的成像方法有其局限性，因肝脏肿瘤体积缩小只在抗肿瘤治疗的后期才会出现，故无法早期评估治疗反应及调整治疗方案。研究表明，在肿瘤放化疗早期，^{18}F-FDG 摄取降低可准确反映治疗后反应，且与患者生存率密切相关。同时 ^{18}F-FDG PET/MRI 将肿瘤体积、MR 信号及 ^{18}F-FDG 代谢等多层面信息加以综合，能更准确、客观地评价肿瘤治疗后反应。如肿瘤 MR 体积消退明显，但 ^{18}F-FDG 摄取增加，则提示可能是放疗后假阳性（慢性炎性反应或肉芽肿）；如肿瘤病灶消退不明显，则可根据 ^{18}F-FDG PET 显像鉴别是肿瘤残留或组织纤维化；治疗早期肿瘤病灶体积减小不明显时，可根据 SUVmax 的变化评价肿瘤对治疗的敏感程度。此外，MRI 可提供精准的解剖信息，使精确勾勒 ROI 进而进行定量测量、肿瘤代谢活性变化与肿瘤体积变化的相关性评价成为可能，故 PET/MRI 可进一步提高肿瘤葡萄糖利用率研究的准确性。MRI 的无辐射及对软组织的高分辨率意味着在监测抗肿瘤疗效上，PET/MRI 较 PET/CT 可能更具优势。

参 考 文 献

[1] 骆柘璜,陆普选,金观桥.PET/CT 经典病例影像图谱[M].北京:科学出版社,2021.

[2] 张伟,于丽娟.^{18}F-FDG PET/CT 与 ^{18}F-FDG PET/MRI 在卵巢癌临床应用中的进展[J].国际放射医学核医学杂志,2018,42(5):441-446.

[3] 欧茂强,胡敏,曹明溶.PET/MRI 对肝脏恶性肿瘤的诊断价值[J].海南医学,2020,31(9):1175-1178.

（唐湘雍　冷晓明）

第 六 章

胆道镜检查技术

第一节 概　　述

胆道镜(cholangioscopy)及胆道镜技术在临床上应用广泛,已经成为肝内外胆道疾病及特殊情况下最重要的诊断和治疗方法之一,亦成为胆道外科和肝脏外科最为重要的微创技术手段之一。经典或最常用的胆道镜技术是应用于胆道开腹手术中和胆道手术后经 T/U 管瘘管的肝内外胆管探查或残留结石取出,而这通常属于外科内镜范畴。然而,随着微创医学理论体系与微创器械-设备-技术的发展,以及微创技术方法的相互整合与融合,传统的胆道镜及其技术已经有了新的发展,适应范围更为广泛。

第二节　胆道镜在肝胆
疾病的应用

一、胆道镜类型

通常,胆道镜根据其应用分为经口胆道镜和标准胆道镜两种。特殊情况下,可根据实际需求选取,如需要大工作通道(2.8mm)时,可以选用纤维支气管镜;要求镜身更细时,可选用纤维输尿管镜替代标准胆道镜。经口胆道镜为一种纤维内镜,其长度为 1.80~1.88m、外径为 3.2~4.5mm、工作通道为 0.5~1.7mm,操作旋钮为单螺旋。标准胆道镜包括诊断型和治疗型两种,镜身长度均为 670mm,二者工作通道直径有所不同,其中诊断型为 2.2mm、治疗型则为 2.6mm,操作旋钮为单螺旋。纤维胆道镜有光学性或电子性两种。目前普遍使用的是光学纤维镜,电子胆道镜的最大优势是视野清楚,尤其是电子经口胆道镜。

二、胆道镜技术的类型

根据胆道镜的入路途径,可以将胆道镜及其技术分为以下 6 种类型:

1. 经口胆道镜技术　该技术的优点为直接经口途径进入,避免开刀手术,实现胆道内直接内镜探查和镜下完成一定的治疗。不足是经口胆道镜技术操作复杂,对内镜医生的技术要求非常高,同时也是最为复杂的消化内镜外科技术。

2. 经手术切口胆道镜技术　通常开腹进行胆道手术时,对胆道的探查是通过术者用手触摸或用胆道探子进行。当手术者无法明确胆管内部情况,尤其是肝内胆管情况和乳头内侧情况时,或要排除术后胆管结石残留,在手术过程中施行胆道镜检查将具有重要价值。该技术有利于术中更加清楚地了解胆道内情况。

3. 经腹腔镜入路胆道镜技术　该技术为术中胆道镜的一种,不同的地方是,胆道镜是经过腹腔镜的戳卡进入腹腔,术中胆道镜较传统的术中胆道造影准确性更高,并能进行某些操作。

4. 经瘘管胆道镜技术(T 管、U 管)　该技术为术后胆道镜技术,其实现的前提是必须有手术留置的与胆道相通的瘘管。

5. 经皮经肝胆道镜技术(PTCS)　当无胆道引流管(如 T 管)放置或 ERCP 途径失败,则该技术是非手术方法进入胆道的唯一途径与微创技术。

6. 经皮-腹腔或实质性脏器坏死腔内镜技术该技术是指使用腹腔镜(当然也可以使用其他合适内镜,如纤维支气管镜或纤维膀胱-输尿管镜),采用胆道镜技术,对腹腔内局限性病灶内的或实质性脏器内局限性坏死病灶的探查与清创。

三、胆道镜技术的适应证与禁忌证

在早期,胆道镜技术主要用于术中探查和术

后经 T 管探查取出胆道残留结石。目前,其适应证除早期适应证外,主要适应证包括:胆总管巨大结石(常规治疗 ERCP 直接取石、胆道内机械碎石失败并不能够手术者)、Mirizzi 综合征、胆肠吻合口狭窄伴肝内胆管结石-梗阻性黄疸、肝内胆管结石、胆管癌、肝移植术后胆道并发症(吻合口狭窄、肝内胆管胆树型异物、肝管狭窄、肝脏灶性坏死)、腹部手术后腹腔引流不畅或局限性脓肿形成等。胆道镜技术的禁忌证是胆道广泛性出血或管壁新近坏死。

四、胆道镜技术最新应用进展[1-4]

胆道镜技术对于复杂的胆道疾病是一项非常有实用价值的微创技术方法,尤其是近年来在微创医学理论指导下,结合超声、X 线、内镜(超声内镜)三种微创技术后,对外科手术作了重要的补充。同时,多项新兴技术完全取代了传统的外科手术方法,如:

1. 中-高位胆管癌无手术适应证　可以采用 PTCS 实现对中-高位胆管癌的直接探查和治疗。

2. 肝脏局限坏死伴脓肿形成　常规采用手术方式治疗,但是当患者无法进行手术治疗时可以选择内镜技术。

3. 胆肠吻合口狭窄　胆道手术后胆肠吻合口狭窄伴肝管结石、反复发热,常规保守处理难以达到治疗目的或手术处理损伤较大。采用 PTCS 可以有效、微创化取出结石,解除狭窄。

4. 肝内/外胆管结石　通常情况下,对于直径较小且游离于管腔内的肝内胆管结石,可使用标准胆道镜网篮取出。

5. 胆总管结石及 Mirizzi 综合征　对于采用治疗性 ERCP 直接网篮取石和胆管内机械碎石失败的直径较大的胆总管结石和嵌顿于胆囊管起始部并引发胆总管梗阻的结石(Mirizzi 综合征),经口胆道镜碎石技术是非手术方法破碎并解除结石梗阻的唯一有效的微创技术。

6. 肝移植术后胆道并发症　目前处理肝移植术后胆道并发症的技术方法十分有限。手术方式通常为再次行肝移植,而非手术的方法处理胆道并发症的根本目标是解除胆汁流出道上的机械性梗阻和胆道异物的清除,其中彻底清除胆道内异物尤为关键。因此,胆道镜技术是目前处理胆道并发症的少有选项之一,也是效果肯定的微创技术。

7. 腹部内脏穿孔或腹腔局限性脓肿形成　非常少有的情况,如腹腔空腔脏器穿孔多次手术修补失败后,腹腔内有局限性感染灶,有常规硅胶引流管或"烟卷引流管"但引流不通畅伴发感染症状(血象高、体温高、心率快等),无再次手术适应证时,可以使用胆道镜技术,拔除腹腔引流管,对局部进行探查、冲洗和清除坏死异物(胆道镜下病灶清创术)。

参 考 文 献

[1] 石景森,禄韶英.胆道外科微创技术的现状与展望[J].中国微创外科杂志,2006,6(1):8-10.

[2] 冯众一,杨玉龙,付维利,等.经皮经肝纤维胆道镜在肝内胆道疾病中的应用[J].肝胆胰外科杂志,2007,19(2):110-112.

[3] 侯湘德,刘衍民.经皮经肝胆道镜治疗良性肝内胆管狭窄的现状及进展[J].现代临床医学生物工程学杂志,2003,20(6):383-385.

[4] 吴武,李锦,梁晖,等.应用微波经纤维胆道镜治疗肝内胆管狭窄的实验和应用[J].中国内镜杂志,2000,6(4):33-35.

(梁明　陈天武　张玉忠)

第七章

肝胆介入技术

第一节 概 述

介入放射学(interventional radiology,IR)是以影像诊断为基础,在医学影像诊断设备(超声、X-ray、CT、MR 等)的引导下,利用介入器材(穿刺针、导管、导丝等)导入到患者病变部位,获取影像资料、病理组织等诊断材料,并以此为依据进行相关治疗的临床应用学科[1,2]。随着医学影像学、电子计算机技术、介入材料学等相关学科的飞速发展,介入技术已与内、外科并称为临床医学三大医疗技术,其特点为微创、靶向、疗效高、风险小。肝胆介入技术在介入放射学中占有重要位置,在肿瘤性疾病及非肿瘤疾病诊治中得到长足发展并发挥重要作用。

一、肝胆常用器械和介入方法

1. 常用器械见表 7-1-1。

表 7-1-1 肝胆介入常用器械及作用

	构成	作用
穿刺针	中空针	建立通道,将导管导丝引入管腔
导管	无活性、无毒、无抗原性,耐高温高压、耐消毒液浸泡的有机材料	造影,灌注药物,注入栓塞物质
导丝	医用钢丝	支持导管进入管腔
球囊导管	导管+球囊	阻控灌注药物、扩张狭窄血管
栓塞材料	有机材料	栓塞血管(经导管注入)

2. 介入栓塞物质

(1)按栓塞作用时间分为短(自体血栓)、中(明胶海绵颗粒)、长期栓塞剂(PVA 颗粒、钢圈、医用胶等)。

(2)按栓塞物物理性质分为液态(无水乙醇、碘化油)、固态(泡沫聚乙烯醇等)。

(3)按栓塞血管直径分为大、中、小型栓塞物质。

3. 介入方法

(1)血管性介入放射学

1)静脉法 DSA(IVDSA)

穿刺途径及方法:根据具体介入手术需要选取股静脉、锁骨下静脉、颈静脉等,采用 Seldinger 技术或改良 Seldinger 技术穿刺静脉,经静脉途径置入导管到达病变相关血管行造影及介入治疗操作。

2)动脉法 DSA(IADSA)

穿刺途径及方法:根据具体介入手术需要选取股、肱、腋动脉,特殊情况下可选择颈动脉或锁骨下动脉,采用 Seldinger 技术或改良 Seldinger 技术穿刺动脉,经动脉途径置入导管到达病变相关血管行血管造影及介入治疗操作。

(2)非血管性介入放射学包括:①经皮穿刺活检术;②经皮穿刺消融术;③非血管管腔扩张术;④经皮穿刺引流术。

二、肝胆介入基本操作技术

1. Seldinger 技术及改良 Seldinger 技术 进针、进导丝、出针、套入导管、拔导丝。

2. 血管造影技术 ①造影显示管腔、血流方向和速度技术。②路径图:造影+脉冲实时图像,引导导管、导丝进入目标血管腔道。

3. 经皮腔内血管成形术 用球囊导管扩张狭窄管腔。

4. 内支架成形技术 在狭窄管腔植入支架(裸支架、带膜支架)。

5. 栓塞技术 通过导管用栓塞物质阻塞病变血管。

第二节 介入技术在肝胆疾病的应用

一、肝动脉化疗栓塞术

介入动脉化疗和栓塞是通过介入手术方法，经皮将导管植入到病灶供血动脉内，直接注入药物和栓塞剂。

1. 动脉化疗药物和栓塞剂

（1）常用细胞周期非特异性药物：顺铂（CDDP/DDP）、卡铂、多柔比星（ADM）、丝裂霉素（MMC）。

（2）常用细胞周期特异性药物：氟尿嘧啶（5-Fu）、长春新碱（VCR）、依托泊苷、甲氨蝶呤（MTX）。

（3）肿瘤栓塞剂：碘化油（最为常用）、明胶海绵条及颗粒、PVA颗粒、弹簧圈等。

2. 适应证和禁忌证

（1）适应证：不能手术或不愿手术，术前或术后化疗（术前化疗、术后预防性或复发后化疗）。

（2）禁忌证：全身转移或恶病质衰竭患者、凝血障碍（血象低或凝血功能异常）、对比剂过敏者。

3. 临床应用 适用于富血供肿瘤病变（肝细胞性肝癌、血管瘤等）。

4. 并发症

（1）插管和留置导管的并发症：血管痉挛、夹层、血栓栓塞、血管破裂穿孔、假性动脉瘤、感染等。

（2）药物过敏反应：消化道反应（恶心呕吐）、骨髓抑制、肝肾、心脏和神经毒性。

（3）并发症及不良反应措施：重在预防，熟练掌握导管操作技术，用非离子型对比剂，常规准备预防和抢救药物及设备，熟知不良反应的表现，及时发现并治疗。

二、物理消融术

常用的物理消融术包括射频消融技术和氩氦刀冷冻技术。

（一）射频消融技术

1. 基本原理 射频消融是在超声或CT引导下将射频电极插入肿瘤组织，射频电极发出400kHz的频率波，肿瘤组织中的极性分子和离子以射频电流频率相同的速率高速运动震荡产生摩擦热，并传导至邻近组织，使得肿瘤组织内部升温，细胞内外水分蒸发、干燥、固缩，导致组织无菌性坏死，从而杀灭肿瘤细胞，以达到治疗目的。一般情况下，42℃时细胞即已发生热损伤。如果温度增至45℃并持续3～50小时，细胞将发生进展性变性。随着温度升高，细胞产生不可逆破坏的时间发生指数性缩短。温度>60℃时，蛋白发生瞬间凝固，造成细胞死亡。温度>100℃时，引起组织内水分沸腾、蒸发直至炭化[3]。

2. 适应证

（1）直径≤5cm的单发肿瘤或最大直径≤3cm的3个以内多发结节，无血管、胆管侵犯及远处转移，肝功能Child-Pugh A或B级的早期肝癌患者。

（2）单发肿瘤直径≤3cm的小肝癌可获得根治性消融。

（3）无严重肝、肾、心、脑等器官功能障碍，凝血功能正常或接近正常的肝癌；不愿意接受手术治疗的小肝癌及深部或中心型小肝癌；手术切除后复发或中晚期等不能手术切除的肝癌；肝脏转移性肿瘤化疗后；患者等待肝移植前控制肿瘤生长及移植后复发转移等治疗。

（4）由于局部治疗存在一定的局限，按照现有的技术水平不推荐对>5cm的病灶单纯施行消融治疗。肿瘤距肝门部肝总管、左右肝管的距离应至少为5mm。对多个病灶或更大的肿瘤，根据患者肝功能状况，采取治疗前肝动脉化疗栓塞（TACE或TAE）+射频联合治疗明显优于单纯的射频治疗。对靠近肝脏表面、邻近心膈及胃肠管区域的肿瘤，可选择开腹或腹腔镜下治疗，也可以射频结合无水酒精注射。此外，射频术后进行TACE或其他治疗也有可能提高疗效。

3. 禁忌证

（1）位于肝脏脏面，其中1/3以上外裸的肿瘤。

（2）肝功能Child-Pugh C级，TNM Ⅳ期或肿瘤呈浸润状。

（3）肝脏显著萎缩，肿瘤过大，需消融范围达1/3肝脏体积者。

（4）近期有食管（胃底）静脉曲张破裂出血。

（5）弥漫型肝癌,合并门静脉主干至二级分支或肝静脉癌栓。

（6）主要脏器严重的功能衰竭。

（7）活动性感染,如胆系炎症等。

（8）不可纠正的凝血功能障碍及血象严重异常的血液病。

（9）顽固性大量腹水,意识障碍或恶病质。

4. 手术基本步骤　目前射频消融主要有三种治疗途径,即经皮途径、腹腔镜下及开腹途径,其中最常用的是经皮穿刺途径。

（1）麻醉:①局部麻醉,目前国内最常用;②静脉麻醉,配合局麻可取得良好麻醉效果;③全身麻醉,国外最常用,国内也呈增多趋势。

（2）穿刺引导方式:最常采用B超引导下经皮穿刺,该方式具有操作简单、定位方便快捷、可实时监控穿刺及消融过程等优点,但较易受到肿瘤清晰度、消融后蒸气等影响,造成肿瘤遗漏或残留。近年来,超声造影的应用使得穿刺定位更为精确。另外,还可采用CT引导下穿刺,其定位较准确,但操作繁杂,不能实时监控。

（3）术中动态监测生命体征:由于治疗过程中可能出现迷走神经反射,所以应实时动态监测患者心律、心率和血压变化。

（4）治疗结束,患者可予腹带胸腹部加压包扎,预防腹壁或肝脏穿刺处出血。

5. 随访及后续治疗　术后1个月左右,通过CT/MRI及血清肿瘤标记物实施第一次复查。1年内1~2个月复查一次血清肿瘤标记物和肝脏B超,每隔3个月做一次CT/MRI;如B超发现可疑病灶,应立即行CT/MRI确认。此后每2~3个月复查一次肝脏超声和AFP,4~6个月复查一次CT/MRI和胸片等,以监控射频消融后肿瘤局部复发、肝内新生和肝外脏器转移情况。

当局部复发或肝内肿瘤新生时,可根据情况采取再次射频消融、外科切除、TACE、瘤内无水乙醇注射或放疗等后续治疗。

6. 疗效评价　对于射频消融,目前国内外还没有统一的疗效评价标准。由于射频消融治疗的特殊性,其评价标准既不能完全套用外科切除,更不适合WHO实体瘤化疗疗效标准。目前常用且最符合射频消融疗效判定的标准为:①消融灶边缘或内部无病理性增强、肿瘤血清学指标(AFP、CEA、CA19-9)基本恢复正常,定义为"肿瘤完全消融"。②边缘或内部存在增强,定义为"部分消融"或"肿瘤残留"。③首次复查CT/MRI提示完全消融,后续复查显示肝内消融灶体积明显增大并存在边缘或内部病理性强化,或血清肿瘤标记物下降后再次出现升高,则定义为"局部复发"。④在消融灶以外其他部位肝组织发现新的肿瘤,定义为"肝内肿瘤新生"。其中②、③可视为"消融失败",③、④可视为"肿瘤进展"。射频消融的疗效评价标准还有待于进一步规范和统一。

目前国内外多以CT来复查肿瘤是否完全坏死,但仅从CT值变化和动态增强后肿瘤区域是否有"快进快出"表现来判定肿瘤是否完全坏死尚有不足,可出现假阴性和假阳性。MRI是最灵敏、最准确的消融结局鉴别手段。治疗前,肝癌在MRI的T_1加权上表现为低信号,T_2加权上表现为相对高信号。治疗后,如肿瘤完全坏死,在T_1加权上表现为等或略高信号,在T_2加权上表现为等低信号,MR动态增强早期无强化。如MRI显示肿瘤部位T_1加权上仍表现为低信号,T_2加权上表现为相对高信号,说明仍有存活肿瘤组织。另外,射频热凝肿瘤使之呈凝固性坏死,治疗后坏死的肿瘤并非明显缩小,更不会完全消失,而是逐渐纤维化,所以在影像上仍长期存在。因而,推荐采用MRI+血清肿瘤学指标来判定射频消融的治疗效果。

7. 不足与展望　近年来,以射频消融为代表的肝癌局部微创治疗,无论技术层面还是临床普及应用都得到了长足发展,尤其在部位良好的小肝癌上,大有取代外科手术之势。另外,射频消融还可协同外科手术以提高肝癌的整体疗效,因此治疗前景非常广阔。然而,由于射频消融等局部治疗方法尚属新事物,不少领域还存在不足。

肝癌射频消融主要面临以下挑战:①较大肿瘤($\geqslant 5cm$)射频消融的成功率,这主要取决于新型射频发生器和射频电极针不断推陈出新、穿刺布针方法的改进以及多种治疗方法的联合应用等;②进一步探讨射频消融联合肝段或亚肝段栓塞、肝动脉和门静脉双重栓塞、肝内血流阻断等方式以增大病灶毁伤体积和效果;③进一步研究射频消融用于门静脉癌栓清除、肝癌腹腔转移或肺转移灶治疗等方面的可能性及可行性;④多发性肿瘤有效性和安全性研究。

目前射频消融疗效最好、应用最广泛、技术最成熟的当属肝脏肿瘤。相比外科手术,射频消融适应证更宽、效果更好、损伤更小、并发症更轻微、患者生活质量更高,尤其适合肝功能欠佳、肿瘤过多、瘤体位于肝实质深部或肝内重要管腔结构附近、肝癌复发再次切除困难、年老体弱或伴有心、肺、肾等重要脏器功能不全的患者[2]。作为一种安全性和有效性俱佳的肿瘤局部治疗手段,射频消融无疑有着极其光明的未来。

(二) 氩氦刀冷冻技术

1. 治疗原理[4]

(1) 小动脉和小静脉在速冻期结晶,解冻后血管内血液形成栓塞,缺氧将引起周边幸存肿瘤细胞的死亡,通过整个靶区的栓塞效应来控制整个肿瘤边缘的再生和复发。

(2) 冰晶在微静脉及微动脉内形成,并在解冻期造成血管破裂,缺血缺氧将引起幸存肿瘤细胞死亡。

(3) 血管栓塞阻止肿瘤细胞通过血液转移。

(4) 氩氦靶向治疗肿瘤后,患者白介素-2、白介素-6、肿瘤坏死因子和特异性抗体的分泌增加,分泌水平与冷冻靶区大小和时间有关。

(5) 氩氦靶向治疗肿瘤时,肿瘤组织细胞反复冻融、细胞破裂、细胞膜融解,促使细胞内和处于遮蔽状态的抗原释放。肿瘤细胞的坏死,使得肿瘤正常分泌的抗原停止分泌,肿瘤免疫抑制状态解除。

2. 适应证与禁忌证

(1) 适应证:氩氦超冷刀适用于早期、中期和晚期各期实体肿瘤的治疗,尤其是不能手术切除的中晚期患者;或因年龄大身体虚弱等各种原因不愿手术的肿瘤患者;不愿承受放化疗副作用或放化疗及介入治疗等治疗效果不好的肿瘤患者。

(2) 禁忌证:同上述射频消融治疗。

3. 操作步骤　采用局麻为主,在B超、CT、磁共振引导下进行穿刺,实时监测穿刺的全过程。手术方式有经皮穿刺、外科手术直视下穿刺、腔镜下穿刺。在CT或B超定位引导下将氩气刀准确穿刺进入肿瘤体内,首先启动氩气,氩气在刀尖急速膨胀产生制冷作用,15秒内将病变组织冷冻至−170~−140℃,持续15~20分钟后,关闭氩气,再启动氦气,氦气在刀尖急速膨胀,急速加热处于超低温状态的病变组织,可使病变组织温度从−140℃上升至20~40℃,从而施行快速热疗,持续5分钟之后,再重复一次以上治疗。

4. 优势　微创、出血少、并发症少、恢复快,可重复治疗,也可与化疗、放疗或手术疗法相结合。

三、经皮经肝胆道引流术及胆道内支架植入术

肝外胆管梗阻且患者出现黄疸,可行经皮穿刺肝胆道成像(PTC)明确诊断,然后行经皮穿刺经肝胆道引流术(PTCD)及胆道内支架植入术,缓解梗阻症状,减轻黄疸。

1. 经皮穿刺经肝胆道造影术和引流术

(1) 适应证:①梗阻性黄疸;②胆肠吻合术后;③胆石症(确定胆道系统内结石的数目和部位);④间接诊断胆囊和胰腺疾病;⑤为进一步引流术和内支架置入术准备。

(2) 禁忌证:①凝血障碍;②严重急性化脓性梗阻性胆管炎;③对比剂过敏;④肝肾功不全者。

(3) 操作方法:穿刺,缓慢退针同时注入对比剂,胆管显影后立即停止退针,推入对比剂造影,引入导丝及导管,固定引流导管。

(4) 并发症:感染、败血症;损伤胆道造成胆瘘;胆汁性腹膜炎;麻痹性肠梗阻;胆心反射引起心脏骤停。

2. 胆道内支架植入术

(1) 适应证:①胆管恶性狭窄(胆管癌、胆囊癌、肝癌、肝门部肿瘤、胰腺癌等直接侵犯或胆管周围转移淋巴结压迫);②胆管良性狭窄(术后胆管狭窄、胆管炎、胰腺炎)。

(2) 禁忌证:①明显出血趋向;②大量腹水;③肝衰竭;④胆道广泛狭窄者。

(3) 操作技术:①患者术前准备;②步骤,细针穿刺、推注对比剂退针、送微导丝、球囊扩张退出、植入支架。

(4) 并发症:①胆道出血;②胆道感染和菌血症;③支架阻塞;④肝脓肿、胰腺炎及支架移位。

四、经颈静脉肝内门体静脉分流术

经颈静脉肝内门体静脉分流术(TIPS)是用特殊的穿刺针、球囊导管和金属内支架在肝静脉和门静脉之间建立一个经门-体侧支栓塞食管胃底静脉有效的分流道,使一部分门静脉血流直接进入体循环,以达到降低门静脉压力,控制和防止食管-胃底静脉曲张破裂出血和促进腹水吸收的效果。

1. 适应证

(1) 食管-胃底静脉出血(慢性、复发性食管-

胃底静脉出血,不论有无连续硬化治疗史)。

（2）胃镜下硬化剂治疗后出血（胃镜下硬化剂治疗后伴有溃疡或腐蚀病变的复发性出血）。

（3）外科分流术后出血（外科分流术后分流通道阻塞引起再出血）。

（4）顽固性腹水。

（5）来源于胃壁较大静脉的反复性出血,估计对硬化治疗效果不佳者。

2. 禁忌证

（1）右心衰或其他会导致右室压力升高的心肺因素（慢性或急性左心衰、肺心病等）。

（2）感染:注意肺部感染,治疗过程出血易导致吸入性肺炎,长期腹水也会导致或加重感染。

（3）肿瘤侵犯分流道（侵犯或压迫肝大血管的原发性肝癌或侵犯相应部位肝实质,不利于建立通道者）。

3. TIPS 操作技术　①经颈静脉、肝静脉插管;②用 TIPS 建立门体通道,用球囊扩张通道,放置支架;③血管造影、观察通道情况。

4. 临床效果评价

（1）TIPS 技术成功标准:门静脉与肝静脉压力梯度低于 13~15mmHg,静脉曲张消失。

（2）临床成功标准:出血立即停止,随访未发生出血。

5. TIPS 的优点:手术创伤小、分流通道可调节性、开辟了一条达门静脉系的途径。

参 考 文 献

[1] 李彦豪,何晓峰,陈勇. 实用临床介入诊疗学图解[M]. 3 版. 北京:科学技术出版社,2012.

[2] 单鸿,罗鹏飞,李彦豪. 临床介入诊疗学[M]. 广州:广东科技出版社,1997.

[3] Kierans AS,Elazzazi M,Braga L,et al. Thermoab lative treatments form alignant liver lesions:10-year experience of MRI appearances of treatment response[J]. AJR Am J Roentgenol,2010,194(2):523-529.

[4] Gage AA,Baust JG. Cryosurgery for tumors-a clinical overview[J]. Technol Cancer Res Treat,2004,3(2):187-199.

（梁明　朱文科　陆坤贞）

第 二 篇

肝脏传染性疾病

第八章

肝脏细菌性感染

第一节　细菌性肝脓肿

一、综　述

肝脓肿(liver abscess)是细菌、真菌或溶组织阿米巴原虫等多种微生物引起的肝脏化脓性病变,伴随着肝实质和间质破坏的化脓性物质聚集。

我国以细菌性脓肿较为常见,致病菌以大肠埃希菌、金黄色葡萄球菌最为常见。近年来,随着抗生素的广泛应用,肺炎克雷伯杆菌已逐渐取代大肠埃希菌、铜绿假单胞菌等成为引起肝脓肿的主要病原体。细菌性肝脓肿多起病急、发展快,临床症状严重,若不积极治疗,死亡率可高达10%~30%。

(一)临床特征与病理

细菌性肝脓肿好发于糖尿病、胆石症等患者。胆道系统炎症患者合并细菌感染时,细菌沿着胆管逆行可引起肝脓肿。肝动脉、肝静脉及门静脉系统是导致肝脓肿的另一个主要通道,如糖尿病患者合并细菌感染时,致病菌可通过肝动脉进入肝实质引起肝脓肿发生;如有阑尾炎、胰腺炎等疾病时,致病菌可随着门静脉回流至肝脏导致肝脓肿形成。部分肝脏手术患者如术后留置引流管等,则可能引起接触性感染引发肝脓肿。此外,有一些原因不明的肝脓肿,称隐源性肝脓肿,可能与肝内已存在的隐匿病变有关。这种隐匿病变在机体抵抗力减弱时,病原菌在肝内繁殖,发生肝脓肿。有人指出隐源性肝脓肿患者中25%伴有糖尿病。

细菌性肝脓肿壁在组织学上分3层结构:最内层为纤维组织膜,比较薄;中间层为明显增生的纤维肉芽组织;最外层为炎性水肿带。较大的肝脓肿多有分房的倾向,有厚薄不一的分隔,为增生

的纤维结缔组织。肝脓肿的病程可经历3个时期:急性期大约在最初的10天内发生,伴有局限坏死和小灶液化;10~15天为亚急性期,病灶进一步液化伴细胞碎片重吸收;15天后慢性期开始,病变周围纤维厚壁包绕含少量坏死物的中央腔形成。

细菌性肝脓肿通常多发,亦可单发。多发细菌性肝脓肿更倾向胆道来源,而单发脓肿来源多不明。细菌性肝脓肿临床表现主要包括不规则的脓毒性高热和寒战,肝区持续性疼痛,且随深呼吸及体位移动而剧增。由于脓肿所在部位不同,可以产生相应的呼吸系统、消化系统并发症状,如胸痛、胸闷、腹泻等。查体可有肝大、腹肌紧张,肝区压痛、叩击痛,以及右侧胸腔积液等体征,也可表现为较隐匿的慢性腹痛和体重减轻。实验室检查白细胞及中性粒细胞计数升高,低蛋白血症、转氨酶及胆红素升高。肝脏穿刺可抽出黄绿色或黄白色脓液,并可培养出致病菌。

(二)检查方法与选择

X线检查对肝脓肿的诊断价值有限,常表现为肝脏阴影增大,右膈肌抬高、局限性隆起和活动受限,或伴有右下肺不张、胸腔积液等表现。超声可对肝脓肿进行定位、定性检查,能够观察脓肿的部位、大小、数目、形态、有无液化坏死等,同时可以观察脓肿的动态演变过程。实时超声引导下的穿刺技术可对病灶进行脓液抽取、细菌培养,并能进行药物冲洗、置管引流等治疗。当病变不典型,超声检查不能明确诊断时,可进行CT和MRI检查。CT检查可显示肝脓肿的特征征象,同时观察膈下、胸腔及肺底部炎性反应性渗出情况,也能够对肝脓肿的病因进行初步判断。MRI具有较高的软组织分辨率,能较敏感地反映肝组织充血、水肿、坏死、液化、脓腔及脓肿壁形成等多种病理学信息,是目前诊断肝脓肿的最佳检查手段。特别

是 DWI,可从组织病理学、细胞学等分子水平上提供早期肝脓肿病变微观领域的诊断信息。

(三)影像学表现

肝脓肿的形成大致可分为化脓炎症期、脓肿形成初期及脓肿形成期 3 个病理阶段,在不同病理分期中,其影像形态、特征表现呈多样性,在肝脓肿炎症期影像图像可反映炎症细胞对肝组织的浸润范围,发展至肝脓肿早期则以形成小脓肿较常见,随着炎症反应的扩散,小脓肿可相互融合最后形成体积较大的脓腔。

1. 典型肝脓肿

(1)CT 表现:典型的肝脓肿是病灶中心残留的正常肝组织形成的分隔部分或完全消失,中央腔扩大,形成脓腔。CT 平扫表现为低密度病变中心更低密度影(表示病灶中心液化坏死),一般为单房性,呈圆形或椭圆形。也可表现为大小不一、由多个融合而成、带有间壁的多房性脓腔。病

变内常出现小气泡或气-液平面。急性期病变与周围正常肝组织界限不清,进展至慢性期后,分界逐渐清楚。CT 增强,典型的肝脓肿表现为内低、中高、外低的分层强化特征,主要反映了脓腔液化坏死、脓肿壁肉芽增生及周围炎性水肿情况。脓肿壁强化可为单环、双环或三环:单环代表了脓肿壁,其周围水肿不明显;双环的内环代表脓肿壁,外环代表周围水肿带;三环表明脓肿壁由 2 层构成,外层(中环)为纤维肉芽组织,强化最明显,内层(内环)由炎性坏死组织构成,强化不及外层(图 8-1-1)。典型肝脓肿常伴随间接征象,如右侧胸腔积液,腹腔脓肿,脓肿周围肝包膜、腹膜、系膜水肿,邻近肠管扩张胀气等[1]。

(2)MRI 表现:平扫肝脓肿在 T_1WI 上低于肝实质信号,T_2WI 上呈高信号,T_2WI 较 T_1WI 序列更易发现小脓肿(直径<1.5cm)。多房性脓肿可在高信号区内看到低信号的分隔。脓肿壁在

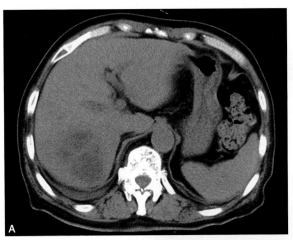
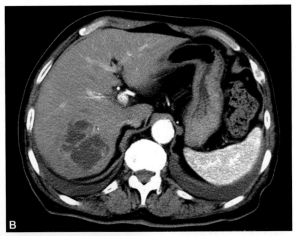
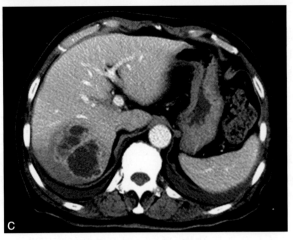

图 8-1-1 细菌性肝脓肿

A.CT 平扫示肝右后叶可见一类椭圆形低密度病灶,边界欠清晰,密度不均,内部见分隔;B.增强扫描动脉期示病灶囊壁及分隔强化,呈花瓣状,病灶周围肝实质有轻度的一过性强化,提示炎性充血;C.门静脉期示病灶呈持续强化,边界显示更加清楚,并表现出典型的双环征象,内环为脓肿壁、外环为周围水肿带,病变中心液化坏死区无明显强化

T_1WI、T_2WI 均呈低信号,壁外的肝实质炎性水肿在 T_1WI 呈低信号,在 T_2WI 呈高信号,水肿可为环形或楔形,一般认为病灶周围的水肿是由于炎性反应导致邻近肝窦充血产生的。增强后,脓肿壁动脉期显著强化,并持续至延迟期,腔内分隔也表现为相似的强化特征。病灶周围水肿强化较邻近肝实质强,但不如脓肿壁。动脉期呈楔形强化而平扫未见异常多是由于肝门静脉小分支炎性狭窄或闭塞导致肝动脉血流代偿增加所致的异常灌注表现(图 8-1-2)。

2. 不典型肝脓肿

(1) CT 表现:在脓肿早期蜂窝织炎阶段,正常肝组织在炎症因子的作用下发生炎性水肿,此时未发生肝实质坏死,可表现为小房腔性和实质性团块状肝脓肿。单发小房腔性肝脓肿可能与感染的细菌量较少、机体抵抗力强、抗生素应用较早有关。这类患者症状轻微,通常只有一过性低热。CT 平扫表现为单发或多发的边界不清的均匀的

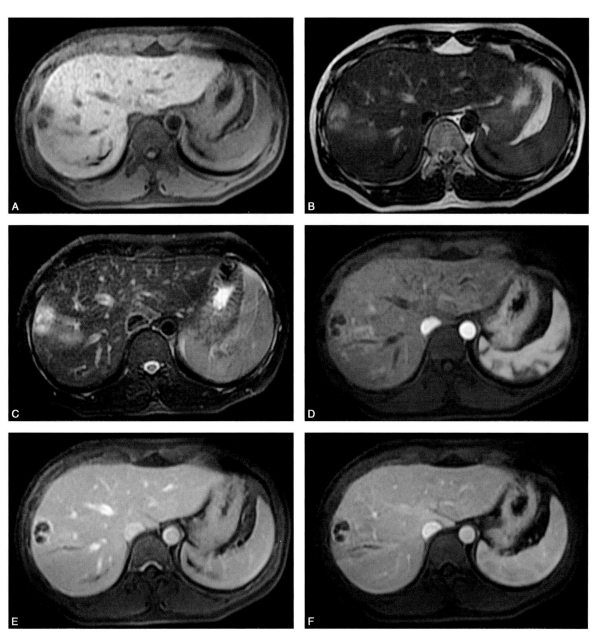

图 8-1-2 细菌性肝脓肿

A. MRI T_1WI 序列示肝右前叶可见一类圆形低信号病灶,边界欠清晰,其内信号不均;B. T_2WI 示病变呈高信号,内可见低信号分隔;C. 脂肪抑制 T_2WI 病变呈高信号,周围可见片状高信号水肿带;D. 增强扫描动脉期示病灶囊壁及分隔轻度强化,呈花瓣状,病灶周围肝实质有轻度的一过性强化;E、F. 门静脉期及平衡期示病灶呈持续强化,边界显示更加清楚,平衡期病变周围可见水肿带,病变中心液化坏死区无明显强化

55

低密度影,病灶直径常<2cm,边界模糊或较清晰。CT 强化扫描病灶呈小环状或分隔状轻中度强化,门静脉期和平衡期病灶间隔的肉芽组织、正常肝组织及病灶周围炎性水肿持续明显强化,延迟 5 分钟后呈等密度或稍高密度,病变范围缩小,但脓腔始终未强化,呈"蜂窝征""簇形征"或"花瓣征"(图 8-1-3、图 8-1-4)。团块状肝脓肿可能是少数肝脓肿的病程过渡期。病变直径常>3cm,呈团

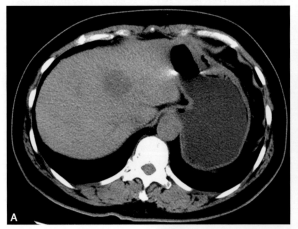
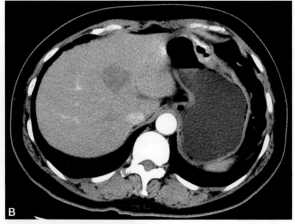
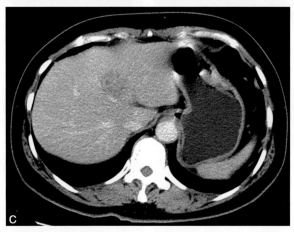

图 8-1-3　不典型细菌性肝脓肿
A. CT 平扫示肝左内叶可见一团块状低密度区,边界欠清晰,密度尚均匀;B. 增强扫描动脉期示病灶强化不明显,呈轻度强化;C. 延迟期病灶内部呈小环状强化,类似蜂窝样改变

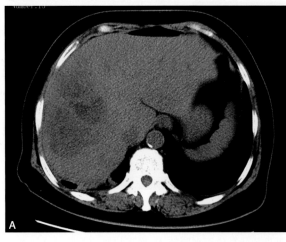
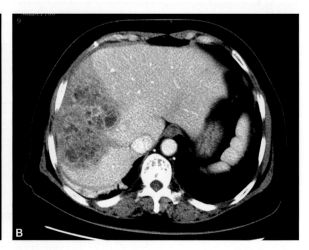

图 8-1-4　细菌性肝脓肿
A. CT 平扫示肝右叶上段见不规则团片状低密度区,边界欠清晰,密度欠均匀;B. 增强扫描后病变呈小环状或分隔状轻中度强化,呈"蜂窝征""簇形征"或"花瓣征"

块状低密度区,边界不清,大部分有包膜,酷似恶性肿瘤;CT 平扫呈不规则片状稍低密度,增强扫描动脉期强化可高于正常肝实质,但常无强化,门静脉期持续强化,强化程度较正常肝实质低,随着时间延长与正常肝实质密度接近,平衡期其强化程度略高于肝实质。

纤维肉芽肿性肝脓肿提示病变进入慢性阶段或吸收好转,脓肿壁纤维肉芽组织增多,脓腔吸收缩小。CT 平扫表现为圆形或椭圆形边界清晰锐利的低密度灶,可见完整纤维包膜,增强扫描动脉期病灶可见花瓣状强化,门静脉期和平衡期富含纤维结缔组织呈延迟强化,病灶内细小的坏死液化区无强化。

肝脏 CT 动态增强扫描动脉期肝实质一过性(短暂性)异常强化(transient hepatic abnormal enhancement,THAE)的现象,被称为肝实质一过性密度(衰减)差异(transient hepatic attenuation differences,THAD)。CT 上表现为肝动脉期病灶周围呈叶、段或小亚段分布的均匀高密度强化,门静脉期转变为等密度或稍高密度。THAD 是不典型肝脓肿的重要征象,有研究显示,其出现率约为75%。有学者对其病理基础进行了研究[2],认为肝脓肿周围的门管区存在大量的炎症细胞浸润,导致门静脉分支受压狭窄、血流减少,肝动脉血流代偿性增加。在肝脏动态增强扫描的门静脉期和延迟期,不典型肝脓肿脓腔边缘及其内部间隔持续强化,且时间较长,呈"持续强化征",这可能与炎性肉芽组织内的对比剂向外渗透缓慢有关。在动态增强扫描的延迟期,脓肿周围的炎性水肿带和内部间隔的组织强化均较明显,等或略高于正常肝实质,病灶范围较平扫或增强早期明显缩小,呈"病灶缩小征"。此外,由于近年来有效抗生素的广泛使用和手术治疗的进步,以门静脉系统为首的感染途径已趋减少,次要的胆管系统感染途径则明显上升,胆管系统感染和/或肠道内气体逆行进入胆管内,致使肝内胆管扩张、积气,CT 表现为病灶边缘肝内胆管扩张、积气征,这是肝内胆管脓肿的重要 CT 征象[3]。

(2)MRI 表现:早期肝脓肿在 T_1WI 上呈稍低信号,T_2WI 及弥散加权成像呈稍高信号,表观弥散系数图信号减低,此时难与肝脏肿瘤相鉴别。随着炎症进展,肝细胞开始坏死液化,形成散在的微小脓腔,脓腔边缘肉芽组织增生,继而数个微小脓腔相互靠近堆积成簇或相互融合成大小不一的更大脓腔,间隔为残存厚薄不均的正常肝组织和纤维肉芽组织。MRI 上坏死液化区具有较长的 T_1 和 T_2 弛豫时间,脓腔在 T_1WI 上呈类圆形或分房状的低信号,边缘清楚,脓肿壁的信号略高于脓腔而低于肝实质,壁外可见低信号的水肿带;T_2WI 上脓肿表现为大片高信号,其中心脓液信号较周围水肿带高,内部分隔呈中等或略低信号。病变继续发展,在脓肿形成期,肝组织坏死液化彻底,边缘脓肿壁成熟、环状炎性水肿带明显。纤维肉芽肿性肝脓肿阶段,MRI 上病灶内信号逐渐均匀,脓肿壁萎陷,可呈单环或双环征,单环表示脓肿壁的肉芽组织,双环则壁内层为肉芽组织、外层为胶原纤维增生,在 T_1WI、T_2WI 上均呈低信号。在 MRI 动态增强扫描早期,病灶周围可呈现出圆形或楔形的段性异常信号,T_1WI 呈低信号,T_2WI 呈高信号[4]。

(3)肝脓肿治疗后影像学表现:肝脓肿经抗生素抗感染,结合穿刺抽吸和/或引流等系统治疗后,细菌的繁殖受到抑制,脓液被排出体外,肉芽组织长入坏死灶内,溶解吸收残余的坏死物后,渐变为纤维组织,这个过程在病理学上称为纤维化或瘢痕化。由于瘢痕化阶段的脓肿病灶主要由纤维组织构成,在 MRI 上表现为病灶的 T_1WI 及 T_2WI 信号呈进行性降低,在 T_2WI 上最终成为等信号,增强扫描病灶周边及中央可见轻微条状强化[5]。在 MRI 上肝脓肿的纤维化愈合过程可以是一个漫长的过程,明显 T_1WI 低、T_2WI 等信号这一特征表现可以持续较长的时间。

(四)诊断要点与鉴别诊断

1. 诊断　根据 CT 和 MRI 的特征性表现,结合病史和临床表现,通常可对肝脓肿做出诊断,若影像学未能确诊,必要时可行超声引导下穿刺活检。

2. 鉴别诊断

(1)肝细胞癌:肝细胞癌和早期肝脓肿 CT 上均呈低密度灶,尤其是化脓性炎症期肝脓肿更酷似肝细胞癌,平扫难以鉴别;但动态增强扫描肝细胞癌呈"快进快出"的特点,而肝脓肿呈"持续强化征"和"病灶缩小征"。大肝癌常伴有中央坏死液化区,平扫疑似肝脓肿,但大肝癌边缘厚薄不均匀,常见壁结节,增强后明显强化,且门静脉内可见癌栓;MRI上因中央坏死液化的肝癌、肝脓肿及肝囊肿腔内所含成分不同,故其平均表观弥散系数值存在差异,三者可借此鉴别。硬化型肝细胞癌是肝细胞癌的一个特殊病理类型,CT平扫为片状低密度,增强扫描动脉期病灶强化程度不一,可仅轻度强化或不强化,门静脉期和平衡期强化反而明显,边缘亦可见环形强化或持续强化,影像上很难与化脓性炎症期肝脓肿鉴别,结合临床和实验室检查或有帮助,必要时可行穿刺活检鉴别。

THAD征也可出现在肿瘤性病变增强扫描的早期。其产生可能有以下几个原因:①肝动脉-门静脉分流(APS),是指肝动脉分支和门静脉系统之间存在的器质性或功能性交通使肝脏局部血流重新分布,肝动脉血流入门静脉的分布区。肝细胞癌、肝转移癌、肝血管瘤等都可产生APS,APS最多见于肝细胞癌;②门静脉阻塞,门静脉被肿瘤直接侵犯或癌栓阻塞时,血流减少,肝动脉通过肝窦间通路、脉管间吻合途径和血管丛途径等使血流代偿性增加;③仅局部肝动脉血流的增加(无门静脉血流减少);④"盗血现象",富血供肿瘤所在肝叶、段的供血动脉增粗、血供增加,对周围的肝实质产生"盗血"作用。上述均表现为肝动脉期的一过性高灌注。因此,出现"THAD征"只能高度提示肝脓肿存在的可能,其并不具有特异性,应注意与肝脏肿瘤性病变相鉴别。此外,肝脏血管肉瘤增强扫描动脉期可见病灶周围结节样显著强化,具有血管瘤强化特点,也应注意与"THAD征"相鉴别。

(2)胆管细胞癌:肝内胆管细胞癌多为乏血供肿瘤,主要表现为延迟强化;病灶内可见胆管扩张,增强呈环状强化;其与肝内胆管脓肿的胆管扩张、脓肿壁的环状强化和"持续强化征"非常相似。但胆管细胞癌常沿胆管浸润,累及胆管壁、管腔及管外邻近组织,致使管腔狭窄、中断;而肝内胆管脓肿多由胆管系统感染引起,扩张的胆管常与脓腔相通或相邻,相邻的胆管内可见积气征,此为胆管细胞癌与肝内胆管脓肿鉴别的重要征象。胆管细胞癌亦常伴有邻近肝包膜回缩、凹陷;而肝脓肿一般无肝包膜回缩,在炎症反应的作用下,其张力反而增高,并伴有包膜下积液、胸腔积液及腹

水等征象。胆管细胞癌与纤维肉芽肿性脓肿的影像学表现亦有所重叠,但胆管细胞癌的CT强化主要表现为轻度不规则强化,以边缘部分为甚,而纤维肉芽肿性肝脓肿则表现为明显的"病灶缩小征"。影像鉴别确有困难时,临床病史及实验室检查综合分析可为诊断提供重要线索。

(3)肝转移癌:早期肝脓肿尤其是多发性不典型肝脓肿常需与单个或数个肝转移癌及弥漫分布的小转移癌相鉴别。鉴别的关键是动态增强扫描,典型的转移癌增强扫描呈"牛眼征"或环形强化,病灶周围无炎性水肿,内部多无分隔,动脉期"THAD征"出现率明显低于不典型肝脓肿,也无"簇形征"及"病灶缩小征"。此外,肝转移癌往往有原发病史,一般无急性感染症状,但在原发病灶不清的情况下,有时鉴别肝脓肿和肝转移癌也非常困难。

(4)其他:炎性假瘤缺少肝动脉供血,动脉期病灶无明显强化,门静脉期或平衡期病灶边缘及内部分隔延迟强化,可有中央凝固性坏死无强化区,但无"THAD征",且增强后病灶缩小不如不典型肝脓肿的"病灶缩小征"明显。肝血管瘤增强早期,病灶边缘呈结节样强化,随后由边缘向中心渐进性充填,延迟期呈等密度,整个过程呈"早出晚归"特点,病灶内无"蜂窝征""花瓣征"等。肝包虫囊肿患者大多来自牧区,典型的"囊中囊"表现,再结合血清学检查容易鉴别。少数肝脓肿边缘清楚,需与单纯囊肿区别,脓肿的边缘常有强化;当囊肿继发感染时,两者极为相似,除观察周边有无明显强化外,治疗后随访如边缘变清楚、大小不变,则支持囊肿的诊断。脓肿型肝癌是指临床症状与肝脓肿症状相似的原发性肝癌(包括肝细胞癌和胆管细胞癌)。原发性肝癌合并感染也属于脓肿型肝癌。CT图像上,脓肿型肝癌中央液化坏死区密度较不典型肝脓肿高,且边缘毛糙不均匀,不如不典型肝脓肿边界清晰,同时脓肿型肝癌病灶内分隔较粗大,呈结节状或粗条索状,不似不典型肝脓肿是由多个微小脓腔相互堆积成簇或聚集融合而成。增强扫描脓肿型肝癌持续时间短,无"持续强化征"和"病灶缩小征"。脓肿型肝癌恶性程度高、诊断难度大、确诊时间晚、预后极差,如能深入认识其影像学特征,早期诊断并且及时手术,则比诊断性应用抗生素更具有意义。

二、病 例 介 绍

病例1

1. 病史摘要　患者,男性,32岁,因彩超发现肝脏占位入院,不伴恶心、呕吐,不伴寒战、高热,无皮肤黄染,无纳差,无厌油,无乏力。实验室检查:白细胞(WBC)16.41×10⁹/L↑,红细胞(RBC)5.03×10¹²/L,血红蛋白(HB)158g/L,血小板(PLT)51×10⁹/L↓,中性粒细胞百分比82.0%,淋巴细胞百分比14.5%。CA724 45.160U/mL,铁蛋白450.80ng/mL。

2. 影像学表现　见图8-1-5。

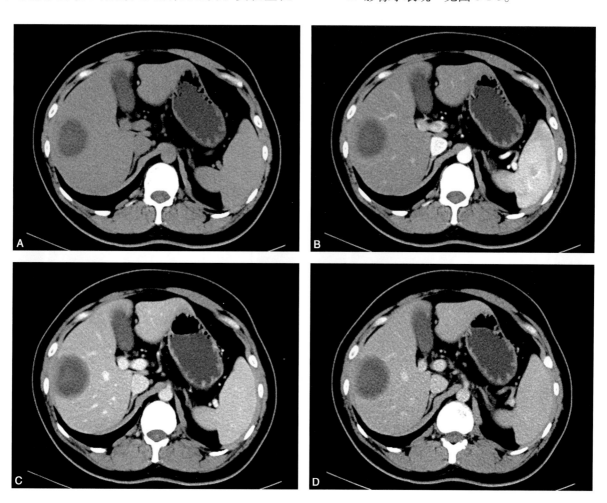

图 8-1-5　肝右叶细菌性脓肿

A. CT 平扫示肝右前叶类圆形低密度影,轮廓光滑、规整;B~D. CT 三期增强示病灶呈环形强化,病灶内低密度区不强化

病例2

1. 病史摘要　患者,女性,77岁,因上腹部胀痛伴寒战、高热10余天入院。患者10余天前无明显诱因出现上腹部阵发性腹痛,以胀痛为主,无肩背部放射痛,起病急,伴畏寒发热,最高温度38.9℃,伴恶心、呕吐,无皮肤巩膜黄染。患者既往有高血压、糖尿病5年。实验室检查:WBC 17.34×10⁹/L↑,RBC 3.73×10¹²/L,HB 100g/L,PLT 400×10⁹/L↑,中性粒细胞百分比85.6%,谷草转氨酶16U/L,谷丙转氨酶13U/L,白蛋白25.5g/L。

2. 影像学表现　见图8-1-6。

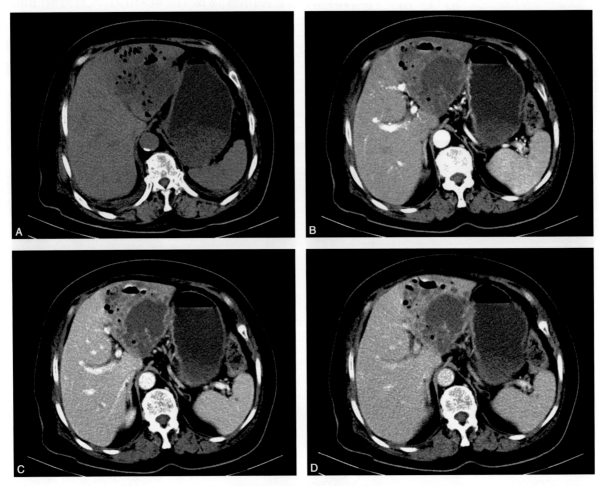

图 8-1-6　肝左叶细菌性脓肿

A. CT 平扫示肝左叶团片状等-稍低-低混杂密度影,轮廓不规整,边界模糊不清,其内见散在气体密度影;B~D. CT 三期增强示肝左叶病变呈不规则环形强化,病灶内低密度区未见强化

病例 3

1. 病史摘要　患者,男性,60 岁,因反复发热 10 余天入院。患者 10 余天前无明显诱因出现发热,不伴恶心、呕吐,不伴寒战高热,无皮肤黄染,无纳差,无厌油,无乏力。实验室检查:WBC 14.44×10⁹/L ↑, RBC 3.66×10¹²/L, HB 109g/L, PLT 421×10⁹/L ↑,中性粒细胞百分比 79.30%,白蛋白 27.8g/L。

2. 影像学表现　见图 8-1-7。

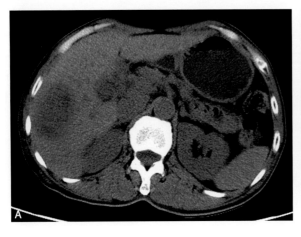

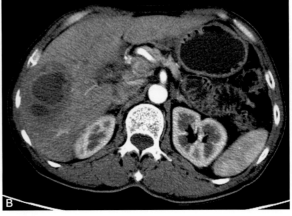

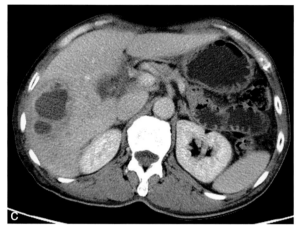 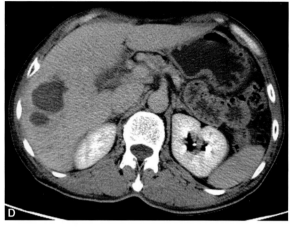

图 8-1-7 肝右叶细菌性脓肿

A. CT 平扫示肝右叶椭圆形低密度影,周围环绕稍低密度环,轮廓欠规整,边界欠清晰;B~D. CT 三期增强扫描示肝右叶病灶呈分隔样强化,其内低密度区不强化,增强扫描病灶范围逐渐缩小,周围环绕的低密度环轻度强化,提示炎症反应

病例 4

1. 病史摘要　患者因畏寒发热半个月,双下肢水肿 1 周入院。半个月前,患者受凉后出现畏寒发热,伴恶心干呕,无咳嗽咳痰、胸闷气促、腹胀腹痛,无皮肤巩膜黄染,患者于 1 周前出现双下肢水肿,给予补充白蛋白治疗,症状无明显缓解。实验室检查:WBC $4.21×10^{12}$/L,HB 124g/L,红细胞压积 0.385。心肌损伤标志物:超敏心肌肌钙蛋白-T 0.081ng/mL,N 末端脑钠肽前体 317.90pg/mL。血气分析:葡萄糖 10.20mmol/L,钠 136.0mmol/L,氯 96.0mmol/L,二氧化碳分压 53.0mmHg,氧

分压 76.0mmHg,酸碱度 7.46。糖化血红蛋白:总糖化血红蛋白 17.51%,平均血糖 19.47mmol/L,糖化血红蛋白 12.00%。血液生化:门冬氨酸氨基移换酶 46U/L,白蛋白 33.0g/L,葡萄糖 10.00mmol/L,氯 94.8mmol/L,总二氧化碳 38.2mmol/L,镁 0.71mmol/L,谷氨酰转肽酶 118U/L,总蛋白 63.2g/L。肿瘤标记物:糖类抗原 CA19-9 39.71U/mL。活检病理:送检组织符合肝脓肿,纤维组织增生。

2. 影像学表现　见图 8-1-8。

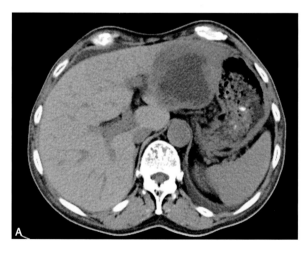 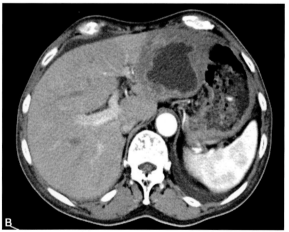

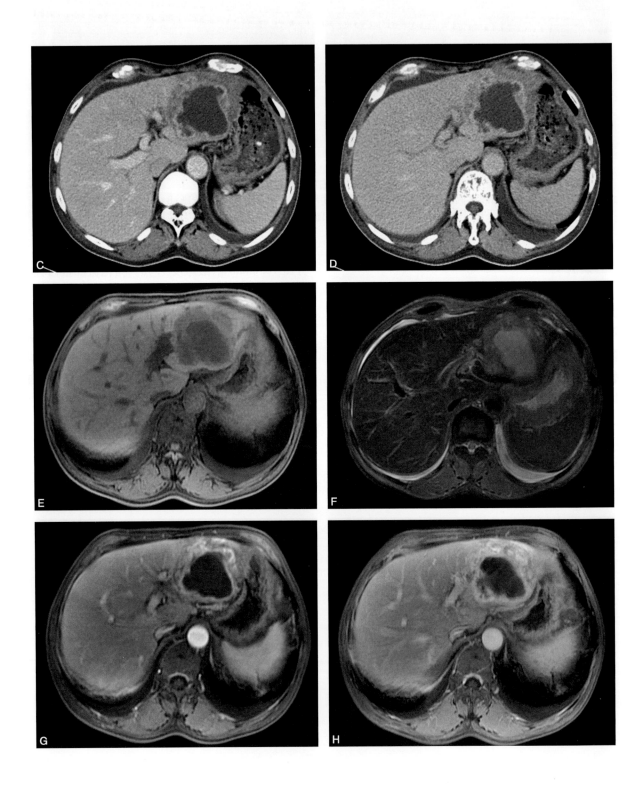

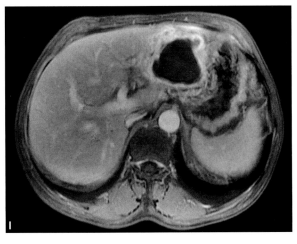
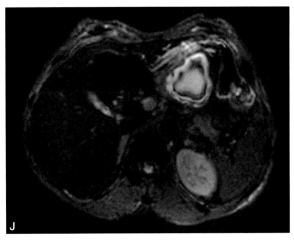

图 8-1-8　肝左叶细菌性脓肿

A. CT 平扫示肝左叶见不规则状稍低-低混杂密度影,轮廓不规整,边界欠清楚,周围环绕稍低密度影,左侧胸腔少量积液;B~D. CT 增强示肝左叶病灶呈不规则环状强化,其内低密度影不强化,周围环绕的稍低密度影轻度延迟强化,提示炎性病变;E. MRI T₁WI 示肝左叶不规则状异常信号影,呈边缘稍低信号、中心更低信号影,轮廓不规整,边界较清楚;F. T₂WI 示肝左叶不规则状异常信号影,呈边缘稍高信号、中心更高信号影,轮廓不规整,边界较清楚;G~I. MRI 增强扫描示肝左叶病灶呈不规则环形强化,中央不强化;J. DWI 示肝左叶病灶中央坏死区呈明显高信号

三、教 学 要 点

1. 肝脓肿以细菌性肝脓肿多见。近年来,随着抗生素的广泛应用,肺炎克雷伯杆菌已逐渐取代大肠埃希菌、铜绿假单胞菌等成为引起肝脓肿的主要病原体。

2. 细菌性肝脓肿壁在组织学上分 3 层结构,最内层为纤维组织膜,中间层为明显增生的纤维肉芽组织,最外层为炎性水肿带。较大的肝脓肿多有分房的倾向,有厚薄不一的分隔,为增生的纤维结缔组织。脓肿壁的分层结构在影像学上会有相应的表现。

3. 典型肝脓肿在 CT 上可见脓腔液化坏死彻底,脓肿壁可为单环、双环或三环,单环代表脓肿壁,其周围水肿不明显;双环的内环代表脓肿壁,外环代表周围水肿带;三环表明脓肿壁由两层构成,外层(中环)为纤维肉芽组织,强化最明显,内层(内环)由炎性组织构成,强化不及外层。在 MRI 上脓肿壁有相应的信号表现。增强扫描动脉期肝实质一过性(短暂性)异常强化及"病灶缩小征"对于肝脓肿有较大的诊断意义。此外,脓肿形成早期,其内液化坏死区因含细菌、炎症细胞、黏蛋白、细胞碎组织的黏稠酸性液体而呈明显弥散受限,此较典型征象可与肝内肿瘤性

病变鉴别。

第二节　肝布鲁氏菌病

一、综 述

肝布鲁氏菌病(hepatic brucellosis)是一种人畜共患疾病。细菌主要感染羊、牛和猪等牲畜,牧民或者皮毛加工者容易罹患本病[6]。当细菌经皮肤黏膜侵入人体后,主要经淋巴管侵入局部淋巴结生长繁殖并被巨噬细胞吞噬,如在该处未被消灭,则形成感染灶,经大量生长繁殖后冲破淋巴结屏障而进入血液循环,在血液循环中,布鲁氏菌继续生长、繁殖、死亡、释放内毒素,遂产生菌血症和毒血症。如果特异性免疫功能不能将细菌清除,则细菌可随血液,特别是巨噬细胞进入各器官组织形成感染灶或迁徙性病灶。病灶中的细菌又可多次进入血液循环而出现复发和各种变态反应性表现。至慢性期,细菌主要局限于各器官组织,其中以单核吞噬细胞系统最为常见,肝、脾成为容易受累的器官。

(一)临床特征与病理

肝布鲁氏菌病的临床表现缺乏特异性,间歇

性发热为最常见的症状。乏力、腹胀、右上腹疼痛、贫血等表现常被误诊为肝炎、肝癌或肝结核等。此外，临床上还可表现为肝肿大、脾肿大等。少数患者可无症状或体征，仅在体检时发现。临床上分为3期：急性期、亚急性期和慢性期。实验室检查缺少特异性指标，可有C反应蛋白增高、血沉加快、贫血、球蛋白增高、虎红平板凝集试验（RBPT）阳性、布病抗体（SAT）试验≥1：160。

肝布鲁氏菌病的基本病理特征是由液化坏死、炎症细胞浸润、纤维组织增生及钙化等成分构成的肉芽肿。目前尚无统一分型标准，一般按发病特点分为粟粒型与肿块型两种，亦可同时存在，并向一定的方向转化。

（二）检查方法与选择

X线腹部平片仅能发现肝内钙化灶。CT可为肝布鲁氏菌病提供准确的定位诊断。MRI多参

数成像可以更好地显示肝布鲁氏菌病灶的内部结构，但对于钙化显示不如CT。

（三）影像学表现

CT与MRI征象可相应地反映肝布鲁氏菌病不同病理时期的改变。

1. 粟粒型　较常见，常表现为肝和/或脾肿大；有时见明确的肝结节，结节灶散在或弥漫性分布于全肝，同时有肝和/或脾不同程度的肿大[7]。结节直径一般不大于1cm，有中心液化坏死的结节，CT平扫呈低密度，T_2WI呈等或高信号，弥散加权成像呈等或高信号。增强扫描动脉期可出现一过性强化，是由病灶周围反应性炎症所致，病灶本身不强化或病灶边缘轻度强化，门静脉期病灶边缘呈环形强化，病灶范围缩小。CT平扫对直径小于0.5cm的病灶显示受限。多发及环形强化病灶是粟粒型肝布鲁氏菌病的特征性表现（图8-2-1）。

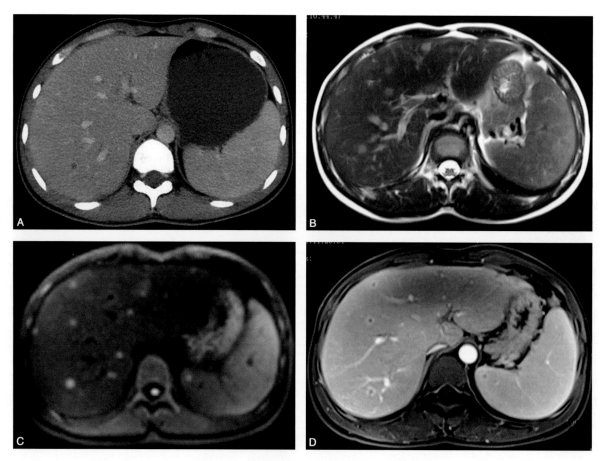

图 8-2-1　肝布鲁氏菌病 CT 及 MRI 表现

A. CT 增强示肝、脾体积稍大，肝 S_6 见一小类圆形低密度灶，强化不明显；B. MRI T_2WI 示肝、脾实质内散在小类圆形稍高信号灶；C. DWI 示肝、脾实质内多发高信号病灶；D. T_1WI 增强扫描示肝、脾实质内病灶环形强化

2. 肿块型　肝布鲁氏菌瘤常由肝脏粟粒型布鲁氏菌病转化而成。CT 平扫多为边缘模糊、密度不均匀的稍低密度结节或肿块，可呈圆形、卵圆形；增强后病灶周围有明显的斑片状强化征象，但病灶本身强化不明显(图 8-2-2)。

文献报道中[8]，肝布鲁氏菌瘤在 T_1WI 呈低信号，T_2WI 图像根据病灶的不同病理阶段，其表现可谓多种多样。早期因病灶内含有大量巨细胞、上皮样细胞和淋巴细胞等炎症细胞及新生毛细血管，在 T_2WI 上呈高信号，病灶中心的液化坏死呈更高信号。增强后液化坏死区不强化，但周围增生的纤维组织可见轻中度强化。

（四）诊断要点与鉴别诊断

1. 诊断要点　临床表现为右上腹疼痛、间歇性发热等，结合影像学检查发现肝脾肿大、不大于 1cm 的肝内多发结节或肝占位性病变伴中心钙化灶，且合并如下情况，应高度怀疑肝布鲁氏菌病：其他重要线索包括长期不明原因的高热、腹胀、腹痛、

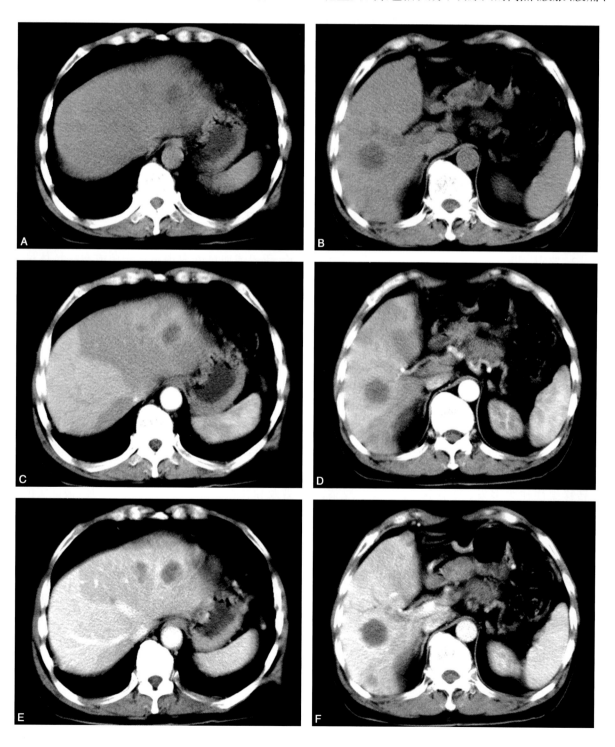

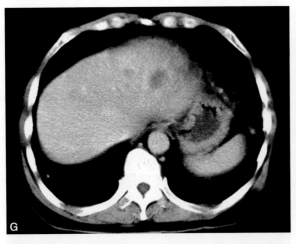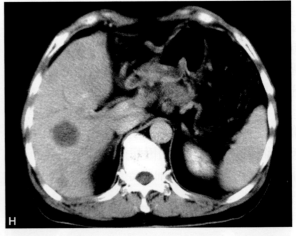

图 8-2-2　肝布鲁氏菌瘤 CT 表现

A、B. CT 平扫肝 S_2、S_6 见类圆形低密度病灶,边缘模糊;C~H. CT 增强动脉期、门静脉期及平衡期示病灶周围明显的斑片状强化征象,但病灶本身强化不明显

乏力、食欲减退等表现;肝功能异常,肝脾肿大;贫血,血沉加快、C 反应蛋白增高;虎红平板凝集试验(RBPT)阳性及病病抗体(SAT)试验阳性;有牛羊接触史或皮毛加工人员。但是临床确诊本病需要依靠肝脏病灶穿刺活检、手术或血培养发现布鲁氏菌或布病抗体试验阳性[9]。

2. 鉴别诊断

(1)肝结核:影像学很难与肝结核鉴别。肝结核往往伴有肺结核病史,且临床多为低热、盗汗,菌群培养为结核分枝杆菌。

(2)细菌性肝脓肿:细菌性肝脓肿患者全身中毒症状严重,病灶内可见明显的液化、坏死,囊壁呈"双环"或"三环"改变,增强后呈花环样或蜂窝状显著强化;布鲁氏菌肝脓肿的环形强化轻微,脓肿中心钙化多见。

(3)肝转移瘤:当粟粒型肝布鲁氏菌病出现门静脉期边缘环形强化时,不易与肝转移瘤区别。肝转移瘤往往为多发、大小不一,边缘不规整,"牛眼征"为其特征性表现,且临床有原发肿瘤病史。

(4)肝脏多发小囊肿:影像学很难与肝脏多发小囊肿鉴别。肝脏多发小囊肿一般无临床症状及发热表现,而肝布鲁氏菌病有发热表现。增强后肝脏多发小囊肿无强化,边界显示更清楚,而布鲁氏菌肝脓肿呈环形强化。

二、教学要点

1. 肝布鲁氏菌病临床表现及实验室检查均缺乏特异性。急性期时可有发热。

2. 影像学表现分为粟粒型和肿块型。多发及环形强化的病灶是粟粒型肝布鲁氏菌病的特征性表现,MRI 显示粟粒型病灶优于 CT。肿块型增强后病灶周围明显的斑片状强化征象,但病灶本身强化不明显。

3. 临床确诊本病需要依靠肝脏病灶穿刺活检、手术或血培养发现布鲁氏菌或布病抗体试验阳性。

第三节　肝脏结核

一、综　述

肝结核(hepatic tuberculosis)多继发于肺结核,其临床表现缺乏特异性,影像学表现与肝脏其他感染性病变及肿瘤性病变常有重叠,故诊断较为困难。近年来,随着 CT、MRI 等影像学检查的普及和肝脏活检术、肝叶切除的增加,被证实的病例逐渐增多。

(一)临床特征与病理

肝结核以青壮年多见,女性多于男性,临床表现差异较大,全身结核中毒症状是其主要表现,其中发热最常见,较少伴有寒战,其他症状包括乏力、纳差、盗汗、消瘦、右上腹疼痛等;少数患者可无症状,仅在体检时发现。体格检查可有肝脾肿大、黄疸等。实验室检查缺少特异性指标,可有轻中度贫血、血沉加快、肝功能指标异常;结核菌素纯蛋白衍生物(purified protein derivative,PPD)试验可呈阳性。另外,约 75% 肝结核患者的胸部影像学检查显示有肺结核[10]。

结核分枝杆菌可由肺结核灶通过肝动脉血行播散到肝内，或由消化道其他部位的结核病灶经门静脉进入肝脏。结核分枝杆菌也可经淋巴管、胆管通过邻近器官的结核病灶感染肝脏。肝结核的基本病理变化是结核性肉芽肿，肉芽肿进展的不同时期，可表现为干酪性坏死、液化坏死、纤维组织增生和钙化等。肝结核的分型尚无统一的标准，按发病部位可分为浆膜型、肝实质型、肝内胆管型；肝实质型又分为粟粒型、结核瘤型和结核性肝脓肿3个亚型。

（二）　检查方法与选择

X线腹部平片对本病的诊断价值不大，仅仅能够发现肝区较大、较致密的钙化。CT检查可以为肝结核提供准确的定位诊断。MRI具有多参数成像的优势，可以更好地显示肝内结核病灶的特征，但对钙化的显示不如CT检查。

（三）　影像学表现

依据肝结核的病理类型不同，其CT、MRI影像学表现也各不相同。

1. 浆膜型肝结核　是结核性腹膜炎的一部分，较为少见，主要是粟粒型肝结核侵犯肝包膜所致。CT表现为肝包膜不同程度增厚，肝包膜区单发或多发结节状低密度，可呈梭形或多个结节融合状，增强后呈环形强化或蜂窝状强化（图8-3-1），强化环厚薄不均，可伴有局部包膜下积液[11]。

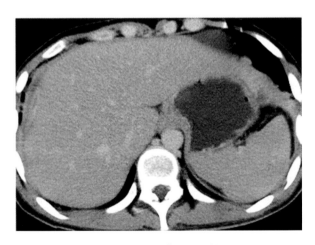

图8-3-1　浆膜型肝结核
CT增强扫描示肝右叶包膜区梭形低密度灶，呈环形强化

2. 实质型肝结核　粟粒型最常见，属于全身血行播散粟粒型结核的一部分。结节弥漫性分布于肝实质内，可伴有肝脏肿大。结节直径一般小

于2cm，中央有干酪样坏死的结节CT平扫呈低密度，磁共振T_2WI呈等或高信号，增强扫描病灶不强化或边缘轻度强化（图8-3-2）。直径小于0.5cm的病灶内若无中心坏死和钙化，CT检查可无阳性发现。病灶多发，不同密度的病灶共存是粟粒型肝结核的特征性表现。

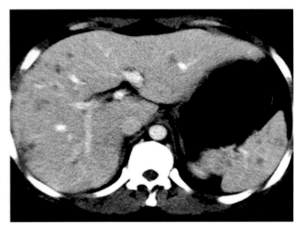

图8-3-2　粟粒型肝结核
CT增强扫描示肝、脾多发低密度结节，无明显强化

3. 肝结核瘤　常由肝脏粟粒型结核融合而成。粟粒型肉芽肿融合，呈单发或多发，3cm以上的较少见，但可以呈巨大肿块。CT平扫多为边缘模糊、密度不均匀的稍低密度结节，可呈圆形、卵圆形或花瓣形，其中花瓣形较有诊断特征（图8-3-3），由多个粟粒状结节聚集呈簇状，病灶中央可见到粉末状钙化。MRI可以较为准确地反映肝结核瘤的病理改变过程。肝结核瘤在T_1WI上呈低信号。在T_2WI上，早期因病灶内有大量炎症细胞成分及新生毛细血管，呈高信号；晚期由于干酪性坏死、钙化、纤维组织增生等改变多为低信号[12]。

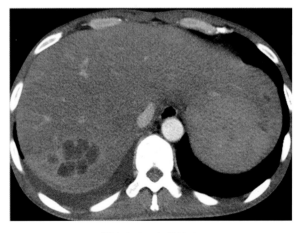

图8-3-3　肝结核瘤
CT增强扫描示肝右叶多个结节融合形成"花瓣征"

增强扫描早期病变动脉期强化,周围肝组织可出现一过性晕状强化(图8-3-4),门静脉期持续强化,晚期病灶边缘轻度环状强化和分隔强化。有少数病灶可呈"快进快出"型强化,表现为动脉期轻度不均匀强化,门静脉期及延迟期强化程度减低[13]。

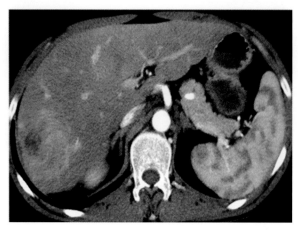

图 8-3-4　肝结核瘤
CT 增强扫描动脉晚期示病灶周围肝实质晕状强化

4. 结核性肝脓肿　结核瘤经过广泛的干酪样变和坏死形成结核性脓肿。急性期囊壁较薄,为新鲜肉芽组织,增强扫描边缘强化,内部分隔样强化;慢性期囊壁较厚,为增生的纤维结缔组织。

5. 肝内胆管型肝结核　极为少见,易感人群为儿童及免疫低下者,为结核干酪样物破入胆管所致。CT 可表现为肝内胆管不规则扩张,胆管壁不规则增厚,肝门区出现斑点状钙化或沿胆管壁走行的点状钙化(图8-3-5)[14]。

(四)　诊断要点与鉴别诊断

1. 诊断要点　对于肝结核的确诊,往往依靠肝穿刺活检、淋巴结穿刺或手术病理学检查。长期不明原因的低热、盗汗、乏力、消瘦等结核中毒症状,肝功能异常;右上腹痛,肝脾肿大、轻中度贫血;血沉加快、PPD 试验阳性;有结核病病史,结合影像学检查发现肝内占位,应高度怀疑肝结核。

2. 鉴别诊断

(1) 肝细胞癌:①肝癌在 T_1WI 上多呈等或低信号;②肝结核瘤少血供,增强扫描动脉期无强化或轻度强化,门静脉期及平衡期轻度强化,而肝癌增强扫描有"快进快出"的特征表现;③肝结核瘤在 CT 上可见到粉末或斑点状钙化,而肝癌钙化少见;④肝癌多有慢性乙型肝炎、肝硬化病史,而肝结核多伴有肝外结核病变。

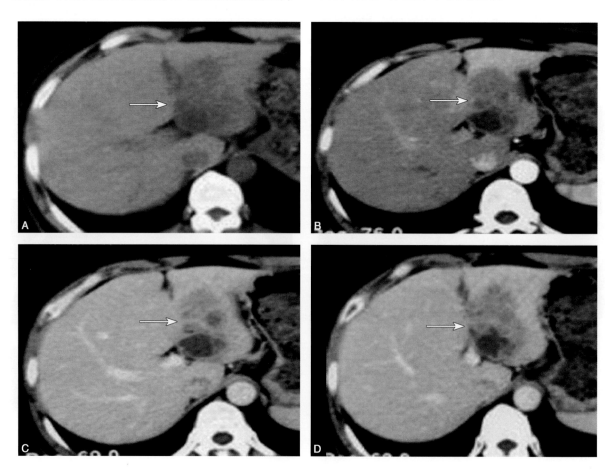

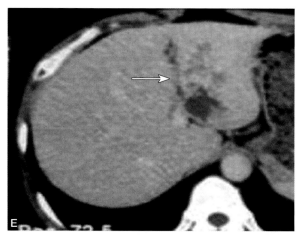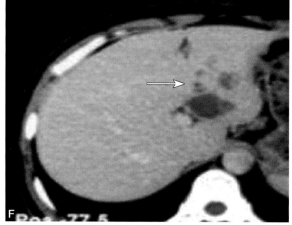

图 8-3-5　肝内胆管型肝结核

A. CT 平扫肝左叶可见片状不规则稍低密度影,边界欠清,其内可见多个类圆形更低密度影;B. 增强扫描动脉期病变轮廓较平扫时清晰,本身强化不明显,病灶周围肝实质可见一过性强化;C、D. 门静脉期病灶内可见多个环形强化区,最大低密度区无明显强化;E、F. 平衡期病灶与正常肝实质强化程度近一致,其内可见多发低密度囊变区

（2）细菌性肝脓肿:细菌性肝脓肿患者全身中毒症状重,病灶可见明显的液化、坏死,囊壁呈"双环"或"三环"改变,增强后呈花环样或蜂窝状显著强化;结核性肝脓肿的囊壁环形强化轻微。

（3）肝转移瘤:肝转移瘤多有原发肿瘤病史,病灶往往为多发,典型者呈现"牛眼征"。粟粒性肝结核出现边缘环形强化时,不易与肝转移瘤区别,但肝结核病灶直径通常<2cm,密度多样。

二、教学要点

1. 肝结核患者多有结核病病史,症状主要表现为低热、盗汗、乏力等结核中毒症状。

2. 实验室检查缺乏特征性,影像学检查更能提供诊断依据。根据发生部位分为浆膜型、实质型和肝内胆管型。肝实质型又分为粟粒型、结核瘤型和结核性肝脓肿 3 个亚型。无论哪一种分型,肝结核的强化方式均相似,呈轻度环状强化、分隔强化。需与肝内其他环状强化的病变进行鉴别。部分肝结核内可见钙化,对于鉴别有一定帮助。

参 考 文 献

［1］Wang CL,Guo XJ,Qiu SB,et al. Diagnosis of bacterial hepatic abscess by CT［J］. Hepatobiliary Pancreat Dis Int,2007,6(3):271-275.

［2］Tsushima Y,Funabasama S,Sanada S,et al. Perfusion change of hepatic parenchyma due to infectious hepatobiliary disease:demonstration by perfusion CT［J］. Comput Med Imaging Gmph,2003,27(4):289-291.

［3］闵鹏秋,李鹏,何之彦,等.肝内胆管积脓的 CT 特征探讨［J］.中华放射学杂志,2001,35(5):2623-2666.

［4］王成林,周康荣.肝脏疾病 CT 与 MRI 诊断［M］.北

京:人民卫生出版社,2007.

［5］Mortele KJ,Segatto E,Ros PR,et al. The infected liver:radiologic-pathologic correlation［J］. Radiographics,2004,24(4):937-955.

［6］Barutta L,Ferrigno D,Melchio R,et al. Hepatic brucelloma［J］. Lancet Infect Dis,2013,13(11):987-993.

［7］Ibis C,Sezer A,Batman AK,et al. Acute Abdomen Caused by Brucellar Hepatic Abscess［J］. Asian J Surg,2007,30(4):283-285.

［8］Heller T,Bélard S,Wallrauch C,et al. Patterns of Hepatosplenic Brucella Abscesses on Cross-Sectional Imaging:A Review of Clinical and Imaging Features［J］. Am J Trop Med Hyg,2015,93(4):761-766.

［9］Chourmouzi D,Boulogianni G,Kalomenopoulou M,et al. Brucella liver abscess:imaging approach, differential diagnosis,and therapeutic management:a case report［J］. Cases J,2009,2(1):7143.

［10］Ch'ng LS,Amzar H,Ghazali KC,et al. Imaging appearances of hepatic tuberculosis:experience with 12 patients［J］. Clin Radiol,2018,73(3):321.

［11］丁勋,徐佳,鲁植艳,等.多层螺旋 CT 对浆膜型肝结核的诊断价值探讨［J］.医学影像学杂志,2017,27(7):1269-1272.

［12］王欣,蒋诚诚,李勇刚.5 例肝结核的影像学分析并文献复习［J］.新发传染病电子杂志,2017,2(2):100-103.

［13］何占平,陈晶,徐海霞,等.肝脏结核的 CT 诊断及其鉴别诊断［J］.新发传染病电子杂志,2019,4(4):212-216.

［14］Kakkar C,Polnaya AM,Koteshwara P,et al. Hepatic tuberculosis:a multimodality imaging review［J］. Insights Imaging,2015,6(6):647-658.

（刘文亚　蒋奕　郭辉　王健）

第 九 章

肝脏真菌性感染

一、综　述

真菌致病力较弱,只有机体抵抗力下降时,真菌进入血液循环到达肝脏引起感染,才形成真菌性感染[1]。

(一)临床特征与病理

真菌性感染主要是真菌在肝组织内产生变态反应,引起肝组织损伤、坏死,形成多发、大小不等脓肿,脓肿壁因有组织细胞、淋巴细胞浸润,一般都较厚。有时感染可形成真菌性肉芽肿[2]。临床表现常出现肝大、发热以及肝功能损害。抗真菌治疗后脓肿缩小、数目减少,或穿刺活检涂片查出念珠菌。

(二)影像学表现

1. 超声检查　显示肝区液性暗区,了解脓肿的大小、范围、数目,有助于引导穿刺定性诊断与治疗。

2. X线检查　右侧膈肌抬高、运动受限、局部隆起,有时可见胸膜反应及胸腔积液。

3. CT检查　平扫显示肝实质多发、散在分布的小低密度灶。增强扫描脓肿壁无增强或少数边缘轻度增强。有时脓肿中心可见点状高密度影,可能是霉菌丝积聚影,称为"靶征"。肉芽肿愈合可出现钙化,CT可见点状高密度影(图9-0-1)。

(三)诊断要点与鉴别诊断

1. 诊断要点　临床诊断基本要点为:①右上腹痛、压痛,抗真菌治疗后脓肿缩小、数目减少;②X线检查右侧膈肌抬高、运动减弱;③超声检查显示肝区液平面。若在肝穿刺脓液中找到念珠菌,或对抗真菌治疗有良好效应,即可确诊为真菌性感染。

2. 鉴别诊断

(1)肝脏转移瘤:肝脏转移瘤没有感染症

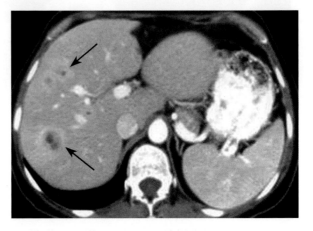

图9-0-1　肝脏真菌性肝脓肿
CT增强扫描示肝右叶下段见多发环状强化灶,中央低密度坏死区未见强化

状,一般有原发病灶,CT表现为多发圆形、类圆形或不规则形低密度灶,大小不等,边缘可规整,可有出血、坏死、囊变及钙化等,病灶周围无水肿带。肝脏转移瘤少血供者,增强无明显强化;多血供者,在动脉期常见病灶周边不规则环状强化,中央囊变区无强化,与周围水肿带构成"牛眼征"。

(2)肝囊肿:肝内囊性低密度区,边界清楚,密度均匀一致,CT值为液体密度,囊壁菲薄而不易显示,对比增强无强化。囊肿合并感染:囊壁显示增厚、模糊,周围可见环形低密度影,增强后囊肿壁可有轻度强化,有时与脓肿很难鉴别,需结合临床。

二、教 学 要 点

肝脏真菌性感染少见,一般见于机体抵抗力低者。临床表现无特征性,部分有发热。影像学表现无特异性,主要表现为多发病灶,增强无强化或边缘轻度环状强化,较难与其他病原体引起的肝脓肿鉴别,临床可诊断性抗真菌治疗,病灶缩小提示真菌性感染的诊断。同时也应关注重要真菌病如"超级真菌"的临床诊断和防控策略的研究进展[3,4]。

参 考 文 献

[1] 孙铮,赵作涛,李若瑜.肝脏的真菌感染[J].中国真菌学杂志,2009,4(3):179-182.

[2] Chen Qiu,Pu-Xuan Lu,Shi-Pin Wu. Pulmonary Aspergillosis:diagnosis and Cases[M]. New York:Springer,2019.

[3] 廖万清.医学真菌研究的前沿及热点[J].新发传染病电子杂志,2018,3(3):129-133.

[4] 廖万清,陈敏.重要真菌病的临床诊治与防治策略[J].新发传染病电子杂志,2019,4(4):196-199.

（陈天武　欧静）

第 十 章

肝脏寄生虫性感染

寄生虫是指在宿主或寄主(host)体内或附着于体外以获取维持其生存、发育或者繁殖所需的营养或者庇护的一切生物。它可以在宿主细胞、组织及腔道内寄生,并引起一系列的损伤,如夺取营养导致宿主营养不良,对寄生部位及附近组织器官产生压迫作用,以及分泌物的毒性作用。肝内常见的寄生虫包括疟原虫、棘球绦虫、血吸虫、华支睾吸虫等。

第一节 肝疟原虫感染

一、综 述

(一)定义

疟疾(malaria)是经按蚊(雌性按蚊为主)叮咬而感染疟原虫所引起的虫媒传染病,疟原虫可以造成人体多器官损害。孢子感染肝细胞导致肝细胞破裂和被感染的红细胞在肝脏内被网织内皮细胞吞噬的时期为肝疟原虫感染期。

雌蚊将疟原虫孢子注入人体后,在肝细胞内增殖发育成裂殖体;肝细胞破裂后,大量裂殖体进入红细胞,增殖发育为不成熟滋养体,一部分不成熟滋养体发育成配子体;红细胞破裂后,大量配子体在红细胞外发育成疟原虫,而另一部分不成熟滋养体经成熟滋养体阶段分化为裂殖体,老宿主红细胞破裂后,这些裂殖体继续侵袭新的红细胞。

传染源:疟疾患者和无症状带虫者是疟疾的传染源。传播途径:疟疾的传播媒介为雌性按蚊,经叮咬人体传播。少数病例可因输入带有疟原虫的血液、吸毒或经母婴传播后发病。易感人群:非流行地区居民对疟疾均易感。疟疾高发区年幼者仍属易感,以2岁以内发病率最高。

(二)临床表现

1. 全身表现 潜伏期末出现头痛、恶心、食欲不振等前驱症状。急性期表现为反复发作的周期性寒战、高热、头痛、多汗、贫血、黄疸。

2. 局部表现 急性期肝脏肿大、肝区压痛或胀痛,脾肿大。长期反复多次感染肝脏体积会逐渐缩小、纤维化,甚至肝硬化,常合并巨脾或脾梗死。

3. 病理表现 急性期肝脏呈深灰色或青砖色,肝脏体积增大水肿;长期反复多次发作使肝脏体积缩小、质硬、呈深蓝色。急性期肝细胞增大、色深,肝细胞内可含有孢子或裂殖体,肝细胞浑浊、肿胀和变性。库普弗细胞大量增生、体积增大。胆汁潴留。反复多次发作的慢性期,肝脏内大量的含铁血黄素沉积、肝细胞变性坏死导致肝脏体积缩小、纤维组织增生、纤维化[1]。

(三)影像学表现

1. 急性期

(1)超声:肝脏体积增大、实质回声增粗。

(2)CT:平扫肝脏体积增大、密度减低,肝Glission鞘积液,脾脏体积增大、密度减低;动脉期肝脏密度稍增高,肝Glission鞘肿胀、积液,脾脏增大呈花斑样强化;门静脉期肝脏强化密度进一步增高、趋向均匀,肝Glission鞘肿胀、积液,脾脏均匀强化;平衡期肝脏密度均匀、强化程度低于门静脉期,肝Glission鞘肿胀、积液。

(3)MRI:T_1WI肝脏体积增大、信号减低,T_2WI信号减低,肝Glission鞘积液,常伴有脾肿大;T_1WI-IN-Phase和T_1WI-OPP-Phase可发现脂肪沉积,动脉期肝脾不均匀强化、门静脉期和平衡期肝脏强化趋向均匀,周围血管间隙增宽且无强化[2];肝胆期肝实质对比剂摄取减低提示肝损伤、肝功能减退。

(4)其他组织器官并发征象[3]:①脑,CT主要表现为脑实质密度弥漫性减低,灰白质分界不清,脑沟脑回变浅;MRI 表现为 T_1WI 低、T_2WI 高信号影,FLAIR 为高信号。②肺,CT 表现为两肺支气管血管束增粗增多,以肺门为中心的斑片状、大片状甚至肺段或肺叶实变,伴胸腔积液征象。③胃肠道,CT 表现为胃肠壁增厚,肠壁光滑,黏膜强化,可并发腹腔积液。

（5）多器官损害征象:在累及肝和脾的同时,常常同时累及肺、脑、胃肠、皮肤等多器官多系统,表现为这些器官缺血缺氧性影像学征象及多浆膜腔积液征象。

2. 长期反复多次感染或慢性期

（1）超声:肝脏体积增大或正常,实质回声增强增粗。

（2）CT:平扫肝脏体积增大或正常,肝实质密度弥漫性增高,肝实质内可见散在斑片状低密度或片状高密度影,动脉期肝实质不均匀强化,门静脉期和平衡期肝实质进一步强化,因不均匀脂肪沉积或含铁血黄素沉积,部分肝实质强化程度低于周围肝实质。

（3）MRI:肝脏体积增大或正常。①T_1WI 和 T_2WI:呈弥漫性不均匀稍低或低信号,或肝内弥漫小结节状低信号。②T_1WI-IN-Phase 和 T_1WI-OPP-Phase:肝实质内不均匀斑片状高低信号对应灶。③T_1WI-VIBE-FS-DE（肝脏动态增强 MRI）或 Gd-EOB-DTPA 前三期:动脉期、门静脉期和平衡期肝实质不均匀强化减低,肝实质内弥漫不均匀分布低信号小结节。④Gd-EOB-DTPA（普美显磁共振）:肝胆期对比剂摄取减低,肝实质内可见不均匀分布低信号小结节。⑤T_2-star:肝实质信号减低,肝脏内弥漫分布或不均匀分布低信号小结节。⑥SWI:肝脏内弥漫分布或不均匀分布低信号小结节或集中于肝段或肝叶。

（4）其他组织器官并发征象:①脾,明显肿大,可达脐下,纤维化,包膜增厚,脾静脉内有机化血栓时会发生脾梗死。②脑,CT 表现为多发圆形、类圆形低密度影,MRI 表现为多发 T_1WI 低、T_2WI 低信号影,SWI 表现为弥漫性点状低信号,DWI 及 ADC 病灶多无弥散受限。③肺,CT 表现为双肺散在纤维条索影,胸膜粘连、增厚。

（5）多器官损害征象:多器官多系统疟原虫反复或长期感染,通常表现为这些器官慢性感染的影像学征象及浆膜粘连增厚征象。

（四）诊断要点与鉴别诊断

1. 急性期

（1）诊断要点:具备流行病学证据、典型临床表现和实验室依据。①近两周内去过疫区、输血或静脉吸毒共用注射器成人,疫区儿童或老年人。②周期性发冷、发热、多汗,间歇期无明显症状,或伴有进行性贫血、黄疸、恶心、厌食、肝脾肿大压痛。③血涂片疟原虫阳性,免疫学检测疟原虫抗原或特异性抗体阳性,PCR 技术直接检测到疟原虫 DNA,疑似病例诊断性治疗有效者,具备其中一条即可诊断。④影像学表现:肝大、肝 Glission 鞘积液,或伴有脾肿大,其他脑、肺、胃肠道等并发征象,或多器官感染及浆膜腔积液征象。

（2）鉴别诊断:肝疟原虫感染的影像学表现不典型,多结合临床病情及疫区旅居史助诊。急性期需要与黄疸型肝炎、病毒性肝炎等鉴别。黄疸型肝炎临床也表现为畏寒发热、纳差呕吐、皮肤巩膜黄染、尿黄、右上腹部胀痛、肝大、肝功能损害,严重者导致急性肝功能衰竭;影像学表现为肝脏肿大,肝内淋巴瘀滞明显,常有胆囊增大,胆管壁增厚,很少伴发脾脏及其他器官或多器官同时受累的改变;黄疸型肝炎型发热不会周期性发作;实验室检查可以鉴别。病毒性肝炎早期无脾脏改变,不会同时累及其他器官是鉴别要点,实验室检查也可资鉴别。

2. 慢性期或长期反复多次感染者

（1）诊断要点:①病史,一次或多次罹患疟疾的病史。②临床表现和实验室指标,慢性肝病的临床表现、贫血和肝功能损害实验室指标。③影像学表现,慢性肝病、肝硬化、肝含铁血黄素沉着或铁沉积征象。

（2）鉴别诊断:这类患者需要与各类晚期肝病患者尤其是病毒性肝炎、肝硬化患者鉴别,二者肝脏和脾脏的部分临床和影像学表现相似,只是病毒性肝炎、肝硬化患者肝硬化明显、肝细胞增生结节明显,且常伴有肝癌,这类疾病很少同时合并多器官或系统慢性炎症改变,晚期肝癌转移其他器官也可以鉴别。肝疟原虫感染肝脏硬化程度轻,很少形成增生结节,且肝脏多有含铁血黄素沉着或铁沉积,很容易区别;肝疟原虫长期反复或慢性感染也常常导致巨脾,这一点与肝硬化晚期巨脾无法鉴别,可以参考多器官慢性感染鉴别。与病毒性肝炎、肝硬化相关实验室检查也有助于二者鉴别。

二、病 例 介 绍

病例1

1. 病史摘要 患者,男性,32岁,因"间断发热2周,出汗、恶心、呕吐、厌食7天,右上腹部胀痛和黄疸3天"入院。患者1个月前往越南、缅甸和老挝旅游,2周前出现不明原因发热,最高腋下体温41℃后热退,热退后大汗淋漓,6~8小时后体温再度升高。1周前社区医院按照胃肠型感冒治疗后,未见好转。既往无结核及传染病史。血

常规:RBC $3.4×10^{12}$/L↓,HB 115g/L,平均血红蛋白含量(MCH)28pg,PLT $312×10^9$/L,嗜酸性粒细胞(Eos)$1.2×10^9$/L↑,Eos% 6.4%↑;肝功能:总胆汁酸(TBA)68.50μmol/L↑,直接胆红素(DBIL)12.13μmol/L↑,总胆红素(TBIL)23.49umol/L↑,谷氨酰转肽酶(GGT)565U/L↑,谷草转氨酶(AST)156U/L↑,谷丙转氨酶(ALT)66U/L↑;免疫球蛋白测定:IgE 0.9g/L↑;血涂片疟原虫阳性,原虫密度为42个/μL。

2. 影像学表现 见图10-1-1。

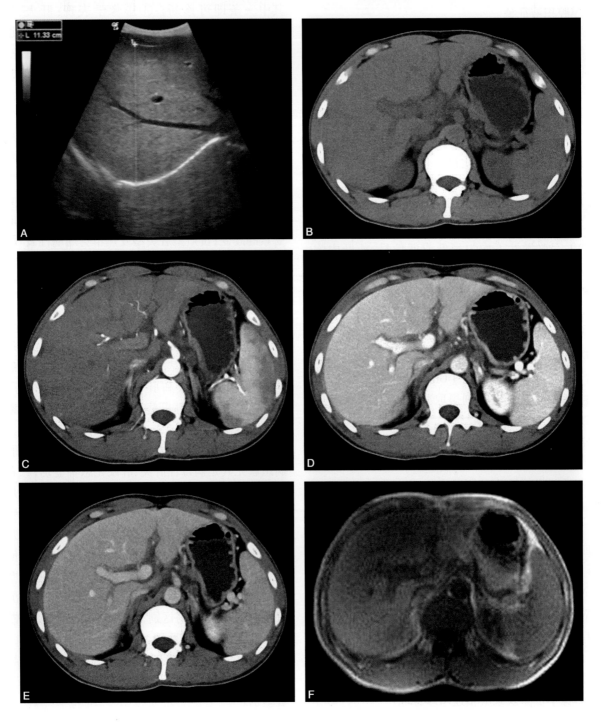

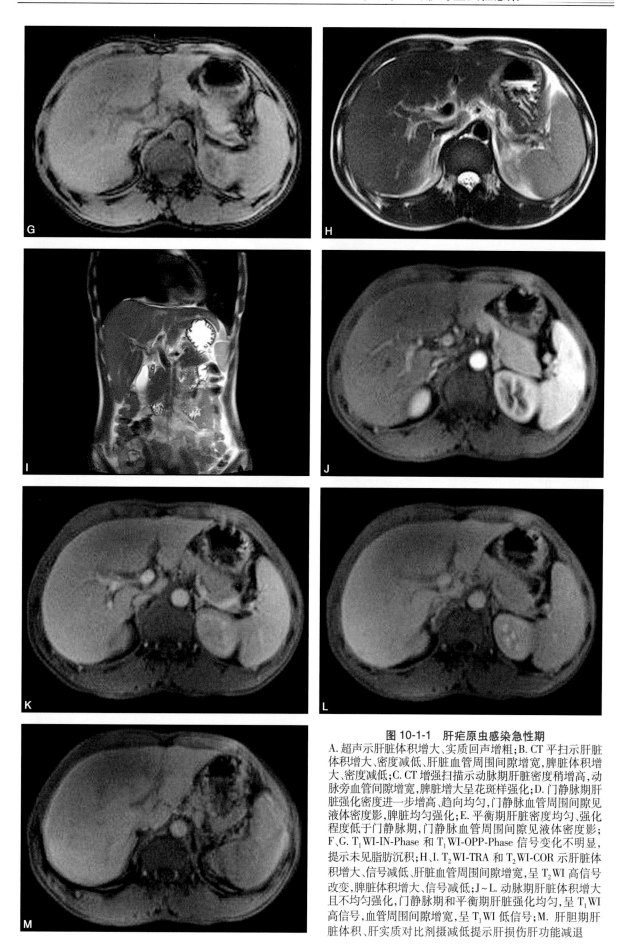

图 10-1-1 肝疟原虫感染急性期
A.超声示肝脏体积增大、实质回声增粗;B.CT平扫示肝脏体积增大、密度减低、肝脏血管周围间隙增宽,脾脏体积增大、密度减低;C.CT增强扫描示动脉期肝脏密度稍增高,动脉旁血管间隙增宽,脾脏增大呈花斑样强化;D.门静脉期肝脏强化密度进一步增高、趋向均匀,门静脉血管周围间隙见液体密度影,脾脏均匀强化;E.平衡期肝脏密度均匀、强化程度低于门静脉期,门静脉血管周围间隙见液体密度影;F、G.T₁WI-IN-Phase 和 T₁WI-OPP-Phase 信号变化不明显,提示未见脂肪沉积;H、I.T₂WI-TRA 和 T₂WI-COR 示肝脏体积增大、信号减低、肝脏血管周围间隙增宽,呈 T₂WI 高信号改变,脾脏体积增大、信号减低;J~L.动脉期肝脏体积增大且不均匀强化,门静脉期和平衡期肝脏强化均匀,呈 T₁WI 高信号,血管周围间隙增宽,呈 T₁WI 低信号;M.肝胆期肝脏体积、肝实质对比剂摄减低提示肝损伤肝功能减退

病例2

1. **病史摘要**　患者,女性,43岁,因"发现黄疸1周"入院。既往曾多次反复感染疟疾病且多次行抗疟治疗,2年前因巨脾及脾梗死行脾脏切除术。血常规:RBC $2.58×10^{12}$/L,HGB 72g/L,MCH 21pg,PLT $557×10^9$/L,中性粒细胞(Neu)$34.75×10^9$/L,淋巴细胞(Lymph)$28.96×10^9$/L,单核细胞(Mon)$8.17×10^9$/L、Eos $1.33×10^9$/L,Eos% 3.6%,嗜碱性粒细胞(Bas)$0.14×10^9$/L,红细胞压积(HCT)22.4,Neu% 47.5,Mon% 11.2;肝功能:间接胆红素(IBIL)65.6μmol/L↑,DBIL 29.4μmol/L↑,TBIL 95.00μmol/L↑,GGT 221U/L↑,AST 132U/L↑,ALT 61U/L↑;肾小球滤过率(GFR)131.31mL/(min·L)↑。免疫球蛋白测定:IgA、IgM和IgE(−);血涂片疟原虫阴性。

2. **影像学表现**　见图10-1-2。

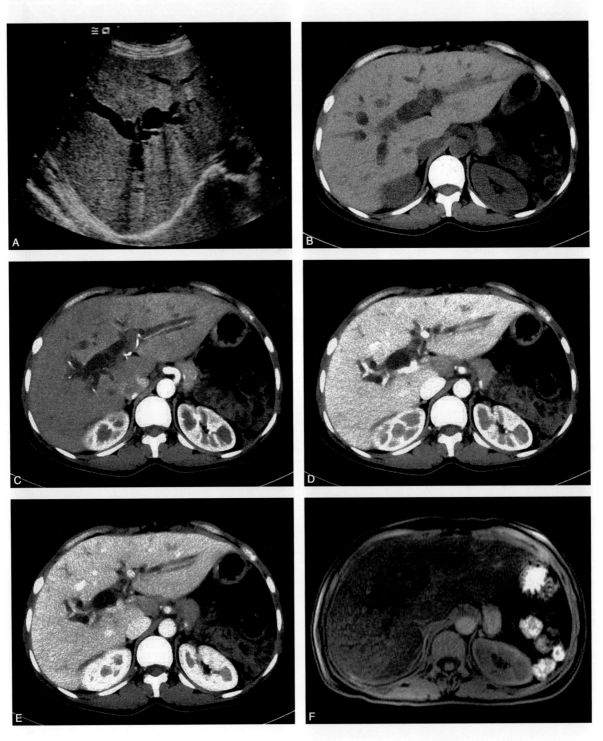

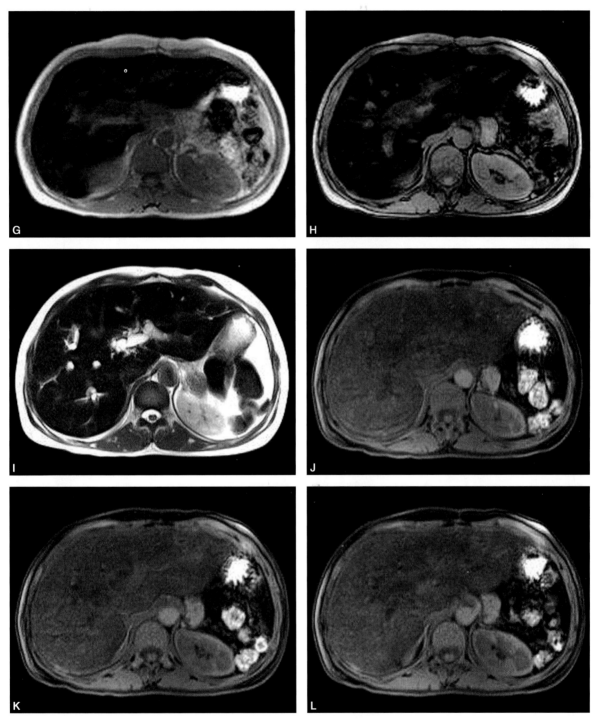

图 10-1-2　肝疟原虫感染慢性期

A. 超声示肝脏体积增大、实质回声增粗,肝内胆管扩张;B. CT 平扫示肝脏体积增大、密度弥漫性增高,肝内胆管扩张,脾脏缺如;C~E. CT 动态增强肝脏实质内未见异常强化;F. T₁WI-Tra 示肝脏体积增大,肝内弥漫小结节状低信号,肝实质信号不均匀减低,脾脏缺如;G、H. T₁WI-IN-Phase 和 T₁WI-OPP-Phase 未发现脂肪沉积;I. T₂WI-TRA 肝脏体积增大、信号不均匀减低;J~L. T₁WI-VIBE-FS 肝脏信号不均匀减低、实质内弥漫分布小结节状低信号

病例 3

1. 病史摘要　患者,女性,45 岁,体检发现右膈下肝上间隙占位 1 天。既往曾 3 次感染疟疾且正规抗疟治疗。血常规:RBC 2.12×10^{12}/L, HB 63g/L, MCH 18pg, PLT 382×10^9/L, Eos 0.89×109/L, Eos% 2.9%, Bas 0.06×10^9/L;肝功能:IBIL 24.5μmol/L ↑, DBIL 12.8μmol/L ↑, TBIL 24μmol/L ↑, GGT 75U/L ↑, ALP 116U/L, AST 62U/L↑, ALT 56U/L↑,血清总蛋白(TP)61.6g/L,白蛋白(ALB)27.6g/L,球蛋白(GLB)22.7g/L。免疫球蛋白测定:IgA、IgM 和 IgE(-)。血涂片疟原虫阴性。

2. 影像学表现　见图 10-1-3。

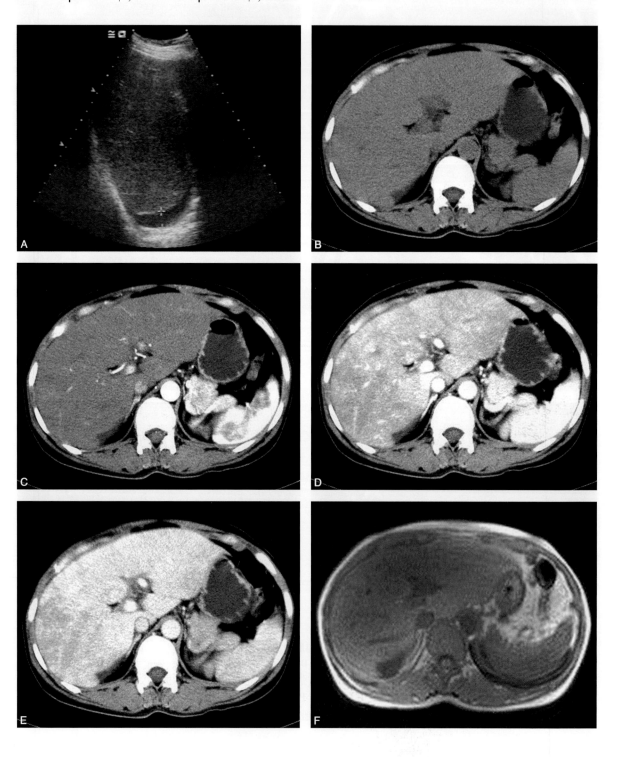

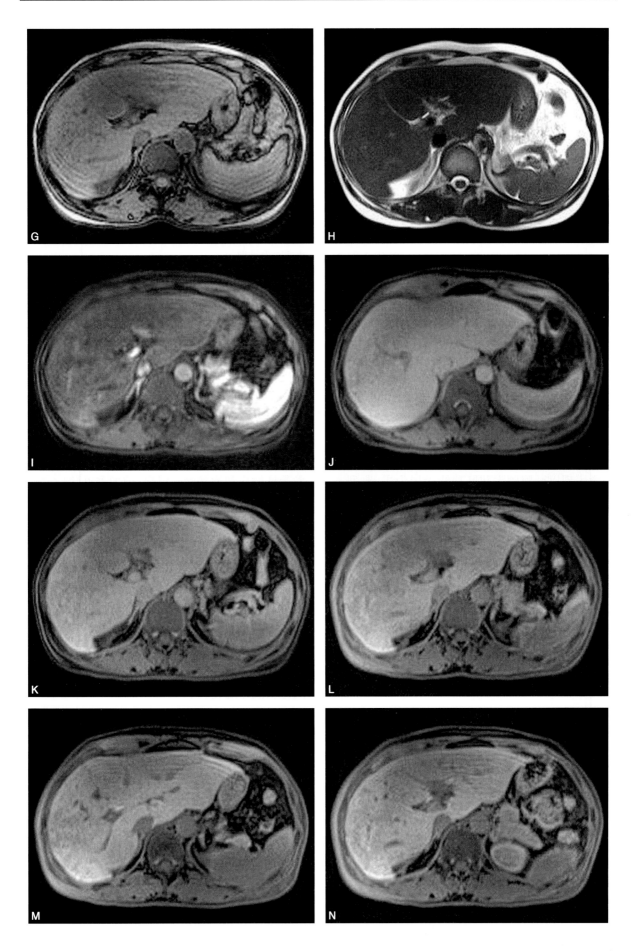

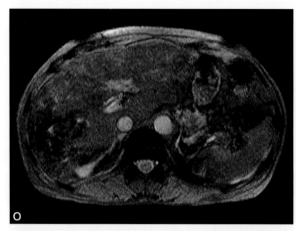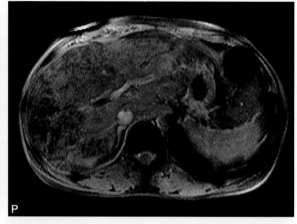

图 10-1-3　肝疟原虫感染慢性期

A.超声示肝脏体积增大,实质回声增强增粗,肝右后上间隙少量积液;B.CT平扫示肝脏体积增大,肝实质内散在斑片状低密度,肝右叶后上段大片状稍高密度影,肝右后上间隙少量积液;C.增强扫描动脉期肝实质不均匀强化;D.门静脉期肝实质进一步不均匀强化,肝右叶后上段内密度低于周围肝实质;E.平衡期肝实质进一步强化,肝右叶后上段密度低于周围肝实质;F、G.MRI T_1WI-IN-Phase 和 T_1WI-OPP-Phase 发现不均匀脂肪沉积;H.T_2WI-TRA 肝脏信号不均匀减低;I~K.Gd-EOB-DTPA 动态增强肝脏实质信号不均匀强化减低,以肝右叶为著;L~N.Gd-EOB-DTPA 肝胆期对比剂摄取稍减低,肝右叶后上段弥漫分布低信号小结节;O.T_2 STAR 肝实质信号减低,肝右叶后上段弥漫性低信号小结节;P.SWI 肝实质内弥漫不均匀分布低信号小结节,以肝右叶后上段为著

三、教学要点

1. 肝疟原虫感染慢性期,临床表现典型,影像学表现以肝脾肿大和肝功能受损为主,典型实验室指标,血涂片疟原虫阳性。

2. 肝疟原虫感染慢性期常有多次疟疾感染史,缺乏典型临床表现,多因其他疾病就诊,常伴有贫血,实验室检查以慢性肝功能损害为主,血涂片疟原虫阴性。慢性肝病表现、肝脏弥漫性铁沉积或含铁血黄素沉积是肝疟原虫感染慢性期的常见征象,常伴有脾梗死或巨脾。肝疟原虫慢性感染或频繁感染最终导致肝脏体积缩小或硬化。

第二节　肝棘球蚴病

一、综　述

(一)定义

肝棘球蚴病(hydatid disease of liver)是棘球绦虫的幼虫寄生于肝脏而发生的寄生虫病。棘球绦虫卵经消化道进入人体后,在十二指肠内孵化成六钩蚴,六钩蚴脱壳而出后,借助小钩吸附于小肠黏膜,并可进入肠壁内的毛细血管,经肠系膜静脉进入门静脉系统,随门静脉循环到达肝脏寄生。

该病主要流行于农牧区,我国以新疆、青海、宁夏、内蒙古和西藏等地多见。棘球蚴病分为细粒棘球蚴病和泡状棘球蚴病,前者多见。

细粒棘球蚴又称为包虫囊肿,囊壁由外囊及内囊构成。外囊常发生钙化;内囊为棘球蚴囊虫体本身,由囊壁和内容物组成。包虫囊肿在生长过程中,可因各种因素导致内囊从外囊上剥离,或合并感染,或合并破裂,形成各种继发性改变。泡状棘球蚴由无数小囊泡聚集而成实性肿块。病灶与正常肝组织界限不清。病灶实质因小囊泡的囊液外漏继发炎症反应、纤维化和钙盐沉积,病灶中心因营养障碍导致组织变性坏死或液化,形成含胶冻状液体的囊腔。

(二)临床表现

该病起病隐匿,早期多数无症状,随着病灶的增大,可出现腹胀、肝区疼痛、恶心呕吐等不适,包虫破入胆道或侵犯胆管可引起梗阻性黄疸。实验室检查血嗜酸性粒细胞可增多;囊液抗原皮内试验(Casoni 试验)可为阳性;酶联免疫吸附试验检测血清 IgA、IgE、IgG 被认为是较敏感的指标。

(三)影像学表现

1. 细粒棘球蚴病

(1)超声:细粒棘球蚴病超声分为五种类

型[4]。①单纯囊肿型:肝内圆形及类圆形无回声灶,后方回声增强,囊壁光滑且完整,仔细观察呈双层结构;②内囊塌陷型:卷曲或折叠的膜状回声,呈"水中百合花征";③多子囊型:边界清楚的圆形或类圆形无回声病灶,壁厚,囊内可见大小不等的小囊状结构,呈"蜂房状"或"车轮状",为典型的"囊中囊样"改变;④坏死实变型:内部呈强弱混杂回声灶,表现为膜状回声堆积成层状,外围有清楚的包膜,与周围组织分界清晰;⑤钙化型:部分囊壁钙化表现为弧形强回声,后方伴宽大声影,钙化程度越重,后方声影越明显。

(2) X线:腹部平片可见细粒棘球蚴导致的肝脏轮廓增大,膈顶上移;有时可以显示呈环状或者壳状钙化的包虫囊肿壁,以及病灶内结节状或不规则的钙化。

(3) CT:基本表现为肝实质内单发或多发,大小不一,圆形或类圆形,呈水样密度的囊性病灶,CT值0~10HU,增强扫描后病灶无强化;境界清晰,边缘光滑,囊壁较薄,表现为菲薄的线状稍高密度带(图10-2-1);子囊的出现使病灶呈现出"囊中囊""玫瑰花瓣""蜂窝征"等多房状的外观,子囊的密度总是低于母囊液的密度而使其区别于其他性质的囊肿性病变(图10-2-2)[5];当内囊完全剥离并漂浮在囊液中,则呈现"飘带征""水蛇征""双环征"等特异性征象(图10-2-3);病灶破入外囊壁的胆道中,引起胆道阻塞和扩张,形成包虫囊肿性胆道瘘,合并感染时囊壁可明显增厚并强化;位于肝顶部的病灶可与膈肌粘连或突破入胸腔,形成胆道-膈肌-支气管瘘,邻近肺叶出现炎症或伴有胸腔积液;包虫变性和退变时从囊壁开始钙化,呈弧线状、蛋壳状,进一步累及囊内容物呈现絮状或者整个病灶的钙化(图10-2-4)[6]。

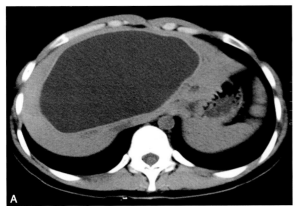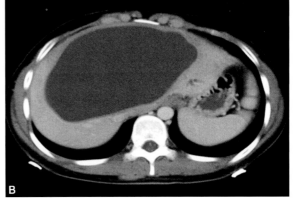

图10-2-1 单纯型细粒棘球蚴
A. CT平扫肝内类椭圆形低密度病灶,囊壁较薄,边缘清晰;B. CT增强扫描囊内及囊壁均未见明显强化

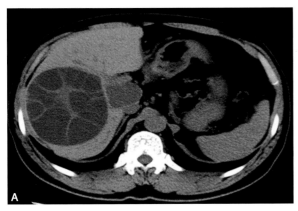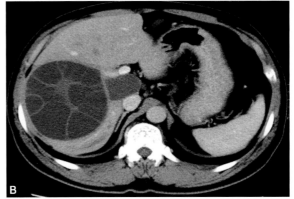

图10-2-2 多子囊型细粒棘球蚴
A. CT平扫肝右叶多子囊型细粒棘球蚴,母囊内可见多个大小不一、类圆形更低密度子囊结构,多靠近母囊边缘排列,呈现"囊中囊"征象;B. CT增强扫描病灶未见明显强化

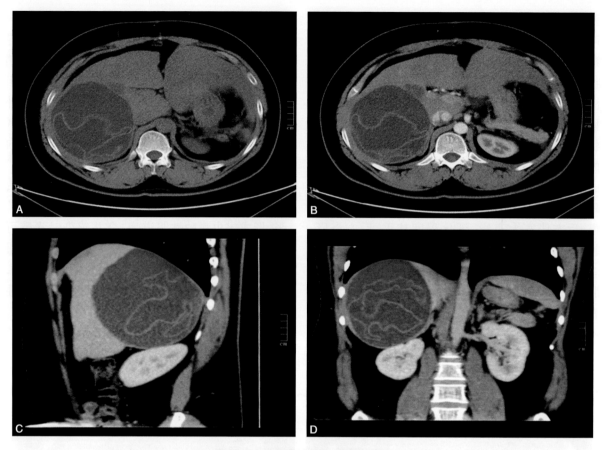

图 10-2-3　内囊破裂型细粒棘球蚴

A. CT 平扫肝右叶病灶内囊破裂,内囊壁漂浮于囊液中,形成典型的"飘带征";B ~ D. CT 增强扫描(轴位、矢状位及冠状位)示内囊壁显示更清晰,增强扫描无明显强化

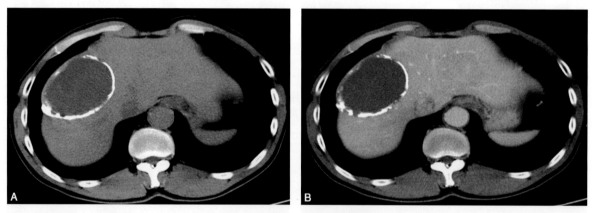

图 10-2-4　钙化型细粒棘球蚴

A. CT 平扫肝右叶病灶囊壁呈蛋壳样钙化;B. CT 增强扫描病灶未见明显强化

（4）MRI：基本表现为肝实质内单发或多发、圆形或类圆形、边缘光滑锐利的病灶,囊液在 T_1WI 上为低信号,T_2WI 上为高信号,信号均匀;囊壁厚薄均匀一致,T_2WI 上囊壁呈低信号是其特征性表现（图 10-2-5）;母囊内含有多个子囊时,表现为"玫瑰花瓣征""轮辐征"等;子囊信号在 T_1WI 上低于母囊,在 T_2WI 上高于母囊（图 10-2-6）;当内囊皱缩或完全塌陷分离,内囊囊膜悬浮于囊液中时,形成"飘带征";病变破入胆道时,MRCP 可清晰显示病灶与胆道的关系;囊壁钙化在 T_1WI 和 T_2WI 上均为低信号,但 MRI 显示效果不如 CT。

2. 泡状棘球蚴病

（1）超声：①病灶形态极不规则,质地较硬,但不表现出典型的"镶嵌征"或"浮雕征";②病灶无明显包膜,周边无低回声晕圈或周边回声增强

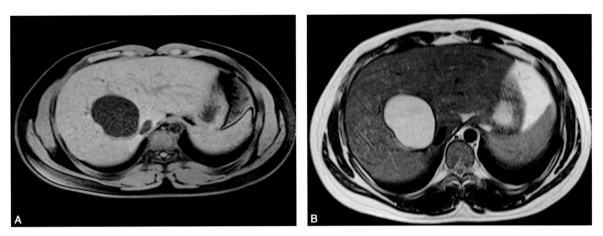

图 10-2-5　单纯型细粒棘球蚴

A、B. MRI T$_1$WI 和 T$_2$WI 显示肝右叶上段类圆形病灶,边缘清晰,T$_1$WI 呈低信号,T$_2$WI 呈高信号,囊壁在 T$_2$WI 上呈低信号

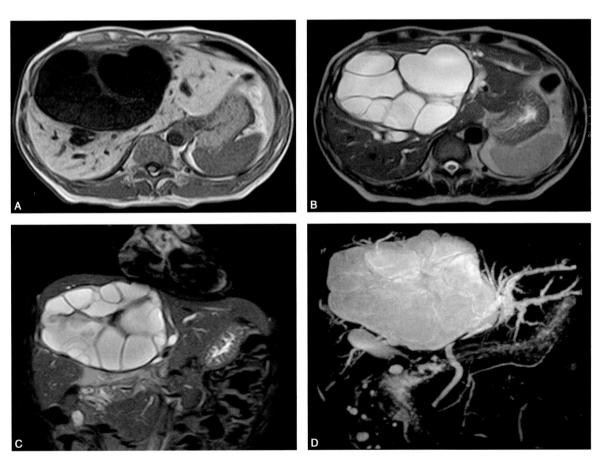

图 10-2-6　多子囊型细粒棘球蚴

A、B. MRI T$_1$WI、T$_2$WI 示肝方叶多子囊型细粒棘球蚴,母囊内可见多个类圆形子囊结构,T$_1$WI 上子囊信号低于母囊,在 T$_2$WI 上信号子囊高于母囊,母子囊间和子囊间可见低信号的间隔,呈"玫瑰花瓣征";C、D. T$_2$WI 冠状位脂肪抑制及 MRCP 显示病灶与邻近胆道的关系,其中 MRCP 显示更加立体直观

等特征;③病灶常包裹侵犯肝内重要的管道结构,如门静脉、胆道系统或肝后段的下腔静脉;④病灶内部回声混杂,常以中高回声为主,有时高回声区内可见小的蜂窝状的低回声,为囊泡回声;⑤病灶内部的钙化常呈沙粒状、小圈状、点状、小结节状;⑥病灶中央的液化坏死腔常不规则,内壁呈"虫蚀状"或"熔岩状",合并胆瘘或感染时无回声区内透声极差;⑦病灶伴有明显的声衰减,甚至伴有"瀑布状"声影;⑧病灶内部无明显血流信号,表现出"乏血供"的特点,周边可见短棒状或条状血流信号;⑨超声造影表现为动脉相早期至门静脉晚期病灶周围出现环状边框样增强带,增强模式为快进增强而缓慢消退,病灶内各期相均未见任何形式的增强,病灶内部的回声明显低于周边正常肝组织的回声,此表现描述为"黑洞征"。

（2）X线:腹部平片对本病的诊断价值有限,有时能显示泡状棘球蚴的点状、结节状的钙化。对没有钙化的病灶很难做出正确诊断。

（3）CT:表现为肝实质内形态不规则的实性肿块,密度不均匀,呈低或混杂密度,边缘模糊不清;增强后病灶强化不明显,但因为有周围正常肝实质强化而境界变得清楚,显示其凹凸不平的边界;病灶内常常有数量不一,散在或者群簇状分布的"小囊泡",即直径1cm以内的小囊状低密度区;病灶内常常伴有钙化,呈"小圈状"、颗粒状或不定型钙化,其中小圈状钙化最具有特征性;小囊泡与散在于实质内的钙化同时并存时,整个病灶显示"地图样"外观;较大的病灶中央常发生液化坏死,呈现"假囊肿"表现（图10-2-7）;位于肝门或者累及肝门的病灶常常累及血管和胆道,继发门静脉高压征或者胆道梗阻扩张,CT血管成像（CTA）及胆道成像技术（CTC）能清楚显示这些并

发症的表现（图10-2-8）;由于病灶内大量纤维化及液化坏死,肝泡球蚴病灶所在的肝叶/段边缘显示收缩凹陷,而健叶/段常常代偿性增大,有别于肝内其他实性肿瘤。

（4）MRI:表现为肝内无包膜的实质性占位,形态不规则,边界显示不清,内部信号不均匀,病灶在T_1WI上为低信号,在T_2WI上多为低信号为主的混杂信号,即病灶的实性部分在T_2WI上为低信号,而小囊泡、囊泡巢在T_2WI上呈稍高信号（图10-2-9）;DWI可见泡状棘球蚴病向外周增殖而形成稍高信号的"浸润带"或"晕带征",此繁衍层逐渐衰老退行性变并钙盐沉积,形成"钙化带",对于病程较长的病灶,这两种病理过程相连续出现,形成多层形态的"年轮征",典型的钙化灶在T_1WI和T_2WI上均为低信号;病变内部可发生液化坏死,呈现"熔岩征"表现,液化区在T_1WI上为近似于水的低信号,在T_2WI上为近似于水的高信号（图10-2-10）;增强扫描后病灶多无明显强化,但因邻近正常肝实质的强化而衬托出边缘,有时肝静脉、门静脉内可见泡状棘球蚴"栓子"。MRCP可清楚显示泡状棘球蚴病灶内无数密集的小囊泡,还可显示病灶是否侵蚀破坏胆管、引起胆管梗阻及邻近胆管受压移位等情况（图10-2-10）。MRA可显示病变与血管的关系,是否累及门静脉、下腔静脉和肝动脉等。

（四）诊断要点与鉴别诊断

当肝细粒棘球蚴病出现子囊、内外囊剥离征象及钙化这些特征性表现之一时,即可确定诊断。但单囊型细粒棘球蚴病需与肝脏单纯性囊肿鉴别;感染时难与肝脓肿鉴别;肝泡状棘球蚴病需与乏血供性肝癌等鉴别,病灶增强后无明显强化、小囊泡的显示、特征性的小圈状的钙化、中心液化坏

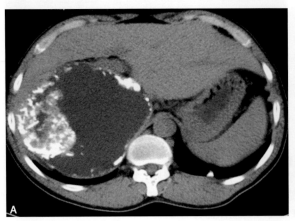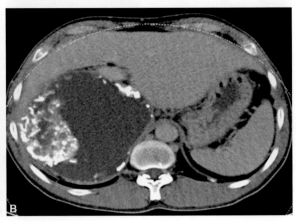

图10-2-7　假囊肿型泡状棘球蚴
A.CT平扫示肝右叶泡球蚴内液化,周围可见不规则钙化;B.CT增强扫描显示病变无明显强化

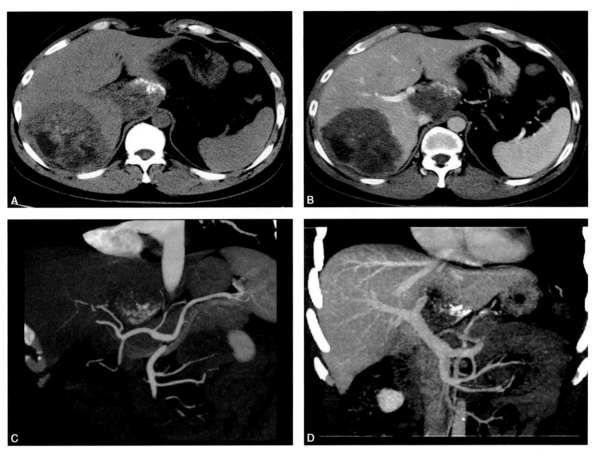

图 10-2-8 实体型泡状棘球蚴

A. CT 平扫显示肝尾状叶及右叶实性肿块,边界不清晰,病灶内可见小囊泡影,并可见多发钙化;B. CT 增强扫描示病灶未见明显强化,境界逐渐清晰,病灶边缘不规则;C、D. MIP 图像,病灶与血管的关系显示更清晰,部分层面显示门静脉左支局部受侵

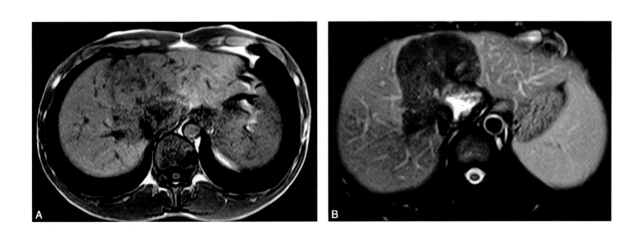

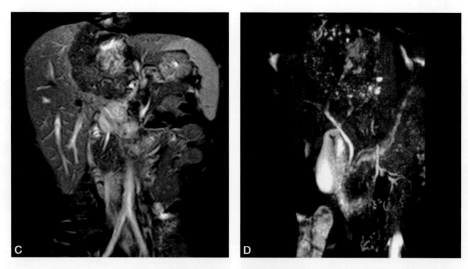

图 10-2-9　泡状棘球蚴

A、B. MRI T_1WI、T_2WI 脂肪抑制序列：T_1WI 示肝内病灶呈稍低信号，T_2WI 呈低信号，病灶内可见小斑片状 T_1WI 低信号、T_2WI 高信号液化坏死区；C、D. T_2WI 脂肪抑制冠状位及 MRCP 示病灶内多发小囊泡影，与胆道结构关系显示更清晰

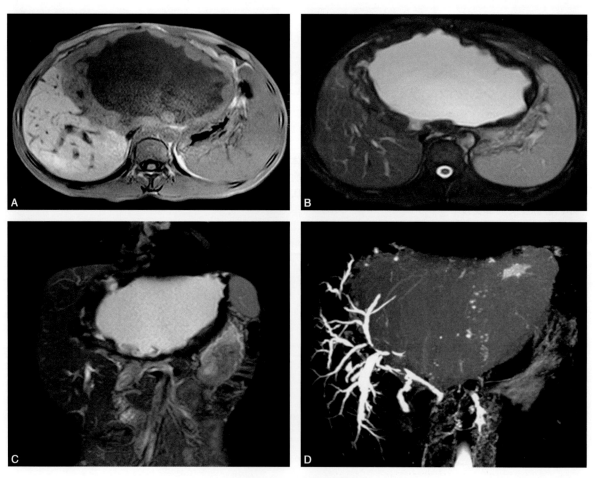

图 10-2-10　肝泡状棘球蚴

A、B. MRI T_1WI、T_2WI 示肝左叶泡状棘球蚴内部液化坏死，表现为"熔岩征"或"地图征"，肝实质内可见多发转移灶；C. T_2WI 冠状位示病灶周围可见扩张肝内胆管；D. MRCP 对病变与胆道关系显示更清晰，肝左叶肝内胆管破坏

死等泡球蚴的特征有助于鉴别诊断。

二、病 例 介 绍

（一）细粒棘球蚴病
病例 1

1. 病史摘要　患者自诉 1 年前无明显诱因出现右上腹部针扎样疼痛，伴恶心，否认发热及黄疸，休息后可缓解，上述症状间断出现至今。2 个月前洗澡时发现右上腹饱满突出。体格检查：右上腹膨隆并突出，无明显压痛。包虫四项（抗 EgCF、抗 EgP 抗体、抗 EgB 抗体和抗 Em2 抗体）阴性。

2. 影像学表现　腹部超声及 MRI 结果均提示肝脏囊性包块，后行腹部 CTA 检查如图 10-2-11。

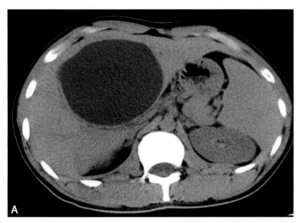
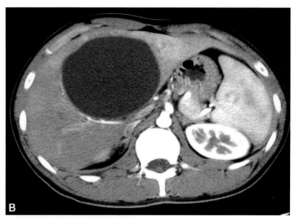
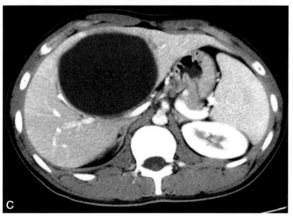
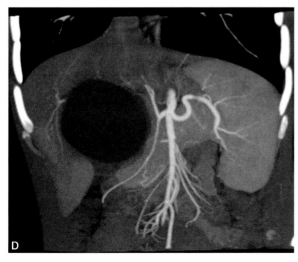
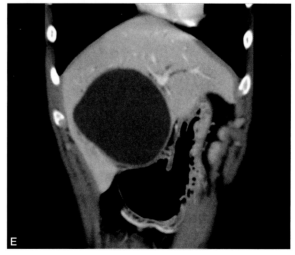

图 10-2-11　单纯型细粒棘球蚴

A. CT 平扫示肝左内叶巨大薄壁水样密度病灶，最大截面大小约 10.2cm×9.7cm，边缘清晰；B、C. 增强扫描动脉期及门静脉期病变无明显强化；D、E. CTA MIP 及冠状位图像显示病变推压第一肝门区结构，肝内胆管轻度扩张，肝动脉受压移位，脾脏略增大，内部密度均匀

病例2

1. 病史摘要　患者于9个月前体检行腹部超声检查,提示肝囊型包虫病,患者诉有间断性上腹部疼痛,伴纳差、恶心及腹胀。患者5年前因肝囊型包虫病在当地医院行手术。体格检查:右上腹可见一斜形长约12cm的陈旧性手术瘢痕。包虫四项均阳性。

2. 影像学表现　腹部超声提示肝内巨大类圆形无回声区,可见强回声壁,其内可见多发分隔样结构,呈"囊中囊"样改变。进一步行腹部CTA检查,如图10-2-12。

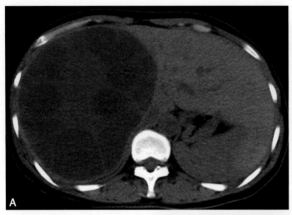 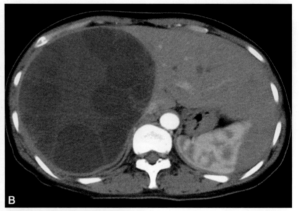

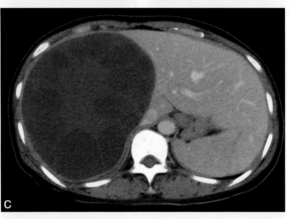

图10-2-12　肝多子囊型细粒棘球蚴

A. CT平扫示肝顶至肝右叶下段巨大囊性病灶,边界清晰,最大截面大小16.4cm×12.7cm,囊内容物密度不均,可见多个大小不等子囊靠近边缘排列,且子囊液密度低于母囊液密度,肝左叶代偿性增大;B、C.增强后病灶无明显强化,肝内外胆管未见扩张征象

病例3

1. 病史摘要　患者于3年前无明显诱因出现腹部隐痛不适,呈阵发性,与体位无关。1年前医院就诊,完善相关检查后考虑肝囊肿、脾囊肿,遂行手术治疗,切除脾脏后诊断为脾包虫,肝脏病灶考虑肝包虫可能。体格检查:上腹部可见一长约15cm的手术瘢痕。

2. 影像学表现　腹部超声提示肝右叶见大小14.6cm×11.2cm×15.2cm的囊性灶,其内可见漂浮高回声带,呈"水上浮莲征",囊性灶内透声欠佳。进一步行腹部CTA检查,如图10-2-13。

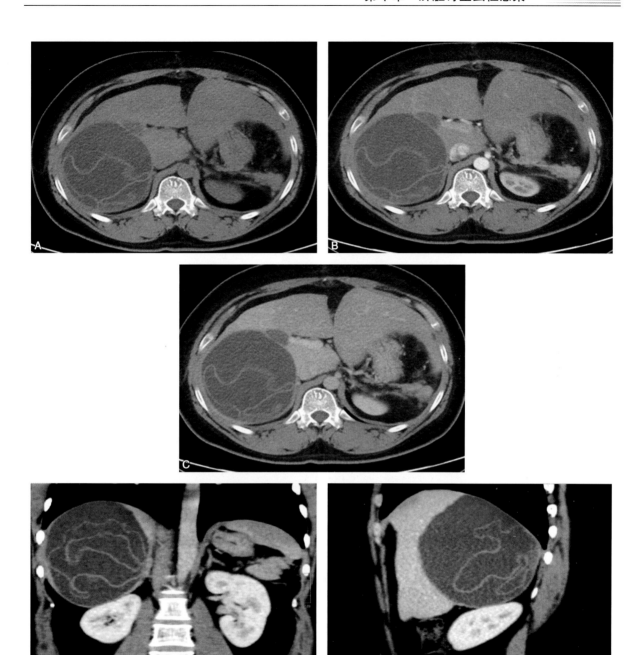

图 10-2-13　肝内囊破裂型细粒棘球蚴

A. CT 平扫示肝右叶类圆形囊性低密度病灶,边缘清晰,内囊破裂塌陷,线条状高密度内囊壁漂浮在囊液中,呈"水蛇状"或"飘带状";B~E. 横断位及冠状位、矢状位 CT 增强扫描示病灶无明显强化

病例 4

1. 病史摘要　患者自诉于 3 个月前,无明显诱因出现皮肤巩膜黄染,伴反酸,呈阵发性,与体位无关。到当地医院就诊,行腹部 B 超示肝包虫囊肿。患者既往于 1999 年 4 月和 2010 年 6 月曾因"肝包虫"行"包囊剥除术",术后恢复可。

2. 影像学表现　见图 10-2-14。

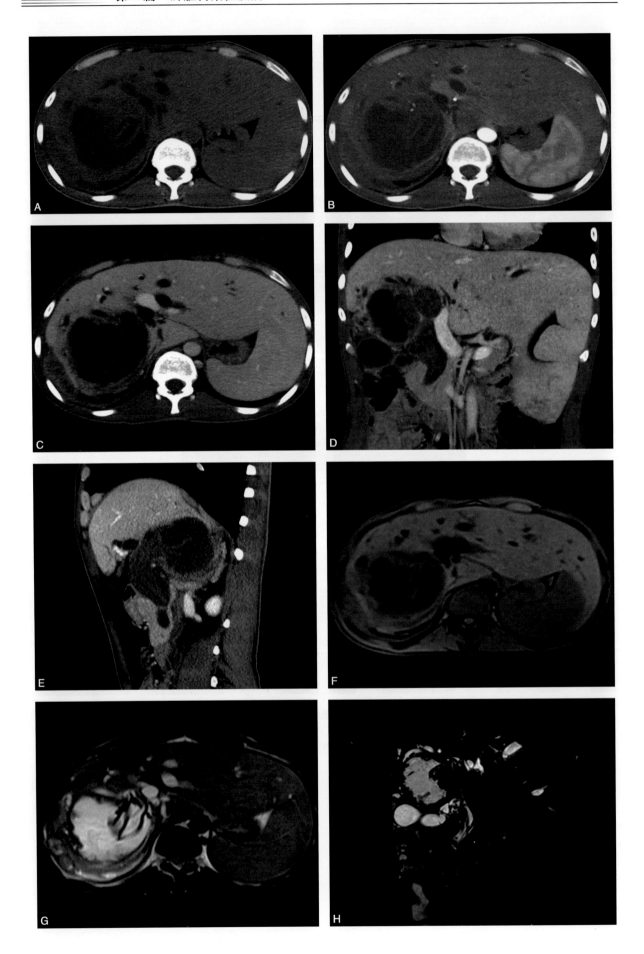

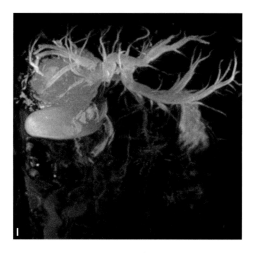

图 10-2-14 肝交通破裂型包虫囊肿

A. CT 平扫示肝脏形态饱满,肝左叶呈象鼻样改变,肝右叶见一大小 8.5cm×7.1cm 的厚壁囊性占位,境界清,囊内容物密度不均,见多发条带状软组织密度影,邻近肝实质受压并邻近胆管扩张;B~E. 增强后病灶囊壁及条带状软组织密度影未见明显强化,肝内胆管扩张,胆总管明显扩张,其内密度不均匀,可见条带状软组织密度影,并与右叶病灶相连续;F、G. MRI 示肝右后叶类圆形 T₁WI 低信号、T₂WI 高信号影,其内信号不均匀,可见飘带样 T₁WI、T₂WI 稍低信号并延伸至胆道内,边界欠清晰;H、I. MRCP 示肝内外胆管扩张,肝右叶病变与肝右叶胆管及胆总管相通,肝右胆管及胆总管内信号欠均匀,可见条带状低信号影

病例 5

1. 病史摘要　患者自诉于 9 个月前在当地医院行"腹主动脉瘤切除伴人工血管置换术"时行腹部 CT 示肝囊性占位,考虑肝囊型包虫病;患者自诉无上腹部疼痛。包虫四项中抗 EgCF、抗

EgB 抗体阳性。

2. 影像学表现　腹部超声提示肝右叶内可见一类圆形不均质中高回声区,大小 8.7cm×7.3cm,界清,内呈不均质改变。进一步行腹部 CTA 检查,如图 10-2-15。

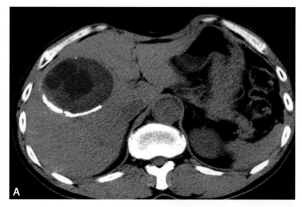

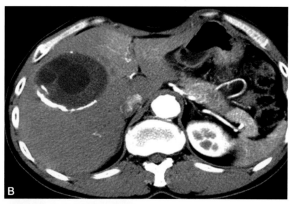

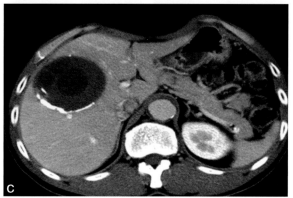

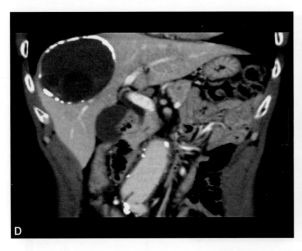
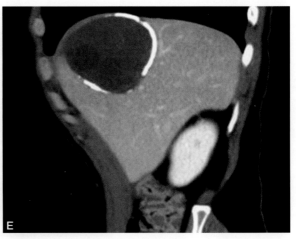

图 10-2-15　肝钙化型包虫囊肿

A.CT 平扫示肝右前叶可见一个以囊性低密度为主的病灶,界清,其内可见子囊结构,囊壁弧形钙化;B~E.横断位及冠状位、矢状位 CT 增强扫描示病灶无明显强化

（二）泡状棘球蚴病

病例 1

1. 病史摘要　患者,女性,34 岁。腹部隐痛不适 2 年,皮肤黄染 2 周,行 B 超检查发现肝脏占位性病变而入院治疗。既往史无特殊。实验室检查包虫四项:抗 EgCF+-,抗 EgP+-,抗 EgB+-,抗 Em2+-。

2. 影像学表现　见图 10-2-16。

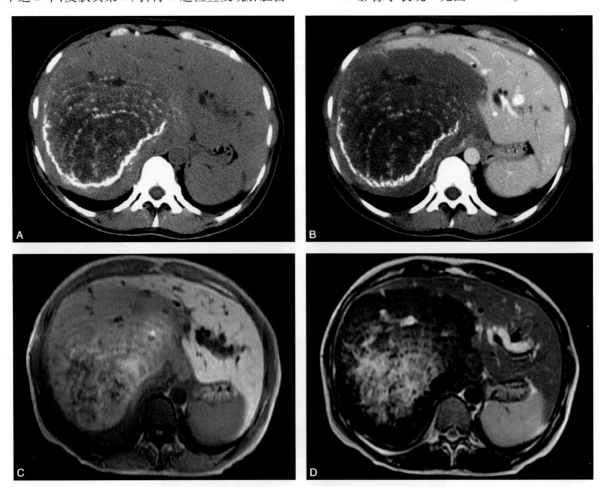

图 10-2-16　肝实体型泡状棘球蚴

A.CT 平扫显示肝右叶、尾状叶及部分左叶内侧段一巨大的实性肿块,边界不清晰,病灶内部的钙化带、浸润带相间,呈现"年轮征";B.CT 增强扫描,平衡期显示肝内病灶无明显强化,仍然呈现典型的"年轮"状表现;C.MRI T_1WI 显示病灶呈稍低信号,病灶内部信号不均匀,由于钙化信号更低,仍呈现"年轮"状表现;D.T_2WI 显示病灶呈稍低信号,病灶内部信号不均匀

病例 2

1. 病史摘要　患者，男性，51 岁。B 超体检发现肝泡型包虫病 7 年余，全身皮肤及巩膜黄染伴皮肤瘙痒 2 年余入院治疗。规律口服阿苯达唑片剂约 2 年，一天两次，一次两片。实验室检查包虫四项：抗 EgCF+，抗 EgP+，抗 EgB+，抗 Em2+−。

2. 影像学表现　见图 10-2-17。

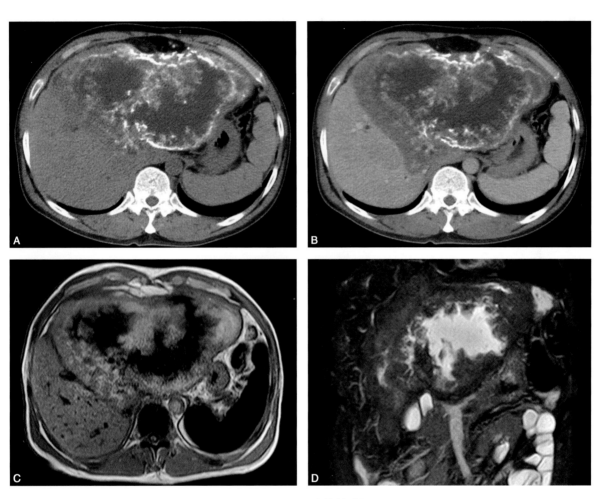

图 10-2-17　肝泡状棘球蚴

A. CT 平扫显示肝左叶、右叶前段见一囊实性混杂密度病灶，边界模糊不清，病灶内部可见形态不规则的无定形钙化；B. CT 增强扫描，平衡期显示肝内的病灶无明显强化，由于正常肝实质的强化，病灶的边界显示清晰，病变的内部有形态不规则的液化区，边缘为实性密度；C. MRI T₁WI 显示病灶的实性成分呈等或稍高信号，病灶内部液化区呈低信号，表现为典型的"熔岩洞"征；D. T₂WI 显示病灶的实性成分呈稍高信号，病灶内部液化区呈明显的高信号

病例 3

1. 病史摘要　患者，女性，57 岁。体检发现肝脏包虫 5 个月。患者于 5 个月前，在当地防疫站体检发现肝包虫病，到当地医院就诊，完善相关检查，考虑肝泡型包虫病，建议转至上级医院进行进一步治疗。既往史无特殊。实验室检查包虫四项：抗 EgCF+，抗 EgP+，抗 EgB++，抗 Em2++。

2. 影像学表现　见图 10-2-18。

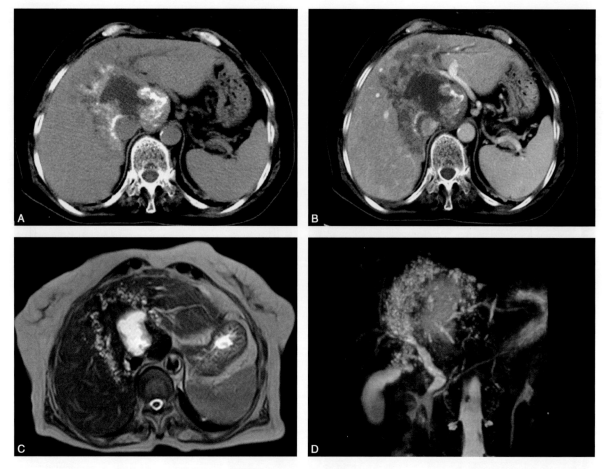

图 10-2-18 肝泡状棘球蚴

A. CT 平扫显示肝左叶内侧段、尾状叶及右叶前段见一囊实性混杂密度病灶,边界模糊不清,可见形态不规则的钙化,病灶内部可见低密度液化区;B. CT 增强扫描病灶未见明显强化,病灶边界不光整,凹凸不平;C. MRI T$_2$WI 显示病灶的边缘显示多个小囊状 T$_2$WI 高信号,称为"囊泡征",为泡型包虫病又一特征性表现;D. MRCP 显示病灶的"囊泡征"

病例 4

1. 病史摘要　患者,男性,35 岁。体检发现肝占位 1 个月。患者于 1 个月前行腹部 CT 检查提示肝占位。无腹痛、腹胀、腹泻,无恶心、呕吐,当地医院不明确病灶性质,转上级医院进一步诊治。实验室检查包虫四项:抗 EgCF+-,抗 EgP+-,抗 EgB+-,抗 Em2-。患者手术中见肝脏 S$_5$、S$_6$、S$_7$ 约 8cm×12cm 大小囊性病灶,穿刺病灶抽出大量坏死脓液,切取大块组织送术中快速冰冻,结果回报:泡型包虫病,遂进行肝右三叶切除术。

2. 影像学表现　见图 10-2-19。

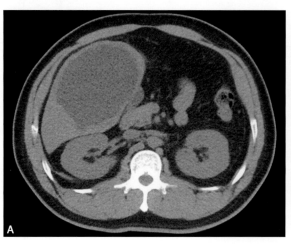
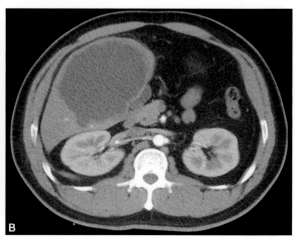

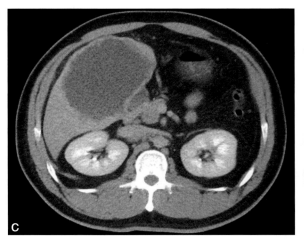
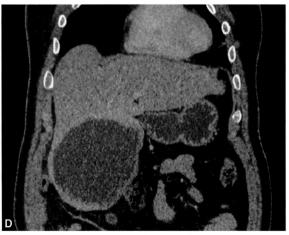

图 10-2-19　肝假囊肿型泡状棘球蚴

A. CT 平扫显示肝右叶囊性占位,病灶边界清晰,边缘及内部无明显钙化;B. CT 增强扫描动脉期病灶未见明显强化,边缘不光整;C. CT 增强扫描,平衡期病灶亦未见明显强化;D. 平衡期冠状位重建图像,病灶一部分外突于肝脏轮廓之外,壁厚薄不均匀

病例 5

1. 病史摘要　患者,女性,54 岁。确诊为肝包虫 2 个月余。患者因"咳嗽咳痰"就诊于当地医院,行腹部 CT 示:肝内占位性病变。为明确诊断,建议肝穿刺活检,患者拒绝,转诊上级医院。实验室检查包虫八项均为阴性。患者进行了离体肝切除+健侧左外叶肝组织移植术。术中所见肝

右叶完全为病灶浸润,并向左侵犯肝 S_4 和 S_1,肝右静脉及肝中静脉根部受累并完全闭塞,肝左静脉主干根部的管壁为病灶包绕而变僵硬,肝段下腔静脉管壁受累,管腔内可见泡球蚴病灶并越过膈肌环水平呈球形突向右心耳,致下腔静脉管腔完全闭塞。

2. 影像学表现　见图 10-2-20。

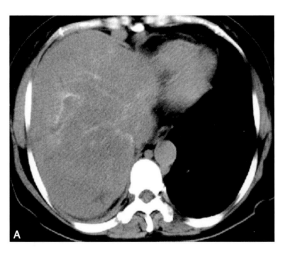
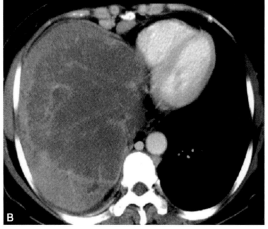

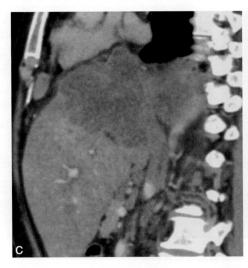

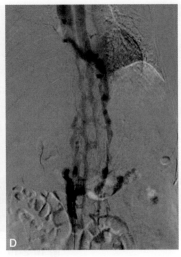

图 10-2-20　肝泡状棘球蚴

A. CT 平扫显示肝右叶实性占位,病灶边界不清晰,累及第二肝门,内部可见线状钙化;B. CT 增强扫描门静脉期,病灶未见明显强化,肝右、肝中静脉未显影,血管走形显示有线状钙化,肝段下腔静脉未见显影;C. CT 增强扫描门静脉期矢状位重建,肝段下腔静脉受侵,血管未见显影;D. DSA 显示自腰₃椎体水平以上下腔静脉未显影,可见对比剂自腰静脉丛侧支回流入右心房

病例 6

1. 病史摘要　患者,女性,31 岁。发现肝泡型包虫病,伴皮肤及巩膜黄染 2 个月余。患者于 2 个月前,无明显诱因出现全身皮肤及巩膜黄染,无纳差、腹胀、腹泻、返酸,嗳气。到当地医院就诊,行腹部 B 超、CT 示肝泡型包虫病,伴梗阻性黄疸,当地医院鉴于医疗条件限制建议转往上级医院诊治。实验室检查包虫四项:抗 EgCF+,抗 EgP+,抗 EgB++,抗 Em2++。

2. 影像学表现　见图 10-2-21。

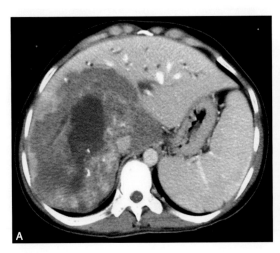

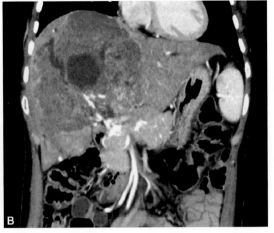

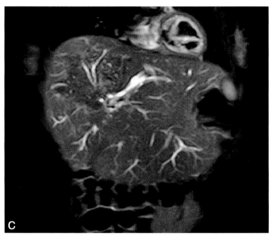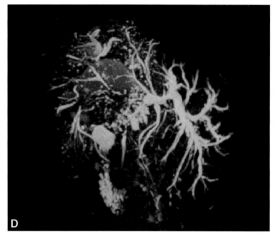

图 10-2-21　肝泡状棘球蚴

A. CT 增强扫描显示肝右叶囊实性占位，未见明显强化，病灶边缘不光整，周围正常肝实质可见胆管扩张；
B. CT 冠状面重建图像显示肝内胆管扩张并包埋在病灶内部；C. MRI T$_2$WI 冠状面显示肝内胆管扩张，近端胆管包埋在病灶内部；D. MRCP 显示肝内胆管树明显扩张，在病变区域狭窄、中断，同时可见病变周围多发小囊泡征象

三、教学要点

（一）细粒棘球蚴病

1. **肝细棘球蚴病**　细粒棘球绦虫的幼虫寄生于肝脏而发生的寄生虫病，俗称包虫囊肿。

2. **单纯型包虫囊肿**　表现为单发或者多发，圆形或者卵圆形，大小不一，境界清楚、边缘光滑的水样密度囊肿，CT 值 0～10HU；囊壁显示为菲薄的线状稍高密度带。

3. 增强扫描后囊肿本身不强化，可区别于肝脏其他占位性病变，CTA 等技术则容易显示病灶与邻近血管的关系。

4. **多子囊型包虫囊肿**　包虫子囊的出现代表着包虫病灶的生长发育，子囊的存在使囊肿呈现多房的外观。子囊较少时病灶呈现"囊中囊"征象，或者多个小圆形子囊沿着母囊边缘排列呈现"玫瑰花瓣"或"轮辐状"征象；当子囊大或多甚至充满整个母囊腔时，呈现"桑葚状"或"蜂窝征"。包虫子囊的密度总是低于母囊液密度而使其区别于其他性质的囊肿性病变，该影像特征具有重要的鉴别诊断价值。

5. **破裂型包虫囊肿**　各种原因均可导致包虫囊肿破裂。内在破裂型：系内囊从外囊上剥离，囊液进入内外囊之间。CT 显示"新月征"或者"双侧壁征"，当内囊完全剥离并漂浮在囊液中则呈现"飘带征""水蛇征"和"双环征"等具有诊断特异性征象。

6. **交通破裂型包虫囊肿**　包虫囊肿内容物如囊液、子囊、内囊碎片破入外囊壁的胆道中，引起胆道梗阻和扩张。CT 平扫以囊内容物密度不均及多发条带状软组织密度影表现为主，通过 MPR、CPR 可显示囊内条带状软组织密度伸入胆道内，引起其上胆道扩张。MRI 及 MRCP 可清晰显示破入胆道内的低信号条带影。

7. **钙化型包虫囊肿**　包虫囊肿退变时，其外囊壁肥厚及钙盐沉积。CT 平扫示病灶边缘不规则弧线形或蛋壳状钙化。进一步累及囊内容物呈现絮状或者整个包虫囊肿的钙化。

8. 增强扫描后囊肿本身不强化。鉴别诊断主要与肝囊肿相鉴别。

（二）泡状棘球蚴病

1. **肝实体型泡状棘球蚴**病灶多为浸润增殖改变，诊断应结合临床病史，影像学表现为实性非均质肿块，边缘不规则，境界不清楚，病灶内可见数量不同、形态各异的钙化，小圈状、年轮状钙化是特征性的影像学表现。增强扫描病灶内部不强化，病灶的边缘可出现强化。

2. 肝泡状棘球蚴内部血管闭塞、内部坏死、继发感染、胆瘘而形成较大的液化坏死腔，病灶中心的液化坏死，边缘的实性成分共同构成本病典型的"熔岩状"或"地图征"样外观。

3. 小囊泡往往出现于病灶的边缘区域，提示

病灶活性较高。MRI T$_2$WI 及水成像为显示小囊泡征的最佳序列。"囊泡征"是肝泡型包虫另一特征性影像学表现。

4. 假囊肿型肝泡型包虫较为少见,易造成误诊,诊断需结合病史、实验室检查。该病变内部液化坏死多,病灶实性成分少,往往小囊泡征不典型。

5. 肝泡型包虫向肝门区生长,易侵犯大血管,造成血管的并发症。对血管的侵犯表现为血管的狭窄、闭塞甚至病变直接长入血管腔内,可见侧支血管形成。血管受侵的评估尤其是第二肝门区下腔静脉、肝静脉的侵犯及严重程度往往与手术切除术式的选择密切相关。

6. 胆管并发症是肝泡型包虫较为常见的并发症之一,患者表现为进行性加重的黄疸,肝泡型包虫病灶包埋胆管,造成胆管的狭窄、闭塞,远端胆管扩张。磁共振成像是评价胆道并发症最佳的影像方法。

7. 鉴别诊断应与肝脏实体性肿瘤如胆管细胞癌、转移瘤及肝囊腺类肿瘤相鉴别,结合相关实验室检查等综合诊断。

第三节　血吸虫肝病

一、综　述

在我国,血吸虫病以南方地区多见,特别是长江流域。急性血吸虫病虽然已经少见,但慢性血吸虫肝病(chronic hepatic schistosomiasis)仍时有发现,主要为日本血吸虫虫卵沉积肝脏,引起以肝硬化为主要改变的晚期血吸虫病。

(一)临床表现

临床表现为腹水、脾大、肝功能损害和门静脉高压。粪便可检出虫卵或孵化出尾蚴。血吸虫主要寄生在肠系膜静脉和门静脉内,虫卵沿门静脉循环进入肝脏的门静脉小分支,沉着在汇管区,形成大量的虫卵结节,纤维组织增生,因血液循环障碍,导致肝细胞萎缩,表面有大小不等的结节,凹凸不平,形成肝硬化。

(二)病理表现

病理上肝表面可见散在的浅沟纹分隔肝表面,形成大小不等的突起小结节。增生的纤维组织沿着门静脉分支呈树枝状分布。门静脉分支血管壁增厚、钙化,并有血栓形成。由于门静脉血管壁增厚,门静脉细支发生窦前阻塞,引起门静脉高压,致使腹壁、食管、胃底静脉曲张,易破裂引起上消化道出血。肝包膜也出现明显纤维化。

(三)检查方法与选择

超声检查可判断肝纤维化的程度,可见肝、脾体积大小改变,门静脉血管增粗呈网织状改变,并可定位行肝穿刺活检。肝内表现为大网格、小网格、大小网格混合强回声。门静脉支边缘回声增厚,出现脾静脉、肠系膜上静脉扩张等门静脉高压征象。CT 扫描可以发现晚期血吸虫病患者肝包膜与肝内门静脉区常有钙化现象,重度肝纤维化可表现为龟背样图像,还可显示晚期肝硬化改变。

(四)影像学表现

1. 超声　①肝病期肝体积增大,肝硬化期肝体积缩小;各叶/段比例失调,表面不光整,呈波浪状或锯齿状。②肝内回声增强,分布不均匀,常可见沿门静脉分布的强回声光带,呈"树枝"样改变,此为血吸虫肝病的特征性声像图改变,直接反映了肝纤维增生的分布和程度;病程早期光带回声纤细,进展期光带回声强而粗大。③肝门区和肝内门静脉管壁增厚并回声增强,肝静脉变细、模糊甚至不显示。④伴有门静脉高压者,门静脉和脾静脉增宽,脾大,甚至出现腹水。

2. X 线　食管钡餐检查可显示食管静脉曲张。

3. CT　肝内、外异常改变,主要表现有:①肝硬化的相应表现,脾大,腹水;②特征性肝内汇管区钙化,典型者呈"龟甲纹"或"地图状"(图10-3-1);③血吸虫感染途径中的钙化,包括肠壁及肠系膜增厚钙化,门静脉系钙化包括沿着脾静脉、门静脉、肠系膜上静脉的血管壁呈线状(一侧壁)、双轨状(双侧壁)、环状(血管横断位)钙化;④如合并肝癌则有相应的异常结节灶。

4. MRI　可显示肝脏形态及体积的改变,以及门静脉高压和腹腔积液征象,但对肝内钙化显示效果不佳,不如 CT。

(五)诊断要点与鉴别诊断

CT 为最常用的影像学检查,在显示肝硬化、门静脉高压的基础上还能显示血吸虫性肝病特征性的肝内钙化,以及门静脉/肠壁钙化,从而做出

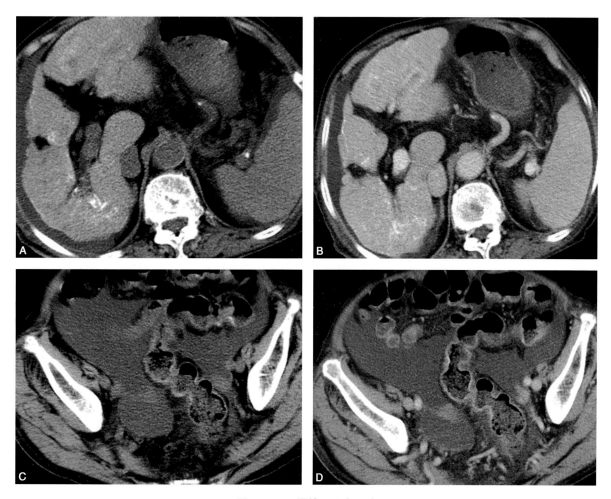

图 10-3-1　慢性血吸虫肝病

A、B. CT 平扫及增强扫描显示肝硬化,腹水,肝内散在"地图状"钙化;C、D. CT 平扫及增强显示肠壁轻度增厚,局部可见钙化灶

诊断。MRI 在显示钙化方面不如 CT,但在显示肝脏纤维化、发现合并肝癌结节等方面较敏感。

二、教 学 要 点

慢性血吸虫肝病在影像上有典型的"龟背状"或"地图状"钙化表现,部分患者可见门静脉管壁及肠管壁钙化,同时伴有肝硬化、门静脉高压、腹水等非特异性征象。确诊主要依靠粪便中找到血吸虫卵。

第四节　华支睾吸虫

一、综　　述

华支睾吸虫病(clonorchiasis sinensis)俗称肝吸虫病,是由华支睾吸虫寄生在人体肝内胆管引起的寄生虫病。主要发生在中国、韩国和越南。中国大陆发病前三位是广东省、广西壮族自治区及黑龙江省。感染途径是由于人食用了感染华支睾吸虫的淡水鱼生,囊蚴于十二指肠发生囊蚴脱囊并逆行进入胆道系统而感染[7]。

（一）临床表现

普通感染者常见不同程度的乏力、食欲下降、腹部不适、肝区隐痛、腹痛、腹泻,较重感染者还可伴有头晕、失眠、疲乏、精神不振、心悸、记忆力减退等神经衰弱症状,个别患者因大量成虫堵塞胆总管而出现梗阻性黄疸,甚至发生胆绞痛,严重感染者常可呈急性起病,潜伏期短,患者突发寒战及高热在 39℃以上,呈弛张热。数周后急性症状消失而进入慢性期,表现为疲乏、消化不良等。

（二）病理表现

华支睾吸虫主要寄生在肝内中小胆管,也可在胆总管、胆囊、胰管甚至十二指肠或胃内发现。虫体机械性阻塞胆道、吸食局部胆管的上皮细胞和血液,导致局部胆管损害和黏膜脱落,继发胆管的炎症和细菌感染。早期或轻度感染可无明显病理变化,感染较重时,胆管可发生囊状或圆柱状扩张,管壁增厚,周围有纤维组织增生。严重感染时,管腔内充满华支睾吸虫和淤积的胆汁。病变以肝左叶较明显,可能与左叶胆管较平直,幼虫易于侵入有关。

（三）检查方法与选择

超声检查可直接显示与华支睾吸虫病有关的病理损伤,结合流行病学、临床表现及实验室检查,诊断华支睾吸虫病的准确率可达 96.67%,因此可用于本病的诊断、病情评估和疗效评价。CT 检查能清楚地反映出胆管扩张的程度和特征性胆管腔内密度改变,以及较为特征的肝脏边缘部明显呈囊状及杵状胆道扩张而胆总管无明显扩张,区别于其他病因造成的胆道梗阻。MRCP 能立体地显示肝内外胆管树的影像改变,较 CT 更为敏感。

（四）影像学表现

1. 超声　①肝脏型:肝实质点状回声增粗、增强,有短棒状、索状或网状回声;②胆管型:肝内胆管轻度扩张,以部分节段扩张常见,同时伴有管壁增厚,回声增强,肝外胆管内可见层叠排列的"双线征"回声;③胆囊型:胆囊壁毛糙,囊内常见漂浮斑点、"小等号"样光带及沉淀物回声;④混合型:同时有以上两种或三种类型表现。

2. X 线　腹部平片对本病的诊断价值有限。

3. CT　扩张胆管内见点状虫体软组织密度影是其特征性影像(图 10-4-1),依据肝内胆管扩张形态分为 3 种类型,包括肝边缘型、肝门型和混合型。①肝边缘型:肝内末梢小胆管小囊状扩张具有特征性,有簇集分布倾向,分布以肝右后叶为主。囊状扩张直径一般小于 2cm,与扩张小胆管相通呈"逗点征"[8]。②肝门型:肝内胆管扩张是由于长期慢性反复感染,胆管壁张力减低,胆汁淤滞,加上成虫数量多,寄生于较大的胆管导致肝门侧胆管扩张。③混合型:肝内胆管扩张兼有边缘型及肝门型胆管扩张的特点,胆管扩张多广泛弥漫,表明患者反复感染,病程长,病变程度较重,此型并发症较多,如并发胆道炎、胆石症及胰腺炎等。

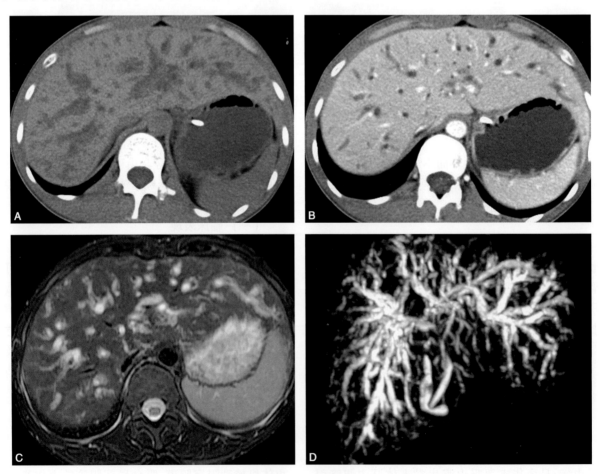

图 10-4-1　肝吸虫病

A、B. CT 平扫及增强扫描显示肝内胆管扩张,部分扩张胆管内可见点状虫体软组织密度影;C、D. MRI T_2WI 脂肪抑制序列及 MRCP 显示肝内胆管弥漫性扩张

4. MRI　MRCP 的图像特征为肝内胆管扩张及肝包膜下肝实质内的末梢胆管小囊状扩张(图10-4-1),MRCP 能清晰显示胆汁,进而映衬胆管扩张或狭窄[9]。

（五）诊断要点与鉴别诊断

当超声发现胆囊内出现絮状漂浮物和围绕扩张的小胆管不伴声影的小光团或光斑即可诊断本病;CT 发现肝内胆管呈囊状及杵状扩张,特别是肝脏边缘部明显,胆总管无明显扩张,诊断相对容易;MRCP 能立体显示肝内外胆管树的影像改变特征,较 CT 更为敏感。鉴别诊断包括与各种导致梗阻性黄疸的疾病相鉴别,依据扩张胆管的分布特点、胆管内有无异常虫体影像和有无结石/肿块等,可资鉴别。

二、教学要点

华支睾吸虫病患者常有食用淡水鱼生史。华支睾吸虫主要寄生于胆道系统,又以肝内中小胆管为主,故影像学上有相应肝内胆管扩张的改变,典型者可在扩张的胆管内看到软组织密度的虫体。MRCP 显示胆管树较 CT 清晰。确诊需在粪便中找到华支睾吸虫虫卵。

第五节　阿米巴肝脓肿

一、综　述

阿米巴肝脓肿(ambic liver abscess)是由于溶组织阿米巴滋养体从肠道病变处经血流进入肝脏,使肝组织发生坏死而形成,实为阿米巴结肠炎的并发症,但也可无阿米巴结肠炎而单独存在。其主要临床表现为长期发热、右上腹或右下胸痛、全身消耗及肝大、压痛、白细胞计数增多等,且易导致胸部并发症。回盲部和升结肠为阿米巴结肠炎的好发部位,该处原虫可随肠系膜上静脉侵入肝右叶,故肝右叶脓肿者占绝大部分。

（一）临床与病理表现

阿米巴分迪斯帕内阿米巴和溶组织内阿米巴两种病株,其中溶组织内阿米巴具有致病性,是引起阿米巴肝脓肿的病原体。溶组织内阿米巴有滋养体及包囊两期,滋养体将其分为小滋养体与大滋养体,前者寄生于肠腔中,称为肠腔共栖型滋养体,在某种因素影响下,侵入肠壁,吞噬红细胞转变为大滋养体,称为组织型滋养体,是阿米巴肝脓肿的致病形态。

阿米巴肝脓肿的临床表现与病程、脓肿大小及部位、有无并发症有关。大多缓慢起病,有不规则发热、盗汗等症状,发热以间歇型或弛张型居多,体温大多午后上升,傍晚达高峰,夜间热退时伴盗汗,发热伴寒战者常合并细菌感染。常有食欲不振、腹胀、恶心、呕吐、腹泻、痢疾等症状。肝区痛为本病的重要症状,呈持续性钝痛,深呼吸及体位变更时增剧,夜间疼痛常更明显。脓肿位于肝下部时可引起右上腹痛和右腰痛,部分患者右下胸或右上腹饱满,或扪及肿块,伴有压痛,少有左叶肝脓肿。患者有中上腹或左上腹痛,向左肩放射,剑突下肝脓肿或中、左上腹饱满、压痛、肌肉紧张及肝区叩痛。肝脏往往呈弥漫性肿大,病变所在部位有明显的局限性压痛及叩击痛,肝脏下缘钝圆,有充实感,质中坚。部分患者肝区有局限性波动感。黄疸少见且多轻微,多发性脓肿者,黄疸的发生率较高。

（二）检查方法与选择

1. 超声显像敏感性高,但与其他液性病灶鉴别较困难,需作动态观察。脓肿所在部位显示与脓肿大小基本一致的液平面或作穿刺或手术引流定位,反复探查可观察脓腔的进展情况。

2. X 线检查常见右侧膈肌抬高,运动受限,胸膜反应或积液,肺底有云雾状阴影等。肝左叶脓肿时胃肠道钡餐透视可见胃小弯受压或十二指肠移位,侧位片见右肋前内侧隆起致心膈角或前膈角消失。偶尔在腹平片上见肝区不规则透光气-液平面,颇具特征性。

3. CT、MRI 均可显示肝内占位性病变,对阿米巴肝脓肿和肝癌、肝囊肿鉴别有一定帮助。其中 CT 尤为方便,在 CT 上表现为圆形或卵圆形的低密度灶,边缘不甚清晰,增强后脓肿壁环状强化,若其内有气体存在,则对诊断有重要价值。

（三）影像学表现

1. 超声　肝区液性暗区,了解脓肿的大小、范围、数目,有助于引导穿刺定性诊断与治疗。

2. X 线　右侧膈肌抬高、运动受限、局部隆起,有时可见胸膜反应及胸腔积液,右下肺炎和盘状肺不张等;腹平片上偶见脓腔内有气-液平面,肝区不规则透光气-液平面,具有诊断意义。

3. CT　肝脓肿区域呈不均匀或均匀低密度区,增强后脓肿周围呈环状强化(图10-5-1),脓腔内可见气-液平面[10]。

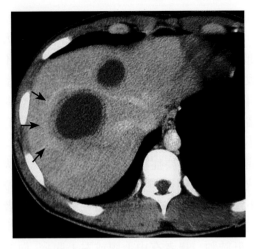

图 10-5-1　阿米巴肝脓肿
CT 增强扫描示肝 S8 及 S4 各见一环状强化类圆形
低密度影(双靶征,黑色箭头)

(四) 诊断要点与鉴别诊断

1. 诊断要点　肝脏阿米巴肝脓肿的临床诊断基本要点为:①右上腹痛、发热、肝大和压痛;②X 线检查右侧膈肌抬高、运动减弱;③超声检查显示肝区液平面。若肝穿刺获得典型的脓液,或脓液中找到阿米巴滋养体,或对特异性抗阿米巴药物治疗有良好效应,即可确诊为阿米巴性肝脓肿。

2. 鉴别诊断

(1) 原发性肝癌:发热、消瘦、右上腹痛、肝大等临床表现酷似阿米巴肝脓肿,但后者常热度较高,肝区痛较著;癌肿肝脏的质地较坚硬,并有结节。甲胎蛋白的测定、超声检查、腹部 CT、放射性核素肝区扫描、选择性肝动脉造影、磁共振等检查可明确诊断,肝脏穿刺及抗阿米巴药物治疗试验有助于鉴别。

(2) 细菌性肝脓肿:常继发于败血症或腹部化脓性疾病,起病急,毒血症状显著,如寒战、高热、休克、黄疸等。肝脏增大不显著,局部压痛亦较轻,一般无局部隆起,以多发、小脓肿较常见。脓液少,黄白色,细菌培养可获得阳性结果,肝组织病理检查可见化脓性病变。白细胞计数,特别是中性粒细胞计数显著增多,细菌培养可获得阳性结果。抗生素治疗有效,易复发。

二、病 例 介 绍

病例

1. 病史摘要　患者,男性,27 岁。HIV 感染者,主诉右上腹部疼痛伴发热 3 天。实验室检查结果:CD4 T 细胞计数 520 个/mL;AST 210U/L↑(参考范围:10~42U/L),ALT 470U/L↑(参考范围:10~40U/L),总胆红素 2.3mg/dL↑(参考范围:0.2~1.0mg/dL)。间接血凝试验提示抗阿米巴抗体呈阳性,滴度为 1:256。粪便 PCR 试验证实患者感染了溶组织性内阿米巴。

2. 影像学表现　见图 10-5-2。

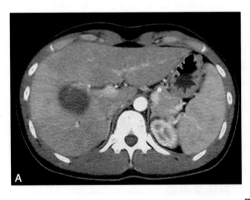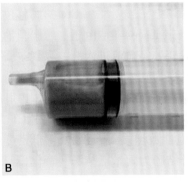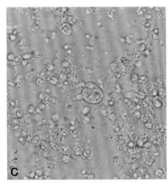

图 10-5-2　阿米巴肝脓肿
A. CT 增强扫描显示肝右前叶一环状强化病灶,边界清,提示脓肿;B. 经皮穿刺引流术后,脓肿液为红褐色物质;
C. 脓液制成切片后,镜检发现单细胞生物并有伪足

三、教 学 要 点

1. 阿米巴肝脓肿是由于溶组织阿米巴滋养体(小滋养体与大滋养体)从肠道病变处经血流进入肝脏,使肝组织发生坏死而形成,实为阿米巴结肠炎的并发症,但也可无阿米巴结肠炎而单独存在。

2. 临床表现为长期发热、体温大多午后上升,傍晚达高峰,右上腹或右下胸痛、全身消耗及肝大、压痛、白细胞计数增多等,回盲部和升结肠为阿米巴结肠炎的好发部位。

3. 超声显示肝区液性暗区,了解脓肿的大小、范围、数目,有助于引导穿刺定性诊断与治疗。

4. 右上腹痛、发热、肝大和压痛,X 线检查右侧膈肌抬高、运动减弱,超声检查显示肝区液平面。CT 表现为肝脓肿呈不均匀或均匀低密度区,增强后脓肿周围呈环状强化。肝脏穿刺脓液中找到阿米巴滋养体,或对特异性抗阿米巴药物治疗有良好效应,即可确诊为阿米巴性肝脓肿。主要应与原发性肝癌及细菌性肝脓肿鉴别。

参 考 文 献

[1] Khan W, Zakai HA, Umm-E-Asma. Clinico-pathological studies of Plasmodium falciparum and Plasmodium vivax-malaria in India and Saudi Arabia[J]. Acta Parasitol, 2014, 59(2):206-212.

[2] Hongjun Li. Radiology of Infections Diseases[M]. Beijing: PEOPLE'S MEDICAL PUBLISHING HOUSE, 2015.

[3] 李宏军. 寄生虫病影像学[M]. 北京:科学出版社, 2016.

[4] WHO Informal Working Group. International classification of ultrasound images in cystic echinococcosis for application in clinical and field epidemiological settings [J]. Acta Trop, 2003, 85(2):253-261.

[5] Hosch W, Junghanss T, Stojkovic M, et al. Metabolic viability assessment of cystic echinococcosis using high-field ^{1}H MRS of cyst contents[J]. NMR Biomed, 2008, 21(7):734-754.

[6] Hosch W, Stojkovic M, Janisch T, et al. The role of calcification for staging cystic echinococcosis (CE)[J]. Eur Radiol, 2007, 17(10):2538-2545.

[7] 方竞,周忠洋,廖锦元. 华支睾吸虫感染致胆管损伤肝纤维化的实验研究[J]. 新发传染病电子杂志, 2019, 4(2):112-116.

[8] 刘红山,方竞,廖锦元. 华支睾吸虫病及其合并症的CT 表现[J]. 新发传染病电子杂志, 2018, 3(2):106-110.

[9] 刘红山,廖锦元. 华支睾吸虫病的影像学研究进展[J]. 新发传染病电子杂志, 2017, 2(2):108-111.

[10] 李宏军,施裕新,陆普选. 传染病临床影像学诊断指南. 北京:人民卫生出版社, 2016.

（刘文亚　张铁亮　鲁植艳　孙艳秋
　　张笑春　欧静）

第十一章

病毒性肝炎

一、综 述

病毒性肝炎(viral hepatitis)是由多种肝炎病毒所引起的,以肝细胞炎症和坏死病变为主的一组传染病。具有传染性强、传播途径复杂和发病率高等特点。

(一)定义

目前已发现的肝炎病毒主要有甲型肝炎(hepatitis A)、乙型肝炎(hepatitis B)、丙型肝炎(hepatitis C)、丁型肝炎(hepatitis D)、戊型肝炎(hepatitis E)5型。最近还发现庚型肝炎病毒(hepatitis G virus)、经输血传播病毒(transfusion transmitted virus,TTV)等新型肝炎病毒,但其是否引起肝炎尚不明确。病毒性肝炎传播主要是通过粪-口、血液或体液等途径传播,本病的诊断主要是依靠流行病学史、临床症状和体征及实验室指标进行综合分析,再根据肝炎病毒学检测结果或肝穿刺活检作出病原学诊断而最后确诊[1]。由于病毒性肝炎的影像学表现缺乏特异性,定性诊断比较困难,目前临床上应用影像学方法检查肝炎的目的主要是用于形态学评价和排除合并肝硬化、肝细胞癌和肝外梗阻性黄疸等病变。临床常使用超声、CT和MRI三种影像学检查方法进行病毒性肝炎的形态及功能评价。

(二)影像学表现

1. 超声表现

(1)急性病毒性肝炎:急性病毒性肝炎的病理学改变以肝细胞水样变性、气球样变和嗜酸性变为特点。变性、坏死的肝细胞邻近窦内伴单核细胞(主要为淋巴细胞)浸润和库普弗细胞增生、吞噬坏死碎屑。除甲型病毒性肝炎除外,其他急性肝炎的界板肝细胞完好,汇管区可有多少不等的单核细胞浸润。汇管区和汇管区周围的严重炎症细胞浸润,意味着急性肝炎可能过渡到慢性。

急性轻型病毒性肝炎肝细胞变性、点状坏死伴肝板结构紊乱;急性重型时呈融合性坏死,包括桥接坏死、多叶性坏死和大块坏死,其发病率和死亡率均增高。桥接坏死的组织病理学变化,也提示有可能转为慢性肝炎。还可有肝内小胆管扩张、增生及胆栓形成。

1)肝脏:①肝脏各径线不同程度增大,形态饱满(图11-0-1),尤其在肋缘下超声易测及肝脏,肝左右叶边缘角变圆钝。②肝实质回声较正常减弱,分布稀疏(图11-0-1)。由于透声度增加,肝脏后方回声较正常增强。血管壁回声亦相对增强。③有时在肝门部或胆囊颈部可见肿大淋巴结。多表现为边界清楚的低回声结节,多为一个,也可为多个,可呈多个融合状态,形状多呈椭圆形,少数呈圆形或不规则形态,其内光点多呈均匀分布,少数呈不均质改变(图11-0-2)。随着转氨酶的恢复,肿大的淋巴结可逐渐缩小或消失。

2)胆囊:急性病毒肝炎对胆道亦有不同程度的损害,一方面,炎性反应直接导致黏膜或黏膜

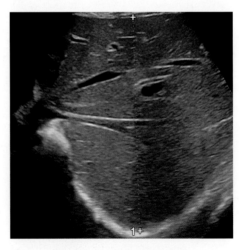

图 11-0-1　急性病毒性肝炎
超声显示肝脏肿大,右叶最大斜径146mm,形态饱满,回声较正常减弱,分布稀疏

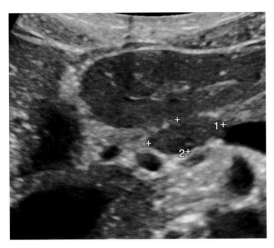

图 11-0-2 肝门部肿大淋巴结
超声检查示肝门区结节呈低回声,椭圆形,边界清楚,回声均匀

下损害,致使胆囊壁发生炎性改变,声像图可见胆囊壁增厚,呈双边或多边改变。另一方面,肝细胞及组织被破坏发生炎性水肿,使肝内胆汁生成锐减,引起胆囊充盈受限;肿胀的肝脏也可压迫细胆管影响胆汁回流,再加之胆栓形成等因素,导致胆囊充盈不佳,囊腔狭小。急性肝炎期的一过性门静脉高压可致胆囊静脉压增高,加重胆囊壁水肿。

急性病毒性肝炎时胆囊的超声表现:①胆囊壁增厚>3mm,模糊不光滑(图 11-0-3),胆囊壁内侧出现细小密集或稀疏的毛刺状中强回声,有时其内侧可出现一层厚约 1mm 的弱回声。原有的胆囊息肉增大,或出现新的息肉,随着临床症状的好转和转氨酶的降低,息肉可明显缩小,偶见息肉消失。②胆囊腔狭小,呈餐后胆囊改变,胆囊充盈

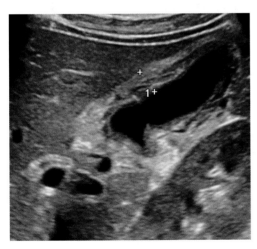

图 11-0-3 急性病毒性肝炎
超声显示胆囊壁增厚约 8.4mm,模糊不光滑

不佳,有时胆囊腔完全闭合。随着肝功能的恢复和临床症状的好转,胆囊可恢复正常。③胆囊腔内透声差,囊腔内充填不等量的弱光点回声、漂浮的颗粒状回声或雾状模糊回声。

临床上急性病毒性肝炎所致的胆囊声像图改变与细菌性胆囊炎的声像图鉴别困难,其共同特点是胆囊壁都可出现不光滑、增厚、呈双边征、囊内透声差;急性病毒性肝炎至胆囊改变的特点主要为胆囊腔狭小或闭合,囊壁回声无增强或增强不明显;而细菌性胆囊炎的胆囊声像图则显示胆囊腔多扩大、有胀满感、囊壁外线模糊。慢性胆囊炎胆囊常扩大或者缩小(而非狭小),囊壁回声多增强。超声 Murphy 征阳性者可确诊为胆囊炎,而单纯急性乙型肝炎患者的超声 Murphy 征为阴性。

3)脾脏:急性病毒性肝炎时脾脏可轻度肿大,多为一过性门静脉压力增高,一般不会引起脾脏病理改变,可随炎症的减轻及症状的改善而恢复正常。

(2)慢性病毒性肝炎:根据病因和炎症程度可将慢性病毒性肝炎分为四级。Ⅰ级:主要呈现汇管区炎症变化,可见淋巴细胞、浆细胞和组织细胞浸润,丙型病毒性肝炎的汇管区淋巴细胞特别明显。汇管区纤维组织不增生,汇管区周围炎不明显。Ⅱ级:主要呈汇管区炎和汇管区周围炎变化。汇管区周围淋巴细胞浸润和界板肝细胞溶解坏死和纤维组织增生,并向小叶内伸展,小叶内肝细胞点状坏死。Ⅲ级:汇管区炎和汇管区周围炎似Ⅱ级,但小叶内炎性变化较重,除小叶内点状坏死外,灶状坏死和纤维间隔形成,小叶结构受破坏,但无明显改变。Ⅳ级:患者常有慢性病毒性肝炎反复发作和病程较长的病史。小叶内肝炎病变较严重。肝细胞坏死灶扩大,从一个汇管区发展到另一个汇管区或从一个中央静脉扩展到另一个中央静脉,形成桥接坏死,或呈现小叶大部分以至整个小叶肝细胞坏死,形成亚大块以至大块坏死(慢性重型肝炎)。汇管区和小叶内明显纤维化,纤维间隔多见和肝细胞再生结节形成,显示发展为肝硬化病程。

慢性肝炎病理改变程度不同,其声像图表现亦不一致,轻者肝脏体积和实质回声可无异常,重者则可出现近似肝硬化的声像图改变。超声表现主要有:①肝脏体积轻度增大或正常,或仅有右叶轻度肿大。②肝表面尚平滑,肝脏下缘角变钝

（图 11-0-4）。③肝实质回声随肝损害程度的加重而增粗、增强。结缔组织增生明显时，肝实质内可见弥漫分布的短线状回声，有时可见低回声或高回声小结节（图 11-0-5）。④肝静脉及门静脉在病变早期可显示正常，随着病情的进展，肝静脉末梢分支显示不清晰，管腔可变窄，管壁不平整。属支显示欠清晰或分辨不清（图 11-0-6）。⑤胆囊呈多样化改变，胆囊壁可表现为僵硬、回声增强，也可稍增厚、内壁毛糙，常合并胆囊息肉，囊腔内有时可见弱回声或中等回声沉积物，随体位改变缓慢移动，后方无声影（图 11-0-7）。有时沉积物形成团状，呈中等回声或强回声，呈强回声时后方可伴声影，为胆泥部分钙化所致。肝功能损害严重者，胆囊壁可明显增厚，从数毫米至 20mm 不等，可呈"双边征"或多层状改变，胆囊腔可变狭小，其内可见低回声沉积物。⑥脾脏可正常或增大，最大切面脾长径超过 12cm，厚度超过 4cm，但脾下极未超过肋缘为轻度肿大，超过肋缘下未及脐水平为中度肿大，平脐或超过脐水平为重度肿大。脾静脉可随脾脏的增大而不同程度扩张，彩色多普勒示脾动脉、脾静脉内血流速度增快，血流量增多。脾脏增大程度一般较肝硬化者轻（图 11-0-8），脾静脉内径多<9mm。超声诊断脾肿大更加简便直观，诊断标准：A.40mm ≤ 脾厚 <47mm 或 120mm ≤ 脾长 <140mm，为轻度肿大；B. 脾厚 ≥47mm 且脾长 ≥140mm，但脾脏下极未超过脐水平为中度肿大；C. 满足中度肿大标准且脾脏下极平脐或超过脐水平为重度肿大；D. 仅满足中度肿大标准中的一项，为脾脏轻-中度肿大。

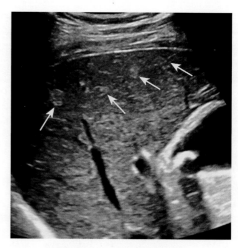

图 11-0-5　慢性病毒性肝炎

超声检查示肝实质回声增粗、增强，可见多个高回声小结节（黄色箭头）

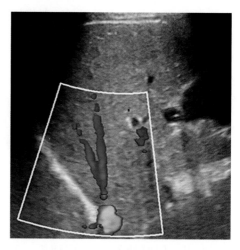

图 11-0-6　慢性病毒性肝炎

多普勒超声示肝静脉末梢显示欠清晰，内径变窄，管壁不平整

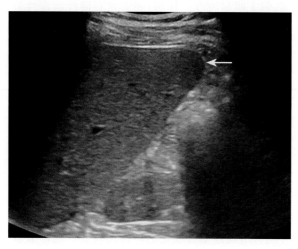

图 11-0-4　慢性病毒性肝炎

超声检查示肝表面尚平滑，肝脏下缘角变钝（黄色箭头）

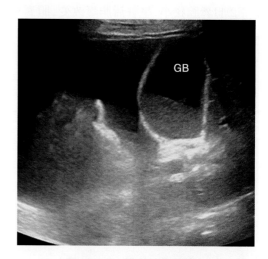

图 11-0-7　慢性病毒性肝炎

超声检查示胆囊壁回声增强，内壁毛糙，囊腔内有时可见等回声沉积物（GB：胆囊）

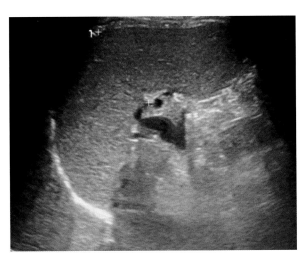

图 11-0-8　慢性病毒性肝炎
超声检查示脾脏轻度肿大,厚度为 44mm

（3）重症病毒性肝炎:重症病毒性肝炎临床上常分为急性、亚急性及慢性重症三型。由于强烈的免疫反应,导致肝细胞坏死、肝脏萎缩、坏死区单核细胞浸润;肝表面可皱缩塌陷,肝实质内可形成粗大的结节;肝小叶轮廓缩小,汇管区炎症细胞浸润。临床上表现为黄疸急剧加重、极度疲乏、恶心、呕吐、腹水,并可出现肝性脑病、肝肾综合征或大出血等。

重症病毒肝炎时超声学表现特征明显:①肝脏缩小、变形,肝包膜出现皱褶、不光滑。②实质回声因散在大块坏死与残存肝组织交错,可呈现为网状、斑片状或粗大的结节状图像(图 11-0-9)。

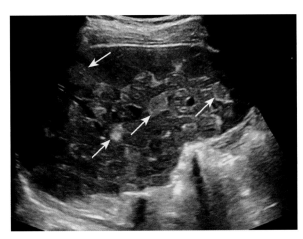

图 11-0-9　重症病毒性肝炎
因散在大块坏死呈现为粗大的结节状,超声检查示肝实质回声不均(黄色箭头)

肝大块坏死使支架塌陷时,可见门静脉扭曲移位。此征象如早期出现或改变较重,常提示预后不良。胆囊萎缩,胆囊壁水肿增厚,胆汁透声性差,常可见胆泥样弱回声,脾脏可轻度肿大。重症病毒肝炎多伴不同量腹水的形成。

2. CT 表现　病毒性肝炎是肝实质细胞的弥漫性病变,而 CT 诊断弥漫性肝实质病变的价值远不如对肝内局灶性占位病变。病毒性肝炎的 CT 表现变化较大,主要与肝脏受累程度有关。

（1）急性病毒性肝炎:急性病毒性肝炎为全小叶性病变,主要表现为肝细胞肿胀、气球样变,肝细胞凋亡,出现点灶状坏死或桥接坏死,汇管区炎症细胞浸润及毛细胆管胆栓形成。急性重型肝炎表现为肝细胞呈一次性坏死、亚大块坏死或桥接坏死,伴存活肝细胞的重度变性。亚急性重型肝炎表现为肝组织新旧不一的亚大块坏死,坏死区网状纤维塌陷,残留肝细胞不同程度再生[2-5]。

1）肝脏弥漫性增大,边缘饱满,但无特异性,肝脏下极常超过锁骨中线和/或腋中线肋缘下 2cm 以上,各叶比例协调;门静脉显影清晰,肝内门静脉周围间隙增宽,表现为围绕在肝内门静脉左右支周围的环状影,即门静脉周围"靶征"或"轨道征",其形成原因主要为血管周围的淋巴液产生过多,回流受阻。肝实质大块坏死在 CT 平扫表现为地图样分布的低密度改变。

2）肝实质异常强化,表现为动脉期门静脉周围和肝脏边缘小斑片状强化或多发小斑片状及楔形强化,该区域肝实质在门静脉期及平衡期强化程度高于肝脏中央区域。强化机制主要与肝细胞小灶性坏死,汇管区炎症细胞浸润,炎症细胞从汇管区渗出到周围肝实质引起小叶周围炎症以及肝脏局部血流动力学变化有关,包括肝动脉充血、区域性门静脉及肝静脉血流瘀滞[5-8],门静脉期及平衡期肝脏外周对比剂廓清延迟以及"反转"强化。

3）重症病毒性肝炎时,肝脏内可见多发不规则片状低密度影,与正常肝实质交错呈地图样改变,增强可见其内有血管通过。肝实质大块坏死在 CT 平扫表现为地图样分布的低密度改变,增强后坏死区在门静脉期明显强化,密度显著高于周围肝组织,此种表现即为"反转"强化,为重型肝炎的特征性影像学表现,多见于药物性肝损害所致亚急性肝衰竭,急性病毒性肝炎较少出现[9-11]。强化机制主要与肝脏内病变区的炎症细胞浸润,动脉血供增加,细胞间隙增大,以及血管间隙间的扩散速率改变有关[12]。门静脉周围"晕环征"或"轨道征"指在 CT 图像上显示的围绕在肝内门静脉左、右支周围的环状影。其形成的原因主要为血管周围的淋巴液产生过多,淋巴组织水肿致淋巴回流受阻[13,14]。

4）其他非特异性改变可有脾脏增大、胆囊炎、胆囊周围炎等。急性病毒性肝炎胆囊受累的发生机制主要为急性期肝细胞充血、肿胀、变性坏死,肝内胆汁生成减少及一过性门静脉高压致胆囊静脉压增高,囊壁浆膜下水肿、出血及炎症细胞浸润,而胆汁引流尚通畅,胆囊腔内压力小于胆囊浆膜张力,增厚的胆囊壁以向囊腔内获取空间为主,胆囊增大不明显,囊腔缩小或消失,黏膜皱缩但连续,称为向心性水肿[15]。腹腔积液多出现于重型肝炎病例中,与急性普通型肝炎比较差异有统计学意义。因此,急性肝炎患者出现上述影像学表现的同时伴有腹腔积液,多提示病情较重[16,17]。

（2）慢性病毒性肝炎:CT 检查目前在慢性病毒性肝炎诊断和临床分级中的应用还比较有限[18],研究发现,慢性病毒性肝炎增强的异常 CT 征象可在一定程度上反映肝炎进展,对肝炎分级具有指导意义。

1）肝脏体积正常或略大,随着病程进展体积可逐渐缩小,表面和边缘可欠光整。

2）平扫时肝脏密度近似于脾脏,合并脂肪肝时甚至可低于脾脏;门静脉显影模糊,但扩张少见。

3）增强扫描时肝实质强化不均匀,可见弥漫性斑点状低密度影;门静脉周围可见低密度影,称为"肝内血管晕环征"。"晕环征"是指在增强 CT 图像上围绕在肝内门静脉左右支、肝内分支及第二肝门下腔静脉周围的环状影。病毒性肝炎发生后,肝小叶和汇管区周围大量肝细胞变性、坏死,胶原蛋白沉积,使肝内淋巴组织水肿、瘀滞,在 CT 检查时呈现环状强化。另外,肝炎发生后,肝细胞肿胀、脂肪组织浸润、微循环异常使得肝脏质地密度不均,静脉曲张和侧支循环的出现是肝炎后门静脉高压的主要表现,随着病情加重,上述病理变化越来越显著。

4）其他非特异性改变可有脾脏进行性增大、胆囊炎和胆囊结石、腹腔淋巴结肿大、胸腔积液、心包积液等。门静脉高压是肝炎进展的结果之一,其严重程度与慢性病毒性肝炎进展过程具有相关性。脾、淋巴结肿大及胆囊异常等 CT 征象与肝炎分级具有显著相关性。随着肝炎进展,门静脉高压持续进展,大量门静脉血经交通支进入体循环,引起脾肿大。肝细胞受损后,Na^+-K^+-ATP 酶活性降低,胆汁浓缩,最终使胆囊内膜水肿、胆囊壁增厚。胆囊窝水肿和胆囊壁增厚也与持续门静脉高压有关。目前,普遍认为慢性病毒性肝炎可导致淋巴结肿大,可能是由乙肝病毒细胞刺激机体产生特异性免疫反应,激活免疫细胞分化增殖所致。但对其机制的认识尚不统一,腹腔积液和异常胸部改变,除与肝细胞变性坏死、免疫代谢功能异常有关外,继发性肺部感染也是导致上述 CT 异常征象的重要原因。血清 ALB 与 ALT 是衡量肝功能重要的实验室检测项目,"晕环征"、胆囊窝水肿、胆囊壁增厚及腹腔积液等 CT 征象与 ALT 和 ALB 具有显著相关性[19],这也提示增强 CT 检查可作为评估肝功能受损程度的重要依据。

CT 定期随访复查对了解肝炎病情转归非常重要,同时对了解肝、脾的体积变化及侧支循环状态等形态学改变也具有重要价值。肝脏 CT 灌注成像显示,随着肝炎病程进展,肝动脉内血流量增加,而肝脏血容积和肝脏内血流量则减少,这可能与肝细胞肿胀、肝血窦受挤压和间质内纤维增多所致的门静脉血流受阻有关[19]。

3. MRI 表现

（1）急性病毒性肝炎

1）MRI 平扫显示肝脏增大,肝实质炎性水肿呈弥漫性 T_1WI 稍低和 T_2WI 稍高信号改变,信号尚均匀。

2）增强扫描肝显示实质内小斑片状强化及"反转"强化,门静脉周围"晕环征"或"轨道征",胆囊壁增厚水肿,腹腔淋巴结增大,腹腔积液。

3）重症病毒肝炎时,肝实质信号不均匀,可见多发斑片状异常 T_1WI 低信号影、T_2WI 高信号影。

（2）慢性病毒性肝炎

1）平扫时肝实质信号明显不均匀,可见弥漫性斑点状低信号影;肝脏边缘欠规整;包膜下可有少量腹腔积液;门静脉周围显示环形水肿带,呈 T_1WI 低信号和 T_2WI 高信号,在 MRCP 下显示得更为清楚,提示病变正处于活动阶段。

2) 增强动态扫描时可显示肝实质的强化峰值时间延迟。

3) 肝门区淋巴结肿大有时可能是急、慢性肝炎的唯一 MRI 表现。

(三) 诊断要点与鉴别诊断

1. 诊断要点

(1) 既往有病毒性肝炎病史:依据感染者的血清学、病毒学、生物化学试验及其他临床和辅助检查结果可诊断为甲、乙、丙等类型的急性或慢性肝炎。

(2) 影像学检查主要包括超声、CT 和 MRI 检查,可有效评估肝炎形态学变化及部分功能学评价。肝炎的主要表现为:①肝脏弥漫性增大,肝实质回声较正常减弱,分布稀疏;②肝实质信号/密度不均;③门静脉周围间隙增宽;④"反转"强化;⑤胆囊壁水肿;⑥患者通常会出现腹水、胸腔积液及腹膜后淋巴结反应性增大等继发表现。

2. 鉴别诊断

(1) 脂肪肝:患者通常无症状,肝大伴肝实质弥漫性密度减低;肝实质前段回声细密增强,后段回声逐渐衰减,肝面光带显示不清或不显示,肝内管道结构显示模糊或不显示,肝肾回声对比增大。CT 肝内见低密度影;MRI T_1WI 反相位可见明确的信号减低,不会出现反转强化。

(2) 淤血性肝肿大:继发于右心功能不全,超声显示肝大,回声较弱,特征性的表现是门静脉不扩张,而肝静脉及下腔静脉显著扩张,断面变圆,搏动减弱,血流变慢或有收缩期反流。而慢性肝炎及肝炎后肝硬化者多数肝静脉变细,肝脏不大。CT 及 MRI 增强扫描可见下腔静脉和肝静脉扩张。

(3) 严重感染所致肝增大:多种严重感染可导致肝肿大,为均匀膨胀性增大,肝实质回声均匀,脾可轻度肿大。其他部位或器官的异常发现可能有助于找到感染原因。CT 及 MRI 检查可表现为肝实质弥漫性密度/信号减低,诊断需要穿刺。

(4) 肝淀粉样变性:肝淀粉样变性是淀粉样蛋白沉着于多种组织器官,而引起各脏器功能障碍的一种少见病。临床表现随沉着部位而异,当累及肝脏时,肝显著增大,肝实质回声均匀、密集,

肝静脉由于压迫变细,血流频谱呈单相改变,门静脉不扩张,脾轻度肿大或不大。

(四) 影像学研究进展

病毒性肝炎的诊断主要依靠临床和实验室检查,影像检查较少用于该病诊断,主要原因是既往相关影像研究较少,对其影像学表现认识不足,同时,其特征性表现少。

MRI 对单纯的肝炎的诊断意义有限,不是急性病毒性肝炎的适当检查手段,临床应用主要是用来排除慢性肝炎后肝硬化、腹水或并发肝癌等病变。随着 MRI 新技术的应用,弥散成像日渐受到重视,它对肝脏弥漫性病变的诊断较传统的形态学检查更早更敏感;磁共振波谱(MRS)在慢性肝炎时最显著的变化是脂质峰值相对正常肝脏的脂质水平明显降低,并且随着慢性肝炎的进展亦即肝脏纤维化程度的逐步加重而越来越低,所以它对肝脏纤维化的早期探测和对慢性肝炎的病情进展分期的诊断作用也日益受到学者们的重视,有人甚至提出在慢性肝炎的诊断和分级中活体的 ^{1}H-MRS 可以取代肝脏活检。

有学者曾用小白鼠口服四氯化碳来诱发制作急性中毒性肝炎模型,然后做 MRI 与病理对照研究。在未给药前,鼠肝在 SE1000/28ms 图像上 MRI 信号正常,肝活检正常,含水量正常;给药 24 小时后,肝脏发生弥漫性损害,在 SE1000/28ms 图像上呈高信号,肝活检发现肝细胞内空泡变性;给药 48 小时后,该图像信号进一步升高。动物实验表明,急性中毒性肝炎时,肝脏含水量会增加,肝细胞水肿,此时,MRI 在 T_1WI 上信号强度减低,而在 T_2WI 是高信号。有学者对肝炎患者的 CT 和 MRI 与肝活检进行对照研究,发现 CT 对显示脂肪肝的敏感性优于 MRI,但是 MRI 对显示肝内炎性水肿区则明显优于 CT。

超声仍然是病毒性肝炎影像诊断和评价的首选和最有效的检查手段之一,彩色多普勒血流显像(color Doppler flow imaging,CDFI)、脉冲多普勒(pulse wave Doppler,PWD)、连续多普勒(continuous wave Doppler,CWD)、彩色多普勒能量显像(color Doppler energy,CDE)、三维和四维超声成像及声学造影(contrast-enhanced ultrasound)等技术迅猛发展,也为病毒性肝炎的诊断带来新的手段。近年超声对比剂和超声造影软件快速协调发展,使超声诊断从反映组织结构的解剖学成像跨

越到了研究血流动力学功能性成像的领域,使得超声在对肝脏占位性病变的发现能力和定性诊断能力上有了质的飞跃。超声技术除了对病毒性肝炎的有效评价之外,对于病毒性肝炎合并腹部各种感染、胆囊结石、门静脉高压、腹腔淋巴结肿大、胸腔积液、腹腔积液、肝肾综合征等诊断均有一定意义。

二、病 例 介 绍

病例1

1. 病史摘要 患者,男性,39岁。20余年乙型肝炎病史,1年前体检彩超提示肝实质回声增粗、分布欠均匀,考虑肝纤维化可能,无肝区不适及疼痛;2018年9月患者至医院门诊就诊,彩超提示肝包膜表面欠光滑、肝下缘呈锐角,肝内回声明显增粗、分布不均匀,并提示有肝内多发小结节;患者精神睡眠及食欲可,无发热、恶心呕吐、腹痛腹泻等不适,大小便正常,体重无明显改变。专科检查:皮肤巩膜无黄染,未见肝掌及蜘蛛痣,腹部平软,无明显压痛及反跳痛,肝区无叩痛,肝脾肋下未触及,Murphy征阴性,移动性浊音阴性。

2. 实验室检查 血、大小便三大常规指标正常,癌胚抗原<0.50μg/L;肝功能:白蛋白46.2g/L,总胆红素9.9μmol/L,直接胆红素2.7μmol/L,谷丙转氨酶25U/L,谷草转氨酶20U/L;血脂四项:低密度脂蛋白胆固醇4.00mmol/L,甘油三酯1.78mmol/L,高密度脂蛋白胆固醇0.88mmol/L;肝纤维化四项正常;抗核抗体谱及自身免疫性肝病谱阴性。

3. 超声检查 见图11-0-10。

4. 病理改变 见图11-0-11。

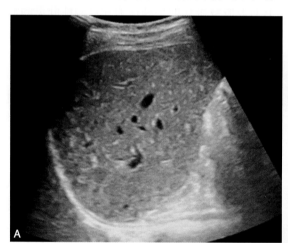
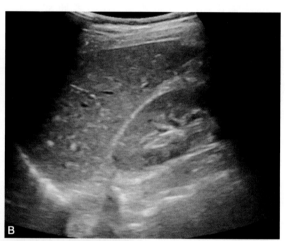
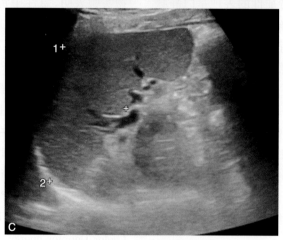

图11-0-10 慢性病毒性肝炎

A~C.超声示肝切面形态大小正常,右叶斜径138mm,肝包膜表面光滑,肝下缘呈锐角,肝实质回声明显增粗,分布不均匀,呈斑片状分布,可见多发高回声结节,较大者大小7mm×6mm,边界清,未见明显血流信号。胆囊形态大小正常,壁毛糙,内附壁可见大小约4mm乳头状回声。脾脏形态大小正常,厚43mm,长101mm,回声细小均匀,其内未见明显异常

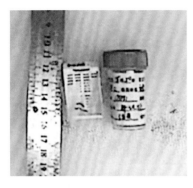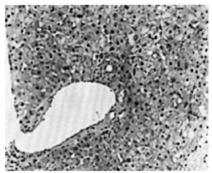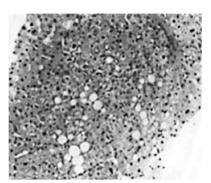

图 11-0-11 慢性病毒性肝炎的病理改变

5. 教学要点

（1）病毒性肝炎在急性期、慢性期的超声声像图表现各具特征，应注意区分：急性期主要表现为肝增大、胆囊壁水肿、肝门淋巴结肿大、腹腔积液等特点，且随着病情好转，这些异常声像均可以转归或消失；而慢性期主要表现为肝脏实质回声增粗、再生结节形成、脾大、门静脉高压形成等不可逆性影像学改变。

（2）肝内单发实性病灶应注意再生结节与肝血管瘤、小肝癌、炎性假瘤、局灶性增生结节等鉴别，而多发实性结节特别是肝内弥漫分布的结节样病灶应注意与错构瘤、脂肪沉积灶、卡罗利病等鉴别。

（3）诊断及鉴别诊断困难时，常需超声引导肝内病灶穿刺活检来证实。

病例 2

1. 病史摘要　患者，男性，42 岁。因"发现 HBsAg 阳性伴肝功能反复异常 17 年"入院。既往史无特殊。查体：生命征平稳。神清。皮肤巩膜无黄染，未见肝掌、蜘蛛痣，心肺查体未见异常，腹部平软，墨菲征阴性，肝脏、脾肋下未触及，肝区、双肾区无叩痛，移动性浊音阴性，肠鸣音正常。双下肢无水肿。扑翼样震颤阴性。乙肝五项：乙肝病毒表面抗原（+），乙肝病毒 e 抗体（+），乙肝病毒核心抗体（+）。甲胎蛋白 24.69ng/mL（+）。戊肝病毒抗体-IgG 17.44S/CO（+），戊肝病毒抗体-IgM（-）。肝功能：谷丙转氨酶（速率法）32U/L，谷草转氨酶（速率法）50U/L↑，总胆红素 10.9μmol/L，直接胆红素 3.4μmol/L，间接胆红素 7.5μmol/L。肝纤维化四项：透明质酸 106.30ng/mL↑，Ⅲ前胶原 39.21ng/mL↑，Ⅳ胶

原 41.29ng/mL↑，层粘连蛋白 54.81ng/mL↑。甲肝病毒抗体-IgG 2.99S/CO 阳性（+），甲肝病毒抗体-IgM（-）。

2. 影像学及病理表现　见图 11-0-12。

3. 教学要点

（1）慢性病毒性肝炎患者既往有肝炎病史，可根据病毒学检查明确，最常见的病因为乙型肝炎病毒及丙型肝炎病毒。

（2）慢性病毒性肝炎影像学检查首选超声检查，超声对肝实质回声及肝脏纤维化程度的评估意义重大。CT 及 MRI 对慢性病毒性肝炎的诊断意义有限，直接征象表现为肝脏体积正常或略大，平扫肝实质密度均匀，若合并脂肪肝时肝实质密度减低，增强扫描肝实质内可出现动脉期明显强化的异常灌注，或出现门静脉周围低密度影的淋巴水肿。病毒性肝炎较严重者可出现门静脉高压，例如侧支循环形成、腹腔积液、脾大等。门静脉高压在肝硬化失代偿期亦可出现，并不是慢性病毒性肝炎的特异性表现。

（3）鉴别诊断主要包括一些引起肝大的疾病。比如脂肪肝，在 CT 上显示低密度影，在 MRI T_1WI 反相位可见信号减低，而慢性病毒性肝炎只有同时合并脂肪肝时才会出现 T_1WI 反相位信号减低。此外，还需与淤血性肝肿大鉴别，患者有右心功能不全病史，特征性改变为门静脉不扩张，肝静脉及下腔静脉扩张，而慢性肝炎后肝硬化多数肝静脉变细。

（4）由于 CT 及 MRI 对慢性病毒性肝炎的诊断意义有限，临床行 CT 及 MRI 增强检查的目的主要是排除肝硬化或肝癌。对慢性病毒性肝炎确诊及分级需要借助肝穿刺活检。

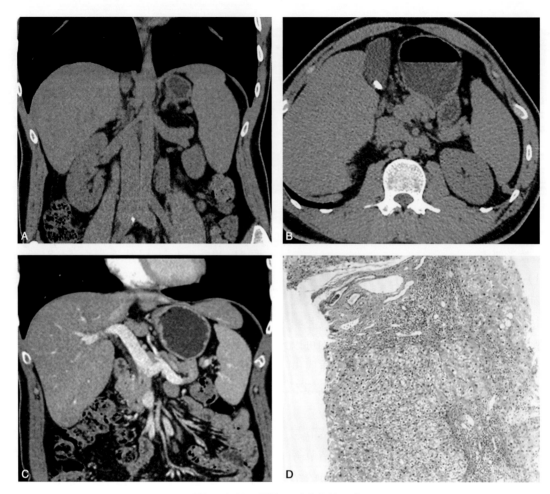

图 11-0-12　慢性乙型病毒性肝炎

A、B. 分别为 CT 平扫冠状面及横断位图像,肝脏外形饱满,肝脏下极距离腋中线肋下缘约 35mm,下缘角变钝;脾脏增大,厚约 50mm;胆囊内见结节状致密影。C. 门静脉期冠状面图像显示肝脏强化欠均匀,隐约可见弥漫性斑点状低密度影;门静脉主干增粗,管径约 16mm。D. 肝脏穿刺活检标本 HE 染色图片,镜下见肝小叶结构欠完整,肝板排列紊乱,肝小叶内见少量点灶状坏死,局域肝细胞肿胀,部分呈气球样变。约 10% 的肝细胞质含脂滴。未见瘀胆及胆栓。汇管区较多淋巴细胞浸润,轻度界面性炎。天狼星红染色:多条纤维间隔及芒状纤维。免疫组化:HBsAg(+)浆型及包涵体型,片状分布;HBcAg(+)浆型及核型,少许散在分布。病理诊断:慢性乙型病毒性肝炎,G2,S3

病例 3

1. 病史摘要　患者,男性,52 岁。因"发现 HBsAg 阳性、肝占位 4 年余"入院。既往有双肾结石史及高血压病史。查体:生命征平稳。神清,巩膜、皮肤无黄染,肝掌(+),蜘蛛痣(-)。心肺未见异常征象。腹软,无压痛及反跳痛。双下肢无水肿。乙肝五项:乙肝病毒表面抗原(+),乙肝病毒 e 抗体(+),乙肝病毒核心抗体(+)。甲胎蛋白(-)。血常规、肝功能未见异常。肝纤维化四项:透明质酸 88.41ng/mL,Ⅲ前胶原 20.76ng/mL,Ⅳ胶原 18.97ng/mL,层粘连蛋白 17.35ng/mL。甲肝病毒抗体-IgG 1.51S/CO(+),甲肝病毒抗体-IgM(-)。

2. 影像学及病理表现　见图 11-0-13。

3. 教学要点

(1) 慢性病毒性肝炎患者最常见的病因为乙型肝炎病毒及丙型肝炎病毒,可根据病毒学检查明确。

(2) 慢性病毒性肝炎影像学检查首选超声检查,超声对肝实质回声及肝脏纤维化程度的评估意义重大。常规 MRI 和 CT 均匀显示直接征象和间接征象,但对慢性病毒性肝炎的诊断意义亦有限。直接征象表现为肝脏体积正常或略大,平扫肝实质信号欠均匀,可见弥漫性斑点状低信号影,若出现淋巴水肿,在门静脉周围可见条状 T_1WI 稍低、T_2WI 稍高信号影,显示较 CT 清晰;增强扫描肝实质内可出现动脉期明显强化的异常灌注表现。病毒性肝炎较严重者可出现门静脉高压

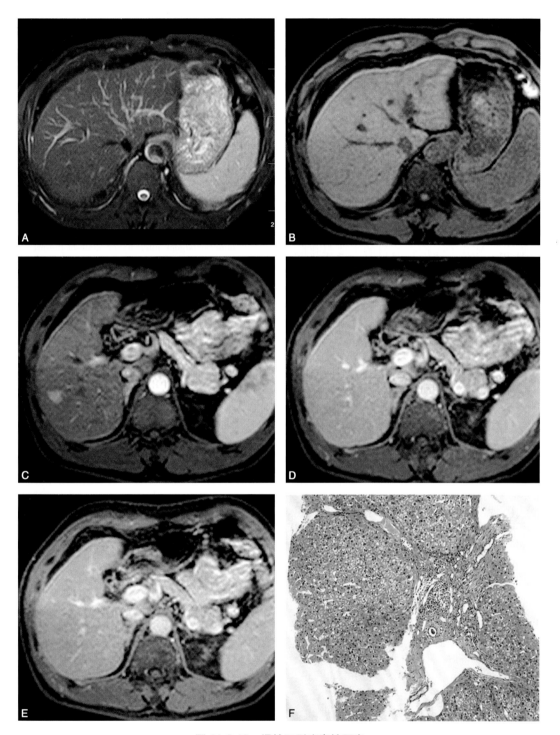

图 11-0-13　慢性乙型病毒性肝炎

A、B. 分别为 MRI T_2WI、T_1WI，显示肝脏外形饱满，边缘圆钝，肝实质内未见局灶性异常信号影。脾大，厚约 49mm。C~E. 分别为增强动脉期、门静脉期及平衡期图像，动脉期显示肝 S_6 见一斑片状明显强化影，边界清，门静脉期及平衡期该区域未见异常强化，强化程度与邻近肝实质一致，考虑为异常灌注。门静脉期显示门静脉主干增粗，管径约 16mm。F. 肝脏穿刺活检标本 HE 染色，镜下示送检肝组织可见 10 个汇管区，大部分结构不完整，个别有扩大，其中可见 3 个汇管区有较多淋巴细胞浸润，伴轻度纤维增生及界面性炎；小胆管无明显异常；肝小叶结构较清晰，可见个别不完整的纤维性间隔；肝细胞区域性较紊乱，小片状增生，部分浊肿，伴有"毛玻璃样"改变，可见少数核内包涵体，肝窦无扩张，少数窦内及中央静脉周围可见散在淋巴细胞，未见点状坏死；未见 Mallory 小体及瘀胆、含铁血黄素沉积。免疫组化及特殊染色结果显示：HBcAg(+)，HBsAg(-)，Masson、天狼星红染色示个别纤维间隔、汇管区纤维增生，网状纤维染色示区域性肝细胞结构紊乱，PAS(-)。符合慢性乙型病毒性肝炎(G_1/S_1)

表现,比如侧支循环形成、腹水、脾大等。门静脉高压在肝硬化失代偿期亦可出现,并不是慢性病毒性肝炎的特异性表现。

(3)鉴别诊断同样包括一些引起肝大的疾病。例如脂肪肝,MRI T_1WI 反相位可见信号减低,而慢性病毒性肝炎只有同时合并脂肪肝时才会出现 T_1WI 反相位信号减低。此外还需与淤血性肝肿大鉴别,患者有右心功能不全病史,特征性改变为门静脉不扩张,肝静脉及下腔静脉扩张,而慢性肝炎后肝硬化多数肝静脉变细。

(4)由于 MRI 对慢性病毒性肝炎的诊断意义有限,临床行 MRI 增强检查的目的主要是排除肝硬化或肝癌。对慢性病毒性肝炎确诊及分级需要借助肝穿刺活检手段。

参 考 文 献

[1] 杨立新,白淑芬,和沁园,等.乙型肝炎病毒母婴"零传播"策略分析[J].新发传染病电子杂志,2020,5(1):25-27.

[2] 中华医学会感染病学分会肝衰竭与人工肝学组.肝衰竭诊疗指南[J].中华肝脏病杂志,2006,14(9):643-645.

[3] 陈杰,李甘地.病理学[M].北京:人民卫生出版社,2010.

[4] 周晓军,张丽华.肝脏诊断病理学[M].南京:江苏科学技术出版社,2006.

[5] Koseoglu K,Taskin F,Ozsunar Y,et al. Transienthepatic attenuation differences. at biphasic spiral CT examinations[J]. Diagn Interv Radiol,2005,11(2):96-101.

[6] 边海曼,纪盛章,冯莹印,等.正常肝脏一过性灌注异常的 MSCT 表现[J].放射学实践,2013,28(4):428-432.

[7] 宋文艳,赵大伟,陈煜,等.药物性肝损害的多层螺旋 CT 影像表现[J].中华放射学杂志,2010,44(11):1171-1175.

[8] 陈枫,赵大伟,卢实春,等.肝衰竭的 CT 影像表现及病理对照[J].中华放射学杂志,2011,45(5):454-458.

[9] Banu Cakir B,Teksam M,Tarhan NC,et al. Unusual MDCT andsonography findings in fulminant hepatic failure resultingfromhepatitis A infection[J]. AJR Am J Roentgenol,2005,185(4):1033-1035.

[10] Karcaaltincaba M,Haliloglu M,Akpinar E,et al. Multidetector CT and MRI findings in periportal space pathologies[J]. Eur J Radiol,2007,61(1):3-10.

[11] Ly JN,Miller FH. Periportal contrast enhancement and abnormalsignal intensity on state-of-the-art MRimages[J]. AJR Am J Roentgenol,2001,176(4):891-897.

[12] 王洪智,吴东生,张凤君,等.超声检测胆囊收缩功能对判断急性肝炎及其预后的价值[J].中国医学影像技术,1999,15(9):24-26.

[13] 陈枫,赵大伟,李宏军.急性病毒性肝炎的 CT 及 MRI 表现[J].放射学实践,2014,29(8):965-969.

[14] 李莉,徐希春.急性肝炎合并肝内淋巴淤滞的 CT 表现[J].中国现代医生,2012,50(15):100-101.

[15] 彭涛,陈卫国,彭加友,等.螺旋 CT 增强延迟扫描对肝细胞外间隙定量评估的临床研究[J].临床放射学杂志,2015,34(9):1435-1438.

[16] 黄元斌.CT 平扫及增强扫描对慢性病毒性肝炎患者肝炎分级的判断价值[J].现代诊断与治疗,2016,27(8):1405-1406.

[17] 周颖.CT 平扫及增强扫描对慢性病毒性肝炎患者肝炎分级的判断价值[J].中国 CT 和 MRI 杂志,2016,14(8):31-33.

[18] 张建刚,郝华鑫,刘军成,等.慢性病毒性肝炎的 CT 表现研究[J].中医临床研究,2014,15(32):127-128.

(陆普选 杨根东 董常峰 贾宁阳)

第十二章

肝 纤 维 化

一、综　述

（一）定义

肝纤维化（liver fibrosis）是指在各种致病因素长期作用下，肝细胞变性、坏死，肝内结缔组织过度增生，导致肝胶原纤维的生成与降解失衡，肝脏中胶原蛋白等细胞外基质在肝内弥漫性沉积而出现的一系列病理、生理过程。肝纤维化是各种慢性肝病，特别是慢性病毒性肝炎，发展到肝硬化（liver cirrhosis）的必经阶段。目前认为肝纤维化尚有逆转至正常的可能，而一旦进展为肝硬化则变得不可逆转[1,2]。

（二）病因

肝纤维化的致病因素很多，包括感染性、药物性、脂质代谢异常性、自身免疫性、遗传代谢性、血管病性等。临床上最常见的病因有病毒感染、乙醇摄入、肝内脂肪沉积、毒物等。慢性乙型肝炎病毒感染是发展中国家肝硬化的常见病因，而酗酒、慢性丙型肝炎病毒感染及非酒精性脂肪性肝病是发达国家肝硬化的最主要病因[3]。

（三）流行病学

由于肝纤维化没有明显的临床症状，更重要的是没有准确的非侵入性诊断方法，因此关于肝纤维化的发病率及患病率的可靠数据不易统计，但肝纤维化常常会进展为肝硬化，通过肝硬化的发病情况往往可以间接反映肝纤维化的流行病学规律。肝硬化是消化系统疾病中常见的死亡原因，肝纤维化经历了数年至数十年的进展，约有10%的病例通过活检被确诊为肝硬化[4]。世界卫生组织报告，全球每年约100万人死于乙型肝炎病毒感染相关性肝脏疾病，约1.7亿人感染丙型肝炎病毒[5]。近年来，丙型肝炎相关性死亡人数不断上升，而丙型肝炎易转为慢性，并逐渐形成肝纤维化，约有2%的感染者发生肝硬化，但随着感

染时间延长，40年后肝硬化的发病率估计会超过40%。在欧美国家中，由酒精性肝炎引起的肝纤维化和肝硬化占全部肝硬化的50%~90%，近年来呈逐渐增加的趋势。每日摄入乙醇50g且持续10年以上者，8%~15%可发展为肝硬化。随着城市化的推进、生活方式的改变以及高脂肪、高热量饮食的增加，非酒精性脂肪肝在东西方国家均有增加趋势。2%~3%的成人患有非酒精性脂肪肝，而10%~15%的患者发展为肝纤维化甚至肝硬化。在肥胖、高脂血症、2型糖尿病及高血压等代谢紊乱人群中，非酒精性脂肪肝的发病率较高。在大多数肝硬化患者中，男性发病率明显高于女性，男女发病率之比为2.3∶1~2.6∶1[6]。

（四）临床表现

肝纤维化是一种慢性疾病，由于肝脏具有很强的代偿功能，临床上肝纤维化患者的表现常常较隐匿，或者不典型。一些患者可表现为上腹不适或隐痛、腹胀、食欲不振、恶心、呕吐或者黄疸等，但这些症状往往缺乏特征性。当肝纤维化进展为肝硬化时，可表现为肝功能损害以及门静脉高压症，甚至多系统受累，主要为肝功能减退、低蛋白血症、浮肿、腹水、贫血、出血倾向、肝掌、蜘蛛痣；门静脉高压可表现为脾大，腹壁静脉曲张致腹壁皮肤呈"水母状"改变，食管-胃底静脉曲张破裂致上消化道大出血。当肝硬化进展至失代偿期，可出现肝性脑病、肝肾综合征等多系统受累的表现。

（五）实验室检查

肝纤维化的主要实验室检查指标为胶原四项检查，包括血清Ⅲ型胶原、血清Ⅳ型胶原、层粘连蛋白、透明质酸。在前述四项指标中，只有一项指标升高，可提示肝脏已经开始出现纤维增生；如二项或三项指标升高，则提示有明显的纤维增生。当进展为肝硬化时，还需对患者进行肝功能检查

（包括血清转氨酶、白蛋白、胆红素等）、血清凝血功能检查等。由于引起肝纤维化的原因不同，临床往往会对患者进行病原学检查。

（六）病理

肝纤维化最主要的病理改变是肝细胞外基质（胶原、非胶原糖蛋白、蛋白多糖）大量生成，并沉积在肝内。早期细胞外基质沉积只出现在肝细胞间质，但后期纤维增生则向肝实质细胞间隙延伸，并逐渐形成纤维索及纤维间隔，以致最后阶段纤维间隔连接而形成纤维性包裹，形成典型的肝硬化病理特征，即假小叶生成，此时为肝硬化期。肝纤维化诊断的"金标准"为病理学检查。目前采用的肝纤维化病理学分期的标准为 METAVIR 分期法，按肝纤维化由轻到重依次分为 F0、F1、F2、F3 及 F4 期。其中，F0 期没有纤维化；F1 期为门静脉周围纤维化，但无隔膜形成；F2 期为门静脉周围纤维化，伴少量隔膜形成；F3 期为广泛的隔膜形成，但没有肝硬化；F4 期为早期肝硬化[7]。

（七）影像学表现

1. X 线　只有当肝纤维化进展为肝硬化时，上消化道钡餐造影可以显示肝硬化所致的食管-胃底静脉曲张，表现为"串珠样"改变。肝血管造影可显示肝动脉分支减少、扭曲，门静脉及脾静脉扩张。肝纤维化的其余阶段，X 线检查常无相关阳性表现。

2. CT　肝纤维化 CT 图像往往没有异常改变。当进展到肝硬化时，CT 平扫可以有以下表现：①肝脏大小改变，早期肝硬化可表现为体积增大，但没有特异性。进展至中晚期时，可出现肝叶比例失调，主要为肝左外叶、尾状叶增大，肝右叶及左内叶萎缩。肝硬化也可表现为整个肝脏萎缩，体积缩小。②肝脏轮廓改变，因肝硬化结节再生及纤维收缩，肝边缘凹凸不平，肝包膜呈结节状或波浪状改变，肝脏边缘圆钝。③肝脏密度改变，脂肪变性引起的肝硬化可表现为全肝弥漫性或不均匀性密度降低，较大而多发的再生结节可表现为散在的稍高密度结节。④其他，如肝裂增宽、脾增大、腹水等。

CT 增强扫描对肝脏血管显示较清楚，可以清晰显示门静脉主干及分支增宽、侧支循环的形成，如脾门、食管-胃底、腹壁、椎旁等区域出现增粗扭曲的血管影。当门静脉出现海绵样变性时，可有肝门区域大量扭曲、扩张的静脉血管丛。由于肝

脏增强扫描一般为多期增强扫描，肝硬化背景下，肝实质内的结节通过多期增强扫描可判断是否存在恶变。当合并小肝癌时，结节可出现"快进快出"的强化方式，表现为动脉期明显强化，门静脉期强化程度快速降低，至平衡期继续下降，呈相对低密度。增强扫描还可发现肝硬化门静脉系统内的栓子，表现为管腔内充盈缺损，可以累及门静脉主干，也可为其分支，甚至是脾静脉或者肠系膜上静脉。因此 CT 增强扫描对肝硬化的诊断具有重大价值。

3. MRI　在显示肝脏大小、形态改变和脾大、门静脉高压征象等方面与 CT 相同。肝纤维化由纤维组织生成，肝内结构发生紊乱，在 MRI 平扫中主要表现为 T_2WI 呈现出细网格状或粗网格状的高信号，而增强扫描中，若采用 Gd-螯合物为基础的顺磁性对比剂时，可显示出对比剂在纤维组织的延缓分布，因此，在 T_1WI 上出现肝脏纤维间隔延迟强化。而利用超顺磁性氧化铁（superparamagnetic iron oxide，SPIO）颗粒行 MRI 增强扫描时，由于超顺磁性氧化铁聚集在肝脏网状内皮细胞中，引起肝脏 T_2 值缩短和信号丧失，产生"黑肝"效应，使肝纤维显示更加清楚。MRI 增强扫描对判断肝硬化再生结节是否进展为小肝癌时优于 CT。肝硬化再生结节或不典型增生结节在 T_2WI 呈低信号或等信号，而小肝癌常常为稍高信号，增强扫描时，再生结节或不典型增生结节在动脉期一般不会强化，而小肝癌呈现出典型的"快进快出"的强化方式。同时 MRI 肝胆特异性对比剂如普美显用于增强扫描时，由于其主要由肝细胞摄取，因此可提高对小肝癌的检出率。

4. 超声　当表现为肝纤维化时，肝脏形态失常，肝实质回声不同程度增粗、回声不均匀、肝包膜不光滑。但进展为肝硬化时，可出现肝包膜增厚，肝实质回声增强，晚期肝脏体积缩小，肝表面凹凸不平而呈锯齿状、小结节状，出现腹水时更清晰；肝缘变钝或不规则；脾脏增大，门静脉主干及分支内径增宽等，这些表现与 CT、MRI 类似。

（八）诊断要点与鉴别诊断

1. 诊断要点　由于肝纤维化是肝硬化的过渡阶段，往往早期阶段其影像学表现不明显，而当肝纤维化进展为早期肝硬化时，其 MRI 可表现为 T_2WI 呈网格状的高信号，代表肝纤维化。当进展为中晚期肝硬化时，肝脏可出现典型的形态、大

小、轮廓及密度或者信号异常,可合并脾大、门静脉高压等征象,因此 CT 和 MRI 均易做出诊断。

2. 鉴别诊断 肝硬化易合并小肝癌,在诊断中需要注意鉴别。肝硬化再生结节或不典型增生结节在 MRI 平扫中,T_2WI 常常表现为低信号或等信号,在多期增强扫描中,动脉期强化不明显,而小肝癌主要由肝动脉供血,在动脉期明显强化,在门静脉快速廓清,通过多期动态增强扫描可资鉴别。

（九）影像学研究进展

1. CT

（1）常规 CT 检查:肝纤维化及早期肝硬化形态学改变不明显,其检出率较低,一些研究通过一些量化指标可以帮助诊断肝纤维化及肝硬化。如 Huber 等[8]通过测量三支肝静脉直径之和与尾状叶/肝右叶横径之比来评价肝纤维化。研究发现,该比值<24 时,其诊断早中期肝纤维化(F1～F3 期)的敏感性为 83%,特异性为 76%。而胡菊林等[9]则通过测量门静脉右支主干与左内叶后缘之间的间隙改变研究肝纤维化、肝硬化的病理学分期,发现其与肝纤维化、肝硬化的病理学分期具有良好的相关性。Masatoshi 等[10]通过 CT 扫描获取肝三维统计模型(statistical shape model, SSM)评估不同肝纤维化分期时肝形态学参数,结果发现,SSM 通过量化肝形状可以评估肝纤维化的分期,为肝纤维化的诊断、分期提供新的思路。

（2）CT 灌注成像:CT 灌注成像是能在活体上无创评价组织、器官血流灌注状态的影像检查。国内外多数研究认为,门静脉灌注量、肝总灌注量与肝纤维化/肝硬化的严重程度呈显著负相关性,而肝动脉灌注量、肝动脉灌注指数、强化达峰时间及对比剂平均通过时间与肝纤维化/肝硬化严重程度呈正相关[11-13]。Ronot 等[12]研究认为,平均通过时间为 13.4 秒时,诊断轻度与中度肝纤维化的敏感性及特异性分别为 71% 和 65%。CT 灌注成像的优势在于,能无创评估肝纤维化/肝硬化的血流动力学改变,而这些改变常常发生于形态改变之前。

（3）能谱 CT 成像:能谱 CT 利用高低能量扫描可获得虚拟平扫图像、碘图、水图、单能量图像以及能谱衰减曲线等多组数据,能显示肝脏形态学变化,并可对物质成分进行定量测量[14]。Lv 等[15]用能谱 CT 对不同程度肝硬化患者行三期增

强扫描研究,初步证实标准碘浓度与碘含量之比在诊断肝硬化时有较高的敏感性和特异性,具有潜在的运用价值。Lamb 等[16]的研究也证实碘浓度测量与肝纤维化程度有关,且重复性好。但目前关于能谱 CT 对肝纤维化/肝硬化的研究较少,其在血流动力学方面的研究尚不及灌注成像成熟。

（4）CT 分子影像:肝纤维化/肝硬化的病理过程为胶原蛋白等细胞外基质沉积于细胞外血管外间隙致其扩大,同时伴有肝窦状内皮细胞减少,营养物质和大分子从血管腔内到细胞外血管外间隙的自由运输减少,因此可以通过量化扩张的细胞外间隙和大分子物质的吸收来评估肝纤维化分期[17,18]。Varenika 等[19]通过对大鼠肝纤维化模型分别采用传统的碘对比剂和新型碘标记的大分子对比剂用 Micro-CT 进行对比增强扫描研究,获取细胞外间隙和大分子物质吸收指数,并比较了肝纤维化分级,表明细胞外间隙与肝纤维化分级具有显著正相关性,而大分子物质吸收指数与肝纤维化分级呈负相关。但目前大分子物质吸收指数尚未在临床开展。

（5）X 射线相位衬度成像(X-ray phase contrast imaging)技术:是近年来新兴的成像技术,相衬技术与 CT 重建技术相结合可发展为相衬 CT[19,20]。Duan 等[20]运用衍射增强 CT 结合 3D 技术对不同纤维化分期的大鼠离体肝标本进行扫描发现,随着肝纤维化进展,肝内血管变形、走行扭曲,血管分叉角变大、变钝、僵直。不同严重程度的肝纤维化,其血管内壁的粗糙度也不同,重度肝纤维化时微血管内会发生血栓淤积现象。上述研究表明,相衬技术对肝纤维化定性和定量分析具有重要的意义。目前关于相衬 CT 成像的研究多处于离体小标本的实验阶段,其对于肝纤维化的诊断有待进一步研究。

2. MRI

（1）常规 MRI:肝纤维化/肝硬化的常规 MRI 研究主要集中在形态学及其定量研究方面。采用门静脉系统 MRI 门静脉成像,并通过门静脉系统管径大小测量,研究了肝硬化,并取得了一些有意义的研究结果[21]。Zhou 等[22-24]通过规范化 MRI 门静脉成像研究了胃左静脉及其起源静脉的管径与乙肝后肝硬化食管静脉曲张严重程度间的关系,表明 MRI 门静脉成像可以显示乙肝后肝硬化食管静脉曲张的输入静脉与起源静脉,胃左静

脉和脾静脉的管径与食管静脉曲张的出现及胃镜分级相关，并可用于区分低度危险和高度危险的静脉曲张。该研究进一步开展了乙肝后肝硬化Child-Pugh分级与门体侧支循环表现模式、门静脉系统管径间的相关性，表明门体侧支循环表现模式和门静脉左支、脾静脉直径与肝硬化Child-Pugh分级具有很好的相关性。

肝纤维化/肝硬化进展过程中，肝脏及脾脏的体积会发生变化。采用常规增强MRI，测量肝脾大小，对肝硬化的诊断及其分级进行了定量研究，也取得了一些有意义的研究结果。Chen等[25-30]通过肝脾MRI增强扫描，用MRI测定肝体积、脾大小，以及肝叶与脾脏体积比，或者脾脏体积及脾指数来研究肝纤维化分期，发现这些体积变化参数可用于评价肝纤维化分期，并取得了很好的研究结果。该研究进一步用前述体积参数联合血浆白蛋白浓度对肝硬化Child-Pugh分级进行了研究，发现肝尾叶体积/白蛋白浓度是确定肝硬化发生的最佳指标，肝左外叶体积是区分肝硬化Child-Pugh A与B级的最佳指标，肝右叶体积是区分肝硬化Child-Pugh A与C级的最佳指标，肝左外叶体积/白蛋白浓度是区分肝硬化Child-Pugh B与C级的最佳指标，肝右叶体积/白蛋白浓度是判断食管静脉曲张发生的最佳指标。

（2）弥散加权成像：磁共振弥散加权成像（diffusion weighted imaging，DWI）可以通过测量表观弥散系数（apparent diffusion coefficient，ADC），无创检测活体组织内水分子弥散运动。肝纤维化及肝硬化患者肝脏ADC值较正常人降低，ADC值与肝纤维化分期呈显著负相关，这是由于肝纤维化胶原纤维增生与沉积在细胞外，限制了肝细胞外水分子的弥散运动[31-33]。基于体素内不相干运动（intravoxel incoherent motion，IVIM）的DWI认为，ADC值降低是由于肝纤维化破坏了肝脏微循环，造成肝实质血流灌注下降。IVIM在低b值（<200s/mm²）主要反映血流灌注信息，而在高b值时主要反映组织内真实的水分子弥散运动。IVIM双指数模型的参数包括灌注参数（microcirculation perfusion coefficient，D*）、灌注分数（perfusion fraction，f）和真实弥散系数（true diffusion coefficient，D）[34]。研究表明[35,36]，IVIM参数在肝纤维化中是降低的，与肝纤维化分期呈负相关。Lu等[37]研究发现，D*值、f值能区分早期与晚期肝纤维化，f值能区分早中期肝纤维化，这些研究表明IVIM对肝纤维化的诊断及分期具有较大意义。

（3）弥散张量及峰度成像：弥散张量成像（diffusion tensor imaging，DTI）能够定量评价水分子在立体空间中的弥散方向，其定量参数有ADC值、平均弥散度（mean diffusion，MD）、各向异性分数（fractional anisotropy，FA）等[38-41]。DTI评价肝纤维化的病理学基础在于，在肝纤维化进程中，肝胶原纤维限制了水分子弥散，并且使水分子的空间运动方向发生改变。研究表明[38]，随着肝纤维化进展，ADC值与肝纤维化分期呈负相关，而FA值在肝纤维化进展中呈升高趋势。弥散峰度成像（diffusion kurtosis imaging，DKI）是由Jensen等[39]首次提出并用于肝纤维化研究的新技术，反映更加丰富的水分子弥散方向的信息。但目前由于技术本身及MRI设备的原因，DKI用于肝纤维化的诊断，尤其是与肝纤维化严重程度相关性的研究较少。Anderson等[41]通过小鼠肝纤维化模型研究，发现肝纤维化的病理学评估与DKI参数有明显相关性，认为DKI在肝纤维化的诊断中具有很大的潜力。

（4）磁共振弹性成像：磁共振弹性成像（magnetic resonance elastography，MRE）可以通过计算肝组织的弹性值来评价肝纤维化[42-45]。MRE评价肝纤维化的病理学基础在于，随着肝纤维化进展，肝组织的硬度逐渐增加。Bohte等[42]发现肝脏弹性值可重复性较高，MRE能够鉴别肝纤维化分期。Lee等[43]研究发现，肝纤维化弹性值与肝纤维化分期呈显著正相关，并表明MRE在区分不同程度肝纤维化和肝硬化时具有极高的敏感性和特异性。MRE对各期肝纤维化的诊断准确性高达90%以上，是目前最具前景的定量评价肝纤维化分期的MRI新技术[44]。

（5）磁共振波谱成像：磁共振波谱（magnetic resonance spectroscopy，MRS）成像能够无创检测活体组织器官代谢，对化合物成分定量分析。在肝纤维化损伤修复过程中，肝细胞代谢合成增加、分解减少，使得肝细胞一些化学成分发生变化。MRS可通过检测这些变化来评价纤维化及其程度[46-48]。肝脏MRS技术主要有¹H-MRS和³¹P-MRS两种。研究发现，脂质成分、含量与肝纤维化严重程度存在一定关系，Cheung[46]、Cho

等[47]发现,纤维化的肝脏内脂质及饱和脂肪酸指数较正常明显增加,而在早期肝纤维化中,非饱和脂肪酸指数较正常对照组有显著差异,认为肝脏脂质含量及成分的改变对于肝纤维化的诊断,尤其是早期肝纤维化的诊断,具有重大意义。另有学者[48]发现,磷酸单酯与磷酸二酯之比是检测肝硬化的敏感指标,可利用它区分轻中度肝纤维化与肝硬化。

(6)磁共振灌注加权成像:磁共振灌注加权成像(perfusion weighted imaging,PWI)是反映组织微血管分布和血流灌注状况,提供组织器官血流动力学信息的功能性成像方法。PWI 主要包括动态对比增强磁共振成像、动脉血质子自旋标记技术(arterial spin labeling,ASL)、血氧水平依赖性磁共振功能成像(blood-oxygen level dependent functional magnetic resonance imaging,BOLD-fMRI)。在肝纤维化过程中,肝内微循环会发生复杂的变化,但总的来说表现为肝内灌注降低[49-53]。Leporq 等[50]研究发现,随着肝纤维化的加重,肝动脉血流量增加而门静脉灌注下降,门静脉灌注、肝动脉灌注指数与纤维化分期高度相关。而 Zhou 等[51,52]通过研究肝脾磁共振动态增强发现,灌注成像可用于评价肝纤维化分期,其中肝脏血流动力学参数中最大上升斜率能更好地用于区分有无肝纤维化及早期与晚期肝纤维化,脾脏的阳性增强分数能更好地区分肝早中期与晚期肝纤维化。上述研究表明,PWI 在肝纤维化定量及分期中具有较大的潜在临床应用价值。

(7)体素内不相干运动:体素内不相干运动(IVIM)采用双指数模型,从水分子弥散中分离出微循环灌注所致的弥散,剩余真正水分子导致的弥散运动。IVIM 通过采用多个低 b 值及适当高 b 值,对纤维化肝脏行 DWI,并通过多 b 值后处理软件拟合得到 3 种伪彩图(D 图,D* 图,f 图),分别用红、绿、蓝 3 种颜色来表示水分子弥散及灌注的高低情况,红色表示高灌注及低的水分子弥散受限,蓝色表示低灌注和高的水分子弥散受限,绿色为中间状态[53]。通过测量 D 值、D* 值和 f 值,可间接反映肝纤维化的严重程度。多个研究表明,肝纤维化与正常肝脏相比较,其 D 值、D* 值、f 值均有不同程度的降低。研究表明,IVIM 所测得的 3 个参数能够较理想地定量评价肝纤维化。因此,IVIM DWI 在肝纤维化的定量诊断中具有较高的价值,并可以进一步评价肝纤维化的分期。近年来,IVIM 在肝硬化的应用十分广泛,无论是基础实验还是临床研究,都证实了 IVIM 能够用来评价肝硬化。目前多数研究[54-56]认为,IVIM 能够区分肝脏正常与肝硬化,在肝硬化中,存在水分子弥散受限和/或灌注降低,表现为 D 值和/或 D*、f 值的降低,并且有研究[56]认为,IVIM 与肝硬化的严重程度呈负相关,IVIM 可用于肝功能的评估。但各项研究存在一些偏差,原因在于每项研究使用的 IVIM 参数及设备本身的不统一[57,58]。由于目前多数关于肝硬化的研究结果存在一定偏差,因此在未来的研究中需要优化 IVIM 参数以更准确地评估肝硬化。拉伸指数模型与双指数模型相比,采用更高 b 值来评价水分子弥散,并且分离出水分子弥散分布指数(distributed diffusion coefficient,DDC)以及异质性指数(α)。

二、病例介绍

1. 病史摘要 患者,男性,61 岁,因门诊 MRI 提示"肝纤维化"入院。既往乙型肝炎病史 10 余年,行 CT 引导下肝脏穿刺病理组织学检查证实肝纤维化。

2. 影像学表现 见图 12-0-1。

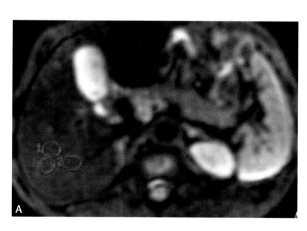

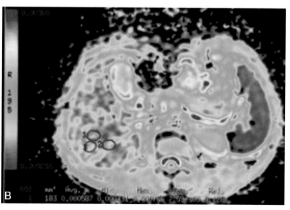

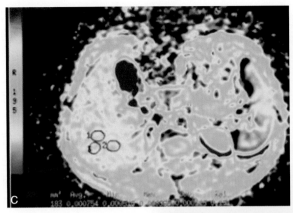
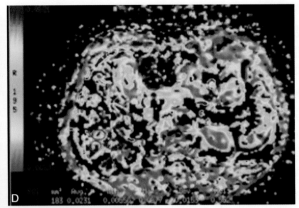
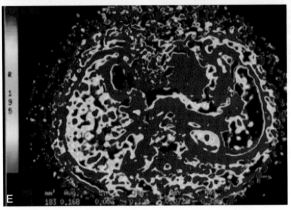

图 12-0-1　肝纤维化患者磁共振 IVIM 图像

A.IVIM 扫描所得原始图;B.标准 ADC 图;C.慢速 ADC 图;D.快速 ADC 图;E.fraADC 图

三、教学要点

采用常规 MRI 对早期肝纤维化患者进行扫描时常没有异常发现,也可仅表现为非特异性的信号不均匀,而对晚期肝纤维化患者进行扫描时可见肝实质内网织状纤维分隔形成,于 T_1WI 上呈低信号,于 T_2WI 上呈稍高信号,但是该技术在诊断中没有特异性的表现,因此对于早期肝纤维化的检测无太多帮助。MRI 增强检查可以很好地评价肝纤维化,但是其缺点是无法评价肝纤维化的程度。IVIM DWI 在肝纤维化的定量诊断中具有较高的价值,并可以进一步评价肝纤维化的分期。

参 考 文 献

[1] Bhat M,Ghali P,Deschenes M,et al. Prevention and management of chronic hepatitis B[J]. Int Prev Med,2014,5(3):200-207.

[2] Povero D,Busletta C,Novo E,et al. Liver fibrosis:a dynamic and potentially reversible process[J]. Histol Histopathol,2010,25(8):1075-1091.

[3] Lim YS,Kim WR. The global impact of hepatic fibrosis and end-stage liver disease[J]. Clin Liver Dis,2008,12(4):733-746.

[4] 范慧宁,陈尼维.肝纤维化的流行病学研究[J].国际消化病杂志,2014,34(1):29-31.

[5] 易永祥.乙型肝炎病毒的分子流行病学研究进展[J].新发传染病电子杂志,2020,5(1):1-7.

[6] Silva LD,Bering T,Rocha GA. The impact of nutrition on quality of life of patients with hepatitis C[J]. Curr Opin Clin Nutr Metab Care,2017,20(5):420-425.

[7] The French METAVIR Cooperative Study Group. Intraobserver and interobserver variations in liver biopsy interpretation in patients with chronic hepatitis C[J]. Hepatology,1994,20(1Pt1):15-20.

[8] Huber A,Ebner L,Montani M,et al. Computed tomography findings in liver fibrosis and cirrhosis[J]. Swiss Med Wkly,2014,19(2):w13923.

[9] 胡菊林,戴小平,周建波,等. CT 评价门静脉右支前间隙改变及与肝纤维化和肝硬化病理学分期的关系[J].中国医学影像学杂志,2014,22(9):674-677.

[10] Masatoshi H,Toshiyuki O,Keisuke H,et al. Quantitative imaging:quantification of liver shape on CT using

the statistical shape model to evaluate hepatic fibrosis [J]. Acad Radiol,2015,22(3):303-309.

[11] 龙莉玲,黄仲奎,丁可,等.多层螺旋CT肝脏灌注成像评价慢性肝纤维化、肝硬化的价值[J].中华放射学杂志,2012,46(4):317-321.

[12] Ronot M,Asselah T,Paradis V,et al. Liver fibrosis in chronic hepatitis C virus infection:differentiating minimal from intermediate fibrosis with perfusion CT[J]. Radiology,2010,256(1):135-142.

[13] Motosugi U,Ichikawa T,Sou H,et al. Multi-organ perfusion CT in the abdomen using a 320-detector row CT scanner:preliminary results of perfusion changes in the liver,spleen,and pancreas of cirrhotic patients[J]. Eur J Radiol,2012,81(10):2533-2537.

[14] 谢婷婷,王成林,丁贺宇,等.采用双能量CT碘定量法研究正常活体肝脏的肝动脉和门静脉血供特点[J].中华放射学杂志,2013,6(47):526-528.

[15] Lv P,Lin X,Gao J,et al. Spectral CT:preliminary studies in the liver cirrhosis[J]. Korean J Radiol,2012,13(4):434-442.

[16] Lamb P,Sahani DV,Fuentes-Orrego JM,et al. Stratification of patients with liver fibrosis using dual-energy CT[J]. IEEE Trans Med Imaging,2015,34(3):807-815.

[17] Afdhal NH,Nunes D. Evaluation of liver firosis:a concise review[J]. Am J Gastroenterol,2004,99(6):1160-1174.

[18] Varenika V,Fu Y,Maher JJ,et al. Hepatic fibrosis:evaluation with semiquantitative contrast-enhanced CT[J]. Radiology,2013,266(1):151-158.

[19] Duan J,Hu C,Luo S,et al. Microcomputed tomography with diffraction-enhanced imaging for morphologic characterization and quantitative evaluation of microvessel of hepatic fibrosis in rats[J]. PLoS One,2013,8(10):e78176.

[20] Xuan R,Zhao X,Hu D,et al. Three-dimensional visualization of the microvasculature of bile duct ligation-induced liver fibrosis in rats by x-ray phase-contrast imaging computed tomography[J]. Sci Rep,2015,27(5):11500.

[21] 张豪,邹立秋.磁共振新技术对肝纤维化诊断的研究进展[J].新发传染病电子杂志,2019,4(4):247-251.

[22] Zhou HY,Chen TW,Zhang XM,et al. Patterns of portosystemic collaterals and diameters of portal venous system in cirrhotic patients with hepatitis B on magnet-ic resonance imaging:Association with Child-Pugh classifications[J]. Clin Res Hepatol Gastroenterol,2015,39(3):351-358.

[23] Zhou HY,Chen TW,Zhang XM,et al. Diameters of left gastric vein and its originating vein on magnetic resonance imaging in liver cirrhosis patients with hepatitis B:Association with endoscopic grades of esophageal varices[J]. Hepatol Res,2014,44(10):E110-E117.

[24] Zhou HY,Chen TW,Zhang XM,et al. The diameter of the originating vein determines esophageal and gastric fundic varices in portal hypertension secondary to posthepatitic cirrhosis[J]. Clinics(Sao Paulo),2012,67(6):609-614.

[25] Li H,Chen TW,Chen XL,et al. Magnetic resonance-based total liver volume and magnetic resonance-diffusion weighted imaging for staging liver fibrosis in minipigs[J]. World J Gastroenterol,2012,18(48):7225-7233.

[26] Chen XL,Chen TW,Li ZL,et al. Spleen size measured on enhanced MRI for quantitatively staging liver fibrosis in minipigs[J]. J Magn Reson Imaging,2013,38(3):540-547.

[27] Li H,Chen TW,Zhang XM,et al. Liver lobe volumes and the ratios of liver lobe volumes to spleen volume on magnetic resonance imaging for staging liver fibrosis in a minipig model[J]. PLoS One,2013,8(11):e79681.

[28] Chen XL,Chen TW,Zhang XM,et al. Quantitative assessment of the presence and severity of cirrhosis in patients with hepatitis B using right liver lobe volume and spleen size measured at magnetic resonance imaging[J]. PLoS One,2014,9(3):e89973.

[29] Chen XL,Chen TW,Zhang XM,et al. Platelet count combined with right liver volume and spleen volume measured by magnetic resonance imaging for identifying cirrhosis and esophageal varices[J]. World J Gastroenterol,2015,21(35):10184-10191.

[30] Li H,Chen TW,Li ZL,et al. Albumin and magnetic resonance imaging-liver volume to identify hepatitis B-related cirrhosis and esophageal varices[J]. World J Gastroenterol,2015,21(3):988-996.

[31] Catanzaro R,Sapienza C,Milazzo M,et al. Liver fibrosis:evaluation with diffusion weighted magnetic resonance imaging in patients with chronic liver disease[J]. Minerva Gastroenterol Dietol,2013,59(3):313-320.

[32] Barry B,Buch K,Soto JA,et al. Quantifying liver fibro-

sis through the application of texture analysis to diffu-sion weighted imaging[J]. Magn Reson Imaging,2014,32(1):84-90.

[33] Hong Y,Shi Y,Liao W,et al. Relative ADC measure-ment for liver fibrosis diagnosis in chronic hepatitis B using spleen/renal cortex as the reference organs at 3T [J]. Clin Radiol,2014,69(6):581-588.

[34] Jean-Pierre Cercueil. 一种诊断肝纤维化的有效方法-评 Wáng 等 IVIM 诊断肝纤维化的论文[J]. 新发传染病电子杂志,2017,2(4):196-197.

[35] Patel J,Sigmund EE,Rusinek H,et al. Diagnosis of cirrhosis with intravoxel incoherent motion diffusion MRI and dynamic contrast-enhanced MRI alone and in combination:preliminary experience[J]. J Magn Reson Imaging,2010,31(3):589-600.

[36] Guiu B,Petit JM,Capitan V,et al. Intravoxel incoher-ent motion diffusion-weighted imaging in nonalcoholic fatty liver disease:a 3.0-T MR study[J]. Radiology,2012,265(1):96-103.

[37] Lu PX,Huang H,Yuan J,et al. Decreases in molecular diffusion,perfusion fraction and perfusion-related diffu-sion in fibrotic livers:aprospective clinical intravoxel incoherent motion MR imaging study[J]. PloS One,2014,9(12):e113846.

[38] Cheung JS,Fan SJ,Gao DS,et al. Diffusion tensor ima-ging of liver fibrosis in anexperimental Model[J]. J Magn Reson Imaging,2010,32(5):1141-1148.

[39] Jensen JH,Helpern JA,Ramani A,et al. Diffusional kurtosis imaging:the quantification of non-gaussion wa-ter diffusion by means of magnetic resonance imaging [J]. Magn Reson Med,2005,53(6):1432-1440.

[40] Rosenkrantz AB,Pahani AR,Chenevert TL,et al. Body diffusion kurtosis imaging:basic principles,applica-tions,and considerations for clinical practice[J]. J Magn Reson Imaging,2015,42(5):1190-1202.

[41] Anderson SW,Barry B,Soto J,et al. Characterizing nongaussian,high b-value diffusion in liver fibrosis:Stretched exponential and diffusional kurtosis modeling [J]. J Magn Reson Imaging,2014,39(4):827-834.

[42] Bohte AE,Garteiser P,De Niet A,et al. MR elastogra-phy of the liver:defining thresholds for detecting visco-elastic changes[J]. Radiology,2013,269(3):768-776.

[43] Lee JE,Lee JM,Lee KB,et al. Noninvasive assessment of hepatic fibrosis in patients withchronic hepatitis B viral infection using magnetic resonance elastography [J]. Korean J Radiol,2014,15(2):210-217.

[44] Wang QB,Zhu H,Liu HL,et al. Performance of mag-netic resonance elastography and diffusion-weighted imaging for the staging of hepatic fibrosis:a meta-anal-ysis[J]. Hepatology,2012,56(1):239-247.

[45] 黄伟强,董常峰. 弹性成像及血生化指标对肝纤维化的评价及研究进展[J]. 新发传染病电子杂志,2017,2(2):117-121.

[46] Cheung JS,Fan SJ,Gao DS,et al. In vivo lipid profiling using proton magnetic resonance spectroscopy in an ex-perimental liver fibrosismodel[J]. Acad Radiol,2011,18(3):377-383.

[47] Cho SG,Kim MY,Kim HJ,et al. Chronic hepatitis:In vivo proton MR spectroscopic evaluation of the liver and correlation with histopathologic findings[J]. Radi-ology,2001,221(3):740-746.

[48] Wang QS,Liu H,Liang CH,et al. Application of proton magneticresonance spectroscopy inthe rabbit models of liver fibrosis[J]. ChinJ Med Imaging Technol,2010,26(5):789-792.

[49] Leporq B,Dumortier J,Pilleul F,et al. 3D-liver perfu-sion MRI with the MS-325 blood poolagent:a noninva-sive protocol to asses liver fibrosis[J]. J Magn Reson Imaging,2012,35(6):1380-1387.

[50] Juluru K,Talal AH,Yantiss RK,et al. Diagnostic accu-racy of intracellular uptake rates calculated using dy-namic Gd-EOB-DTPA enhanced MRI for hepatic fibro-sis stage[J]. J Magn Reson Imaging,2017,45(4):1177-1185.

[51] Zhou L,Chen TW,Zhang XM,et al. Liver dynamic contrast-enhanced MRI for staging liver fibrosis in a piglet model[J]. J Magn Reson Imaging,2014,39(4):872-878.

[52] Zhou L,Chen TW,Zhang XM,et al. Spleen dynamic contrast-enhanced magnetic resonance imaging as a new method for staging liver fibrosis in a piglet model [J]. PLoS One,2013,8(12):e83697.

[53] Wáng YXJ,Li YT,Chevallier O,et al. Dependence of intravoxel incoherent motion diffusion MR threshold b-value selection for separating perfusion and diffusion compartments and liver fibrosis diagnostic performance [J]. Acta Radiol,2019,60(1):3-12.

[54] 曾政,陆普选,黄华. 磁共振体素内不连贯运动成像诊断肝纤维化的初步研究[J]. 放射学实践杂志,2015,30(7):740-744.

[55] 杨正汉,谢敬霞,胡碧芳,等. 肝硬化组织表观扩散

系数改变及其可能机制的实验研究[J]. 中国医学影像技术,2002,18(9):849-851.

[56] Yì Xiáng J Wáng,Min Deng,Yáo T Li,et al. A Combined Use of Intravoxel Incoherent Motion MRI Parameters Can Differentiate Early-Stage Hepatitis-b Fibrotic Livers from Healthy Livers[J]. SLAS Technol,2018,23(3):259-268.

[57] Le Bihan D,Breton E,Lallemand D,et al. MR imaging of intravoxel incoherent motions:application to diffusion and perfusion in neuro-logic disorders[J]. Radiology,1986,161(2):401-407.

[58] 杨正汉,冯逢,王霄英. 磁共振成像技术指南[M]. 北京:人民军医出版社,2010.

（陈天武　郑秋婷　周昀　贾宁阳）

第十三章

肝 硬 化

一、综　　述

（一）定义

肝硬化（hepatic cirrhosis）是由多种原因引起的一种慢性、进行性、弥漫性肝病，以肝组织弥漫性纤维化、假小叶和再生结节形成为特征的慢性肝病，是慢性弥漫性肝病发展过程中的后期阶段。

（二）病因

肝硬化的病因甚多，如病毒性肝炎、酒精和药物中毒、胆道梗阻所致胆汁淤积、营养不良、代谢障碍、先天性梅毒以及寄生虫病等。在我国，主要以病毒性肝炎后肝硬化最多见[1]。

（三）病理变化

主要为肝细胞变性、小灶性坏死、肝细胞再生、结构改建及纤维结缔组织增生、假小叶形成。肝表面弥漫分布大小不等的再生结节，肝体积缩小、变硬，尤以肝右叶为显著，左叶或尾状叶相对增大。由于纤维结缔组织增生及肝细胞再生结节压迫，引起肝内静脉小分支阻塞，使门静脉血流受阻而导致门静脉高压，产生侧支循环及静脉曲张，以食管、胃底静脉和腹壁静脉曲张最为常见，静脉曲张破裂可导致上消化道出血，门静脉高压可出现腹水。

（四）影像学表现

1. 超声表现　声像图上肝硬化有较为典型的改变：包括肝脏本身的直接征象及肝硬化时其他脏器的间接声像。

（1）直接征象

1）肝脏切面形态失常，肝脏各叶比例失调，肝脏弥漫性增大（肝硬化早期）或缩小（肝硬化晚期），以右叶萎缩明显，左外叶及尾状叶增生肿大（图13-0-1）。

2）肝脏表面不光整，呈波浪状、锯齿状或驼

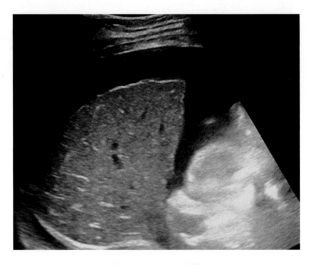

图 13-0-1　肝硬化
超声检查示肝脏形态失常，各叶比例失调，肝脏缩小，以右叶萎缩明显，肝脏表面呈锯齿状，肝前可见新月形腹水

峰状改变（图13-0-1）。

3）肝实质回声紊乱，肝内光点分布不均，回声增粗、增强，可呈网络状、边界不清的斑片状等改变。肝细胞反复破坏及再生可形成具有立体轮廓的低回声、等回声或高回声结节，超声能够显示的结节多大于5mm，多数在10~20mm之间，高回声结节容易发现，等回声小结节容易漏诊（图13-0-2）。结节的病理成分按其发展过程可分为：大的良性再生结节、增生不良性结节、早期肝细胞癌（HCC）和完全恶性的HCC。结节内的血液供给也逐渐由大的良性再生结节的门静脉供血为主发展为完全恶性的HCC的动脉供血为主，理论上彩色多普勒检查有一定的参考意义，但对于小的结节，临床操作较困难，不易为结节定性。超声造影对鉴别结节的性质有很大帮助，动脉相对比剂的快速充盈及门静脉相和窦状隙相的快速廓清是HCC的典型特征，尤其是门静脉相和窦状隙相的快速廓清临床意义较大。

124

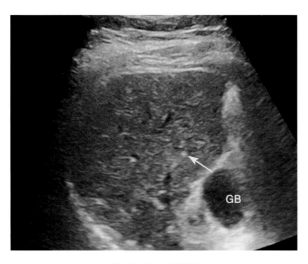

图 13-0-2 肝硬化
超声检查示肝实质回声紊乱,肝内光点分布不均,
回声增粗,增强,有小结节声像(GB:胆囊)

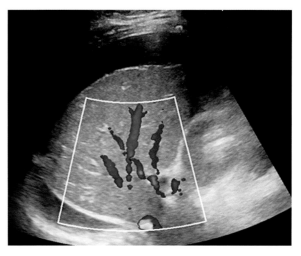

图 13-0-3 肝硬化
超声多普勒示肝静脉内径变细,管壁受压,走行扭
曲;肝内门静脉小分支出现扭曲变细

4)肝内管道系统早期无明显异常,晚期肝静脉内径变细或粗细不均,可出现管壁受压,走行扭曲、僵硬或消失;肝动脉可出现代偿性增宽;肝内门静脉小分支出现扭曲变细(图 13-0-3),管壁回声增强,门静脉主干及二、三级分支增宽,有时可见门静脉血栓和门静脉海绵样变性。

(2)间接征象

1)肝硬化患者胆囊可增大,收缩功能低下,胆囊壁可水肿增厚,达 5～20mm,可呈均一的高回声、双层壁或多层状改变。这可能与腹水、低蛋白血症、门静脉高压及体循环血管阻力降低有关(图 13-0-4)。

2)肝硬化患者脾大较病毒性肝炎常见且程度要重,主要是门静脉高压、脾静脉回流不畅、脾

脏长期慢性淤血所致。多表现为脾实质回声增强,脾厚 ≥40mm,长度 ≥120mm,可以出现巨脾(图 13-0-5)。脾静脉扩张、迂曲,脾静脉扩张明显者,脾门部可显示为蜂窝状无回声区,呈脾静脉怒张,内径 ≥9mm,甚至超过门静脉内径。脾大一般分为三度:一度为脾厚 ≥40mm,长度 ≥120mm。二度为左侧肋缘下可探及脾脏,脾脏下极不超过脐水平线。三度为脾脏下极超过脐水平线,甚至达盆腔。

(3)腹水形成:腹水多表现为透声性好的液性无回声区。少量腹水在肝前、肝周多见,有时在下腹部。临床怀疑腹水而又探测不清时,可让患者坐位或侧卧位片刻,然后在重力方向的下腹部扫查,可发现数毫米的微量腹水。少量腹水需与

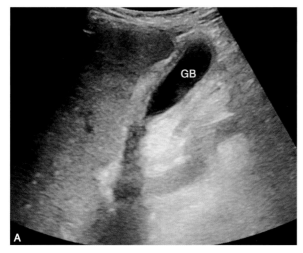

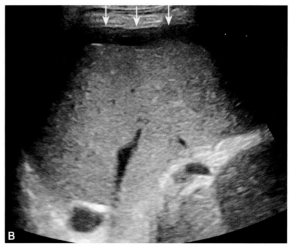

图 13-0-4 肝硬化
A、B.超声检查示胆囊壁水肿增厚,呈均一的高回声改变,箭头所示为肝前新月形腹水暗区(GB:胆囊)

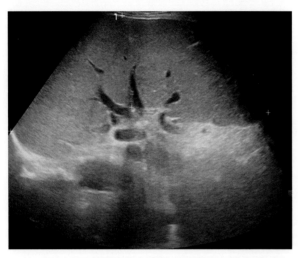

图 13-0-5　肝硬化、巨脾
超声示脾脏厚度为 68.3mm,脾下极超过脐水平

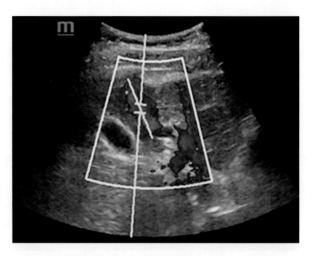

图 13-0-6　肝硬化脐静脉开放
超声示肝圆韧带内出现无回声的管状结构,自门静脉左支囊部向前延至脐,频谱多普勒表现为门静脉样血流

肠腔积液相鉴别,肠腔积液随肠道的蠕动而明显改变形态,且间有肠道内容物和肠腔气体回声,腹水有时也随肠道的蠕动而改变形态,但位置相对恒定,且形态改变与体位改变明显有关,腹水内部也无其他混杂物。不规则形态的腹水有时要与有一定形态的膀胱相鉴别。腹水探测要注意全腹扫查,尤其是少量腹水时,可局限在肝前,也可局限在肝肾隐窝或下腹部。

（4）门静脉高压是肝硬化患者的典型而特异的征象:①门静脉内径增宽,主干内径多≥14mm,其内径不随呼吸而改变,彩色多普勒超声显示门静脉血流速度减低,可出现双向血流或反向血流,门静脉血流速度多<15cm/s。有栓子时,可见充盈缺损,当肝动脉-门静脉瘘时,门静脉内可测到高速动脉性血流信号。②脾大,脾静脉增宽,脾静脉多≥9mm。③侧支循环开放:脐静脉开放,肝圆韧带内出现无回声的管状结构,自门静脉左支囊部向前延至脐,频谱多普勒表现为门静脉样血流（图 13-0-6）。冠状静脉（胃左静脉）扩张,显示为胰头前上方多发的不规则囊状结构,没有经验者易误诊为多发肿大淋巴结或胰腺囊肿,CDFI 可见其内有不同颜色的血流充填。

（5）肝静脉变细:肝硬化患者肝静脉扭曲变细或显示不清,肝静脉的正常三相波形可消失,这可能是因为肝静脉周围的肝实质纤维化和脂肪变性使静脉的顺应性减低所致。

（6）肝动静脉短路形成:超声造影可见肝动静脉渡越时间缩短,多小于 12 秒。

2. CT 表现　CT 在肝硬化评估中的应用中主要以 CT 平扫加增强扫描为主[2]。1980 年,Harbin 等[3]在横断位图像上用肝脏尾状叶-右叶的前后径比值 C/RL-m 来评估肝硬化,其敏感性和特异性均较高。2002 年,Awaya 等[4]改良了Harbin 研究的肝尾-右叶比值,此方法较客观地反映了肝硬化时肝右叶萎缩及尾状叶肥大程度。赵春华等[5]研究肝硬化肝脏肋单元数与肝功能Child-Pugh 分级的关系。"肝脏肋单元"规定为CT 检查下肝脏外缘完全紧密相贴一根肋骨或一个肋间称为肝脏的一个肋单元。取同一 CT 层面的最大肋单元数表示该肝脏肋单元数。研究发现:肝功能 A 级的肝脏肋单元数≥2;肝功能 B 级的肝脏肋单元数大多为 1,少数为 0;肝功能 C 级的肝脏肋单元数均为 0。近年来,CT 关注和能谱CT 技术已应用到肝硬化评估中[6]。

（1）肝硬化的直接征象及伴随征象

1）肝脏大小的变化:早期广泛脂肪变致肝增大,晚期肝缩小,肝各叶大小（尤其是尾叶与右叶横径之比）比例失调。常表现右叶萎缩,尾叶代偿性增大,左叶正常或缩小或外侧段增大。

2）肝脏外形或轮廓的变化:肝结节突出使肝外缘凸凹不平,也使原为凹陷的内侧缘隆起。

3）肝脏密度的变化:脂肪变时其 CT 密度减低。局限性减低有时难以与原发或继发肝癌病灶鉴别。

4）脾大是肝硬化重要的间接征象,但并非所有肝硬化均发生脾大。门静脉高压时可出现静脉曲张：脾门附近出现粗大、迂曲的血管影像。

　　5）肝裂增宽和肝门移位。

　　6）腹水征：肝与腹壁间距离增大，出现带状水样密度影。

　　以上征象常不可能同时出现，以第 1 和 2 点最具特征性，诊断意义最大。当然，上述征象出现越多，诊断的准确性越高。一般而言，一旦有以上典型的 CT 表现（图 13-0-7），其肝硬化的病理组织学改变已非常明显。尽管如此，CT 诊断肝硬化的临床符合率亦只有 75.5% 左右。

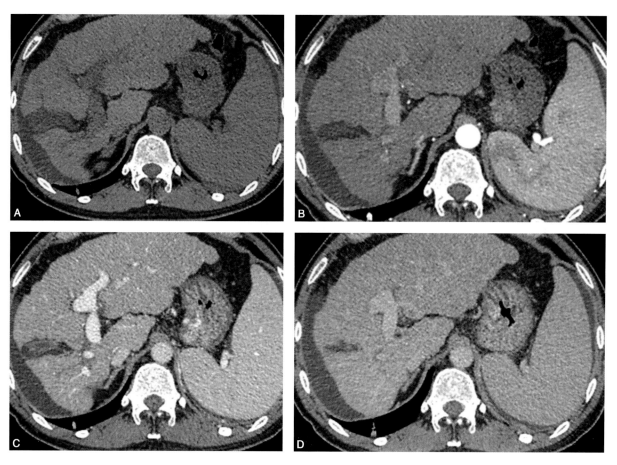

图 13-0-7　门静脉性肝硬化

A~D. CT 平扫及增强扫描示肝脏体积明显缩小，肝各叶比例失调，左右叶明显萎缩，尾叶相对增大，肝裂增宽，肝表面凹凸不平呈结节状，伴脾大、腹水

　　血吸虫病肝硬化的 CT 表现除上述征象外，主要特点是不同程度和形态各异的肝内、外钙化。肝内钙化的 CT 表现（图 13-0-8）具有特征性，相互交错的线状钙化，将肝脏分隔成大小不等、形态不一的小分区，形如地图。肝包膜下呈细线状或宽带状钙化，亦可聚集呈团块状边缘不规则的钙化。肝内还可出现蟹状钙化，其中心聚集成团的钙化，周围有条状影似蟹腿状伸出。钙化以右叶最多，其次为方叶、尾叶，左叶最为少见，钙化程度以右叶重于其他叶，肝外围重于中心，而且愈达肝表面，钙化愈明显。个别可发生全肝广泛钙化。因此，血吸虫病的肝脏钙化具有特征性。肝外的钙化包括门静脉管壁的点状、半弧形或整个管壁的钙化。脾静脉的带状高密度钙化及结肠壁的弧形钙化。

　　在肝硬化的早期，有结节再生和脂肪浸润，肝体积可稍增大。而 CT 上肝脏密度的变化又与脂肪变性的程度有关，由于脂肪变导致肝脏密度降低，早期肝硬化在 CT 上仅显示肝脏肿大和肝密度降低，或仅有脂肪变的现象，甚至可能无异常表现，故 CT 对早期肝硬化的诊断尚有困难。因此，一般将肝脏大小的变化、各叶大小比例轻度失调、脾脏稍肿大等做为 CT 诊断早期肝硬化的指标，不过早期肝硬化必须结合临床，根据相关资料进行综合分析。

　　肝硬化再生结节的 CT 平扫可见肝外形发生

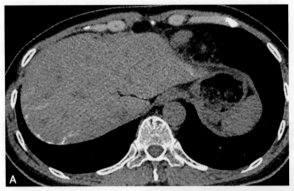
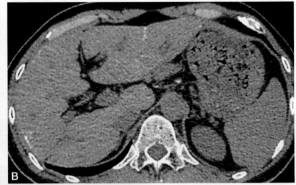
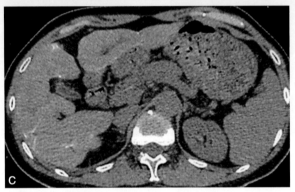

图 13-0-8　血吸虫性肝硬化
A~C. CT 平扫示肝脏体积明显缩小,肝叶比例失调,肝内及包膜下见线状或蟹足状钙化并相互交错形成地图状

改变,肝脏表面高低不平,各叶大小比例失调,肝内出现等或低密度结节,偶尔呈相对高密度结节;增强扫描后肝硬化再生结节与周围肝实质呈等密度(图 13-0-9),动态观察无增大趋势。极少肝硬化再生结节 CT 平扫为等密度,强化后为低密度,原因可能与肝细胞变性及灶性坏死有关,肝细胞灶性坏死与脂肪变性导致增强扫描病灶强化不明显的特点。

门静脉高压的 CT 表现:脾脏体积增大,食管静脉、脾静脉及侧支循环血管增粗、扭曲,呈蚯蚓

状或葡萄串状(图 13-0-10)。

7) 肝硬化合并原发性肝癌的 CT 征象(图 13-0-11):据统计,30%~50% 的肝硬化并发肝癌。病理研究表明,大结节型肝硬化或肝炎坏死后肝硬化更好发肝癌。肝癌可以发生在肝的任何部位,但多出现在右叶,且与肝硬化肝叶萎缩关系密切。这与肝硬化引起萎缩肝叶大量纤维组织增生和再生结节形成有关,大量的纤维组织增生和结节再生反复交替发展容易诱发肝癌。肝硬化合并肝癌,一部分患者还可出现脾大、腹水、门静脉主

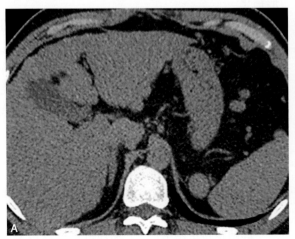
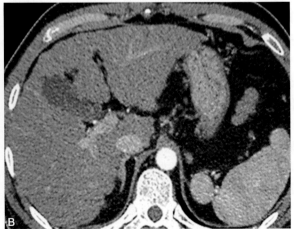

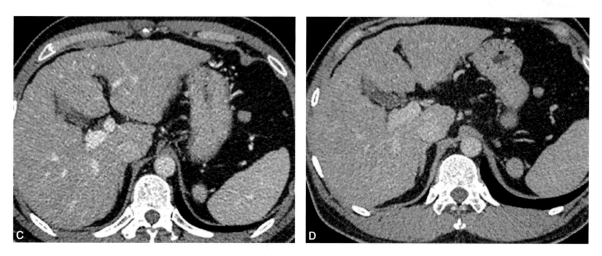

图 13-0-9　肝硬化再生结节

A. CT 平扫示肝脏表面高低不平,全肝内见小的等密度结节均匀分布;B～D. CT 增强扫描结节可强化并与周围肝实质呈等密度

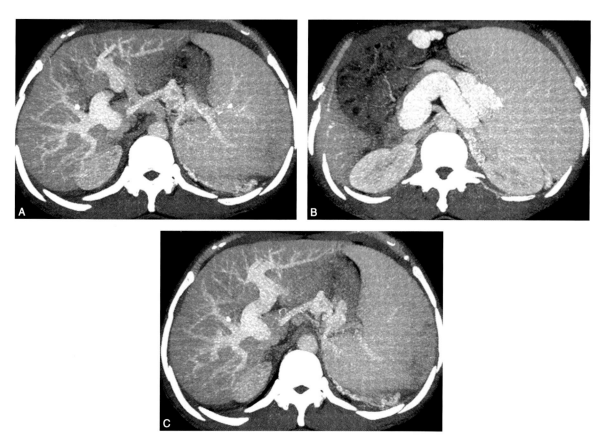

图 13-0-10　门静脉高压

A～C. MIP 图像显示脾静脉、胃短静脉、胃冠状静脉及脐静脉曲张呈扭曲条形影,增强强化程度与血管一致,伴脾大

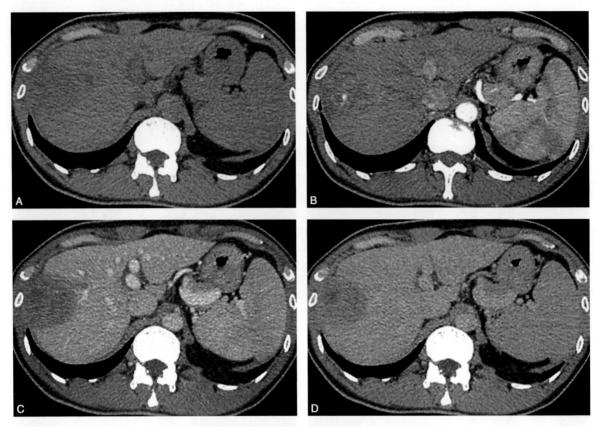

图 13-0-11　肝硬化合并原发性肝癌
A. CT 平扫示肝脏体积缩小并见全肝内等密度硬化再生结节,右叶上段见一大小 3.8cm×4.1cm 稍低密度类圆形块影,突出肝脏表面,周围可见等密度假包膜;B. 动脉期肿块不均匀强化,并见肿块内偏心性坏死灶及供养动脉;C. 门静脉期肿块强化程度迅速减低,与周围肝实质相对低密度;D. 延迟 5 分钟后,肿块呈低密度,境界清晰,坏死灶无强化

干横径增大及胃底静脉、脾静脉曲张等门静脉高压 CT 表现。合并的肝癌大部分亦表现典型,特别是巨块型、结节型,都表现为大小不等的低密度肿块,较大的肿瘤也可出现中心坏死的更低密度区,边缘有包膜,增强后出现明显或不规则强化;但部分小的结节或弥漫型的肝癌,平扫时境界不清甚至看不到癌灶,诊断上有一定困难,增强后这些结节可比平扫清楚。因此,在肝硬化 CT 扫描中,如果出现可疑占位性病灶,或临床高度怀疑肝癌,即使平扫看不到癌灶也应进行增强扫描,有条件还可进行动态 CT 扫描或进行 CTA、CT 灌注成像或使用能谱 CT 等检查,力求提高肝硬化中合并肝癌的检出率。

3. 肝硬化的 MRI 表现(图 13-0-12)　MRI 在肝硬化评估中的应用比 CT 广泛而有效,除了 MRI 平扫加增强外,弥散加权成像(diffusion weighted imaging, DWI)、磁共振波谱(magnetic resonance spectroscopy, MRS)、磁敏感加权成像(susceptibility weighted imaging, SWI)等在肝硬化评估中的应用发挥了独特的作用[2]。

(1) 直接征象

1) 肝脏的大体形态改变:包括肝脏外形不规则,体积增大或缩小,其中以肝右叶缩小及尾状叶增大居多。肝硬化的纤维瘢痕使得肝脏体积缩小,而肝硬化结节或脂肪变性及浸润可使其部分或全部增大,由于大小不均衡而出现各叶的大小比例失调、肝裂增宽等。肝脏边缘呈结节状隆起,程度可轻可重,此为肝硬化结节所致。由于 MRI 可以直接进行三维成像,对形态改变的显示较 CT 更为有利。

2) 再生结节:是由肝硬化晚期广泛增生的胶原纤维分隔变性、坏死及增生的肝细胞形成,包括小结节型、大结节型及混合型,结节状增生的肝细胞内胆汁淤积,脂肪变性,胆色素及含铁血黄素沉积,使其 MRI 信号颇具特征性。再生结节的显示:肝内出现大小不等的结节,其中较大者可压迫肝内血管或肝内胆管使其弯曲变形。硬化结节在 T_1WI 上多为等信号,少数结节内因甘油三酯的含

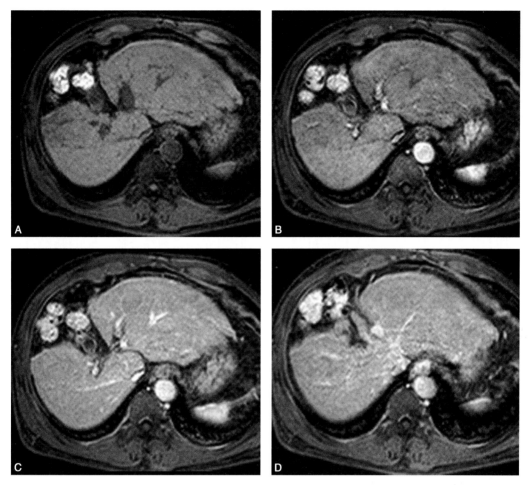

图 13-0-12 门静脉性肝硬化
A~D. MRI 平扫及增强显示肝脏边缘凹凸不平,肝裂增宽,肝内再生结节呈网格状改变

量增高可出现较高信号。T_2WI 呈等及稍低信号,结节内部信号均匀,无包膜,增强扫描大多数结节动脉期无强化,周围肝实质内无异常改变。

再生结节 T_2WI 呈低信号,多数学者认为是因为结节病灶内含铁血黄素沉积或因结节周围的纤维间隔呈高信号而使结节呈相对低信号。也有学者提出,病毒性肝硬化、酒精性肝硬化等也能造成肝细胞内铁含量增高。

再生结节 MRI 较 CT 及 B 超均敏感,尤其是弥漫性分布的小再生结节,T_1WI 表现为均匀的粟粒状高信号影,MRI 诊断较为明确。值得提出的是,无论在文献上或我们的经验中,从来没发现肝硬化结节在 T_2WI 上表现为高信号者,这对肝硬化的诊断与鉴别诊断有着十分重要的价值。

(2) 间接征象

1) 脾大:是最常见的继发改变,其诊断标准与 CT 相同,由于含铁血黄素沉着,肿大的脾脏内可见多发点状 T_1WI、T_2WI 低信号。

2) 腹水:是肝硬化的又一常见表现,表现为肝脏边缘新月状 T_1WI 低信号、T_2WI 高信号。

3) 血管侧支循环征象:门静脉高压时门静脉迂曲、扩张,形成胃短静脉、胃冠状静脉及食管静脉曲张,对肝硬化有定性诊断价值。MRI 可以任意方向成像,利于显示血管,自旋回波序列中血管具有特殊的流空现象,门静脉系统的侧支循环表现为特定区域的结节状、条索状流空信号,无须使用对比剂即可与周围软组织鉴别。

4) 肝硬化并发原发性肝癌的 MRI 表现:肝硬化患者做 MRI 检查时,有以下征象时即应考虑肝硬化结节癌变[7]:①肝硬化结节在 T_1WI 呈低、等信号,T_2WI 呈高、等混杂信号或高信号。②结节周边不规整假包膜形成:T_1WI 呈低信号,肿瘤包膜由粗纤维组成,是原发性肝癌的重要征象之一。有学者认为这类肝癌一般分化较好,预后亦相对较好。③Gd-DTPA 增强后,肿块呈斑片状不规整轻度强化,也可无增强效应,而呈略低信号。

肿瘤包膜则呈环形强化。④门静脉内癌栓形成：以 T_1WI 像显示清楚，表现为门静脉增宽其内见长条状等信号影。

此外，MRI 具有多种成像参数，对水分子改变敏感，对原发性肝癌并发出血、坏死以及周围水肿的改变显示清楚：坏死灶呈 T_1WI 低信号、T_2WI 高信号，出血灶呈 T_1WI 高信号、T_2WI 高信号，水肿表现为肿块周围肝实质内片状 T_1WI 稍低及 T_2WI 稍高信号。

近来，国内外一些学者认为常规 T_1WI（TR/TE = 500/30ms）的肝-肝癌组织之间的信号差异较小，而短 TR/TE T_1WI（TR/TE = 280/17ms）使肝-肝癌组织之间的信号强度差异加大，同时短 T_1WI 几乎没有呼吸伪影及其他伪影。这样的肝脏疾患病例，将短 TR/TE T_1WI 列为常规扫描，将能提高肝癌的发现率。

（五）诊断要点与鉴别诊断

1. 诊断要点

（1）既往有慢性病毒性肝炎（如 HBV、HCV、HDV）感染史或有家族史，或病情反复波动史，或病史不详，但现有肝炎病毒感染的慢性肝炎患者。

（2）肝脏质地改变，肝肋下触诊质地变硬，边缘锐利不规则，表面不平有结节感，或叩诊时肝浊音界缩小。

（3）门静脉高压症，脾大、侧支循环开放（腹壁和食管静脉曲张）及腹水是门静脉高压症的三大征象，其中侧支循环开放对诊断门静脉高压症具有特征性。

（4）低白蛋白及高 γ-球蛋白血症，在肝硬化活动期和失代偿期最常见，两者同时存在，A/G 比值倒置[8]。

（5）影像学检查主要包括超声、MRI 和 CT 检查，可有效评估肝硬化形态学变化及部分功能学评价。

肝硬化的主要表现为：①肝脏大体形态不规则，体积增大或缩小，其中以肝右叶缩小及尾状叶增大居多。②再生结节 MRI 检查较 CT 及 B 超均敏感，肝硬化结节突出使肝外缘凹凸不平，其中较大者可压迫肝内血管或肝胆管使其弯曲变形。硬化结节在 T_1WI 上多为等信号，少数结节内因甘油三酯的含量增高可出现较高信号。T_2WI 呈等及稍低信号，结节内部信号均匀，无包膜，增强扫描大多数结节动脉期无强化，周围肝实质内无异常改变。③门静脉高压时可出现静脉曲张：脾门

附近及食管胃底出现粗大、迂曲的血管影像；脾大是肝硬化重要的间接征象，但并非所有肝硬化均发生脾大。④肝硬化并发原发性肝癌的 MRI 表现，肝硬化结节癌变在 T_1WI 呈低等信号，T_2WI 呈高等混杂信号或高信号[9]。结节周边不规整假包膜形成，肿瘤包膜则呈环形强化。Gd-DTPA 增强后，肿块呈斑片状不规整轻度强化，也可无增强效应，而呈略低信号。

2. 鉴别诊断

（1）Budd-Chiari 综合征（Budd-Chiari syndrome，BCS）：下腔静脉闭塞致静脉血液回流受阻而产生的一系列综合征。与肝硬化有以下差别：①虽然肝实质回声粗乱，但肝整体增大，而不是缩小。②肝静脉及下腔静脉较肝硬化者显著扩张。③腹部脏器及双下肢静脉也淤血扩张。④可见到下腔静脉到右心房间的狭窄或闭塞部位。⑤CDFI 可见扩张的下腔静脉无血流或血流方向改变。

（2）弥漫性结节型肝癌：肝实质内特征与晚期肝硬化很难区别，可从以下几方面鉴别：①晚期肝硬化的肝体积缩小，肝右叶最大斜径多小于 140mm；弥漫结节型肝癌时，肝体积明显增大，肝右叶最大斜径多大于 160mm，个别可在 200mm 以上。②肝硬化时，门静脉较少出现血栓，而且血块体积小，范围小，门静脉内径多不增宽；弥漫结节型肝癌一般较早出现门静脉癌栓，能较大范围地部分或完全阻塞门静脉分支或主干。扩张、实变的门静脉及被破坏的门静脉管壁有助于诊断，但不易辨认，要注意沿门静脉主干追踪。栓子内探及动脉血流信号有助于癌栓的诊断。③弥漫性结节型肝癌时，CDFI 可显示实质内点状动脉血流信号，呈高速高阻频谱。④功能性超声造影在很大程度上可鉴别结节的性质，在弥漫性肝癌时，由于癌结节动脉血供丰富，超声造影时就会出现对比剂"快进快出"的典型特征，尤其是门静脉相出现的斑片状对比剂快速消退的征象有助于弥漫性肝癌的诊断。弥漫性肝癌时，由于大量动-静脉短路的形成，对比剂从肝动脉到肝静脉的时间——渡越时间将比肝硬化明显缩短，也有助于弥漫性肝癌的诊断。渡越时间可由时间强度分析软件测得。

（3）肝豆状核变性：肝豆状核变性又称 Wilson's 病，是一种常染色体隐性遗传的铜代谢障碍所引起的家族性疾病，其声像图一般无特征性表现，可发现肝脏增大，肋缘下可探及，包膜增厚，

肝实质回声增强增粗,少数病例可出现肝内弥漫分布的颗粒状结节回声,大小一般<5mm。影像检查显示肝内血管稀少。

(4) 肝淀粉样变性:超声声像图可见肝脾肿大,有时可于脐水平探及肝脏下缘,但肝包膜光滑,肝内回声细密均匀,一般不会出现明显的占位病变。确诊需依靠穿刺活检。

(5) 局灶性结节增生:是一种少见的肝脏良性肿瘤样病变,直径大多小于5cm,边界清楚。影像学上,CT平扫常显示结节呈等或略低的均匀密度,边界清楚,增强扫描尤其是动态检查可反映病灶的特点,早期呈高密度,中心瘢痕组织无强化,显示为星状或辐射状低密度(图13-0-13);MRI上T_1WI呈略低(50%~60%)或等信号(40%~50%),T_2WI呈略高(60%~70%)或等信号(30%~40%),中央瘢痕在T_2WI上可为高信号,T_1WI为低信号,增强扫描动脉期几乎所有病灶均较明显强化,分隔及中心瘢痕无强化,病灶内可出现扭曲血管;门静脉期及延时扫描肿块动脉期强化部分常呈等信号,而中心瘢痕延时强化。病灶内罕有出血、脂肪变、钙化。肝细胞特异性对比剂有利于中央瘢痕的显示,病灶摄取肝细胞特异性对比剂较强并延时排泄;病灶摄取网状内皮细胞对比剂的能力与正常肝脏相仿,超顺磁性氧化铁(SPIO)有利于中央瘢痕的显示。患者无肝硬化病史。

(6) 肝结核:CT平扫呈肝内低密度灶,灶内可见钙化,螺旋CT多期扫描和MRI顺磁增强时,仅病灶内周边环形增强,可与肝硬化结节在螺旋CT多期扫描和MRI顺磁增强时均未见增强相鉴别。

(六) 影像学研究进展

目前,超声、MRI和CT检查是常规检查手段。但超声检查历来有着价格低廉、无创伤、无辐射等优点,成为临床初步评估肝疾病的首选方法。弹性成像技术成为评价肝纤维化程度的新的声学检查方法,包括压迫性弹性成像、瞬时弹性成像技术(FibroScan,FS)声辐射力脉冲成像技术(acoustic radiation force impulse,ARFI)等。FibroScan弹性测定结果只能定性,但不能定量诊断肝纤维化的严重程度。国内外研究结果显示,各类型肝纤维化分期的FS弹性测定结果数据差异较大。脂肪肝、急性期肝损伤、大量腹水、肋间隙过窄和皮下脂肪层过厚等患者不能接受弹性成像技术检查。

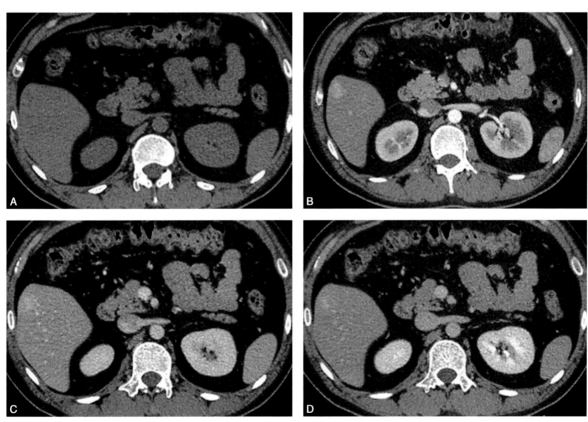

图 13-0-13　肝局灶性结节增生

A~D. CT平扫示肝右前叶下段一类圆形略低密度结节,动脉期结节迅速强化,内隐约见未强化瘢痕,门静脉期和平衡期结节强化迅速减低,与周围肝实质呈等或稍高密度,中心瘢痕延时强化

CT灌注成像能更客观地评价肝硬化患者的肝脏储备功能,且一定程度上能分析和评价肝硬化患者的疗效及预后[9-11]。吴国华等[12]利用全肝灌注参数值和体积值评估肝脏储备功能。研究表明:随着肝功能受损程度逐渐加重,HAP、HAPI逐渐上升,HPP、HPPI逐渐下降,肝脏体积、单位体表面积肝脏体积逐渐缩小,单位体表面积肝脏体积-门静脉灌注指数逐渐下降;后者综合指标更能全面地定量评估肝硬化患者肝脏整体的储备功能。

MRI检查不仅能够从形态学上评价肝硬化,还能从力学性能和血流动力学方面对肝硬化进行诊断。相关的研究发现,在肝硬化诊断上,MRI T_2WI 序列中TSE效果好、检测率高,能够为临床诊断提供有价值的依据。弥散加权成像(diffusion weighted imaging,DWI)、磁共振波谱(magnetic resonance spectroscopy,MRS)、磁敏感加权成像(susceptibility weighted imaging,SWI)等技术在肝硬化评估中均有较好的应用。

二、病例介绍

病例1

1. 病史摘要 患者,男性,42岁。因"发现HBsAg阳性10余年,肝功能异常2周"入院。曾服用"中药"治疗(具体不详),未定期复查。患者于2018年12月15日查肝功能示,ALT 49U/L,B超提示弥漫性肝损害,考虑肝纤维化至肝硬化。既往饮酒多年,约2次/月,每次约50度白酒2两。查体:肥胖体型,身高160cm,体重90kg,BMI:35.16kg/m²,腹围118cm。神情,皮肤巩膜无明显黄染,肝掌可疑,腹膨隆,其余无明显异常。

2. 实验室检查 ALT 49U/L;乙肝表面抗原(HBsAg)30.41(+),乙肝e抗体(HBeAb)0.86(+),乙肝核心抗体(HBcAb)0.02(+);低密度脂蛋白4.68mmol/L,总胆固醇7.10mmol/L。三大常规、血凝六项、甲胎蛋白、肝纤维化四项、嗜肝病毒八项、自身免疫性肝病谱、血清蛋白电泳、人免疫缺陷病毒抗体、吸虫抗体二项均未见明显异常。

3. 超声检查 见图13-0-14。

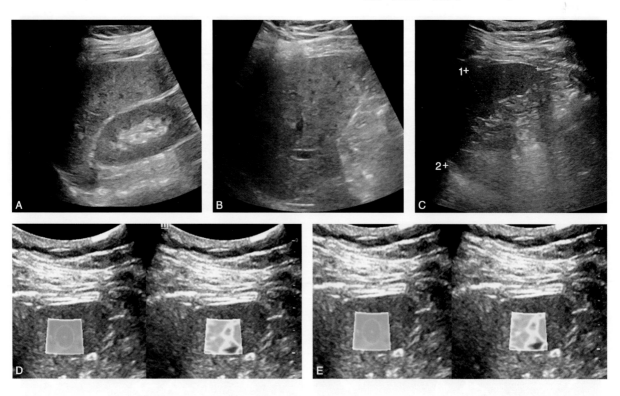

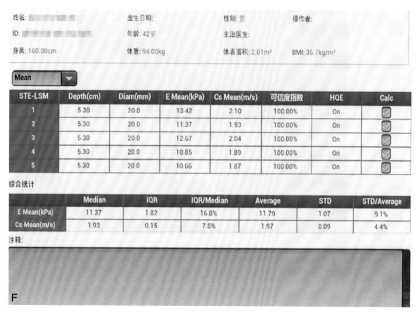

STE-LSM	Depth(cm)	Diam(mm)	E Mean(kPa)	Cs Mean(m/s)	可信度指数	HQE	Calc
1	5.30	20.0	13.42	2.10	100.00%	On	
2	5.30	20.0	11.37	1.93	100.00%	On	
3	5.30	20.0	12.67	2.04	100.00%	On	
4	5.30	20.0	10.85	1.89	100.00%	On	
5	5.30	20.0	10.66	1.87	100.00%	On	

综合统计

	Median	IQR	IQR/Median	Average	STD	STD/Average
E Mean(kPa)	11.37	1.82	16.0%	11.79	1.07	9.1%
Cs Mean(m/s)	1.93	0.15	7.8%	1.97	0.09	4.4%

注释:

图 13-0-14 肝硬化

A~C.二维超声示肝切面形态失常,体积增大,肝右斜径171mm,肝包膜表面欠光滑,肝下缘呈锐角,肝内回声明显增粗,分布不均匀,肝内管道结构尚清晰,PV主干12mm;胆囊切面形态大小正常,壁毛糙,其内未见明显异常;脾形态饱满,厚约38mm,长约99mm,回声细小均匀,其内未见异常,SPV:7mm。D~F.超声弹性成像STE,STE杨氏模量均值:11.79kPa,标准差:1.07,为重度肝纤维化-肝硬化硬度值范围,与二维超声相符合

病例2

1. 病史摘要 患者,男性,43岁。因"发现HCV抗体阳性1个月余,乏力1周"入院。既往有糖尿病史。查体:生命体征平稳。神清。全身浅表淋巴结未触及。皮肤巩膜无黄染,可见肝掌、蜘蛛痣。心、肺查体未见异常。腹软,无压痛、反跳痛,肝肋下未及,脾肋下1cm可触及,质地硬,肝区无叩痛,移动性浊音阴性。辅助检查:外院HCV抗体阳性。我院HCV分型1b型。乙肝表面抗原阴性,乙肝表面抗体阳性。肝纤维化四项:透明质酸(发光法)356.20ng/mL,Ⅲ前胶原(发光法)132.60ng/mL,Ⅳ胶原(发光法)131.80ng/mL,层粘连蛋白(发光法)111.30ng/mL。肝功能:白蛋白33.1g/L,总胆红素28.84μmol/L,直接胆红素15.34μmol/L,间接胆红素13.5μmol/L,谷丙转氨酶78U/L,谷草转氨酶116U/L,碱性磷酸酶244U/L,乳酸脱氢酶273U/L。血常规:白细胞计数3.49×10⁹/L,血红蛋白浓度104g/L,血小板计数79×10⁹/L。血氨57μmol/L。

2. 影像学表现 见图13-0-15。

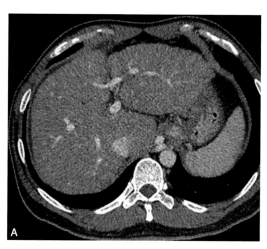

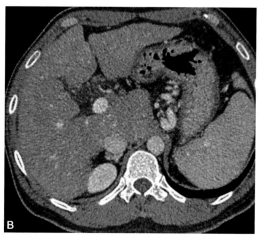

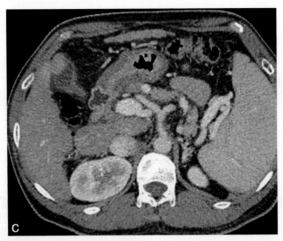

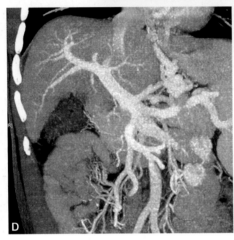

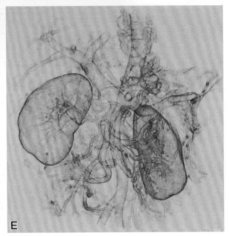

图 13-0-15　丙型病毒性肝炎肝硬化

A~C. 肝脏左叶及右叶缩小，尾状叶代偿性增大，各叶比例失调。肝脏边缘不规整，呈锯齿状改变，肝裂增宽。脾脏增大，约占 9 个肋单元。门静脉主干增粗，管径约 18mm。腹腔内肝周见少量液性密度影。胃壁及胆囊壁水肿增厚。D~E. 血管重建图像显示门静脉主干及其左右支增粗，食管下段及胃底见多发迂曲扩张静脉影

病例 3

1. 病史摘要　患者，男性，46 岁。因"发现 HBsAg 阳性 20 余年，反复上腹部疼痛 1 个月"入院。既往史无特殊。查体：生命体征平稳。神清。全身浅表淋巴结未触及。体形消瘦，皮肤、巩膜无黄染，可见肝掌，未见蜘蛛痣。心肺查体未见异常。腹软，剑突下及下腹有压痛及反跳痛，肝脾肋下未及，墨菲征阳性，肝区有叩痛，移动性浊音阴性。辅助检查：乙肝表面抗原（发光法）14.23（+）IU/mL，乙肝 e 抗体 0.04（+），乙肝核心抗体 10.78（+）。肝纤维化四项：透明质酸（发光法）139.30ng/mL，Ⅲ前胶原（发光法）89.03ng/mL，Ⅳ胶原（发光法）98.43ng/mL，层粘连蛋白（发光法）61.96ng/mL。肝功能：白蛋白 34.2g/L，总胆红素 13.8μmol/L，直接胆红素 7.5μmol/L，间接胆红素 6.3μmol/L。血常规：白细胞计数 2.11×10^9/L，血红蛋白浓度 133g/L，血小板计数 60×10^9/L。血氨 57μmol/L。

2. 影像学表现　见图 13-0-16。

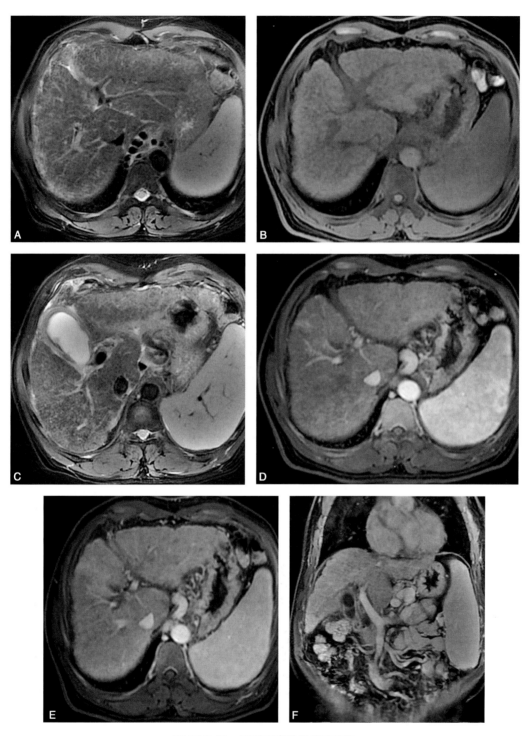

图 13-0-16　乙型病毒性肝炎肝硬化

A、B. 分别为 MRI T_2WI 及 T_1WI,肝脏边缘不规整,呈锯齿状改变,肝右叶及左叶缩小,尾状叶代偿性增大。肝实质内见弥漫分布 T_1WI 等/稍高信号、T_2WI 等/稍低信号结节。食管下段见多发迂曲扩张流空血管影。C. T_2WI 显示胆囊壁弥漫性水肿增厚,脾脏增大、增厚。D~F. 分别为增强动脉期横断位及门静脉期横断位、冠状位图像,显示动脉期肝右叶前段及后段散在斑片状强化灶,在门静脉期,该区域与邻近肝实质强化程度相似,考虑异常灌注。门静脉期显示肝实质呈弥漫性网格状强化,平扫示弥漫性异常信号结节呈相对低信号。门静脉主干略增粗,管径约 15mm。食管下段及胃底见侧支循环形成,前腹壁下亦见迂曲血管影

137

三、教　学　要　点

（一）超声检查

（1）重度肝纤维化、肝硬化时期肝脏声像图主要表现为肝脏比例失常，肝包膜不光滑，肝内回声明显增粗且分布不均匀，伴脾大、门静脉高压等声像改变。结合临床诊断不难。

（2）重度肝纤维化及早期肝硬化如果合并酒精性肝病、脂肪肝、重度肥胖等情况，诊断有时较为困难，应利用新技术进行鉴别，其中效果最佳的是超声弹性成像。

（3）二维剪切波弹性成像 STE 检测是在显示肝脏二维声像图的基础上进行的弹性成像，不仅可以确保测量位置位于肝实质，而且 STE 采用超宽波束追踪成像技术，可以在短时间内获取更大范围内且分辨率更高的剪切波信息，结果更加稳定可信。

（4）诊断及鉴别诊断困难时，常需超声引导肝组织穿刺活检来证实。

（二）CT 检查

（1）病毒性肝炎后肝硬化最常见的病因是乙型肝炎病毒及丙型肝炎病毒，又以前者多见，需根据相关病毒学检查明确。需要与其他病因引起的肝硬化进行鉴别，比如酒精性肝硬化、非酒精性脂肪肝引起的肝硬化、药物性肝炎导致的肝硬化、胆汁淤积引起的肝硬化及血吸虫病引起的肝硬化等。结合患者的既往史、接触史及相关实验室检查，可帮助鉴别。

（2）肝硬化的病理学特征主要包括肝细胞坏死、纤维化及再生结节，引起肝脏结构改建，形成"假小叶"，由于这些病理改变，在影像上会相应出现肝脏体积缩小、边缘凹凸不平、肝实质呈弥漫结节状改变，为肝硬化的直接征象。其中肝硬化结节因成分不同可在 CT 上表现为不同的密度，比如结节内含脂质较多，在 CT 上表现为低密度，铁质沉着结节表现为稍高密度。间接征象主要为肝硬化失代偿后出现门静脉高压的一系列表现，包括门静脉、脾静脉扩张，多发侧支循环形成，脾增大，腹腔积液，胆囊壁及胃肠道壁水肿增厚等，在 CT 上会有相应的表现。

（3）诊断的"金标准"为超声引导下肝穿刺活检病理，镜下看到肝细胞坏死，肝小叶结构破坏，纤维间隔及结节形成即可明确诊断。

（三）MRI 检查

肝硬化的 MRI 表现与 CT 表现相似，均有直接征象和间接征象。MRI 显示肝硬化结节较 CT 及超声检查更敏感，在 MRI 上信号表现复杂，含脂肪者，T_1WI 和 T_2WI 显示为高信号；非铁质沉着结节 T_1WI 和 T_2WI 显示为等信号，少数 T_1WI 显示为高信号，T_2WI 显示为等或低信号；铁质沉着结节 T_1WI 和 T_2WI 均显示为低信号。间接征象主要为肝硬化失代偿后出现门静脉高压的一系列表现，包括门静脉、脾静脉扩张，多发侧支循环形成，脾增大，腹腔积液，胆囊壁及胃肠道壁水肿增厚等。

参　考　文　献

［1］张岩岩,张琦,李云芳,等.HBV 相关肝硬化结节多步演变 MR 影像特征研究现状及最新进展［J］.磁共振成像,2014,5(3):232-235.

［2］李秀梅,肖恩华.肝硬化影像学无创性评估的研究进展［J］.中国现代手术学杂志,2016,20(1):73-77.

［3］Harbin WP,Robert NJ,Ferrucci JT Jr. Diagnosis of cirrhosis based on regional changes in hepatic morphology: a radiological andpathological analysis［J］. Radiology, 1980,135(2):273-283.

［4］Awaya H, Mitchell DG, Kamishima T, et al. Cirrhosis: modified caudate-right lobe ratio［J］. Radiology, 2002, 224(3):769-774.

［5］赵春华,周志强,任光学,等.肝硬化肝脏肋单元数与肝功 Child-Pugh 分级的关系［J］.中国临床医学影像杂志,2015,26(10):708-711.

［6］杨桑杰草,张永海.CT 能谱成像在肝硬化结节中的应用进展［J］.甘肃医药,2018,37(8):688-692.

［7］周伯平,崇雨田.病毒性肝炎［M］.北京:人民卫生出版社,2011.

［8］张岩岩,李宏军.HBV 相关肝硬化结节多步癌变的 MRI 影像特征及最新进展.首都医科大学学报,2015,36(4):659-662.

［9］张琦,李宏军,李云芳,等.HBV 相关肝硬化结节癌变的 MR 增强特征与 GPC-3、CD34 表达的对应性研究［J］.首都医科大学学报,2016,37(5):672-679.

［10］曹觉,杨昂,龙学颖,等.CT 肝容积测量结合 CT 灌注成像评价肝功能储备的应用价值［J］.中南大学学报(医学版),2007,32(3):422-426.

［11］王彩红,苏丹柯,刘剑仑,等.多层螺旋 CT 灌注对肝癌病人肝硬化分级及肝储备功能评价的研究［J］.实用放射学杂志,2008,24(2):197-200.

［12］吴国华,殷允娟,侯海燕,等.256 层 CT 一站式检查评估肝硬化患者肝脏储备功能［J］.南京医科大学学报(自然科学报),2015,35(3):417-420.

（陆普选　董常峰　杨根东

周昀　贾宁阳）

第十四章

肝硬化再生结节

一、综　述

（一）定义

再生结节（regenerative nodules，RN）是局灶性的肝细胞及间质的增生，周围围绕着增生的纤维组织，呈圆形或类圆形，边界清晰，通常直径小于1cm。结节内的肝细胞有脂肪变性、胆汁淤积、胆色素及含铁血黄素沉积，纤维间隔内有不同程度的炎症细胞。结节内肝细胞和库普弗细胞的形态和功能基本正常，其血供与正常的肝细胞相似，主要由门静脉供血，有少量动脉血供存在。铁沉积的再生结节（siderotic nodules，SN），特别是直径大于8mm的结节，较无铁沉积的结节容易发生恶变[1]。

（二）影像学表现

1. CT　CT平扫，RN多数呈等密度，含铁和/或糖原的RN可呈略高密度，其周围的纤维间隔呈条状或点状低密度影。CT增强扫描如RN周围的纤维间隔比较明显，由于纤维组织的强化，在门静脉期及平衡期可衬托RN为略低密度。而少数RN可因不明原因的门静脉血供减少，使肝动脉代偿性血供增加[2]，动态扫描动脉期可显示为高密度结节，门静脉期可为高、等或低密度。

2. MRI　RN通常在MRI T_1WI 和 T_2WI 上表现为等信号，与正常肝实质相似。部分RN在 T_1WI 上表现为高信号，可能与脂肪、蛋白或铜沉积有关。少数RN因有铁质沉积，在 T_1WI 和 T_2WI 上均表现为低信号。因RN与正常肝实质血供相似，因此增强扫描动脉期通常无强化，平衡期呈等或稍低信号。因再生结节含有正常的肝细胞，注射肝脏特异性对比剂后，摄取与周围组织相似，肝胆期呈等或稍高信号。研究表明[3]，肝硬化背景下的绝大多数RN（<1cm），如果增强扫描动脉期未见强化表现，可以认为是良性病变，通常较长时间间隔内不会发生增长或者恶变，有的甚至可能消失。有一例外就是直径大于1.5cm的含脂再生结节（T_1WI 上为高信号，T_1WI 反相位信号减低）有较大恶变的可能，应短期（3~6个月）随访。

3. 超声　肝切面内可见多发大小不等、弥漫分布的圆形或类圆形结节，一般高回声多见，可能与细胞脂肪变性、透明变性有关，低回声结节也可见。结节一般无血流信号或仅见散在点状血流信号，结节周边呈网格状稍高回声。RN包含动脉和胆道，无肿瘤新生血管出现，与周围肝硬化组织的血流动力学无明显差异，造影动脉相回声均无明显增强，门静脉相与周围正常肝实质呈同步强化，延迟相回声周围肝组织无明显异常而不易辨认，呈"等进等出"模式。

（三）诊断要点与鉴别诊断

1. 诊断要点

（1）肝硬化背景下多发、弥漫分布的结节，直径通常小于1cm。

（2）CT上通常呈等密度。

（3）MRI T_1WI 可呈等、低及稍高信号；T_2WI 呈低信号，增强扫描动脉期多数无强化。

（4）铁沉积的再生结节较无铁沉积的结节容易发生恶变。

2. 鉴别诊断　肝结节性再生性增生（nodular regenerative hyperplasia of liver，NRHL）：是一种以肝细胞结节性增生而不伴有纤维化为特征的病变，是肝组织对肝内血流变化异常的一种继发性改变。主要表现为非肝硬化性门静脉高压，可分为弥漫性和局灶性。影像学表现不具有特异性，增强后倾向于门静脉期及平衡期强化。结合临床及延迟强化的特征，可以与再生结节相鉴别。

二、病 例 介 绍

1. 病史摘要　患者,女性,49岁。肝病史20余年,肝硬化病史5年,未进行抗病毒治疗,间断双下肢水肿,尿黄2年,甲胎蛋白(AFP)32.45ng/mL。腹部CT及MRI检查(图14-0-1A～H),肝移植后取结节行病理检查(图14-0-1I、J)。

2. 影像学、大体及病理表现　见图14-0-1。

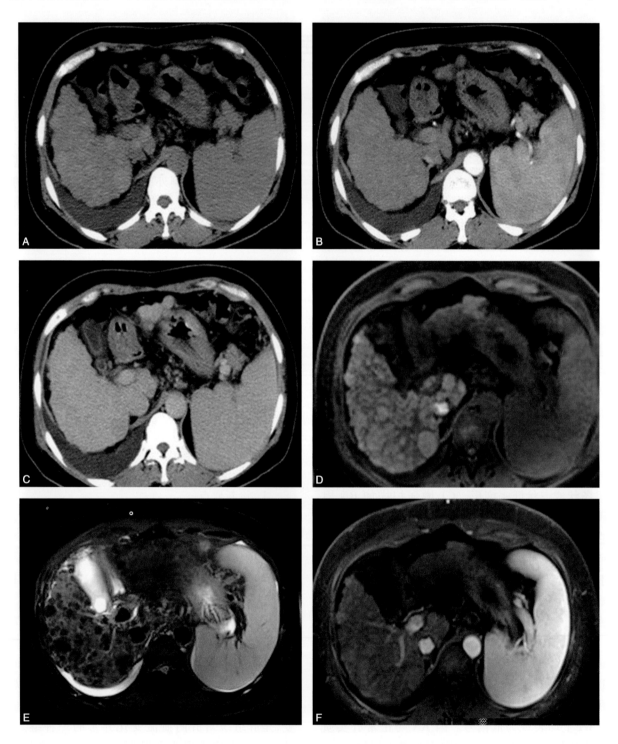

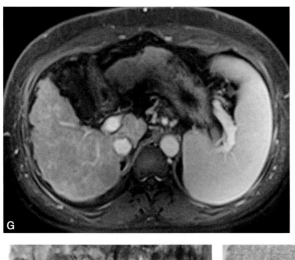
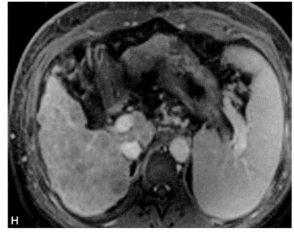
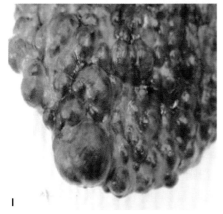
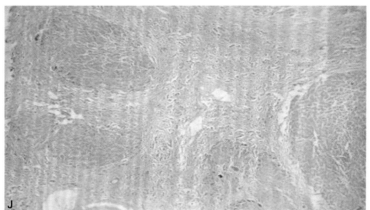

图 14-0-1 肝硬化再生结节

A. CT 平扫示肝内弥漫多发等密度结节;B. 增强扫描动脉期结节未见异常强化;C. 延迟期结节呈等及稍低密度;D. MRI T$_1$WI 示肝脏弥漫性稍高信号结节;E. 结节在 T$_2$WI 呈低信号;F. 增强扫描动脉期结节未见明显强化;G~H. 门静脉期及平衡期呈低信号;I. 肝移植术后大体标本,肝表面可见多发结节;J. 病理证实为 RN(HE×10)

三、教 学 要 点

1. 肝硬化背景下,肝内弥漫多发的结节,直径一般小于 1cm。

2. 因结节内的肝细胞有脂肪变性、胆汁淤积、胆色素及含铁血黄素沉积,故在 CT 或 MRI 上结节表现为不同的密度/信号。大多数结节 CT 平扫呈等或稍高密度,MRI T$_1$WI 信号多变,T$_2$WI 呈低信号。

3. 因再生结节内肝细胞和库普弗细胞的形态和功能基本正常,其血供与正常的肝细胞相似,主要由门静脉供血,故增强扫描动脉期无强化,门静脉期强化程度与周围肝实质相似。

参 考 文 献

[1] Ito K, Mitchell D G, Gabata T, et al. Hepatocellular car-cinoma: Association with increased iron deposition in the cirrhotic liver at MR imaging[J]. Radiology, 1999, 212 (1): 235-240.

[2] Lim J H, Kim E Y, Lee W J, et al. Regenerative Nodules in Liver Cirrhosis: Findings at CT during Arterial Porto-graphy and CT Hepatic Arteriography with Histopatholog-ic Correlation[J]. Radiology, 1999, 210(2): 451-458.

[3] Shimizu A, Ito K, Sasaki K, et al. Small hyperintense he-patic lesions on T1-weighted images in patients with cir-rhosis: evaluation with serial MRI and imaging features for clinical benignity[J]. Magnetic Resonance Imaging, 2007, 25(10): 1430-1436.

（李宏军 张琦）

第十五章

不典型增生结节

一、综　述

（一）定义及病理

不典型增生结节（dysplastic nodules，DN）是指一组有不典型增生即存在细胞质和细胞核异常而在组织学上无恶性依据，直径在 1cm 以上的肝细胞群，可与正常肝实质从颜色、质地、细胞改变上区别开来[1]。根据细胞分化的异型程度，分为低级不典型增生结节（low grade dysplastic nodules，LGDN）和高级不典型增生结节（high grade dysplastic nodules，HGDN），后者异型程度更高且有较大恶变倾向，因此被认为是癌前病变[2]。

LGDN 是有轻度异型性的克隆细胞群，组织学上尚未见明显异型性，通常是大细胞改变，细胞密度轻度增加，一般没有结中结表现，周围缺乏真正包膜，但可有致密的纤维组织包绕。结节中可见多个汇管区，常均匀分布，有时陷入结节的纤维间隔中。结节中可见无胆管伴行的动脉（非配对动脉）[3]。LGDN 与大的 RN 常难以区分。

HGDN 是指具有中度或以上的细胞学或组织学异型性，未达到 HCC 水平。HGDN 没有真正的包膜，和 LGDN 相比，结节结构更加模糊。小细胞改变是 HGDN 最常见的细胞不典型性表现，多数病变可以发现非配对动脉，但数量不多。HGDN 具有许多提示癌前病变或癌的特征[4]：①细胞异型性、密度明显增加，是周围肝细胞密度的 1.3～2.0 倍；②结构异型性，形成假腺样或硬癌样改变，肝板增厚（大于 3 个细胞）；③结节内结节，即结节中含有亚结节，提示增殖旺盛，亚结节一般为癌灶。

根据欧洲肝病学会（European Association for the Study of the Liver，EASL）和美国肝病学会（American Association for the Study of Liver Disease，AASLD）的最新指南，DN 不能被当做癌来处理和治疗，否则就是过度医疗。依据我们的临床诊断经验，对于 DN，应定期随访监测病灶变化，通常对 LGDN 建议每 6 个月随访一次，而 HGDN 因更易进展为 HCC，故建议随访周期为 3 个月。

（二）影像学表现

1. CT　绝大多数 DN 在平扫 CT 上呈现等密度，含铁质较多的 DN，平扫可显示为高密度，含脂质较多者，平扫则呈低密度。动态增强扫描动脉期多数 DN 无明显强化，仅有 4% 左右的 LGDN 可表现为动脉血供增多，而 HGDN 有 20%～30% 可出现动脉血供增多。门静脉期和平衡期，多数 DN 呈现等密度，DN 也可因为周围的纤维组织延时强化而呈现相对略低密度。少数 DN 也可能有轻度强化，表现为部分或全部强化的结节。部分强化结节还可表现为较大低密度结节中有较小的强化结节，称为"结中结"，提示 HGDN 中含有癌灶。

2. MRI　DN 在 MRI T_2WI 通常为等或稍低信号，T_1WI 上和 RN 一样信号多变（低信号，等信号或高信号）。约 25% 的 DN 含铁量明显增高，则在 T_1WI、T_2WI 上均表现为低信号[5]。LGDN 在增强扫描动脉期中通常无强化，在影像上不容易与 RN 鉴别。部分 HGDN 在增强扫描动脉期有强化的表现，在门静脉期和平衡期对比剂没有廓清，呈现等信号的表现。具有"结中结"表现的 DN，亚结节通常在平扫时表现为 T_1WI 稍低 T_2WI 稍高信号，增强扫描动脉期明显强化。

3. 超声　常规超声 DN 结节主要表现为低回声或高回声，增强模式多样，尤其是 HGDN，与早期肝癌增强模式有很多重叠，LGDN 一般为"慢进等出"或"等进等出"模式，HGDN 多表现为"快进等出"或慢进等出",少部分 HGDN 表现为"快进快出"。

描动脉期无强化。

（2）高分化肝细胞癌：MRI T_2WI 多呈高、稍高或等信号,T_1WI 信号多变,增强扫描动脉期轻度或中度强化,门静脉期强化程度减低。

（三）诊断要点与鉴别诊断

1. 诊断要点

（1）CT 平扫为等/稍高密度。

（2）MRI 平扫 T_1WI 等或稍高信号 T_2WI 等或稍低信号。

（3）多数 LGDN 动脉期不强化,HGDN 可轻度强化。

2. 鉴别诊断

（1）再生结节：弥漫分布,通常直径较 DN 小,MRI T_1WI 信号多变,T_2WI 呈低信号,增强扫

二、病　例　介　绍

病例 1

1. 病史摘要　患者,男性,47 岁。肝病史 20 余年。AFP 8.16ng/mL。行肝脏 MRI 检查（图 15-0-1A~D）,肝移植后取结节行病理检查（图 15-0-1E~F）。

2. 影像学、大体及病理表现　见图 15-0-1。

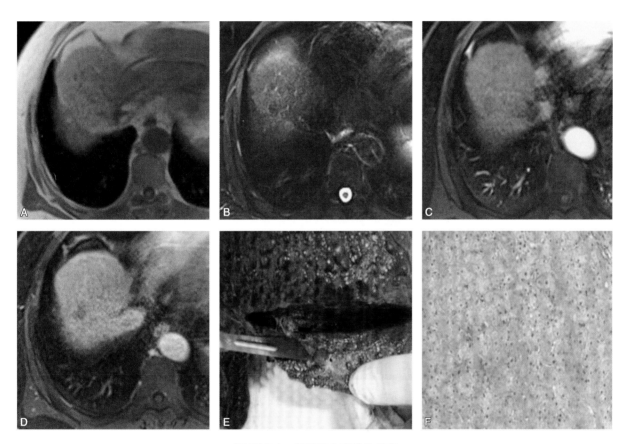

图 15-0-1　低级不典型增生结节

A. MRI T_1WI 显示肝右叶近膈顶处信号均匀,未见局灶性异常信号影;B. T_2WI 显示肝右叶近膈顶处见一类圆形低信号结节,直径约 14mm;C. 增强扫描动脉期结节未见明显强化;D. 平衡期结节呈低信号;E. 肝移植术后大体标本,结节稍凸出于周围肝实质;F. 病理证实为 LGDN(HE×10)

病例 2

1. 病史摘要　患者,男性,60 岁。肝病史 40 余年。AFP 17.54ng/mL。行肝脏 MRI 检查

（图 15-0-2A~D）,7 个月后复查,结节增大（图 15-0-2E~H）。行穿刺病理检查（图 15-0-2I）。

2. 影像学及病理表现　见图 15-0-2。

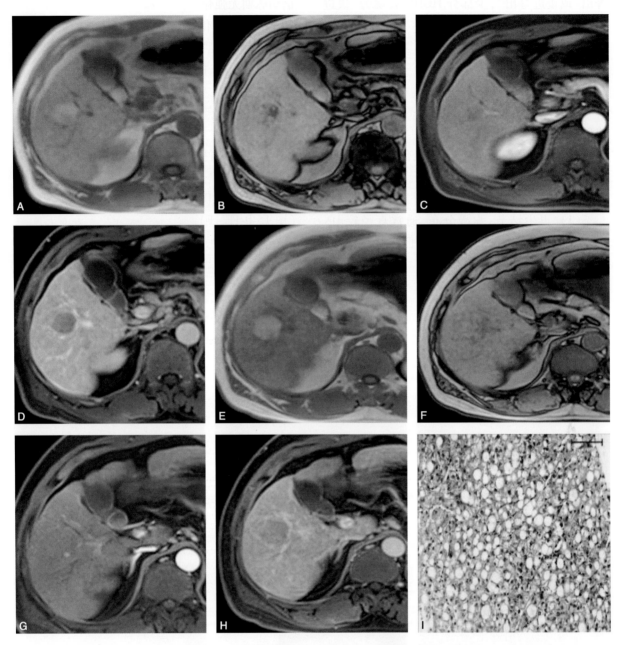

图 15-0-2　含脂结节进展为高级不典型增生结节

A、B. MRI T_1WI 同相位见肝右叶下段一稍高信号结节,直径约 21mm,T_1WI 反相位示结节内部可见信号减低。C.增强扫描动脉期结节未见异常强化。D.平衡期结节呈低信号。E~H.7 个月后复查,肝右叶结节增大,直径为 31mm。E、F. MRI T_1WI 同相位仍可呈稍高信号,T_1WI 反相位结节信号减低程度较前减轻。G.动脉期可见结节内小点状强化。H.平衡期呈结节低信号。I.穿刺后病理证实为 HGDN,可见细胞广泛脂肪空泡样改变(HE×20)

病例 3

1.病史摘要　患者,男性,52 岁。因"肝硬化 5 年,呕血黑便 6 天"入院,既往有大量饮酒史,饮酒 5 年以上,每日酒精 40g 以上,既往有上消化道出血史。AFP 5.08ng/mL,AFP-L3<0.605ng/mL,AFU 44.8U/L。行腹部 CT 及 MRI 检查(图 15-0-3A~G),DSA 检查(图 15-0-3H)。

2.影像学表现　见图 15-0-3。

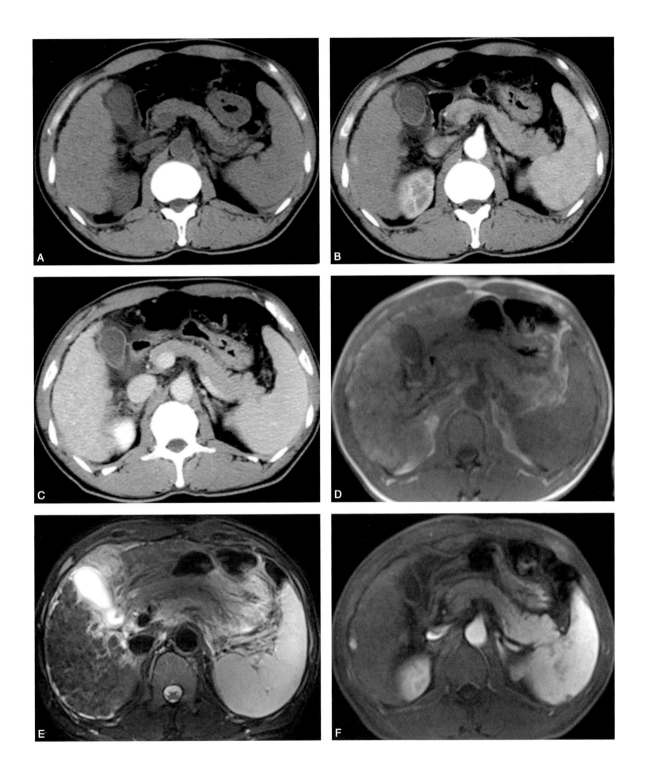

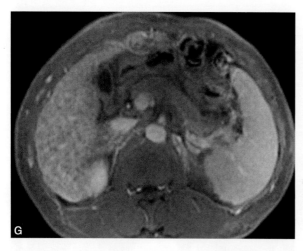
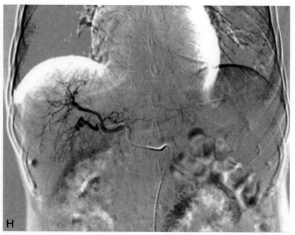

图 15-0-3 高级不典型增生结节

A. CT 平扫未见异常密度影；B. CT 增强扫描动脉期肝 S_6 包膜下呈结节状异常强化，直径约 7mm；C. 平衡期未见显示；D. MRI T_1WI 显示结节为稍高信号；E. T_2WI 结节呈等及稍低信号，平扫显示欠清晰；F. 增强扫描动脉期可见病灶明显强化；G. 平衡期呈等至稍低信号；H. DSA 检查可见碘油灶浓聚

三、教学要点

1. LGDN 一般直径>1cm。

2. 大多数 LGDN 动脉期无明显强化，少数病例表现为动脉期轻度强化，此时建议做肝胆期扫描，肝胆期表现为高信号的可认为是良性病变。

3. HGDN 在 CT 平扫呈等或稍低密度，增强扫描动脉期轻度强化，门静脉期及平衡期呈等或稍低密度。

4. HGDN 在 MRI T_1WI 呈等或稍高信号，T_2WI 等或稍低信号，增强扫描动脉期轻度强化，门静脉期及平衡期呈等或稍低信号，恶变者肝胆期呈低信号。

5. 当发现直径大于 1.5cm 的再生结节，且含有脂肪时，因其有较高恶变倾向，应当缩短随访周期。

参 考 文 献

［1］李云芳,李宏军,张岩岩.肝硬化不典型增生结节的多模态 MRI 研究[J].磁共振成像,2014,5(1):45-53.

［2］张琦.张岩岩,李云芳.高级不典型肝脏增生结节的影像学研究进展[J].实用放射学杂志,2014,30(4):679-682.

［3］Roncalli M,Roz E,Coggi G,et al. The vascular profile of regenerative and dysplastic nodules of the cirrhotic liver:Implications for diagnosis and classification[J]. Hepatology,1999,30(5):1174-1178.

［4］Huh J,Kim K W,Kim J,et al. Pathology-MRI Correlation of Hepatocarcinogenesis:Recent Update[J]. Journal of pathology and translational medicine,2015,49(3):218-229.

［5］Krinsky G A,Lee V S,Nguyen M T,et al. Siderotic nodules at MR imaging:regenerative or dysplastic? [J]. Journal of Computer Assisted Tomography, 2000, 24 (5):773-776.

（李宏军 张琦 李雪芹）

第十六章

早 期 肝 癌

一、综 述

（一）定义及病理

在小肝癌和早期肝癌的定义中，一直以来存在争议。1995年IWP定义肿瘤直径≤2cm为小肝癌[1]，小肝癌根据分化程度分为两类，高分化小肝癌是早期小肝癌（small early HCC，seHCC），中低分化程度的是进展期小肝癌（small progressed HCC，spHCC）。2009年肝细胞肿瘤国际共识小组（International Consensus Group for Hepatocellular Neoplasia，ICGHN）对早期肝癌的定义达成了一致[2]，早期肝癌相当于原位癌[1,3]，是指边界模糊分化程度较高的小肝癌（直径≤2cm），一般缺乏或有不完整的纤维被膜，癌细胞呈非破坏性的替代性生长或扩张性侵袭性生长。一般具备以下形态学特征：①肝细胞体积较周围肝细胞小，而且细胞拥挤，密度增加达正常的2倍或以上；②肝细胞有一定的异型性，核深染，核轮廓不规则，核质比增高，肝板呈不规则的细梁状；③汇管区明显减少甚至消失，出现的非配对动脉明显增加；④可见毛细胆管扩张形成的假腺样结构；⑤部分伴肝细胞脂肪变[2]。早期肝癌在病理上与HGDN鉴别最重要的一点就是找到微小的间质浸润[4]，早期肝癌也可以表现为"结中结"（nodule in nodule）的形式，即"异型增生结节中出现的局灶癌变"[5]。不同于一般的经典型肝癌，早期肝癌的预后良好。

（二）影像学表现

1. CT　早期肝癌在CT平扫上可表现为稍低密度的类圆形病灶，但也有相当一部分病灶表现为等密度，特别是直径1cm以下的肝癌，CT平扫的检出率不到15%，因早期肝癌高度分化，血供可以没有明显增加，CT增强扫描时动脉期可以表现为轻度强化或者不强化，门静脉期及平衡期呈等密度或者略低密度。

2. MRI　多数早期肝癌在MRI T_1WI 上表现为高信号或者等信号，含脂HCC在 T_1WI 反相位上可见信号呈均质或不均质减低，在 T_2WI 上表现为等或稍高信号[4]，DWI上表现为弥散受限或者不受限。因多数早期肝癌是乏血供的，只有5%的早期肝癌在动态增强扫描时有强化表现。"结中结"形式的早期肝癌在 T_1WI 上表现为高信号的大结节中出现低信号亚结节，T_2WI 可以表现为低信号大结节中包含较高信号结节，增强扫描亚结节通常表现为明显或轻度强化。早期肝癌表现不具有特异性，难以与HGDN鉴别，但是仍有一些鉴别点可以提示我们：①DWI上如果为高信号，一般为HCC，因为绝大多数DN在 T_2WI 及DWI序列上不表现为高信号[5]。②肝胆期是低信号的结节一般倾向于诊断HCC而非HGDN，相当部分的DN平衡期表现为低信号或者等信号，在肝胆期摄取正常。

3. 超声　发生在结节型肝硬化背景下的小肝癌常无明显晕征，约1/5的病灶可呈高回声，与DN常难以鉴别；尤其是<2cm的早期肝癌多为门静脉和肝动脉双重血供，常规超声易发生漏诊、误诊。超声造影多呈"快进慢出"模式，微泡从门静脉持续的注入可能是造成对比剂"慢出"的病理生理基础。

（三）诊断要点与鉴别诊断

1. 诊断要点

（1）CT平扫呈等或稍低密度，增强扫描动脉期轻度强化，门静脉期及平衡期呈等或稍低密度。

（2）MRI平扫：T_1WI 等或稍高信号，T_2WI 等或稍高信号，增强扫描动脉期轻度强化，门静脉期及平衡期呈等或稍低信号，肝胆期呈低信号。

（3）部分表现为"结中结"。

2. 鉴别诊断

（1）HGDN：增强扫描动脉期通常有强化的表现，在门静脉期和平衡期对比剂没有廓清，呈现等信号的表现，与早期肝癌的诊断与鉴别诊断存在一定难度。

（2）肝腺瘤：好发于育龄期女性，与长期口服避孕药有关，有出血和恶变倾向，部分病灶内含脂肪成分，增强后动脉期明显强化，平衡期对比剂退出。结合病史及影像学表现，诊断并不困难。

二、病例介绍

病例 1

1. 病史摘要　患者，男性，54 岁。乙肝表面抗原阳性 30 年，发现肝占位 1 周。腹部 B 超提示：肝右叶高回声结节。AFP 1.53ng/mL，AFU 46.3U/L。行肝脏 MRI 检查（图 16-0-1A～E），肝移植术后的大体标本及病理（图 16-0-1F、G）。

2. 影像学、大体及病理表现　见图 16-0-1。

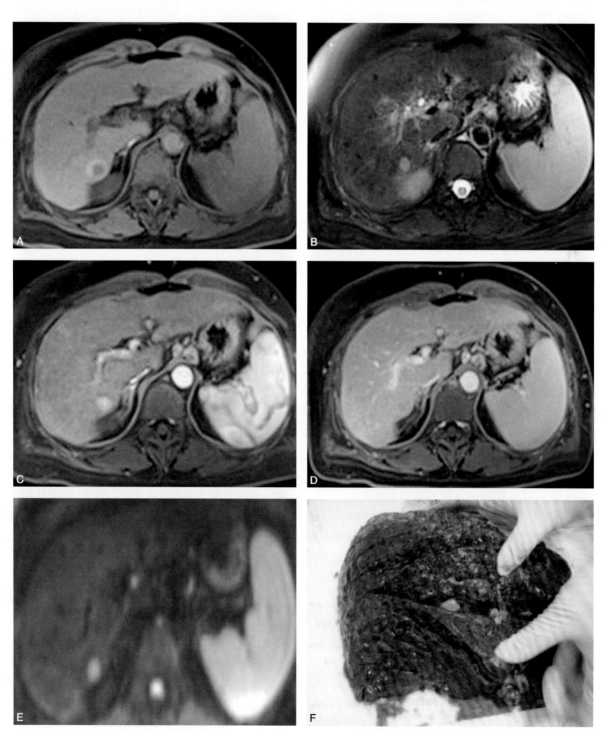

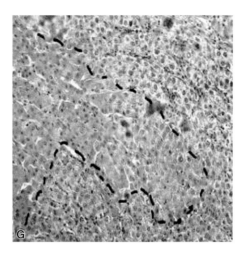

图 16-0-1　早期肝癌（结中结）

A~E. MRI 显示肝脏右叶结节状异常信号，直径约 17mm。A. T_1WI 显示肝右叶稍高信号结节，内部可见低信号亚结节；B. T_2WI 显示亚结节呈稍高信号；C. DWI 可见亚结节明显高信号；D. 增强扫描动脉期可见亚结节明显强化；E. 平衡期呈低信号；F. 大体标本显示结中结，病灶中心结节呈黄色；G. 经病理证实为中心癌变的异型增生结节灶，即早期肝癌（HE×10）

病例2

1. 病史摘要　患者，男性，36 岁。乙肝表面抗原阳性 20 年，发现肝占位 1 个月。AFP 87.53ng/mL。

行肝脏 MRI 检查（图 16-0-2）。

2. 影像学表现　见图 16-0-2。

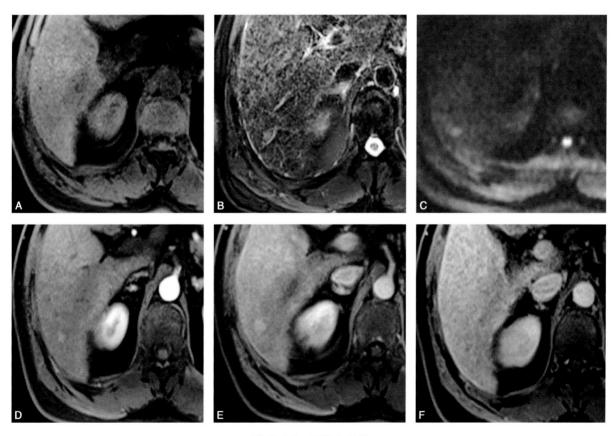

图 16-0-2　早期小肝癌

A~F. MRI 显示肝脏 S_6 结节，直径约 5mm。A. T_1WI 结节显示不清；B. T_2WI 显示 S_6 结节呈稍高信号；C. DWI 可见结节呈稍高信号；D. 增强扫描动脉期可见结节明显强化；E. 门静脉期结节持续强化呈稍高信号；F. 延迟期呈稍低信号

三、教 学 要 点

1. "结中结"型肝癌即在肝细胞呈不典型增生的基础上出现了分化较好的局灶肝细胞癌。

2. MRI T_1WI 表现为高信号的大结节中出现低信号亚结节，T_2WI 表现为低信号大结节中稍高信号结节。

3. 增强扫描亚结节可呈现"快进快出"的征象。

4. 早期肝癌是指边界模糊分化程度较高的小肝癌，一般直径≤2cm，缺乏或有不完整的纤维被膜。

5. 分化程度较高，血供可以没有明显增加，增强扫描动脉期可以表现为轻度强化或不强化。

6. 很难与 HGDN 相鉴别，肝胆期呈低信号的结节更倾向于诊断 HCC。

参 考 文 献

[1] Wanless I R. Terminology of nodular hepatocellular lesions[J]. Hepatology,1995,22(3):983-993.

[2] Kojiro M,Wanless IR,Alves VA,et al. Pathologic diagnosis of early hepatocellular carcinoma:a report of the international consensus group for hepatocellular neoplasia[J]. Hepatology,2009,49(2):658-664.

[3] Park YN. Update on Precursor and Early Lesions of Hepatocellular Carcinomas[J]. Archives of Pathology & Laboratory Medicine,2011,135(6):704-715.

[4] Thorgeirsson SS,Grisham JW. Molecular pathogenesis of human hepatocellular carcinoma[J]. Nature Genetics,2002,31(4):339-346.

[5] Choi JY,Lee JM,Sirlin CB. CT and MR Imaging Diagnosis and Staging of Hepatocellular Carcinoma:Part I. Development, Growth, and Spread:Key Pathologic and Imaging Aspects[J]. Radiology,2014,272(3):635-654.

（李宏军　张琦）

第十七章

肝硬化伴发肝癌

一、综　　述

（一）定义

癌结节边界清楚，有纤维包膜，可以"结中结"的形式起源于异型增生结节和早期肝细胞癌中，癌细胞呈破坏性推挤性生长，其内无汇管区结构，完全由非配对的肿瘤性动脉供血，肝细胞无脂肪变；属于经典的肝细胞癌（Edmondson 分级系统的 I ~ II 级），病理诊断并不困难。

（二）影像学表现

1. CT　典型 HCC 在平扫上表现为等或稍低信号，增强后动脉期明显强化，门静脉期及平衡期呈稍低或明显低密度影。

2. MRI　典型 HCC 在 MRI T_1WI 上以低或稍低信号为主，在 T_2WI 以高或稍高信号为主，DWI 显示明显地弥散受限，增强扫描动脉期明显异常强化，门静脉期及平衡期快速廓清。HCC 的边界在 MRI 上显示较 eHCC 更清晰。部分 HCC 可见包膜，包膜一般呈双层结构，内层为纤维组织，外层为丰富的受压小血管或新生的胆管，内层比外层薄，T_1WI 显示肿瘤包膜更为敏感，呈现肿瘤周围的低信号带，增强扫描后动脉期不强化，门静脉期及平衡期出现延时强化，肝胆期呈低信号。病灶包膜的显示对小肝癌的诊断颇有价值，是进展期肝癌的特征性改变[1,2]。

3. 超声　肝癌的超声多呈圆形或椭圆形弱回声结节，边界较清晰，后方回声略增强，多可显示"晕征"或侧后方声影，声像图典型时超声诊断并不困难。超声造影动脉期增强，实质期肿瘤内对比剂消退后呈弱回声，呈"快进快出"模式。

（三）诊断要点与鉴别诊断

1. 诊断要点

（1）CT 平扫呈稍低密度，MRI T_1WI 呈稍低信号，T_2WI 呈稍高信号。

（2）DWI 弥散受限，肝胆期呈低信号。

（3）增强扫描为"快进快出"模式。

2. 鉴别诊断

（1）肝腺瘤：好发于育龄期女性，与长期口服避孕药有关，有出血和恶变倾向，部分病灶内含脂肪成分，增强后动脉期明显强化，平衡期对比剂退出。

（2）肝局灶性结节性增生：可见中央瘢痕，MRI T_2WI 上瘢痕呈典型高信号影，增强检查病灶明显强化，延迟期瘢痕强化是主要鉴别点。

（3）富含血供肝转移瘤：多发病灶，结合患者原发肿瘤病史诊断及鉴别诊断不难。

二、病　例　介　绍

1. 病史摘要　患者，男性，80 岁。乙肝抗体阳性，无明显不适，体检 B 超发现肝右叶占位。AFP 222.8ng/mL，岩藻糖苷酶（AFU）61.3ng/mL。行 MRI 检查（图 17-0-1A ~ E）。穿刺病理（图 17-0-1F）。

2. 影像学及病理表现　见图 17-0-1。

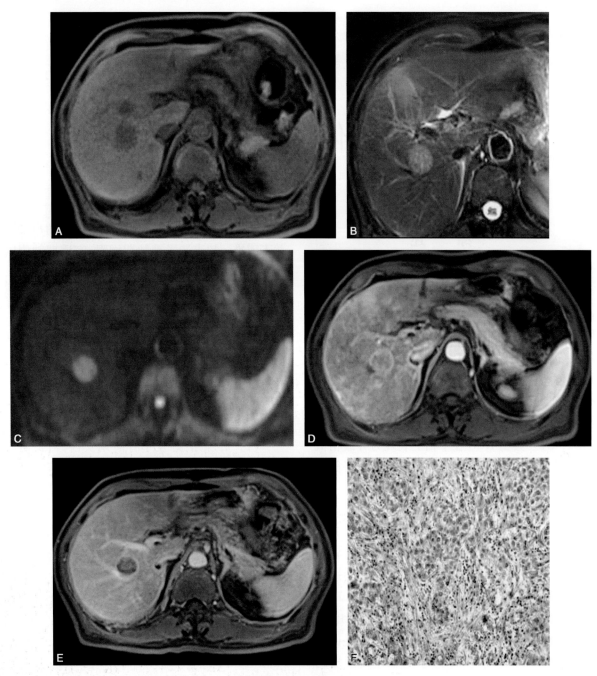

图 17-0-1　进展期肝癌

A. MRI T_1WI 显示肝右叶稍低信号结节,直径约 22mm;B. T_2WI 显示结节呈稍高信号;C. DWI 结节呈明显高信号;
D. 增强扫描动脉期可见结节轻度异常强化;E. 平衡期结节呈低信号,边缘可见环状强化包膜;F. 穿刺病理证实为
低分化肝癌(HE×10)

三、教学要点

1. HCC 的影像学表现呈 MRI T_1WI 稍低、T_2WI 稍高信号,DWI 可见弥散受限,增强扫描呈典型"快进快出"征象。

2. 部分肝癌平扫时未见显示,但增强扫描动脉期呈显著强化,门静脉期及平衡期可见廓清。

3. 肝胆期一般呈低信号。

参 考 文 献

[1] Hanna R F,Aguirre D A,Kased N K,et al. Cirrhosis-associated Hepatocellular Nodules:Correlation of Histopathologic and MR Imaging Features[J]. Radiographics,2008,28(3):747-769.

[2] 李宏军,陆普选,刘德纯. 实用感染炎症相关肿瘤放射学[M].北京:清华大学出版社,2021.

（李宏军　王杏　张琦）

第十八章

肝硬化结节的鉴别要点

原发性肝癌（primary hepatocellular carcinoma，PHCC）严重威胁人类健康，根据世界卫生组织国际癌症中心估计，2012年全球肝癌新发病例约为78.2万，其中83%的新发病例发生在发展中国家，中国占50%。在我国，70%的肝癌在早期没有明显临床症状及异常体征，一旦发现常常已是中晚期，失去了最佳治疗时机。尽管HCC的发病是诸多因素协同作用的结果，除饮水污染、食品中致癌物质及其他因素外，病毒性肝炎是HCC的主要发病原因。我国85%的肝癌与HBV感染有关，大多数肝癌在长期慢性肝炎肝硬化的基础上经历了由结节向癌变的多步演变过程。

肝癌多步演变

近年来，病理学、分子生物学及影像学的研究认为，肝硬化结节发展到HCC经历了一系列的演变过程，称为多步骤癌变（multistep hepatocarcinogenesis）[1,2]。1995年，世界胃肠病大会国际工作组（International Working Party，IWP）对肝细胞癌的演变机制进行推测，认为：再生结节（regenerative nodules，RN）可发展为低级不典型增生结节（low grade dysplastic nodules，LGDN）和高级不典型增生结节（high grade dysplastic nodules，HGDN），再发展为带亚灶HCC的DN，进一步发展为小肝细胞癌（small HCC，sHCC），最终成为肝细胞癌（HCC）。

MRI是目前诊断肝硬化结节最敏感的无创方法，特别是近年来随着新技术的引进及新型对比剂的使用。肝硬化各期结节的影像学表现部分重叠在一起（表18-0-1），给诊断及鉴别诊断带来了一定困难。

表 18-0-1 肝硬化结节的 CT 及 MRI 影像学表现

	CT 平扫	MRI					
		T$_1$WI	T$_2$WI	DWI	动脉期	平衡期	肝胆期
RN	等/稍高密度	等/稍高信号	等/稍低信号	等信号	无强化	等/稍低信号	等/稍高信号
LGDN	等/稍高密度	等/稍高信号	等/稍低信号	等信号	无强化	等/稍低信号	等/稍高信号
HGDN	等/稍低密度	等/稍低信号	等/稍高信号	等/稍高信号	无/轻度强化	等/稍低信号	等/稍低信号
早期 HCC	等/稍低密度	等/稍低信号	等/稍高信号	等/稍高信号	轻度强化	等/低信号	稍低信号
HCC	稍低密度	稍低信号	稍高信号	稍高信号	明显强化	低信号	低信号

参 考 文 献

[1] Desantis C, Lin CC, Mariotto AB, et al. Cancer treatment and survivorship statistics, 2014[J]. CA Cancer Journal for Clinicians, 2014, 64(4): 252-271.

[2] Kobayashi M, Ikeda K, Hosaka T, et al. Dysplastic nodules frequently develop into hepatocellular carcinoma in patients with chronic viral hepatitis and cirrhosis[J]. Cancer, 2006, 106(3): 636-647.

（李宏军　张琦　张岩岩）

第十九章

艾滋病相关性肝淋巴瘤

一、综　述

（一）定义

近年流行病学资料显示，淋巴瘤已逐渐取代Kaposi肉瘤，成为最常见的 AIDS 相关性恶性肿瘤[1]。肝脏是淋巴瘤较易累及的腹腔脏器之一。肝脏淋巴瘤病理类型以非霍奇金淋巴瘤（non-Hodgkin lymphoma，NHL）多见。在 HIV 感染的人群中，肝脏淋巴瘤常发生在 CD4$^+$T 细胞计数<100个/μL 或病程晚期。AIDS 相关性肝淋巴瘤发生率为 3%～20%[2-4]。

（二）病因及发病机制

HIV 阳性患者发生肝脏淋巴瘤的危险性增高可能与多种因素有关，包括 HIV 自身的转化性质及其所致免疫缺陷状态、细胞因子失调，以及其他嗜淋巴细胞的疱疹病毒如 Epstein-Barr 病毒（EBV）和人类疱疹病毒 8（HHV8）机会性感染或激活等[5]。尽管 HIV 相关淋巴瘤的病因和发生机制尚未完全清楚，但有研究认为，慢性抗原刺激和一些细胞因子分泌异常所致 B 细胞过度活化是主要发病机制之一。HIV 自身和共感染的病毒如 EBV 触发的慢性抗原刺激可导致 B细胞活化。此外，高效抗逆转录病毒治疗成分中非核苷逆转录抑制剂，本身可能具有致淋巴瘤性。

（三）病理生理

艾滋病相关性肝淋巴瘤肉眼形态可分为两大类。①结节型：肝内单发或多发结节病灶；②弥漫浸润型：病灶边界欠清，无明确的结节形成。镜下，结节型者肿瘤细胞可呈结节样生长，淋巴细胞呈破坏性生长，结节内没有胆管结构。弥漫浸润型者淋巴瘤细胞常沿肝脏间质浸润生长，肝脏结构仍保留。

（四）临床症状与体征

常见症状为腹痛或不适、乏力、黄疸、食欲减退、消瘦、恶心、呕吐等。体格检查发现，50%左右的患者肝脾大，10%～20%的患者出现黄疸。其他表现包括腹水、浅表淋巴结肿大等。

（五）检查方法与选择

1. 超声检查　用于肝淋巴瘤的筛查和治疗后随访。

2. CT、MRI 检查　对结节型及肿块型肝淋巴瘤检查率较高，MRI 诊断的敏感性和特异性高于 CT。

3. DSA 检查　可以明确肝淋巴瘤的血供情况。

4. 病理学检查　诊断肝淋巴瘤的"金标准"。

（六）影像学表现

1. 超声　艾滋病相关性肝淋巴瘤超声主要表现为：

（1）结节型：病变常规超声肝内单发或多发低回声结节，边界清晰，形态规则，后方回声无衰减[6-9]。肝脏淋巴瘤结节表现为低回声可能与淋巴瘤以单一细胞形成软组织团块，肿瘤内部声阻差小，产生回声界面少、衰减少有关[10,11]。CDFI显示结节内可见少许血流信号。超声造影表现为"快进快出"：动脉期快速增强，门静脉期快速廓清[12,13]。

（2）弥漫浸润型：病变常规超声显示肝脏弥漫性肿大，肝内回声欠均匀，有的肝内见多个边界模糊的片状低回声。此类声像图特征考虑与淋巴瘤沿肝脏间质浸润生长，导致肝脏整体增大、回声弥漫改变有关[14-16]。CDFI 显示肝内血流走行一般未见异常。

上述两型病情进一步发展，常涉及多个脏器如胰、脾及皮下浅表组织结节/肿块，腹腔及后腹膜多个淋巴结肿大。

2. CT CT表现多样,大体类型可分为结节/肿块型及弥漫浸润型[17]。结节型CT平扫可见肝内单个或多发低密度结节,多数边界清楚,可呈类圆形或分叶状;直径较大肿块病灶中心可产生坏死,表现为更低密度区。增强扫描,动脉期病灶无强化或轻微强化,巨大肿块出现坏死表现为病灶中心低密度坏死区,周围一圈稍高密度环形强化,其外周又有一圈血管贫乏的低密度环,呈"双靶征";静脉期,病灶的密度低于肝实质密度,边界更清楚,病灶仍无强化或轻微强化[18]。弥漫浸润型,CT平扫可见肝脏体积增大,肝左右叶比例失调,肝密度普遍减低,肝内多发边界模糊的小片状低密度影;增强扫描,小片状低密度病灶通常轻微均匀强化,强化程度略高于肌肉而低于周围正常肝实质,未见明确结节和肿块[19]。由于淋巴瘤起源于肝脏间质[20],无论哪种类型的病变,增强扫描时,部分肿瘤周边血管主要表现为受压、推移、变形,但多无侵犯梗死、中断或破坏,肿瘤内可见固有血管,血管形态相对正常,血管于肿瘤内穿梭而不受侵犯是本病的特征[21]。

3. MRI 结节型:可以是单发结节、肿块或多发结节。MRI平扫T_1WI病灶呈低信号或等信号,当肿瘤有坏死、出血时可见斑片状高信号区;T_2WI肿瘤多呈均匀中、高信号较具有特征性[22]。弥漫浸润型:MRI平扫T_1WI主要表现为肝脏信号减低和T_2WI信号增高,以及肝脏形态增大和左右叶比例失调,未见结节或肿块。由于肝脏淋巴瘤内仅有少数血管及间质成分,故使用钆对比剂的MRI动态扫描,动脉期病灶轻微强化,门静脉期至延迟期呈轻至中度强化,伴肿瘤周边及内部伴有血管穿行。肝淋巴瘤DWI弥散受限明显,ACD值低,可在$1.0×10^{-3}mm^2/s$以下,对诊断肝淋巴瘤有提示意义[23]。

4. DSA 肝动脉造影主要表现肝内轻度肿瘤染色,供血动脉纤细,肝动脉受压、移位,未见增粗的肿瘤血管及"抱球征"[24]。

(七)诊断要点与鉴别诊断

1. 诊断要点 艾滋病相关性肝淋巴瘤最常见的CT表现为肝内单发或多发低密度结节,增强扫描无或轻微强化;MRI图像T_1WI呈低信号,T_2WI呈均匀中、高信号,DWI弥散受限明显,ACD值更低;DSA肝动脉造影轻度肿瘤染色,供血动脉纤细,肝动脉受压移位,未见增粗的肿瘤血管;常规超声主要表现为肝内低回声结节,超声造影呈"快进快出"型。但无论是超声、CT或MRI,表现均无特异性,弥漫浸润型肝淋巴瘤更易漏诊,诊断常需超声引导肝内病灶穿刺活检来证实。

2. 鉴别诊断

(1)原发性肝癌:原发性肝癌大多有肝硬化表现,结节或肿块常有假包膜,肿瘤坏死多见;CT多期增强呈"快进快出"表现;肝癌病灶超声多表现为中强回声,可侵犯血管,形成癌栓;结合血中AFP明显增高,多可以与结节型肝淋巴瘤鉴别。弥漫型肝癌密度多不均匀,易引起门静脉癌栓;而弥漫型肝淋巴瘤密度较均匀,仅可引起肝内血管受压变细,但不累及血管壁和管腔内。

(2)肝转移瘤:肝内多发大小不等低密度结节,肿瘤坏死较常见。CT增强扫描表现为环形厚壁强化,出现典型的"牛眼"征,结合肝外部位原发恶性肿瘤,一般可以与多发结节型肝淋巴瘤鉴别。但是完全鉴别有一定困难,最终仍需穿刺活检病理来鉴别。

二、病 例 介 绍

1. 病史摘要 艾滋病实验室确诊的患者[1],男性,39岁。因"腹痛1个月,HIV抗体确认阳性7天"入院。既往有不洁性交史。查体:生命体征平稳,神清,全身浅表淋巴结未触及;心肺未见明显异常,腹平软,全腹无压痛及反跳痛,腹部未触及明显包块,肝、脾肋下未及。血液:CA125 61.85U/mL↑,乳酸脱氢酶492.70U/L↑,淀粉酶328.00U/L↑,ESR 60.00mm/h↑,AFP<50U/L,CD4+ 93个/μL。

2. 影像学及病理表现 见图19-0-1。

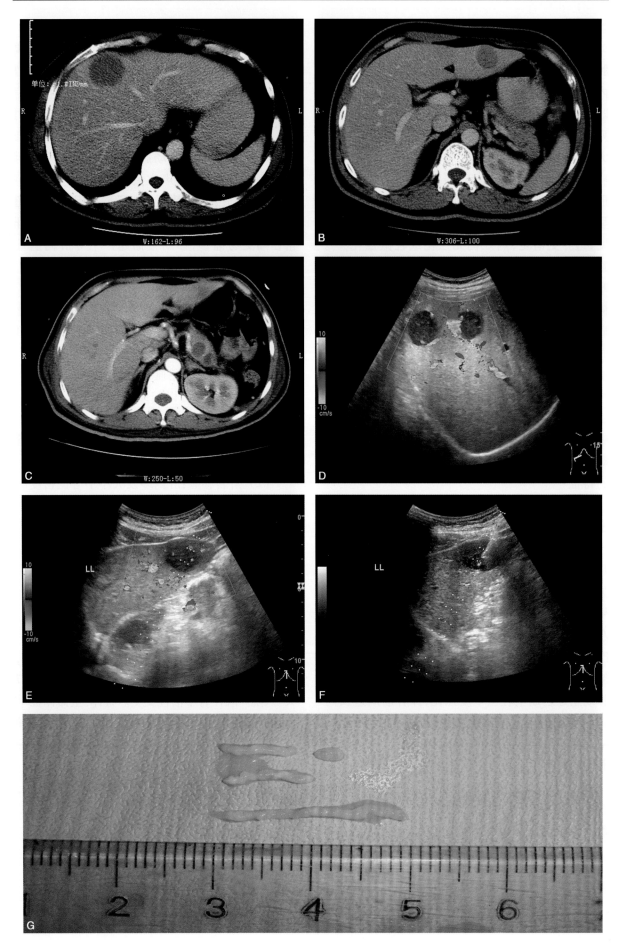

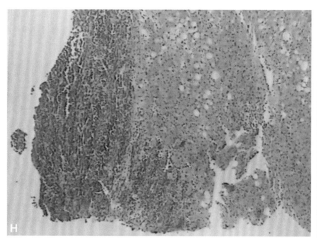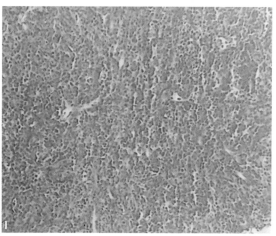

图 19-0-1 艾滋病相关性肝淋巴瘤(结节型)

A、B. CT 显示肝内多发类圆形低密度影,边缘清楚;增强扫描,动脉期病灶轻微强化,静脉期边缘清楚;C. CT 复查除肝占位外,胰头、胰尾尚见多个类圆形低密度影;D、E. 超声显示肝内多个低回声实性团块,最大的 36mm×30mm×23mm,边界清楚,形态规则,后方回声稍增强,CDFI 其内见少量血流信号;F. 超声引导下对肝内团块实施穿刺活检(红色箭头示活检针道);G. 活检 3 针,标本颜色呈淡白色;H、I. 病理+免疫组化诊断:肝弥漫大 B 细胞淋巴瘤,中心细胞来源亚型(HE×200)

三、教 学 要 点

1. 艾滋病相关性肝淋巴瘤多发生在机体免疫严重低下或病程晚期的艾滋病患者,可分为结节型和弥漫浸润型两大类。

2. 有如下影像学表现应考虑此病:肝内单发或多发实性结节(结节型)或体积增大的肝内弥漫分布多个边界模糊的小片状低密度影(弥漫浸润型),血管于其内穿梭而不受侵犯。

3. 鉴别诊断包括原发性结节型肝癌、弥漫型肝癌及肝转移瘤等。

4. 诊断及鉴别诊断常需超声引导肝内病灶穿刺活检来证实。

参 考 文 献

[1] 潘云,李正金.人免疫缺陷病毒感染/获得性免疫缺陷综合征相关淋巴瘤[J].中华病理学杂志,2012,41(6):421-424.

[2] Grulich AE,Li Y,McDonald AM,et al. Decreasing rates of Kaposi's sarcoma and non-Hodgkin's lymphoma in the era of potent combination anti-retroviral therapy[J]. AIDS,2001,15(5):629-633.

[3] Clarke CA. Changing incidence of Kaposi's sarcoma and non-Hodgkin's lymphoma among young men in San Francisco[J]. AIDS,2001,15(14):1913-1915.

[4] Shiels MS,Engels EA. Evolving epidemiology of HIV-associated malignancies[J]. Curr Opin HIV AIDS,2017,12(1):6-11.

[5] 吴遐,汪运生,邓芳,等.病毒与淋巴瘤[J].国际肿瘤学杂志,2014,41(2):127-130.

[6] Hengrong Nong, Ultrasound Guided Biopsy:A Powerful Tool in Diagnosing AIDS Complications[J]. Radiology of Infectious Diseases,2015,2(3):123-127.

[7] Mahe E,Ross C,Sur M. Lymphoproliferative Lesions in the Setting of HIV Infection:A Five-Year Retrospective Case Series and Review[J]. Patholog Res Int,2011,2011:618-760.

[8] Kim H,Kim KW,Park MS,et al. Lymphoma presenting as an echogenic periportal mass:sonographic findings[J]. J Clin Ultrasound,2008,36(7):437-439.

[9] Castroagudín JF,Molina E,Abdulkader I,et al. Sonographic features of liver involvement by lymphoma[J]. J Ultrasound Med,2007,26(6):791-796.

[10] Elsayes KM,Menias CO,Willatt JM,et al. Primary hepatic lymphoma:imaging findings[J]. J Med Imaging Radiat Oncol,2009,53(4):373-379.

[11] Ahuja AT,Ying M,Ho SY,et al. Ultrasound of malignant cervical lymph nodes[J]. Cancer Imaging,2008,25(8):48-56.

[12] 张青,吕珂,王亮,等.肝脏淋巴瘤的超声影像分析[J].中华医学超声杂志(电子版),2014,11(4):54-57.

[13] Trenker C,Kunsch S,Michl P,et al. Contrast-enhanced ultrasound(CEUS)in hepatic lymphoma:retrospective evaluation in 38 cases[J]. Ultraschall Med,2014,35(2):142-148.

[14] Greenbaum LD. Foreword to guidelines and good clinical practice recommendations for Contrast Enhanced

Ultrasound(CEUS) in the liver[J]. Ultraschall Med, 2013,34(1):7.

[15] Bernatik T,Seitz K,Blank W,et al. Unclear focal liver lesions in contrast-enhanced ultrasonography—lessons to be learned from the DEGUM multicenter study for the characterization of liver tumors[J]. Ultraschall Med,2010,31(6):577-581.

[16] Foschi FG,Dall'Aglio AC,Marano G,et al. Role of contrast-enhanced ultrasonography in primary hepatic lymphoma[J]. J Ultrasound Med,2010,29(9):1353-1356.

[17] F.L.格林尼 D.L.佩基 I.D.弗莱明,等. AJCC 癌症分期手册[M]. 6 版. 沈阳:辽宁科学技术出版社, 2005.

[18] 卢亦波,农恒荣. 艾滋病相关性肝脏淋巴瘤影像学研究新进展[J]. 新发传染病电子杂志,2017,2(1): 53-55.

[19] 陆蓉,周建军,周康荣,等. 肝脏继发淋巴瘤 CT 表现与病理的对照分析[J]. 中华放射学杂志,2009,43 (4):382-385.

[20] 史东立,李莉,宋文艳,等. 艾滋病相关肿瘤的影像诊断[J]. 放射学实践,2015,(9):896-900.

[21] Lu Q,Zhang H,Wang WP,et al. Primary non-Hodgkin's lymphoma of the liver:sonographic and CT findings [J]. Hepatobiliary Pancreat Dis Int,2015,14(1):75-81.

[22] 王小艺,赵燕风,吴宁,等. 10 例肝脏淋巴瘤的影像学表现分析[J]. 癌症进展,2015(5):512-518.

[23] 赵燕风,欧阳汉. 肝脏肿瘤的 MR 检查与诊断思路 [J]. 磁共振成像,2012,3(6):456-464.

[24] 刘方颖,陈丹,商健彪,等. 原发性肝淋巴瘤的临床及影像学诊断[J]. 第一军医大学学报,2005,25 (10):1290-1292.

（农恒荣　卢亦波　李宏军　谢汝明）

第二十章

艾滋病相关性肝卡波西肉瘤

一、综　　述

（一）定义

卡波西肉瘤（Kaposi's sarcoma，KS）是一种由异常血管内皮细胞增生形成的低度恶性间质性肿瘤[1]，是艾滋病患者常见的机会性肿瘤之一，在艾滋病相关性肿瘤中排第二[2]，已成为艾滋病指征性疾病。艾滋病相关性 KS 全身各部位均可受累，肝脏是常见受累器官之一，发生率为 14%～18.6%，是艾滋病最常见的肝脏恶性肿瘤和致死原因[3]，KS 对肝脏侵犯包括线性和结节性浸润[4]。

（二）病因及发病机制

KS 的致病因素尚不清楚，但大多认为与HHV-8 有关，HHV-8 被证实与 KS 相关，可编码许多致癌基因，参与异常的细胞增殖、抗凋亡、血管生成和细胞因子激活等[5]。在免疫抑制下，HIV、HHV-8、炎症因子和血管生成因子相互作用，增加发病率并加速病程进展，促进卡波西肉瘤的形成。HIV 病毒中 TAT 蛋白可通过诱导某些细胞因子加速 HIV 复制，从而促进卡波西肉瘤的生长、浸润及血管生成。

（三）病理生理

肝卡波西肉瘤的组织学特征与其他组织的基本相同，病程进展比较缓慢，早期形态类似一般的血管瘤，毛细血管密集成团，其间质以吞噬含铁血黄素的组织细胞。早期血管内皮细胞整齐，进一步发展可见内皮细胞及成纤维细胞增生活跃，核分裂增多，并出现间变，血管间散在淋巴细胞及组织细胞。晚期血管腔闭塞并发生坏死，最后纤维化。肿瘤表面是紫色或暗红色，切片容易识别，常可见新生的毛细血管及不规则的管腔、裂隙，其中充满血液，常有出血。

（四）临床症状与体征

本病通常多系统受累，合并皮肤黏膜损伤时，其特征性的是紫色或黑色斑点、斑片或结节，若无合并皮损时，临床表现无特异性，早期无明显临床症状，少数随着肿瘤的增大可出现腹痛、乏力、消瘦、食欲减退、贫血、发热等。实验室检查血清碱性磷酸可轻度升高，一般不超过 200U/L，其他指标生化正常。

（五）检查方法与选择

1. 超声检查　首选的影像检查方法，用于艾滋病相关性肝卡波西肉瘤的筛查和治疗后随访及超声引导下经皮穿刺活检。

2. CT、MRI 检查　增强 CT/MRI 检查肝卡波西肉瘤检查率较高，MRI 诊断的敏感性和特异性高于 CT。

3. DSA 检查　可以明确肝卡波西肉瘤的血供情况。

4. 病理学检查　诊断肝卡波西肉瘤的"金标准"。

（六）影像学表现

1. 超声　肝脏肿大，肝内沿血管分布探及多个大小不等强回声结节，合并淋巴结受累时，肝门区和腹腔干周围探及多个大小不等的低回声结节。超声引导下经皮穿刺活检有助于本病的确诊。

2. CT　KS 在肝脏中通常分为结节和线性两种浸润方式。结节型 CT 表现为肝门区及沿血管分布多发大小不等低密度结节影，增强扫描动脉期病灶轻中度强化，门静脉期及延迟期病灶密度逐渐减低，低于肝实质密度。KS 进展到一定程度合并线性浸润，结节形态不规则，失去结节形态，动脉期强化看不到完整或明确的结节或肿块，同时血管也会受侵，表现为肝内血管影不规则扩大。单纯线性侵犯者仅表现为肝脏肿大。CT 增强扫描，典型的 KS 动脉期呈环形强化，类似"牛眼征"，门静脉期及延迟期强化减退，病灶显示明显减少，减少的病灶几乎与肝脏密度一致。肝门区及腹腔内可见多发淋巴结肿大,强化较均匀,未见低密度改变。

3. MRI　MRI 更能清楚显示病灶,表现为多发结节或斑片状 T_1WI 低信号、T_2WI 高信号,脂肪抑制 T_2WI 信号未见减低仍为高信号,增强扫描,动脉期呈中度强化,门静脉期及平衡期强化减退,强化程度等或稍低于肝实质,病灶显示明显减少。T_2WI 沿门静脉周围浸润的高信号,呈葡萄串状,较具特征性[6]。可见肝内胆管不规则扩张。

(七) 诊断要点与鉴别诊断

1. 诊断要点　常规超声主要表现为肝内沿血管分布多发高回声结节,肝门能探及低回声淋巴结。CT 表现为肝内分布广泛低密度结节影,沿血管走行分布特点,增强扫描动脉期病灶轻中度强化,门静脉期及平衡期病灶密度逐渐减低,低于肝实质密度。MRI 图像 T_1WI 呈低信号,T_2WI 呈高信号,DWI 弥散受限呈高信号。诊断常需超声引导肝内病灶穿刺活检来证实。

2. 鉴别诊断

(1) 肝转移瘤:肝内多发大小相仿低密度结节,肿瘤坏死较常见,呈环形厚壁强化,出现典型的"牛眼"征,结合肝外部位原发恶性肿瘤可鉴别。

(2) 原发性肝癌:原发性肝癌大多有肝硬化表现,结节或肿块常有假包膜,肿瘤坏死多见;CT 多期增强呈"快进快出"表现;肝癌病灶超声多表现为中强回声,可侵犯血管,形成癌栓;实验室检查 AFP 明显增高。

(3) 肝淋巴瘤:两者为艾滋病患者最常见的肝脏恶性肿瘤,肝淋巴瘤的 CT 表现为肝内单发或多发低密度结节,增强扫描无或轻微强化;MRI 图像 T_1WI 呈低信号,T_2WI 呈均匀中、高信号,DWI 弥散受限明显。肝卡波西肉瘤有靠近肝门、肝包膜下及沿血管分布的趋势,伴多部位多器官病变,尤其是特征性皮损时鉴别不难。

二、病例介绍

1. 病史摘要　患者,男性,47 岁。因"腹痛 3 天,HIV 阳性"入院。患者 HIV 阳性。腹部肝脏穿刺符合 KS。

2. 影像学表现　见图 20-0-1。

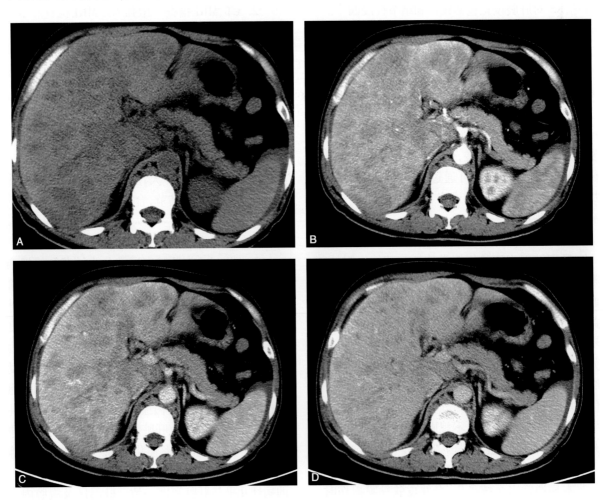

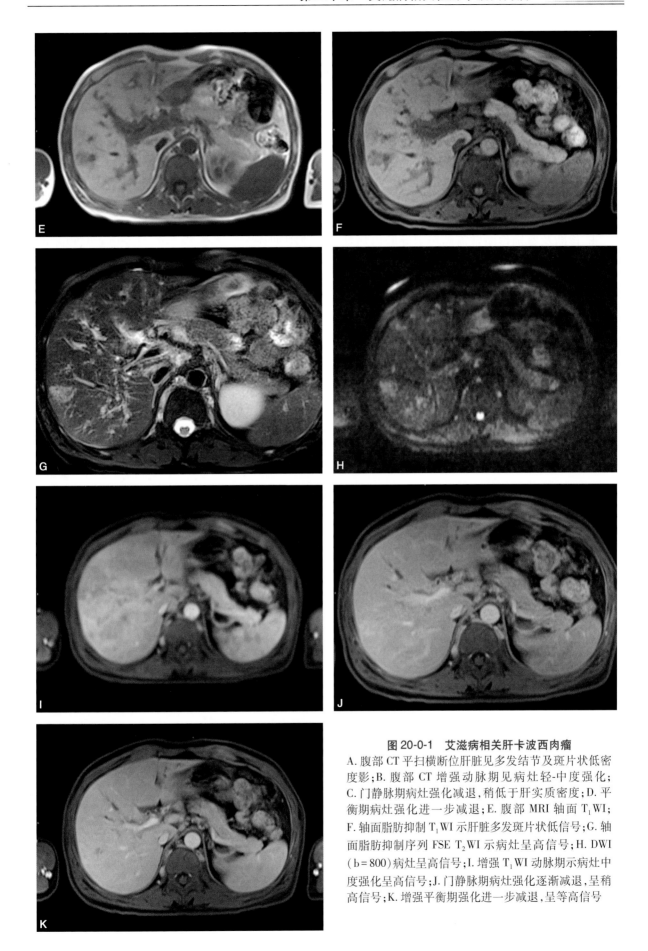

图 20-0-1 艾滋病相关肝卡波西肉瘤
A. 腹部 CT 平扫横断位肝脏见多发结节及斑片状低密度影；B. 腹部 CT 增强动脉期见病灶轻-中度强化；C. 门静脉期病灶强化减退，稍低于肝实质密度；D. 平衡期病灶强化进一步减退；E. 腹部 MRI 轴面 T_1WI；F. 轴面脂肪抑制 T_1WI 示肝脏多发斑片状低信号；G. 轴面脂肪抑制序列 FSE T_2WI 示病灶呈高信号；H. DWI（b=800）病灶呈高信号；I. 增强 T_1WI 动脉期示病灶中度强化呈高信号；J. 门静脉期病灶强化逐渐减退，呈稍高信号；K. 增强平衡期强化进一步减退，呈等高信号

三、教学要点

1. 艾滋病相关性肝卡波西肉瘤发生在机体免疫严重低下或病程晚期的艾滋病患者。

2. 有如下影像学表现应考虑此病：肝内多发低密度/低信号结节，增强轻-中度强化，沿血管分布趋势，伴多组织多器官受累，皮肤出现紫色或红蓝色结节及浸润斑。

3. 鉴别诊断包括肝转移瘤、原发性肝癌、肝淋巴瘤等。

4. 诊断及鉴别诊断常需超声引导肝内病灶穿刺活检来证实。

参 考 文 献

[1] Kaposi. Idiopathisches multiples Pigmentsarkom der Haut[J]. Archiv Für Dermatologie Und Syphilis, 2007, 4 (2): 265-273.

[2] Gbabe OF, Okwundu CI, Dedicoat M, et al. Treatment of severe or progressive Kaposi's sarcoma in HIV-infected adults[J]. Cochrane Database of Systematic Reviews, 2014, 8(8): CD003256.

[3] Tacconi D, Vergori A, Lapini L, et al. Hepatic Kaposi's Sarcoma in a patient affected by AIDS: Correlation between histology and imaging[J]. J Ultrasound, 2012, 15 (4): 215-219.

[4] 卢亦波, 施裕新, 刘晋新, 等. 艾滋病合并卡波西肉瘤多脏器组织侵犯的影像学分析[J]. 新发传染病电子杂志, 2020, 5(1): 8-15.

[5] Cathomas G. Kaposi's sarcoma-associated herpesvirus (KSHV)/human herpesvirus 8(HHV-8) as a tumour virus[J]. Herpes, 2003, 10(3): 72-77.

[6] 李宏军. 实用传染病影像学[M]. 北京: 人民卫生出版社, 2014.

（卢亦波　鲁植艳　陈步东）

第二十一章

艾滋病相关性肝细胞癌

一、综述

（一）定义

肝细胞癌（hepatocellular carcinoma，HCC）是源于肝细胞的恶性肿瘤，临床简称为肝癌，艾滋病相关性肝细胞癌是指在 HIV 感染的背景下发生的肝细胞癌。

（二）病因及发病机制

艾滋病相关性 HCC 的病因和发病机制尚未明确，目前认为由病毒感染的肝细胞基因突变所致，或在肝硬化基础上由肝硬化结节演变而来。临床研究发现，免疫功能正常者，50%～90% 的 HCC 合并肝硬化，30%～50% 的肝硬化并发 HCC；但艾滋病状态下，HCC 缺乏大宗病例研究。有学者研究报道，HIV 感染者的 HCC 在很大程度上与慢性丙型肝炎病毒（HCV）有关；由于艾滋病患者免疫水平低下，其 HCC 生物学行为更具有侵袭性[1]。

（三）病理生理

病理上，HCC 分为三类：①结节型，每个癌结节直径<5cm；②巨块型，肿块直径≥5cm；③弥漫型，癌结节<1cm，且数目众多，弥漫分布全肝。其中，直径≤3cm 的单发结节，或 2 个结节直径之和≤3cm 的结节，称为小肝癌[2,3]。HCC 主要由肝动脉供血，90% 以上肿瘤血供丰富；肿瘤一般膨胀性生长，压迫周围肝组织形成假包膜；HCC 容易侵犯门静脉和肝门静脉而发生血管内癌栓或肝内外血行转移，侵犯胆道则引起梗阻性黄疸；发生淋巴结转移可致肝门及腹膜后等处淋巴结增大；后期还可发生肺、骨骼、肾上腺和肾等远处转移。邻近肝表面的 HCC 可发生破裂出血[4]。

（四）临床症状与体征

早期可无任何症状和体征，中晚期临床表现为肝区疼痛、肝大、消瘦乏力、黄疸、腹部包块等。多数患者血中甲胎蛋白（AFP）明显升高。

（五）检查方法与选择

1. 血清甲胎蛋白（AFP）　早期筛查，与其他诊断方法联合应用，有助于 HCC 定性诊断[5]。

2. 超声检查　用于 HCC 的筛查和治疗后随访。

3. CT、MRI 检查　是诊断和鉴别诊断 HCC 的有效检查方法，MRI 诊断的敏感性和特异性高于 CT。

4. DSA 检查　可以明确 HCC 小病灶和血供情况，同时可进行化疗和碘油栓塞，具有治疗作用。

5. 正电子发射计算机断层成像（PET/CT）　反映 HCC 的生化代谢信息，了解整体状况和评估整体转移情况。

6. 病理学检查　诊断 HCC 的"金标准"。

（六）影像学表现

1. 超声　艾滋病相关性 HCC 常规超声表现为肝内单发或多发结节，直径≤3cm 的小肝癌常形态规则，边界清晰，内部常呈低回声；随着肿瘤逐渐增大，超声显示肝癌肿块内部回声由低回声、等回声到高回声、混合回声变化，直径≥5cm 的肝癌肿块内部多为高回声或混合回声，结节/肿块周边常有一低回声暗环呈"声晕征"。彩色多普勒超声瘤内表现为树枝状、彩点状血流信号，周围血管受压表现为弧形围绕血流信号[6-9]。超声造影表现与肝癌病理组织分化程度密切相关[10-13]：中低分化肝癌多表现为"快进快出"的超声增强模式，高分化肝癌则多表现为"快进慢出"的超声增强模式。

除上述多型性和多变性特点外，随着病情进展，HCC 尚具以下超声特征[14-16]：①结中结征，在高回声的较大肿瘤团块内显示有不同回声的结节，提示 HCC 中生长的新瘤灶。②肝血管内癌栓，可显示门静脉主干及其分支、肝静脉内有癌栓形成。③淋巴结转移，表现为第一肝门区、腹主动脉旁及胰腺周围的单个或多个圆形或椭圆形低回声结节。

2. CT

（1）直接征象：结节型 HCC 平扫多表现为肝实质内低密度结节，与周围组织境界清楚；巨块型 HCC 表现为类圆形、不规则形巨大肿块，肿瘤向周围浸润性生长，与肝实质分界不清，肿瘤周围常见子结节，肿瘤中央可发生坏死而出现更低密度区，肿瘤破裂出血或发生钙化时可见瘤内高密度影，肿瘤假包膜表现为瘤周的低密度带。弥漫型 HCC 表现为肝体积增大，肝内多发低密度小结节，不相融合。强化扫描：动脉期，小肝癌常为均一强化，CT 值迅速达到峰值，大肝癌部分肿瘤内见肿瘤血管，内部形成分隔而呈不均匀强化；门静脉期，门静脉和正常肝实质强化，密度明显升高，肿瘤缺乏门静脉供血而表现为相对低密度；平衡期，肝实质继续保持高密度强化，肿瘤密度持续减低，与周围正常肝实质的对比更加明显。肿瘤整体强化过程呈"快进快出"表现，中央坏死液化区不强化[17]。肿瘤假包膜一般在平扫与动脉期均呈低密度，门静脉期或平衡期出现强化呈高密度带。弥漫型 HCC 多数血供不丰富，强化表现不明显，但也可呈"快进快出"表现。

（2）间接征象：静脉内瘤栓，增强扫描表现为强化门、腔静脉内的低密度充盈缺损，在门静脉期表现最清楚，CTA 可从多角度反映静脉内瘤栓的全貌和范围[18]；淋巴结转移，常见肝门部或腹部主动脉旁、腔静脉旁淋巴结增大；胆管受侵犯，可引起上方胆管扩张；HCC 晚期，有时可见肺、脾等器官的转移灶；此外，部分 HCC 有肝硬化表现。

3. MRI

（1）直接征象：肿瘤表现与 CT 相同，平扫检查，肿瘤常表现为 T_1WI 上边界不清的稍低信号，T_2WI 呈略高于肝实质的高信号，如肿瘤有出血、坏死囊变、脂肪变性等，可呈不均匀混杂信号[19]；T_2WI 脂肪抑制序列肿瘤表现为边界清楚的稍高信号；DWI 肿瘤多呈高信号[20]。肿瘤假包膜在 T_1WI 上表现为肿瘤周围的环状低信号影。Gd-DTPA 多期增强检查，肿瘤强化表现与 CT 相同。应用肝细胞特异性对比剂如钆塞酸二钠、钆贝葡胺行多期增强扫描，在延迟的肝特异性成像上表现为低信号，因而对检出较小的 HCC 敏感[21-23]。

（2）间接征象：门静脉内癌栓在 T_1WI 上呈较高信号，T_2WI 上信号较低，且血管内正常流空

效应消失[24]。

4. DSA 结节型 HCC 及巨块型 HCC 表现为肿瘤区大小不等、紊乱的新血管，一般出现在动脉期或动脉后期，动脉推移，供血动脉及分支增粗、扭曲和肿瘤染色；动静脉分流导致静脉早显；门静脉及肝静脉癌栓可见充盈缺损。巨大肿瘤除供血动脉增粗和肿瘤染色外，常见大量的新生血管、血窦或血湖、瘤静脉等征象。弥漫型造影显示肝体积增大，弥漫的新生血管和肿瘤染色，间杂有充盈缺损，无血管推移等占位征象。

5. PET/CT PET/CT 是 PET 与 CT 有机结合的新型无创性影像学显像技术。典型的 HCC 患者 ^{18}F-FDG PET/CT 显像表现为病灶高 ^{18}F-FDG 代谢，分布较均匀，其 SUV 值高于周围正常肝组织，肿瘤出现坏死时，病灶周围高 ^{18}F-FDG 代谢灶，坏死区低 ^{18}F-FDG 代谢灶。另外，[18]F-FDG PET/CT 可预测 HCC 周围的微卫星病灶和微血管浸润[25]。

（七）诊断要点与鉴别诊断

1. 诊断要点 艾滋病相关性 HCC 影像学的诊断主要依据包括：HIV 感染的背景下，肝内单发或多发结节或肿块，常有包膜，CT 及 MRI 多期增强扫描，病灶呈"快进快出"表现。超声主要表现为肝内单发或多发回声不均质结节/肿块，周边有"声晕征"。结合肝血管内瘤栓、血甲胎蛋白明显增高，多可做出诊断。

2. 鉴别诊断

（1）肝淋巴瘤：CT 表现为肝内单发或多发低密度结节，增强扫描无或轻微强化，MRI 图像 T_1WI 呈低信号，T_2WI 呈均匀中高信号，CT 及 MRI 多期增强无肝癌的"快进快出"强化表现。超声方面肝淋巴瘤内部常为低回声，周边一般无肝癌的"声晕征"。

（2）肝转移瘤：转移瘤超声常见肝内多发大小不等结节，CT 平扫转移瘤密度常比肝癌低，边界更清楚，CT 增强检查一般边缘环形强化，中央多无强化的坏死区，出现典型的"牛眼征"，MRI T_1WI 上中央坏死区更低信号，T_2WI 则为极高信号。结合其他部位原发恶性肿瘤，一般可做出鉴别。

（3）肝血管瘤：肝血管瘤超声表现为边界清晰的中强回声团块，周边一般无"声晕征"，超声造影门静脉期呈向心性增强，随诊团块体积增大不明显。CT 增强扫描是鉴别诊断的要点，CT 增强扫描动脉期病灶边缘结节状、斑片状明显强化，

门静脉期向中央扩散并密度逐渐降低,延迟期呈略高或等密度,强化过程呈"早出晚归"表现。MRI 像上可呈"灯泡征",不难鉴别。

二、病 例 介 绍

1. 病史摘要　艾滋病实验室确认的艾滋病

患者[6,7],男性,43 岁。因"纳差、乏力 5 个月余,抗 HIV 确认阳性 3 周"入院。查体:神清,消瘦,心肺查体未见明显异常;腹软,全腹无压痛及反跳痛;肝肋下 2cm。血 AFP 1 500U/L,CD4[+] T 180 个/μL。

2. 影像学及病理表现　见图 21-0-1。

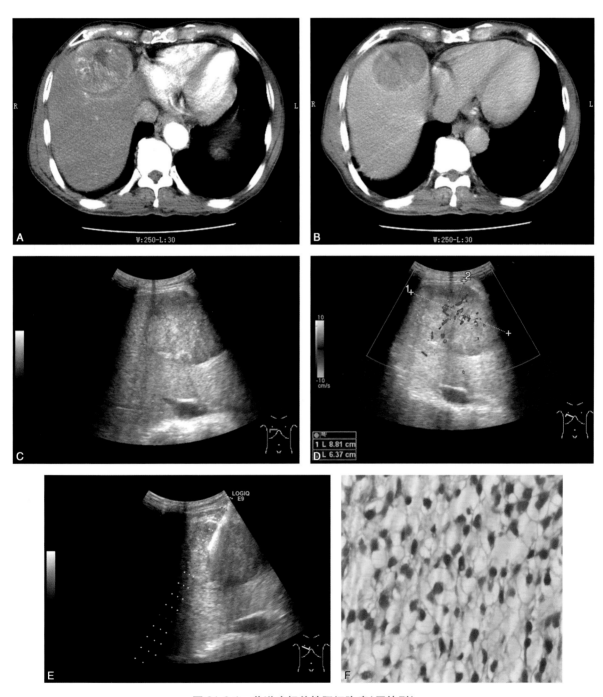

图 21-0-1　艾滋病相关性肝细胞癌(巨块型)

A. CT 显示肝右叶见一大小 5.1cm×6cm×5.7cm 低密度肿块,边缘模糊,增强扫描,动脉期病灶不均匀明显强化,内见丰富血管影及少量坏死液化区;B. 门静脉期病灶密度减退;C. 常规超声肝右叶靠膈面见一稍高回声团块,形态不规则,周边有声晕,内回声不均,后方回声无衰减;D. 彩色多普勒超声显示肝右叶团块内有少量血流信号;E. 超声引导下对肝右叶团块实施穿刺活检(红色箭头示活检针道);F. 病理诊断:肝细胞癌,Ⅱ级(HE×400)

三、教 学 要 点

1. 艾滋病相关性 HCC 是指在 HIV 感染背景下发生的 HCC,形态学分为结节型、巨块型及弥漫型三大类。

2. 有如下影像学表现应考虑此病:肝内单发或多发实性结节/肿块,周边常有假包膜、肝内血管受压及肝血管内瘤栓形成。

3. 可以通过血甲胎蛋白检测及超声引导肝病灶穿刺活检来确诊。

4. 鉴别诊断包括肝淋巴瘤、肝血管瘤及肝转移瘤等。

参 考 文 献

[1] Bourcier V, Winnock M, Ait Ahmed M, et al. Primary liver cancer is more aggressive in HIV-HCV coinfection than in HCV infection. A prospective study (ANRS CO13 Hepavih and CO12 Cirvir)[J]. Clin Res Hepatol Gastroenterol,2012,36(3):214-221.

[2] Moskowitz, Gerald W. Wright's Liver and Biliary Disease [M]. Philadelphia: W. B. Saunders Company, 1992.

[3] 周康荣,严福华,曾蒙苏. 腹部 CT 诊断学[M]. 上海:复旦大学出版社,2016.

[4] Kim HC, Yang DM, Jin W, et al. The various manifestations of ruptured hepatocellular carcinoma: CT imaging findings[J]. Abdom Imaging,2008,33(6):633-642.

[5] 樊嘉,潘奇,史颖弘. 美国、亚太和中国肝癌共识比较[J]. 临床肝胆病杂志,2011,27(4):346-347.

[6] 农恒荣. 超声引导穿刺活检在艾滋病相关疾病诊断中的应用[J]. 中国艾滋病性病杂志,2015,21(3):176-179.

[7] Hengrong Nong. Ultrasound Guided Biopsy: A Powerful Tool in Diagnosing AIDS Complications[J]. Radiology of Infectious Diseases,2015,2(3):123-127.

[8] 李雪娇. 艾滋病患者肝脏病变的彩色多普勒超声表现[J]. 中国超声医学杂志,2011,27(3):239-242.

[9] Suzuki Y, Fujimoto Y, Hosoki Y, et al. Clinical utility of sequential imaging of hepatocellular carcinoma by contrast-enhanced power Doppler ultrasonograpy[J]. Eur J Radiol,2003,48(2):214-219.

[10] De Ledinghen V, Laharie D, Lecesne R, et al. Detection of nodules in liver cirrhosis: Spiral computed tomography or magnetic resonance imaging A prospective study of 88 nodules in 34 patients[J]. Eur J Gastroenterol Hepatol,2012,14(5):159-165.

[11] 陈敏华,严昆. 新型造影剂与灰阶超声造影技术对肝肿瘤的诊断价值[J]. 中华超声影像学杂志,2004,13(1):38-42.

[12] 王文平,魏瑞雪,李超伦,等. 超声造影诊断复发性肝细胞癌的研究[J]. 中华医学超声杂志(电子版),2010,7(1):10-14.

[13] 柏树玲. 超声造影对小肝癌的临床诊断价值[J]. 实用癌症杂志,2016,31(5):858-859.

[14] Greenbaum LD. Foreword to guidelines and good clinical practice recommendations for Contrast Enhanced Ultrasound(CEUS) in the liver [J]. Ultrasound Med Biol,2013,39(2):186-210.

[15] Kong WT, Ji ZB, Wang WP, et al. Evaluation of Liver Metastases Using ntrast-Enhanced Ultrasound: Enhancement Patterns and Influencing Factors[J]. Gut Liver,2016,10(2):283-287.

[16] Danila M, Popescu A, Sirli R, et al. Contrast enhanced ultrasound(CEuS) in the evaluation of liver metastases [J]. Med ultrason,2010,12(3):233-237.

[17] Atasoy C, Akyar S. Multidetector CT: contributions in liver imaging[J]. Eur J Radiol,2004,52(1):2-17.

[18] Kitao A, Zen Y, Matsui O, et al. Hepatocarcinogenesis: multistep changes of drainage vessels at CT during arterial portography and hepatic arteriography—radiologic-pathologic correlation [J]. Radiology, 2009, 252(2):605-614.

[19] Jeong YY, Yim NY, Kang HK. Hepatocellular carcinoma in the cirrhotic liver with helical CT and MRI: imaging spectrum and pitfalls of cirrhosis-related nodules [J]. AJR Am J Roentgenol, 2005, 185(4): 1024-1032.

[20] Muhi A, Ichikawa T, Motosugi U, et al. High-b-value diffusion-weighted MR imaging of hepatocellular lesions: estimation of grade of malignancy of hepatocellular carcinoma [J]. J Magn Reson Imaging, 2009, 30(5):1005-1011.

[21] Kim SH, Kim SH, Lee J, et al Gadoxetic acid-enhanced MRI versus triple-phase MDCT for the preoperative detection of hepatocellular carcinoma[J]. AJR Am J Roentgenol,2009,192(6):1675-1681.

[22] Pitton MB, Kloeckner R, Herber S, et al. MRI versus 64-row MDCT for diagnosis of hepatocellular carcinoma [J]. World J Gastroenterol, 2009, 15 (48): 6044-6051.

[23] Ishigami K, Yoshimitsu K, Nishihara Y, et al. Hepatocellular carcinoma with a pseudocapsule on gadolinium-enhanced MR images: correlation with histopathologic findings[J]. Radiology,2009,250(2):435-443.

[24] Zhao J, Li X, Zhang K, et al. Prediction of microvascu-

lar invasion of hepatocellular carcinoma with preoperative diffusion-weighted imaging：A comparison of mean and minimum apparent diffusion coefficient values[J]. Medicine,2017,96(33):e7754.

[25] Ochi H, Hirooka M, Hiraoka A, et al. (18) F-FDG-PET/CT predicts the distribution of microsatellite lesions in hepatocellular carcinoma[J]. Mol Clin Oncol, 2014,2(5):798-804.

（农恒荣　卢亦波　张玉忠）

第 三 篇

肝脏创伤与损害

第二十二章

超声、CT 在肝脏创伤中的应用

肝脏创伤性病变是腹部创伤中的常见病[1]。肝位于右侧膈下和季肋深面，容易受到外来暴力或锐器刺伤而引起破裂出血。肝损伤后常引起严重的出血性休克；当胆汁漏入腹腔时，则会引起胆汁性腹膜炎和继发性感染，患者一般会出现腹膜刺激征象；当血液经胆管进入消化道时，还会出现呕血或柏油便，对患者身体危害极大，严重时甚至危及生命安全[2,3]。因此，对肝损伤的诊断十分重要，只有迅速确诊患者的病情并及时治疗，才能减轻患者的痛苦，避免病情恶化。

临床上常采用超声和 CT 扫描对肝损伤患者进行检查。CT 检查能确认肝损伤的存在，同时还可以了解肝损伤的位置、形态、范围及类型，具有很高的敏感性和特异性；除此之外，CT 扫描还可以明确腹腔有无其他脏器的损伤、有无积液积血等。CT 检查不仅为肝损伤的治疗提供了可靠的客观依据，同时也为了解伤情演变和评估预后提供了重要的信息[4,5]。CT 增强扫描则可以发现平扫容易漏诊的微小肝损伤，对肝脏损伤的类型及严重的程度做出进一步的准确判断。但 CT 检查费用较高，而且其本身存在的放射线对患者也会造成一定程度的影响，故临床上亦常采用超声检查。超声检查具有快速、高效和实用的特点，对肝脏的各种细微结构具有很好的分辨率[6,7]。但对于存在肝周围血肿或腹腔积血而同时肝内损伤征象不明显的患者和单一撕裂者，肝区的超声检查常无特异表现，而此时行 CT 增强扫描，结合临床则可以作出明确诊断[8,9]。

CT 与超声检查可互补其不足，依各自征象特点，对肝损伤作出及时、明确的诊断。

参 考 文 献

[1] 王行雁,修典荣.腹部外伤的诊治进展[J].医学与哲学,2017,38(11):10-12.

[2] Kozar RA,Crandall M,Shanmugnathan K,et al. Organ injury scaling 2018 update:Spleen,liver and kidney[J]. J Trauma Acute Surg,2020,6(85):1119-1122.

[3] 杜燕,李书兵.超声造影对腹腔实质脏器闭合性损伤的诊断价值[J].重庆医学,2020,2(29):1-6.

[4] 向俊才.多层螺旋 CT 检查在胸腹闭合性损伤患者诊断中的应用价值[J].影像研究与医学应用,2019,3(6):28-30.

[5] Georg H,Christina T,Peter G,et al. Accuracy of the AAST organ injury scale for CT evaluation of traumatic liver and spleen injuries[J]. Chinese Journal of Traumatology,2014,17(1):25-30.

[6] 马永宁,郝轶,朱永胜.超声造影在腹部实质脏器外伤治疗中的作用[J].数理医药学杂志,2020,33(5):641-643.

[7] 孟庆鑫,赵梓君,王可心.急诊床边超声对腹部闭合伤肝脾胰损伤临床诊断与治疗中的价值[J].中国现代医生,2019,57(13):97-99.

[8] 杨玉.B超技术在腹部闭合性损伤患者诊断中的开展效果观察[J].心理月刊,2019,14(1):118-119.

[9] Coccolini F,Coimbra R,Ordonez C,et al. Liver trauma:WSES 2020 guidelines[J]. World J Emerg Surg,2020,15(3):49-54.

（李萍 刘丽丽）

第二十三章

肝脏创伤的分类

临床在治疗肝损伤时,要及时对患者肝脏破裂的部位、破裂程度及类型作出准确的判断,尽快查明伤情,以赢得抢救的时间[1]。常见的肝脏创伤有以下三类:

一、钝性损伤

腹部闭合性损伤以钝性损伤多见,主要因为撞击、挤压所致,常见于公路交通事故、建筑物塌方,偶见于高处跌落、体育运动伤或殴打伤[2]。由于腹部闭合性损伤除肝创伤外常合并其他脏器损伤,而腹部表面无受伤征象,诊断相对有一些难度,导致治疗延迟,因此钝性伤较危险,病死率往往高于开放性损伤[3,4]。对于血流动力学稳定的患者,CT 是首选的检查方法[5],其具有的较高敏感性、特异性和准确性,已成为临床评价的重要组成部分;增强 CT 甚至被许多医生认为是诊断钝性肝损伤的"金标准"[6,7],其可见包膜下血肿及肝实质内血肿等多种征象(图 23-0-1、图 23-0-2)。

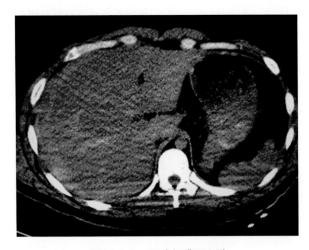

图 23-0-1 肝脏包膜下血肿
CT 平扫示肝脏密度不均,肝右叶可见条片状高密度血肿影;肝脏包膜下见新月形高密度血肿影

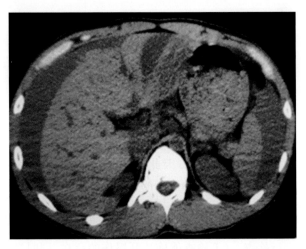

图 23-0-2 肝左叶血肿
CT 平扫示肝左叶密度不均,可见混杂密度血肿影;腹腔见积液影

二、穿透伤

穿透性肝损伤主要包括刀刺伤和枪弹伤,及时诊断和早期正确、有效的治疗,有助于降低死亡率和减少术后并发症[8]。肝脏的穿透性伤可根据伤道的部位和方向来判断,一般诊断比较容易。有意义的检查包括:诊断性腹腔穿刺、B 超、CT、MRI 和选择性肝动脉造影术。诊断性腹腔穿刺简单易行,可作为首选检查方法[9]。

三、撕裂伤

肝脏撕裂伤可分为单一撕裂、多发性撕裂及粉碎性肝破裂。肝单一撕裂于 CT 上可见不规则窄带样的低密度,其边缘模糊,随时间推移变清楚;肝多发性撕裂病情严重,肝脏变形,腹腔大量出血,早期可出现休克[10]。(图 23-0-3)

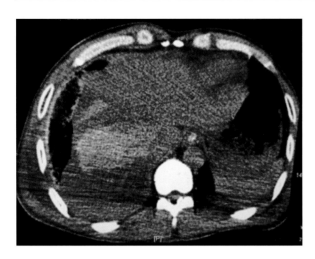

图 23-0-3　肝撕裂伤
CT 平扫示肝脏变形,肝内血肿,腹腔积血、积气

参 考 文 献

[1] 李国献.CT增强扫描在肝脏创伤中的诊断价值分析[J].中国医药科学,2011,1(24):107-108.

[2] 段常青.CT增强扫描在肝脏创伤中的诊断价值分析[J].中国医药导刊,2012,14(2):244-245.

[3] 马永宁,郝轶,朱永胜.超声造影在腹部实质脏器外伤治疗中的作用[J].数理医药学杂志,2020,33(5):641-643.

[4] Coccolini F,Coimbra R,Ordonez C,et al. Liver trauma:WSES 2020 guidelines[J].World J Emerg Surg,2020,15(3):49-54.

[5] Ashley P,Marek,Ryan F,Deisler,et al. CT scan-detected pneumoperitoneum:An unreliable predictor of intra-abdominal injury in blunt trauma[J]. Injury,2014,45(1):116-121.

[6] 王行雁,修典荣.腹部外伤的诊治进展[J].医学与哲学,2017,38(11):10-12.

[7] Georg H,Christina T,Peter G,et al. Accuracy of the AAST organ injury scale for CT evaluation of traumatic liver and spleen injuries[J].Chinese Journal of Traumatology,2014,17(1):25-30.

[8] Navsaria P,Nicol A,Krige J,et al. Selective nonoperative management of liver gunshot injuries[J]. Eur J Trauma Emerg Surg,2019,45(2):323-328.

[9] Coccolini F,Catena F,Moore EE,et al. WSES classification and guidelines for liver trauma[J].World J Emerg Surg,2016,11(1):50.

[10] Ordoñez CA,Herrera-Escobar JP,Parra MW,et al. A severe traumatic juxtahepatic blunt venous injury[J]. J Trauma Acute Care Surg,2016,80(4):674-676.

(李萍　张极峰　沈文)

第二十四章

肝脏创伤的分级

肝脏创伤的分级与损伤程度相关,是病情评估、治疗策略选择和预后判断的依据。目前普遍采用的肝脏创伤的分级方法有两大类:美国创伤外科学会(American Association for the Surgery of Trauma,AAST)肝脏损伤分级量表和世界急诊外科学会(World Society of Emergency Surgery,WSES)肝脏创伤的分类。

(一) 美国创伤外科学会肝脏损伤分级量表

1. 背景 为了统一多年来临床外科医师对器官损伤分级的混乱情况,美国创伤外科学会在1987年的年会上成立了以 Moore 为首的器官损伤分级(Organ Injury Scale,OIS)委员会,其成员挑选富有临床经验又有损伤分级经验者,目的是对每一个器官的损伤制订出损伤级别,便于临床

应用和研究。OIS 是基于该损伤的解剖学描述,将损伤由轻至重分为 Ⅰ ~ Ⅴ(或Ⅵ)级。OIS 对临床医师诊断标准、治疗方案和预后评价均有重要的指导意义,是目前在国际上和国内普遍采用的肝损伤分级量表[1,2]。

2. 分类方法

(1) 1994 年修订版[3]是目前运用最广泛的 AAST 肝脏损伤分级量表(表 24-0-1)。

(2) 2018 年修订版[4]是目前最新的 AAST 肝脏损伤分级量表,其最重要的变化是对血管损伤提出了影像学诊断定义[5]。(表 24-0-2)

表 24-0-2 AAST 肝脏损伤分级(2018 年修订)

分级	类型	损伤情况
Ⅰ	血肿	肝包膜下血肿,占肝表面积<10%
	撕裂伤	包膜撕裂,实质裂伤深度<1cm
Ⅱ	血肿	肝包膜下血肿,占肝表面积 10% ~ 50%;实质内血肿直径<10cm
	撕裂伤	包膜撕裂,裂伤深度 1 ~ 3cm,长度 ≤10cm
Ⅲ	血肿	肝包膜下血肿,占肝表面积>50% 或进行性膨胀,包膜下或肝内血肿破裂;实质内血肿直径>10cm
	撕裂伤	实质裂伤深度>3cm
	活动性出血	任何存在肝血管的损伤或含有肝实质活动性出血的损伤
Ⅳ	活动性出血	活动性出血超出肝实质进入腹膜腔
	撕裂伤	肝实质裂伤占肝叶 25% ~ 75%
Ⅴ	撕裂伤	肝实质破裂累及肝叶>75%
	血管损伤	肝周静脉的损伤,如肝后下腔静脉及肝静脉主支损伤

注:①血管损伤表现为假性动脉瘤和动静脉瘘时,其影像学表现为血管对比剂的局限性积聚,随着时间延迟而衰减或密度减低;血管损伤的活动性出血表现为血管对比剂的局限性或弥漫性聚集,在延迟期范围增大或伴密度减低。②当同时存在多个级别的肝损伤时,应按照最高级别的损伤进行定级。③对多部位损伤应增加一级直至Ⅲ级。

表 24-0-1 AAST 肝脏损伤分级(1994 年修订)

分级	类型	损伤情况
Ⅰ	血肿	肝包膜下血肿,占肝表面积<10%
	撕裂伤	包膜撕裂,实质裂伤深度<1cm
Ⅱ	血肿	肝包膜下血肿,占肝表面积 10% ~ 50%;实质内血肿直径<10cm
	撕裂伤	包膜撕裂,裂伤深度 1 ~ 3cm,长度 ≤10cm
Ⅲ	血肿	肝包膜下血肿,占肝表面积>50% 或进行性膨胀,包膜下血肿破裂或伴活动性出血;实质内血肿>10cm
	撕裂伤	实质裂伤深度>3cm
Ⅳ	血肿	肝实质内血肿裂伤伴活动性出血
	撕裂伤	肝实质裂伤占肝叶 25% ~ 75% 或在一肝叶内累及 1 ~ 3 个肝段
Ⅴ	撕裂伤	肝实质破裂累及肝叶>75% 或在一肝叶内累及 3 个以上肝段
	血管损伤	肝周静脉的损伤,如肝后下腔静脉及肝静脉主支损伤
Ⅵ	血管损伤	肝脏撕脱

注:对多部位损伤应增加一级直至Ⅲ级。

3. 意义　AAST 肝脏损伤分级量表是最早提出的分级指南，是以解剖学为基础，对肝损伤进行了定量、详细的分级。由于 OIS 对临床医师诊断标准化、治疗方案和预后评价均有重要的指导意义，是目前在国际上和国内运用最为广泛的肝损伤分级方法。

（二）世界急诊外科学会肝脏创伤的分类

1. 背景　肝创伤严重程度分级目前普遍采用 AAST 分级量表。然而，在制定最佳治疗方案时还应当考虑到患者的血流动力学状态与合并伤的情况。因此，世界急诊外科学会（WSES）最早于 2011 年在贝加莫（意大利）大会对肝脏损伤的分类及最佳治疗方案选择进行评价，并最终确立 WSES 分类及肝创伤指南[6,7]。WSES 分类方法是基于肝损伤的生理效应进行评估，将肝脏损伤分为轻、中、重度 3 级，目的是指导肝创伤的管理，明确了已被认可的替代治疗措施[8]。

2. 分类方法　目前广泛运用的是 2016 年修订版（表 24-0-3）[9]。近期 WSES 对指南进行了修订，提出最新的 2020 年修订版[10]，但在分级上并没有变化，只是在肝损伤处理上作了些修正。

表 24-0-3　WSES 肝脏创伤分类（2016 年修订）

分级	WSES 分级	钝挫/穿透（刺穿/枪击）	AAST 分级	血流动力学	CT 扫描	一线治疗
轻度	Ⅰ	钝挫伤/穿透伤 刺穿伤/枪击伤	Ⅰ～Ⅱ	稳定		
中度	Ⅱ	钝挫伤/穿透伤 刺穿伤/枪击伤	Ⅲ	稳定	是 +刺伤局部探查*	NOM# +系列临床/实验室/影像学评估
重度	Ⅲ	钝挫伤/穿透伤 刺穿伤/枪击伤	Ⅳ～Ⅴ	稳定		
	Ⅳ	钝挫伤/穿透伤 刺穿伤/枪击伤	Ⅰ～Ⅵ	不稳定	否	OM

注：OM，手术治疗；NOM，非手术治疗；* 当刀口靠近肋下缘时应避免探查，因为探查可能会引起肋间血管损伤；# NOM 应仅在有能力确诊肝损伤严重程度以及提供重症管理资源的中心尝试。

3. 意义　WSES 肝脏创伤分类法首次明确地提出肝创伤轻、中、重度分级定义。此分类方法既考虑了 AAST 的解剖分类，也兼顾了血流动力学状态及相关病变，同时提出明确的治疗方案选择。通常低级别的 AAST 病变（Ⅰ～Ⅲ级）被认为是轻度或中度，并用 NOM 治疗。然而，一些高分级的 AAST 病变（即Ⅳ、Ⅴ级）虽然被认为是重度，但若血液动力学稳定，则可采取 NOM 治疗；另外，血液动力学不稳定的 AAST"轻度"损伤患者，通常也必须用 OM 治疗。这表明肝创伤的轻重不仅要考虑 AAST 解剖分类，更重要的是要考虑血液动力学状态和合并伤。该分类方法是对 AAST 分级量表的重要补充，对肝脏损伤最佳治疗方案的选择具有重要的指导意义，尤其是对于需要手术治疗的严重肝脏损伤常运用此分类方法[11]。

参 考 文 献

[1] Navsaria P, Nicol A, Krige J, et al. Selective nonoperative management of liver gunshot injuries[J]. Eur J Trauma Emerg Surg, 2019, 45(2): 323-328.

[2] Shafi S, Aboutanos M, Brown C, et al. American Association for the Surgery of Trauma Committee on patient assessment and outcomes: Measuringan atomic severity of disease in emergency general surgery[J]. J Trauma Acute Care Surg, 2014, 76: 884-887.

[3] Moore EE, Cogbill TH, Jurkovich GJ, et al. Organ injury scaling: spleen and liver(1994)revision[J]. J Trauma, 1995, 38(3): 323-324.

[4] Kozar RA, Crandall M, Shanmugnathan K, et al. Organ injury scaling 2018 update: Spleen, liver and kidney[J]. J Trauma Acute Surg, 2020, 6(85): 1119-1122.

[5] Katsura M, Fukuma S, Kuriyama A, et al. Association between contrast extravasation on computed tomography scans and pseudoaneurysm formation in pediatric blunt splenic and hepatic injury: a multi-institutional observational study[J]. J Pediatr Surg, 2020, 55(4): 681-687.

[6] Badger SA, Barclay R, Campbell P, et al. Management of liver trauma[J]. World J Surg, 2009, 33(12): 2522-2537.

[7] Jin QW, Shi YH, Tu CT. WSES classification and guide-

lines for liver trauma(2016)[J]. J Clin Hepatol,2017,
33(3):417-421.

[8] Coccolini F, Montori G, Catena F, et al. Liver trauma:
WSES position paper[J]. World J Emerg Surg,2015,10
(1):39.

[9] Coccolini F,Catena F,Moore EE,et al. WSES classifica-
tion and guidelines for liver trauma[J]. World J Emerg
Surg,2016,11(1):50.

[10] Coccolini F, Coimbra R, Ordonez C, et al. Liver trau-
ma:WSES 2020 guidelines[J]. World J Emerg Surg,
2020,15(3):49-54.

[11] Fodor M,Primavesi F,Morell-Hofert D,et al. Non-op-
erative management of blunt hepatic and splenic inju-
ries practical aspects and value of radiological scoring
systems[J]. Eur Surg,2018,50(6):285-298.

（沈文　张惠娟　童永秀　孔丽丽）

第二十五章

肝脏外伤的影像学诊断要点

一、肝脏外伤的影像学评估及运用

影像学评估对于判断肝脏损伤具有重要意义,特别是在闭合性外伤中,对损伤的部位、性质、病情程度判断及治疗方式的选择具有重要意义。目前主要的影像学检查包括超声、CT、血管造影、MRI 和 ERCP 等,其中以超声和 CT 检查最为常用和重要。

1. 超声

(1) 超声检查具有方便、快捷、无创、灵活、准确的特点,现已成为肝脏损伤诊断的常规和首要检查手段。适合保守治疗的患者随访动态观察[1],特别是血流动力学不稳定的患者,床边超声可在保证患者安全性的基础上快速判断病情。

(2) 超声可发现和评估肝脏损伤的并发症,尤其是在肝脏Ⅳ、Ⅴ级创伤中评估胆瘘/胆汁淤积具有重要意义;合并胆汁淤积或肝脓肿等并发症时,超声引导下穿刺引流是重要的治疗手段之一[2,3]。

2. CT

(1) CT 检查对肝脏损伤有极高的敏感性、特异性和准确性,有利于肝脏损伤的早期发现,并对损伤的程度、范围、类型、并发症和腹腔内积血提供准确的判断,对手术或保守治疗方案的选择均有重要价值,因此成为肝脏损伤的理想检查方法。

(2) 对于中重度肝损伤患者,需要做连续的 CT 扫描进行病情评估[4]。

(3) 对于非手术治疗的高级别肝损伤,CT 扫描是发现和诊断并发症的重要手段之一[5]。

(4) CT 增强扫描是肝脏损伤影像学检查的"金标准"[6],可对肝脏损伤作出准确的判断和分级,同时可提供血流动力学信息,对肝脏损伤手术和非手术治疗方式的选择具有重要意义[7]。

(5) 考虑非手术治疗的肝脏钝挫伤患者,应进行增强 CT 扫描以明确肝脏损伤的解剖位置和识别肝损伤合并症。

(6) 出现内脏脱垂和/或穿孔和/或弥漫性腹膜炎的血液动力学不稳定的患者,应优先考虑送至手术室,而不需要做 CT 检查[8]。而在某些情况下,即使 CT 扫描结果阴性,也不能排除肝损伤的存在。

3. 血管造影

(1) 可评估肝脏血管的损伤情况,同时在造影下进行血管栓塞术也是肝脏损伤的治疗手段之一。

(2) 血管造影可用于中重度肝损伤患者的病情评估。

(3) 对于血流动力学稳定且无手术治疗指征的动脉出血患者,可行血管造影下栓塞[9]。

(4) 肝损伤的再出血或二次出血(如包膜下血肿或假性动脉瘤破裂)可选择造影下栓塞治疗[10]。

4. MRI 检查　在肝脏外伤中较少使用,但在合并胆道和/或胰腺损伤时,MRI 尤其是 MRCP 能够更好地评估胆管和胰管的受损情况,指导治疗。

5. 内镜逆行胰胆管造影术(ERCP)　是评估和治疗胆道并发症如肝内胆管瘘、胆瘘的有效方法[10]。

二、肝脏外伤的影像学表现

肝脏外伤的影像学表现,根据其损伤类型不同而不同。

1. 肝挫裂伤

(1) 超声:肝挫伤表现为肝实质内不规则的无回声或低回声区;肝裂伤超声可见一处或多处肝包膜回声中断,边界不齐,伴有伸向肝实质的低回声区。

(2) CT:轻度肝挫伤表现为肝内小片状低密度区,边缘稍模糊;中度肝挫伤表现为肝内弥漫性片状低密度或混杂密度影,边缘模糊不清;肝脏撕裂伤为重度肝损伤,CT平扫表现为边界不清的线样或分支状稍低密度影,损伤区混杂有斑片状高密度影或表现为混杂密度影。增强扫描后肝损伤病灶强化不明显,在明显强化的正常肝实质背景下病灶边界显示清晰。较小的挫裂伤有时在CT平扫难以发现而容易漏诊,增强扫描可提高肝挫裂伤的检出率。

2. 肝内血肿

(1)超声:肝内血肿呈边界清晰的不规则低回声区,其内有小片状无回声区伴不规则回声增强带。

(2)CT:肝内血肿急性期CT平扫表现为圆形或椭圆形高密度影,周围可环绕低密度带;增强扫描肝内血肿不强化;在周围正常强化的肝实质衬托下可更清晰地显示血肿范围,并随时间延长,血肿范围缩小、边界模糊、密度减低;最后可完全吸收或形成低密度的囊腔。

3. 肝包膜下血肿

(1)超声:肝包膜与肝实质间出现边界清楚的弧形无回声区。

(2)CT:平扫显示肝边缘或肝包膜下新月形或透镜样稍高/等/稍低密度区,邻近肝实质可受压变平或呈凹陷状;血肿密度随时间推移而逐渐减低;增强扫描可清晰显示肝包膜与强化的肝实质之间呈低密度的积血区。

4. 肝内血管、肝门汇管区损伤

(1)超声:有时可见肝内低回声区贯穿肝内血管和胆管,或表现为肝内血管和胆管局部回声中断。

(2)CT:CT平扫可见肝内条状低密度影累及肝内血管,局部中断或模糊不清;在增强扫描上,表现为肝内血管连续性中断,而撕裂的低密度线条影横贯肝内血管和胆管;有的可出现门静脉周围"轨道征",表现为门静脉周围与之平行的管状低密度影[11]。

三、病 例 介 绍

病例1

1. 病史摘要　患者,男性,19岁。因高处坠落6小时入院。肝区疼痛。实验室检查:WBC $15.7 \times 10^9/L$, W-LCR 95.7%;ALT 296U/L, AST 281U/L。

2. 影像学表现　见图25-0-1。

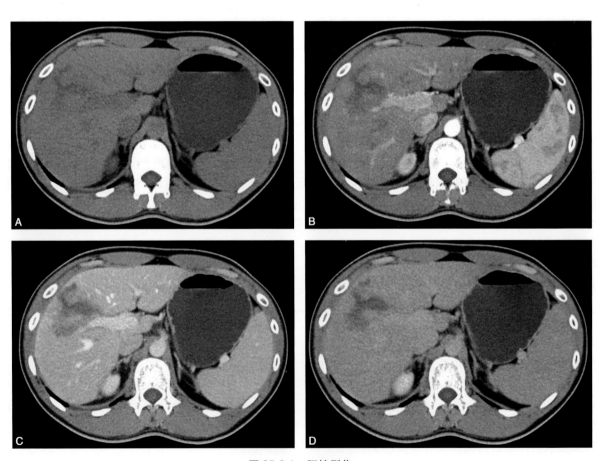

图25-0-1　肝挫裂伤

A. CT平扫肝右前叶见分支状低密度影,边缘模糊;B～D.增强扫描分支状影周围还可见斑片状低密度影,未见明显强化,与周围正常肝实质界限清楚

病例2

1. 病史摘要 患者,男性,63 岁。车祸外伤 2 小时入院,自述上腹部疼痛。实验室检查:无异常。

2. 影像学表现 见图 25-0-2。

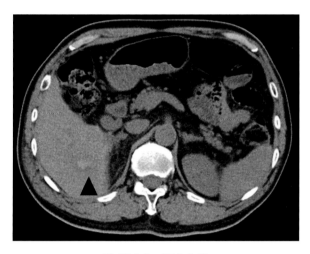

图 25-0-2 肝内血肿

CT 平扫示肝右后叶见边界较清的类圆形高密度影,周围可见低密度环(▲)

病例3

1. 病史摘要 患者,男性,46 岁,高处坠落 3 小时入院。自述腹部疼痛。实验室检查:WBC 16.3×10⁹/L,W-LCR 90.5%;ALT 110U/L,AST 123U/L;PTA 67%。

2. 影像学表现 见图 25-0-3。

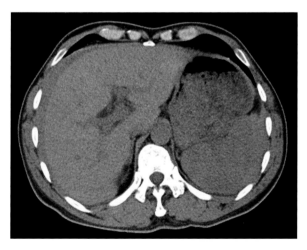

图 25-0-3 肝包膜下血肿

CT 平扫示肝包膜与肝实质间见弧形稍低密度影,边界清楚,邻近肝缘未见明显受压;脾脏密度欠均匀,脾包膜下亦见弧形稍高密度影

四、教 学 要 点

1. 肝包膜下血肿 肝包膜下血肿表现为紧贴肝包膜和肝外缘的弧形或新月形稍高/稍低/等密度影,有时伴邻近肝外缘受压或内陷;增强扫描血肿无强化,境界显示更加清楚;随时间延长,血肿吸收,密度逐渐减低、范围缩小、边缘模糊。

2. 肝内血肿 肝内血肿表现为肝内圆形或椭圆形高密度影,边缘清楚,周围可伴环形低密度影,增强扫描血肿无强化;随着时间延长,血肿范围缩小、边缘模糊、密度减低,最后可完全吸收或囊变。

3. 肝挫裂伤 肝挫裂伤表现为肝内条带状或分支状低密度影,周围可伴发肝内斑片影;增强扫描未见明显强化,与周围正常肝实质分界清楚,所见病灶范围往往会大于平扫显示范围。

参 考 文 献

[1] Coccolini F, Coimbra R, Ordonez C, et al. Liver trauma: WSES 2020 guidelines[J]. World J Emerg Surg, 2020, 15(3):49-54.

[2] Jin QW, Shi YH, Tu CT. WSES classification and guidelines for liver trauma(2016)[J]. J Clin Hepatol, 2017, 33(3):417-421.

[3] Ashley P, Marek, Ryan F, et al. CT scan-detected pneumoperitoneum: An unreliable predictor of intra-abdominal injury in blunt trauma[J]. Injury, 2014, 45(1): 116-121.

[4] Navsaria PH, Nicol AJ, Edu S, et al. Selective nonoperative management in 1106 patients with abdominal gunshot wounds: conclusions on safety, efficacy, and the role of selective CT imaging in a prospective single-center study[J]. Ann Surg, 2015, 261(4):760-764.

[5] Piper G, Peitzman AB. Current management of hepatic trauma[J]. Surg Clin N Am, 2010, 90(4):775-785.

[6] 王行雁,修典荣. 腹部外伤的诊治进展[J]. 医学与哲学, 2017, 38(11):10-12.

[7] Stassen NA, Bhullar I, Cheng JD, et al. Association for the Surgery of Trauma: Non operative management of blunt hepatic injury: an Eastern association for the surgery of trauma practice management guideline[J]. J Trauma Acute Care Surgery, 2012, 73(54):288-293.

[8] Biffl WL, Leppaniemi A. Management Guidelines for Penetrating Abdominal Trauma[J]. World J Surg, 2015, 39

(6):1373-1380.

［9］ Letoublon C,Amariutei A,Taton N,et al. Management of blunt hepatic trauma［J］. J Visc Surg,2016,153(4):33-43.

［10］ Coccolini F,Catena F,Moore EE,et al. WSES classifi-cation and guidelines for liver trauma［J］. World J Emerg Surg,2016,11(1):50.

［11］ 段常青.CT 增强扫描在肝脏创伤中的诊断价值分析［J］.中国医药导刊,2012,14(2):244-245.

（沈文　张惠娟　林燕　边杰）

第二十六章

药物性肝病

一、综　述

（一）定义

药物性肝损害（drug induced liver injury，DILI）是指药物在治疗过程中，肝脏由于药物的毒性损害或对药物的过敏反应所致的疾病，也称为药物性肝炎[1]。

（二）病因及发病机制

在美国，DILI 的发生率占住院肝病患者的 2%~5%，占成人肝病患者的 10%，并有高达 25% 的暴发性肝衰竭是由药物引起的[2-4]。另外，DILI 的发生率占整个药物不良反应的 10%~15%。我国 DILI 的发生所占的比例约占急性肝炎住院患者的 10%[5,6]。国内外引起肝脏损害的药物不同，国外以抗生素类最常见，国内报道多以中草药为主[7]。在美国，DILI 造成的急性肝衰竭是进行肝移植的主要原因，而对乙酰氨基酚则为首要病因[8]。

导致 DILI 的相关因素，除药物本身的因素和个体因素外，还包括患者的年龄、性别、免疫状态、同时使用多种不同的药物、原发病等，其他如妊娠、饮酒等，也会加重肝脏的负担，导致不同程度的肝损害[9]。

肝脏是药物代谢的主要器官，大多数药物进入人体后通过肝脏的肝细胞摄取，在肝内代谢，再由胆道系统排泄。DILI 的机制包括：药物对肝脏的毒性损害、机体对药物的特异质性反应和药物干扰肝脏的血流三个方面[10-15]。因此，药物性肝病的发病可能是可预知的和不可预知的。根据发病机制不同，临床上把 DILI 分为中毒性肝损害和变态反应性肝损害[16,17]。

（三）病理生理

病理表现为：①中央静脉周围为主的肝细胞坏死；②富含中性粒细胞和嗜酸性粒细胞的炎症细胞浸润；③炎症反应较轻的肝细胞和/或毛细胆管性淤胆；④小泡性脂肪变性为主的混合性肝细胞脂肪变性；⑤少数病例可出现上皮样肉芽肿结构[18]。

DILI 的临床分型以半年为限，分为急性和慢性；急性又分为肝炎型和脂肪肝型。根据肝功能损害或胆汁淤积又分为三型：肝细胞型、胆汁淤积型和混合型[19]。

（四）临床症状与体征

药物性肝损害肝细胞型多表现为发热、乏力、纳差，以及谷丙转氨酶和谷草转氨酶升高（正常值 2 倍以上）；胆汁淤积型多表现为发热、皮肤瘙痒、黄疸、右上腹痛及谷丙转氨酶和谷草转氨酶轻度升高、结合胆红素明显升高；混合型则兼具上述两者特征[20,21]。

（五）检查方法与选择

1. CT 扫描　发现病变，病情评估，诊治后随访复查。

2. MRI 扫描　发现病变，对肝内病灶显示更清楚。

（六）影像学表现

1. CT　①急性肝炎型 DILI：CT 平扫表现为肝脏增大，肝实质密度均匀性减低，增强动脉期可见轻度斑片状强化，静脉期及延迟期均匀强化。②急性脂肪肝型：CT 平扫肝实质密度不均匀减低，增强三期强化不均匀减低。③慢性 DILI：慢性 DILI 的最终表现为肝硬化，平扫肝中央区域呈斑片状及条索状低密度区，周围见团块状稍高密度影；增强动脉期无强化，静脉期及延迟期低密度区明显强化，周围高密度区则呈相对低密度改变，也称为"反转"强化[22-26]。DILI 对肝脏血管损害的典型表现为肝小静脉闭塞综合征（hepatic veno-occlusive disease，HVOD），影像学表现详见肝小静脉闭塞综合征相关章节。

2. MRI　急性肝炎型 DILI 在 T_1WI 上显示肝实质信号均匀，反相位 T_1 图像上肝实质信号未见减低，这有利于和脂肪肝相鉴别；增强扫描动脉期肝实质强化欠均匀,静脉期及延迟期区域均匀强化。慢性 DILI 表现为在肝硬化的基础上,出现平扫片状 T_1WI 低信号区,周围见团块状及结节状相对稍高信号,增强门静脉期及平衡期反转强化。

（七）诊断要点与鉴别诊断

1. 诊断要点

（1）用药和肝损害出现的时间关系对诊断 DILI 常具有提示作用。偶然给药后再次出现肝损害。

（2）首发症状可有发热、皮疹和皮肤瘙痒。

（3）有肝内胆汁淤积或肝实质细胞损害的病理和临床征象。

2. 鉴别诊断 急性 DILI 在 CT 平扫图像上需要和脂肪肝相鉴别,增强扫描有助于两者的鉴别,必要时进行 MRI 扫描;慢性 DILI 需要和肝脏肿瘤性病变进行鉴别,动态三期增强扫描有助于鉴别诊断。

二、病例介绍

病例 1

1. 病史摘要 患者,女性,25 岁。因"皮肤过敏"于外院口服中草药及脱敏药治疗,效果不佳,皮疹未退,并出现乏力、纳差 7 天入院。实验室检查:ALT 772U/L, AST 244U/L, TBiL 269μmol/L, PTA 不凝集。

2. 影像学及病理表现 见图 26-0-1。

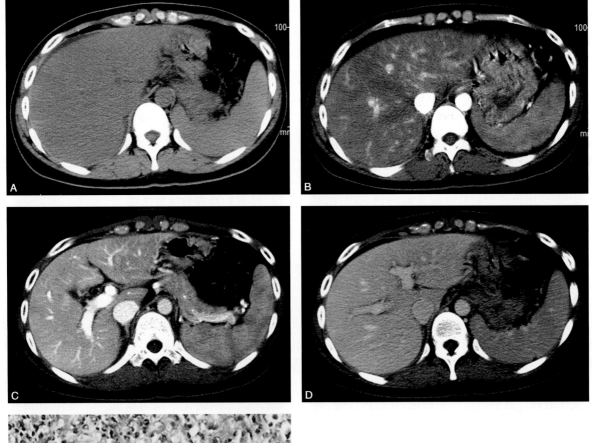

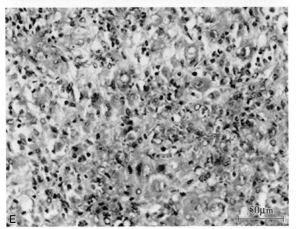

图 26-0-1 （急性）药物性肝损害
A. CT 平扫表现为肝脏、脾脏增大,肝实质密度均匀性减低,CT 值约为 38HU;B. 增强动脉期肝脏可见轻度斑片状强化;C、D. 静脉期及延迟期均匀强化,门静脉周围间隙增宽;E. 病理表现:镜下见肝细胞广泛大块状坏死,坏死区见红细胞填充,网状支架塌陷,汇管区大量炎症细胞浸润

病例 2

1. 病史摘要　患者,男性,9 岁。感冒后口服"对乙酰氨基酚"1 周,肝功能异常。实验室检查:ALT 147U/L,AST 178U/L,TBiL 1 011. 5μmol/L,PTA 26%。

2. 影像学、大体及病理表现　见图 26-0-2。

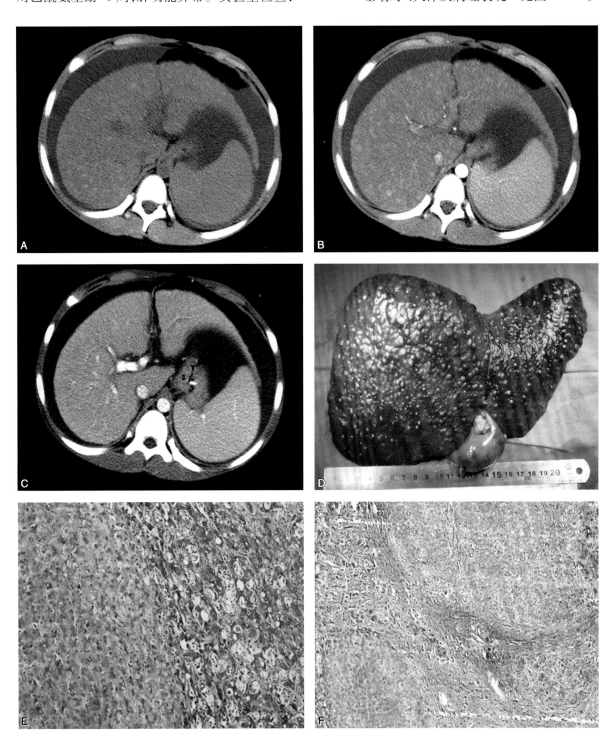

图 26-0-2　(急性)药物性肝损害

A. CT 平扫肝脏表面不光滑,各叶比例失调,肝实质内见多发大小不等的稍高密度结节;B、C. 增强扫描动脉期肝内结节轻度强化,门静脉期呈等密度改变,同时可见脾脏体积增大、腹水;D. 大体标本:肝脏表面不光滑,见多发大小不等的结节;E、F. 病理表现:镜下可见肝细胞大块或亚大块坏死,网状支架塌陷,残存肝细胞结节状增生,部分肝细胞气球样变,淤胆

病例 3

1. 病史摘要　患者,男性,61 岁。主因"乏力、尿黄、腹胀 10 天,双下肢水肿 3 天"入院。患者 1 年前外院诊断为"前列腺癌",口服"福至尔

（抗肿瘤药）"3个月,出现乏力、尿黄（尿色如茶）、腹胀。实验室检查:ALT 183.1U/L,AST 266.9U/L,TBil 111.5μmol/L,DBil 2.3μmol/L。

2. 影像学及病理表现　见图26-0-3。

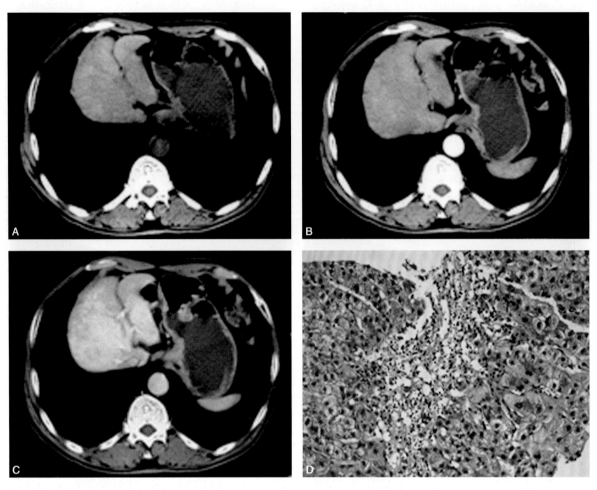

图 26-0-3　（急性）药物性肝损害

A.CT平扫可见肝内地图样低密度区,形态不规则,边界不清,CT值为38~41HU;B、C.增强动脉期病灶无明显强化,静脉期低密度区明显强化,高于周围正常肝实质,呈"反转"强化;D.肝穿活检病理表现:肝细胞变性坏死、胆汁淤积及脂肪变性

病例 4

1. 病史摘要　患者,女性,60岁。肝功能异常入院,长期口服匹伐他汀。实验室检查:ALT 209U/L,AST 458U/L,TBiL 128.6μmol/L,PTA 44%。

2. 影像学、大体及病理表现　见图26-0-4。

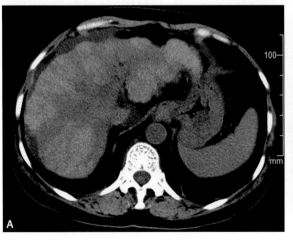
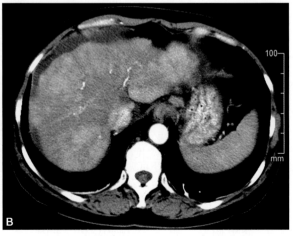

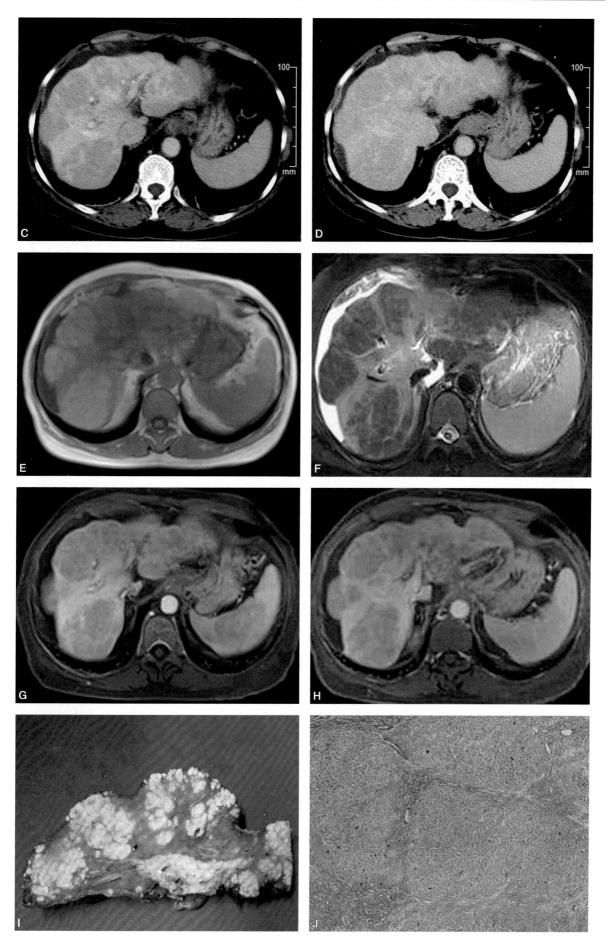

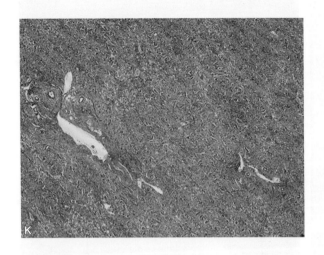

图 26-0-4 （慢性）药物性肝损害

A、B. CT 扫描：CT 平扫肝脏表现不光滑，各叶比例失调，肝裂增宽，肝中央区见不规则片状及条索状低密度区，周围肝实质呈团块状稍高密度改变。C、D. CT 增强扫描：动脉期肝实质未见异常强化，门静脉期及平衡期低密度区明显强化，周围高密度区则呈相对低密度改变。E、F. MRI 扫描：MRI 平扫肝中央区见不规则片状及条索状 T_1WI 稍低 T_2WI 稍高信号区，周围肝实质呈团块状 T_1WI 稍高信号改变。G、H. MRI 增强扫描：门静脉期及平衡期中央区明显强化，周围则呈相对低信号改变。同时可见脾脏体积增大、腹水。I. 大体标本：肝脏表面凹凸不平，其内见多发大小不等的黄白色团块及结节，其间可见片状及条索状灰色结构，局部包膜塌陷。J、K. 病理表现：肝脏周围的团块及结节，在镜下对应再生的肝细胞，而中央区域对应的则是肝细胞的坏死，网状支架塌陷，周围炎症细胞浸润，胆管增生

病例 5

1. 病史摘要　患者，女性，32 岁。主因"双下肢水肿，关节痛"入院。病史：4 年前左侧卵巢占位切除，病理"未成熟畸胎瘤"，术后化疗（具体不详）。体格检查：双下肢水肿。实验室检查：ALT 9.4U/L，AST 17.6U/L，TBiL 23.5μmol/L，PTA 86%。肿瘤标志物检测均正常。

2. 影像学及病理表现　见图 26-0-5。

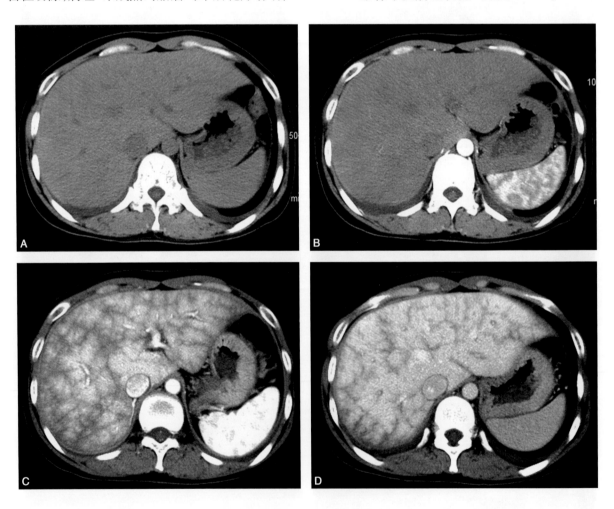

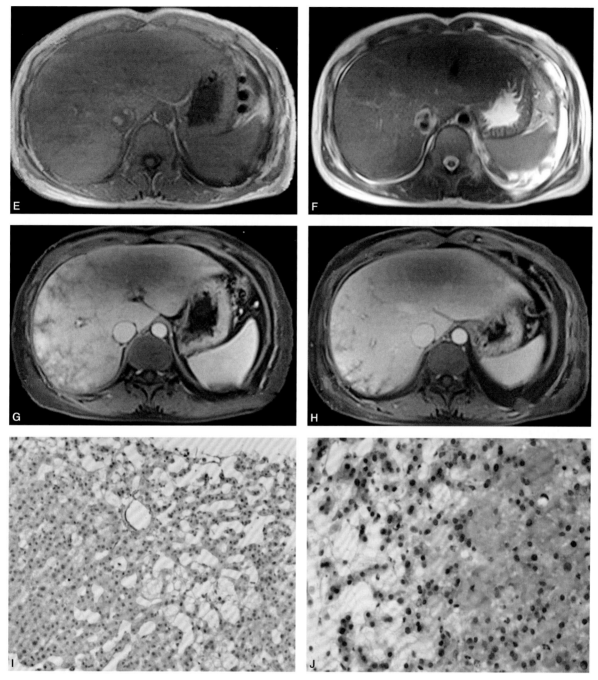

图 26-0-5 肝小静脉闭塞综合征

A. CT 平扫：肝脏增大，密度均匀；B~D. CT 增强扫描：动脉期肝实质未见异常强化灶，门静脉期及平衡期肝内见花斑状异常强化区，肝静脉显示不清；E、F. MRI 平扫：T_1WI、T_2WI 示肝脏体积增大，肝实质信号较均匀；G、H. MRI 增强扫描：门静脉期及平衡期肝实质内见花斑状强化，外围见条索状强化减低区，肝静脉显示不清；I、J. 肝穿刺活检病理表现：中央静脉周围肝细胞萎缩呈条索状，肝窦扩张，少量炎症细胞浸润，符合肝小静脉闭塞综合征（HVOD）

三、教 学 要 点

1. 急性 DILI 因服用各种药物引起的以急性肝坏死为主的肝脏损害，主要表现为起病后 10 天以内黄疸迅速加深，恶心、呕吐及肝脏体积缩小。短时间内大量肝细胞损伤坏死，肝功能显著减退，表现为血清谷丙转氨酶短期升高后迅速下降，凝血酶原时间明显延长，血浆白蛋白和总胆固醇降低，血氨升高。常伴有皮肤和黏膜出血、腹水、下肢浮肿、蛋白尿等，并出现烦躁不安、谵妄、狂躁、抑郁等神经精神症状，随后进入昏迷状态。CT 平扫表现为肝脏体积增大，肝实质密度均匀性减低，增强动脉期可见轻度斑片状强化，静脉期及延迟期均匀强化。MRI 扫描 T_1WI 显示肝实质信号均匀,反相位肝实质信号未见减低,这有利于和脂肪肝相鉴别,增强扫描动脉期肝实质强化欠均匀,静脉期及延迟期区域均匀强化。

2. 慢性 DILI　患者患有长期慢性病或药物(抗生素)过敏史,均有长期服用并未引起重视的间断服药史。影像学表现:在肝硬化的基础上,出现平扫片状低密度或 T_1WI 低信号区,增强门静脉期及平衡期反转强化,周围见团块状及结节状强化减低灶。这是慢性 DILI 的典型影像学表现。

3. 肝小静脉闭塞综合征(HVOD)　服用含吡咯里西啶类生物(pyrrolozidine alkaloids,PAs)的中草药、造血干细胞移植或器官移植后应用抗肿瘤化疗药和免疫抑制剂,是发生 HVOD 的常见病因。影像学表现为肝脏肿大,肝实质密度不均匀性减低,增强扫描门静脉期及平衡期肝内见弥漫性斑块状异常强化区,肝静脉显示不清,下腔静脉肝段变细。其相对应的病理表现为肝窦扩张、淤血,肝小静脉内皮肿胀,管壁增厚、管腔狭窄,腔内无血栓形成。这种影像学表现需要与布-加综合征(Budd-Chiari syndrome,BCS)鉴别,特别是单纯肝静脉阻塞型。二者的鉴别点:①病因不同,前者是药物引起,后者的原因包括外伤、肿瘤等;②除肝脏体积增大、腹水外,BCS 导致的下肢水肿、侧支循环明显,而 HVOD 没有这些表现;③影像检查 BCS 可见梗阻部位,而 HVOD 则没有;④病理上区别于 BCS 的是,HVOD 肝静脉内无血栓形成。

参 考 文 献

[1] 厉有名.药物性肝损害的临床类型及诊断策略[J].中华肝脏病杂志,2004,7(7):445-446.

[2] Benichou C. Criteria of drug-induced liver disorders. Report of an international consensus meeting[J]. J Hepatol,1990,11(2):272-276.

[3] Lee WM,Senior JR. Recognizing drug-induced liver injury:current problems, possible solutions [J]. Toxicol Pathol,2005,33(1):155-164.

[4] Chalasani N,Fontana RJ,Bonkovsky HL,et al. Causes, clinical features,and outcomes from a prospective study of drug-induced liver injury in the United States[J]. Gastroenterology,2008,135(6):1924-1934.

[5] 陈世耀,蒋晓渠,刘天舒,等.药物性肝病的病因和临床表现[J].中华肝脏病杂志,2000,8(4):244.

[6] 阎明.药物性肝病的发病机制[J].中华肝脏病杂志,

2004,12(4):53.

[7] 段钟平,陈煜.重型肝炎及肝衰竭研究的进展与展望[J].中华肝脏病杂志,2009,17(1):10-11.

[8] Navarro VJ,Senior JR. Drug-related hepatotoxicity[J]. N Engl J Med,2006,354(7):731-739.

[9] Kawamoto S,Soyer PA,Fishman EK,et al. Nonneoplastic liver disease:evaluation with CT and MR imaging [J]. Radiographics,1998,18(4):827-848.

[10] 刘萱,贾继东.药物性肝损害的发生机制及诊断发展[J].临床肝胆病杂志,2006,4(22):150-151.

[11] Tokumoto Y,Horiike N,Onji M,et al. Drug-induced hepatitis due to repeated use of hair dye[J]. Intern Med,2003,42(11):1104-1106.

[12] Maria VA,Victorino RM. Development and validation of a clinical scale for the diagnosis of drug-induced hepatitis[J]. Hepatology,1997,26(3):664-669.

[13] 周光德,赵景民,张玲霞,等.药物性肝损害 100 例临床病理分析[J].中华肝脏病杂志,2007,3(3):212-215.

[14] 周晓军,张丽华.肝脏诊断病理学[M].南京:江苏科学技术出版社,2006.

[15] 张锦欣,陈娟娟,彭劼.抗结核药物性肝损伤研究进展[J].新发传染病电子杂志,2019,4(3):173-176.

[16] 鲁晓岚,罗金燕.药物性肝病的临床类型、特点及影响因素[J].中华肝脏病杂志,2004,4(4):241.

[17] 陆玮婷,李军,欧宁,等.276 例药物性肝损伤的病因和临床表现分析[J].中华肝脏病杂志,2006,14(11):832-834.

[18] 张立洁,王泰龄,刘旭华,等.慢性重型乙型肝炎的病理形态学表现及诊断[J].中华肝脏病杂志,2007,15(5):323-325.

[19] 卫东,李云芳,刘明明,等.药物性肝损伤临床分型与影像特点的相关性分析[J].北京医学,2018,40(10):927-931.

[20] Sgro C,Clinard F,Ouazir K,et al. Incidence of drug-induced hepatic injuries:a French population-based study [J]. Hepatology,2002,36(2):451-455.

[21] Björnsson E,Olsson R. Outcome and prognostic markers in severe drug-induced liver disease[J]. Hepatology,2005,42(2):481-489.

[22] Ellis SJ,Cleverley JR,Müller NL. Drug-induced lung disease high-resolution CT findings[J]. AJR,2000,175(4):1019-1024.

[23] Patrick D,White FE,Adams PC. Long-term amiodarone therapy:a cause of increased hepatic attenuation on CT[J]. Br J Radiol,1984,57(679):573-576.

[24] Itai Y,Sekiyama K,Ahmadi T,et al. Fulminant Hepatic Failure:Observation with Serial CT [J]. Radiology,

1997,202(2):379-382.

[25] Banu Cakir B, Teksam M, Tarhan NC, et al. Unusual MDCT and sonography findings in fulminant hepatic failure resulting from hepatitis A infection[J]. AJR, 2005,185(4):1033-1035.

[26] Murakami T, Baron RL, Peterson MS. Liver necrosis and regeneration after fulminant hepatitis:pathologic correlation with CT and MR findings[J]. Radiology, 1996,198(1):239-242.

（熊婧彤　宋文艳　张惠娟）

第二十七章

酒精性肝病

一、综　述

（一）定义

酒精性肝病（alcoholic liver disease，ALD）是指长期大量、过度饮酒导致的肝脏疾病，包括酒精性脂肪肝（alcoholic fatty liver，AFL）、酒精性肝炎（alcoholic hepatitis，AH）和酒精性肝硬化（alcoholic liver cirrhosis，ALC）[1-3]。近年来的观点认为还应该包括酒精相关性肝癌（alcohol related hepatocellular carcinoma，alcohol-HCC）[4]。这几种形式可单独也可混合存在[5]。

（二）病因及发病机制

持续大量酒精刺激是酒精性肝病的始动因素。病情的严重程度与患者的日均饮酒量、饮酒年限、营养状况及肥胖程度等指标存在正相关的关系[6]。

该病的发病机制较为复杂，现认为 ALD 的发生与免疫损伤、氧化应激及营养失衡密切相关，具有因果关系[7]。酒精是一种直接的肝毒性物质；人体摄入的酒精在肠道和肝脏被乙醇脱氢酶代谢成乙醛。酒精及其代谢产物乙醛会改变肠道菌群，损伤肠黏膜的完整性和先天免疫功能，从而使酒精及其代谢产物、一些细菌等容易通过肠黏膜屏障并经门静脉循环进入肝脏，进而激活巨噬细胞中的炎症通路，导致肝细胞无菌性坏死、凋亡和/或焦亡[8,9]。此外，长期大量饮酒会影响机体摄取营养物质，导致人体一些必需营养成分缺失，加重肝细胞损伤[7]。

（三）病理生理

长期过度饮酒，可使肝细胞发生脂肪变性、坏死和再生，导致 ALD。在病理上包括酒精性脂肪性肝炎和酒精性肝纤维化。ALD 的病理与肝小叶中心型损伤有关，后者导致静脉周围纤维化和/或窦状隙和细胞周围纤维化，这是发展为肝硬化的基础[10,11]。

（四）临床症状与体征

主要临床表现是恶心、呕吐、黄疸、肝脏肿大和压痛，可并发肝衰竭和上消化道出血[12,13]。体格检查无特殊，部分可触及肝肿大。实验室检查：ALT/AST>2 时有助于诊断；GGT、CDT 和 ALB 等肝功能指标可升高，其升高程度等对 ALD 诊断及病情程度评估有帮助[7]。

（五）检查方法与选择

1. B 超检查　是目前诊断 ALD 的首选方法。
2. CT 扫描　多用于确定肝病的性质和病灶位置。
3. MRI 扫描　对 ALD 具有较高的敏感性和特异性，可用于评价肝纤维化和肝硬化程度。

（六）影像学表现

酒精性肝炎的影像学表现主要是脂肪肝，可表现为弥漫性脂肪肝、局灶性脂肪肝及沿门静脉分支走行的脂肪浸润。

1. CT　平扫肝实质密度减低，重度表现为肝内血管影密度增高；增强扫描肝实质强化减弱。
2. MRI　肝实质信号均匀，反相位肝实质信号减低，增强扫描肝实质强化均匀，肝内血管走行正常。
3. 超声　肝实质回声增强，肝内动静脉显示不清，肝脏后方回声衰减。

（七）诊断要点与鉴别诊断

1. 诊断要点　结合临床饮酒史，CT 平扫肝脏密度减低，MRI 反相位肝实质信号减低有助于诊断。
2. 鉴别诊断　弥漫性脂肪肝容易诊断，局灶性脂肪肝需要与肝内占位性病变相鉴别，脂肪肝病灶内正常血管穿行有助于鉴别诊断。

190

二、病例介绍

病例 1

1. 病史摘要 患者,男性,35 岁。主因

"反复腹胀、腹部不适 6 个月"入院。患者长期大量饮酒。实验室检查:ALT 108U/L,AST 89U/L。

2. 影像学及病理表现 见图 27-0-1。

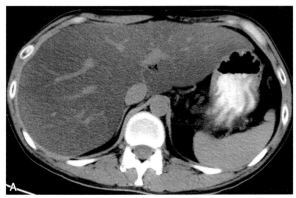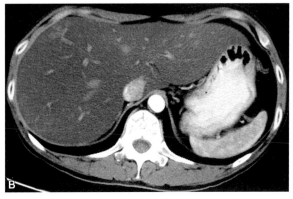

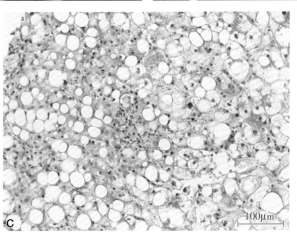

图 27-0-1 酒精性肝病

A. CT 平扫肝实质密度均匀性减低,肝内血管呈相对高密度;B. 增强扫描肝实质强化减低;C. 病理表现:镜下肝细胞呈气球样变,符合脂肪肝改变

病例 2

1. 病史摘要 患者,男性,46 岁。主因"反复食欲减退,腹胀、腹部不适 10 年"入院。患者平

时大量饮酒。实验室检查:ALT 209U/L,AST 176U/L。

2. 影像学表现 见图 27-0-2。

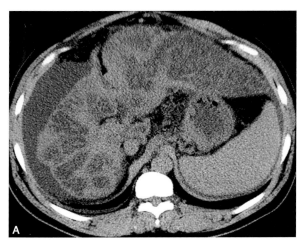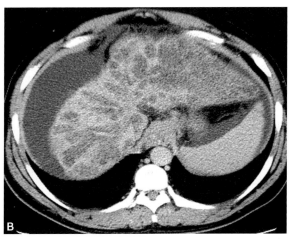

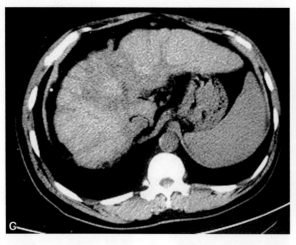
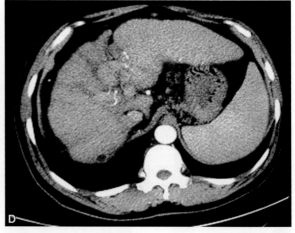

图 27-0-2　酒精性肝病

A. CT 平扫：肝脏萎缩，包膜塌陷，各叶比例失调，肝周见液性密度影，肝实质内见呈"树枝状"分布的低密度区；B. 增强扫描：肝内低密度区未见明显强化，沿门静脉分支走行分布；C、D. 患者戒酒、保肝治疗半年后，肝功能恢复正常，复查CT 肝内带状低密度区较前减少、范围缩小，肝包膜塌陷较前有所恢复

病例 3

1. 病史摘要　患者，男性，53 岁。主因"反复恶心、腹胀、腹部不适 5 年"入院。患者平时大量饮酒。实验室检查：ALT 178U/L, AST 123U/L。

2. 影像学及病理表现　见图 27-0-3。

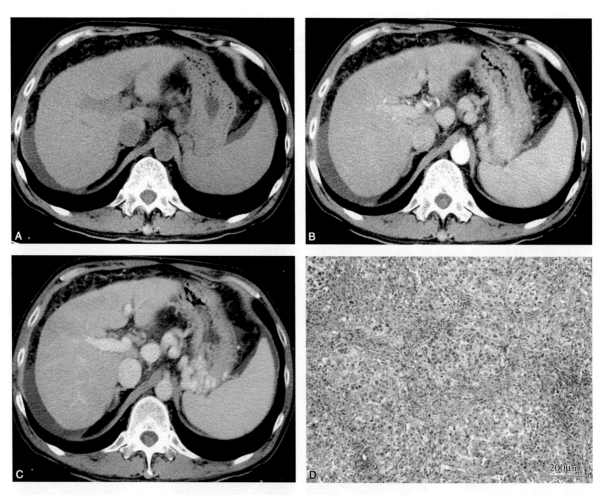

图 27-0-3　酒精性肝病

A. CT 平扫：肝脏表面不光滑，各叶比例失调，肝裂增宽，肝脾周围见少量积液；B、C. 增强扫描：肝实质不均匀强化，门静脉期胃底见迂曲扩张的血管影；D. 病理表现：肝细胞坏死，炎症细胞浸润，周围肝细胞见多发小结节状增生

三、教学要点

1. 长期过度饮酒,可使肝细胞发生脂肪变性、坏死和再生,导致 ALD。

2. 组织病理学上主要表现为酒精性脂肪肝、酒精性肝炎和酒精性肝硬化,还包括酒精性肝癌,这几种形式可单独也可混合存在。

3. 影像学表现主要是脂肪肝:弥漫性脂肪肝、局灶性脂肪肝及沿门静脉分支走行的脂肪浸润,晚期可出现肝硬化表现。

参 考 文 献

[1] Ramon B,Gavin EA,Christophe M,et al. Alcohol-related liver disease:Time for action[J]. Journal of Hepatology,2019,70(2):221-222.

[2] Brar G,Tsukamoto H. Alcoholic and non-alcoholic steato-hepatitis:global perspective and emerging science[J]. Journal of Gastroenterology,2019,54(3):218-225.

[3] 孙韬华,刘振胜,辛永宁.酒精性肝病治疗研究进展[J].实用肝脏病杂志,2019,22(2):156-159.

[4] 韩白乙拉,佟静,王炳元.必须重视酒精性肝病的临床研究[J].肝脏,2019,24(5):489-492.

[5] Gene YI,Andrew MC,Michael RL. Liver transplantation for alcoholic hepatitis[J]. Journal of Hepatology,2019,70(2):328-334.

[6] 张金凤.酒精性肝病合并乙型肝炎病毒感染 60 例临床分析[J].当代医学,2020,26(8):163-164.

[7] 呼布沁,龚吉格苏荣,额尔登毕力格,等.酒精性肝病的研究进展[J].内蒙古民族大学学报(自然科学版),2019,34(6):535-538.

[8] Ashwani KS,Vijay HS. Current trials and novel thera-peutic targets for alcoholic hepatitis[J]. Journal of Hep-atology,2019,70(2):305-313.

[9] Gao B,Ahmad MF,Nagy LE,et al. Inflammatory path-ways in alcoholic steatohepatitis[J]. Journal of Hepatol-ogy,2019,70(2):249-259.

[10] Gustot T,Jalan R. Acute-on-chronic liver failure in pa-tients with alcohol-related liver disease[J]. Journal of Hepatology,2019,70(2):319-327.

[11] Carolin L,Dina T. Fibrosis and alcohol-related liver disease[J]. Journal of Hepatology,2019,70(2):294-304.

[12] Philippe M,Mark T. Endpoints and patient stratifica-tion in clinical trials for alcoholic hepatitis[J]. Journal of Hepatology,2019,70(2):314-318.

[13] Hydes T,Gilmore W,Sheron N,et al. Treating alcohol-related liver disease from a public health perspective [J]. Journal of Hepatology,2019,70(2):223-236.

（李洪杰　宋文艳）

第二十八章

免疫性肝病

一、综　述

（一）定义

自身免疫性肝病（autoimmune liver disease，AILD）是以肝脏为主要免疫损伤器官的自身免疫性疾病，是由异常自身免疫所介导的肝胆系炎症疾病，包括以肝细胞损害为主的自身免疫性肝炎（autoimmune hepatitis，AIH）和以胆系损害、胆汁淤积为主的原发性胆汁性肝硬化（primary biliary cirrhosis，PBC）、原发性硬化性胆管炎（primary sclerosing cholangitis，PSC）和IgG4相关硬化性胆管炎（IgG4-related sclerosing cholangitis，IgG4-SC）等。这些疾病中任意两者同时出现称为重叠综合征，以AIH-PBC重叠综合征最为多见[1,2]。

（二）病因及发病机制

AILD好发于中年女性，25%～30%合并慢性甲状腺炎、干燥综合征、慢性风湿性关节炎等肝外脏器的自身免疫性疾病[3-5]。

AILD的病因及发病机制尚不明确，遗传易感性被认为是最主要因素，而病毒感染、环境及药物则可能是在遗传易感基础上的促发因素[6-9]。

（三）病理生理

AILD中各种病变的病理表现不尽相同[10-14]：

AIH以自身免疫细胞攻击肝细胞为主，以血清自身抗体阳性、转氨酶和IgG水平升高为特点；肝组织学上以中、重度界面性肝炎为主要特点，表现为肝细胞变性、坏死。

PBC主要影响小叶间胆管，以非化脓性、肉芽肿性、淋巴细胞性小胆管炎和血清抗线粒体抗体（AMA）阳性为特点。组织学表现为小胆管增生和胆汁淤积。

PSC主要影响肝内外中等胆管和大胆管。病理学上呈同心圆性纤维化和阻塞性胆管炎表现。

PSC发病隐匿，病情进行性发展，最终发展为肝硬化和肝功能衰竭。

IgG4-SC是IgG4相关疾病（IgG4-RD）的一种，其病变具有一系列典型特点：患者血清IgG4水平升高，胆管周围纤维组织中大量淋巴-浆细胞浸润，IgG4阳性浆细胞比例升高，出现席纹状纤维化，以及对糖皮质激素治疗应答。

（四）临床症状与体征

发病缓慢，早期症状可有发热，反复黄疸，但多数无明显症状和体征，少数可以表现为重症肝炎和亚急性肝炎[15,16]。

（五）检查方法与选择

1. B超/CT/MRI扫描　作为AILD的筛查和排他性检查。

2. 病理学检查　诊断AILD的"金标准"。

（六）影像学表现

1. CT

（1）自身免疫性肝炎（AIH）：平扫肝脾肿大，密度（或信号）均匀；增强扫描肝实质强化欠均匀，门静脉期门静脉周围见"晕环征"或"轨道征"。胆囊壁水肿，肝门周围淋巴结肿大[17]。

（2）自身免疫性肝硬化（PBC）：在AIH发展到一定阶段，可伴有肝硬化的CT影像特点，如肝叶比例失调，肝裂增宽；脾肿大；门静脉增宽；腹腔积液等征象。

（3）PSC：显示肝内外胆管枯树枝样，僵硬和阶段性狭窄[18]，提示自身免疫性肝病累及肝内外胆管，具有一定特异性。在"李小菲125例自身免疫性肝病的临床特点分析"中，PSC 5例（5/125），均未伴发肝硬化及腹腔积液。

2. MRI

（1）自身免疫性肝炎（AIH）：平扫肝脾肿大，信号均匀；增强扫描肝实质强化欠均匀，门静脉期门静脉周围见"晕环征"或"轨道征"。胆囊壁水肿,肝门周围淋巴结肿大。

（2）自身免疫性肝硬化（PBC）:同 CT 检查所见。其肝轮廓改变及肝裂增宽较 CT 所见更为敏感。

（3）PSC:MRCP/ERCP 可以清晰显示肝内外胆管枯树枝样改变、僵硬和截断性狭窄征象。在肝自身免疫性肝病中有一定特异性。

（七）诊断要点与鉴别诊断

1. 诊断要点　重视临床病史及实验室检查,特别是自身免疫抗体;影像上有肝硬化表现,伴有肝门淋巴结肿大、门静脉周围间隙增宽、胆囊壁水肿,应考虑自身免疫性肝炎。

2. 鉴别诊断　与病毒性肝硬化相鉴别。病史很重要,后者影像上很少出现肝门淋巴结肿大和肝内门静脉周围间隙增宽。

二、病 例 介 绍

1. 病史摘要　患者,女性,53 岁。乏力、肝功异常 7 个月。实验室检查:ALT 77U/L,AST 459U/L,Tbil 48.6μmol/L;ANA 阳性（大于 1∶1 000）,AMA 阳性（大于 1∶1 000）。

2. 影像学表现　见图 28-0-1。

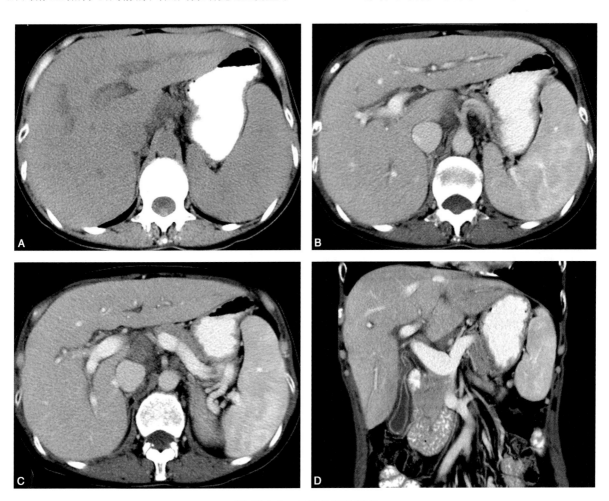

图 28-0-1　自身免疫性肝病

A.CT 平扫肝脾增大,密度均匀;B~D.增强扫描肝实质内未见异常密度改变,门静脉期门静脉周围间隙增宽,呈"双轨征"或"袖套征",同时可见胆囊壁水肿,肝门淋巴结肿大

三、教 学 要 点

1. AILD 是以肝脏为主要免疫损伤器官的自身免疫性疾病,包括以肝细胞损害为主的 AIH 和以胆系损害、胆汁淤积为主的 PBC、PSC 和 IgG4-SC。

2. 影像学表现以肝硬化为主,同时伴有肝门淋巴结增大,肝内门静脉周围间隙增宽,胆囊壁水肿。有别于病毒性肝硬化。

3. 影像学表现出现肝内外胆管枯树枝样,僵硬和阶段性狭窄,如临床提示自身免疫异常,则提示 PSC 可能。

参 考 文 献

[1] 崔俊,吴承荣,刘运祥,等.自身免疫性肝病的临床及影像学分析43例[J].世界华人消化杂志,2009,17(22):2320-2325.

[2] 王绮夏,邱德凯,马雄.自身免疫性肝病诊治面临的挑战[J].胃肠病学,2018,23(5):257-260.

[3] Gentile M,Verta M,Vigna E,et al. Autoimmune hemolityc anemia concomitant with sequential autoimmune hepatitis-primary biliary cirrhosis overlap syndrome and Hashimoto′s thyroiditis:a new entity of autoimmune polyendocrine syndrome[J].J Endocrinol Invest,2009,32(3):287-288.

[4] Granito A,Muratori P,Ferri S,et al. Diagnosis and therapy of autoimmune hepatitis[J].Mini Rev Med Chem,2009,9(7):847-860.

[5] Lindor KD,Gershwin ME,Poupon R,et al. Bergasa NV,Heathcote EJ. Primary biliary cirrhosis[J].Hepatology,2009,50(1):291-308.

[6] Oo YH,Hubscher SG,Adams DH. Autoimmune hepatis:new paradigms in the pathogenesis,diagnosis,and management[J].Hepatol Int,2010,4(2):475-493.

[7] 谭立明,王园园,李华,等.161例自身免疫性肝病患者相关自身抗体检测的临床研究[J].免疫学杂志,2012,28(12):1061-1064.

[8] 王玉梅,王敏,宋丽媛.自身抗体检测在自身免疫性肝病诊断中的应用[J].放射免疫学杂志,2010,23(5):590-592.

[9] 黄子星,马元吉,宋斌,等.自身免疫性肝炎的影像学研究[J].四川大学学报(医学版),2010,41(5):890-892.

[10] Kamisawa T,Takuma K,Anjiki H,et al. Sclerosing cholangitis associated with autoimmune pancreatitis differs from primary sclerosing cholangitis[J].World J Gastroenterol,2009,15(19):2357-2360.

[11] 邱德凯,马雄.自身免疫性肝病的诊断及治疗[J].中华肝脏病杂志,2005,13(1):50-51.

[12] 宋燕,史云菊,徐红卫,等.自身免疫性肝炎的CT表现与临床特点[J].实用放射学杂志,2013,29(8):1274-1277.

[13] 王泰龄,赵新颜.自身免疫性肝炎的病理特点[J].临床肝胆病杂志,2011,27(6):577-580.

[14] Manns MP,Czaja AJ,Gorham JD,et al. Diagnosis and management of aulc-mmune hepatitis[J].Hematology,2010,51(6):2193-2213.

[15] Campsen J,Zimmerman M,Trotter J,et al. Liver transplantation for primary biliary cirrhosis:results of aggressive corticosteroid withdrawal[J].Transplant Proc,2009,41(5):1707-1712.

[16] Ataseven H,Parlak E,Yüksel I,et al. Primary sclerosing cholangitis in Turkish patients:characteristic features and prognosis[J].Hepatobiliary Pancreat Dis Int,2009,8(3):312-315.

[17] Sahni VA,Raghunathan G,Mearadji B,et al. Autoimmune hepatitis:CT and MR imag ing features with histopathological correlation[J].Abdom Imaging,2010,35(1):75-84.

[18] Bilaj F,Hyslop W B,RiveroH,et al. MR imaging findings in autoimmune hepa titis:correlation with clinical staging[J].Radiology,2005,236(3):896-902.

（熊婧彤　边杰）

第二十九章

肝脏淀粉样变性

一、综　述

（一）定义

淀粉样变性（amyloidosis）是一些不溶性纤维结构沉积于细胞间和/或血管壁内,造成器官结构和功能改变的一类蛋白代谢性疾病,因染色后显微镜下表现为淀粉样无定形基质而得名。淀粉样物质沉积于肝脏时称为肝脏淀粉样变性（liver amyloidosis）[1,2]。

（二）病因及发病机制

淀粉样变性是由多种病因诱导的由淀粉样物质异常沉积引起的一种少见疾病。虽然本病发病机制尚未有明确报道,但可确定的是,不溶性多纤维蛋白的异常沉积是导致器官功能障碍和衰竭的关键[3]。根据淀粉样物质中纤维蛋白前体化学结构的不同分为原发性、继发性、透析相关性、家族性、老年性、中枢神经系统性及局限性淀粉样变性。其中以原发和继发性淀粉样变性最常见,前者由轻链蛋白沉积引起,又称 AL型;后者由血清淀粉蛋白 A（SAA）沉积引起,又称 AA 型,两者中以 AL 型居多[4]。原发肝脏淀粉样变性指单克隆免疫球蛋白轻链（κ 或 γ）沉积于肝组织并造成肝功能损伤。系统性淀粉样变性累及肝脏,指存在其他组织器官淀粉样变性的证据,排除心力衰竭的情况,肝脏最大长径增加15cm 或者碱性磷酸酶较正常上限升高 1.5 倍。所有患者均排除药物性、酒精性、病毒性及免疫性肝病[1-5]。

（三）病理生理

病理仍是目前确诊肝淀粉样变性的"金标准",以肝脏血管壁及周围、汇管区、窦周隙淀粉样物质沉积为特征,尤其是刚果红染色偏振光显微镜下观察到苹果绿双折光,电镜下则为纤细的丝状,相互交织排列形成海绵状的支架结构[6,7]。肝淀粉样变性可分为 3 种不同的病理类型[8]:①肝小叶内浸润型,淀粉样蛋白（多为 AL 型）沉积于 Diss 腔和肝窦间隙,正常肝细胞索受挤压或扭曲,严重者仅残存少量的正常肝组织;②汇管区血管壁浸润型,淀粉样蛋白（多为 AA 型）浸润汇管区的血管壁,肝实质一般不受侵犯;③混合型,于肝小叶内和汇管区血管壁同时可见淀粉样蛋白物质沉积。

（四）临床症状与体征

肝脏淀粉样变性临床表现不具有特异性,当临床出现肝脏肿大明显,碱性磷酸酶明显升高而其他肝功能受损较轻,尿或血中检测到单克隆蛋白或者已有其他部位原发性系统性淀粉样变的证据时,应考虑此诊断[9,10]。

（五）检查方法与选择

1. B 超/CT/MRI 扫描　作为肝淀粉样变性的筛查和排他性检查。

2. 病理学检查　诊断肝淀粉样变性的"金标准"。

3. 放射性核素检查　诊断肝淀粉样变性的辅助手段。

（六）影像学表现

1. CT　CT 表现并无显著特征。平扫一般表现为肝脏增大,且与肝功能损伤程度不成比例;肝实质密度弥漫减低,类似于肝淤血或脂肪肝的表现,容易误诊;增强扫描动脉期和门静脉期可见斑片状强化的灌注异常区,边界不清,分布并无特异性,肝动脉和门静脉相对纤细,无移位;延迟期强化依然不均匀,可见弥漫或斑片状的密度减低区,肝静脉大部分不能清晰显示,此特征可与肝淤血和脂肪肝进行鉴别。有少部分患者仅肝脏局部见淀粉样物质沉积,表现为灶性低密度改变,称为"淀粉样假瘤";与弥漫性肝淀粉样变性相比,局灶性病变相对罕见。脾脏也可以有相似的表现,诸如脾脏增大,密度减低、强化不均匀等[11-15]。

2. MRI　MRI 也可见肝脏增大,T_1WI 化学移位同反相位信号无明显差异,据此可与脂肪肝进行鉴别;T_2WI 肝内胆管纤细甚至不能显示,门静脉周围间隙增宽呈"轨道征";增强扫描动脉、门静脉期血管相对纤细,肝实质强化不均,延迟期可见弥漫或灶性信号减低区,血管结构尤其是肝静脉不能清晰显示[16];可伴有腹水征。

3. 超声　肝脏弥漫性增大,肝脏实质呈不均匀回声或表现为回声细密,类似脂肪肝表现;肝静脉内径偏细,回流通畅,下腔静脉一定程度受压,血液回流未见明显受阻。

4. 放射性核素检查　放射性核素标记的 SAP 能特异性地检测肝淀粉样变,可用此方法作为该病诊断的辅助手段。

(七)诊断要点与鉴别诊断

1. 诊断要点

(1)肝脏体积增大,CT 平扫提示肝实质密度减低。

(2)肝脏动脉、门静脉期灌注异常,延迟期趋于均匀。

(3)肝静脉不能清晰显示。

2. 鉴别诊断

(1)脂肪浸润:一般无脾脏的累及,而且脂肪浸润的肝脏血管增强扫描一般显示清晰,MRI 反相位信号减低也可以帮助诊断。

(2)急性布-加综合征:增强动脉期斑片状强化以肝门附近为主,而周边的肝组织则强化不明显,肝内血管也比较纤细,肝静脉或肝静脉开口水平以上的下腔静脉的阻塞或者狭窄是鉴别诊断的最重要特征。

(3)肝窦阻塞综合征:一般都有特定的服用土三七的病史;以第二肝门为中心环绕三支肝静脉和下腔静脉的"爪"形肝实质渐进性强化的特征性影像学表现可以帮助鉴别诊断。

二、病例介绍

病例 1

1. 病史摘要　患者,女性,49 岁。腹胀,纳差 5 个月。体格检查:肝肿大,黄疸,双下肢浮肿。实验室检查:AST、ALT 正常,ALP 483U/L,γ-GGT 895U/L;尿蛋白(+)、尿潜血(++)。

2. 影像学及病理表现　见图 29-0-1。

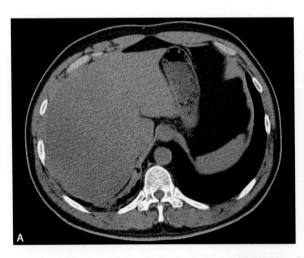 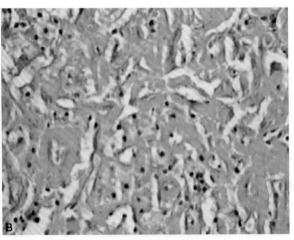

图 29-0-1　肝淀粉样变性

A. CT 平扫示肝脏肿大,肝实质密度普遍减低,质地细腻,肝内血管影显示不清,类似脂肪肝表现;B. 病理表现:镜下肝窦周间隙、肝细胞间隙内见大量橘红色物质沉积,肝细胞索受挤压、扭曲,数量减少

病例 2

1. 病史摘要　患者,女性,57 岁。肝功能异常 2 年余,乏力,纳差 3 个月,3 天前尿黄收入院,

AFP 2.15ng/mL,ALT 25.7U/L,AST 54.5U/L。

2. 影像学表现　见图 29-0-2。

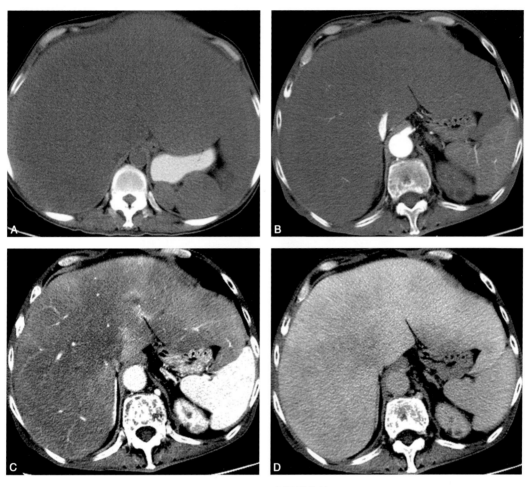

图 29-0-2　肝淀粉样变性

A. 示肝脏体积增大,比例失调,密度弥漫减低,CT 值约为 56HU;B. 可见肝动脉,血管纤细;C. 门静脉期肝实质强化不均匀,可见斑片状的强化显著区;D. 延迟期肝实质仍强化不均,肝静脉显示模糊

病例 3

1. 病史摘要　患者,男性,60 岁。30 年饮酒史,以胃部不适,肝功能异常半年入院。乙肝及丙肝抗体均阴性,AFP 3.25ng/mL,尿蛋白 PRO2+,AST 55.5U/L 升高,ALT 18.5U/L 正常。

2. 影像学表现　见图 29-0-3。

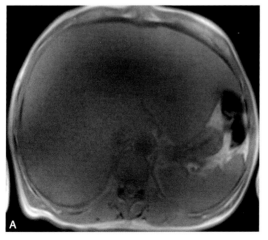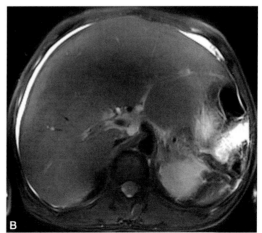

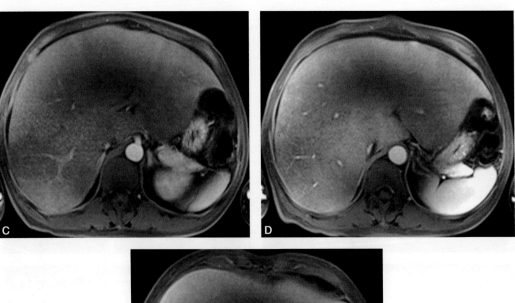

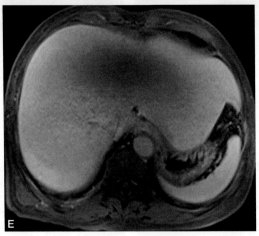

图 29-0-3　肝淀粉样变性

A、B. 轴位 T_1WI 和 T_2WI 示肝脏弥漫增大,T_2WI 胆管未见明确显示,门静脉周围血管间隙增宽,肝周可见少量腹水;C、D. 动静脉期和门脉期示肝实质强化不均匀;E. 延迟期肝静脉不能清晰显示

三、教学要点

1. 临床症状无特异性,患者常以乏力、腹胀、纳差、双下肢水肿、体重减轻等非特异症状就诊,经多次就诊及对症治疗后症状不能缓解,且进行性加重。

2. 查体触及肝脏明显肿大,影像学亦提示肝脏增大,密度不均匀,回声致密,排除酒精性肝病、脂肪肝、病毒性肝炎及自身免疫性肝炎等其他肝病。

3. 肝功能表现为 ALP、γ-GGT 显著升高,但 ALT、AST 等酶学指标正常或轻度升高,肝功能损伤程度与肝肿大程度不匹配。血小板有不同程度的升高。

4. 常伴有肝外器官受累,肾脏、心脏受累较常见。

参 考 文 献

[1] Hasan SM, Ahmed NN, Ahmed Z, et al. Response of Bortezomib Chemotherapy in Hepatic Amyloidosis[J]. J Investig Med High Impact Case Rep, 2018, 1(6):1-4.

[2] Ford M, Disney B, Shinde V, et al, Hepatic amyloidosis: a cause of rapidly progressive jaundice[J]. BMJ Case Reports, 2018, 2018: bcr2017222942.

[3] 王闪闪, 赵素贤, 孔丽. 肝脏淀粉样变性 6 例临床分析并文献复习[J]. 中国肝脏病杂志(电子版), 2019, 11(2):81-84.

[4] Peker E, Erden A. T1 mapping and magnetic resonance elastography: potential new techniques for quantification of parenchymal changes in hepatic amyloidosis[J]. Diagn Interv Radiol, 2017, 23(6):478.

[5] Nair AV, Yadav MK, Unni MN. Hepatic Amyloidosis: Something That Can camouflage and Deceive our Perception[J]. Indian J Med Paediatr Oncol, 2017, 38(2):236-239.

[6] Monzawa S, Tsukamoto T, Omata K, et al. A case with primary amyloidosis of the liver and spleen: radiologic findings[J]. Eur J Radiol, 2002, 41(3):237-241.

[7] 赵新颜, 贾继东, 王宝恩, 等. 30 例淀粉样变性患者的临床特点分析[J]. 中华肝脏病杂志 2005, 1(13):

42-44.

［8］赵亮,任贵生,郭锦洲,等.系统性轻链型淀粉样变性累及肝脏的临床表现及预后［J］.肾脏病与透析肾移植杂志,2019,28(4):318-323.

［9］Hao LS,Guo J,Zheng LB,et al. Hepatic amyloidosis:a case report and literature review［J］. World Chin Digest,2010,18(12):1287-1289.

［10］Park MA,Mueller PS,Kyle RA,et al. Primary hepatic amyloidosis:clinical features and natural history in 98 patients［J］. Medicine (Balti-more), 2003, 82 (5): 291-298.

［11］Kim SH,HanJK,Lee KH,et al. Abdominal amyloidosis:spectrum of radiological findings［J］. Clin Radiol, 2003,58(8):616-620.

［12］Rafal RB,Jennis R,Kosovsky PA,et al. MRI of primary amyloidosis［J］. Gastrointest Radiol, 1990, 15(3):199-201.

［13］Benson L,Hemmingsson A,Ericsson A,et al. Magnetic resonance imaging in primary amyloidosis［J］. Acta Radiol,1987,28(1):13-15.

［14］Bean MJ,Horton KM,Fishman EK,et al. Concurrent focal hepatic and splenic lesions:a pictorial guide to differential diagnosis［J］. J Comput Assist Tomogr, 2004,28(5):605-612.

［15］刘松涛,于红卫,朱跃科,等.原发性肝脏淀粉样变性7例报道及文献复习［J］.北京医学,2016,38(9):873-876.

［16］Meller JM,Santoni-Rugiu E,Chabanova E,et al. Magnetic resonance imaging with 1iver-specific contrast agent in primary amyloidosis and intrahepatic cholestasis［J］. Acta Radiol,2007,48(2):145-149.

（李宏军　史东立）

第三十章

放射性肝损害

一、综述

（一）定义

放射性肝损害（radiation induced liver injury，RILI），又称放射性肝病（radiation induced liver disease，RILD）、放射性肝炎（radiation hepatitis，RH），是由于肝组织受到一定剂量的放射线照射，肝细胞发生的一系列生理、病理变化，引起的肝组织损伤[1,2]。

（二）病因及发病机制

随着放疗在腹部肿瘤治疗中日渐广泛的应用及骨髓移植辐射预处理技术的发展，特别是近年来应用三维适形放疗技术治疗肝脏肿瘤的增多，由此引发的肝脏放射性损伤也受到了越来越多的关注。RILI 的发生及程度与受照射的总剂量、体积及照射方式有着密切的关系。受照射总剂量达 30Gy 及以上者即可发生不可逆的肝损伤，剂量越大，受照体积越大，则损伤越严重；单次照射造成的损伤比分次照射的损伤更严重[3-5]。此外，RILI 损伤程度还与肝脏基础背景（如伴发肝硬化、脂肪肝等）、照射时间、年龄、化疗和手术等多种因素有关[6-8]。

放射线对肝组织损伤表现在两方面，一方面是射线直接对肝细胞的 DNA 不可逆转的损伤，严重干扰其新陈代谢，引起肝细胞死亡；另一方面射线对肝组织内水分子电离形成自由基，如羟基、氧自由基和过氧化物等，自由基再一步引起肝组织损伤导致生物膜正常结构及功能丧失，最终出现细胞坏死崩解[9,10]。

（三）病理生理

RILI 的特征性病理改变是静脉的非特异性闭塞性损伤，即肝小静脉闭塞症（veno-occlusive disease，VOD）[11]。放射线作用于肝脏的血管系统，特别是静脉系统，小叶中心血管内皮细胞肿胀脱落，管壁内纤维素沉着，管腔狭窄，最后闭塞导致门静脉高压，肝内血液循环紊乱，肝组织营养不良，继发肝细胞萎缩坏死及肝小叶结构破坏，最终导致肝功能损害。具体可分为四个阶段[12]：①急性放射性肝炎期；②肝纤维化前期；③肝纤维化期；④肝硬化期。根据损伤发生的时间又可分为[13]：①急性期，受照射后 1 个月以内；②亚急性期，受照射 6 个月以内；③慢性期，受照射 6 个月后。

（四）临床症状与体征

患者症状隐匿或无相关的临床症状，可表现为较轻微的腹痛或不适、乏力、食欲减退、恶心、呕吐等。体格检查可发现肝脾肿大、黄疸、腹水等。实验室检查以碱性磷酸酶和/或谷丙转氨酶、谷草转氨酶较明显升高为特点。

（五）检查方法与选择

1. 核素扫描　用于 RILI 的筛查和定位。

2. 超声检查　对病灶的血流以及血管形态的变化有独到的诊断意义；用于排除诊断。

3. CT、MRI 检查　用于 RILI 的早期诊断、损伤程度和范围的评价、病程的动态观察以及与肿瘤的鉴别诊断等。MRI 检查的敏感性和特异性均高于 CT。

4. 病理学检查　诊断 RILI 的"金标准"。

（六）影像学表现

1. 核素扫描　表现为肝脏照射区域局部放射性核素摄取减低，但延迟扫描局部放射性增高，说明局部肝功能受损，肝脏吞噬细胞活力减低，对显像剂的清除缓慢[14]。

2. 超声　早期可见肝脏照射区回声减低，其内血管显示清晰，血流充盈可，病灶边界欠清；合并有脂肪肝患者，病灶显示更加清楚。随着时间延迟,肝脏照射区及邻近区域肝内光点增粗,回声逐渐增强,可见条状或网格状回声,肝内血管壁增厚,回声增强,血管走形扭曲,部分血管显示不清,血流充盈欠佳,血流频谱形态低平,流速减低,甚至出现反向血流。此外,尚可见肝脏轮廓不规整,体积缩小等肝硬化征象。

3. CT　平扫 RILI 所在区域肝组织呈低密度,且与肝脏解剖结构无关;若同时伴有脂肪肝,病灶多呈相对高密度。因放疗后观察时间的不同,动态增强 RILI 可出现 3 种不同类型的强化方式:Ⅰ型,肝动脉期、门静脉期、延迟期均不出现强化,病灶呈现低密度;Ⅱ型,动脉期强化不明显呈低密度,门静脉期及延迟期渐进性强化;Ⅲ型,动脉期即明显强化,且门静脉期和延迟期持续强化。这是由 RILI 在不同时期的病理变化造成的[15]。

4. MRI　RILI 在 MRI 上表现为肝脏放疗区域出现大片状、不规则 T_1WI 稍低、T_2WI 稍高异常信号,边界不清,在周围正常的肝实质内可见明显的脂肪变性。动态增强扫描与 CT 强化方式一致,不同时间点表现为不同的强化方式:急性期表现为动脉期和静脉期呈中度强化,延迟期呈等信号,强化程度基本与正常肝实质相近;亚急性期 RILI 主要表现为延迟强化,即延迟期病变呈轻度强化,强化程度高于正常肝实质;慢性期则表现为各期均不见明显强化,较正常肝实质呈相对低信号。

(七) 诊断要点与鉴别诊断

1. 诊断要点　RILI 的诊断要点为[16,17]:①肝脏曾接受过放射治疗,或放疗照射野曾累及肝脏;②影像学检查出现与照射范围相对应的异常密度或异常信号改变影,与肝脏解剖结构无关;③无相关临床症状发生,部分患者可有少量包膜下积液或腹水;④肝功能等生化指标无过度异常改变,一般不超过正常值的 2.5 倍。

2. 鉴别诊断

(1) 原发性肝癌复发:是 RILI 最需要鉴别的疾病,其鉴别要点有肿瘤复发时 AFP 异常升高,病灶范围进行性增大;由于肿瘤是肝动脉供血,CT 或 MRI 动态增强肿瘤呈“快进快出”的强化方式,即动脉期明显强化,门静脉期和延迟期密度或信号减低。而 RILI 的 AFP 下降至正常范围或进行性下降,病灶范围在随访中逐渐缩小;因其病理基础是静脉闭塞征,CT 或 MRI 动态增强扫描常表现为“慢出”的强化方式,即门静脉期和延迟期仍呈相对高密度或信号。

(2) 局限性炎症:一般起病较急,可伴有发热、肝区疼痛等临床表现,而无肝脏或邻近器官的放疗病史。病灶边界一般较清,CT 平扫呈低密度,增强扫描不强化或呈持续/渐进性轻-中度强化。MRI 表现为 T_1WI 低 T_2WI 高信号,增强扫描与 CT 一致。当伴脓肿形成时,增强扫描可呈特征性的“蜂窝状”改变,对确诊具有较高的提示意义。

(3) 局灶性脂肪肝:无放疗病史。B 超见局部回声减低,其内血管影正常走行;CT 扫描见局限性密度减低灶,病灶内可见正常血管穿行,增强扫描各期病灶仍呈相对低密度。MRI 同反相位系列有助于明确诊断。

二、病例介绍

1. 病史摘要　患者,女性,56 岁。因“胃癌”行三维适形放射治疗后 4 个月。放疗总剂量为 45Gy,每周照射 5 次,约 5 周完成照射剂量[18]。

2. 影像学及病理表现　见图 30-0-1。

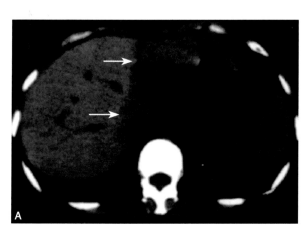

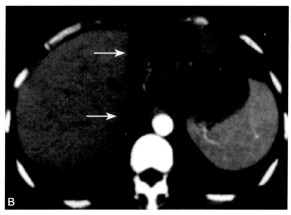

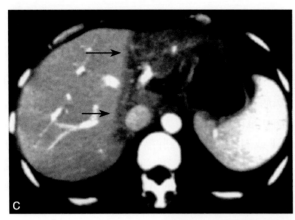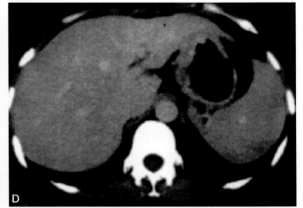

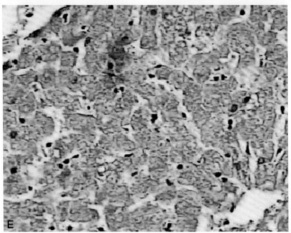

图 30-0-1　放射性肝损伤

A～C. CT 平扫、增强扫描动脉期和门静脉期均可见肝左叶"刀切样"低密度区;D. 增强扫描延迟期呈等密度;E. 病理表现:镜下可见中央静脉周围肝细胞核溶解消失,小叶周边的肝细胞变性,在坏死区肝细胞间网状纤维增多连接成网

三、教 学 要 点

1. 肝脏曾接受过放射治疗,或放疗照射野范围曾包括肝脏。

2. 影像学检查出现与照射范围相对应的异常密度或异常信号改变,与肝脏解剖结构无关。

3. 无相关临床症状发生,部分患者可有少量肝包膜下积液或腹水。

4. 肝功能等生化指标无过度异常改变,一般不超过正常值的 2.5 倍。

5. 与原发性肝癌复发鉴别:肿瘤复发时 AFP 异常升高,病灶范围进行性增大,CT 或 MRI 动态增强,肿瘤呈"快进快出"的强化方式;而 RILI 的 AFP 下降至正常范围或进行性下降,病灶范围在随访中逐渐缩小;CT 或 MRI 动态增强扫描常表现为"慢出"的强化方式。

参 考 文 献

[1] 赵增虎,刘俊堂,范青建. 放射性肝损伤研究及防治进展[J]. 现代肿瘤医学,2011,19(10):2110-2113.

[2] 陆笼辉,王莉,丁涤非,等. 伽马刀立体定向放疗 46 例肝癌致放射性肝损伤观察[J]. 解放军医药杂志,2014,26(5):34-37.

[3] 刘萍. TNF-α 在肝衰竭疾病中作用的研究进展[J]. 湖南中医杂志,2016,32(9):188-190.

[4] 赵增虎,刘静,雒书鹏,等. 放射性肝损伤相关因素研究进展[J]. 中西医结合肝病杂志,2017,27(4):249-251.

[5] Ichikawa S, Motosugi U, Oguri M, et al. Magnetic resonance elastography for prediction of radiation-induced liver disease after stereotactic body radiation therapy [J]. Hepatology,2017,66(2):664-665.

[6] Fukugawa Y, Namimoto T, Toya R, et al. Radiation-induced Liver Injury after 3D-conformal Radiotherapy for Hepatocellular Carcinoma: Quantitative Assessment Using Gd-EOB-DTPA-enhanced MRI[J]. Acta Medica Okayama,2017,71(1):25-29.

[7] Kobashi K, Prayongrat A, Kimoto T, et al. Assessing the uncertainty in a normal tissue complication probability difference (ΔNTCP): radiation-induced liver disease

（RILD）in liver tumour patients treated with proton vs X-ray therapy［J］. Journal of Radiation Research,2018, 59（suppl1）:i50-i57.

［8］ Tobias RC, Stephen RB, Stephanie KS, et al. Toward consensus reporting of radiation-induced liver toxicity in the treatment of primary liver malignancies: Defining clinically relevant endpoints［J］. Practical Radiation Oncology,2018,8（3）:157-166.

［9］ Chen S,Feng J. Study on TGF-pi and a-SMA transformation in acute radiation-induced liver disease in rats［J］. China J Modern Medicine,2015,25（1）:12-15.

［10］ Xiao L,Wang Y. Correlation between radiation-induced hepatic fibrosis and serum levels of hyaluronic acid, type N collagen and laminin in rats［J］. Chin J General Practice,2015,13（1）:18-21.

［11］ 张永超,张立红.CT 评价放射性肝损伤的临床研究［J］.临床医药文献电子杂志,2019,6（86）:162.

［12］ 陈永忠,孟平,许浩,等.放射性肝损伤彩色多普勒超声的表现及相关因素分析［J］.现代肿瘤医学,2017,25（11）:1795-1797.

［13］ 吕东来,陆林,卢虎生,等.三维适形放射治疗原发性肝癌患者发生放射性肝损伤相关因素分析［J］.实用肝脏病杂志,2017,20（1）:89-92.

［14］ 彭新健,肖玉辉,许斯鼎,等.放射性肝损伤患者肝脏磁共振扩散加权成像表现特征分析［J］.实用肝脏病杂志,2019,22（3）:373-376.

［15］ 江林宫,孟鸿宇,张火俊.放射性肝损伤的研究进展［J］.世界华人消化杂志,2017,25（20）:1811-1818.

［16］ 赵慧杰,包永星.放射性肝损伤的防治进展［J］.肝癌电子杂志,2016,3（3）:43-46.

［17］ Benson R, Madan R, Kilambi R, et al. Radiation induced liver disease: A clinical update［J］. Journal of the Egyptian National Cancer Institute, 2016, 28（1）:7-11.

［18］ 沈亚琪,胡道予,王秋霞,等.胃癌患者放射性肝损伤的 CT 表现［J］.放射学实践,2010,25（2）:178-181.

（张惠娟　牟彬　童永秀）

肝脏代谢疾病

第四篇

弹塑性问题有限元法

第三十一章

肝脏脂肪浸润

第一节　弥漫性脂肪肝

一、综　述

（一）定义

脂肪肝（fatty liver）是指肝内脂质含量超过肝实重的 5% 或肝组织切片光镜下每单位面积见30%以上的肝细胞有脂滴存在。肝脏存在肝细胞脂肪变的影像学或组织学依据就称为脂肪肝[1]。

（二）病因及发病机制

脂肪肝包括酒精性脂肪性肝病（alcoholic fatty liver disease，AFLD）和非酒精性脂肪性肝病（non-alcoholic fatty liver disease，NAFLD）两大类。非酒精性脂肪性肝病是一种与胰岛素抵抗和遗传易感密切相关的代谢应激性肝脏损伤，肥胖、糖尿病、高脂血症、肝毒性物质接触史、长期胃肠外营养等都是主要的危险因素[2]。大量饮酒是酒精性脂肪肝的主要诱因[3]。

肝脏是脂肪代谢的重要场所，从血液中摄取游离脂肪酸（FFA）合成甘油三酯（TG），以极低密度脂蛋白（VLDL）的形式将 TG 转运出肝。引起肝细胞脂肪合成能力增加和/或转运入血能力下降的原因，均可导致脂类物质（主要是 TG）在肝细胞内储积，而形成脂肪肝。

（三）病理生理

根据肝活检组织切片肝细胞脂肪变性程度，可将脂肪肝分为轻、中、重度（表 31-1-1）。脂肪肝

表 31-1-1　脂肪肝的组织学分型

类型	脂变肝细胞/总的肝细胞（F）
轻度	30%≤F<50%
中度	50%≤F<75%
重度	75%≤F

病理上分单纯性脂肪肝、脂肪性肝炎、脂肪性肝纤维化和肝硬化[4]。

脂肪肝早期肝增大、质软、油腻，呈黄色；晚期肝萎缩，末期出现肝硬化。脂肪肝肝细胞呈气球样变性，可伴有 Mallory 小体的形成，肝细胞含有脂滴，可将胞核推挤到细胞一侧，细胞肿大变圆，小叶中央区受累明显，有时伴有肝细胞浊肿[5]。脂肪性肝炎可见灶状肝细胞坏死伴中性粒细胞浸润。脂肪性肝纤维化是肝细胞周围发生了纤维化改变，随着肝纤维化发展，肝小叶的正常结构破坏，发展成假小叶及肝细胞结节状再生，形成肝硬化[6]。

（四）临床症状与体征

脂肪肝的临床表现多样，轻度脂肪肝多无临床症状，患者多于体检时偶然发现。疲乏感是脂肪肝患者最常见的自觉症状，但与组织学损伤的严重程度无相关性。中、重度脂肪肝有类似慢性肝炎的表现，可有食欲不振、疲倦乏力、恶心、呕吐、肝区或右上腹闷胀不适或隐痛等。查体部分患者可触及肝脏肿大，肝区轻压痛、叩击痛等。

（五）检查方法与选择

1. 超声检查　是目前最常用的检查方法。

2. CT 检查　也是脂肪肝诊断常用、主要的检查方法。

3. MRI 检查　同反相位对诊断脂肪肝具有很高的敏感性和特异性，尤其对于不典型脂肪肝，可作为首选检查。

4. 核医学显像　不常用，为脂肪肝诊断的补充手段。

5. 穿刺病理活检　是诊断脂肪肝的"金标准"。

（六）影像学表现

1. 超声

（1）脂肪肝超声表现：①肝脏形态可饱满或不同程度增大，包膜光整，边缘处可较钝；②肝实

209

质回声弥漫性细密增强,前场回声细而密,后场回声衰减,肝膈面的回声带显示不清;③肝内管道结构显示欠清晰,可能因为脂肪肝的压迫或声衰减,减少了脂肪肝回声与管壁的对照;④肝肾对照切面显示肝实质回声高于肾实质[7]。利用肝肾回声对比分析判断脂肪肝更为客观,可认为是相对半定量诊断方法。

（2）脂肪肝超声分度:Scatarige 等[3]利用肝肾矢状切面将脂肪肝分为三级,本节并参考美国 *Diagnostic Ultrasound*[8] 超声分型及表现(表31-1-2)。

表 31-1-2　脂肪肝的超声表现分度

类型	超声表现
轻度（Ⅰ级）	肝实质回声轻度细密增强,肝内血管及横膈面显示尚清晰
中度（Ⅱ级）	肝实质回声中度细密增强,肝内血管及横膈面显示欠清晰
重度（Ⅲ级）	肝实质回声明显细密增强,肝内血管、横膈面、肝右叶后部显示不清

（3）脂肪肝超声弹性成像研究:2010 年以来,以瞬时弹性成像技术为基础的 FibroScan 新增检测肝细胞脂肪变的功能,主要利用超声波在脂肪组织中传播出现显著衰减的特征,受控衰减参数(controlled attenuation parameter,CAP) 值与肝脏脂肪含量呈正相关,定量检测肝脏脂肪病性程度[9]。有研究显示,声辐射力脉冲成像(acoustic radiation force impulse imaging,ARFI)技术弹性值可预测脂肪肝性肝纤维化程度[10]。

2. CT　肝实质密度减低,接近或低于脾脏密度。轻度脂肪肝 CT 平扫肝实质的密度较脾脏稍低,肝实质与肝血管密度无明显差别,肝血管湮没;中度脂肪肝 CT 平扫肝实质的密度明显低于脾脏密度,肝血管反转显示,但与肝实质对比不明显;重度脂肪肝 CT 平扫肝实质的密度显著低于脾脏,肝血管反转显示并且与肝实质对比明显、呈高密度影,增强扫描肝内血管强化明显,走形自然,分布正常[11]。利用肝脏 CT 值的变化以及与脾脏 CT 值的比较,可以作出诊断。

中华医学会肝病学分会脂肪肝与酒精性肝病学组制定的脂肪肝诊断标准[12]:肝脏密度普遍降低,肝/脾 CT 比值小于 1.0 即可诊断为脂肪肝,另外以肝/脾 CT 比值进行脂肪肝分度:0.7<轻度< 1.0;0.5<中度≤0.7;重度≤0.5。

能谱 CT 能获得物质分离图像、单能量图像、能谱曲线、有效原子序数等多参数成像信息,还可获得一系列特定能量水平的 CT 图像即单能量(keV) 图像,并可对水、钙、铁、脂肪等物质进行定量分析,通过对脂肪定量分析,有望对脂肪肝程度进行精确的定量诊断[13]。动物实验研究显示,随着脂肪肝程度的不断加重,CT 能谱曲线的形态不断发生变化。大鼠脂肪肝定量分析的多参数研究显示,CT 能谱成像的单能量图像、能谱曲线可以评估脂肪肝的严重程度,且能谱曲线斜率与脂肪肝病理分级的相关性优于单能肝/脾 CT 值,而低 keV 水平的单能图像上的肝/脾 CT 值优于常规的 65keV、70keV[14]。临床研究也显示,用能谱曲线和 CT 值来评估肝脏脂肪含量改善了传统图像的诊断,能谱成像中多介质分解脂肪定量准确性及重复性均较好[15]。总之,能谱 CT 多参数成像,有望今后应用于脂肪肝的定量评价。

3. MRI　MRI 常规序列对轻-中度弥漫性脂肪肝不敏感,少数病例在 T_1WI 及 T_2WI 上呈稍高信号。MRI 诊断脂肪肝的方法有化学位移成像(chemical-shift imaging,CSI)、磁共振波谱(MR spectroscopy,MRS)、脂肪抑制成像、脂肪饱和成像等。MRI 可直接测量出肝脏的质子密度脂肪分数(proton density fat fraction,PDFF),其与组织病理相关[16],MRI-PDFF 在评价脂肪肝分级方面优于超声瞬时弹性成像受控衰减参数[17]。

化学位移成像的同相位(in phase,IP) 和反相位(out phase,OP) 可以显示肝脏脂肪浸润,是目前最敏感的少量和微量脂质检出技术,反相位图像上肝脂肪浸润的信号比同相位图像的信号强度明显下降,而正常肝实质同反相位信号无差别[18]。水和脂肪质子的信号在同相位上相互叠加,反相位上则相互抵消,反相位上肝脏信号强度下降的程度反映了肝脏脂肪含量的多少。

随着 3.0T 磁共振的广泛应用,近几年出现多种新兴的化学位移水脂分离技术,如回波不对称和最小二乘法水、脂迭代分解技术(iterative decomposition of water and fat with echo asymmetry and least squares estimation,IDEAL),即 IDEAL 梯度回波等[19],另外有多回波梯度回波成像[20],通过重复计算扫描视野内的图像,并且运用不对称相位位移将信噪比最大化,提高水-脂分离的能力,另外采用区域增长技术,弥补双回波化学位移成像的不足,一次屏气成像就可以得到水像、脂肪像、同相位和反相位像 4 幅影像[21]。

肝脏铁过载会缩短氢质子的 T_2^* 衰减,影响同反相位像的信号表现而无法判断有无脂肪变性,如血液病患者长期反复输血等。IDEAL IQ 技术可另外增加脂肪比像、R_2^* 弛豫率像对肝脏脂肪含量、铁含量行定量分析,可对这些患者做出准确的肝脂肪变性诊断[22]。

对脂肪肝定量分析主要用 MRS 氢波谱(^{1}H-MRS),可直接定量肝细胞中脂肪的含量,精细地分析肝内脂肪的组成成分及脂质代谢的生化特性[23,24],是无创性量化肝脏脂肪含量的方法,与组织病理学具有高度相关性,对于肥胖儿童,MRS 被认为是最精确的无创定量脂肪肝的方法[25]。但 MRS 数据处理繁琐,单次采集测量区域有限,虽然可以用多体素波谱来完善,但扫描时间延长,限制了 MRS 在临床的广泛应用[26]。

肝脏的脂肪抑制成像序列主要包括短时反转恢复序列(short time inversion recovery,STIR)和频率预饱和反转恢复序列(spectral presaturation inversion recovery,SPIR)。通过肝脏中脂肪信号强度的衰减诊断脂肪肝,对脂肪的定量测量结果可靠性低。

4. 核医学显像　PET 扫描获得的图像代表相应摄取期内的 FDG 总量,因此各组织局部放射活性的量与该区内葡萄糖摄取和代谢相关。研究显示,脂肪肝与正常肝 PET/CT 摄取没有统计学差异,对于脂肪肝患者同样可以将肝脏作为肝外病灶 FDG 摄取是否增强的对比器官[27]。也有研究显示,轻中度脂肪肝会积极增加 ^{18}F-FDG 的摄取,相反,重度脂肪肝及肥胖有降低肝脏 FDG 摄取的趋势,BMI、年龄、甘油三酯、高密度脂蛋白及载脂蛋白 A 是影响 ^{18}F-FDG 摄取的独立因素[28]。

变性和炎症如 NAFLD 或 NASH 引起的肝线粒体功能紊乱,^{99m}Tc-MIBI 的 SPECT 显像可能是有用的。

(七)诊断要点与鉴别诊断

1. 诊断要点

(1)患者无明显临床症状或症状轻微,表现为疲倦乏力、食欲不振、上腹部闷胀感等消化功能减弱的症状。

(2)影像学可见肝脏饱满或肿大,边缘圆钝。

(3)超声表现为肝实质回声弥漫性细密增强,前场回声细而密,后场回声衰减,肝膈面的回声带显示不清;肝内管道结构显示欠清晰;肝肾对照切面显示肝实质回声高于肾实质。

(4)CT 表现为肝脏密度较低,且低于脾脏

密度;根据肝/脾 CT 比值可进行脂肪肝分度:0.7<轻度<1.0;0.5<中度≤0.7;重度≤0.5。脂肪肝内肝血管分布正常,走行自然。

(5)MRI 化学位移成像的反相位信号较同相位减低对诊断脂肪肝具有较高的敏感性和特异性[29]。

2. 鉴别诊断

(1)急性肝炎:急性肝炎多有明确的临床病史及实验室指标异常,影像检查可见不同程度肝脏肿大。急性肝炎 CT 检查肝实质密度弥漫性减低,增强扫描整体强化程度明显减弱,与轻中度弥漫性脂肪肝难以鉴别;但是急性肝炎在 MRI 的 T_1WI 信号减低,T_2WI 信号升高,反相位图像信号无明显下降,而弥漫性脂肪肝在反相位上信号均匀性下降,可对二者做出鉴别诊断。急性肝炎常规超声回声均匀,呈透声性好的弱回声,门静脉管壁回声增强;而脂肪肝回声细密增强,肝内管道结构显示欠清或不清。

(2)肝糖原累积症:肝糖原累积症 CT 表现为肝脏显著增大,肝实质密度高而脂肪肝时密度降低[30];超声显示肝糖原累积症肝实质回声增多增粗增强,分布欠均匀,而脂肪肝时回声细密增强。根据病史、体征和血生化检测可作出肝糖原累积症的初步诊断,但应以肝组织的糖原定量和葡萄糖-6-磷酸酶活性测定作为确诊依据。

二、病 例 介 绍

病例 1

1. 病史摘要　患者,男性,32 岁。右上腹部不适就诊,无恶性、呕吐、腹泻、便秘等症状。

2. 影像学表现　见图 31-1-1。

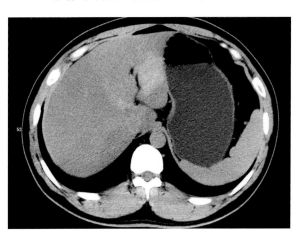

图 31-1-1　弥漫性脂肪肝(轻度非均匀性脂肪肝)
CT 平扫示肝实质密度弥漫性不均匀性减低,稍低于脾脏,肝内血管显示不清

211

病例 2

1. 病史摘要　患者,男性,39 岁。右上腹部憋胀,血脂升高,转氨酶轻度增高,无恶性、呕吐、腹泻、便秘等症状。

2. 影像学表现　见图 31-1-2。

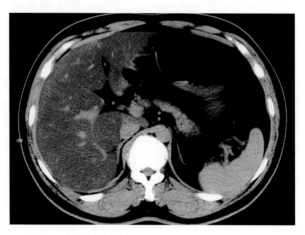

图 31-1-2　弥漫性脂肪肝(弥漫性重度脂肪肝)
CT 平扫示肝实质密度显著均匀性减低,肝内血管反转显示,边界清晰

病例 3

1. 病史摘要　临床无特殊不适,常规体检行 B 超检查。

2. 影像学及病理表现　见图 31-1-3。

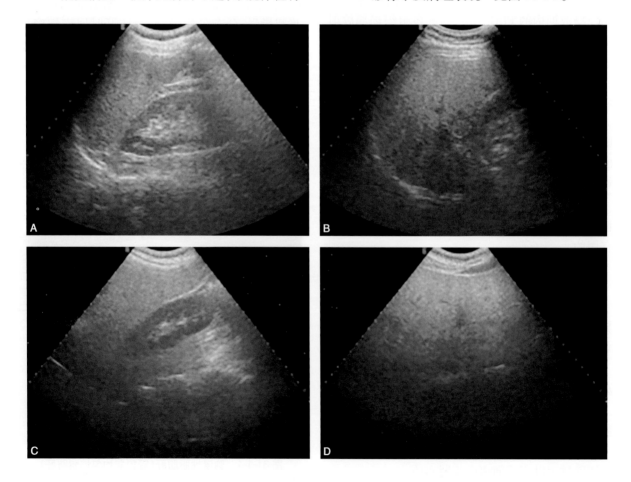

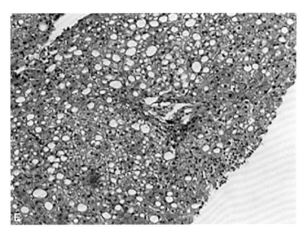

图 31-1-3　弥漫性脂肪肝(轻中重度脂肪肝超声灰阶图)
A. 轻度脂肪肝;B. 中度脂肪肝;C、D. 重度脂肪肝;E. 重度脂肪肝病理
图(HE×100):肝小叶内同时可见小泡样脂肪变和大泡样脂肪变

三、教 学 要 点

1. 弥漫性脂肪肝在 CT 上表现为肝实质密度普遍减低,利用肝脏 CT 值的变化以及与脾脏 CT 值的比较,可以作出诊断并进行分级。

(1) 轻度脂肪肝:CT 平扫示肝实质的密度较脾脏稍低,肝实质与肝血管密度无明显差别,肝血管湮没。

(2) 中度脂肪肝:CT 平扫示肝实质的密度低于脾脏,肝实质低于肝血管密度,肝血管反转显示,但与肝实质对比不明显。

(3) 重度脂肪肝:CT 平扫示肝实质的密度显著低于脾脏,肝血管反转显示明显,并且与肝实质对比明显、呈相对高密度,分布正常、走行自然。

2. 超声声像图用肝肾回声对比分析判断脂肪肝更为客观,并可进一步分级。

(1) 轻度脂肪肝:肝脏大小形态正常,肝实质回声轻度细密增强,肝内血管显示尚清晰。

(2) 中度脂肪肝:肝实质回声中度细密增强,肝内血管及横膈面显示欠清晰。

(3) 重度脂肪肝:肝脏形态饱满,实质回声明显细密增强,后场衰减,肝内血管、横膈面、肝右叶后部显示不清。

第二节　肝局灶性脂肪浸润、肝岛

一、综　述

（一）定义

脂肪肝形成和发展过程中,脂肪浸润表现为非均匀性,称为非均匀性脂肪肝(non-uniform fatty liver)。1993 年,董宝玮等[31]将非均匀性脂肪肝分为 4 型:Ⅰ型局限浸润型;Ⅱ型多灶浸润型;Ⅲ型叶段浸润型;Ⅳ型弥漫非均匀浸润,残存小片正常区,又称为肝岛。

（二）病因及发病机制

门静脉分流和异常血流与局限、多灶浸润型非均匀性脂肪肝的形成可能有关。通过动脉-门静脉 CT 造影证实了肝镰状韧带附近的局灶性脂肪浸润区存在门静脉血流[32]。肝Ⅳ段后部由于异常的胰十二指肠静脉引流,来自于胰头的富含胰岛素的血液引起局灶脂肪浸润。应用彩色多普勒超声及超声造影微血管成像显示肝门局灶脂肪浸润可能与异常流入的静脉有关[33]。腹膜透析患者腹腔内注射胰岛素可引起肝包膜下脂肪浸润[34]。

由于来自肠道的门静脉血供量减少,在非门静脉的内脏静脉供血区甘油三酯较少,组织学证实可表现相对正常的肝脏区(肝岛)。Terayama 等[35]报道应用螺旋 CT 和彩色多普勒超声发现 1 例变异的胃左静脉直接进入肝Ⅱ段的后缘,对应的区域就是脂肪肝的弱回声区(肝岛)。胆囊静脉正常汇入门静脉主干,也有一些胆囊静脉血流经过胆囊周围的血管网进入肝实质,而局部形成肝岛。脂肪肝内相对正常肝区也可在肿瘤周围或邻近区域发现,很可能是因为肿瘤的压迫或减少的门静脉血流[36,37]。转移癌周围相对正常肝区的形成,可能是由于肿瘤的压迫、浸润或栓塞使邻近肿瘤的门静脉分支狭窄或闭塞。血管瘤周围相对正常肝区的形成可能与该肿瘤有丰富动脉供血引起前方区域的门静脉血流相对减少有关。

（三）病理生理

对于非均匀性脂肪肝进行穿刺活检，脂肪肝内肝岛穿刺活检病理证实为正常或脂变较轻区域，或称为相对正常区域；局灶脂肪浸润病理证实为肝细胞的脂肪变性区。

（四）临床症状与体征

肝局灶性脂肪浸润、肝岛多无临床症状，多为体检时偶然发现。

（五）检查方法与选择

1. 超声检查　是目前最常用的检查方法。

2. CT检查　也是诊断非均匀性脂肪肝常用、主要的检查方法。

3. MRI检查　同反相位对诊断肝局灶性脂肪浸润、肝岛具有很高的敏感性和特异性。

4. 穿刺病理活检　是诊断肝局灶性脂肪浸润、肝岛的"金标准"。

（六）影像学表现

1. 超声

Ⅰ型：局限浸润型，好发于肝右叶包膜下、近肝门部及镰状韧带周围。在正常肝实质或相对正常肝实质中呈局限性高回声团块，无包膜，边界清楚或不清；可呈几何形或楔形，也可为结节型，类似肿瘤。局限性脂肪肝超声造影动脉早期可出现等或低增强[38]，门静脉期及延迟期与周围肝实质呈等增强。

Ⅱ型：多灶浸润型，分为多灶结节型脂肪浸润、门静脉及肝静脉周围脂肪浸润。在回声相对正常的肝实质内，可见多发的高回声团，呈散在分布。肝内血管走行正常，多发病灶内可见正常血管穿行[39]。

Ⅲ型：叶段浸润型，脂肪浸润区沿叶段分布，分界线与肝脏的相应间裂吻合，线条平直。其内有门静脉分支通过且走行正常等特征有参考价值。

Ⅳ型：脂肪肝内相对正常肝区（肝岛），此型在非均匀性脂肪肝中最常见。活检组织证明，这些小片弱回声区脂肪变性程度明显低于外周高回声区，可视为相对正常肝组织区，可呈几何型、结节型。好发于左内叶及右前叶近胆囊床区，体积明显小于其所在肝段的体积，有学者称之为"肝岛""假肿瘤"，或被译为"脂肪缺失区"[40]。由于

形成血管机制的不同，超声造影结节状相对正常肝区可表现为等增强或高增强。

脂肪肝内肿瘤周围残留正常肝区好发于肝包膜下与肿瘤之间，为楔形的低回声区，也可发生于肝内肿瘤周围、两肿瘤之间。

2. CT　肝局灶性脂肪浸润在CT平扫上表现为低密度改变，CT值从−40到+10HU不等，呈小片状、小结节状分布，边界清楚或欠清，无占位效应，局部肝包膜光滑，表面无凸起表现，多呈水样密度或脂肪密度；增强扫描病变范围及形态不变，与周围肝实质比仍呈低密度，病变区血管走行自然。叶段型脂肪肝平扫为病变叶段为相对低密度影，呈扇形或不规则形，可见血管穿行其中，增强扫描与正常肝实质同步强化，增强程度可低于正常肝实质。脂肪肝内相对正常区（肝岛），CT上表现为弥漫性低密度脂肪肝内可见结节状、几何形高密度影，或肿瘤周围的相对高密度影，边界清，CT值接近正常肝脏，增强扫描亦呈高密度。

3. MRI　大部分局灶脂肪浸润在MRI常规序列正常，少数病例在T_1WI和T_2WI呈稍高信号，增强扫描无异常强化，病变无占位效应。MRI可提供肝脏脂肪定量的极好的参考标准[17]。化学位移成像水和脂肪质子的信号在同相位上相互叠加，反相位上则相互抵消，达到脂肪抑制的效果，反相位上肝脏信号强度下降的程度反映了肝脏脂肪含量的多少。MRI的化学位移成像对脂肪肝诊断的准确性很高，对局灶性脂肪肝的诊断优于CT[41]。肝岛在MRI反相位序列表现为弥漫性低信号中可见一个局灶稍高信号影，T_2WI与周围脂肪肝信号差别不明显，且可见正常血管穿行。

4. PET/CT　Purandare等[42]报道结肠癌术后化疗的患者PET/CT显示脂肪肝内肝岛FDG的摄取增强，可疑转移癌，而经穿刺活检证实为脂肪肝内相对正常肝区。Han N等[43]也报道1例脂肪肝内多灶性肝岛经CT、MRI和^{18}F-FDG PET/CT认为转移癌或淋巴瘤，FDG摄取值4.8～12.5，经腹腔镜手术及穿刺活检证实是脂肪肝内相对正常肝区。

另外，Zissen等[44]报道1例右乳癌及腋窝淋巴结转移清扫术后，PET/CT显示肝脏5个低密度病灶，FDG摄取值（SUV）4.2～7.3，推测为转移瘤，化疗及放疗6个周期后没有明显变化，穿刺活

检证实为局灶脂肪浸润。Lee[45]也报道1例肝局灶脂肪浸润有强烈的 FDG 摄取而误诊为恶性。肝细胞脂肪变性增加了 FDG 的摄取,可能的原因是肝脏脂肪变的同时合并炎症改变,增加了肝细胞摄取。

PET/CT 显像应结合 CT 的脂肪密度测值或 MRI 的化学位移成像或超声造影等检查,综合判断有助于肝岛和肝局灶脂肪浸润的诊断,如有疑问应超声引导下穿刺活检。

（七）诊断要点与鉴别诊断

1. 诊断要点

（1）局限或多灶浸润型脂肪肝表现单发或多发的高回声/低密度,呈小片状、小结节状分布,边界清楚或欠清,无占位效应;增强扫描或超声造影示病变范围及形态不变,与周围肝实质比仍呈高回声/低密度,病变区血管分布正常,走行自然。

（2）叶段型脂肪肝平扫为病变叶段呈相对高回声/低密度,呈扇形或不规则形,可见血管穿行其中,增强扫描或超声造影与正常肝实质同步强化,增强程度可低于正常肝实质。

（3）脂肪肝内相对正常肝区（肝岛）,平扫表现为弥漫性高回声/低密度脂肪肝内可见结节状、几何形低回声/高密度影,或肿瘤周围的相对低回声/高密度影,边界清,CT 值接近正常肝脏,增强扫描或超声造影亦呈高增强。

2. 鉴别诊断　对于叶段浸润型脂肪肝和肝门部及近胆囊床区域的局灶脂肪浸润常规超声或 CT 即能明确诊断,不需要进行鉴别。但是肝脏的局灶脂肪浸润区或残存的正常肝区可以酷似实性占位[32,46],需要与肝内局灶性占位性病变进行鉴别。MRI 化学位移成像和 CT、MRI 增强扫描以及超声造影技术的应用有助于提高鉴别诊断能力[47-49]。

（1）原发性肝癌:原发性肝癌常有乙肝或肝硬化基础,可发生于肝的任何部位,呈结节状、块状或弥漫状;脂肪肝背景原发性肝癌病灶形态规则,多呈圆形、椭圆形,有球体感;增强 CT 及 MRI、超声造影多呈“快进快出”强化特征,可作出鉴别诊断。

（2）转移性肝癌:肝转移癌多有原发癌病史,转移癌 CT 表现为肝内多发大小不等的等密度或低密度影,典型者呈“牛眼”征;肝转移癌 MRI 表现信号强度均匀,多发,边界清楚,也有表现“靶”征或“亮环”征,部分可见“晕”征。多发局灶脂肪浸润影像学表现可似转移癌,但各结节无靶环样表现和“晕”征。由于受原发癌病理及血供丰富程度不同的影响,转移癌增强 CT 及 MRI 与超声造影动脉期可有环状增强、轻度整体增强及明显增强型,但总体呈“快进快出”表现。

（3）肝血管瘤:结节状局灶脂肪浸润常规超声也类似血管瘤。血管瘤增强 CT 及 MRI 与超声造影特征为早期周边结节状或环状增强并逐渐向心性填充以进行鉴别。

（4）肝局灶性结节增生:肝局灶性结节增生（FNH）为一条或多条供血动脉由中心向周围呈辐射状分布。增强 CT 显示动脉期除中央瘢痕外病变呈快速强化,门静脉期及延迟期等增强,中央瘢痕在延迟期可强化。MRI 病灶中央纤维瘢痕为星状的 T_1WI 低信号与 T_2WI 高信号,动态增强动脉期显著强化,中央瘢痕不强化,门静脉期及延迟期等信号。典型 FNH 超声造影为在动脉早期“星状”或“轮辐状”病灶血流分布,即偏心或中心轮辐状增强,在延迟期呈等或高增强,中央瘢痕表现为高回声病变里的低回声或无回声。

（5）肝脓肿:肝脓肿如二维超声显示不出明确的液化坏死区,常规超声难以确定诊断,片状低回声难以与脂肪肝内残留正常肝区及肿瘤性病变相区分。增强 CT 及 MRI 与超声造影能显示血流灌注及结构特征,动脉期呈蜂窝状或厚壁环状高增强,脓肿周边厚壁环形强化。

总之,对位于肝内结节状的局灶脂肪浸润及残留正常肝区,常规超声难以做出正确诊断,易误诊为肿瘤性病变,增强 CT 及 MRI 与超声造影可以显示病变的血流灌注特征,能够作出正确诊断。

二、病　例　介　绍

病例1

1. 病史摘要　患者,女性,25 岁。常规超声体检发现肝右叶多发大小不等的高回声区,无恶心、呕吐、腹泻、便秘等症状,一般情况可。

2. 影像学及病理表现　见图 31-2-1。

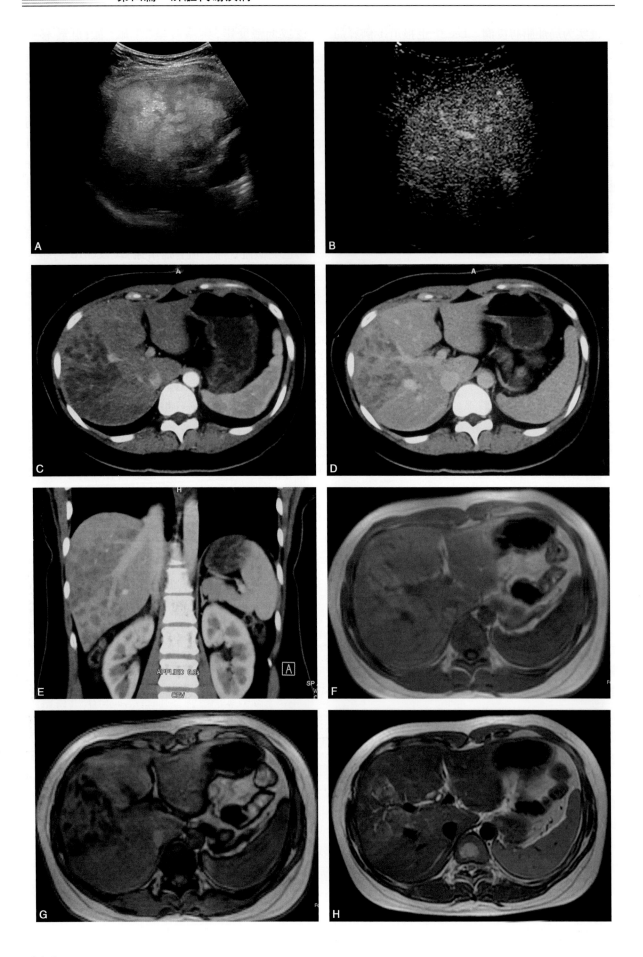

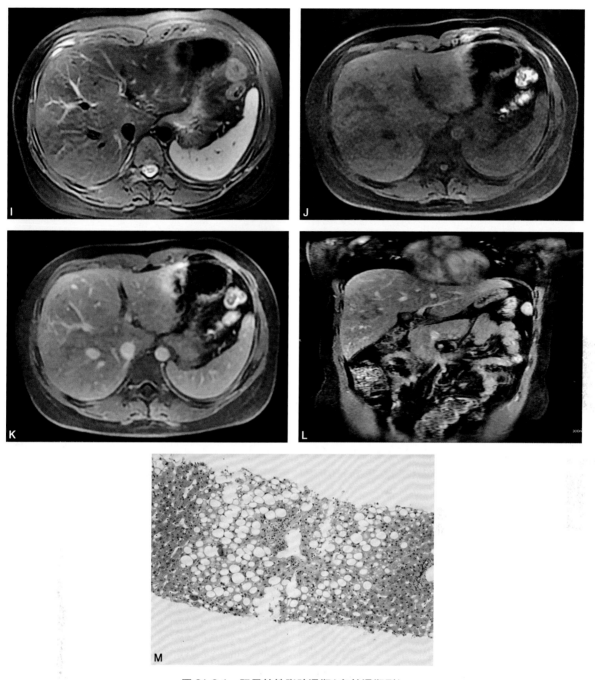

图 31-2-1 肝局灶性脂肪浸润(多灶浸润型)

A. 常规超声显示肝右叶内可见多发大小不等的高回声区;B. 超声造影未见异常增强,与周围肝实质增强大致相同;C~E. CT 增强扫描示肝右叶可见点片状局限性低密度,呈扇形分布,未见明显强化;F. MRI 同相位示肝右叶可见多发斑片状稍高信号;G. MRI 反相位示肝右叶病灶信号明显减低;H. T$_2$WI 肝右叶可见不均质高信号;I. T$_2$ 脂肪抑制序列信号轻度减低;J. T$_1$WI 平扫脂肪抑制序列示病灶呈低信号;K~L. MRI 增强示肝右叶不均匀强化,可见多发低信号;M. 超声引导下穿刺活检病理示肝细胞脂肪变性,部分肝细胞内可见脂滴(HE×100)

病例 2

1. 病史摘要　患者,男性,38 岁。体检发现

肝右前叶病变。一般情况可。既往体健。

2. 影像学表现　见图 31-2-2。

217

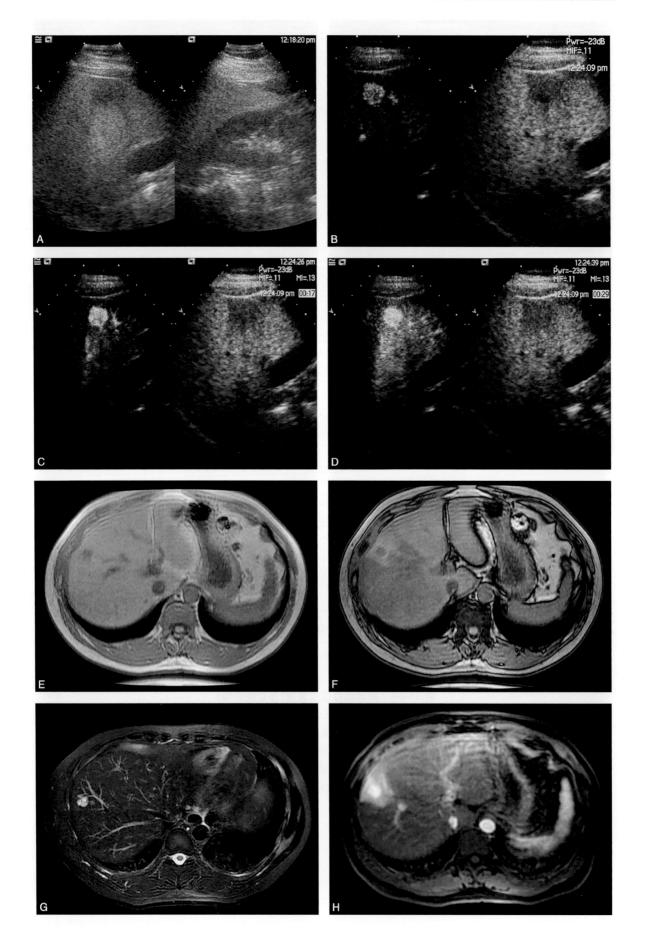

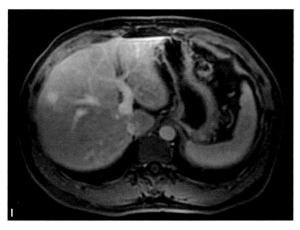
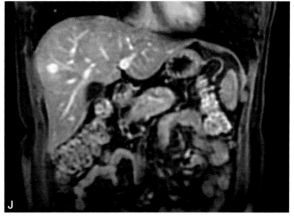

图 31-2-2　非均匀性脂肪肝及脂肪肝合并血管瘤

A. 常规超声示脂肪肝内楔形低回声区；B. 超声造影动脉期病灶中心可见小结节环状强化；C. 对比剂快速向内填充,迅速为整体增强；D. 结节延迟期仍为高增强；E、F. 分别为同反相位 T_1WI,同相位肝右叶可见低信号结节,周围肝脏均匀性增高,高于脾脏,反相位肝脏信号不均匀降低,结节周围信号未见减低；G. T_2WI 示肝右叶结节为明显高信号,呈"灯泡"征；H. 增强扫描动脉期呈楔形强化区,内见明显强化小结节；I. 增强扫描门静脉期结节也呈高强化；J. 增强扫描延迟期冠状位示小结节持续强化,其周围肝实质呈等信号

病例 3

1. 病史摘要　患者,女性,46 岁。超声体检发现肝左叶近表面可见高回声结节。

2. 影像学及病理表现　见图 31-2-3。

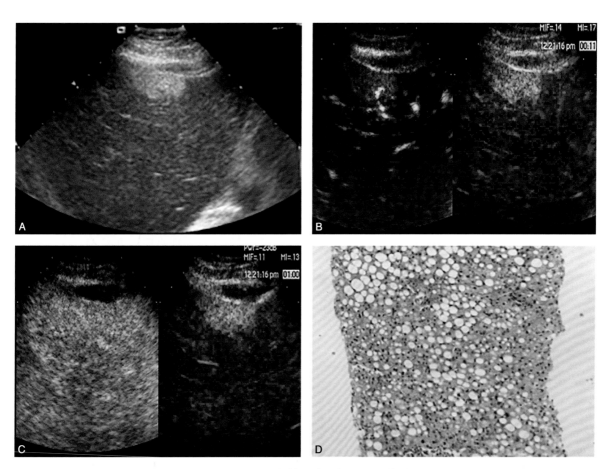

图 31-2-3　肝局灶性脂肪浸润(局限浸润型)

A. 常规超声示肝左叶表面高回声结节；B. 超声造影动脉早期可见流入病灶内的条状血管；C. 超声造影示病灶门静脉期为等增强；D. 穿刺活检证实病灶为局灶脂肪浸润(HE×100)

219

病例 4

1. 病史摘要　患者，女性，49 岁。体检发现

肝脏回声不均匀。

2. 影像学及病理表现　见图 31-2-4。

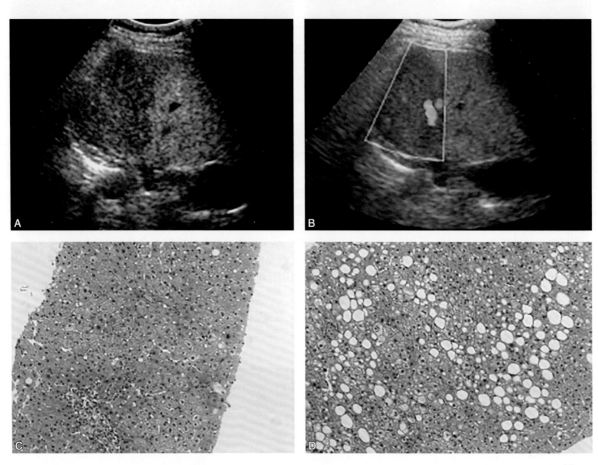

图 31-2-4　肝局灶性脂肪浸润（叶段浸润型）
A. 超声示肝左叶、部分右前叶回声细密增强为脂肪肝，右后叶及部分右前叶为低回声，为相对正常肝；B. CDFI 可见右叶低回声内正常血管穿行；C. 病理示右叶低回声为相对正常肝（HE×100）；D. 病理示弥漫增强的高回声为脂肪肝（HE×100）

病例 5

1. 病史摘要　患者，男性，39 岁。体检发现

脂肪肝，肝右叶低回声结节。

2. 影像学及病理表现　见图 31-2-5。

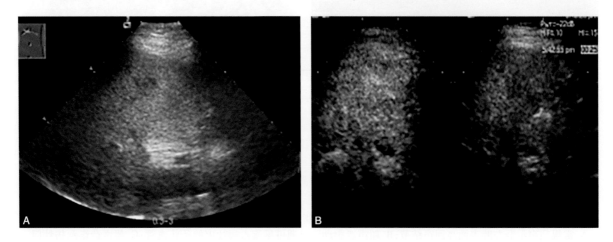

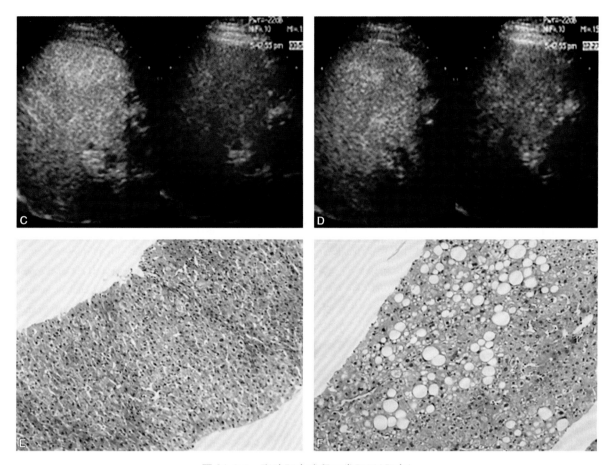

图 31-2-5 脂肪肝内残留正常肝区(肝岛)

A. 常规超声脂肪肝内低回声结节;B. 低回声结节动脉期相对略高增强;C. 低回声结节门静脉期为等增强;D. 低回声结节延迟期相对略高增强;E. 低回声结节为相对正常肝组织(HE×100);F. 周围肝组织为脂肪变性(HE×100)

三、教 学 要 点

1. 局限或多灶浸润型脂肪肝好发于肝右叶包膜下、近肝门部及镰状韧带周围;叶段浸润型脂肪肝,具有分界线与肝脏的相应间裂吻合,线条平直的特点。

2. 局灶性脂肪肝常规超声表现为局部回声增高,CT 表现为病变区域密度减低,MRI 同相位可见局部稍高信号、反相位病变信号减低;病变区肝脏血管分布正常、走行自然。

3. 不均质脂肪肝内相对正常区域肝实质,称为肝岛,好发于左内叶及右前叶近胆囊床区,表现为弥漫性脂肪肝背景下可见结节状、几何形低回声/高密度影,或肿瘤周围的相对低回声/高密度影,边界清,CT 值接近正常肝脏,增强扫描或超声造影呈高增强。

4. 局限性浸润型脂肪肝和残存的肝岛需要与肝内占位性病变进行鉴别;MRI 化学位移成像和 CT、MRI 增强扫描及超声造影技术的应用有助于鉴别诊断。

参 考 文 献

[1] Chalasani N,Younossi Z,Lavine JE,et al. The diagnosis and management of non-alcoholic fatty liver disease: Practice Guideline by the American Association for the Study of Liver Diseases, American College of Gastroenterology, and the American Gastroenterological Association[J]. Hepatology,2012,55(6):2005-2023.

[2] 回允中,主译. 外科病理鉴别诊断学[M]. 北京:北京大学医学出版社,2012.

[3] McGahan JP. Goldberg BB. Diagnostic Ultrasound: A Logical Approach[M]. Philadelphia:Lippincott-Raven publishers,1998.

[4] Scatarige JC. Scott WW, Donovan PJ, et al. Fatty infiltration of the liver: Ultrasonographic and computed tomograpjic correlation[J]. J Ultrasound Med, 1984, 3(1):9-14.

[5] 中国医师协会脂肪性肝病专家委员会. 脂肪性肝病诊疗规范化的专家建议[J]. 中华肝脏病杂志,2013,21(9):207-209.

[6] Brener S. Transient Elastography for Assessment of Liver Fibrosis and Steatosis: An Evidence-Based Analysis[J]. Ont Health Technol Assess Ser, 2015, 15(18): 31.
[7] Fierbinteanu Braticevici C, Sporea I, Panaitescu E, et al. Value of acoustic radiation force impulse imaging elastography for non-invasive evaluation of patients with nonalcoholic fatty liver disease[J]. Ultrasound Med Biol, 2013, 39(11): 1942-1950.
[8] Zhang D, Li P, Chen M, et al. Non-invasive assessment of liver fibrosis in patients with alcoholic liver disease using acoustic radiation force impulse elastography[J]. Abdom Imaging, 2015, 40(4): 723-729.
[9] 医学会肝病学分会脂肪肝和酒精性肝病学组. 非酒精性脂肪性肝病诊疗指南[J]. 中华糖尿病杂志, 2010, 2(1): 15-19.
[10] 吴瑶媛, 董江宁. 能谱 CT、MRI 定性和定量诊断脂肪肝及研究进展[J]. 国际医学放射学杂志, 2016, 39(1): 39-43.
[11] 施婷婷, 何健, 史炯炯, 等. 宝石 CT 能谱成像定量测定脂肪肝小鼠肝脏脂肪含量[J]. 实用放射学杂志, 2014, 30(12): 2079-2083.
[12] 曹邱婷, 赵丽琴, 杨正汉, 等. 单源双能能谱 CT 对大鼠脂肪肝定量分析的多参数研究[J]. 放射学实践, 2017, 32(5): 475-478.
[13] Itaya S, Matsui T, Kamiyama T, et al. Evaluation of fat quantification in the liver using dual energy CT[J]. Nihon Hoshasen Gijutsu Gakkai Zasshi, 2016, 72(11): 1084-1090.
[14] Hyodo T, Yada N, Hori M, et al. Multimaterial decomposition algorithm for the quantification of liver fat content by using fast-kilovolt-peak switching dual-energy CT: clinical evaluation[J]. Radiology, 2017, 283(1): 108-118.
[15] Patel J, Bettencourt R, Cui J, et al. Association of noninvasive quantitative decline in liver fat content on MRI with histologic response in nonalcoholic steatohepatitis [J]. Therap Adv Gastroenterol, 2016, 9(5): 692-701.
[16] Park CC, Nguyen P, Hernandez C, et al. Magnetic resonance elastography vs transient elastography in detection of fibrosis and noninvasive measurement of steatosis in patients with biopsy-proven nonalcoholic fatty liver disease[J]. Gastroenterology, 2016, 152(3): 598-607. e2.
[17] 唐业欢, 王叶, 叶慧义, 等. 脂肪肝的 CT 及 MRI 影像诊断[J]. 中华全科医师杂志, 2012, 11(12): 890-892.
[18] Joy TR, McKenzie CA, Tirona RG, et al. Sitagliptin in patients with non-alcoholic steatohepatitis: A randomized, placebo-controlled trial[J]. World J Gastroenterol, 2017, 23(1): 141-150.
[19] Chiang HJ, Lin LH, Li CW, et al. Magnetic resonance fat quantification in living donor liver transplantation [J]. Transplant Proc, 2014, 46(3): 666-668.
[20] Levin YS, Yokoo T, Wolfson T, et al. Effect of echo-sampling strategy on the accuracy of out-of-phase and in-phase multiecho gradient-echo MRI hepatic fat fraction estimation[J]. J Magn Reson Imaging, 2014, 39(3): 567-575.
[21] 郭若汨, 唐文杰, 朱叶青, 等. 磁共振 IDEAL-IQ 序列对肝脏脂肪变性和铁过载的诊断价值[J]. 中山大学学报(医学科学版), 2015, 36(5): 689-692.
[22] Matsubara F, Nagai Y, Tsukiyama H, et al. Proposed cut-off value of the intrahepatic lipid content for metabolically normal persons assessed by proton magnetic resonance spectroscopy in a Japanese population[J]. Diabetes Res Clin Pract, 2016, 119(1): 75-82.
[23] Di Martino M, Pacifico L, Bezzi M, et al. Comparison of magnetic resonance spectroscopy, proton density fat fraction and histological analysis in the quantification of liver steatosis in children and adolescents[J]. World J Gastroenterol, 2016, 22(39): 8812-8819.
[24] Keese D, Korkusuz H, Huebner F, et al. In vivo and ex vivo measurements: noninvasive assessment of alcoholic fatty liver using 1H-MR spectroscopy[J]. Diagn Interv Radiol, 2016, 22(1): 13-21.
[25] 王晓敏, 张晓晶, 马林. 磁共振量化评价非酒精性脂肪肝脂肪含量的研究进展[J]. 医疗卫生装备, 2016, 37(4): 128-131.
[26] Abele JT, Fung CI. Effect of hepatic steatosis on liver FDG uptake measured in mean standard uptake values [J]. Radiology, 2010, 254(3): 917-924.
[27] Liu G, Li Y, Hu P, et al. The combined effects of serum lipids, BMI, and fatty liver on ^{18}F-FDG uptake in the liver in a large population from China: an ^{18}F-FDG-PET/CT study[J]. Nucl Med Commun, 2015, 36(7): 709-716.
[28] Rokugawa T, Uehara T, Higaki Y, et al. Potential of (99m) Tc-MIBI SPECT imaging for evaluating non-alcoholic steatohepatitis induced by methionine-choline-deficient diet in mice[J]. EJNMMI Res, 2014, 4(1): 57.
[29] 梁长虹. 肝脏疾病 CT 诊断[M]. 北京: 人民卫生出版社, 2008.
[30] 陈敏华. 消化系统疾病超声学[M]. 北京: 北京出版社, 2003.
[31] 董宝玮, 陈敏华, 李建国, 等. 非均匀性脂肪肝声像

图分型的再探讨[J].中华超声影像学杂志,1993,2(2):62-63.

[32] Fukukura Y,Fujiyoshi F,Inoue H,et al. Focal fatty infiltration in the posterior aspect of hepatic segment Ⅳ:relationship to pancreaticoduodenal venous drainage[J]. Am J Gastroenterol,2000,95(12):3590-3595.

[33] Liu LP,Dong BW,Yu XL,et al. Evaluation of focal fatty infiltration of the liver using color Doppler and contrast-enhanced sonography[J]. J Clin Ultrasound,2008,36(9):560-566.

[34] Khalili K,Lan FP,Hanbidge AE,et al. Hepatic subcapsular steatosis in response to intraperitoneal insulin delivery:CT findings and prevalence[J]. AJR Am J Roentgenol,2003,180(6):1601-1604.

[35] Terayama N,Matsui O,Tatsu H,et al. Focal sparing of fatty liver in segment Ⅱ associated with aberrant left gastric vein[J]. Br J Radiol,2004,77(914):150-152.

[36] Liu LP,Dong BW,Yu XL,et al. Analysis of focal spared areas in fatty liver using color Doppler imaging and contrast-enhanced microvessel display sonography[J]. J Ultrasound Med,2008,27(3):387-394.

[37] Kim KW,Kim MJ,Lee SS,et al. Sparing of fatty infiltration around focal hepatic lesions in patients with hepatic steatosis:sonographic appearance with CT and MRI correlation[J]. AJR Am J Roentgenol,2008,190(4):1018-1027.

[38] Shiozawa K,Watanabe M,Ikehara T,et al. Evaluation of hemodynamics in focal steatosis and focal spared lesion of the liver using contrast-enhanced ultrasonography with sonazoid[J]. Radiol Res Pract,2014,2014:104-110.

[39] 周建利,周少明.磁共振成像定量评估儿童非酒精性脂肪肝的研究进展[J].国际儿科学杂志,2016,43(2):131-133.

[40] 雷军强,郭顺林.腹部常见病 MRI 诊断图谱[M].兰州:甘肃科学技术出版社,2011.

[41] Purandare NC,Rangarajan V,Rajnish A,et al. Focal fat spared area in the liver masquerading as hepatic metastasis on F-18 FDG PET imaging[J]. Clin Nucl Med,2008,33(11):802-805.

[42] Han N,Feng H,Arnous MM,et al. Multiple liver focal fat sparing lesions with unexpectedly increased(18)F-FDG uptake mimicking metastases examined by ultrasound(18)F-FDG PET/CT and MRI[J]. Hell J Nucl Med,2016,19(2):173-175.

[43] Zissen MH,Quon A. Focal fat mimicking multiple hepatic metastases on FDG PET/CT imaging[J]. Eur J Nucl Med Mol Imaging,2009,36(9):1527.

[44] Le Y,Chen Y,Huang Z,et al. Intense FDG activity in focal hepatic steatosis[J]. Clin Nucl Med,2014,39(7):669-672.

[45] Keramida G,Potts J,Bush J,et al. Accumulation of(18)F-FDG in the liver in hepatic steatosis[J]. AJR Am J Roentgenol,2014,203(3):643-648.

[46] Dioguardi Burgio M,Bruno O,Agnello F,et al. The cheating liver:imaging of focal steatosis and fatty sparing[J]. Expert Rev Gastroenterol Hepatol,2016,10(6):671-678.

[47] Liu LP,Dong BW,Yu XL,et al. Focal hypoechoic tumors of Fatty liver:characterization of conventional and contrast-enhanced ultrasonography[J]. J Ultrasound Med,2009,28(9):1133-1142.

[48] Bartolotta TV,Vernuccio F,Taibbi A,et al. Contrast-enhanced ultrasound in focal liver lesions:where do we stand?[J]. Semin Ultrasound CT MR,2016,37(6):573-586.

[49] Catalano O,Sandomenico F,Vallone P,et al. Contrast-enhanced ultrasound in the assessment of patients with indeterminate abdominal findings at positron emission tomography imaging[J]. Ultrasound Med Biol,2016,42(11):2717-2723.

（刘利平　张炎晶　张惠娟）

第三十二章

肝脏灌注异常

一、综　述

（一）定义

肝脏灌注异常(transient hepatic perfusion disorders,THPD)是一种由各种原因引起的肝脏局部血流动力学变化,表现为肝段、亚段或肝叶分布的肝实质内的血流灌注差异,而肝细胞本身无组织学异常[1]。

THPD分为低灌注异常和高灌注异常,以后者多见。前者表现为动态增强时,动脉期可见肝实质强化减低区,而门静脉期同肝实质强化程度一致,最常见的原因是肝脏动脉受压或阻塞致肝动脉血流灌注减少。后者表现为动态增强时,肝实质内出现一过性异常强化灶,而门静脉期恢复正常,造成的原因很多,如门静脉阻塞、创伤、肿瘤、炎症等[2]。

（二）病因及发病机制

1. 肝脏血供　肝脏是双重供血器官,同时接受肝动脉(25%)和门静脉(75%)供血,两套供血系统经肝窦、脉管、胆管周围血管丛等存在一些交通。当某些病因导致局部门静脉血流灌注减少、肝静脉回流障碍时,这些潜在的通路开放,血流进入肝动脉致THPD出现[3]。

2. 形成机制　近年来学者们研究发现形成HPD的机制可能有以下几种[4]:

（1）动脉-门静脉分流(arterioportal shunt, APS):是引起THPD的主要原因。正常时门静脉压(5～13mmHg)明显低于肝动脉压(90～100mmHg),肝静脉压力(1～5mmHg)低于肝窦内压力(2～6mmHg),而下腔静脉压力最低(0.5～4.0mmHg),这种压力梯度递减倾向促使肝脏血流持续回流入心脏。当肝流出道压力增高时,门静脉血供减少,肝动脉血供代偿性增加,同时肝脏血供潜在通路开放,形成功能性APS,动脉期对比

剂从压力较高的肝动脉分流入压力较低的门静脉,形成THPD。

APS的典型征象:动脉期门静脉主干尚未显影时肝内门静脉分支显影。直接征象包括[5]:①动脉期出现肝内门静脉分支显影而门静脉主干未显示。②门静脉分支及主干显影而肠系膜上静脉及脾静脉未显影。③门静脉远侧分支内的信号或密度明显高于近侧分支。

常见原因包括肿瘤、肝脏创伤或介入治疗术后、肝硬化、先天畸形等。

（2）门静脉、肝静脉受压或阻塞:门静脉受压阻塞时,其近端门静脉主干或分支血管见充盈缺损或受压变窄征象,远端门静脉血流减少,相应区域肝动脉血流代偿性增加,出现HPD[6]。有研究发现,肝脏各叶段边缘部血管供应交通很少,因此当门静脉主干血供减少时,这些边缘部的门静脉血流减少更为显著。常见病因包括癌栓、血栓、肿瘤压迫、肝硬化等[7]。

（3）盗血现象:富血供肿瘤常引起肿瘤所在肝叶、肝段的供血动脉增加、增粗,产生虹吸效应,对周围肝实质产生"盗血"作用,使得该区域内肝动脉血供增加,邻近肝叶或肝段血供相对减少[8]。

（4）炎性病变:肝脏及邻近部位的炎性病变常引起局部组织充血、水肿及炎症细胞浸润。动脉期炎症细胞浸润的肝组织因为含对比剂的动脉血流过,而表现为HPD,但是血流的总量没有变化。常见病因包括肝脓肿、急性胆囊炎、胆管炎等[9]。

（5）解剖变异、迷走血管供血:小部分肝组织接受第三方向血供,这些血管主要有胆囊静脉、胆囊旁静脉系统、腹壁-附脐静脉系统,常对肝脏的第Ⅰ、Ⅳ段供血,而相应区域内的门静脉供血减少或缺失。这些变异静脉进入肝窦的速度更快,出现相应区域的一过性强化。这类HPD常出现

于镰状韧带旁、肝脏Ⅰ、Ⅲ、Ⅳ段及胆囊窝周围[10]。

（三）病理生理

肝脏灌注异常是由各种原因引起的局限性或弥漫性肝脏血流动力学发生改变所致，但区域内肝细胞本身无病理病变。根据肝脏血流动力学发生变化的原因，可分为生理性灌注异常和病理性灌注异常。生理性灌注异常一般与肝脏解剖变异血管有关；而病理性灌注异常则是由于创伤和各种介入性操作、肿瘤、炎症等引起肝脏血管受压、狭窄、闭塞或损伤所致[11]。

（四）临床症状和体征

生理性灌注异常一般无症状和体征；病理性灌注异常可表现为原发病相应的症状和体征。

（五）检查方法与选择

1. CT增强扫描　是发现灌注异常常用的检查方法。

2. MRI增强扫描　也是发现灌注异常常用的检查方法，同时肝细胞特异性对比剂还可进一步提高诊断和鉴别诊断价值。

3. 超声造影检查　有助于鉴别诊断和评估灌注异常的范围。

（六）影像学表现

1. CT　平扫表现为等密度，增强扫描动脉期表现为一过性楔形、扇形或不规则片状异常强化，门静脉期及平衡期恢复为等密度[12]。

根据THPD在肝实质内的形态特点，可分为3种类型。①广泛型：多见于肿瘤晚期门静脉癌栓形成或门静脉受压。②肝叶、肝段型：多见于肝脏肿瘤、肝脏介入治疗术后、炎症性病变等。③楔形、不规则型：多位于肝脏边缘或肝内病变边缘，多见于肝癌、肝硬化、生理性异常灌注[13]。

2. MRI　T_1WI和T_2WI、DWI多呈等信号，增强扫描动脉期表现为楔形或不规则形异常高信号，门静脉期恢复为等信号。

肝细胞特异性对比剂普美显（Gd-EOB-DTPA）增强扫描时，绝大部分病灶肝细胞期表现为等信号。据文献报道，少数部分病灶由于肝窦淤血水肿，T_2WI呈现稍高信号、肝细胞期呈稍低信号。有研究比较普美显与非特异性细胞外间隙对比剂钆喷葡胺（Gd-DTPA）对HPD鉴别诊断的能力，发现HPD的强化方式在应用两种对比剂时无明显差异，而普美显有助于HPD与小肝癌的诊断及鉴别，其诊断能力更佳[14]。

3. 超声造影检查　超声造影（CEUS）运用血池型微泡对比剂可以准确反映肝脏的微血管灌注特点[15]。CEUS对于肝脏局灶性小病变（≤3cm）伴HPD的研究发现，不同性质病变检出的THPD声像图形态不同，有助于鉴别诊断和正确评估病变范围[14]。

（七）诊断要点与鉴别诊断

1. 诊断要点　诊断THPD主要依赖于动态增强，表现为动脉期正常肝实质内出现一过性异常强化灶，而门静脉期恢复等密度灶，无占位效应。

2. 鉴别诊断　肝脏高灌注异常需与富血供的肝脏实质性病变相鉴别：

（1）肝细胞癌：常有肝硬化背景及肝炎相关病史，多伴有AFP升高，CT表现为低密度或混杂密度，MRI示T_1WI多呈稍低信号，T_2WI呈稍高信号，DWI呈高信号，增强扫描呈"快进快出"强化方式，门静脉期和/或延迟期可出现"包膜样"强化。

（2）肝转移瘤：有原发肿瘤病史，多发为主，CT以低密度为主，可见晕征，MRI扫描T_2WI表现为"靶"征或"牛眼"征，增强扫描多呈环形强化。

（3）肝血管瘤：CT表现为略低密度，MRI示T_1WI呈低信号，T_2WI呈高信号，重T_2WI上呈"灯泡"征，增强扫描呈渐进性强化。

（4）局灶性结节增生（focal nodular hyperplasia，FNH）：CT表现为等或低密度灶，中心瘢痕区密度更低，MRI表现为T_1WI呈等或略低信号，T_2WI呈等或略高信号，中心瘢痕区T_2WI呈高信号，增强扫描早期明显强化，晚期强化减退，中心瘢痕区延迟强化。

（5）肝腺瘤：女性多见，多为单发、圆形、易脂肪变性及出血，CT表现为低密度，MRI示T_1WI呈略高或略低信号，T_2WI呈略高信号，同反相位提示内含脂肪变性，增强扫描动脉期明显强化，门静脉期及延迟期可见明显强化包膜。

（6）肿瘤治疗后复发：MRI多表现为T_1WI呈低信号，T_2WI呈高信号，DWI呈高信号，增强扫描动脉期强化，门静脉期及延迟期强化减退。

二、病　例　介　绍

1. 病史摘要　患者，男性，74岁。2个月前无明显诱因出现上腹部饱胀感，餐后明显，无腹痛等不适症状，未予诊治。近1周来，自觉腹胀症状明显加重，遂于当地医院行胃镜检查，胃镜结果显示胃癌,病理结果为胃印戒细胞癌。实验室检查:血常规 RBC 3.93×10^{12}/L、HGB 119.00g/L;肝功能 Alb 37.70g/L、TP 64.20g/L。

2. 影像学表现　见图 32-0-1。

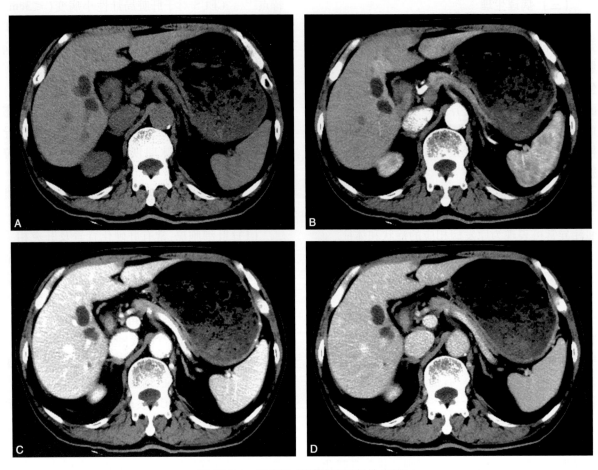

图 32-0-1　肝囊肿、胆囊窝旁局灶性 HPD

A. 平扫示肝右叶两枚低密度囊性病灶;B. 增强动脉期肝脏囊性灶无强化,肝脏近胆囊窝区见斑片状异常强化区;
C、D. 增强门静脉期和延迟期示肝脏囊性病灶无强化,动脉期异常强化区在该两期强化程度同正常肝实质

三、教 学 要 点

1. HPD 反映了肝脏局部的血流动力学变化。

2. 结合典型影像学表现,不难诊断。

3. 鉴别诊断需与富血供的肝脏实质性病变相鉴别,如肝细胞癌、肝转移瘤、肝血管瘤等。

参 考 文 献

[1] G Oriolo,E Egmond,Z Mariño,et al. Systematic review with meta-analysis:neuroimaging in hepatitis C chronic infection[J]. Aliment Pharmacol Ther,2018,47(9):1238-1252.

[2] Humberto Wong,Terry S Desser,R Brooke Jeffrey. Transient Hepatic Attenuation Differences inComputed Tomography from Extrahepatic Portal Vein Compression[J]. Radiol Case Rep,2015,3(1):113.

[3] 边海曼,纪盛章,冯荣印,等. 正常肝脏一过性灌注异常的 MSCT 表现[J].放射学实践,2013,28(4):428-432.

[4] Sugishita T,Higuchi R,Morita S,et al. Diagnostic accuracy of transient hepatic attenuation differences on computed tomography scans for acute cholangitisin patients with malignant disease[J]. Hepatobiliary Pancreat Sci,2014,21(9):669-675.

[5] Lee KH,Han JK,Jeong JY,et al. Hepatic attenuation differences associated with obstruction of the portal or hepatic veins in patients with hepatic abscess[J]. Am J Roentgenol,2005,185(4):1015-1023.

[6] Utaroh M,Tomoaki L,Hironobu,et al. Distinguishing Hypervascular Pseudolesions of the liver from Hypervascular Hepatocellular Carcinomas with Gadoxetic Acid-enhanced MR Imaging[J]. Radiology,2010,256(1):151-158.

[7] 王艾博,罗佳文,边杰,等. 普美显对肝脏动脉期一过性强化灶与小肝癌检出的研究及与钆喷葡胺的比较研究[J]. 中国临床医学影像杂志,2016,27(12):

881-887.

［8］ Zhou X,Luo Y,Peng YL,et al. Hepatic perfusion disorder associated with focal liver lesions:contrast-enhanced US patterns-correlation study with contrast-enhanced CT ［J］. Radiology,2011,260(1):274-281.

［9］ Kim SW,Shin HC,Kim IY. Diffuse pattern of transient hepatic attenuation differences in viral hepatitis:a sign of acutehepatic injury in patients without cirrhosis［J］. Comput Assist Tomogr,2010,34(5):699-705.

［10］ Pradella S,CentiN,La VillaG,et al. Transient hepatic attenuation difference(THAD) in biliary duct disease ［J］. Abdominal Imaging,2009,34(5):626-633.

［11］ Mathieu D,Vasile N,Dibie C,et al. Portal cavernoma:dynamic CT features and transient differences in hepaticattenuation［J］. Grenier P. Radiology, 1985, 154 (3):743-748.

［12］ Qing-Yong Cao,Zhi-Meng Zou,Qi Wang,et al. MRI manifestations of hepatic perfusion disorders［J］. Exp Ther Med,2018,15(6):5199-5204.

［13］ Wei Tang,Xiao-Ming Zhang,Zhao-Hua Zhai,et al. Hepatic abnormal perfusion visible by magnetic resonance imaging in acute pancreatitis［J］. World J Radiol, 2013,5(12):491-497.

［14］ Sarela AI,Gallagher HJ,Macadam RC,et al. Abnormal hepatic perfusion index predicts recurrence of colorectal carcinoma ［J］. Colorectal Dis, 2000, 2 (6): 346-350.

［15］ Schelker RC,Andorfer K,Putz F,et al. Identification of two distinct hereditary hemorrhagic telangiectasia patient subsets with different hepatic perfusion properties by combination of contrast-enhanced ultrasound(CEUS) with perfusion imaging quantification［J］. PLoS One, 2019,14(4):1-13.

（罗佳文　吕哲昊　刘白鹭　宋成君）

第三十三章

肝血色素沉积症

一、综　述

（一）定义

肝血色素沉积症（liver hemochromatosis，LHC）又称肝血色病，是指肠道对铁的异常过量吸收，导致肝脏、脾脏、胰腺、心脏等实质脏器细胞内过量铁沉积，常伴受累器官功能损害和结构破坏。

（二）病因及发病机制

1. 流行病学　根据欧洲肝病学会流行病学资料显示，该病为北欧白人中较常见的疾病，原发性血色素沉积症（hereditary hemochromatosis，HHC）在全世界 18~70 岁人中的发病率为（1.5~3）/1 000 人[1,2]，男性发病率约为女性的 3 倍，起病缓慢，一般出现临床症状多见于 40~60 岁男性，或50 岁以上的女性，青少年型血色病，多在 30 岁以前发病[3]。

2. 病因　按病因可分为原发性和继发性 2种[4]。HHC 又称遗传性或特发性血色病，是一种常染色体隐性遗传性铁贮积病，是先天性铁代谢障碍所致，为纯合子第 6 号染色体短臂常染色体紧密连锁的血色素沉积症基因（hemochromatosis gene，HFE gene）[5]，曾称为人类白细胞抗原（human leucocyte antigen，HLA），该基因编码的蛋白与转铁蛋白受体结合后形成复合物，抑制细胞含铁转运蛋白的摄取，因肠黏膜细胞缺陷而导致铁的过量汲取及器官内的过量沉积[6]，常累及肝、胰、心肌、脾、淋巴结等。患者多合并肝硬化、肝癌、糖尿病、心肌病、充血性心力衰竭、性腺功能低下、皮肤色素沉着等。继发性血色素沉积症（secondary hemochromatosis，SHC）多见于过量应用铁剂、溶血性贫血、长期大量输血后及多年摄入大量药物铁或饮食中高铁进入肠黏膜细胞，长期纵酒者肝功能损害也加重铁的吸收等情况，铁沉积于肝、胰和心等实质脏器细胞内。

3. 发病机制

（1）原发性血色素沉积症：是小肠黏膜吸收铁功能增强，大量铁进入血液循环，铁与转铁蛋白结合大量进入器官实质细胞内。铁进入器官实质细胞的机制涉及网状内皮系统功能障碍、转铁蛋白功能障碍及受体异常表达、胃肠内缺乏某种铁吸收因子等。

（2）继发性血色素沉积症：在含铁血黄素沉着症的基础上，网状内皮系统摄取铁饱和后，人体再摄入含铁物质或者内源性含铁物质产生时，过量铁以含铁血黄素颗粒形式在达到一定量后沉积于肝脏、脾脏、骨髓等网状内皮体系统[7]，致靶器官实质细胞破坏，广泛纤维化，导致脏器功能损害。

（三）病理生理

铁沉积性疾病可能影响实质细胞（主要为肝细胞）和间质细胞（包括汇管区的吞噬细胞和纤维间隔，肝窦的库普弗细胞和贮脂细胞等），肝脏内铁沉积在小叶内的分布和密集程度常有区域间的差别，不同原因所致的血色病铁沉积模式不同，可分为实质铁沉积、间质铁沉积和混合铁沉积 3种模式[8,9]。

1. 原发性血色素沉积症　铁主要沉积于汇管区周围的肝细胞内，并随着疾病的进展，逐渐向中央区延伸，分布仍然以汇管区周围显著，从汇管区至中央区逐渐递减，而库普弗细胞和巨噬细胞内沉积较少，晚期增生的纤维结缔组织及胆管上皮细胞内可见含铁血黄素沉着[10]。早期 HFE 血色病，铁位于肝细胞胆管极，分布从汇管区周围向小叶中心区域梯度递减，这是典型的实质铁沉积模式[11]。胰腺色素沉着可伴弥漫性间质纤维化，影响分泌功能。

2. 继发性血色素沉积症　铁主要弥漫沉积于小叶中心区，以库普弗细胞内较明显，散在分布于肝细胞内,或者等量沉积于肝细胞和库普弗细胞,而显著的混合性铁沉积或间质铁沉积多继发于一些其他疾病,与实质或混合模式的铁沉积相比,间质铁沉积患者更容易有纤维化、汇管区炎症、肝细胞气球样变[12]。地中海贫血由于珠蛋白生成障碍,铁进入红系前体细胞受损,肠道铁吸收增加,遗传性球形红细胞增多症导致红细胞膜异常,会出现类似于血色病的严重肝铁过载,输血铁就会沉积在实质和间质细胞中[13]。慢性酗酒者有间质或混合型的轻度肝铁沉积,药物性肝损伤引起的铁沉积模式与酒精相似[9]。

(四)临床表现

1. 原发性血色素沉积症 国内好发于中年男性,女性少见。铁沉积到一定程度才表现明显症状,肝脾肿大、糖尿病及皮肤色素沉着为典型的临床三联征,发生率为3%~8%。常见嗜睡,虚弱,腹痛,大量铁质沉积于肝、胰、脾、心肌、关节、淋巴结等,多合并肝硬化、糖尿病、心肌病(充血性心力衰竭)、关节炎、皮肤色素沉着及性腺功能减退[14]。皮肤色素沉着呈青铜色或灰黑色,主要发生在面部、上肢、手背、腋窝、会阴部等。口腔黏膜可有蓝灰色或蓝黑色的色素斑。关节病变典型表现为近端指(趾)节间和第2、3掌指关节炎。

2. 继发性血色素沉积症 在其他疾病实施治疗的基础上导致铁过度沉积。一般沉积于患者的网状内皮细胞内。常见于患者过量应用铁剂、长期大量输血(大多在输血10 000mL以上)、长期摄入大量含铁的食物或药物中铁质弥散进入肠黏膜细胞;也常见于某些严重的慢性贫血(海洋性贫血、溶血性贫血、再生障碍性贫血,以重型地中海贫血居多)、酗酒者(酒中铁含量高、酒精刺激铁吸收、肝功能损害加重铁吸收)、慢性肝病等患者[15]。铁质沉积于肝、脾、骨髓等网状内皮系统,多不伴实质脏器功能损害。

(五)检查方法与选择

1. 影像学检查 CT与MRI检查是重要的诊断和鉴别诊断依据,尤其是MRI诊断更具价值。双能CT检查有助于诊断及定量分析,以及治疗后评价,避免多次肝活检。MRI检查可应用不同序列成像选择性显示肝内含铁量,区别实质器官和网状内皮系统的铁沉积,可鉴别CT其他肝密度增高的疾病,在MRI上不出现信号的减低。此外,B超能显示LHC所致的早期脂肪肝及早期肝

硬化,也能协助进行LHC诊断。

2. 实验室检查 美国肝脏病学会(AASLD)血色病诊断指南建议,转铁蛋白饱和度(transferrin saturation,TS),男性空腹TS>60%、女性空腹TS>50%时,诊断HHC的敏感性、特异性和阳性预测值分别为92%、93%和86%,血清铁蛋白(serum ferritin,SF)与TS结果联合应用,对LHC的阴性预测值可达97%[16]。还有口腔试纸进行染色体分析。

按照Edwards标准,出现下列情况时应该考虑HHC[17]:血浆浓度>32.22mmol/L,血清铁蛋白>300μg/L,转铁蛋白饱和度>65%,总铁结合力升高。国外有学者认为血清铁蛋白含量超过1 000μg/L可作为HHC目标人群肝纤维化或肝硬化的预测因子[18]。正常肝铁浓度为1 800μg/g(干重),有症状者可升高至10 000μg/g,肝纤维化和肝硬化患者可高达22 000μg/g以上[17]。

3. 肝脏穿刺活检或基因检查 肝活组织检查和普鲁士蓝染色是诊断肝过多铁沉积的"金标准";肝活检观察肝硬化、纤维化程度,化学方法测定肝含铁浓度,能了解肝铁含量及损害性质、程度,判断预后并监测治疗效果,但可重复性差且具有创伤性,普鲁士蓝染色观察可染的含铁血黄素沉积,肝组织活检是血色病的确诊方法。骨髓涂片或切片含铁血黄素颗粒增多,尿沉渣中也可见这种颗粒。皮肤活检可见黑色素和含铁血黄素颗粒,多数患者见到表皮基底细胞及汗腺中有继发于铁沉积的灰色素。

也可通过基因筛查,检测基因突变来确诊。随着基因检测的出现,HHC在无症状个体得到诊断将会非常常见[19]。可以进行的基因检测有C282Y、H63D等[1,20],用于基因型临床诊断和一级亲属筛查[21],除外继发原因则可确诊为HHC。

(六)影像学表现

1. CT 铁原子序数较高,肝内过载的铁质沉积使得肝脏密度弥漫性显著增加,称为"白肝"现象。CT平扫使用管电压120kV进行扫描时,CT值为70~132HU,正常肝组织CT值为45~65HU,与正常肝内低密度的血管影形成明显的对比;慢性贫血患者,由于血液含铁量较少,与肝实质密度相比较血管显示为更为显著的低密度;与脂肪肝相比则呈相应的极低密度样改变。血色病合并脂肪肝时,肝内的脂肪变性抵偿了肝内沉积铁升高

的 CT 值,测量 CT 值时会出现假阴性[22]。120kV 的管电压扫描时 CT 值与铁含量呈线性关系,肝脏 CT 值升高 20HU,相应铁含量增加 20mg/g。80kV 的管电压扫描时,肝脏 CT 值显著增高,当肝内铁含量<150μmol/g 时,对肝血色病的诊断敏感率较低,CT 不能反映肝脏内的密度[1]。Guyader 等[23]认为肝脏平扫 CT 值>72HU 为该病的诊断标准,其他受累脏器如脾脏、胰腺等密度也均匀增高。双能量 CT(80~120kV)采用两种不同的管电压进行扫描,由于铁的衰减值的差异,CT 值的改变与肝组织内铁含量存在线性关系,并可量化肝内铁质沉着,特别对于血色病合并脂肪肝时,更容易检出铁过载,进行定量分析,结合临床表现可作出诊断[24]。可以对临床治疗过程中肝内铁质的含量进行定量分析,反映治疗的效果。

原发性血色素沉积症多为肝密度增高,伴有脾、胰腺、淋巴结、肾上腺、心肌等脏器密度增高。继发性血色素沉积症的网状内皮细胞储存铁增加,可显示肝、脾密度均增高,而胰腺在早期密度不增高。

原发性血色素沉积症患者怀疑肝脏肿瘤性病变时应进行肝脏平扫和增强扫描。进行 CT 增强扫描,由于铁质沉积肝密度较高,远远高过普通的肝实质强化的密度,甚至与门静脉期的血管密度接近,形成血管"淹没"征,肿瘤性病变能较明显强化,导致与含铁过载肝实质的对比度差异减小,同样在强化的背景下难以对肝实质铁沉积进行准确测定,而平扫的优势体现出低密度肿瘤性病变与含铁过载的肝实质对比度增大,利于病变检出。

2. MRI　MRI 检查为无创性的监测手段,有良好的重复性和可操作性,对铁异常沉积有较高的敏感性。正常人肝脏含铁量较少,每克肝组织含铁量<20~25μmol/g(干重),超过 25~36μmol/g(干重)可诊断肝铁质沉积异常增多,超过 80μmol/g(干重)提示有血色素沉积症可能,肝脏含铁浓度的每克肝组织含铁量(μmol/g)除以患者年龄等于肝铁指数,用来判定是否存在血色素沉积症[15]。正常肝脏每克肝组织含铁量大于 1mg 时,MRI 信号可出现异常。肝血色素沉着患者实质脏器内铁质沉积,而铁是超顺磁性物质,肝脏铁超负荷使组织细胞局部磁场不均匀,周围水分子中的氢质子失相位造成信号缺失,在 SE 和 GRE 序列

上有明显延长 T1 弛豫时间和缩短 T2 弛豫时间的特点,表现为 T1WI 和 T2WI 信号强度明显减低改变,肝脏呈黑色低信号称"黑肝"。

MRI GRE 序列对肝脏轻度铁质沉着较常规 SE 序列敏感。由于 GRE 序列对磁场不均匀性更为敏感,所以 GRE 的长回波时间 TE 对铁质沉着更加敏感,因此 T2*WI 可敏感地检测出轻度铁质沉积[25]。肝脏含铁浓度为 50~80μmol/g(干重)时,高场强 MRI 成像 GRE 序列 T1WI 及短回波时间 TE 上,肝脏信号强度高于脾脏;而在长回拨时间 TE 时,肝脏低于脾脏信号强度。当肝脏含铁浓度在 300μmol/g(干重)以上时,肝脏 GRE T1WI 信号均降低,低于脾脏和竖脊肌信号强度。T2WI 和 T2*WI 权重像对铁沉积较 T1WI 敏感,LHC 患者肝脏 T2WI 和 T2*WI 信号强度降低程度与肝含铁浓度成正比,采用在 SE T2WI 或者 GRE T2WI 上用肝脏、脾脏、胰腺信号强度与竖脊肌信号的比较,前者低于竖脊肌的信号强度,提示有明显的铁质沉积。

梯度回波同相位和反相位 T1 加权序列,由于运用了双回波,也可以应用于检查伴随 T2WI 效应的病变[26]。肝脏铁质沉积过载时,随着回波时间的延长,横向磁化向量不断衰减,实质信号强度下降,同相位回波时间比反相位长,在同相位时上信号强度衰减程度更加显著,因此同相位表现为低信号,反相位表现为相对高信号。梯度双回波的 T1WI 正反相位信号强度的差别是肝铁质沉着的一种特征性表现[27]。与脂肪肝在同反相位上的表现则相反。LHC 患者肝脏合并脂肪变性时,同相位信号强度会抵消 T2 效应引起的信号强度差异,注意结合观察 T2WI 的信号强度[28]。此外,LHC 中肝癌的发生率可达 35%,由于铁不沉着于肿瘤组织中,在 T1WI 和 T2WI 肝脏信号明显减低的背景下,很容易与正常的组织区别开来。疾病的晚期,T2WI 序列可见心肌和骨髓发生明显的信号减低改变。MRI 定量分析认为肝脏铁质沉积在 80~300mmol/g 时最准确,超过 300mmol/g 的重度铁质沉积,肝脏信号完全丧失定量,不准确[29]。

原发性血色素沉积症实质脏器铁质沉积可出现肝脏、胰腺、脾脏信号降低,而输血性铁过载所致网状内皮系统的铁质沉积早期仅表现为肝脏、脾脏信号降低,胰腺由于无网状内皮系统,在疾病

的早中期信号无明显降低[15]，这是原发血色病与继发血色病的不同之处。

（七）诊断要点与鉴别诊断

1. 诊断要点

（1）可分为原发性和继发性。原发性血色病是一种隐性遗传性疾病。继发性血色病主要由于严重的慢性贫血和/或长期大量输血造成体内铁贮积过多。

（2）临床表现为皮肤色素沉着、肝脏肿大、肝功异常、心脏病、内分泌性腺功能减退、糖尿病和关节病等多系统多脏器功能异常。

（3）实验室检查如血清铁的异常对诊断有帮助；肝组织活检并用普鲁士蓝染色观察可染的含铁血黄素是血色病的确诊依据。此外，基因检测也有助于诊断和筛查。

（4）影像学表现：CT示肝脏密度弥漫性显著增加，出现"白肝"现象；MRI示肝脏 T_1WI 和 T_2WI 信号强度明显减低，表现为"黑肝"。原发性血色素沉积症，脾脏和胰腺密度/信号改变同肝脏一致；而继发性血色素沉积症，只有肝脏和脾脏密度/信号改变，早期胰腺变化不明显。

2. 鉴别诊断

（1）肝豆状核变性：是铜代谢障碍的一种常染色体隐性疾病，多发于10~25岁。颅脑MRI示豆状核对称性低信号改变，CT扫描示豆状核对称性密度减低。CT主要表现为肝硬化密度增高。X线显示继发骨质疏松、小关节边缘毛糙、软骨下骨质吸收、韧带肌腱过早钙化、骨化等表现有别于LHC。临床上眼科检查可见角膜K-F环，还有进行性肢体震颤、肌张力增高等锥体外系症状。实

验室检查尿铜增高，血清铜蓝蛋白<200mg/L。

（2）肝糖原累积症：是婴幼儿先天糖原代谢紊乱性疾病，主要累及脑、心脏、肝脏、肾脏、肌肉等器官。CT检查表现为肝脏增大，实质密度增高。双能CT采用120kV和80kV管电压扫描，糖原累积症测得的肝实质CT值差异不大，但血色素沉积症铁离子与X线强度相关，肝实质CT值有明显改变，可资鉴别。

（3）其他原因引起的肝实质密度增高：乙胺碘呋酮中毒顺铂治疗、曾使用钍对比剂、含金制剂治疗后（类风湿性关节炎治疗后网状内皮系统金沉积），鉴别诊断依赖于临床病史和实验室检查。

二、病例介绍

病例1

1. 病史摘要　患者，男性，56岁。因腹痛、腹胀不适3年，加重伴乏力2周入院。伴乏力、纳差，无恶心、呕吐、发热，活动量大时症状加重，可自行缓解。无输血史、血液病史、否认肝炎病史。长期服用损肝药物史及饮酒史，家族史无异常。体格检查：皮肤粗糙，面容青灰色，脾肋下5.5cm。实验室检查：空腹血糖10.2mmol/L，血清铁58.0μmol/L，铁蛋白>2 000μg/L，转铁饱和度85.67%，转铁蛋白受体3.20mg/L，总铁结合力68μmol/L，转铁蛋白1.26g/L，未见角膜色素环。肝活组织检查和普鲁士蓝染色：肝细胞内见大量含铁血黄素沉积合并脂肪变性。结合临床诊断：原发性血色素沉积症。

2. 影像学表现　见图33-0-1。

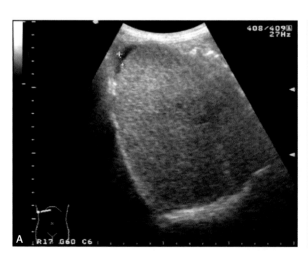
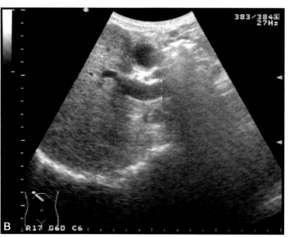

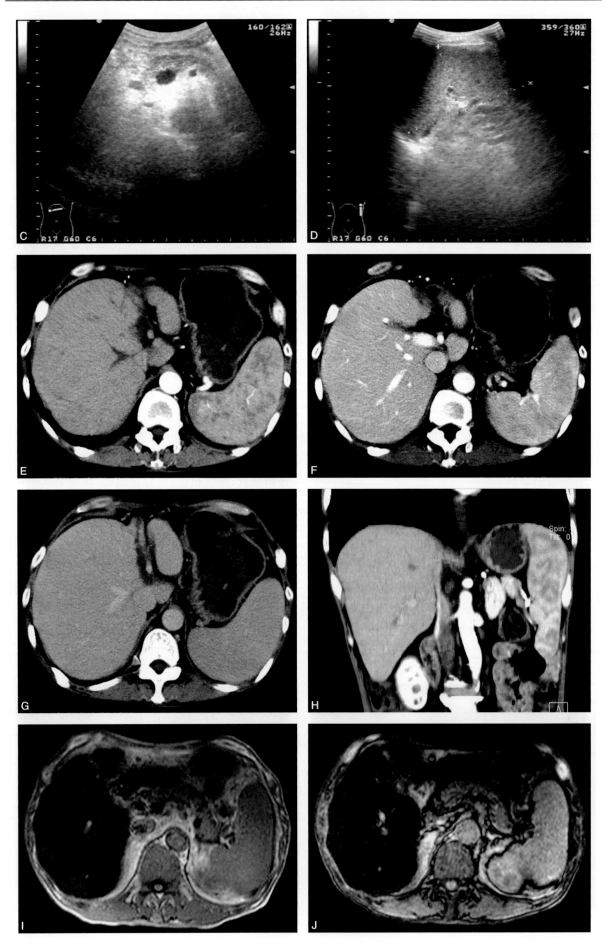

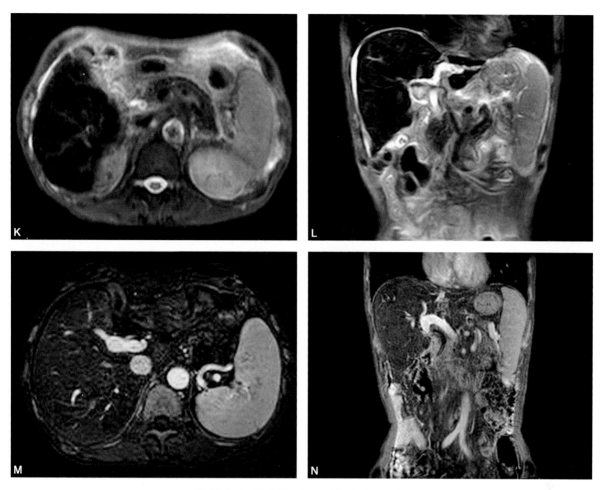

图 33-0-1　原发性肝血色素沉积症（HHC）

A. 肝脏稍大,内部实质回声增粗,肝脾周探及少量液性暗区;B. 门静脉稍增宽;C. 胰腺实质回声略增强;D. 脾脏增大;E~H. CT 增强扫描示肝右叶形态饱满,轮廓边缘欠光滑,各期未见明显异常强化,门静脉稍增宽,脾脏增大,表现为肝硬化征象;I. T_1WI IP 显示肝脏信号明显减低,胰腺信号稍减低,低于同层面竖脊肌信号,脾脏信号未见明显异常;J. T_1WI OP 显示肝脏信号明显减低,胰腺、脾脏信号稍高于 T_1WI IP 信号;K、L. T_2WI 示肝脏及胰腺信号明显减低,低于同层面竖脊肌信号,脾脏信号未见明显异常,肝脾周围少量腹水;M、N. MRI 增强示门静脉早期肝脏实质强化尚均匀,其程度低于脾脏实质,胰腺未见异常强化,信号减低,脾脏体积增大,实质未见异常强化

病例 2

1. **病史摘要**　患者,男性,44 岁。盗汗半年,咳嗽、咳痰 1 周,发热 3 天,腹部不适 1 年。半年前无明显诱因出现盗汗、无发热、无咳嗽,3 天前开始发热,最高温度为 38.5℃,肝区隐痛 1 年,皮肤、黏膜无黄染,全身皮肤未见明显色素沉着,否认其他遗传性疾病史及输血史,肝脾肋下未触及,外院胸片检查示:肺结核。有吸烟史 30 年,20 支/d,有饮酒史 20 余年,白酒 200g/d,未戒酒,否认毒物接触史。实验室检查:血清铁 39.0μmol/L,铁蛋白>1 300μg/L。上腹部超声提示:肝内光点增多。结合临床诊断:继发性血色素沉积症。

2. **影像学表现**　见图 33-0-2。

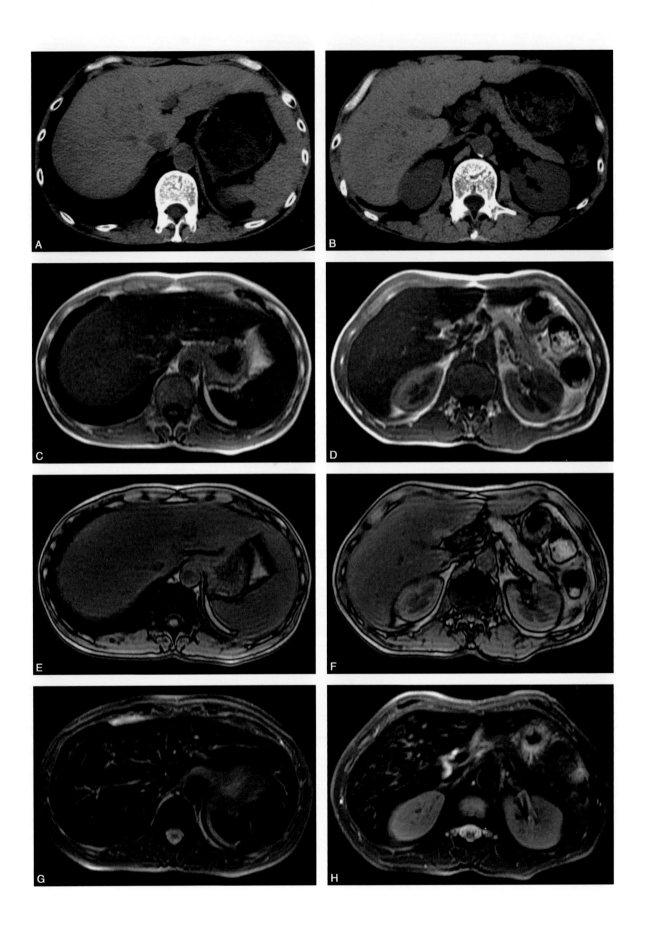

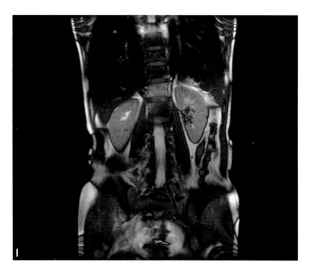

图33-0-2　继发性肝血色素沉积症（SHC）

A、B. CT平扫示肝脾实质密度稍增高,肝右叶部分密度不均匀减低;胰腺实质密度未见明显异常。C、D. T₁WI IP 示肝脾实质信号明显减低,低于同层面竖脊肌信号;胰腺实质信号未见明显异常。E、F. T₁WI OP 示肝脾实质信号较 T₁WI IP 增高,等于或部分略低于同层面竖脊肌信号;胰腺实质信号未见明显异常。G~I. T₂WI 显示肝脾实质信号明显减低,低于同层面竖脊肌信号

病例3

1. 病史摘要　患儿,男性,8个月26天。发现面色苍黄4个月入院。患儿以进行性面色苍黄为主要表现,伴皮肤、巩膜稍黄染,黄疸无明显进行性加重,伴乏力,尿色稍深黄,无出血倾向,无发热。β-地中海贫血基因检测:发生 *cd41~42*、*cd17* 位点杂合突变。父亲 β-地中海贫血基因检测:发

生 *cd41~42* 位点杂合突变。母亲 β-地中海贫血基因检查:发生 *cd17* 杂合位点突变。临床上予以多次输血治疗,并回输无关供者造血干细胞。实验室检查:血清铁蛋白5 312ng/mL(正常参考值:28~397ng/mL)。诊断:β-地中海贫血伴继发性血色素沉积症。

2. 影像学表现　见图33-0-3。

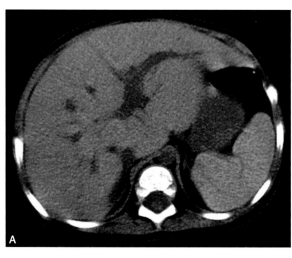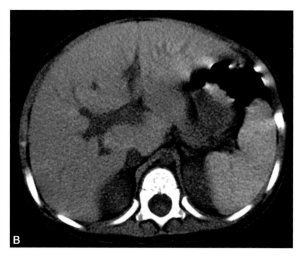

图33-0-3　继发性肝血色素沉积症（SHC）

A、B. CT平扫示肝大,肝实质密度均匀增高(与骨骼肌比较),测量CT值在70HU以上,肝内血管架构分支自然且异常清楚地显示;脾不大,但密度明显增高,呈"白脾"现象

三、教学要点

1. 分型　可分为原发性和继发性。原发性血色病是一种隐性遗传性疾病。继发性血色病主要是严重的慢性贫血和/或长期大量输血造成体内铁贮积过多所致。

2. 临床表现　皮肤色素沉着、肝脏肿大、肝功异常、心脏病、内分泌性腺功能减退、糖尿病和关节病等多系统多脏器功能异常。

3. 实验室检查　如血清铁的异常对诊断有帮助;肝活组织检查和普鲁士蓝染色是血色病的确诊依据:肝细胞内见大量含铁血黄素沉积合并脂肪变性。

4. 影像学表现　可合并有脂肪肝和/或早期肝硬化的表现。CT表现为肝脏、脾脏密度弥漫性显著增加,出现"白肝""白脾"现象;MRI肝脏T_1WI和T_2WI信号强度明显减低,表现为"黑肝"现象。原发性血色素沉积症,脾脏和胰腺密度/信号改变同肝脏一致;而继发性血色素沉积症,只有肝脏和脾脏密度/信号改变,早期胰腺变化不明显。

参 考 文 献

[1] Bacon BR,Adams PC,Kowdley Kv,et al. Diagnosis and management of hemochromatosis:2011 practice guideline by the American Association for the Study of Liver Diseases[J]. Hepatology,2011,54(1):328-343.

[2] Adams P,Brissot P,Powell Lw,et al. EASL International Consensus Conference on Haemochromatosis[J]. J Hepatol,2000,33(3):485-504.

[3] John M McCullough,Kathleen M Heath,Alexis M Smith. Hemochromatosis:Niche Construction and the Genetic Domino Effect in the European Neolithic[J]. Human biology,2015,87(1):39-58.

[4] Wrobel N,Pottgiesser T,Birkner P,et al. Therapeutic Depletion of Iron Stores Is Not Associated with a Reduced Hemoglobin Mass in a Hemochromatosis Patient[J]. Case Rep Gastroentero,2016,10(2):459-465.

[5] 李丽,贾继东,王宝恩. 血色病的欧美诊断治疗规范[J]. 胃肠病学和肝病学杂志,2008,17(1):1-3.

[6] Ravasi G,Rausa M,Pelucchi S,et al. Transferrin receptor 2 mutations in patients with juvenile hemochromatosis phenotype[J]. American Journal of Hematology,2015,90(12):226-227.

[7] Amatto M,Acharya H. Secondary hemochromatosis as a result of acute transfusion-induced iron overload in a burn patient[J]. Burns Trauma,2016,4(1):1-4.

[8] Deugnier Y,Turlin B. Pathology of hepatic iron overload[J]. Semin LiverDis,2011,31(3):260-271.

[9] James E,Nelson,Laura Wilson,et al. Relationship between pattern of hepatic iron deposition and histologic severity in nonalcoholic fatty liver disease[J]. Hepatology,2011,53(2):448-457.

[10] Pietrangelo A. Hepcidin in human iron disorders:therapeutic implications[J]. J Hepatol,2011,54(1):173-181.

[11] Valenti L,Fracanzani AL,Bugianesi E,et al. HFE genotype,parenchymal iron accumulation,and liver fibrosis in patients with nonalcoholic fatty liver disease[J]. Gastroenterology,2010,138(3):905-912.

[12] 孙磊,王鹏,张亮,等. 血色病肝脏铁沉积的病理特点分析[J]. 中华肝脏病杂志,2015,23(6):443-448.

[13] Jeong HK,An JH,Kim HS,et al. Hypoparathyroidism and subclinical hypothyroidism with secondary hemochromatosis[J]. Endocrinol Metab(Seoul),2014,29(1):91-95.

[14] Paulo CS,Jose EK,Alexandre CP,et al. Molecular Diagnostic and Pathogenesis of Hereditary Hemochromatosis[J]. Int J Mol Sci,2012,13(2):1497-1511.

[15] 陈星荣,陈九如. 消化系统影像学[M]. 上海:上海科学技术出版社,2010.

[16] Tavill AS. Diagnosis and management of hemochromatosis[J]. Hepatology,2001,33(5):1321-1328.

[17] 许乙凯,全显跃. 肝胆胰脾影像诊断学[M]. 北京:人民卫生出版社,2006.

[18] Waalen J,Felitti VJ,Gelbart T,et al. Screening for hemochromatosis by measuring ferritin levels:a more effective approach[J]. Blood,2008,111(1):3373-3376.

[19] Lanktree MB,Sadikovic B,Waye JS,et al. Clinical Evaluation of a Hemochromatosis Next-Generation Sequencing Gene Panel[J]. Eur J Haematol,2017,18(10):1-12.

[20] Zoller H,Henninger B. Pathogenesis,Diagnosis and Treatment of Hemochromatosis[J]. Dig Dis,2016,34(4):364-373.

[21] Zhao N,Zhang AS,Enns CA,et al. Iron regulation by Hepcidin[J]. Journal of Clinical Investigation,2013,123(6):2337-2343.

[22] 钟月芳,应碧伟. 肝血色素沉积症的CT和MRI诊断[J]. 实用放射学杂志,2013,29(12):2070-2072.

[23] Guyader D,Gandon Y,Deugnier Y,et al. Evaluation of computed tomography in the assessment of liver iron overload. A study of 46 cases of idiopathic hemochromatosis[J]. Gastroenterology,1989,97(3):737-743.

［24］周康荣,严福华,曾蒙苏.腹部 CT 诊断学［M］.上海:复旦大学出版社,2011.

［25］Maris TG,Papakonstantinou O,Chatzimanoli V,et al. Myocardial and liver iron status using a fast T 2* quantitative MRI (T 2* qMRI) technique［J］. Magnetic Resonance in Medicine,2007,57(4):742-753.

［26］Sirlin CB,Reeder SB. Magnetic resonance imaging quantification of liver iron［J］. Magn Reson Imaging Clin N Am,2010,18(3):359-381.

［27］Queiroz-Andrade M,Blasbalg R,Ortega CD,et al. MR imaging findings of iron overload［J］. Radiographics, 2009,29(6):1575-1589.

［28］Nozaki Y,Sato N,Tajima T,et al. Usefulness of Magnetic Resonance Imaging for the Diagnosis of Hemochromatosis with Severe Hepatic Steatosis in Nonalcoholic Fatty Liver Disease［J］. Intern Med, 2016, 55 (17):2413-2417.

［29］郭学军,王成林,刘鹏程,等.血色素沉积症的 MRI 诊断[J].医学影像学杂志,2010,20(7):1034-1037.

（徐晔　张英俊）

237

第三十四章

肝豆状核变性

一、综　述

（一）定义

肝豆状核变性（hepatolenticular degeneration，HLD）又名威尔逊病（Wilson's disease，WD），是一种常染色体隐性遗传的铜代谢障碍疾病，以肝硬化和脑部基底节变性为主。该病是目前少数可对症治疗，且治疗效果较好的遗传性代谢病之一，其预后与确诊时间关系密切，早期诊断和治疗可明显改善患者的生存质量和预后[1]。

（二）病因与发病机制

全世界人群的患病率为 0.5/10 万～3/10 万[2]，男性和女性患病率相当[3]。该病多见于青少年，占儿童慢性肝病的 6%～21%[4]。

由于铜的转运基因 ATP7B 发生突变而导致血清铜蓝蛋白合成减少及胆道排铜障碍，铜离子在肝、脑、肾、角膜等组织器官蓄积并导致相应病变[5]。铜的主要排泄途径是肝脏，多余的铜首先积聚在肝脏中，然后流入血液及其他系统器官，从而产生一系列症状和变化。

（三）病理生理

1. 肝脏改变　光镜下可见肝细胞脂肪变性、坏死，胞核呈空泡状。最早期的肝细胞改变只能在电镜下发现。病理改变从轻到重分为肝脂肪变性期、肝炎期、肝纤维变性期和肝硬化等 4 期。肝硬化期较有特征性的改变是出现马洛里小体（Mallory body）[6]。

2. 脑部改变　光镜见神经细胞变性坏死，胶质细胞反应性增生及胶质小结节形成和水肿。主要累及大脑基底节（壳核病变明显，苍白球、尾状核次之）、丘脑、中脑、脑桥、小脑齿状核。铜沉积

于角膜后弹力层产生 K-F 环[7]。

（四）临床表现与实验室检查

1. 临床表现　分为神经损害型、肝脏损害型和其他器官损害型。儿童 WD 首诊以肝脏症状最为多见，常早于神经系统症状。

（1）肝脏损害：肝型症状轻重不一，临床可表现为急性肝炎、慢性肝炎反复发作、肝硬化，甚至急性肝功能衰竭[8-10]，合并肝癌少见[9]。儿童患者开始常出现转氨酶（AST、ALT）、胆红素升高和非特异性慢性肝损害症状，如倦怠、乏力、食欲不振及发热等。AST/ALT>2，常提示慢性肝损害继发于酒精或 WD[11]。以后可渐出现肝区痛、肝大、黄疸、蜘蛛痣、脾大、脾功能亢进、食管静脉曲张破裂出血、肝性脑病、腹水和特发性细菌性腹膜炎等进行性坏死后肝硬化症状。

（2）神经系统症状：神经、精神症状以较大儿童多见，多在肝病症状数月、数年后出现。主要表现为锥体外系症状，常见肌张力不全、步态异常、共济失调、躯干扭转痉挛、手足徐动、舞蹈症状、构音障碍、吞咽障碍、流涎、表情呆板、肢体震颤，也可有行为改变和学习困难[12]。年长儿有时可有抑郁、人格改变或精神分裂症样表现，个别有小脑共济失调、癫痫、轻偏瘫及锥体束征等。

（3）色素环（Kayser-Fleischer ring，K-F 环）：是诊断 WD 的重要体征和诊断依据之一，角膜边缘可见宽 2~3mm 的棕黄色或绿褐色色素环[13]。

（4）器官损害

1）肾脏损害：双下肢浮肿，蛋白尿、糖尿、氨基酸尿、尿酸尿及肾性佝偻病等。

2）骨骼：足跟及膝踝关节疼痛，晚期可出现

关节挛缩、骨骼变形。

3）血液系统：急性血管内溶血，乏力、头晕、贫血貌，实验室检查可发现血红蛋白及红细胞降低，骨髓象呈红系增生等。

2. 实验室检查

（1）血清铜蓝蛋白[14]：血清铜蓝蛋白减低是诊断本病的重要依据之一。正常人血清铜蓝蛋白值为 0.20~0.50g/L，<0.20g/L 为异常；<0.08g/L 是诊断 WD 的强有力证据；大部分儿童患者血清铜蓝蛋白降低。

（2）人体微量铜测定：大多数患者 24 小时尿铜含量显著增加。正常人尿铜排泄量<40μg/24h，未经治疗患者多为 200~400μg/24h。尿铜的变化可作为临床排铜药物剂量调整的参考指标。

（五）检查方法与选择

1. 超声检查　重要的筛选和辅助诊断方法。

2. CT 检查　常用的诊断和鉴别诊断方法。

3. MRI 检查　也是常用的诊断和鉴别诊断方法，在脑型诊断中更具价值。

4. 实验室检查　重要诊断依据。

5. 肝脏穿刺活检病理　确诊依据。

（六）影像学表现

1. 肝脏

（1）B 超：WD 肝实质声像分为 4 级。A：正常；B：肝实质弥漫性或多灶性回声增多增强；C：不均匀点状或条状回声（树枝光带或岩层征）；D：肝硬化声像。将 WD 引起门静脉高压表现分为 2 级，A：脾稍大，肝门静脉或脾静脉扩张；B：脾大明显，腹水形成或侧支循环开放[15]。

（2）CT：弥漫小结节性肝硬化为主，密度增高且分布不均。依据在肝组织中的密度差，分为高密度、低密度、混合密度，动脉期结节灶强化不明显。高密度结节病灶动脉期数目减少，门静脉期进一步减少，绝大部分结节灶与肝实质密度趋于一致，延迟期与肝实质呈等密度；低密度结节灶在门静脉期呈相对更低密度，肝内病灶数目增多，延迟期病灶数目更多，边缘更清晰，提示增生结节为乏血供。门静脉高压改变：脾大，大量腹水、肝门静脉和脾静脉扩张[15]。最新研究

认为，$^{64}CuCl_2$-PET/CT 具有作为诊断遗传性和获得性人类铜代谢紊乱和监测铜调节疗法效果的有用工具的潜力，可以监测肝脏和肝外组织的铜水平[16]。

（3）MRI：肝硬化改变，MRI 能更好地显示肝脏再生结节，T_1WI 呈小结节状稍高信号，T_2WI 呈小结节状稍低信号。脾脏增大、门脾静脉增宽，伴或不伴有腹水、胆囊炎[15]。文献报道[17]肝实质的蜂巢模式是诊断 WD 肝脏受累最具辨识性的自变量，但敏感性有限，仅为 43%。

2. 颅脑

（1）CT：双侧基底节对称性低密度灶。

（2）MRI：阳性率达 82.1%~100.0%[14]。特征性表现为双侧基底节神经核团的对称性、斑片状 T_1WI 低、T_2WI 高信号，FLAIR 序列呈稍高信号，DWI 序列表现为高信号，ADC 值减低，其中壳核（豆状核）和尾状核头部受累最常见；丘脑多为局部受累；脑干病灶以中脑和脑桥为主，偶见小脑齿状核损害[18,19]。

MRS 研究显示，WD 患者双侧基底节区的 NAA/Cr、Cho/Cr 降低[11]。DTI 可提供 WD 患者豆状核在扩散水平损害的信息，FA 值降低，MD 值升高。DTI 可以重建皮质脊髓束网络，WD 患者皮质核之间纤维投射异常[20]。WD 患者脑灰质核内有顺磁性矿化沉积，SWI 是评估这些结构的有效方法。双侧尾状核头部、苍白球、壳核、丘脑、黑质和红核的平均相位值减低，双侧壳核受到的影响最大[21]。

另一重要的影像学改变为脑萎缩[22]，以广泛性大脑、小脑萎缩多见。铜沉积于脑实质引起神经元细胞变性水肿、退变、数量减少，以及邻近脑白质软化或海绵状变性是脑萎缩的病理基础。

（七）诊断要点与鉴别诊断

1. 诊断要点　WD 主要是临床诊断：①肝病史或肝病/锥体外系病症；②血清铜蓝蛋白（CP）显著降低和/或肝铜增高；③角膜 K-F 环；④家族史。符合①②③或①②④可确诊[13]。诊断困难者，可以进行肝脏活组织检查以检测肝铜水平，这是 WD 最准确的检测。铜含量超过 250μg/g 干重肝组织即为阳性[23]。

2. 鉴别诊断　肝豆状核变性临床表现复杂，患者无神经系统表现，出现各系统症状时临床误诊相当普遍。肝型肝豆状核变性需与慢性活动性肝炎、慢性胆汁淤滞综合征或门静脉性肝硬化等肝病鉴别。但上述肝病无血清铜减低、尿铜增高、血清铜蓝蛋白和铜氧化酶显著降低等铜代谢异常，亦无角膜 K-F 环。

二、病例介绍

病例 1

1. 病史摘要　患者，女性，50 岁。1 年前无明显诱因出现四肢无力，伴头晕明显。实验室检查：铜蓝蛋白明显下降，诊断为肝豆状核变性。

2. 影像学表现　见图 34-0-1。

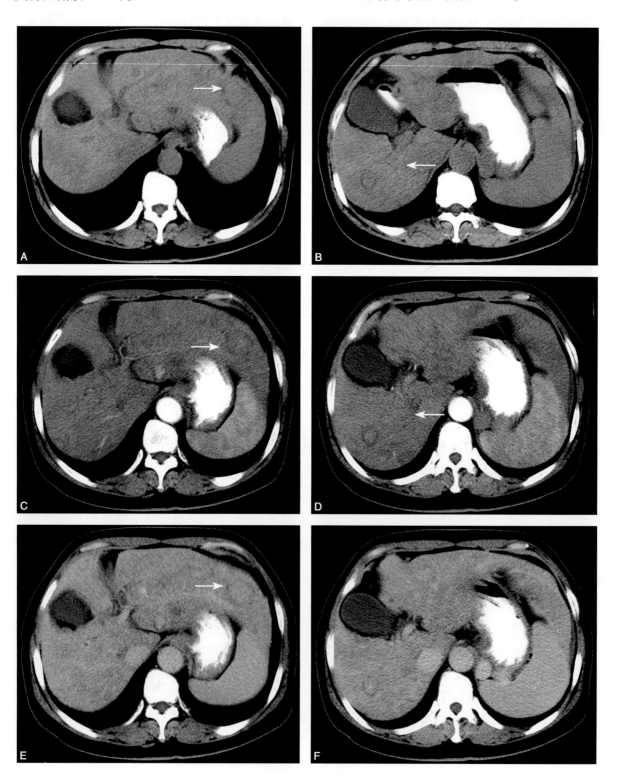

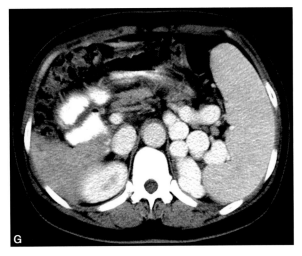

图 34-0-1　肝豆状核变性
A、B. CT 平扫示肝组织结节性肝硬化,结节呈等密度(箭头);
C、D. 增强动脉期示结节灶未见明显强化;E、F. 增强延迟期,结
节灶与肝实质仍呈等密度;G. 脾门区多发迂曲扩张血管影

病例 2

1. 病史摘要　患者,女性,47 岁。腹胀 3 个月,乏力 1 周。双下肢轻度凹陷性水肿。实验室检查:铜蓝蛋白<0.022g/L,明显下降,诊断为肝豆状核变性。

2. 影像学表现　见图 34-0-2。

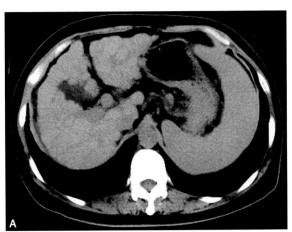
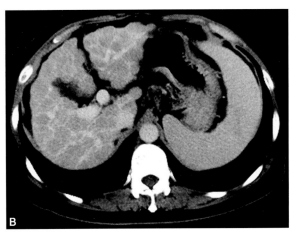

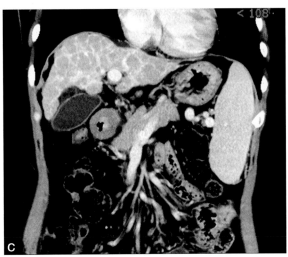

图 34-0-2　肝豆状核变性
A. CT 平扫示肝脏弥漫结节性肝硬化;B、C. 横断位和冠状位增强扫描延迟期示肝脏多发结节状低强化灶,呈网格状

三、教学要点

1. 肝豆状核变性肝脏改变影像学表现不典型，主要为结节性肝硬化。

2. 早期诊断和治疗非常重要，可明显改善患者的生存质量和预后。

3. 早期正确的诊断须密切结合家族史、角膜K-F环、发病年龄、临床表现及血清铜、铜蓝蛋白等实验室检查综合判断。

参 考 文 献

[1] Patra PK. Wilson's disease and diagnostic conundrum in a low income country[J]. Pan Afr Med J,2017,13(26):201.

[2] Dedoussis GV,Genschel J,Sialvera TE,et al. Wilson disease:high prevalence in a mountainous area of Crete[J]. Ann Hum Genet,2005,69(Pt 3):268-274.

[3] Bhatnagar N,Lingaiah P,Lodhi JS,et al. Pathological Fracture of Femoral Neck Leading to a Diagnosis of Wilson's Disease:A Case Report and Review of Literature[J]. J Bone Metab,2017,24(2):135-139.

[4] Hanif M,Raza J,Qureshi H,et al. Etiology of chronic liver disease in Children[J]. J Pak Med Assoc,2004,54(3):119-122.

[5] Chen C,Shen B,Xiao JJ,et al. Currently clinical views on genetics of Wilson's disease[J]. Chin Med J(Engl),2015,128(13):1826-1830.

[6] Pronicki M. Wilson disease-liver pathology[J]. Handb Clin Neurol,2017,142(142):71-75.

[7] Patil M,Sheth KA,Krishnamurthy AC,et al. A review and current perspective on Wilson disease[J]. J Clin Exp Hepatol,2013,3(4):321-336.

[8] European Association for Study of Liver. EASL clinical practice guidelines:Wilson's disease[J]. J Hepatol,2012,56(3):671-685.

[9] Haberal M,Akdur A,Moray G,et al. Auxiliary Partial Orthotopic Living Liver Transplant for Wilson Disease[J]. Exp Clin Transplant,2017,15(Suppl 1):182-184.

[10] Cheng Q,He SQ,Gao D,et al. Early application of auxiliary partial orthotopic liver transplantation in murine model of Wilson disease[J]. Transplantation,2015,99(11):2317-2324.

[11] Thapa BR,Walia. Liver function tests and interpretation[J]. Indian J Pediatr,2007,74(7):663-671.

[12] Pulai S,Biswas A,Roy A,et al. Clinical features,MRI brain,and MRS abnormalities of drug-naïve neurologic Wilson's disease[J]. Neurol India,2014,62(2):153-158.

[13] Sridhar MS,Rangaraju A,Anbarasu K,et al. Evaluation of Kayser-Fleischer ring in Wilson disease by anterior segment optical coherence tomography[J]. Indian J Ophthalmo,2017,65(5):354-357.

[14] Ala A,Walker AP,Ashkan K,et al. Wilson's disease[J]. Lancet,2007,369(9559):397-408.

[15] Akhan O,Akpinar E,Karcaaltincaba M,et al. Imaging findings of liver involvement of Wilson's disease[J]. Eur J Radiol,2009,69(1):147-155.

[16] Peng F. Positron emission tomography for measurement of copper fluxes in live organisms[J]. Ann NY Acad Sci,2014,1314(1):24-31.

[17] Vargas O,Faraoun SA,Dautry R,et al. MR imaging features of liver involvement by Wilson disease in adult patients[J]. Radiol Med,2016,121(7):546-556.

[18] Muneer A. A Rare Neuropsychiatric Presentation of Adult-Onset Wilson's Disease[J]. J Coll Physicians Surg Pak,2016,26(11):148-150.

[19] Ranjan A,Kalita J,Kumar S,et al. A study of MRI changes in Wilson disease and its correlation with clinical features and outcome[J]. Clin Neurol Neurosurg,2015,138:31-36.

[20] Zhou XX,Li XH,Qin H,et al. Diffusion tensor imaging of the extracorticospinal network in the brains of patients with Wilson disease[J]. J Neurol Sci,2016,362:292-298.

[21] Yang J,Li X,Yang R,et al. Susceptibility-Weighted Imaging Manifestations in the Brain of Wilson's Disease Patients[J]. PLoS One,2015,10(4):e0125100.

[22] Sinha S,Taly AB,Ravishankar S,et al. Wilson's disease:cranial MRI observations and clinical correlation[J]. Neuroradiology,2006,48(9):613-621.

[23] Ivo Florin Scheiber,Radan Bruha. Pathogenesis of Wilson Disease[J]. Handb Clin Neurol,2017,142:43-55.

（李宏军　李瑞利）

第三十五章

肝糖原累积症

一、综　述

（一）定义

糖原累积症（glycogen storage disease，GSD）是一类以组织中糖原浓度或结构异常为特征的常染色体隐性遗传性疾病，是由于参与糖原代谢的酶先天性缺陷所致，临床上较为少见。根据缺陷的酶和临床表现不同，目前已发现 13 种不同类型的 GSD，命名按照发现的先后顺序，其中 0、Ⅰ、Ⅲ、Ⅳ、Ⅵ、Ⅸ、Ⅺ型以肝脏受累为主，又称为肝糖原累积症[1]。

（二）病因与发病机制

由于 GSD 发病率不高（1/43 000～1/20 000）、起病隐匿，常易被漏诊误诊。各型 GSD 中以 GSD-Ⅰ型最常见，它包括 GSD-Ⅰa 和 GSD-Ⅰb 两种亚型。GSD-Ⅰa 是由于葡萄糖-6-磷酸酶基因的外显子上核苷酸 727（G727T）的 G-T 颠换突变，导致葡萄糖-6-磷酸酶缺陷引起的肝、肾内糖原过度沉积[2]。

（三）病理生理

病理表现为肝细胞染色较浅，浆膜明显，因胞质内充满糖原而肿胀，且含有中等或大的脂肪滴，其细胞核亦因富含糖原而特别增大。细胞核内糖原累积、肝脂肪变性明显但无纤维化改变是肝糖原累积症突出的病理变化，有别于其他各型糖原累积病[3]。

（四）临床表现及体征

临床上主要表现为矮身材、腹泻、高脂血症、高尿酸血症、性发育延迟、生长迟缓和肺动脉高压。儿童期该病的主要并发症为低血糖，成人则为肝肿瘤和肾功能衰竭，预后较差。

（五）检查方法与选择

1. 超声检查　为首选的筛查和鉴别诊断方法。

2. CT/MRI 检查　是主要的筛选和鉴别诊断方法，尤其是肝脏并发症的诊断。

3. 生化等实验室检查　是主要诊断依据，尤其肝组织的糖原定量和葡萄糖-6-磷酸酶活性测定为确诊依据。

（六）影像学表现

有关肝糖原累积症影像学表现的报道不多。影像学检查缺乏特异性，主要表现为肝脏肿大。超声检查可显示肝实质回声正常或增强；CT 检查肝实质可较正常密度略高，为 50～70HU，但由于 GSD 患者通常并存肝脂肪浸润，肝实质密度的增高实际上并不明显[4]。有报道显示，FDG PET/CT 可高水平沉积于 GSD-Ⅰa 患者的肝脏，推测可能由于患者体内葡萄糖-6-磷酸酶缺陷，肝细胞摄取的 FDG 被己糖激酶磷酸化为 FDG-6-磷酸盐，沉积于肝脏的细胞中，而使肝脏呈现 FDG 浓聚现象[5]。肝肿瘤是肝 GSD 患者常见的并发症，其中绝大多数为肝细胞腺瘤（hepatocellular adenoma，HCA），约占 GDS 患者肝肿瘤的 73%[6]。HCA 通常孤立发生，无或仅有不完整的包膜，直径 1～15cm，瘤内可有自发出血倾向。病理上 HCA 由板层或索状排列的肝细胞样细胞组成，细胞体积较正常肝细胞大，细胞内包含大量糖原和脂肪[7]。HCA 血供丰富，有较多血窦和滋养动脉，不含胆管。由于瘤体内脂肪的存在，CT 平扫通常呈低密度，可伴出血和钙化[8]。增强动脉期肿瘤呈显著均匀强化，门静脉期肿瘤强化密度与正常肝实质相仿。HCA 的 MRI 表现多样，瘤内脂肪、出血、坏死和钙化可使 HCA 在 T_1 加权像呈信号不均匀的肿块，T_2 加权像呈高信号[9]。GSD 患者也可并发肝的局灶性结节增生（focal nodular hyperplasia，FNH）或肝细胞癌[10]（hepatocellular carcinoma，HCC），二者均较 HCA 少见，影像学上鉴别诊断有一定困难，确诊依靠活检或手术切除。

（七）诊断要点与鉴别诊断

1. 诊断要点

（1）肝糖原累积症是糖原累积症最常见的类型，是因肝内葡萄糖-6-磷酸酶缺乏所致，是一种少见的婴幼儿先天性糖原代谢紊乱性疾病。

（2）临床表现儿童期该病的主要并发症为低

血糖,成人则为肝肿瘤和肾功能衰竭,预后较差。

（3）影像学检查缺乏特异性,主要表现为肝肿大以及肝肿瘤等并发症。

（4）生化检测是主要诊断依据,尤其是肝组织的糖原定量和葡萄糖-6-磷酸酶活性测定是确诊依据。

2. 鉴别诊断 肝糖原累积症主要与其他原因所致糖原累积症进行鉴别,同时还需要与脂肪肝等肝脏弥漫性病变进行鉴别。

脂肪肝:肝糖原累积症和脂肪肝均可表现为肝脏肿大和密度改变;前者表现为肝实质密度稍增高,而脂肪肝表现为肝实质密度不同程度减低,

MRI反相位信号较同相位减低有助于鉴别。

二、病 例 介 绍

1. 病史摘要 患者,女性,10岁。因发现腹部包块5年入院。偶有鼻衄,无黑便。尿有机酸气相质谱:乳酸、2-羟基丁酸、丙酮酸及3-羟基丁酸增高,提示酮尿,4-羟基苯酸增高可能继发于肝功能损伤。肝穿刺活检:所送组织显示肝小叶完整,可见肝细胞肿胀,肝窦受压或闭塞,汇管区散在淋巴细胞浸润,未见纤维组织增生,未见核内包涵体,PAS染色(+),提示肝糖原累积症。

2. 影像学及病理表现 见图35-0-1。

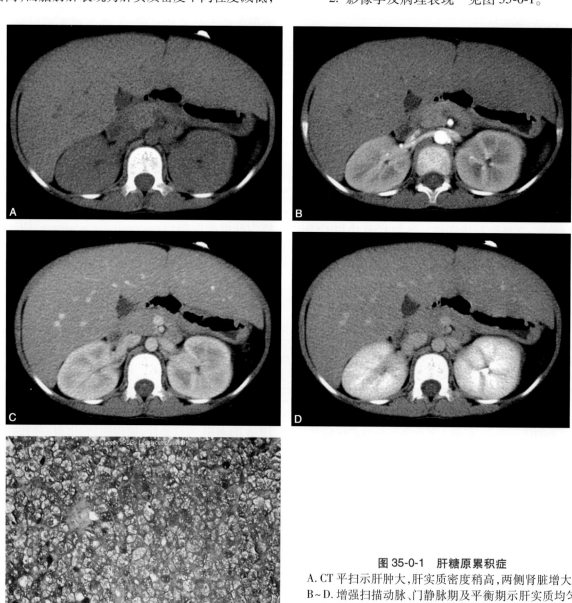

图 35-0-1 肝糖原累积症
A. CT平扫示肝肿大,肝实质密度稍高,两侧肾脏增大;
B~D. 增强扫描动脉、门静脉期及平衡期示肝实质均匀强化,两侧肾脏实质强化减弱,其内未见局灶性病变;
E. 肝活检组织PAS染色(+)

三、教 学 要 点

1. 肝、肾内糖原过度沉积,CT 检查可显示受累脏器体积增大,实质密度稍增高。

2. 典型临床表现有患者生长落后;实验室检查有:空腹低血糖,血乳酸和血脂升高,以及高尿酸血症等,体检常见肝大。

3. 确诊有赖于组织病理检查。

参 考 文 献

［1］ Nguyen AT, Bressenot A, Manolé S, et al. Contrast-en-hanced ultrasonography in patients with glycogen storage disease type Ⅰa and adenomas［J］. J Ultrasound Med, 2009,28(4):497-505.

［2］ Mikuriya Y, Oshita A, Tashiro H, et al. Hepatocellular carcinoma and focal nodular hyperplasia of the liver in a glycogen storage disease patient［J］. World J Hepatol, 2012,4(6):191-195.

［3］ Talente GM, Coleman RA, Alter C, et al. Glycogen storage disease in adults［J］. Ann Intern Med, 1994, 120 (2):218-226.

［4］ Ellingwood SS, Cheng A. Biochemical and clinical aspects of glycogen storage diseases［J］. J Endocrinol, 2018,238(3):R131-R141.

［5］ Polenova NV, Strokova TV, Starodubova AV. Characteristics of lipid metabolism and the cardiovascular system in glycogenosis types Ⅰ and Ⅲ［J］. Ter Arkh,2017,89 (8):88-94.

［6］ Ebert SE, Brenzy K, Cartwright MS, et al. Neuromuscular ultrasound as an initial evaluation for suspected myopathy:A case report［J］. Muscle Nerve, 2019, 59 (5): E31-E32.

［7］ Quackenbush D, Devito J, Garibaldi L, et al. Late presentation of glycogen storage disease types Ⅰa and Ⅲ in children with short stature and hepatomegaly［J］. J Pediatr Endocrinol Metab,2018,31(4):473-478.

［8］ Bhattacharya D, Kumar Bn A, Panigrahi I, et al. Hepatomegaly with neutropenia:a girl with glycogen storage disease Ⅰb［J］. BMJ Case Rep, 2019, 12 (7): 349-350.

［9］ Monforte M, Servidei S, Ricci E, et al. Fasciculations in Late-Onset Pompe Disease:A Sign of Motor Neuron Involvement［J］? Can J Neurol Sci, 2017, 44 (4): 463-464.

［10］ Jauze L, Monteillet L, Mithieux G, et al. Challenges of Gene Therapy for the Treatment of Glycogen Storage Diseases Type Ⅰ and Type Ⅲ［J］. Hum Gene Ther, 2019,30(10):1263-1273.

（徐晔　张英俊）

第 五 篇

肝血管病变

第三十六章

肝内血管变异

一、综述

血管变异是由先天性发育异常引起的,具体的病因可能与生理性变异、遗传基因突变有关系。大部分都没有什么临床症状。肝脏血供复杂,不但有经肝动脉含氧血和经门静脉缺氧血的流入,还有通过肝静脉到下腔静脉缺氧血的流出。多种血管变异均可累及肝脏。一般情况下不需要特殊处理。但在一些病理状态下,由于血管变异,可能会对人体有一定的影响,尤其对于肝移植手术者而言,术前对肝血管系统解剖的变化了解是手术成功的关键因素,当然,对于其他肝脏手术中也很重要,如肝部分切除、腹腔镜胆囊切除术及介入手术,例如经导管动脉栓塞化疗(transcatheter arterial chemoembolization,TACE)和经动脉放射性核素治疗(transarterial radionuclide therapy,TART)等。由于肝血管的解剖结构复杂,术前评估肝脏解剖结构对降低死亡率和致残率是必要的。数字减法血管造影(digital subtraction angiography,DSA)是一种侵入性手术,以往作为评估肝血管解剖的"金标准"。但是,血管造影在显示肝静脉方面也有局限性,而且血管造影过程中还可能会遗漏一些变异,例如在血管造影过程中,由于导管头端位置不同或无法进行高质量血管造影。多排CT(multidetector computed tomography,MDCT)血管成像或磁共振(magnetic resonance,MR)血管成像可以无创性地检查评估血管解剖,而且与血管造影结果有良好的一致性,减轻了患者成本负担,减少了辐射,目前已经逐步替代了血管造影[1-5]。

(一)定义

肝动脉起自腹腔干的分叉部,向右向前,折向肝门,在肝门部分成左右分支进入肝叶,肝动脉可分为肝总动脉及肝固有动脉,从腹腔干至胃十二指肠动脉起始部为肝总动脉,从胃十二指肠动脉起始至分成左右支进入肝叶前称为肝固有动脉。1966年,Michel解剖200具尸体后将肝动脉变异划分为10种类型(表36-0-1)[6]。后来,又陆续发现了一些罕见未被归类的变异,如副肝右动脉源自腹主动脉、副肝右动脉源自肝总动脉、胃十二指肠动脉源自肠系膜上动脉等。肝动脉典型的解剖结构占75.7%,即腹腔动脉发出常见的肝总动脉,然后再分叉形成左、右肝动脉。最常见的肝动脉变异是一条替换的肝右动脉,其直接起自肠系膜上动脉。肝动脉最常见的变异占10.6%,在9.7%的人中有一条替代肝左动脉或副肝左动脉。2.3%的人有双侧替代肝动脉,其中替代的肝右动脉或副肝右动脉起源于肠系膜上动脉,替代肝左动脉或副肝左动脉起源于胃左动脉。肠系膜上动脉很少起自腹腔干。变异的肝总动脉一般起源于肠系膜上动脉或腹主动脉,分别占1.5%和0.2%[7,8]。

表36-0-1 肝动脉的Michel分型

分型	
I	正常解剖
II	替代的肝左动脉源自胃左动脉
III	替代的肝右动脉源自肠系膜上动脉
IV	II型和III型并存
V	副肝左动脉源自胃左动脉
VI	副肝右动脉源自肠系膜上动脉
VII	副肝左动脉源自胃左动脉和副肝右动脉源自肠系膜上动脉
VIII	副肝左动脉源自胃左动脉和替代的肝右动脉源自肠系膜上动脉
IX	肝总动脉源自肠系膜上动脉
X	肝左动脉、肝右动脉源自胃左动脉

门静脉系统在妊娠4~10周发育,是部分卵黄静脉系统选择性退化和卵黄、脐静脉系统吻合部分持续存留的结果。成年人门静脉长7~8cm,收集内脏血流到达肝脏,像肝动脉一样分成树枝状进入肝段,到达肝窦,血液至肝窦后再通过肝静脉进入下腔静脉。门静脉由脾静脉和肠系膜上静脉汇合而成,在胰头后方,下腔静脉前方通过小网膜在小网膜孔前方进入肝脏。门静脉的属支还有:胃右静脉、胃左静脉、附脐静脉胆囊静脉等。门静脉的变异往往与其属支的不同排列有关。胃左静脉可以进入脾静脉和门静脉的汇合部,也可以进入脾静脉。肠系膜下静脉可以进入肠系膜上静脉,小肠高位静脉可以直接进入门静脉。门静脉的异常往往是位置异常,门静脉在胰头和十二指肠第一段的前方,门静脉汇入下腔静脉,肺静脉汇入门静脉,门静脉先天性狭窄。Covey最初已经描述了最常见的5种门静脉系统。Ⅰ型最常见,占65%~80%。第二种最常见的门静脉类型为Ⅱ型和Ⅲ型,分别占7%~11%和5%~13%。在Ⅱ型中,门静脉主干分为门静脉右前、右后和门静脉左支。在Ⅲ型中,也称为Z形变异,门静脉右后支是主干的第一个分支,而门静脉左支是最后一个分支,它起源于门静脉右支。Ⅳ型占0.1%~3%。Ⅴ型,肝六段分支发出门静脉右支,占

0.1%~6%。另外有文献报道过其他类型,但相当罕见[9]。

肝静脉收集肝实质的血,起源于小叶内静脉,引流肝小叶窦内的血液。小叶内静脉汇入小叶下静脉,而小叶下静脉汇入肝静脉。通常肝内有三条主要的肝静脉汇入下腔静脉。肝中静脉将肝脏分为肝左叶和肝右叶,参与肝Ⅳa、Ⅳb、Ⅴ和Ⅷ段静脉回流。肝右静脉是最大的肝静脉,参与肝右叶Ⅴ、Ⅵ和Ⅶ段静脉回流。肝左静脉参与肝左叶Ⅱ和Ⅲ段静脉回流,65%~85%的人肝中静脉与肝左静脉汇合形成共干后再汇入下腔静脉[3,4]。16%~33%的人有肝静脉变异[5],最常见的肝静脉变异是副肝静脉单独汇入下腔静脉,引流肝Ⅵ段的肝右下静脉是最常见的副肝静脉,18%的病例有这种变异[6],副肝静脉收集肝左右叶上部(膈面)的血,在靠近下腔静脉出口处汇入主要肝静脉。一些收集不是三个主要静脉引流区的数支静脉可能是右、中、左肝静脉的属支[10,11]。

(二)影像学表现

用于发现肝内血管变异的影像学检查方法包括CT血管成像、MRI血管成像、血管造影等,以下重点介绍肝内血管变异的几种影像学表现。

1. 血管造影表现　见图36-0-1。

2. CT血管成像　见图36-0-2。

3. MRI血管成像　见图36-0-3。

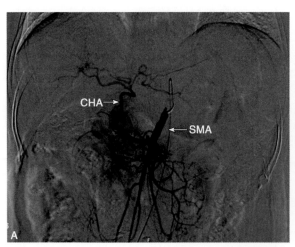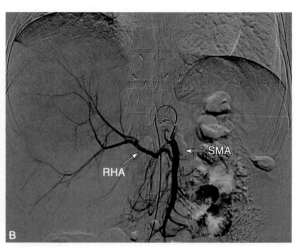

图36-0-1　肝动脉变异
CHA:肝总动脉;SMA:肠系膜上动脉;RHA:肝右动脉。A.肝总动脉起源于肠系膜上动脉;B.肝右动脉起源于肠系膜上动脉

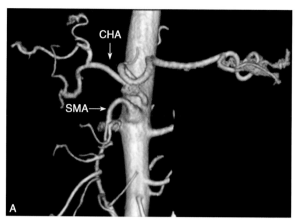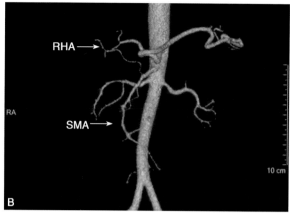

图 36-0-2　肝动脉解剖变异

CHA:肝总动脉;SMA:肠系膜上动脉;RHA:肝右动脉。A.肝总动脉直接起源腹主动脉;B.肝右动脉起源于肠系膜上动脉

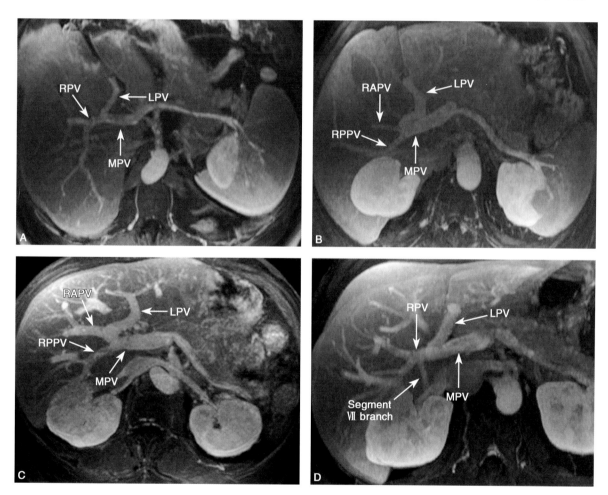

图 36-0-3　门静脉的解剖变异

RPV:门静脉右支;LPV:门静脉左支;MPV:门静脉主干;RAPV:门静脉右前支;RPPV:门静脉右后支;Segment Ⅶ branch:Ⅶ段分支。A. Ⅰ型,门静脉的标准分支模式;B. Ⅱ型,门静脉主干有 3 个分支,分别是右前、右后和左门静脉分支;C. Ⅲ型,门静脉右后分支是门静脉主干的第一分支,门静脉左支是起源于门静脉右前支的最终分支;D. Ⅳ型,Ⅶ段分支起源于门静脉右支

二、病 例 介 绍

1. 病史摘要　患者,女性,76 岁,因"右上腹胀痛不适 5 个月,体检发现肝占位 1 周"入院。查体:全腹软,右上腹轻压痛无反跳痛,Murphy 征阴性,肝脾肋下未及,移动性浊音阴性。CT 增强扫描:肝硬化,肝脏多发占位,考虑肝癌伴肝内转移。AFP 10.2ng/mL,CEA 123.6ng/mL,硫氧还原蛋

白还原酶活性检测 5.9μg/mL。为控制病情,患者接受了肝动脉栓塞化疗,血管造影过程中发现了肝内动脉的变异。

2. 血管造影表现　见图 36-0-4。

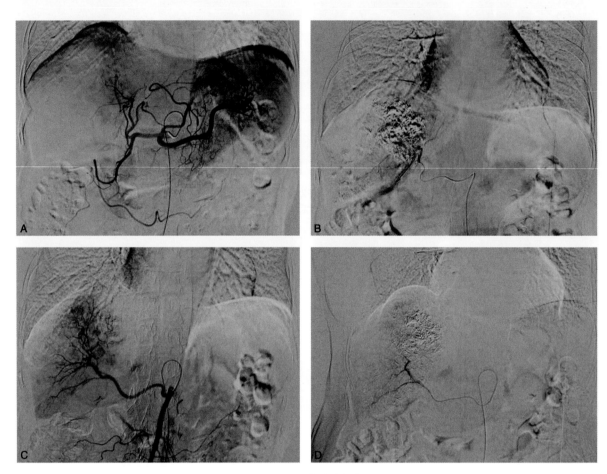

图 36-0-4　肝内动脉的变异

A. 腹腔动脉造影示:腹腔动脉干分为肝总动脉、脾动脉、胃左动脉,之后肝总动脉分为肝固有动脉、胃十二指肠动脉;B. 将导管超选插入肝固有动脉,并经导管灌注碘化油与吡柔比星混悬液型肿瘤供血动脉栓塞治疗;C. 肠系膜上动脉造影示:肝右动脉起源自肠系膜上动脉;D. 将导管超选插入肝右动脉,并经导管灌注碘化油与吡柔比星混悬液行肿瘤供血动脉栓塞治疗

三、教学要点

1. 肝内血管变异由先天性发育异常原因引起,包括肝动脉变异、肝静脉变异、门静脉变异。

2. 诊断方法包括:CT 血管成像、MRI 血管成像、血管造影。

3. 熟练掌握正常的解剖,事先准确评估肝内血管变异是保证肝脏手术成功的关键。

参 考 文 献

[1] M Seco,P Donato,J Costa,et al. Vascular liver anatomy and main variants:what the radiologist must know[J]. JBR-BTR,2010,93(4):215-223.

[2] Danilo Coco,Silvana Leanza. Celiac Trunk and Hepatic Artery Variants in Pancreatic and Liver Resection Anat-omy and Implications in Surgical Practice[J]. Open Access Maced J Med Sci,2019,7(15):2563-2568.

[3] Sahani D,Mehta A,Blake M,et al. Preoperative hepatic vascular evaluation with CT and MR angiography:impli-cations for surgery[J]. RadioGraphics,2004,24(5):1367-1380.

[4] Burk KS,Singh AK,Vagef PA,et al. Pretransplantation imaging workup of the liver donor and recipient[J]. Ra-diol Clin North Am,2016,54(2):185-197.

[5] Rishi Philip Mathew,Sudhakar Kundapur Venkatesh. Liver vascular anatomy:a refresher[J]. Abdom Radiol (NY),2018,43(8):1886-1895.

[6] N A Michels. Newer anatomy of the liver and its variant blood supply and collateral circulation[J]. Am J Surg,1966,112(3):337-347.

[7] Anne M Covey,Lynn A Brody,Mary A Maluccio,et al.

Variant hepatic arterial anatomy revisited：digital subtraction angiography performed in 600 patients［J］. Radiology，2002，224（2）：542-547.

［8］ Hiatt JR，Gabbay J，Busuttil RW. Surgical anatomy of the hepatic arteries in 1000 cases［J］. Ann Surg，1994，220（1）：50-52.

［9］ Covey AM，Brody LA，Getrajdman GI，et al. Incidence，patterns，and clinical relevance of variant portal vein anatomy［J］. AJR Am J Roentgenol，2004，183（4）：1055-1064.

［10］ Barbaro B，Soglia G，Alvaro G，et al. Hepatic veins in presurgical planning of hepatic resection：what a radiologist should know［J］. Abdom Imaging，2013，38（3）：442-460.

［11］ Cheng YF，Huang TL，Chen CL，et al. Variations of the middle and inferior right hepatic vein：application in hepatectomy［J］. J Clin Ultrasound，1997，25（4）：175-182.

（王海屹　汪涛　许传军）

第三十七章

肝动静脉畸形

一、综　述

（一）定义

肝动静脉畸形（hepatic arteriovenous malformation，HAVM）是肝动脉或肝静脉之间异常吻合而形成的畸形血管团，有特发性和继发性之分。部分原因不明者称为特发性肝动静脉畸形（idiopathic hepatic arteriovenous malformation，IHAVM），继发性可源于多种肝脏疾病[1]，如肿瘤（原发、转移性肝癌）、肝硬化、外伤、手术、穿刺活检和感染等。

（二）临床表现

多数 IHAVM 临床症状体征不明显，往往因其他原因做检查时偶然发现，也有部分患者病变进展，后期因门静脉高压、右心压力升高、心衰等检查而发现。

（三）血流动力学

IHAVM 是因为血管发育变异，导致动静脉直接沟通形成迂曲、纠集、粗细不等的畸形血管团，动静脉畸形可在肝动脉与肝静脉间形成，也可在

肝动脉和门静脉间形成。动静脉畸形形成后，由于动静脉间压力不对等，其间没有正常的毛细血管阻力，内部易形成动静脉瘘，使肝脏血流动力学发生改变，肝动脉血注入畸形血管团内经瘘管直接进入静脉，造成局部血流量增加，循环加快；同时动脉血直接进入静脉，使动脉内压降低，静脉内压增高，引起病变范围内静脉回流受阻而出现静脉扩张和扭曲。另外，由于动静脉的分流，使局部血流重新分布[2]，在肝段、亚段和小叶间可因此而出现局部异常灌注。

（四）影像学表现

IHAVM 病史及临床症状隐匿，多在体检时发现。而继发性 HAVM 多病史明确。用于诊断 HAVM 的影像学检查方法包括超声、CT、MRI、DSA 等，以下重点介绍几种影像学表现。

1. 血管造影　一直以来 DSA 被认为是确诊血管疾病诊断的"金标准"，该疾病肝动脉造影可清楚地显示供血动脉、畸形血管团及引流的肝静脉或门静脉（图 37-0-1）。

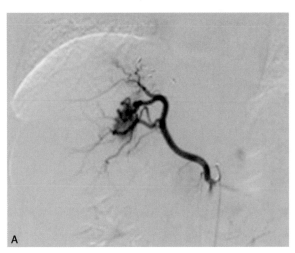
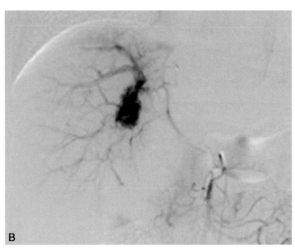

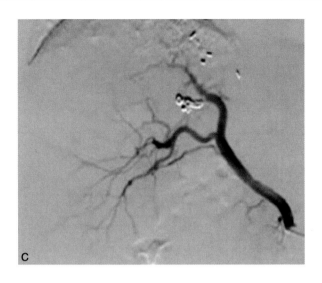

图 37-0-1　肝动静脉畸形栓塞过程
A、B.动脉早期可见异常血管团,供血动脉为肝
右动脉 2 个分支,引流静脉为门静脉右上支;
C.弹簧圈栓塞术后畸形血管团消失

2. CT　CT 平扫呈等或低密度,增强扫描可有特征性变化。在动脉期可见异常强化的畸形血管团影,肝静脉或门静脉分支显影早于主干,或门静脉分支及主干已有强化,而肠系膜上静脉、脾静脉没有强化,甚至可以直接显示畸形的供血动脉和引流静脉;同时由于动静脉分流局部血流重新分布,病变周围可出现一过性的局部肝段、亚段或小叶的异常灌注增强,表现为肝脏边缘的楔形、三角形的高灌注区[3,4]。(图 37-0-2)

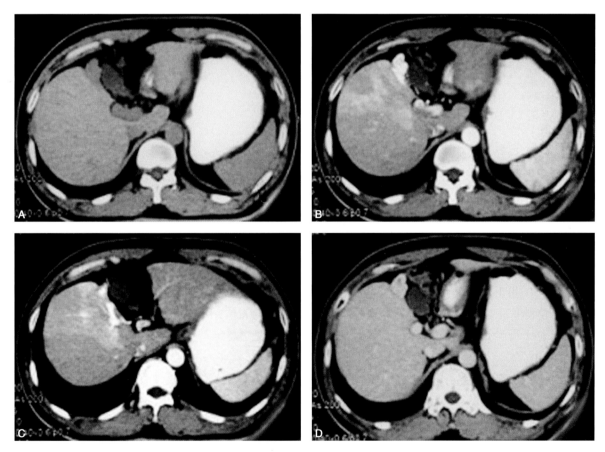

图 37-0-2　肝动静脉畸形
A.CT 平扫,胆囊窝区见低密度病灶;B.增强扫描动脉早期,对比剂经肝动脉入畸形的血管团,出现异常强化的血管团影;C.动脉晚期,强化范围缩小,呈稍高密度;D.门静脉期病变肝段呈楔形或三角形一过性灌注异常强化,门静脉分支显影早于主干

255

3. MRI　肝脏由肝动脉和门静脉双重供血，肝动脉供血约占25%，门静脉供血约占75%。动静脉畸形时，由于动静脉瘘的存在，血流直接从动脉进入静脉，使静脉系统提前显影，因此，在动脉期可见肝静脉或门静脉及其属支显影，甚至可以直接显示畸形的供血动脉和引流静脉。在动脉早期时，对比剂经肝动脉进入畸形的血管团，出现异常强化的血管团影，同时由于动静脉分流，局部血流重新分布，病变周围可出现一过性的局部肝段、亚段或小叶的异常灌注增强，表现为肝脏边缘的楔形、三角形的高灌注区。（图37-0-3）

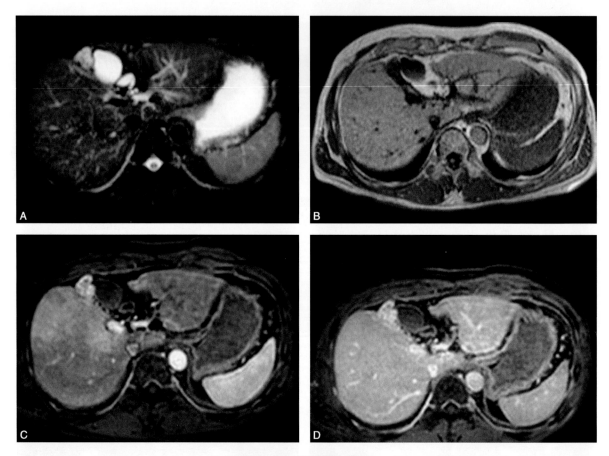

图37-0-3　肝动静脉畸形
A. MRI平扫示胆囊窝区见长T_1长T_2信号病灶，局部可见流空影；B. MRI增强，动脉早期对比剂经肝动脉进入畸形的血管团，出现异常强化的血管团影；C、D. 动脉晚期与门静脉期强化范围缩小，呈高密度，病变肝段呈"楔形"或"三角形"一过性灌注异常强化

4. 超声　肝叶内异常增粗的紊乱血管团，门静脉和肝静脉扩张也常出现，还可见肝动脉-门静脉短路，CDFI见畸形血管内高速血流呈特征性"五彩镶嵌状"[5]。

（五）诊断要点与鉴别诊断

1. 诊断要点　IHAVM起病隐匿且无特异临床表现，多在体检时发现。而继发性HAVM多病史明确。如有明确创伤或手术史、穿刺活检、感染等表现，需警惕HAVM的可能性，结合影像学特征性表现多可确诊。

2. 鉴别诊断

（1）血管瘤：血管瘤是肝脏的一种常见良性肿瘤，以海绵状血管瘤最多见，MRI和CT上可见明显的瘤体，平扫呈等或稍低密度改变，增强后动脉期见边缘结节样强化，随着时间延长，逐渐向中心充填，表现为"早出晚归"的特点，其在门静脉期仍呈高信号/高密度改变。

（2）小肝癌：由于小肝癌较小常难鉴别，但多由肝动脉供血，动脉期明显强化，而门静脉期快速消退呈现低密度/低信号改变，表现为"快进快出"。AFP、乙肝标志物等检查可以帮助诊断。

（3）肝腺瘤：为少见的良性肿瘤，可能与使用避孕药有关，瘤体易破裂出血。CT平扫呈低密度改变，由于易出血，可见斑点状、片状高密度影，增强后呈等密度或轻度强化；MRI 多表现为高低混杂信号影，增强后动脉期呈低信号，门静脉期可呈轻度强化[6]。

（4）局灶性结节增生：CT 平扫时局灶性结节增生呈等密度或稍低密度，中心瘢痕区为更低密度；增强后动脉期见病变强化，中心瘢痕强化差，门静脉期和平衡期结节呈等密度，而中心瘢痕延时强化。MRI 表现为平扫呈等或稍长 T_1 和 T_2 信号，中心瘢痕常呈 T_1WI 低信号、T_2WI 高信号；增强后动脉期明显强化，门静脉期和延迟期病灶

轻度强化，而中心瘢痕则明显强化[7]。

二、病 例 介 绍

1. 病史摘要 患者，男性，55 岁。因直肠癌术后 1 年门诊随访、复查。无肝硬化、外伤、肝脏手术及感染史。查体：腹部平软，左下腹见人工造瘘口，全腹无压痛，无反跳痛，肝脏未触及，肝区无叩痛，腹部未触及包块，移动性浊音（-），肠鸣音正常[8]。

2. 影像学表现 见图 37-0-4。

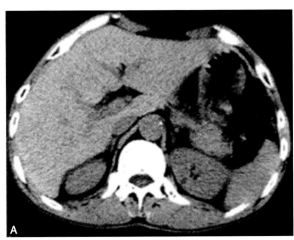
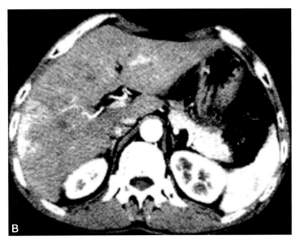
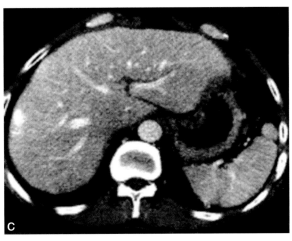

图 37-0-4 肝动静脉血管畸形
A. CT 平扫示肝脏密度均匀，未见异常密度影；B. CT 增强动脉期示肝右叶外缘呈明显的结节样、片状及楔形强化；
C. CT 增强静脉期示病变强化区缩小，但仍见结节状高密度强化影

三、教 学 要 点

1. 肝动脉瘤是一种少见的发生在腹主动脉脏支上的动脉瘤，由创伤、感染等引起的假性动脉瘤较为多见。

2. 此病临床症状隐匿，诊断主要依靠影像学检查。

3. 肝动脉瘤血管造影表现为管腔局限性扩张。增强扫描病灶与同层血管同程度增强，病灶边缘多伴新月形血栓，破裂出血时周围可见对比剂外渗。

4. 鉴别诊断应考虑局限性血肿、门静脉海绵样变性。动脉瘤破裂出血应与上消化道出血鉴别；破入胆管应与肝动脉胆管瘘鉴别。

参 考 文 献

[1] Choi BI, Chung JW, Itai Y, et al. Hepatic abnormalities related to blood flow: evaluation with dual-phase helical CT[J]. Abdom Imaging, 1999, 24(4): 340-356.

[2] Torabi M, Hossdnzadeh K·Federle MP. CT of nonneoplastic hepatic vascular and perfusion disorders[J]. Radiographics, 2008, 28(7): 1967-1982.

[3] 张羲娥, 宋彬, 袁放, 等. 特发性肝动静脉畸形的影像学表现[J]. 中国普外基础与临床杂志, 2010, 13(11): 1207-1212.

[4] Virmani V, Ramanathan S, Virmani VS. Non-neoplastic hepatic vascular diseases: spectrum of CT and MRI appearances[J]. Clin Radiol, 2014, 69(5): 538-548.

[5] Boon L M, Burrows P E, Paltiel H J, et al. Hepatic vascular anomalies in infancy: A twenty-seven-year experience[J]. Journal of Pediatrics, 1996, 129(3): 346-354.

[6] 郭启勇. 实用放射学[M]. 3 版. 北京: 人民卫生出版社, 2007.

[7] Choi CS, Freeny PC. Triphasic helical CT of hepatic focal nodular hyperplasia: incidence of atypical findings[J]. Am J Roentgenol, 1998, 170(2): 391-395.

[8] 李强, 陈鸿, 王永国. CT 诊断特发性肝动静脉畸形 1 例[J]. 现代诊断与治疗, 2013, 24(2): 457.

（王海屹　刘琳琳　许传军　殷国平）

第三十八章

肝 动 脉 瘤

一、综 述

（一）定义

动脉瘤（artery aneurysm）是由于动脉壁的病变或损伤，导致动脉壁局限性或弥漫性扩张、膨出，可发生于动脉系统的任何部位，以搏动性肿块为主要症状。腹主动脉在腹腔内分为壁支和脏支两大系，发生在脏支上的动脉瘤，如肝动脉瘤（hepatic artery aneurysm，HAA）、脾动脉瘤（splenic artery aneurysm，SAA），都被称为内脏动脉瘤。内脏动脉瘤在临床上并不多见，占 0.01%～2%。其中 HAA 约占内脏动脉瘤的 20%，仅次于脾动脉瘤居第 2 位[1]。HAA 根据位置可分为肝外型及肝内型，肝外型较为多见，约占 80%。根据其性质又可分为真性与假性动脉瘤，真性动脉瘤较少见，细菌感染、创伤引起的假性动脉瘤多见。

（二）病因

动脉粥样硬化是引起真性肝动脉瘤最常见的原因，由于脂质在动脉壁沉积，形成粥样斑块及钙质沉着，使动脉壁失去弹性，滋养血管受压，血管壁缺血，在血流压力冲击下，动脉壁变薄部分逐渐扩张而形成动脉瘤。

损伤是引起假性动脉瘤最常见的病因，如外伤、手术、感染、高血压等导致动脉壁急、慢性损伤，在破口周围形成搏动性血肿，血肿逐渐机化由纤维组织包裹形成假性动脉瘤。值得引起重视的是，近年来因医源性因素导致本病发生有增多趋势，例如肝叶切除术、肝移植术及肝脏穿刺活检等均有可能导致假性肝动脉瘤的发生[2,3]。

（三）流行病学

HAA 是一种极少见的血管性病变，老年男性较多见，50 岁后发病率明显升高。累及肝总动脉和肝固有动脉者占 63%，累及肝右动脉者占 28%，累及肝左动脉、胃十二指肠及胆囊动脉者较少。

（四）临床表现

HAA 患者临床表现及实验室检查一般无异常，伴有胆道感染时，可有白细胞计数增多。但若瘤体较大，腹部触诊可触及腹部包块及搏动感，诊断主要依据影像学检查。HAA 的临床意义主要与其潜在的破裂风险有关，HAA 病史隐匿，一旦破裂常危及生命[3,4]。约 60% 的患者出血前可因 HAA 压迫胆总管、肝管引起梗阻性黄疸，一旦出血后肿瘤缩小，黄疸随之减轻或消退，对诊断有重要价值[5,6]。肝内型动脉瘤破裂后多与胆道相通引起急性上消化道出血，肝外型动脉瘤破裂则可破入腹腔引起腹部卒中、失血性休克，其病死率可高达 40%，严重威胁患者生命[7,8]。早期明确诊断与及时处理，对降低患者的死亡率和病残率具有重要意义。

（五）病理生理

HAA 体积大小不一，小者可至针尖样，大者甚至可至柚子样，文献报道 80% HAA 为单发。真性肝动脉瘤为血管壁的局部膨出，多数呈梭形，管壁连续完好，瘤壁分为外膜、中层弹力纤维和内膜三层结构，切开动脉瘤标本大多数可见血栓存在，瘤体顶部菲薄，基底部较厚。假性动脉瘤是动脉壁损伤后在周围形成搏动性血肿，血肿逐渐机化由纤维组织包裹形成。血肿腔内面由动脉内膜细胞延伸形成内膜，瘤内血流通过破裂口与载流血管相通，中央部分在高压血流冲击下逐渐腔化，发展成破口小，瘤腔大的囊性肿块。病理上，瘤腔内多数为凝血块、血栓及血液，其瘤壁无正常动脉壁的三层结构，而完全由纤维结缔组织代替。有无瘤壁是真性与假性动脉瘤的根本区别所在。组织学上 HAA 管壁多呈非特异性炎症改变,25% 有动脉硬化或伴钙化,亦可见肉芽组织、血栓及出血[9,10]。

(六) 影像学表现

由于 HAA 病史及临床症状隐匿,多在体检时发现。用于诊断 HAA 的影像学检查方法包括 X 线、超声、CT、MRI、血管造影、介入导管造影等,以下重点介绍 HAA 的几种影像学表现:

1. X 线 瘤体较小时,腹部平片一般无明显异常表现。瘤体较大时,胃肠钡餐检查显示十二指肠、胃幽门、胃小弯等有被推压现象。

2. 血管造影

(1) DSA:肝真性动脉瘤在 DSA 图像上表现为局限性囊状扩张,动脉瘤尚未破裂前,瘤体呈囊状、浆果样,边缘光整,以狭颈或宽基底与动脉相连(图 38-0-1)。动脉瘤破裂后,瘤体塌陷,影像学表现复杂,甚至可以仅表现为载流动脉局部毛糙,一般需要多方位观察才能发现。

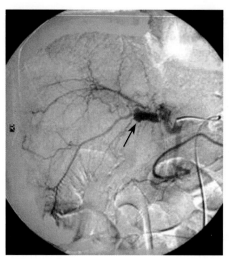
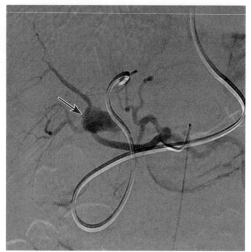

图 38-0-1 HAA 血管造影

肝假性动脉瘤的囊腔是破口周围血肿逐渐机化及血流持续搏动而形成,故假性动脉瘤囊壁在 DSA 图像上内壁大多不光滑,瘤体多呈圆形或椭圆形,位于受损动脉的一侧。假性动脉瘤囊内的血流状态呈流速很慢的涡流,DSA 的动态影像上,假性瘤囊内对比剂潴留的时间通常较真性动脉瘤长。

(2) CTA:注入对比剂腹主动脉显影时,肝动脉局部囊状或梭形扩张(图 38-0-2),瘤腔内可见对比剂填充。假性动脉瘤多伴有圆形或新月形的附壁血栓。CTA 可以精准地确定动脉瘤的大小、位置及形态,还提供了动脉瘤瘤体及与主动脉分支之间的关系[11,12]。

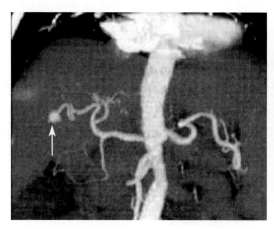
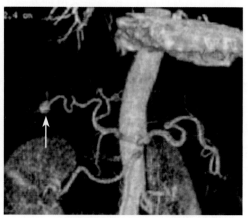

图 38-0-2 HAA CTA

（3）MRA：影像学表现与 CTA 相似。

目前 DSA 仍是临床诊断动脉瘤的"金标准"。近几年出现的三维 DSA 技术突破了传统 DSA 一次造影只能显示一个角度且图像无法重建的局限性，一次造影后能在短时间内完成多种三维图像的重建，任意角度显示动脉瘤与邻近血管的空间位置关系。但 DSA 属于有创检查且操作复杂，不可作为常规筛选普查、随访复查的手段，易在检查中造成动脉瘤的再次破裂。

3. CT　肝真性动脉瘤瘤体较大且尚未破裂时，大部分病灶在 CT 平扫图像上表现为单发类圆形稍低密度影，部分边缘可伴斑点状或曲线状钙化影，可有占位效应。增强 CT 扫描动脉期瘤腔和瘤壁明显均匀强化，其强化程度与同一层面的动脉强化程度相似。合并血栓形成时，瘤体边缘可见新月形低密度充盈缺损区，增强扫描血栓不强化。HAA 渗漏或破裂出血时，动脉期瘤体周围可见对比剂外渗区。

肝假性动脉瘤增强 CT 表现为扩张的囊腔，与相连动脉同程度增强，囊腔周边多伴血栓形成（图 38-0-3）。还可显示载瘤血管通向瘤腔的破口，通过瘤腔密度变化反映出血液动力学改变。假性动脉瘤在增强早期显影较淡，稍后瘤腔迅速增强与动脉密度接近或相等，瘤腔密度下降稍晚于动脉。如破口较大或瘤体较小，瘤腔密度可与动脉同步变化。

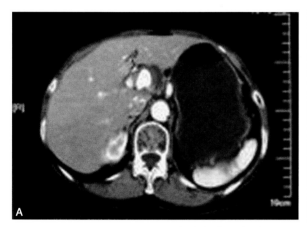
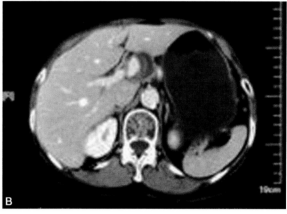
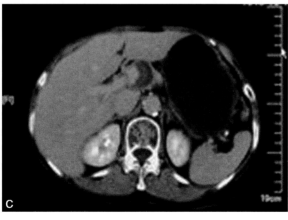

图 38-0-3　肝假性动脉瘤
A. 动脉期；B. 门静脉期；C. 延迟期

4. MRI　HAA 的表现与其血流速度、血栓形成、含铁血红素的沉积和钙化有关。

无血栓形成的 HAA：由于瘤腔通畅，血流速度较快时可造成流空现象，在 T_1WI、T_2WI 上呈低或无信号；血流速度较慢的动脉瘤在 T_1WI 呈低或等信号，T_2WI 呈高信号。增强扫描强化方式同 CT 相似。

伴血栓形成的 HAA：部分血栓形成的 HAA 瘤内血栓常呈半圆形或新月形，位于瘤腔的周边。紧靠通畅瘤腔的血栓由于含有较多高铁血红蛋白，在 T_1WI、T_2WI 呈高信号，在此高信号带外围的血栓则呈高、等、低混合信号。增强扫描血栓不强化。完全血栓化的 HAA 因血栓形成早晚不同，MRI 信号表现各异：急性血栓呈等信号，亚急性呈

短 T_1、长 T_2 的高信号,陈旧血栓因含出血、钙化及含铁血黄素而呈混杂信号。

HAA 可伴钙化,在 T_1WI、T_2WI 上均呈低信号,位于瘤壁或血栓内。含铁血黄素沉积则表现为 T_2WI 低信号。

5. 超声 肝真性动脉瘤的二维超声多表现为肝内、外类圆形囊状无回声区,边界清晰,壁薄光滑,后方回声轻度增强(图 38-0-4A)。脉冲多普勒在肝内无回声区可测得与肝动脉频谱相似的动脉血流频谱,瘤体内血流呈波动状。彩色多普勒可见瘤体内的无回声区均被彩色血流充盈,血流可呈"旋涡状"多彩镶嵌(图 38-0-4B)。瘤内合并小血栓时,瘤体壁可有不规则增厚的表现。

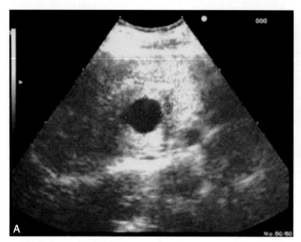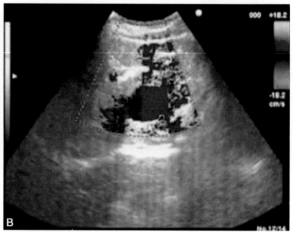

图 38-0-4 HAA 的超声表现
A. 二维超声;B. 彩色多普勒

肝假性动脉瘤的二维超声表现为肝动脉旁的无回声或混合回声肿物,具有搏动性,无动脉壁各层结构,瘤腔内可见大量浮动的点状中强回声或"云雾状"回声,可伴有血栓。瘤腔与动脉壁间有通道,部分可见动脉管壁连续性中断,即为动脉破口。彩色多普勒示瘤腔内自载瘤动脉破口呈喷射状五彩镶嵌的血流信号,在瘤腔内呈"旋涡状"改变。频谱多普勒于破口处可测得"双期双向"的动脉血流频谱,是由于收缩期载瘤动脉压力高于瘤腔,血液通过破口射入瘤腔,舒张期瘤腔内压力高于载瘤动脉,血液反流至载瘤动脉,此种血流频谱特征对于假性动脉瘤的诊断具有高度特异性[13,14]。

(七)诊断要点与鉴别诊断

1. 诊断要点 HAA 起病隐匿且无特异临床表现,未破裂前根据腹部彩超、CTA、造影或腹腔动脉造影等检查一般可明确诊断。如有明确创伤或手术史,或临床伴有腹痛、消化道出血、黄疸及右上腹搏动性肿块等表现,需高度警惕肝动脉瘤的可能性,结合影像学特征性表现多可确诊。

2. 鉴别诊断

(1)HAA 破裂出血与上消化道出血鉴别:上消化道出血患者常有一定的基础病及症状,可根据患者情况行内镜检查或选择性动脉造影直接观察以明确诊断。

(2)与门静脉海绵样变鉴别:门静脉海绵样变是指肝门区或肝内门静脉分支部分或完全性阻塞后门静脉血流受阻,引起门静脉高压,在门静脉周围形成侧支循环或血管阻塞后再通,患者可反复呕血和柏油便。增强扫描示正常门静脉结构消失,门静脉期可呈结节状、线状及网状强化,重症患者可表现为串珠状或蚯蚓状强化,同时可伴有门静脉高压的表现,有助于二者的鉴别。

(3)HAA 破入胆道与肝动脉-胆管瘘鉴别:肝动脉-胆管瘘极为少见但风险较大,主要见于肝癌肝动脉置管栓塞化疗后。当患者有胆石症手术、肝动脉置管化疗等病史并出现上腹痛、消化道出血、梗阻性黄疸的三联征时,应注意二者的鉴别。最佳的鉴别方法是选择性肝动脉造影,或行 CTA、MRA 检查。

(4)与局限性血肿鉴别:血肿内无血流,增强扫描无强化。

二、病 例 介 绍

病例 1

1. 病史摘要　患者,女性,33 岁。入院 4 年前有"先天性胆总管囊肿切除+胆肠吻合+胆囊切除术"史,因"间断解黑便 1 个月余"于 2013 年 7 月 17 日入院,肝功能提示总胆红素 69.3μmol/L,腹部 CT 平扫增强示:"左肝动脉瘤形成,肝内多发胆管结石伴肝内胆管明显扩张",直径约 2.8cm

(图 38-0-5A)。住院第 3 天突发上腹痛,呕血600mL,考虑左肝动脉瘤破裂出血,急诊行 DSA 术确诊(图 38-0-5B),予 1 枚弹簧圈栓塞治疗,术后出血停止,但术后第 10 天再发上腹痛伴高热,呕血 600mL,解鲜血便 1 000mL,并出现失血性休克,于 2013 年 7 月 30 日再次急诊行 DSA 术(图38-0-5C),见一侧支循环血管形成,予 1 枚弹簧圈栓塞后出血停止,术后观察 10 天无再发出血给予出院,目前密切随访中。

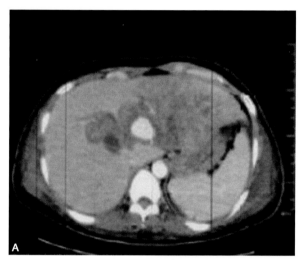
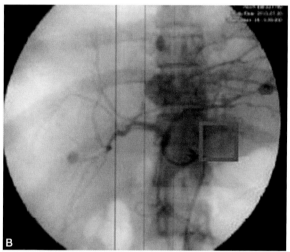
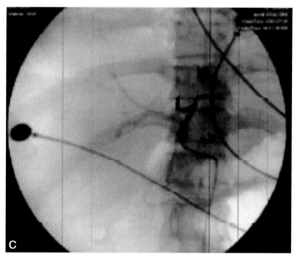

图 38-0-5　肝左动脉瘤

A. CT 增强扫描,动脉期示肝左叶强化结节,最大直径约 2.8cm;B. 第一次 DSA 术中造影见动脉瘤为肝左动脉出血;C. 第二次 DSA 栓塞术后再次造影见 2 枚弹簧圈影,动脉瘤未显影

2. 影像学表现
病例 2

1. 病史摘要　患者,男性,70 岁。体检发现

肝门胰头区占位,无发热、恶心、呕吐、腹部疼痛及后背部放射痛,无明显进食不适。

2. 影像学表现　见图 38-0-6。

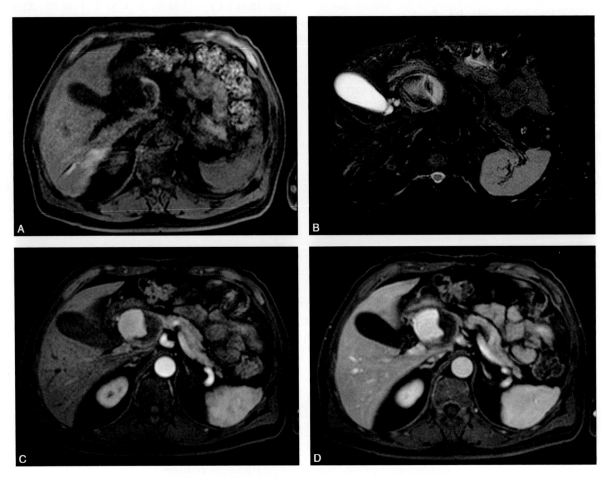

图 38-0-6　肝门胰头区血管瘤

A. MRI 平扫，T_1WI 示肝门胰头区高低混合信号；B. T_2WI 病灶呈高低混合信号；C. MRI 增强，动脉期，病灶大部分与动脉强化程度相仿；D. 门静脉期，病灶持续强化并见附壁充盈缺损

三、教 学 要 点

1. 肝动脉瘤是一种少见的发生在腹主动脉脏支上的动脉瘤，由创伤、感染等引起的假性动脉瘤较为多见。

2. 此病临床症状隐匿，诊断主要依靠影像学检查。

3. 肝动脉瘤血管造影表现为管腔局限性扩张。增强扫描病灶与同层血管同程度增强，病灶边缘多伴新月形血栓，破裂出血时周围可见对比剂外渗。

4. 鉴别诊断应考虑局限性血肿、门静脉海绵样变性。动脉瘤破裂出血应与上消化道出血鉴别；破入胆管应与肝动脉胆管瘘鉴别[15]。

参 考 文 献

[1] de Ruiter-Derksen GL, Bruijnen RC, Joosten F, et al. Endovasculartreatment of a hepatic artery aneurysm causingchronic abdominal pain: a case report[J]. Ann Hepatol, 2010, 9(1): 104-106.

[2] Rossi M, Reboato A, Greco L, et al. Endovascular exclusion of visceral artery aneurysms with stent-grafts: technique and long-term follow-up[J]. Cardiovasc Intervent Radiol, 2008, 31(1): 36-42.

[3] Catherine Linzay, Abhishek Seth, Kunal Suryawala, et al. The Aftermath of a Hepatic Artery Aneurysm-A Rare Etiology of Biliary Obstruction[J]. Clinical Medicine Insights Gastroenterology, 2017, 10(1): 1-4.

[4] Parmar J, Winterbottom A, Gordon E, et al. Hepatic artery aneurysm: a rare presentation as painless obstructive jaundice[J]. Vascular, 2013, 21(6): 14-16.

[5] Morisse D, Musante C, Heredia P. Aneurisma de arteria hepática[J]. Rev Argent Cardiol, 2011, 79(3): 255.

[6] Octavian Marius Creţu, Dan R G, Iulian Alexandru Ciprian Blidişel, et al. Hemobilia through aneurysm of the right hepatic artery, 22 months after laparoscopic cholecystectomy: Case presentation[J]. Rom J Morphol Embryol, 2017, 58(1): 197-199.

［7］Manisha Jana，Shivanand Gamanagatti，Amar Mukund. Endovascular management in abdominal visceral arterial aneurysms：A pictorial essay［J］. World J Radiol，2011，3（7）：82-187.

［8］Doğan R，Yıldırım E，Göktürk S. Gastrointestinal haemorrhage caused by rupture of a pseudoaneurysm of the hepatic artery［J］. Turk J Gastroenterol，2012，23（2）：160-164.

［9］Nagaraja R，Govindasamy M，Varma V，et al. Hepatic Artery Pseudoaneurysms：A Single-Center Experience［J］. Annals of Vascular Surgery，2013，27（6）：743-749.

［10］Christie AB，Christie DB 3rd，Nakayama DK，et al. Hepatic artery aneurysms：evolution from open to endovascular repair techniques［J］. Am Surg，2011，77（5）：608-611.

［11］韦明迪，李晓光.多层螺旋CT血管成像在内脏动脉瘤诊断中的应用价值［J］.中国临床医师杂志，2014，36（3）：296-299.

［12］Jack L. Cronenwett，K. Wayne Johnston. Rutherford's Vascular Surgery［M］.郭伟，符伟国，陈忠，等译.北京：北京大学医学出版社，2013.

［13］余德树.彩色多普勒超声对肝动脉瘤的早期诊断［J］.中华现代影像学杂志，2012，9（2）：25-27.

［14］刘晓丹，谭盼，刘崇文，等.肝动脉瘤的早期多普勒超声诊断［J］.检验与诊断，2013（z1）：311-312.

［15］彭金榜，叶丽萍，黄勤，等.肝动脉瘤4例临床诊治分析［J］.肝胆胰外科杂志，2014，26（3）：237-239.

（吕哲昊　李莉　刘宇鹏　付莉伟）

265

第三十九章

肝门静脉瘤

一、综述

（一）定义

肝门静脉瘤（portal vein aneurysm，PVA）是一种少见的发生于肝门静脉系统的血管畸形，表现为门静脉系统的血管呈局限性囊状或梭形状扩张。

（二）病因

病因尚不清楚，其发生可能与先天性和获得性2种因素有关，门静脉血管壁肌先天发育不良、胚胎期原始右脐肠静脉未闭呈憩室样残留并增大形成；而后天性门静脉瘤的形成原因包括慢性肝病、门静脉高压、胰腺炎、创伤、手术史等。

（三）流行病学

肝门静脉瘤发病率低，其发病率不足全身静脉瘤的3%，多见于40~60岁的人群[1]。

（四）临床表现

患者通常无症状，健康体检时偶尔发现，少数因患有肝硬化、胰腺炎、肿瘤等基础疾病者，可有相应临床症状及体征[2]。例如大的门静脉瘤可压迫胆管和十二指肠，导致梗阻性黄疸和直接胆红素血症；部分患者可出现反复性上腹痛、黄疸，罕见出现胃肠道出血。

（五）病理

肝门静脉瘤可发生于肝门静脉主干、门静脉分支处及肠系膜上静脉及脾静脉交汇处，这种分布特点可能与血管分叉部位受血流冲击较大有关。病理组织检查可见瘤壁的内膜和中层变薄，结构破坏，当存在门静脉高压等原因时易引起血管壁呈局限性瘤样扩张[3]。

（六）影像学表现

肝门静脉瘤的诊断和随访主要依靠影像学检查。

1. 血管造影　DSA显示门静脉局部呈囊状扩张。

2. CT　CT平扫表现为门静脉系统局限性扩张，可见囊状低密度影，增强扫描后瘤体呈血管样强化，各期强化程度与门静脉血一致[4-6]。门静脉CTPA显示门静脉呈囊状扩张。

3. MRI　MRI扫描可见门静脉局限性扩张，扩张部位由于血管的流空效应在T_1WI、T_2WI呈现为低信号，梯度回波可为高信号[4]。

4. 超声　超声可见门静脉扩张或肝实质内类圆形无回声肿块，彩色多普勒（color Doppler）示其内血流丰富并常与肝中静脉相交通，三维能量多普勒（three-dimensional power Doppler）可清晰显示两者之间的关系，进一步行CT、MRI血管造影检查可明确诊断[7]。

（七）诊断要点与鉴别诊断

1. 诊断要点　PVA为一种较罕见的血管局部扩张性病变，瘤体较小时无明显临床症状。诊断主要依靠影像学检查。

2. 鉴别诊断　PVA主要需与门静脉高压所致的门静脉增宽鉴别，后者为弥漫性扩张，门静脉主干及其属支、分支径线均超过正常。

二、病例介绍

病例1

1. 病史摘要　患者，男性，55岁。因胰腺炎合并门静脉高压及胆道梗阻就诊。

2. 影像学表现　见图39-0-1。

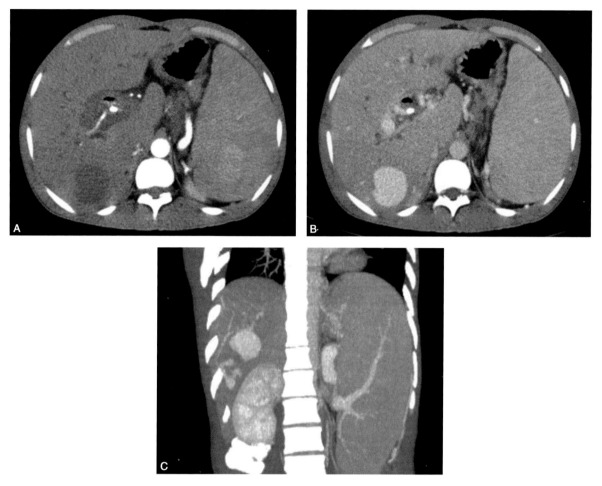

图 39-0-1　肝门静脉瘤

A. CT 增强扫描,动脉期示肝内见类圆形低密度影,边界清楚;B. 门静脉期示病变完全充填,强化程度与门静脉一致;C. 门静脉期冠状位图像显示门静脉局限性扩张

病例 2

1. 病史摘要　患者,女性,35 岁。右上腹疼痛。

2. 影像学表现　见图 39-0-2。

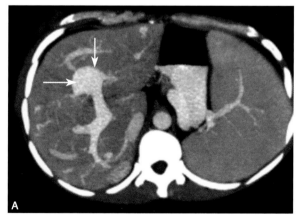
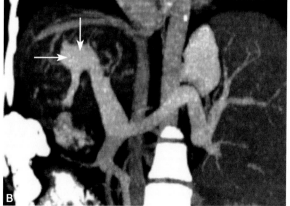

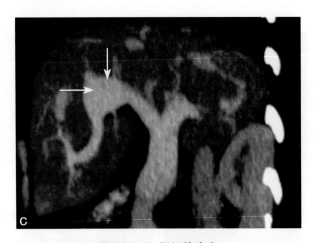

图 39-0-2　肝门静脉瘤

A. CT 增强扫描,门静脉期示,门静脉左支局限性囊状扩张,呈明显强化(箭头);B. 斜冠状位图像,清楚显示门静脉瘤改变(箭头);C. 矢状位图像

三、教学要点

1. 本病为少见病,诊断依靠影像学检查。

2. CT 平扫门静脉系统囊状低密度影,增强扫描动脉期瘤体未见强化,门静脉期可见瘤体呈明显强化,与门静脉强化程度一致。

参 考 文 献

[1] Rafiq S A,Sitrin M D. Portal vein aneurysm:case report and review of the literature[J]. Gastroenterology & Hepatology,2007,3(4):296-298.

[2] Levi Sandri GB,Sulpice L,Rayar M,et al. Extrahepatic portal vein aneurysm[J]. Ann Vasc Surg,2014,28(5):1319. e5-e7.

[3] Giavroglou C,Xinou E,Fotiadis N. Congenital extrahepatic portal vein aneurysm[J]. Abdom Imaging,2006,31(2):241-244.

[4] 秦军.门静脉瘤的 CT 和 MRI 诊断[J]. 中国 CT 和 MRI 杂志,2014,12(9):61-63.

[5] Vyas S,Mahajan D,Sandhu M S,et al. Portal vein aneurysm:is it an incidental finding only? [J]. Annals of Hepatology,2012,11(2):263-264.

[6] Shrivastava A,Rampal JS,Reddy DN. Giant intrahepatic portal vein aneurysm:leave it or treat it[J]. Journal of Clinical and Experimental Hepatology, 2017, 7(1):71-76.

[7] Ascenti G,Zimbaro G,Mazziotti S,et al. Intrahepatic portal vein aneurysm:three-dimensional power Doppler demonstration in four cases[J]. Abdom Imaging, 2001, 26(5):520-523.

（王海屹　刘琳琳　徐晔）

第四十章

肝海绵状血管瘤

一、综　述

（一）定义

肝海绵状血管瘤（cavernous haemangioma of liver，CHL）是由大小不等的血管腔组成，其间为结缔组织间隔包绕，腔内含有红细胞，内衬单层内皮细胞，有时可见一定程度的纤维化、钙化和血栓形成。在组织学上，根据其含纤维组织的多少可分为硬化性血管瘤、血管内皮细胞瘤、毛细血管瘤和海绵状血管瘤[1]。

（二）病因

目前对肝脏血管瘤的确切发病原因尚不明确，多数学者认为血管瘤的发生是先天性肝脏末梢血管畸形引起的。

（三）流行病学

肝脏血管瘤是最常见的肝脏良性肿瘤，临床上以海绵状血管瘤最常见，占所有肝脏良性肿瘤的73%，普通人群的发病率为0.4%～20%，女性与男性的比例大于2∶1[2-5]。大多数肝血管瘤无症状，很少出现并发症，一般不需要手术治疗，对于较大病灶可行介入及消融微创治疗。

（四）临床表现

肝血管瘤发病缓慢，瘤体小时可无任何症状，多在体检或其他疾病剖腹探查时发现。当瘤体增大至直径大于5cm时，会有少数患者出现非特异性腹部症状，主要表现为上腹部不适、腹胀、腹痛、食欲减退等。

（五）病理

肝血管瘤既无肌层，又无弹力纤维层，血管壁通常为扁平内皮细胞，壁内结缔组织含有较多的胶原纤维，血管瘤通常为假性包膜。

（六）影像学表现

1. 典型海绵状血管瘤　典型海绵状血管瘤的超声表现为圆形或类圆形强回声团，边界清晰，可见血管进入瘤体。CT或MRI检查对于典型的肝血管瘤诊断可靠，敏感性和特异性均超过90%。典型肝血管瘤的CT平扫为均匀低密度，增强后动脉期显示病灶边缘的结节样强化，密度接近于主动脉；静脉期显示特征性的向心性强化并持续到延迟期。MRI表现为T_2WI上边界清楚的高信号病灶，DWI可见弥散受限，增强后的强化方式类似于CT的增强表现。对于典型的肝血管瘤，MRI的敏感性和特异性为98%，准确性达到99%[6]。

2. 不典型血管瘤　实际工作中经常遇到影像学表现不典型的肝血管瘤，从而导致诊断困难甚至误诊及不必要的过度治疗。与典型的肝血管瘤比较，不典型肝血管瘤的影像学表现目前还缺乏全面的研究，国内多限于病例报道，所以了解其影像学表现非常重要[3,7-9]。不典型肝血管瘤的影像学表现包括巨大血管瘤、硬化性血管瘤、离心性强化血管瘤、出现液平面的血管瘤、带蒂的外生性血管瘤和肝血管瘤病等。

（1）伴钙化的血管瘤：发生在其他部位的血管瘤可出现钙化，如软组织、胃肠道、腹膜后等，出现静脉石时对诊断有帮助。肝脏血管瘤很少出现钙化。肝血管瘤钙化可发生在病变的边缘或中央，表现为独特的多发的斑点状钙化，部分钙化血管瘤表现弱强化。CT对钙化显示清楚，无强化的钙化肝脏肿瘤不能排除血管瘤的诊断[3]。

（2）巨大肝血管瘤：通常指直径大于50mm的肝脏血管瘤，较大病灶可引起肝脏增大和腹部不适[10]。CT平扫呈不均匀的肝内低密度占位，病灶中央伴有更明显的低密度区。增强后动脉期可见病灶边缘结节样强化，尽管存在向心性强化，但病灶中央多不被对比剂填充。巨大血管瘤在

MRI 的 T_1WI 上为低信号病灶,灶中可见更低信号的裂隙状区或间隔;T_2WI 表现为高信号及内部更高信号的裂隙状区域,部分病灶内见低信号间隔;强化表现类似于 CT,可见对比剂不完全填充区域。组织学显示中央不被填充的裂隙状区和内部间隔分别为囊样变性、液化或纤维组织[7,8]。

(3) 硬化性血管瘤:肝血管瘤多为海绵状血管瘤,硬化性血管瘤(hepatic sclerosing haemangioma,HSH)少见。硬化性血管瘤是指血管瘤内出现广泛的透明样变性,所以也称肝脏透明血管瘤。由于组织学上的差异,硬化性血管瘤缺乏海绵状血管瘤的典型影像学表现,有时与其他肝内占位病变,如肝细胞癌、胆管细胞癌、转移癌、肝脓肿等鉴别困难[11],可能导致误诊及不必要的过度治疗。目前肝脏硬化性血管瘤的影像学表现缺乏较全面的研究[12-15]。硬化性血管瘤的病理特点为广泛的纤维化,透明样变性,显著狭窄或闭塞的血管腔,不同的病理变化导致不同的影像学表现[13]。硬化是指组织的变性和纤维化,硬化性血管瘤是血管瘤发生硬化的过渡阶段,当瘤体出现显著的纤维化及完全闭塞的血管腔时称为硬化性血管瘤[15-17]。硬化性血管瘤在 CT 及 MRI 增强后缺乏动脉期强化,仅在延迟期表现为病变边缘的轻度强化。影像学表现不典型,诊断困难,多依赖于活检。CT 增强后动脉期强化不明显,病灶内出现斑片状强化;静脉期及延迟期可见轻度的病灶周围强化,动脉期出现强化的病变则显示强化范围逐渐增大,但病变中央不强化。MRI 扫描在 T_2WI 上仅表现轻至中度的高信号,强化方式类似于 CT。

(4) 出现液-液平面的血管瘤:液-液平面可出现在良性或恶性的肝脏病变中,如复杂囊肿、脓肿、血肿、转移癌、肿瘤的液化坏死或出血等。这种因为不同密度的液体样物质在重力作用下形成成分不同的区域,在影像上出现液-液平面,但这种现象很少见于血管瘤的报道,诊断依赖于病理[7,18,19]。在 CT 上,液面的上方和下方分别表现为低密度和稍高密度区。在 MRI 的 T_2WI 上,液面上方和下方分别显示高信号和相对低信号;T_1WI 上,血清表现为低信号,沉积的浓聚细胞表现为中等信号。CT 显示瘤内多发液平面及分隔,增强后分隔强化,瘤体内部未见明显强化。穿刺活检的组织学显示

病灶内主要为出血、坏死及纤维组织。

(5) 带蒂的外生性血管瘤:非常罕见,文献中仅个案报道。CT 的多平面重组和 MRI 的冠状位成像能够清楚显示血管瘤和肝脏的连接部分,通过血管瘤的强化模式和 T_1WI、T_2WI 上的典型信号强度可以做出诊断。带蒂血管瘤应该切除,因为可能出现扭转导致的梗死[20,21]。

(6) 离心性强化的血管瘤:这种不典型强化血管瘤的组织学显示,病变中央区域由大量的血管腔隙构成,而病变周围含有大量的纤维成分[22,23]。离心性强化血管瘤瘤体相对较小,动脉期病变中央出现斑点状强化,静脉期和延迟期强化范围呈离心性扩大。

(七) 诊断要点与鉴别诊断

1. 诊断要点 典型血管瘤的影像学表现具有特异性,根据其渐进性向心性强化特点易于识别,CT 或 MRI 检查对于典型的肝血管瘤诊断可靠。但由于瘤内结构的差异可引起不同的影像学表现。尽管增强后的延迟强化有利于与典型的肝细胞癌鉴别,但与胆管细胞癌、转移癌鉴别困难,仍应该参考临床病史及组织学检查[24,25]。特别是硬化性血管瘤还需要与一些肝内良恶性病变鉴别,如局灶性结节增生、胆管细胞癌、纤维板层型肝细胞癌、硬化型肝细胞癌等。

2. 鉴别诊断

(1) 局灶性结节增生:在动脉期呈明显均匀强化,延迟期病灶大部分呈等密度或等信号,中央瘢痕表现为延迟强化,肝胆期病变多为等或高信号。

(2) 胆管细胞癌:表现为增强后肿瘤边缘出现不规则的渐进性环状强化,与硬化性血管瘤的边缘结节样强化不同。另外,肝包膜回缩,胆管扩张也是鉴别要点[26]。

(3) 纤维板层型肝细胞癌:多见于无肝硬化基础的年轻人,肿瘤多有完整或不完整包膜,中央可见星状纤维瘢痕,瘢痕内有时可见钙化。中央瘢痕在平扫 T_1WI 和 T_2WI 上均为低信号,增强后肿瘤实质持续性强化,延迟期星状瘢痕可见强化[27]。

(4) 硬化型肝细胞癌与硬化型血管瘤在影像学表现上有些类似,但多数硬化型肝细胞癌患者出现在慢性肝病患者,结合实验室检查可以作

出诊断[28]。

二、病 例 介 绍

病例 1

1. 病史摘要　患者,女性,53 岁。体检发现

肝占位 10 余天。腹部 CT 考虑"肝脏占位,肿瘤?血管瘤?",患者无腹胀、腹痛、无恶心、呕吐,无胸闷、气短等不适,未治疗。

2. 影像学表现　见图 40-0-1。

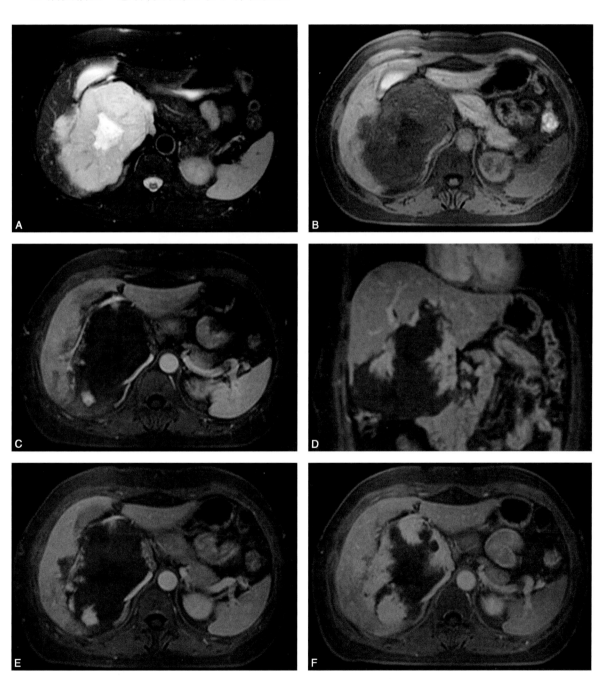

图 40-0-1　肝海绵状血管瘤
A. MRI T_2WI 示肝脏尾状叶区见不规则稍长 T_2 信号肿物,内见短及长 T_2 信号,可见分隔及分叶;B. T_1WI 示肿物呈稍长 T_1 信号,内见稍短及长 T_1 信号;C. 增强扫描,动脉期示肿物呈结节状强化;D. 冠状位图像;E. 门静脉期示肿物呈逐渐充填强化;F. 延迟期示肿物呈向心性充填

病例 2

1. 病史摘要　患者,女性,27 岁。体检腹部超声检查提示:左肝占位,血管瘤可能性大;无腹痛或腹胀,无恶心、呕吐,无畏寒、发热。行 CT 检查提示:肝左叶海绵状血管瘤。

2. 影像学表现　见图 40-0-2。

271

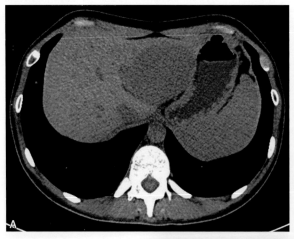
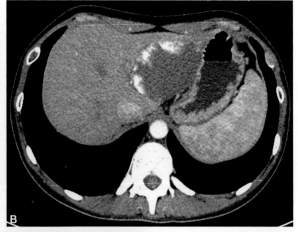
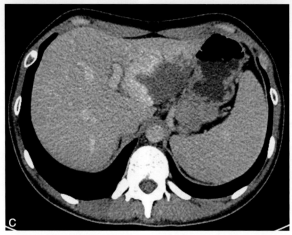

图 40-0-2　肝左叶海绵状血管瘤

A. CT 平扫示肝左叶见略低密度肿块；B. 增强扫描动脉期示病变边缘结节样中度至显著异常强化；C. 门静脉期示病变持续强化

三、教学要点

1. 肝脏血管瘤是最常见的肝脏良性肿瘤。

2. 临床症状隐匿，多于体检时发现。

3. 典型海绵状血管瘤平扫呈低密度，增强后立即出现花环状、结节状或为边缘性强化，强化程度与主动脉相近，延迟扫描后增强区域呈进行性向心填充式强化。

参 考 文 献

[1] 周晓军,张丽华.肝脏诊断病理学[M].南京:江苏科学技术出版社,2005.

[2] Behbahani S,Hoffmann JC,Stonebridge R,et al. Clinical case report:Sclerosing hemangioma of the liver,a rare but great mimicker[J]. Radiol Case Rep,2016,11(2):58-61.

[3] Jang HJ,Kim TK,Lim HK,et al. Hepatic hemangioma:atypical appearances on CT,MR imaging,and sonography[J]. AJR,2003,180(1):135-141.

[4] 詹茜,卢明智,邵成伟,等.肝脏不典型血管瘤的影像学表现探讨[J].第二军医大学学报,2011,32(12):1346-1349.

[5] 黄成,孙惠川. 2016 年欧洲肝病学会临床实践指南[J].临床肝脏病杂志,2016,32(8):1439-1445.

[6] Vilanova JC,Joaquim Barceló J,Smirniotopoulos JS,et al. Hemangioma from head to toe:MR imaging with pathologic correlation[J]. Radiographics,2004,24(2):367-385.

[7] Vilgrain V,Boulos L,Vullierme MP,et al. Imaging of atypical hemangiomas of the liver with pathologic correlation[J]. Radiographics,2000,20(2):379-397.

[8] Coumbaras M,Wendum D,Monnier-Cholley L,et al. CT and MR imaging features of pathologically proven atypical giant hemangiomas of the liver[J]. AJR,2002,179(6):1457-1463.

[9] Kassarjian A,Dubois J,Burrows PE. Angiographic classification of hepatic hemangiomas in infants[J]. Radiology,2002,222(3):693-698.

［10］Hoekstra LT,Bieze M,Erdogan D,et al. Management of giant liver hemangiomas：an update［J］. Expert Rev Gastroenterol Hepatol,2013,7（3）:263-268.

［11］李云芳,李宏军,赵大伟. SWI 成像对肝细胞癌和肝血管瘤的鉴别诊断价值［J］. 首都医科大学学报,2013,34（3）:358-363.

［12］Song JS,Kim YN,Moon WS. A sclerosing hemangioma of the liver［J］. Clin Mol Hepatol,2013,19（4）:426-430.

［13］Shin YM. Sclerosing hemangioma in the liver［J］. Korean J Hepatol,2011,17（3）:242-246.

［14］Choi YJ,Kim KW,Cha EY,et al. Sclerosing liver haemangioma with pericapillary smooth muscle proliferation：atypical CT and MR findings with pathological correlation［J］. The British Journal of Radiology,2008,81（966）:e162-e165.

［15］Doyle DJ,Khalili K,Guindi M,et al. Imaging features of sclerosed hemangioma［J］. AJR,2007,189（1）:67-72.

［16］Makhlouf HR,Ishak KG. Sclerosed hemangioma and sclerosing cavernous hemangioma of the liver：a comparative clinicopathologic and immunohistochemical study with emphasis on the role of mast cells in their histogenesis［J］. Liver,2002,22（1）:70-78.

［17］Shimada Y,Takahashi Y,lguchi H,et al. A hepatic sclerosed hemangioma with significant morphological change over a period of 10years：a case report［J］. J Med Case Rep,2013,28（7）:1-9.

［18］Ghai S,Dill-Macky M,Wilson S,et al. Fluid-fluid levels in cavernous hemangiomas of the liver：baffled？［J］. AJR,2005,184（3 Suppl）:S82-S85.

［19］Soyer P,Bluemke DA,Fishman EK,et al. Fluid-fluid levels within focal hepatic lesions：imaging appearance and etiology［J］. Abdom Imaging,1998,23（2）:161-165.

［20］Vivarelli M,Gazzotti F,DAlessandro L,et al. Image of the month. Emergency presentation of a giant pedunculated liver haemangioma［J］. Dig Liver Dis,2010,42（6）:456.

［21］Ersoz F,Ozcan O,Toros A B,et al. Torsion of a giant pedunculated liver hemangioma mimicking acute appendicitis：a case report［J］. World Journal of Emergency Surgery,2010,5（1）:1-3.

［22］Kim S,Chung JJ,Kim MJ,et al. Atypical inside-out pattern of hepatic hemangiomas［J］. AJR,2000,174（6）:1571-1574.

［23］Matsushita M,Takehara Y,Nasu H,et al. Atypically enhanced cavernous hemangiomas of the liver：centrifugal enhancement does not preclude the diagnosis of hepatic hemangioma［J］. J Gastroenterol,2006,41（12）:1227-1230.

［24］Wakasugi M,Ueshima S,Tei M,et al. Multiple hepatic sclerosing hemangioma mimicking metastatic liver tumor successfully treated by laparoscopic surgery：Report of a case［J］. Int J Surg Case Rep,2015,8:137-140.

［25］Kim EH,Park SP,Ihn YK,et al. Diffuse hepatic hemangiomatosis without extrahepatic involvement in an adult patient［J］. Korean J Radiol,2008,9（6）:559-562.

［26］陈枫,赵大伟,文硕,等. 肝内肿块型胆管癌的CT、MRI 动态增强表现以及与病理分化程度的关系［J］. 中华放射学杂志,2015,49（11）:843-847.

［27］Ganeshan D,Szklaruk J,Kundra V,et al. Imaging features of fibrolamellar hepatocellular carcinoma［J］. AJR,2014,202（3）:544-552.

［28］陈枫,赵大伟,冯骥良,等. 硬化型肝癌的影像表现［J］. 中华放射学杂志,2014,48（1）:43-46.

（贾翠宇　王海屹）

第四十一章

门静脉海绵样变

一、综 述

（一）定义

门静脉海绵样变（cavernomatous transformation of the portal vein，CTPV）是由于门静脉主干部分/完全阻塞，门静脉压力增高所导致的门静脉形态的改变。机体为减轻门静脉高压，在肝门区形成大量侧支循环血管网。这是机体为保证肝脏血流和功能正常的一种代偿性改变，是形成肝前型门静脉高压症的原因，约占门静脉高压症的3.5%。它是一种特殊非肿瘤性占位病变，一般归结于特殊类型综合征。

1969年，CTPV由Balfour等首先描述，门静脉被栓子阻塞后局部血流动力学发生改变，门静脉系统内的血流速度缓慢、受阻而导致门静脉压力不断增高，继发地引起一系列门静脉高压症状，包括脾大、门腔静脉间的静脉血管开放等。1987年，Trigerd等通过血管造影和病理检查发现CTPV是门静脉阻塞后形成的向肝性静脉侧支循环。这些血管由于大体标本切面观呈现海绵样改变，故被称为"门静脉海绵样变"。

（二）病因

Klemperer根据尸检和病理学检查提出本病是一种先天性血管畸形，其病理表现并无特殊性，实质是不规则排列的增生小静脉。Omakawa等通过结扎大鼠的肝外门静脉，成功建立了CTPV的动物模型，认识到多种原因可以导致CTPV。常见的病因包括以下几个方面：①门静脉先天异常，儿童多见，主要是肝门部及其分支部门静脉管腔的缺失，结构的先天发育异常、狭窄或闭塞所致；②门静脉血管瘤；③门静脉栓塞，包括癌栓（约占57%，是门静脉栓塞最常见原因，多来自肝癌、胰腺癌和胃癌等），脓毒症性血栓（多由胰腺炎等感染所致）[1-3]；④肝静脉阻塞性疾病；⑤门静脉炎；

⑥手术，如脾切除、门静脉吻合术和肝移植等；⑦血栓症，如红细胞增多症、C蛋白缺乏、过多使用Ⅶ因子和口服避孕药等；⑧其他，如肝门周围纤维组织炎、脐、肠系膜和肝静脉之间静脉丛异常增生等[4]。尽管对患者进行详细的病史询问及完善的体检及各种辅助检查，但仍有50%~60%的病例难以查明原因。由于肝动脉血供不受影响，肝脏本身常无明显异常改变，肝功能多不受影响，患者不易出现黄疸和腹水，少数病例随病程进展可出现阻塞性黄疸[5]。在诊断上要与肝硬变性门静脉高压症和特发性门静脉高压症鉴别。当临床上遇到门静脉高压症，特别是肝功能基本正常时，应考虑到本病的可能。

（三）分型

1. 根据门静脉阻塞部位的不同，一般分为以下3型。Ⅰ型，肝外窦前型门静脉高压，肝门部门静脉主干狭窄或消失，超声检查显示在肝门部和胆囊床部形成蜂窝状管状回声。Ⅱ型和Ⅰ型合并肝内门静脉左、右分支狭窄或闭塞，超声检查显示管壁回声增强，周围见蜂窝状管道回声。Ⅲ型，肝内窦前型门静脉高压，病变仅发生于肝内门静脉左和/或右分支，而肝外门静脉主干未受累，内径未见增宽。

2. 依据彩色多普勒超声显像可将CTPV分为4型。Ⅰ型，门静脉有海绵样变性，但临床无症状，无脾脏增大。Ⅱ型，门静脉为海绵样变性，同时有Banti综合征（具有脾大、贫血及肝硬化的一组病症），但CTPV仅限于门静脉。Ⅲ型，在Ⅱ型基础上CTPV波及大部分肠系膜上静脉和部分脾静脉。Ⅳ型，在Ⅱ型基础上，CTPV波及整个门静脉系统。这种分型对指导CTPV的个体化治疗有很大帮助[6,7]。

（四）临床表现

CTPV临床症状常不显著，可表现为脾大、脾功能亢进、腹水、呕血或黑便等与肝硬化门静脉高压症。虽然患者有反复上消化道大出血和腹水病史,但其肝功能常正常,肝体积、质地、颜色多无明显异常。

(五) 病理

儿童型 CTPV 多属原发性,先天结构发育异常,主要是肝门部及其分支部门静脉管腔的缺失、狭窄或闭锁所致。成人型 CTPV 多属继发性,主要病理改变是门静脉系统原有正常的管腔结构因门静脉炎、肝门周围纤维组织炎、血栓形成、凝血疾病(红细胞增多症)、肿瘤侵犯、胰腺炎等导致门静脉血流受阻,血液淤积或血流量增加而致压力增高,为减轻压力,门静脉周围建立侧支循环、不全性再通。当门静脉阻塞范围较局限时,如仅为主干阻塞,CTPV 的侧支静脉可以跨过阻塞部位与叶内开放的门静脉分支相通,使肝脏的门静脉血流灌注保持正常。而在门静脉阻塞范围较广时,尽管 CTPV 的侧支静脉参与了门静脉循环,但它仍不足以减轻门静脉高压,因而引起食管静脉和其他所属静脉血管分支的曲张。

(六) 影像学表现

目前国内以门静脉完全或部分闭塞,在其周围或走行区出现 3 支以上的血管作为 CTPV 的诊断标准。常用的检查与诊断方法有超声、CT、MRI 和 DSA,其中以 CT 检查筛选病变为主。彩色多普勒超声检查的广泛使用,使本病有了很高的确诊率,故其已成为首选的诊断方法[8]。

1. 血管造影

(1) DSA 主要表现为门静脉走行区正常门静脉结构显示不清,正常门静脉由不成比例迂曲、呈瘤样扩张的海绵样血管代替,显示为与门静脉主干平行、迂曲扩张、呈蛇行的静脉网。门静脉主干未显影,可见增粗、迂曲的侧支循环血管至肝内门静脉分支。

(2) MRA 主要表现为门静脉走行区结构紊乱,正常门静脉结构消失,在门静脉走行区,可见多条细小迂曲的侧支循环静脉缠绕,交织成形态不一的网状、管状扭曲的血管结构,呈海绵状改变[9,10]。

2. CT CTPV 的 CT 表现为门静脉走行区结构紊乱,正常门静脉系统结构消失,在门静脉走行方向上可见多条侧支循环静脉缠绕在一起,形成类似团块状软组织网状结构影,相互之间分界不清,增强扫描后上述结构在门静脉期(注射对比剂 45~60s)出现明显强化,在 CT 横断位上表现为迂曲、扩张的静脉血管结构,在肝门区可见到延伸向肝内门静脉周围细条状高密度影。3D CT 与 CT 曲面重建可以追踪其血管的蔓状走行[11-13]。

3. MRI MRI 表现为肝门部及门静脉走行区正常结构消失。门静脉主干和/或分支闭塞。门静脉走行区可见由侧支循环静脉形成的团块样或网状软组织信号影。动态增强扫描于门静脉期上述病变明显强化,且表现为向肝内及肝外扩张迂曲的网状血管结构,呈海绵样改变。局部包绕胆总管,呈现所谓的"假胆管癌征"[14]。

4. 超声

(1) 灰阶超声:肝门区可见多个管腔及圆形结构,显示多个非典型不规则的迂曲或海绵状形态静脉管腔回声影。

(2) 彩色多普勒(CDFI):门静脉结构正常排列与走行消失,代之为多个迂曲的静脉管腔结构,这些静脉侧支循环结构是由连续的、向肝性流向的,其内血液流动的速度较为缓慢(7.4~8.0mm/s)。脉冲多普勒声像图表现为蜂窝状或迂曲走行管道样无回声内探及连续低速血流频谱。

(3) 能量多普勒声像图:由于侧支静脉的血流速度低于正常门静脉,而能量多普勒血流显像检测低速血流的敏感性高于彩色多普勒,有学者认为使用能量多普勒可清晰显示海绵样变性区更细小的血管图像[15]。

(七) 诊断要点与鉴别诊断

1. 诊断要点 CTPV 一般没有明显的临床症状,目前诊断首选彩色多普勒超声,其特征改变为门静脉主干内仅可探及少量连续性彩色血流信号或无信号。

2. 鉴别诊断

(1) 门静脉癌栓:门静脉往往可见充盈缺损,门静脉主干完全阻塞或不全性阻塞,肝脏内见原发性肝细胞癌病灶,血清甲胎蛋白水平升高。原发性肝癌门静脉癌栓常常可继发 CTPV。

(2) 门静脉癌栓与血栓的鉴别:理论上讲,癌栓是有强化的肿瘤组织,而血栓是无强化的血液凝固成分,实际工作中,某些强化不明显的较小癌栓可能很难与已经部分再通的血栓相鉴别,可以根据原发病灶的性质来进行判断。门静脉癌栓伴有门静脉明显扩张时要与肝硬化的单纯门静脉扩张区别:后者门静脉结构正常存在或增粗,周围有大量侧支循环,二者鉴别不难。当肝癌伴有门静脉明显扩张时,应警惕是否有充满型或未充满型癌栓形成。因弥漫性肝癌恶性程度高,病情发展快,所以其继发门静脉海绵样变性较少见。

（3）门静脉血管瘤：门静脉呈瘤样扩张，并见边缘强化，逐渐向中心充盈。肝脏未见明显异常。

（4）异位肝动脉瘤：肝门区见类圆形或球形影，增强后密度与动脉一致。周围结构清晰，肝脏大小形态正常。

（5）肝脏血管内皮肉瘤：肝门区见不规则形状肿块影，密度不均匀，增强后呈不均匀强化，强化区密度与血管一致，常常侵犯周围结构并伴有远处淋巴结转移。

二、病例介绍

病例 1

1. 病史摘要　患者确诊为原发性肝癌，有肝炎病史，甲胎蛋白>2 000g/mL。

2. 影像学表现　见图41-0-1。

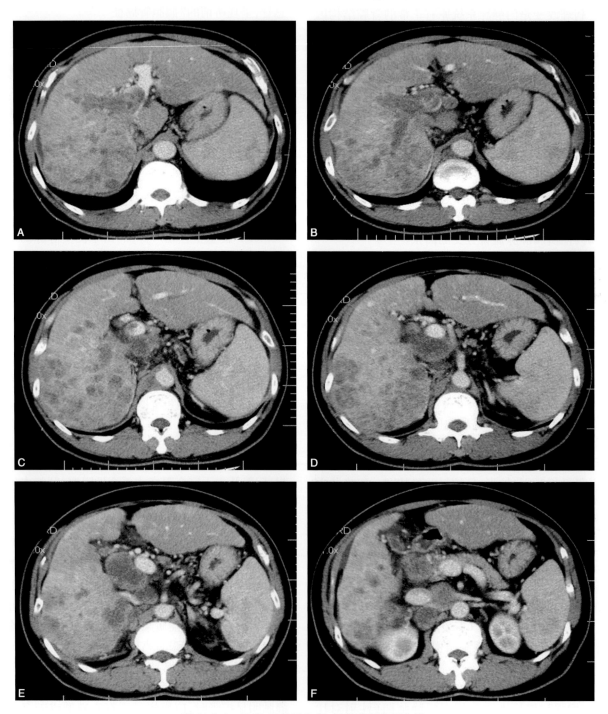

图41-0-1　肝癌、门静脉栓塞、门静脉海绵样变性

A～F.CT门静脉期连续扫描。静脉注入对比剂后，门静脉内可见低密度充盈缺损，即门静脉栓塞，门静脉周围可见小迂曲走行血管影

病例 2

1. 病史摘要 患者有慢性丙型肝炎病史,近期发现肝内占位,甲胎蛋白升高。

2. 影像学表现 见图 41-0-2。

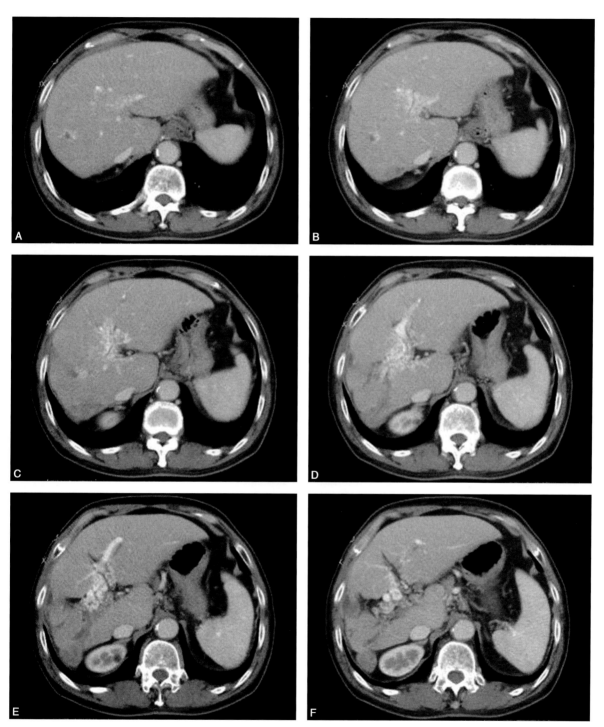

图 41-0-2 门静脉海绵样变性

A~F. CT 门静脉期连续扫描。静脉注入对比剂后,可见门静脉走行区迂曲血管

病例 3

1. 病史摘要 患者有肝炎、肝硬化病史,今发现肝内占位,甲胎蛋白正常,血氨升高。

2. 影像学表现 见图 41-0-3。

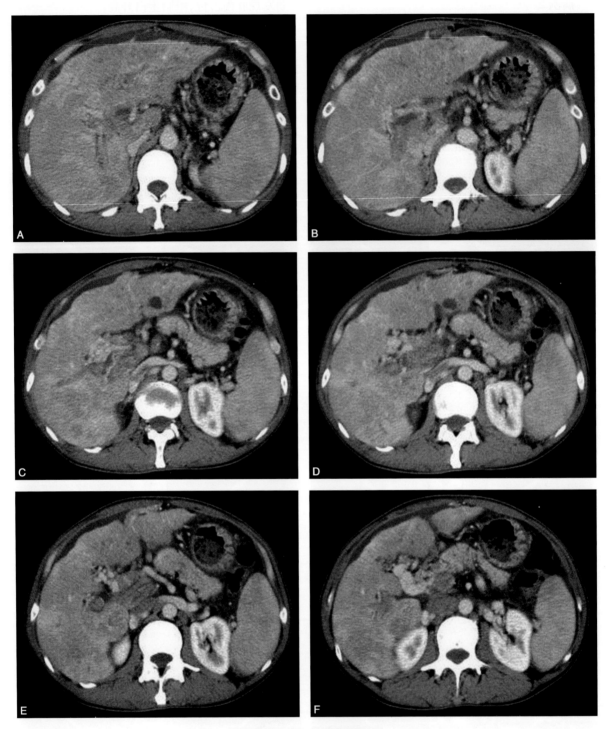

图 41-0-3　门静脉海绵样变性

A~F. CT门静脉期连续扫描。静脉注入对比剂后,可见门静脉走形区迂曲走形血管

三、教学要点

1. 从动态增强扫描得到的图像中,选取门静脉显示最清楚的一期。

2. 肝门区及门静脉走行区可见迂曲扩张的血管影。

3. 门静脉栓塞是 CTPV 常见的病因之一。

参 考 文 献

[1] Yeon,Chang,Young,et al. Septic thrombophlebitis of the porto-mesenteric veins as a complication of acute appendicitis[J]. World Journal of Gastroenterology, 2008, 14 (28):4580-4582.

［2］ Ferguson JL, Hennion DR. Portal vein thrombosis：an unexpected finding in a 28-year-old male with abdominal pain［J］. Journal of the American Board of Family Medicine,2008,21(3):237-243.

［3］ Molmenti E,Cataldegirmen G. Chronic pancreatitis complicated by cavernous transformation of the portal vein：Contraindication to surgery?［J］. Surgery,2011,149(3):321-328.

［4］ 闫朝岐,杨维良.门静脉海绵样变的临床诊治现状［J］.中国普通外科杂志,2008,17(6):605-607.

［5］ Ozgur,Harmanci,Yusuf,et al. How can portal vein cavernous transformation cause chronic incomplete biliary obstruction?［J］. World Journal of Gastroenterology,2012,18(26):3375-3378.

［6］ 丁霞,赵斌.门静脉海绵样变性的影像学表现［J］.医学影像学杂志,2009,19(2):234-236.

［7］ 朱长玉,张振东,夏旭芬,等.彩色多普勒超声在继发性门静脉海绵样变性中的诊断价值［J］.现代实用医学,2014,26(8):999-1000.

［8］ Tirumani SH,Shanbhogue AK,Vikram R,et al. Imaging of the porta hepatis：spectrum of disease［J］. Radiographics,2014,34(1):73-92.

［9］ 杨志宏,吕敦召,钟美花,等.磁共振三维快速容积扫描(LAVA)对门静脉海绵样变性的诊断［J］.江西医药,2010,45(4):352-353.

［10］ 葛玲玉,严森祥,许顺良,等.门静脉海绵样变性三维动态增强磁共振血管成像的诊断及其价值［J］.浙江大学学报(医学版),2008,37(2):203-207.

［11］ Vohra S,Goyal N,Gupta S. Preoperative CT evaluation of potential donors in living donor liver transplantation［J］. Indian Journal of Radiology & Imaging,2014,24(4):350-359.

［12］ 任小军,潘高争,王霞,等.门静脉病变的多排螺旋CT检查特征与诊断［J］.中华消化外科杂志,2015,14(9):766-770.

［13］ 乔晓春,刘金有.64层螺旋CT对门静脉海绵样变的诊断价值［J］.中国CT和MRI杂志,2014,11(1):62-64.

［14］ Bayraktar Y,Harmanci O,Ersoy O,et al. "Portal double ductopathy sign" in patients with portal vein cavernous transformation［J］. Hepato-gastroenterology,2008,55(55):1193-200.

［15］ 曹轶峥,刘志聪.彩色多普勒超声对门静脉海绵样变性的诊断价值［J］.医学影像学杂志,2015,25(12):2285-2287.

（刘白鹭　吕哲昊　陈婷婷
任美吉　万秋霞）

第四十二章

布-加综合征

一、综 述

（一）定义

布-加综合征（Budd-Chiari syndrome，BCS）是指肝静脉（hepatic vein，HV）和/或肝静脉开口及其以上水平下腔静脉（inferior vena cava，IVC）阻塞导致肝静脉及下腔静脉血液回流障碍而产生的门静脉和/或下腔静脉高压的临床症状和体征。

（二）病因

BCS 的病因复杂多样，目前尚未完全明确。根据引起梗阻的原因可分为原发性 BCS 和继发性 BCS。原发性 BCS 分为血栓形成和非血栓形成如网状组织及隔膜 2 大类。存在多种学说，争论的焦点集中在"先天性发育畸形学说"和"血栓形成学说"，即遗传与后天因素。其讨论的关键在于隔膜组织及血栓形成的先后，以及它们之间的互相作用关系。有学者认为隔膜为先天性，隔膜远侧后继发血栓形成；也有学者认为，隔膜和血栓在组织上具有相似性，先有血栓形成，然后机化纤维化，再形成隔膜组织。目前大多数学者持后种观点[1]。继发性 BCS 包括肿瘤、自身免疫性疾病如系统性红斑狼疮、血液的高凝状态、寄生虫等引起的肝静脉或下腔静脉的梗阻、介入手术或治疗过程中以及其他外科手术过程中操作不当所致的血管内膜或血管壁的损伤，局部血栓形成、内膜过度增生及不均衡的血管重塑。

BCS 的病因有明显的地域差异。西方国家以肝静脉病变为主，且以血栓性阻塞多见，大多数患者有明确的基础病因，与口服避孕药、妊娠、红细胞增多症和骨髓异常增多和阵发性睡眠性血红蛋白尿症、白塞病有关。东方国家布-加综合征患者病变部位多位于下腔静脉，且以下腔静脉内隔膜形成多见，肝静脉病变率相对较低，主要以肝静脉管腔狭窄闭塞或血栓形成为主。

（三）流行病学

亚洲及南非地区发病率相对较高，我国病变高发区主要集中在黄河中下游地区（江苏、河南、山东等地），多数来自偏远农村，病因不明。BCS可见于任何年龄，以 30~40 岁青壮年多见，男女发病率大致相同。西方国家 BCS 患者主要为年轻女性，亚洲国家主要为中年人[2]。

（四）分型

BCS 的分型有很多种。目前比较公认的分型方法是根据梗阻部位，将 BCS 分为 3 种类型、8 个亚型。Ⅰ 型为下腔静脉阻塞型，包括 3 个亚型，Ⅰa 型：膜性损害；Ⅰb 型：短段闭塞（<5cm）；Ⅰc 型：长段闭塞（>5cm）。Ⅱ 型为肝静脉阻塞型，包括 3 个亚型，即膜性损害（Ⅱa）、弥漫性闭塞（Ⅱb）和肝静脉阻塞伴副肝静脉阻塞（Ⅱc）。Ⅲ 型为混合型，根据有无副肝静脉代偿分为 2 型。这种分型方法比较全面地反映了肝静脉和下腔静脉阻塞的各种不同类型，在诊断上可操作性强，对介入治疗和外科治疗等均有一定指导意义。

（五）临床表现

血流阻塞的部位、程度、类型、侧支建立等情况不同，临床表现也存在差异。临床上可分为无症状型和症状型两类。前者虽有阻塞性病变存在，但因侧支循环广泛建立，临床上并无症状。症状型发病隐匿且绝大多数患者症状进行性加重。

1. 根据阻塞部位不同

（1）肝静脉阻塞型：腹胀、腹痛、黄疸、肝脾大、顽固性腹水、脾功能亢进、消化道出血等门静脉高压的症状和体征[3]。

（2）下腔静脉阻塞型：双下肢肿胀、胸腹壁及背部浅表静脉曲张（静脉血流由下而上）及下肢静脉曲张、色素沉着、单侧或双侧反复发作或难愈性溃疡，已排除单侧或双侧髂静脉阻塞和深静脉血栓形成者；躯干出现纵行走向、粗大的静脉曲张为下腔静脉阻塞的特征性表现之一。

2. 根据发病时间、病程

（1）暴发性：较罕见，为 0.5%~1%，患者可表现为出现黄疸后数周内迅速进展为肝性脑病并死亡。

（2）急性型：病程在 2 周至数月，多为肝静脉被血栓完全阻塞而引起，发病急骤，主要表现为突发上腹疼痛、腹胀、呕吐、肝大且触痛和迅速出现大量顽固性腹水。重则出现呕血黑便、黄疸、发热、昏迷、肝功能衰竭。由于急性门静脉系统淤血或下腔静脉回流障碍，回心血量减少和有效循环血量锐减，患者可出现低血压、尿少、口渴甚至休克，如无侧支循环形成或未得到及时正确的救治，则 1 个月左右出现肝脏坏死、最终死亡。

（3）亚急性型：最常见，约 60%，多于病后 3 个月至 1 年就诊，多为肝静脉和下腔静脉同时或相继受累，顽固性腹腔积液、肝大和下肢水肿多同时存在，继而出现腹壁、腰背部及胸部浅表静脉曲张，其血流方向向上。

（4）慢性型：起病隐匿或缓慢，病程可长达数年，多见于隔膜型阻塞的患者。可分为 2 种亚型：①隐匿型，侧支循环形成完全，临床症状不明显；②显性型，起病缓慢，可持续数年，部分可自然缓解。主要表现为肝大、腹水、下肢水肿、颈静脉怒张、脾大、下肢静脉曲张[4,5]。

（六）病理

肝脏淤血性改变，中央静脉及肝血窦淤血扩张，肝窦内及周边见红细胞聚集，伴肝细胞坏死。淤血及坏死改变从肝窦周围向四周扩展[4]。后期肝脏纤维化及再生结节形成。

（七）影像学表现

BCS 在临床表现上的非特异性，致使临床诊断较困难。影像学检查作为常规、方便、准确的诊断方法，在诊断 BCS 时有着特殊的优势。BCS 的影像学诊断方法较多，包括彩色多普勒超声、CT 增强扫描及血管成像、MRI 增强扫描及血管成像及 DSA 等。推荐首选超声多普勒筛查，其次为 CT 或 MRI 检查，欲行介入治疗时，应行血管造影。

1. 血管造影 DSA 是诊断 BCS 的"金标准"和进行介入治疗的依据[6]。常规 2D DSA 后前位和左侧位已可以准确地显示绝大部分下腔静脉、肝静脉闭塞的位置、形态、邻近侧支血管的数量、起源部位及下腔静脉、肝静脉内有无血栓等情况。对于以下几种特殊的 BCS，DSA 则存在着一定的不足：①下腔静脉或肝静脉周围侧支循环增粗、迂曲重叠，致下腔静脉或肝静脉闭塞端的位置和形态显示不清；②侧支血管起源于下腔静脉或肝静脉闭塞端，在 2D DSA 图像上可造成闭塞位置高于实际位置的假象；③难以判断血栓与血管壁的

关系，而仅表现为下腔静脉或肝静脉内充盈缺损等。因此需要增加侧位或某种最佳显影体位摄片，体位的选择需反复多次不同体位的摄片。由此导致对比剂用量、辐射剂量及检查时间均会增加，甚至有时仍然难以寻找最佳体位而不能很好的观察，影响诊断和治疗。

2. CT BCS 的 CT 表现取决于肝静脉流出道阻塞的发病缓急、时间长短和阻塞部位[7]。

（1）急性期肝脏增大，由于肝实质明显充血，平扫肝脏呈弥漫性低密度改变。较为特征的表现是增强扫描呈扇形改变，即肝门附近的肝实质呈斑片状强化，而周边部的肝组织则强化不明显呈低密度影，这主要是由于肝静脉流出道急性阻塞导致完全性的离肝门静脉血流的缘故。中央小叶充血、坏死、出血、淋巴水肿、间质液体增加也是可能的原因。

（2）亚急性期或慢性期肝脏缩小，边缘呈结节状，尾叶的血流直接通过多条小静脉回流到下腔静脉，不受大的肝静脉阻塞的影响，尾叶增大。平扫时，在肝脏的周边部或萎缩的肝叶由于局部肝组织的坏死或纤维化，可见到斑片状、楔形、不规则形低密度影。增强扫描在肝脏中央部分出现斑片状强化，周边部呈低密度，延迟扫描时密度逐渐趋于均匀，整个肝脏呈等密度改变，被认为是慢性 BCS 较为特征的 CT 表现[8]。斑片状强化区代表血流缓慢通过侧支的静脉血管或在血窦停滞。平扫时的低密度区在增强后强化不明显，是由于窦后压力增加，门静脉的血流通过动脉-门静脉吻合支逆流所致，肝尾叶表现为均匀强化。慢性 BCS 的肝内可出现良性再生结节和肝癌，前者常为多发，而且直径较小，多为 0.5~4cm，CT 平扫呈高密度影，增强扫描时动脉期结节强化不明显，与肝癌容易鉴别。

（3）增强后肝静脉不显示是一个重要征象（肝静脉阻塞型），以肝右静脉多见；肝静脉和下腔静脉之间的连续性中断，以肝左静脉和肝中静脉多见。有时可以直接显示肝静脉内的栓塞呈低密度影，管腔周围有强化边（肝静脉血栓型）。当下腔静脉梗阻而肝静脉通畅时，肝实质呈均匀性表现，而肝静脉梗阻下腔静脉通畅时，则呈不均匀的表现。下腔静脉节段性狭窄时，表现为下腔静脉肝后段变细，可显示下腔静脉内小斑点状钙化，在下腔静脉狭窄或阻塞端以下的下腔静脉断面，由于腔内压增高往往呈圆形，并且管径增粗。下腔静脉内有血栓时则见管腔内低密度的充盈缺损。

（4）肝内外的侧支血管有时是诊断 BCS 的唯一线索，MSCT 后处理重建对侧支循环所得图像是

超声及 DSA 所无法取代的[9]。当严重肝静脉病变导致肝静脉流出血受阻严重时,为减轻门静脉压力负担,肝静脉与门静脉、下腔静脉之间的肝内分流多见,肝内侧支血管可以两种形式,通过包膜下血管与体循环相交通;肝静脉间代偿性交通支建立及副肝静脉(直接汇入下腔静脉的小血管,即副肝静脉,主要包括肝尾叶静脉及肝右后叶静脉)开放[10]。侧支血管表现为"逗号"样或迂曲粗大的直管影,或"蜘蛛网"状,走行无规律。如果以下腔静脉病变为主,为减轻下腔静脉回心血流量的负担,此时体内大量的肝外侧支血管、体循环交通支(内脏侧支循环)由于高压作用而开放扩张,出现率达 95%,CT 常可显示的肝外侧支循环有:①左肾静脉-半奇静脉通路;②腰升静脉-奇静脉通路;③腹壁浅静脉通路;④膈下静脉-心膈周围侧支血管[11,12]。腹壁下静脉分布于腹壁内侧,腹壁浅静脉分布于腹壁后外侧。心膈周围静脉可表现为左心膈角处血管性肿块,沿着左心室的左缘上升。BCS 的其他 CT 表现有腹水、脾大、胆囊增大等。

3. MRI　MRI 可以显示 CT 扫描所见的肝脏表现,急性 BCS 大多数患者表现为肝弥漫性肿大,T_2WI 上肝脏充血和坏死区表现为高信号,3 支肝静脉均发生闭塞时增强扫描表现为肝脏呈中心性强化,周边部信号减低。亚急性期增强扫描表现为肝脏周边部强化不均匀[13]。慢性期肝脏边缘不规则,肝右静脉发生闭塞时肝右叶常萎缩,而当副肝静脉保持通畅时肝右叶是正常大小,当副肝静脉闭塞时 MRI 增强扫描可显示肝右叶局限性低信号表现,尾叶增大,近半数患者可表现为肝左叶肥大,肝实质信号不均匀,局限性肝脏充血、中央小叶坏死和含水量增加导致长 T_1 和长 T_2 信号,纤维化在 T_1WI 和 T_2WI 上均呈低信号;增强扫描肝脏信号不均匀的程度较轻,约 40% 的病例表现为均匀的信号。有些患者表现为肝脏边缘强化,可能与肝包膜下侧支循环所导致的血流动力学改变有关[8]。MRI 有助于鉴别 BCS 伴有的肝内病灶。再生结节多表现为病灶多发,直径较小,T_1WI 呈高信号,T_2WI 呈等或低信号,信号均匀,增强后无明显强化[14]。肝癌多表现为 T_2WI 上呈高信号,信号不均[15]。

下腔静脉和肝静脉主干能很好地被显示,尤其是肝右静脉和肝中静脉,可以表现为肝静脉狭窄或肝静脉影不显示,下腔静脉的狭窄或阻塞能较好地被显示,下腔静脉的隔膜也可被显示,其 MRI 表现通常为弓背向上的弧线状薄层 T_1WI、T_2WI 等或稍低信号影,膜的位置通常位于下腔静脉入右心房处或紧邻膈下,梗阻处以下的下腔静脉失去正常流空信号而表现为高信号,其上方下腔静脉呈流空信号。血管内的血栓表现为管腔内的异常信号,新鲜血栓表现为短 T_1、长 T_2 的高信号,陈旧血栓则表现为等 T_1、等 T_2 的软组织信号影,血栓的部位和范围容易被显示。可以很好地显示肝内侧支血管,在 SE 序列表现为"逗号样"的血液流空影,也可表现为网状或"蜘蛛网"状血管影,走行无规律。肝外侧支血管易于显示,奇静脉、半奇静脉、胃底静脉丛、腹壁静脉、膈下静脉等表现为管径增粗或迂曲扩张的血管影。

4. 超声　BCS 肝静脉狭窄者远端血流淤滞扩张,彩色血流束细窄;闭塞者管腔内无彩色血流,远端血流呈反向流动或流入迂曲扩张的交通支。肝后段下腔静脉表现为膜性狭窄或节段性狭窄。可在膈面顶部、第二肝门处探测肝静脉及下肢静脉阻塞的部位和长度以确定是否为隔膜型。管壁波动征消失,流速加快,频谱呈连续带状。BCS 因肝静脉下腔静脉血流受阻,彩色多普勒也可以发现肝静脉间、肝静脉-下腔静脉间、肝静脉-门静脉间等多种侧支循环。彩色多普勒操作过程中,根据显示的管腔内快速血流的起点来判断梗阻的部位,以管腔狭窄、闭锁或栓塞的长度来判断梗阻范围,以管腔内部血流变化、频谱形态及血流速度来判断梗阻的程度。

(八)诊断要点与鉴别诊断

1. 诊断要点　BCS 早期诊断较为困难。具有下列情况者应考虑本病:①有门静脉高压表现,伴有胸腹壁,特别是腰背部静脉曲张;②不明原因的肝脾大或顽固性腹水,并呈进行性发展;③有门静脉高压表现,全身情况较差与肝功能损害轻微不相称;④不明原因的下肢浮肿、静脉曲张或精索静脉曲张。对有以上情况之一者,应进一步行影像学检查,以明确诊断。超声检查无创、价廉,是筛查本病的首选方法。CT 增强检查可完整、系统地描绘肝内血管解剖情况,尤其适用已经接受过经颈静脉肝内门体分流术(TIPS)治疗的患者。MRI 能清楚地显示血管内血栓,完整显示下腔静脉内的情况,且有助于区分亚急性和慢性 BCS。最终确诊是 DSA。

2. 鉴别诊断

(1)肝硬化肝内假小叶形成:患者多有慢性肝病或肝损害史,无下腔静脉阻塞表现,体表静脉曲张与 BCS 的形态和血流方向不同,肝脏缩小,尾状叶增大,回声致密,门静脉增宽,肝静脉、下腔静脉至右房通畅,腹水出现晚但容易控制。

(2) 肝小静脉闭塞症病变累及中央静脉和小叶下静脉:为水肿性狭窄或纤维性狭窄,无肝静脉血栓形成。多见于骨髓移植术、放化疗、野百合碱中毒等,无下腔静脉阻塞表现,肝脏体积增大,尾状叶不大,肝静脉、下腔静脉至右心房通畅,肝脏 CT 平扫和增强可见"地图状"、斑片状密度改变。

二、病 例 介 绍

病例 1

1. 病史摘要 患者,女性,52 岁。因"肝硬化 8 个月,呕血 5 小时"入院。乙型肝炎标记物阳性,肝功能正常。

2. 影像学表现 见图 42-0-1。

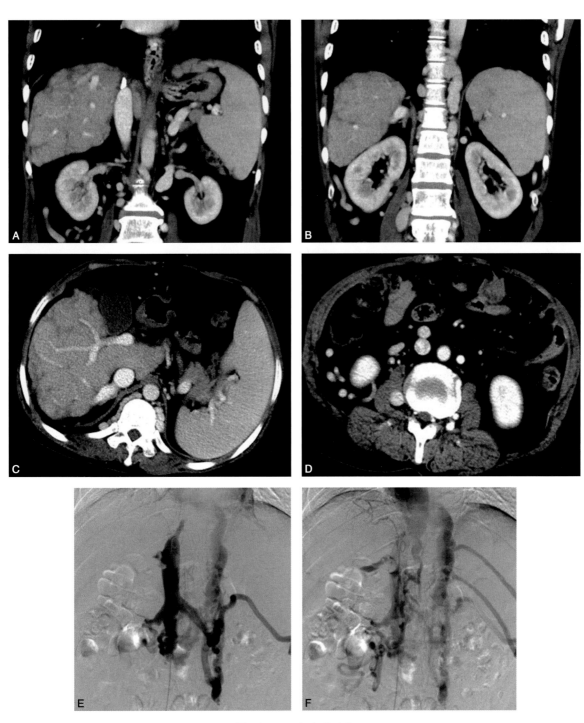

图 42-0-1 布-加综合征

A. CT 增强扫描,冠状位示门静脉期下腔静脉肝段部分未见显影,其内可见短条状高密度影;B. 脊柱旁可见迂曲扩张的血管影;C. 横断位示肝右叶边缘粗大侧支血管影,肝实质强化不均匀;D. 横断位示右侧腹腔内迂曲扩张血管影;E. DSA 示下腔静脉肝下段闭塞;F. DSA 示下腔静脉通过广泛的侧支循环与下腔静脉肝上段相通

病例 2

1. 病史摘要　患者,男性,55 岁。因"肝硬化"入院。丙型肝炎标记物阳性,肝功能正常。

2. 影像学表现　见图 42-0-2。

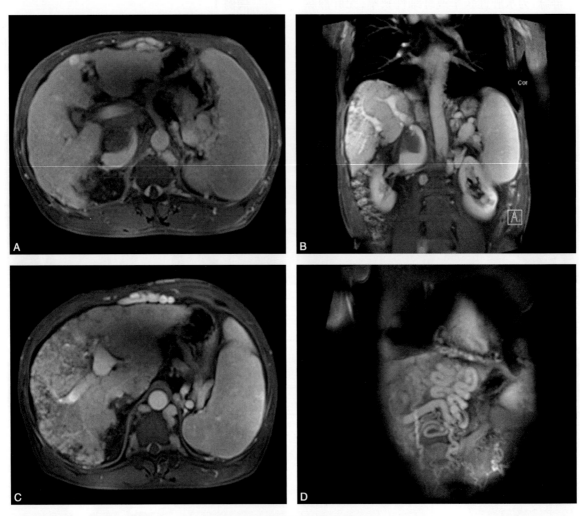

图 42-0-2　肝硬化、布-加综合征
A. MRI 增强扫描门静脉期,横断位示下腔静脉内充盈缺损影;B. 冠状位图像;C. 横断位示椎旁及前腹壁多发迂曲侧支血管影,肝实质强化不均匀;D. 冠状位图像

病例 3

1. 病史摘要　患者,女性,37 岁。因"体检发现肝硬化、脾大"入院。乙型肝炎、丙型肝炎标记物均阴性,肝功能正常。

2. 影像学表现　见图 42-0-3。

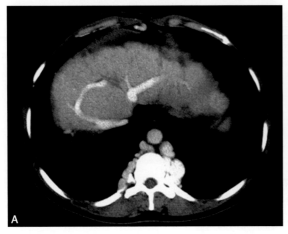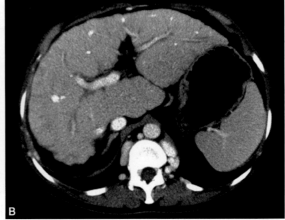

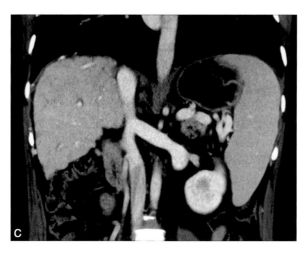

图 42-0-3 肝硬化、布-加综合征
A. CT 增强扫描门静脉期,横断位示肝中静脉近心端充盈缺损,远端与肝右静脉交通;B. 横断位示脊柱旁迂曲扩张的血管影,肝实质强化不均匀;C. 冠状位示左肾静脉发出分支与椎旁侧支相通

病例 4

1. 病史摘要 患者,男性,32 岁。因"腹胀伴双下肢浮肿 10 年,加重 3 个月"入院。乙型肝炎、丙型肝炎标记物均阴性,肝功能正常。

2. 影像学表现 见图 42-0-4。

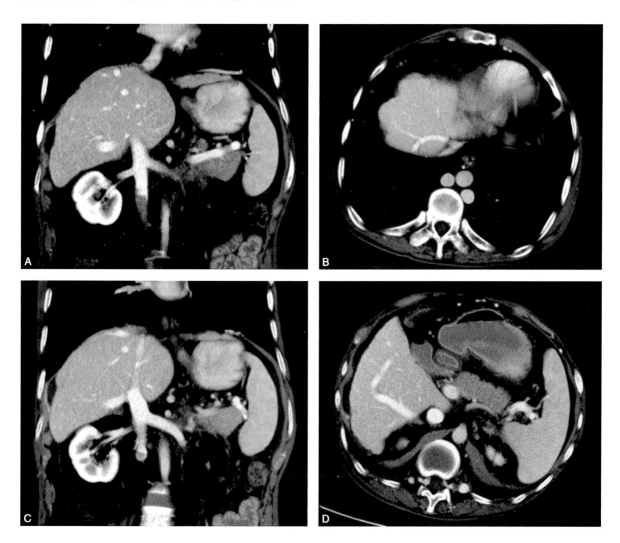

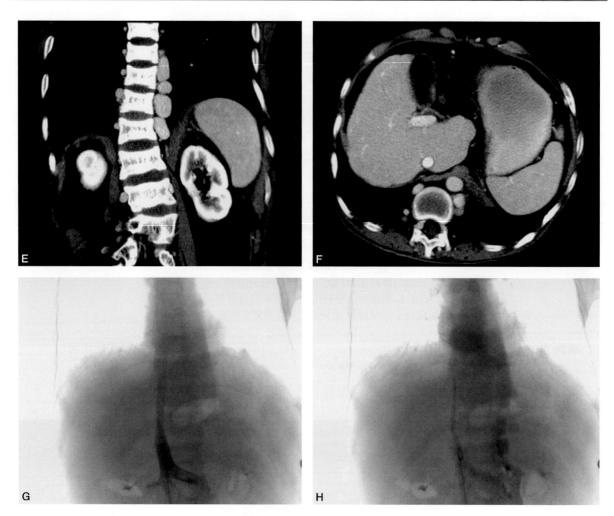

图 42-0-4　肝硬化、布-加综合征

A. CT 增强扫描,门静脉期冠状位示肝段下腔静脉近膈缘处充盈缺损;B. 横断位示肝内静脉交通支形成;C. 横断位示肝右后静脉增粗,与肝右静脉相通;D. 冠状位示奇静脉引流下腔静脉;E. 冠状位示椎旁侧支粗大;F. 横断位示尾状叶增大;G. DSA 示下腔静脉及其远端显影,早期未见右心房、右心室显影;H. DSA 示奇静脉开放,可见对比剂通过奇静脉进入右心房、右心室

病例 5

1. 病史摘要　患者,男性,62 岁。因"肝硬化病史半年,乏力、口干 2 个月"入院。乙型肝炎

标记物阳性,AST 60.2U/L。

2. 影像学表现　见图 42-0-5。

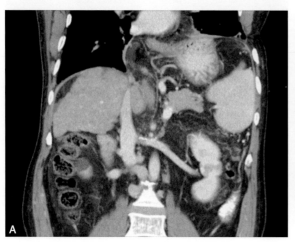

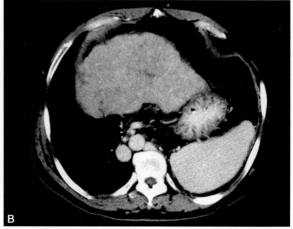

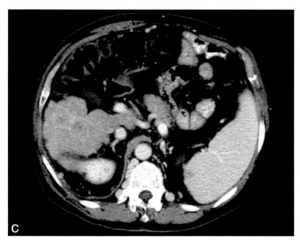
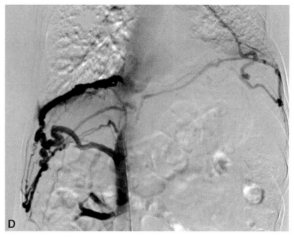

图 42-0-5　布-加综合征

A. CT 增强扫描,门静脉期,冠状位示肝段下腔静脉闭塞;B. 横断位示肝内静脉未见显影,静脉期肝脏强化不均匀;C. 横断位示椎旁侧支粗大;D. DSA 示下腔静脉肝段闭塞,下腔静脉通过广泛的侧支循环回流心脏

病例 6

1. 病史摘要　患者,男性,54 岁。因"腹胀乏力 9 天,发现肝硬化腹水 8 天"入院。乙型肝炎标记物阴性,ALT 174.5U/L,AST 100U/L。

2. 影像学表现　见图 42-0-6。

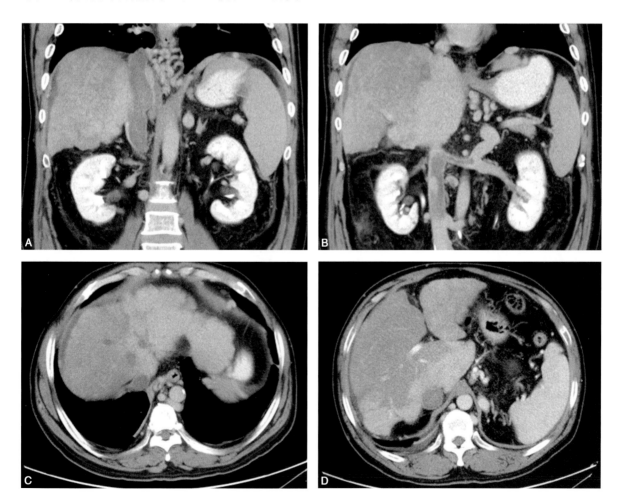

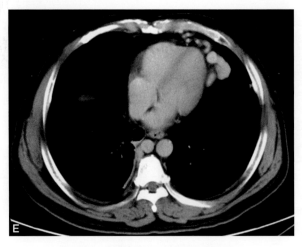

图 42-0-6　肝硬化、腹水、布-加综合征
A. CT 增强扫描，静脉期冠状位示下腔静脉弥漫栓子；B. 冠状位示双肾静脉栓子，左肾静脉见回心侧支；C. 横断位示肝中、肝右静脉、下腔静脉栓子；D. 横断位示静脉期肝脏强化不均匀，尾状叶增大；E. 横断位示下腔静脉通过侧支循环回流心脏

病例 7

1. 病史摘要　患者，女性，48 岁。因"双下肢水肿 2 个月"入院。乙型肝炎、丙型肝炎标记物均阴阳性，肝功能正常。

2. 影像学表现　见图 42-0-7。

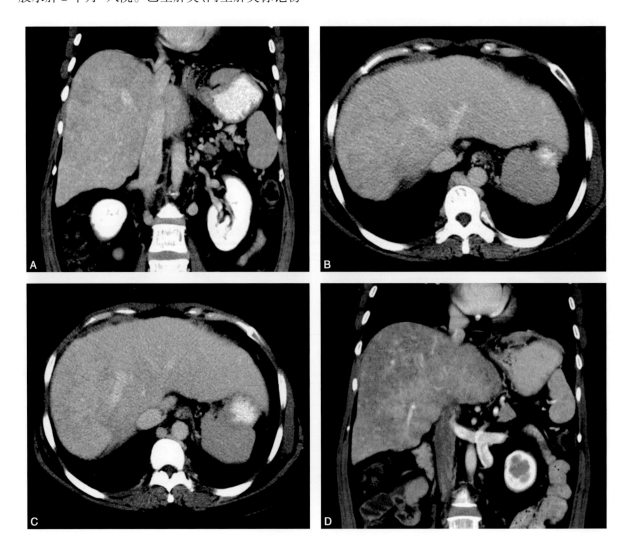

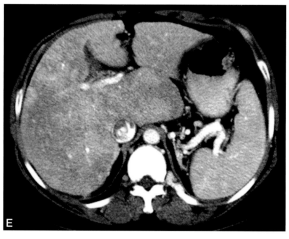
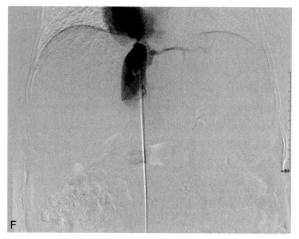
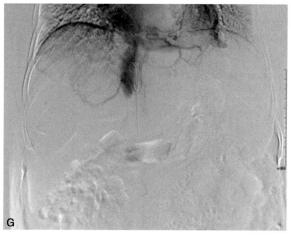

图 42-0-7 肝硬化、布-加综合征

A. CT 增强扫描,静脉期,冠状位示下腔静脉近心端隔膜;B. 横断位示肝右静脉未见显影;C. 横断位示肝中、肝右静脉交通支;D. 冠状位示左肾静脉回心侧支;E. 静脉期横断位示肝脏强化不均匀,尾状叶增大;F. DSA 示下腔静脉近心端局限狭窄;G. DSA 示多发侧支循环形成

三、教 学 要 点

1. BCS 增强扫描肝实质呈斑片状不均匀强化,增大部分患者尾状叶。

2. 下腔静脉肝下段闭塞或充盈缺损,有时下腔静脉可见隔膜形成。

3. 肝包膜下、脊柱旁、椎旁及腹腔内广泛侧支循环形成;肝内静脉有时会有交通支;奇静脉开放。

4. 对具有肝大、顽固性腹水、右上腹痛、肝功能损伤轻微、似有门静脉高压症而用其他病无法解释者,应考虑本病。

参 考 文 献

[1] Zhang XM, Li QL. Etiology, treatment, and classification of Budd-Chiari syndrome[J]. Chin Med J(Engl),2007, 120(2):159-161.

[2] 李胜利,祖茂衡,陆召军. 布加综合征研究进展[J]. 中华流行病学杂志,2010,1(10):1192-1195.

[3] Qi XS, Ren WR, Fan DM, et al. Selection of treatment modalities for Budd-Chiari syndrome in China: a preliminary survey of published literature[J]. World J Gastroenterol,2014,20(30):10628-10636.

[4] Raszeja-Wyszomirska J, Mieżyńska-Kurtycz J, Marlicz W,et al. Primary Budd-Chiari syndrome-a single center experience[J]. Hepatogastroenterology,2012,59(118): 1879-1882.

[5] Li G, Huang Y, Tang S, et al. A single-center retrospective study: Clinical features of different types of Budd-Chiari syndrome in Chinese patients in the Hubei area [J]. Vascular,2017,26(1):80-89.

[6] Kubo T, Shibata T, Itoh K, et al. Outcome of percutaneous transhepatic venoplasty for hepatic venous outflow obstruction after living donor liver transplantation[J]. Radiology,2006,239(1):285-290.

[7] Zhang LM, Zhang GY, Liu YL, et al. Ultrasonography

and computed tomography diagnostic evaluation of Budd-Chiari syndrome based on radical resection exploration results［J］. Ultrasound Q,2015,31(2):124-129.

［8］ Faraoun SA, Boudjella Mel A, Debzi N, et al. Budd-Chiari syndrome:a prospective analysis of hepatic vein obstruction on ultrasonography, multidetector-row computed tomography and MR imaging［J］. Abdom Imaging,2015,40(6):1500-1509.

［9］ Cai SF, Gai YH, Liu QW. Computed tomography angiography manifestations of collateral circulations in Budd-Chiari syndrome ［J］. Exp Ther Med, 2015, 9 (2): 399-404.

［10］ MacNicholas R, Olliff S, Elias E, et al. An update on the diagnosis and management of Budd-Chiari syndrome［J］. Expert Rev Gastroenterol Hepatol, 2012, 6 (6):731-744.

［11］ Ding PX, Li Z, Han XW, et al. Spontaneous Intrahepat-ic Portosystemic Shunt in Budd-Chiari Syndrome［J］. Annals of Vascular Surgery, 2014, 28 (3): 742. e1-742. e4.

［12］ Kantarci M, Ogul H, Karaca L. A large pericardiophrenic collateral in a patient with Budd-Chiari syndrome［J］. Eur J Cardiothorac Surg,2015,47(2):387.

［13］ Cheng D, Xu H, Hua R, et al. Comparative study of MR manifestations of acute and chronic Budd-Chiari syndrome［J］. Abdom Imaging,2015,40(1):76-84.

［14］ Kim H, Nahm JH, Park YN. Budd-Chiari syndrome with multiple large regenerative nodules［J］. Clin Mol Hepatol, 2015,21(1):89-94.

［15］ Faraoun SA, Boudjella Mel A, Debzi N, et al. Budd-Chiari syndrome:an update on imaging features［J］. Clin Imaging,2016,40(4):637-646.

（李宏军　李瑞利）

第四十三章

肝小静脉闭塞综合征

一、综　　述

（一）定义

肝小静脉闭塞综合征（hepatic veno-occlusive disease,HVOD）是一类由于肝中央静脉非血栓性狭窄而导致的肝脏血液循环障碍,伴有以肝细胞肿胀、网织纤维及胶原纤维增生、静脉内膜增生为特征的肝血管性病变[1]。

（二）病因

肝小静脉闭塞综合征原因很多,目前主要有3大类:①造血干细胞移植后化疗或肿瘤放疗;②肝移植;③食用含有吡咯双烷类生物碱的野生植物或中草药（包括千里光、野百合碱、土三七、天芥菜等）,前两类国外多见,国内主要是第三类。国内研究证实,土三七含有吡咯双烷类生物碱,大剂量食用能引起肝小静脉闭塞综合征[2,3]。

（三）流行病学

HVOD为少见病,国内发病率无文献报道,但目前总体呈上升趋势。

（四）临床表现

临床主要表现为腹部胀痛、腹水、肝大、黄疸。半数以上的患者可以康复,20%的患者死于肝衰竭,少数患者可发展为肝硬化。病理表现为肝窦扩张、淤血,肝小静脉内膜增厚,肝细胞坏死[2-5]。

（五）病理

病变发生在肝小叶下静脉和肝静脉小分支,一般不侵犯肝静脉大分支。主要表现为静脉内膜的炎症,内膜下水肿、胶原增生,导致管腔狭窄、闭塞,小叶中央区肝窦严重淤血、萎缩及变性,弥漫性纤维化,晚期构成肝硬化的形态。与布-加综合征不同的是静脉内无血栓形成。病理过程分为3期,急性期:镜下可见小叶中央静脉及小叶下静脉内膜显著肿胀,管腔狭窄,血流受阻,中央静脉周围肝窦明显扩张、淤血,伴有不同程度的肝细胞坏死。坏死区肝细胞消失,网状纤维支架仍然残留,红细胞外渗进入肝窦或Disse腔,呈典型出血、坏死改变,不伴炎症细胞浸润。亚急性期:仍有肝窦扩张、淤血和肝细胞出血性坏死,中央静脉出现纤维化,但尚未形成假小叶。慢性期:呈心源性肝硬化改变。

（六）影像学表现

1. 血管造影　DSA表现为肝静脉主干通畅,肝小静脉远端闭塞,周围侧支循环少。

2. CT　CT平扫肝脏增大,密度均匀;动脉期肝实质无明显强化,静脉期及延迟期肝实质呈"花斑状""地图状"改变,肝静脉显示不清[6-10],但无血栓形成,脾静脉迂曲、扩张。有时在肝静脉期图像中,肝静脉主支周围的肝实质呈现相对正常的增强,在其他部位的斑片状增强减弱的背景下更加突出,称为"三叶草征"[11]。

3. MRI　MRI平扫可见肝脏增大,信号均匀。增强扫描,动脉期肝实质强化不明显,静脉期及延迟期肝实质呈"地图状"强化,肝静脉变窄,T_2WI上胆囊壁呈显著高信号。腹水,胸腔积液[11]。

4. 超声　肝静脉壁增厚回声增强,肝静脉细窄或显示不清,肝静脉壁内皮损害、内膜增生增厚和纤维化是导致本现象的主要原因,肝静脉流速减低,频谱形态改变,呈门静脉样频谱。胆囊壁水肿、脾增大、腹水,有时可见肝增大,回声弥漫性改变,该征象提示肝淤血性表现。

（七）诊断要点与鉴别诊断

1. 诊断要点　本病较为罕见,其基本特点是肝脏广泛性中央静脉和小叶静脉阻塞。还需结合患者服用某些非常规植物药物、化学药物或接受肝区放疗或骨髓移植治疗病史,特别是服用土三七病史。

2. 鉴别诊断　肝大,呈淤血性改变,需要与布-加综合征鉴别。HVOD 无肝静脉和下腔静脉肝段梗阻及侧支较少,而布-加综合征表现为肝静脉或下腔静脉近膈处管腔狭窄或闭塞,可见到以尾状叶为中心的"扇样强化",常伴有尾叶增大、肝静脉间交通支形成。

二、病例介绍

病例 1

1. 病史摘要　患者,男性,53 岁。服用土三七后 2 个月。

2. 影像学表现　见图 43-0-1。

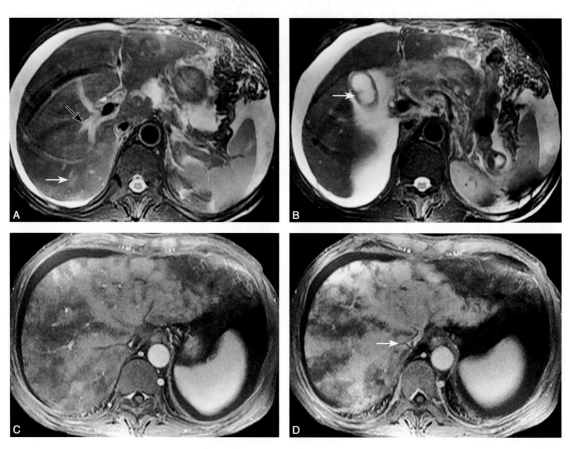

图 43-0-1　肝小静脉闭塞综合征

A. MRI T_2WI 示门静脉截断(黑箭)及斑片状高信号(白箭);B. 胆囊壁增厚、腹水(白箭);C、D. 分别为 MRI 增强扫描门静脉期和延迟期,肝内斑片状明显强化,肝左及中静脉狭窄,肝右静脉未见强化(箭);A~D. 肝脾周围可见液性密度影环绕

病例 2

1. 病史摘要　患者,男性,49 岁。服用土三七后 2 个月。

2. 影像学表现　见图 43-0-2。

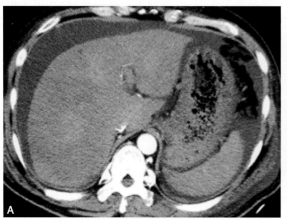

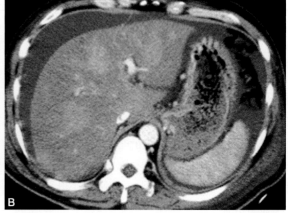

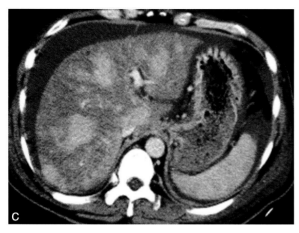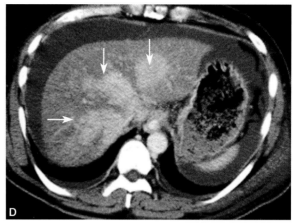

图 43-0-2　肝小静脉闭塞综合征
A、B. CT 增强扫描,动脉期示肝内斑片状强化影;C、D. 门静脉期和静脉期示肝内腹水斑片状强化及肝静脉主支的"三叶草征"(箭);A~D. 肝脾周围可见液性密度影环绕

三、教学要点

1. 本病较为罕见,其基本特点是肝脏广泛性中央静脉和小叶静脉阻塞。

2. 需结合患者有服用某些非常规植物药物、化学药物或接受肝区放疗或骨髓移植治疗病史。

3. CT 明确肝内较大静脉未累及。

参 考 文 献

[1] Wadleigh M, Ho V, Momtaz P, et al. Hepatic veno-occlusive disease: pathogenesis, diagnosis and treatment[J]. Curr Opin Hematol, 2003, 10(6): 451-462.

[2] 吴兴旺,刘斌,余永强,等. 肝小静脉闭塞病: MDCT 诊断和疗效评价[J]. 实用放射学杂志,2012,28(2): 219-222.

[3] 梁扩寰. 肝脏病学[M]. 北京:人民卫生出版社,1995.

[4] Jones RJ, Lee KS, Beschorner WE, et al. Venoocclusive disease of the liver following bone marrow transplantation[J]. Transplantation, 1987, 44(6): 778-783.

[5] Shulman HM, Hinterberger W. Hepatic veno-occlusive disease liver tox icity syndrome after bone marrow trans-plantation[J]. Bone Marrow Transplant, 1992, 10(3): 197-214.

[6] 裴贻刚,胡道予,沈亚琪,等. 多层螺旋 CT 与核磁共振成像对肝小静脉闭塞病的诊断价值[J]. 中华肝脏病杂志,2010,18(2): 150-152.

[7] 赵亮,王冬青,张玉川,等. 肝小静脉闭塞病的螺旋动态增强表现[J]. 实用放射学杂志,2011, 27(7): 1035-1037,1057.

[8] 张国华,孔阿照,方军伟,等. 肝小静脉闭塞病的 CT 表现[J]. 中华放射学杂志,2006,40(3): 250-254.

[9] Carreras E, Granena A, Rozman C. Hepatic veno-occlusive disease after bone marrow transplant[J]. Blood Rev, 1993, 7(1): 43-51.

[10] Griner PF, Elbadawi A, Packman CH. Veno-occlusive disease of the liver after chemotherapy of acute leukemia. Report of two cases[J]. Ann Intern Med, 1976, 85(5): 578-582.

[11] Zhou H, Wang YX, Lou HY, et al. Hepatic sinusoidal obstruction syndrome caused by herbal medicine: CT and MRI features[J]. Korean Journal of Radiology, 2014, 15(2): 218-225.

（宋文艳　易永祥）

第四十四章

肝脏遗传性出血性毛细血管扩张症

一、综　述

（一）定义

遗传性出血性毛细血管扩张症（hereditary hemorrhagic telangiectasia，HHT）又称 Osler-Rendu-Weber 综合征，是一种常染色体显性遗传性血管发育异常性疾病，其主要病理变化为受累血管缺乏弹性纤维和平滑肌，管壁完整性受损易于出血，缺乏收缩性而导致毛细血管扩张、血管瘤样扩张与动静脉畸形[1]。该病的主要特征为皮肤、黏膜及内脏多发性毛细血管扩张并有出血倾向，可累及任何器官和系统[1-3]。研究显示[3-7]，47%~74%的 HHT 患者累及肝脏，即肝脏遗传性出血性毛细血管扩张症（hepatic hereditary hemorrhagic telangiectasia，HHHT），为 HHT 所导致的所有类型的肝脏血管异常。

（二）病因

HHT 迄今已发现包括 *ENG*（内皮糖蛋白基因，位于染色体 9q34.1）、*ALKl*（激活素受体样激酶-1 基因，位于染色体 12q11~q14）和 *SMAD4*（位于染色体 18q21.1）在内的 5 种基因发生突变，影响转化生长因子 β1（transforming growth factory-β1，TGF-β1）的信号转导，导致 TGF-β/ALKl 信号转导系统表达减弱和 TGF-β/ALK5 信号转导系统表达增加而引起 HHT（血管内皮细胞生长发育不良）。此外，*ENG* 及 *ALKl* 的单倍体功能不全或镶嵌基因也可致 HHT[8-12]。*ENG* 突变引起Ⅰ型 HHT，*ALKl* 突变引起的Ⅱ型 HHT[4,10,11]。

（三）流行病学

HHT 各种族均有发生，具有一定的区域性，其发病率在 1:8 000~1:5 000 之间，男女发病率相近，伴肺动脉高压（pulmonary arterial hypertension，PAH）或动静脉畸形（artery venous malformation，AVM），女性发病率较男性高，这可能与雌激素对 HHT 血管塑造或女性怀孕时血流动力学改变有关。研究显示[3-7]，47%~74% 的 HHHT 是 HHT 所导致的所有类型的肝脏血管异常，暂无具体的流行病学特征资料。

（四）临床表现

本病少见，皮肤与黏膜毛细血管扩张和多发内脏动静脉畸形导致反复出血和贫血为 HHT 的临床特点[4]，HHHT 早期多无症状或临床表现无特异性，鼻出血最常见，具有自发及反复发作、进行性加重的特点；上消化道出血呈慢性、持续性；毛细血管扩张发病年龄通常比鼻出血晚 5~30 年；随着病程进展，可出现高输出量型充血性心衰，肝动脉-门静脉瘘导致门静脉高压可引起消化道大出血、肝硬化，门静脉-肝静脉瘘可以诱发肝性脑病，以及胆道并发症、无黄疸的胆汁淤积等[14,15]，部分患者可出现肠系膜及腹部绞痛，其程度与血管畸形程度有关。文献报道[2]，HHHT 延迟诊断时间达 30 年，部分误诊为恶性病变，或进行有创甚至危险的肝穿活检等不必要的医学检查和治疗，与临床医生、患者及其家属缺乏相关知识及认识不足密切相关，亦存在缺乏有效诊断工具。部分病例延误期间出现了严重的并发症，预后及生活质量均差，医疗花费亦明显增加，增加了不必要的医疗负担，部分患者出现严重的后果及后遗症。HHT 临床诊断标准[4]（表 44-0-1），其中某些症状随年龄增长而表现明显，据此诊断标准，某些患者年轻时较易漏诊，基因检测在该病临床诊断方面价值突出[12]。

（五）病理

HHHT 病理主要表现为肝内毛细血管、小动脉与小静脉管壁缺乏平滑肌与弹力纤维，甚至血管壁仅由一层内皮细胞构成，导致病变区毛细血管扩张、动静脉畸形和动脉瘤形成；镜下观察：肝实质和汇管区内扩张的毛细血管和小静脉呈瘤样

表 44-0-1　HHT 的 Curacao 诊断标准

症状	鼻出血	自发的、反复的鼻出血
	毛细血管扩张	特定部位多发（唇、舌、手指、鼻部等）
	内脏受累	肺动静脉畸形、肝动静脉畸形、脑动静脉畸形、脊髓动静脉畸形、胃肠道毛细血管扩张（伴或不伴出血）
	家族史	一级亲属具有符合此标准的 HHT
诊断	确诊	符合 3 条症状
	可能/疑似	符合 2 条症状
	基本排除	少于 2 条症状

增生伴门静脉分支扩张、扭曲，血管周围纤维组织增生并有纤维间隔形成和慢性炎症细胞浸润（主要是淋巴细胞和浆细胞），汇管区内胆管增生伴肝实质内肝细胞增生、脂肪变性和空泡变性[6]。

（六）影像学表现

1. 血管造影　DSA 表现为受累血管及其分支增粗、迂曲。

2. CT　HHHT 的 CT 平扫时肝实质密度多无异常，但可有肝脏增大及再生结节存在，无特异性。CT 多期增强扫描表现[4,5,13,14,16-23]如下：

（1）肝弥漫性血管异常（diffuse vascular abnormalities of liver，DVAL）：肝弥漫性血管异常为特征性表现。包括：①肝动静脉畸形表现为动脉期肝动脉增粗、迂曲，肝静脉和/或门静脉提前显影，肝实质染色明显不均，内弥漫分布点状、结节及小斑片状明显强化灶，门静脉期强化持续但程度降低，逐渐移行为等密度，亦可肝边缘出现片状或楔形的一过性强化；②肝动脉-肝静脉瘘表现为动脉期肝动脉增粗、迂曲，肝静脉提前显影；③肝动脉-门静脉瘘表现为肝动脉增粗迂曲，门静脉提前显影，多伴有门静脉扩张及门静脉血流量增加，最终导致门静脉高压及相关并发症表现；④混合型动静脉瘘即肝动脉-肝静脉瘘合并肝动脉-门静脉瘘，影像学表现兼有单纯肝动脉-肝静脉瘘及肝动脉-门静脉瘘的特征；⑤门静脉-肝静脉瘘常规影像学检查与增强扫描动脉期多阴性，门静脉期与延迟期显示门静脉及其分支增粗，门静脉与肝静脉间可见迂曲扩张的血管影及异常强化区，本型少见易漏诊；⑥肝内毛细血管扩张动脉期表现为肝实质少量或弥漫性分布的小结节状明显强化

灶，门静脉期、实质期呈等密度；⑦肝动脉扩张、迂曲为诊断 HHHT 的可靠标志，表现为肝总动脉及肝内动脉分支扩张和迂曲，肝总动脉平均直径超过 7mm，范围在 5.1~13.5mm 之间。另外，中晚期患者门静脉扩张、门静脉高压征象相对明显。

（2）肝局灶性病变：典型影像学表现为动脉期肝实质少量或弥漫性分布的斑片状明显强化灶，边界模糊，静脉期与延迟期呈等密度或信号（极少为稍高）。文献报道此病变在肝脏遗传性出血性毛细血管扩张症中有很高的发生率（3.5%），是肝实质对肝动静脉畸形引起的低灌注的反应性改变。此病变与肝局灶性结节增生（focal nodular hyperplasia，FNH）有非常类似的影像学表现，或称为类 FNH 样表现，但前者无中央瘢痕形成。大样本研究显示，此类患者肝局灶性结节增生的发生率是正常人群的约 100 倍[16]。

（3）肝内胆管的异常表现为胆管狭窄与扩张或胆汁瘤形成，有学者认为可能是肝内血管的异常分流导致胆管缺血，也有人认为是扩张迂曲的肝动脉压迫所致[6,14,15]。

（4）肝纤维化表现的病理基础为肝血管畸形引起血管流动力学改变，导致肝实质缺血，继发肝细胞再生及间质纤维增生[6]，典型表现为肝实质密度不均及肝形态异常。

HHHT 可合并其他腹腔血管畸形，如肠系膜上动脉部分分支参与肝右叶供血，增粗胃左动脉供血肝左叶等，符合 HHT 累及多内脏血管畸形的病理基础，提示肝局灶性结节增生筛查时需同时注意合并其他脏器动静脉畸形可能，此对临床治疗方案的选择有指导作用。

3. 超声　HHHT 的二维超声表现为肝实质呈回声不均匀增粗，并可见多个边界清晰的强回声结节，肝固有动脉明显增粗伴走行迂曲。彩色多普勒表现为肝内外动脉明显迂曲扩张伴血流速度明显增快。

（七）诊断要点与鉴别诊断

1. 诊断要点

（1）临床特点：①反复发生、进行性加重的鼻出血；②发生于特定部位如唇、口腔、甲床、鼻及皮肤等处的毛细血管扩张；③脏器出现 AVM，包括肺、肝脏、胃肠道、大脑、脊髓；④家族直系亲属中有遗传性出血性毛细血管扩张症患者。符合以上 3 条或 3 条以上者可确诊为遗传性出血性毛细血管扩张症[4]。

（2）CT增强扫描肝弥漫性血管异常（病理基础为血管发育不全）为本病的影像学特征，包括肝动静脉畸形、肝动脉-肝静脉瘘、肝动脉-门静脉瘘、混合型动静脉瘘、门静脉-肝静脉瘘、毛细血管扩张、肝总动脉及肝内分支扩张和迂曲，可单独或合并存在；另外，可出现肝局灶性病变，表现为动脉期肝实质染色明显不均，内弥漫分布点状、结节及小斑片状明显强化灶，静脉期与延迟期呈等密度（病理基础为肝实质对血管畸形引起的低灌注的反应性改变）。

2. 鉴别诊断 本病影像上需与增强扫描动脉期同样表现为弥漫分布结节状明显强化或异常灌注病变进行鉴别。

（1）肝脏感染性病变：因炎症充血可引起动脉期病灶周围组织异常高灌注，静脉期及延迟期呈等密度，需与HHHT表现为肝局灶性病变进行鉴别，炎症病变区的存在及无血管畸形表现有助鉴别，结合临床不难鉴别。

（2）转移瘤：多为门静脉血行播散，亦可表现为动脉期肝实质内弥漫性高灌注病变，但静脉期及延迟期亦可显示病灶，且病灶多存在中心不规则坏死导致密度或信号不均，亦不存在肝血管畸形表现，且多有原发肿瘤的病史。

（3）布-加综合征：因肝静脉回流障碍引起肝淤血而导致增强后密度明显不均，动脉期可出现高灌注表现，发现肝段下腔静脉或肝静脉狭窄或阻塞征象有助于鉴别，亦无肝动脉畸形表现，结合临床表现鉴别不难。

（4）单纯性肝血管畸形：影像学表现鉴别困难，需结合临床病史鉴别。

二、病例介绍

病例1

1. 病史摘要 患者，女性，52岁。失认、反应迟钝伴行走不稳10余天。既往有反复鼻出血和上消化道出血病史，实验室检查无异常，多为针对出血的对症治疗，无特殊治疗经历。

2. 影像学表现 见图44-0-1。

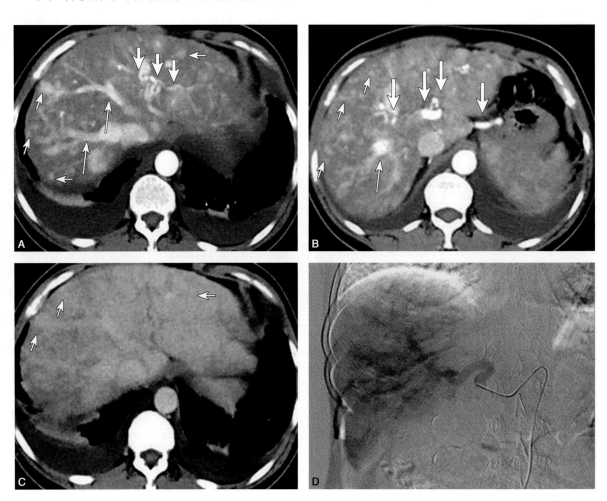

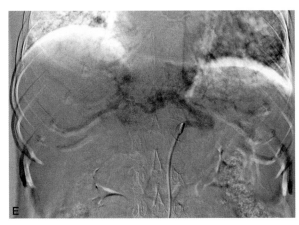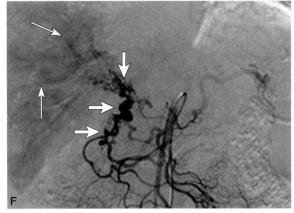

图 44-0-1　肝脏遗传性出血性毛细血管扩张

A、B. CT 增强扫描，动脉期示肝实质染色明显不均，其内弥漫分布点状、结节及小斑片状明显强化灶（短箭），肝动脉增粗、迂曲（粗箭），胃左动脉明显增粗（长箭），肝静脉提前显影伴扩张（长箭）；C. 门静脉期示肝实质病灶呈等密度（短箭），伴肝实质密度不均呈肝纤维化表现；D. 肝动脉造影示肝动脉及其分支增多、增粗、迂曲；E. 胃左动脉造影示胃左动脉明显增粗迂曲并见远端分支供血肝左叶；F. 肠系膜上动脉造影示其远端分支粗大（粗箭），并供血肝右叶（长箭）

病例 2

1. 病史摘要　患者，女性，33 岁。上腹部不适 1 个月。既往有鼻出血及胃出血病史，实验室检查无异常，无特殊治疗。

2. 影像学表现　见图 44-0-2。

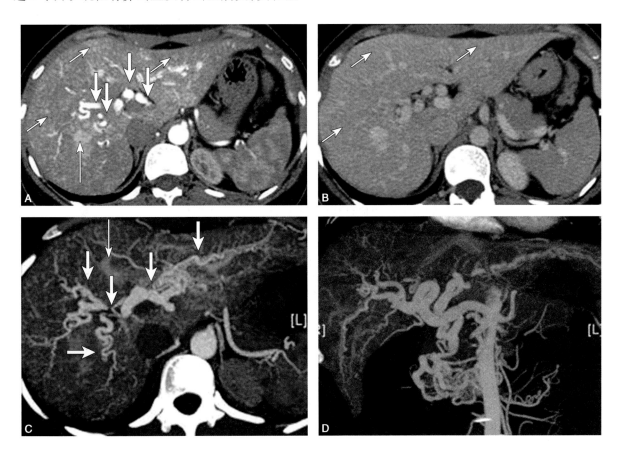

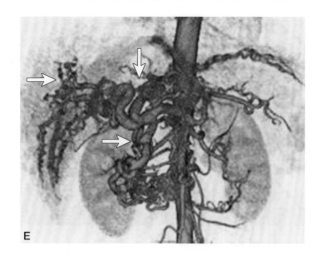

图 44-0-2　肝脏遗传性出血性毛细血管扩张
A. CT 增强扫描,动脉期示肝动脉增粗、迂曲(粗箭),肝静脉提前显影伴增粗(长箭),肝实质内弥漫分布点状、结节状明显强化灶(短箭);B. 静脉期示肝实质密度未见明显异常(短箭);C、D. MIP 图像;E. VR 重组图像更直观清楚地显示肝动脉明显增粗、迂曲、延长(粗箭),胃十二指肠动脉及胰十二指肠动脉分支明显增粗、迂曲,肠系膜上动脉与胃十二指肠动脉丰富交通血管形成(短箭)

病例 3

1. 病史摘要　患者,男性,45 岁。反复鼻血伴黑便半年。既往病史及实验室检查无异常,无特殊治疗。

2. 影像学表现　见图 44-0-3。

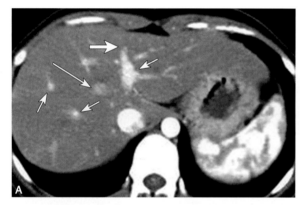
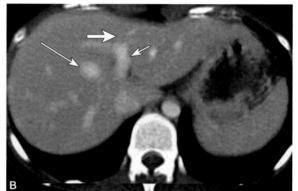

图 44-0-3　肝脏遗传性出血性毛细血管扩张
A. CT 增强扫描,动脉期示肝动脉增粗,肝静脉(长箭)、门静脉(短箭)增粗并提前显影,另见小斑片状明显强化灶(粗箭);B. 静脉期呈等密度(粗箭)

病例 4

1. 病史摘要　患者,女性,30 岁。反复腹痛4 个月余,加重 2 天。实验室检查无异常,无特殊治疗。

2. 影像学表现　见图 44-0-4。

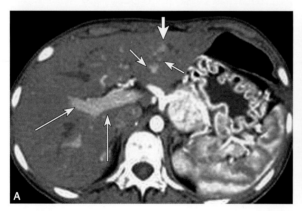
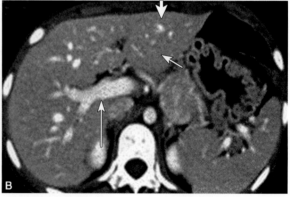

图 44-0-4　肝脏遗传性出血性毛细血管扩张
A. CT 增强扫描,门静脉早期示门静脉及其分支增粗(长箭),肝静脉汇合支早显(箭头),门静脉与肝静脉间迂曲扩张的血管影及异常强化区;B. 门静脉晚期示门静脉与肝静脉间迂曲扩张的血管影及异常强化区消失(短箭)

病例5

1. 病史摘要　患者,女性,65 岁。腹痛、腹胀

伴呕吐 5 天。实验室检查无异常,无特殊治疗。

2. 影像学表现　见图 44-0-5。

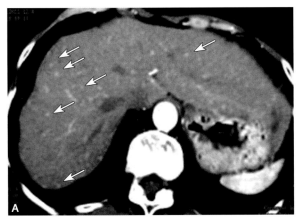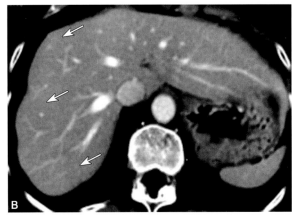

图 44-0-5　肝脏遗传性出血性毛细血管扩张

A. CT 增强扫描,动脉期显示肝实质内弥漫性分布的小结节状明显强化灶(短箭);B.门静脉期显示肝实质病灶呈等密度(短箭)

三、教 学 要 点

1. HHHT 合并肝动脉静脉畸形表现典型,CTA 能发现合并的肝外血管畸形,对于精准诊断及个性化治疗价值明显。

2. HHHT 合并门静脉-肝静脉瘘临床少见,容易漏诊,重点需注意门静脉期表现。

3. HHHT 合并混合型动静脉瘘多期增强扫描表现相对典型且为必须检查项目,平扫多漏诊。

4. HHHT 毛细血管扩张 CT 增强动脉期表现典型,提高认识诊断不难。

参 考 文 献

[1] Lupa MD,Wise SK. Comprehensive management of hereditary hemorrhagic telangiectasia[J]. CurrOpinOtolaryngol Head Neck Surg,2016,25(1):64-68.

[2] Pierucci P,Lenato GM,Suppressa P,et al. A long diagnostic delay in patients with Hereditary Hemorrhagic Telangiectasia:a questionnaire-based retrospective study [J]. Orphanet Journal of Rare Diseases, 2012, 7(1):33.

[3] Serra MM,Besada CH,Cabana Cal A,et al. Central nervous system manganese induced lesions and clinical consequences in patients with hereditary hemorrhagic telangiectasia. Orphanet J Rare Dis,2017,12(1):92.

[4] Shovlin CL,Guttmacher AE,Buscarini E,et al. Diagnostic criteria for hereditary hemorrhagic telangiectasia (Rendu-Osler-Weber syndrome)[J]. Am J Med Genet, 2000,91(1):66-67.

[5] Barral M,Sirol M,Place V,et al. Hepatic and pancreatic involvement in hereditary hemorrhagic telangiectasia:quantitative and qualitative evaluation with 64-section CT in asymptomatic adult patients[J]. Eur Radiol,2012,22(1):161-170.

[6] Saluja S,White RI. Hereditary hemorrhagic telangiectasia of the liver:hyperperfusion with relative ischemia-poverty amidst plenty[J]. Radiology, 2004, 230(1):25-27.

[7] Seneviratne SN,Perera SN,Fernando MU,et al. Hereditary hemorrhagic telangiectasia,liver disease and elevated serum testosterone(Osler-Weber-Rendu syndrome):a case report[J]. BMC Res Notes,2017,10(1):58.

[8] 成小慧,涂传清,孙顺昌,等.一个遗传性出血性毛细血管扩张症家系的致病基因研究[J].中国实验血液学杂志,2015,23(4):1161-1164.

[9] 籍灵超,张静,贾婧杰,等.遗传性出血性毛细血管扩张症 Smad4 基因的筛查[J].中华耳科学杂志,2015,13(2):319-321.

[10] Tørring PM,Larsen MJ,Kjeldsen AD,et al. Global gene expression profiling of telangiectasial tissue from patients with hereditary hemorrhagic telangiectasia [J]. Microvascular Research,2015,99(4):118-126.

[11] Mcdonald J,Wooderchak-Donahue W,Vansant Webb C,et al. Hereditary hemorrhagic telangiectasia:genetics and molecular diagnostics in a new era[J]. Frontiers in Genetics,2015,6(1):1-8.

[12] van Gent M W F,Velthuis S,Post M C,et al. Hereditary hemorrhagic telangiectasia:How accurate are the clinical criteria? [J]. Am J Med Genet A,2013,161

（3）:461-466.

［13］宋文艳,赵大伟,李宏军. 遗传性出血性毛细血管扩张症的影像表现［J］. 中华放射学杂志,2014,48（2）:161-163.

［14］Song W,Zhao D,Li H,et al. Liver Findings in Patients with Hereditary Hemorrhagic Telangiectasia［J］. Iran J Radiol,2016,13（4）:e31116.

［15］Lecler A,Ronot M,Durand F,et al. Massive biliary necrosis as a complication of a hereditary hemorrhagic telangiectasia［J］. Eur J Gastroenterol Hepatol,2015,27（4）:471-474.

［16］Scardapane A,Ficco M,Sabbà C,et al. Hepatic nodular regenerative lesions in patients with hereditary hemorrhagic telangiectasia:computed tomography and magnetic resonance findings［J］. Radiol Med,2013,118（1）:1-13.

［17］Courcoutsakis N,Peihaberis P,Erkotidou H,et al. Education and Imaging. Hepatobiliary and Pancreatic:Role of CT angiography in the evaluation of liver involvement in Rendu-Osler-Weber syndrome［J］. J Gastroenterol Hepatol,2016,31（3）:522.

［18］王闻博,刘宏达,刘兆臣,等. 肝脏遗传性出血性毛细血管扩张症的研究进展［J］. 中国现代普通外科进展,2015,18（5）:388-391.

［19］王瑞芝,阮志兵,盛伟华,等. 肝脏遗传性出血性毛细血管扩张症的早期临床及 CT 表现［J］. 临床放射学杂志,2013,32（9）:1354-1357.

［20］周仕恩,宋文艳,何汇忱. 遗传性出血性毛细血管扩张症的 MDCT 影像学表现及临床意义［J］. 临床放射学杂志,2014,33（12）:1873-1877.

［21］何宁,宋文艳,赵大伟,等. 遗传性出血性毛细血管扩张症的临床和多排螺旋 CT 影像特征［J］. 北京医学,2015,37（12）:1134-1138.

［22］郝传玺,金龙,陈尘,等. 遗传性出血性毛细血管扩张症的综合影像学分析［J］. 临床放射学杂志,2014,33（3）:373-376.

［23］李艳,吕传剑,吴学军,等. 遗传性出血性毛细血管扩张症累及肝脏的 CT 及 DSA 表现［J］. 介入放射学杂志,2013,22（10）:854-857.

（阮志兵　王海屹）

第四十五章

门静脉栓子

一、综　述

（一）定义

在循环血液中出现的不溶于血液的异常物质，随血液运行阻塞血管腔的现象称为栓塞。阻塞血管的异常物质称为栓子。门静脉系统栓子是指栓子对门静脉、脾静脉和肠系膜上静脉管腔造成的完全或部分阻塞。主要包括血栓和癌栓。

（二）病因

门静脉血栓（portal vein thrombosis，PVT）形成的病因很复杂，主要有炎症性、肿瘤性、凝血功能障碍性、腹腔手术后、外伤性及原因不明性等。25%～30%的成人门静脉血栓病例继发于肝硬化。婴幼儿门静脉血栓多继发于先天性门静脉闭锁、脐静脉脓毒血症、阑尾炎等[1]。

门静脉癌栓（portal vein tumor thrombosis，PVTT）的形成主要是由于肝小叶中央静脉缺乏结缔组织，容易受癌结节压迫而闭塞，血流不能通过中央静脉回流，该部位的肿瘤组织的灌注血流将逆流入门静脉，癌细胞进入门静脉而形成门静脉癌栓。也有学者认为门静脉系统相对低压低流速，脱落的癌细胞经瘤体内动脉-门静脉分流易进入门静脉并形成癌栓。大部分肝癌患者伴有肝硬化病史，可在门静脉系统内形成血栓。因此，肝癌患者门静脉内存在的栓子可能是癌栓也可能是血栓[2]。

（三）流行病学

根据尸检和影像学及病理学检查统计，包括镜下癌栓在内的 PVTT 发生率为 20%～70%。肝硬化患者中 PVT 的患病率达 10%～20%，其比率随肝硬化严重程度而增加，在需做肝移植的患者中比率最高。肝癌患者中 PVT 的患病率为 10%～44%。患门静脉高压的成年人中约 30% 伴有 PVT，而儿童中该比率可高达 75% 以上。

（四）临床表现

PVT 的临床表现分急性和慢性，慢性 PVT 可因胃肠道淤血和肝脏门静脉血流灌注不足，出现不易缓解的腹胀、腹泻、上腹部隐痛、顽固性腹水等，部分病例还可出现不规则的发热。急性 PVT 形成时，脾脏常迅速肿大，因并发食管和胃底静脉曲张而表现为上消化道出血；原有肝硬化者，在原有肝内阻塞的门静脉高压症的基础上，增加了肝前阻塞性因素，向肝门静脉血流量更少而加重肝功能损害和门静脉高压，导致难以控制的复发性上消化道出血和腹水。急性 PVT 形成，尤其是急性肠系膜静脉血栓形成时，肠壁及肠系膜淤血，进而引起缺血，可有腹痛、腹胀、呕吐、血便等，腹痛常较剧烈，但腹部体征并不明显，出现腹痛症状与体征不符的情况。如不能及时得到正确的诊断和治疗，病情继续进展可出现肠坏死，继而发生腹膜炎，出现腹膜刺激征和肠鸣音消失等。腹穿可见血性腹水，此时病情较为凶险，未及时治疗的患者病死亡率高达 50%[3,4]。

PVTT 是肝癌的严重并发症与转移方式，常引起急性门静脉高压、急性上消化道出血甚至顽固性腹水、肝功能衰竭，预后凶险，严重者如不处理，多在确诊后 3～4 个月内死亡。新近文献报道，PVTT 是影响肝癌患者术后生存的重要因素，肉眼癌栓的危险性远大于微癌栓。因此，PVTT 的早期诊断和积极治疗对提高肝癌整体治疗水平有极其重要的临床意义。

目前国内比较常用的分型方法，是根据癌栓侵犯门静脉的范围分为 5 型：I_0 型指肉眼未见 PVTT，显微镜下见 PVTT 形成；I 型指癌栓累及门静脉二级及二级以上的分支；II 型指癌栓累及门静脉一级分支；III 型指癌栓累及门静脉主干；IV 型指癌栓累及肠系膜上静脉或下腔静脉。

（五）实验室检查

门静脉向肝血流的减少或缺如，累及肝功能致转氨酶升高、白蛋白下降、白/球蛋白比例降低等。对原有肝脏疾病的患者影响更甚。

（六）PVTT 病理分型

根据肿瘤细胞的活性程度可分为 4 型，①增生型：癌细胞活跃、增殖性强的肿瘤组织占 70% 以上；②坏死型：大部分癌细胞变性坏死，增生肿瘤组织占 30% 以下；③混合型：增生与坏死肿瘤组织各占约一半；④机化型：癌栓被纤维包绕和机化。以增生型最为常见（46.7%），其次依次为混合型、坏死型及机化型[5]。

（七）影像学表现

随着影像技术的不断发展和完善，对于门静脉栓子的检出能力和诊断的准确性不断提高，选择不同的检查方法和影像技术对门静脉栓子的检出率及鉴别诊断亦有很大的影响。

1. 血管造影 DSA 门静脉栓子在数字减影技术表现为门静脉主干及分支腔内圆形或条状充盈缺损，门静脉存在癌栓时管腔常增粗；完全阻塞者可呈杯口状截断，门静脉分支缺如；不完全阻塞者，可见"线条征"（图 45-0-1）；由于 DSA 是一种有创性的检查，目前已不作为 PVTT 的常规检查，一般在行肝动脉栓塞（transcatheter arterial embolization，TAE）治疗时同时观察 PVTT 的表现。DSA 虽然诊断的敏感性和准确率高，但作为有创性的检查，一般不作为首选的检查方法，对于其他检查方法确诊较困难的患者，可以考虑采用[6]。

2. CT 门静脉栓子 CT 平扫表现为管腔内异常密度影（图 45-0-2A），增强扫描时 PVT 密度较高，可出现钙化，栓塞多为偏心性，在平行走行的

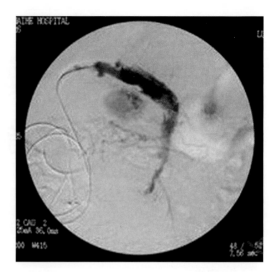

图 45-0-1 肝动脉栓塞术中门静脉栓子影像

血管中，呈条块状、柴捆状改变（图 45-0-2B～D）。在垂直走行管腔较粗的主干内，可出现典型的"阴阳镜"表现。受累管腔多无扩张，管壁多连续光滑。PVTT 密度较低，栓塞多为完全性，呈现局部结节状、团状、不规则状，癌栓可充填整个门静脉系统而表现为分支型充盈缺损。受累管腔多扩张，部分可出现管壁强化。但由于 CT 是横断位扫查，不能直接按血管走行方向随意观察不同角度和血管的连续性，较难明确门静脉栓子累及的确切范围[7-9]。

螺旋 CT 门静脉造影是运用 MSCT 对肝脏常规进行动脉期、门静脉期、延迟期多期扫描，并在门静脉期通过时间分割原理，进行 3D 血管重建，更直观地显示门静脉解剖特征，弥补横断位成像的不足。门静脉栓子表现为管腔内充盈缺损，血管闭塞时增粗的门静脉影突然梗阻中断，梗阻端呈杯口状或不规则形。

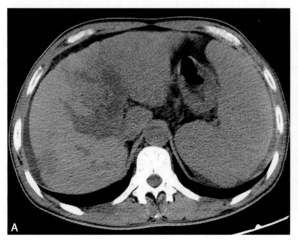

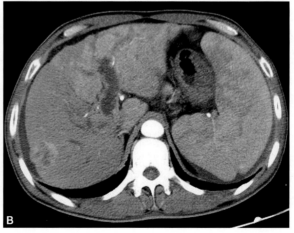

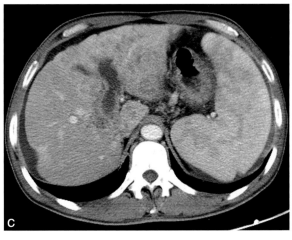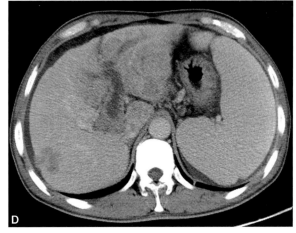

图 45-0-2 门静脉栓子

A.CT 平扫表现为管腔内异常密度影;B~D.增强扫描时 PVT 密度较高,在平行走行的血管中,呈条块状、柴捆状改变

经动脉性门静脉造影 CT(CT during arterial portography,CTAP)技术通过在肠系膜上动脉或脾动脉插管,直接注射对比剂于门静脉期行 CT 断层扫描。CTAP 的敏感性及特异性高,但作为一种有创性检查,不适于常规检查。肝硬化并有凝血功能障碍的患者常有出血危险,有的还会出现插管失败。

3. MRI MRI 是目前常用于检测门静脉栓子的检查方法,不仅可显示栓子的范围、大小,且可显示周围侧支循环的情况。MRI 平扫及增强表现为 PVT 的 T_1WI、T_2WI 均呈高信号、T_1WI 脂肪抑制序列的高信号无变化;注射 Gd-DTPA 后,在动脉期、门静脉期和延迟期未见增强,血栓邻近的血管壁出现不同程度的增强。PVTT 与肝癌组织信号相似,T_1WI 呈略低或低信号、T_2WI 呈略高信号;注射 Gd-DTPA 后动脉期轻度或中度不均匀增强,门静脉期和延迟期增强的程度下降;且肝实质内多数存在单发、多灶或弥漫性肿块或结节。肝门部可见不规则点条状、线团状影,为门静脉阻塞后的侧支循环。

磁共振增强门静脉造影(magnetic resonance portagraphy,MRP)技术能完整地显示门静脉全貌,直观评价门静脉栓子的位置和阻塞程度,在 SE 图像上,亚急性血栓呈短 T_1 长 T_2 高信号,慢性血栓在 T_1WI 和 T_2WI 上呈多变的信号。其诊断门静脉栓子的敏感性和特异性都明显高于常规 MRI。

4. 超声 超声具有无创、简便、可动态观察、敏感性高、价廉等优点,是临床检查门静脉栓子的首选方法。检测门静脉栓子的大小、形态、数量、部位及浸润程度,进行动态及连续性的扫查,鉴别栓子性质及周围病灶情况。门静脉栓子根据其声像图特征分为充满型和未充满型 2 种,充满型表现为门静脉腔内无回声区消失,管腔内充满等回声或低回声团块,与管壁界限不甚清晰(图 45-0-3);未充满型常表现为附于管壁的一侧或两侧的团块状、点状、絮状结构,内部回声可为等回声、低回声、高回声或点状回声,致使残余管腔内径狭窄变细。单纯依据栓子回声的强弱及形态,难以鉴别良、恶性病变,故仅通过二维超声对门静脉栓子的良恶性鉴别较困难。

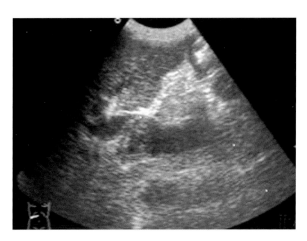

图 45-0-3 充满型门静脉栓子超声表现

运用彩色多普勒血流显像不仅能清晰地显示门静脉管腔及血流情况,且能辨别其内有无异常组织的回声及其血供状态,提高栓子的检出率。其检测门静脉栓子的直接征象有:充满型栓子可见门静脉管腔血流中断,病变部位无血流显示;未充满型栓子管腔内可见充盈缺损,血流束变细,偶见五彩镶嵌状血流。间接征象:门静脉前方出现侧支循环血流信号、肝内动脉血流信号明显增多。通过彩色多普勒超声可发现部分瘤栓滋养动脉的血流信号,表现为栓子内出现点状或线状彩色血流信号(图45-0-4)。

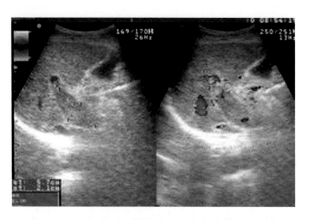

图45-0-4　充满型门静脉栓子彩色多普勒血流影像

脉冲多普勒测及搏动性动脉血流流速曲线是诊断癌栓的特征性表现,但由于有些癌栓可能出现坏死或为少血管型,取样角度及彩色多普勒对低速血流的敏感性都会影响到检测结果,故未测到动脉流速曲线也不能完全排除癌栓形成。据文献报道,门静脉栓子内检测到动脉流速曲线诊断癌栓的敏感性为 62%～92%,特异性为 86%～100%,诊断的特异性高,敏感性中等。而能量多普勒血流显像的运用,能更准确地显示癌栓内微小的血流信号,提高癌栓的诊断。超声造影还可通过动态显示微气泡的流动,清晰地勾勒出门静脉内狭窄的残余管腔,明确门静脉血流有无反流及管腔狭窄程度。对于常规影像检查尚不能明确诊断的患者,可采用超声引导下门静脉穿刺细针抽吸活检技术(fine needle aspiration biopsy,FNAB)。据文献报道,FNAB 对确定门静脉栓子的良、恶性是安全和高度敏感的,其敏感性为 76%～100%,特异性为 100%。但 FNAB 作为有创性

检查,一般不作为检测门静脉栓子的常规检查。超声造影可敏感地反映门静脉栓子的血流灌注,门静脉癌栓和血栓在超声造影后有显著的特征,超声造影检查有助于两者的鉴别诊断[10-14]。

（八）诊断要点与鉴别诊断

1. 诊断要点　根据临床表现、有无发病诱因及辅助检查,由肝外原因引起的门静脉栓子形成,诊断并不十分困难。如原有肝硬化门静脉高压症尤其是经过分流术等治疗、有上腹部手术史或腹腔内感染、有血液凝固性增高的疾病、门静脉主干内或附近有肿瘤或胆道疾病的患者,如出现食管-胃底静脉曲张而并发上消化道出血和难以控制的腹水时,应想到本病。时间较长者可出现黄疸、低蛋白血症、发热等。若血栓累及肠系膜上静脉起始部,则以急腹痛为主要表现,并可伴呕吐、腹膜刺激征、血便、肠麻痹等。由肝外原因引起的 PVT 形成一般无肝硬化体征及生化改变,可呈区域性门静脉高压症特征,且由于肝内门静脉左支血液回流不受影响,与之相连的脐旁静脉并不重新开放。因此,不出现腹壁静脉曲张,这一点对鉴别肝内与肝外门静脉阻塞有重要临床意义。PVTT 的诊断则主要根据临床病史及病理检查[15,16]。

2. 鉴别诊断　主要考虑其他原因引起的上消化道出血和肠梗阻并发腹膜炎。前者包括胃十二指肠溃疡、急性糜烂性胃炎、胃癌等。后一种情况常继发于其他一些疾病,如腹腔内化脓性感染、腹部外伤或上腹部手术后、血液呈高凝状态等。如保守治疗无效或高度怀疑本病时应尽早手术。

二、病 例 介 绍

病例1

1. 病史摘要　患者,男性,47岁。乙肝病史10余年,肝硬化失代偿10余年,无高血压、糖尿病及冠心病史。患者有乏力伴皮肤瘙痒,偶有牙龈出血,伴有腹胀、腹痛,饭后明显,反酸、烧心。实验室检查:AFP升高,D-二聚体升高,凝血酶原时间升高。

2. 影像学表现　见图45-0-5。

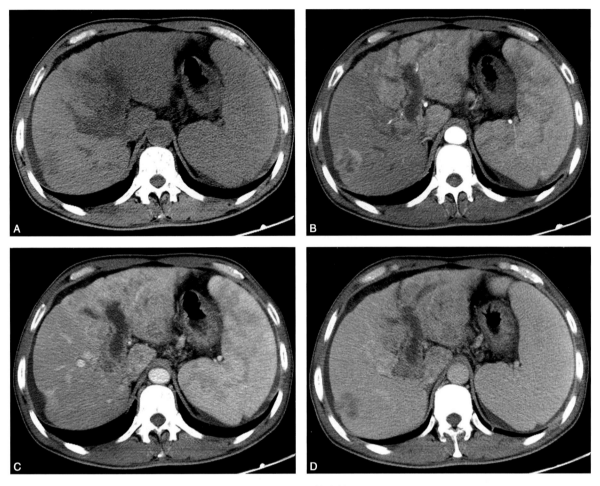

图 45-0-5 门静脉栓子
A. CT 平扫示门静脉增宽,其内可见密度减低;B. 增强扫描,动脉期示门静脉内有明确的低密度充盈缺损;C. 门静脉期示门静脉内有明确的低密度充盈缺损;D. 延迟期示门静脉内有明确的低密度充盈缺损

病例 2

1. 病史摘要 患者,女性,64 岁。食管胃静脉曲张 2 年余,2 型糖尿病病史 18 年。患者于 2015 年 7 月无诱因出现腹胀,无恶心、呕吐,偶有上腹部不适,行腹部超声提示:肝硬化、腹水、

脾大、门静脉高压。2015 年 7 月 23 日患者前往解放军 302 医院住院治疗,行腹部超声提示:肝硬化、脾大、腹水;胆囊切除术后;脾静脉扩张。

2. 影像学表现 见图 45-0-6。

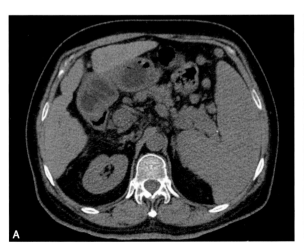

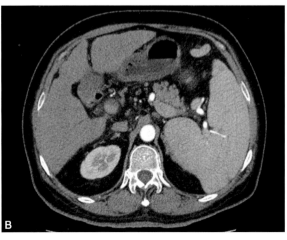

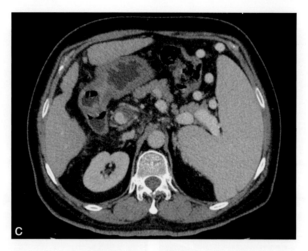

图 45-0-6　门静脉血栓
A. CT 平扫,未见明显异常;B. 增强扫描,动脉期示门静脉内新月形低密度影,管腔变窄,狭窄程度<50%;C. 静脉期示门静脉内新月形充盈缺损

三、教学要点

1. 门静脉扩张或不扩张,增强扫描后门静脉期可见低密度充盈缺损。

2. 门静脉癌栓多有肿瘤病史,其中多数是肝癌病史。门静脉血栓多有肝硬化病史。

3. 鉴别诊断主要是依据临床表现及病史,需与上消化道出血和肠梗阻并发的腹膜炎相鉴别。

参 考 文 献

[1] Winslow ER, Brunt LM, Drebin JA, et al. Portal vein thrombosis after splenectomy[J]. Am J Surg, 2002, 184 (6):63-66.

[2] 陈孝平,裘法祖,吴在德,等. 肝细胞癌门静脉癌栓形成的分子生物学机制研究[J]. 中华实验外科杂志,2005, 22(9):1056-1058.

[3] Sobhonslidsuk A, Reddy KR. Portal vein thrombosis:a concise review[J]. Am J Gastroenterol, 2002, 97(3): 535-541.

[4] 孙保木,罗明,吴孟超. 门静脉癌栓及其治疗[J]. 肝脏,2009,14(1):56-58.

[5] 胡建新,刘秀顺,李德民,等. 肝癌门静脉癌栓影像学分型与临床病理分型的对比研究[J]. 河北医药,2015(1): 88-89.

[6] 顾莉红,李凤华. 门静脉栓子的影像学研究进展[J]. 上海医学影像,2008,17(1):75-77.

[7] 吴孟超,贾雨辰,李波,等. 门静脉血栓与癌栓的 CT 鉴别诊断[J]. 肝胆外科杂志,2002,10(4):257-260.

[8] 李震,胡道予,肖明. 16 层螺旋 CT 在门静脉病变中的诊断价值[J]. 医学影像学杂志,2004,14(6): 492-494.

[9] 谭理连,李扬彬,李树欣,等. 螺旋 CT 肝双期扫描及多平面重建对肝癌静脉系统癌栓的诊断[J]. 放射学实践,2006,19(3):199-201.

[10] 杨红丽,李国秀. 彩色多普勒血流显像与彩色多普勒能量图对肝癌合并门静脉瘤栓内血流表现之比较[J]. 中国超声诊断杂志,2001,2(10):21.

[11] Ueno N, Kawamura H, Takahashi H, et al. Characterization of portal vein thrombus with the use of contrast-enhanced sonography[J]. J Ultrasound Med, 2006, 25 (9):1147-1152.

[12] 林礼务,林学英. 超声造影在肝脏疾病的应用[J]. 中国肿瘤,2007,16(3):159-166.

[13] 任杰,郑荣琴,阎萍,等. 实时超声造影技术评价肝移植术前门静脉通畅性的研究[J]. 中国超声医学杂志,2007,23(1):46-48.

[14] Rossi S, Rosa L, Ravetta V, et al. Contrast-enhanced versus conventional and color Doppler sonography for the detection of thrombosis of the portal and hepatic venous systems[J]. AJR Am J Roentgenol, 2006, 186 (3):763-773.

[15] Handa P, Crowther M, Douketis JD. Portal vein thrombosis:a clinician-oriented and practical review[J]. Clin Appl Thromb Hemost, 2013, 20(5):498-506.

[16] Cai ZQ, Si SB, Chen C, et al. Analysis of prognostic factors for sur-vival after hepatectomy for hepatocellular carcinoma based on a bayesian network[J]. PLoS One, 2015, 10 (3):e0120805.

（吕哲昊　刘白鹭　王海屹）

第四十六章

特发性门静脉高压症

一、综　述

（一）定义

特发性门静脉高压症（idiopathic portal hypertension，IPH）是一种原因不明，临床上以有脾大、贫血、门静脉高压为特征，而无肝硬化、肝外静脉或肝静脉梗阻的疾病[1]。

（二）病因

目前 IPH 的病因及发病机制尚不清楚，可能的致病因素主要包括：有毒物质及细胞毒性药物，全身或腹腔感染，持续的免疫异常或自身免疫反应，血栓形成倾向，基因异常，淋巴循环异常，营养状态等[2]。IPH 的首发表现是门静脉高压的症状和体征，特别是脾大（伴或不伴脾功能亢进）和食管静脉曲张，占 40%~80%[3,4]。

（三）流行病学

IPH 在全世界范围内皆有报道，而在发展中国家，该疾病的发病率显著高于发达国家[5]。根据亚太肝脏病学会对 IPH 的专家共识，在包括印度在内的世界部分地区，该疾病占门静脉高压症引起的静脉曲张出血患者的 10%~30%[6]，而且这些患者多来自社会经济地位较低的群体。来自印度的研究表明，IPH 多见于 30~40 岁的青年男性患者[7]；而来自日本以及部分西方国家的研究显示，该疾病首发症状常出现在 50 岁左右的中年女性患者中[8]。

（四）临床表现

绝大多数 IPH 患者的首发并发症为门静脉高压症引起的静脉曲张出血；在确诊时，他们多有门静脉高压症的体征，主要为食管静脉曲张及胃静脉曲张；值得注意的是，部分患者常常会因为血小板减少症和脾大而就诊于血液科[9]。腹水在这些患者中也很常见，但多为一过性现象，并且经常继发于其他并发症，诸如消化道出血或感染。

肝性脑病也可发生，且常作为一种亚临床的认知性损害出现，但只有 7%~8% 的患者会出现至少一次显性肝性脑病的临床表现。此外，在 IPH 患者中，认知性损害主要与大的门体分流道出现有关，这样的分流道的形成既包括自发性又包括医源性。门静脉血栓也较常见，有研究显示，IPH 患者 PVT 的发病率可达 13%~46%[10]。

（五）病理

IPH 患者早期的组织病理学变化包括汇管区及门静脉分支内膜下区域淋巴细胞浸润的表现。这种炎症性改变（包括感染、药物性肝损害以及自身免疫的过程）可能与原发性损伤有关，而这些原发性损伤又参与了 IPH 最初的发病机制。Nayak 等将静脉硬化定义为 IPH 的典型组织病理学特征，而静脉硬化性改变包括汇管区结缔组织增多、静脉管腔狭窄、硬化及小的门静脉分支的闭塞性改变，门静脉旁出现分流血管并疝入肝实质的表现也很常见[12]。血管内膜纤维化及弹力组织变性导致内皮下增厚样改变，随后引起中、小门静脉分支部分，甚至完全的闭塞性改变，最终形成了静脉硬化性改变。此外，汇管区稠密的纤维化改变和非闭塞性血栓的表现也曾有报道。当门静脉血管管壁增厚到一定程度后，它们会造成其所在汇管区内邻近肝动脉结构的改变。Wanless 推测门静脉血管闭塞性改变的结果会造成肝内血流循环的紊乱，进而引起肝脏实质重塑[11]。有些情况下，与肝硬化标本中所见的桥接样纤维化相对比，IPH 可见起源于汇管区、不闭合的、留有盲端的不完全纤维间隔。在长期存在肝外门静脉海绵样变性的患者中，与胆汁淤积相关的肝脏实验室检查指标的异常通常是由海绵样变引起的外源性胆管阻塞造成的。这种情况被称为门静脉胆道病，其腹部影像学检查可见胆道梗阻的证据。在组织病理学方面，除了 IPH 的特征性组织病理学表现之外，胆管反应、胆管周围纤维化甚至胆汁性肝硬化的出现均提示胆道梗阻的存在；类似的胆道改变还可见于肝脏动脉血流受累的患者，其常见病因包括肝动脉血栓形成、继发性硬化性胆管炎及缺血性胆管病[12]。

（六）影像学表现

IPH 的诊断主要是根据门静脉高压症的表现及通畅的肝静脉、门静脉，并缺少其他已知原因造成的肝损伤，影像学方法的敏感性和特异性均较低。

1. 血管造影　MRA：腹主动脉及其分支（腹腔干、双侧肾动脉、肠系膜上动脉）显影良好，门静脉主干及其分支走行自然，信号均匀。脾静脉、肠系膜上静脉血管通畅、管壁光滑、粗细均匀，未见明显扩张或狭窄表现。胃冠状静脉及食管-胃底静脉明显迂曲扩张。脾-肾静脉分流征象。

2. CT　IPH 的典型影像学表现包括门静脉高压症的特征、尚可的肝脏体积、光滑的肝脏表面及尾状叶增大伴或不伴右叶萎缩。肝内门静脉分支闭塞引起的肝脏血流动力学改变会出现肝实质灌注异常。其特点为门静脉灌注不均匀伴肝脏周围增强效果减弱。然而，在肝周围区会出现代偿性的动脉灌注增强改变（图 46-0-1）。这些灌注异常在动脉期比静脉期表现得更为明显。另外，IPH 患者肝动脉血流灌注增加可表现为肝动脉扩张（包括肝门部动脉和肝实质动脉），又可表现为肝门部动脉血管增多。此外，在肝实质中会出现类似结节一样富动脉血供的局灶结节增生，这些结节的出现是肝组织对肝脏血流动力学紊乱做出的一种代偿性改变，其主要原因是门静脉血供减少而相应的动脉血供增加。

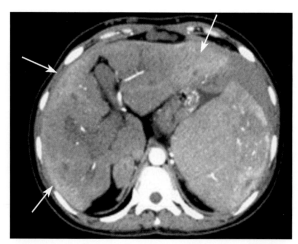

图 46-0-1　特发性门静脉高压症
CT 增强扫描，动脉期肝实质灌注不均匀伴肝脏周围灌注增强（箭头所示）

3. MRI　IPH 常表现为肝脏大小、形态、信号未见明显异常。脾脏增大，其内可见多个点样低信号增强无强化的信号影。周围器官胰腺、十二指肠、肾脏未见明显形态、信号异常。腹膜后未见明显淋巴结肿大，腹腔和胸腔内可见积液征象。

4. 超声　特发性门静脉高压症的二维超声及 CDFI 主要表现为肝脏回声均匀，无萎缩及硬变，门静脉主干或左支、右支内径变细、闭塞（图 46-0-2、图 46-0-3），短小、缺如及门静脉管壁增厚、回声增强（图 46-0-4）。肝门部门静脉主干、胰头、脾门、胆囊壁呈"蜂窝状"的海绵状改变（图 46-0-5）。脾脏明显增大，脾静脉增宽，CDFI 示：其内见红蓝相间的平稳血流信号。肝静脉、下腔静脉内径及血流正常，脾脏厚度明显增大。脾静脉、肠系膜上静脉管腔内可见稍强的实质回声，其内血流充盈缺损。左肝深面可见粗细不均、迂曲的管道回声，CDFI：内见红蓝相间的静脉血流信号。

（七）诊断要点与鉴别诊断

1. 诊断要点　IPH 的诊断要点有：①不明原因的脾大、贫血、门静脉高压，可除外肝硬变、血液疾病、肝胆系统的寄生虫病、肝静脉及门静脉阻塞以及肝纤维化等，也就是说，IPH 的临床诊断可通过排除以上相关疾病而确立；②一种以上血液成

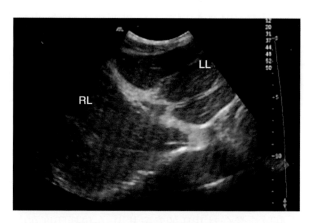

图 46-0-2　特发性门静脉高压症
超声示门静脉左支正常的"工字形"解剖结构，管壁回声增强增厚，管腔内径狭小（RL：肝右叶；LL：肝左叶）

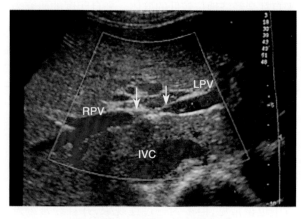

图 46-0-3　特发性门静脉高压症
超声第一肝门部的门静脉主干内径狭小。彩色多普勒显示主干内未见血流信号（RPV：右门静脉；LPV：左门静脉；IVC：下腔静脉）

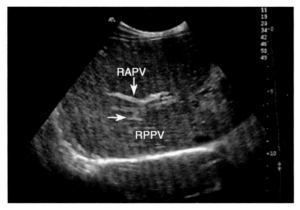

图 46-0-4　特发性门静脉高压症
超声示门静脉右支内径纤细,右前、右后支短小,管腔隙呈现线样,管壁增厚,回声增强增厚(RAPV:右前门静脉;RPPV:右后门静脉)

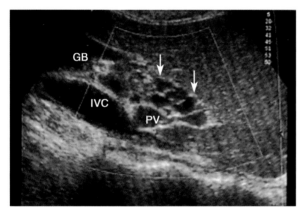

图 46-0-5　特发性门静脉高压症
超声示肝门部门静脉前方粗细不均、迂曲成团的血管呈“海绵样变”(GB:胆囊;IVC:下腔静脉;PV:门静脉)

分减少;③肝功能试验正常或接近正常;④B 超、CT 或脾脏同位素检查有门静脉及脾静脉扩张,血流量增加,脾大,肝表面光滑,质地均匀,无萎缩,不提示有肝硬变;⑤内镜或 X 线证实有上消化道静脉曲张;⑥肝静脉插管检查显示肝静脉开放,

肝静脉楔压(WHVP)正常或轻度升高,直接门静脉压大于 20mmHg;⑦腹腔镜提示肝表面无肝硬变表现,肝活检显示门静脉纤维化,但无肝硬变。并非必须具备以上每一条标准才能诊断,但是必须确有门静脉高压并且可绝对排除肝硬变和其他原因引起的非肝硬变性门静脉高压才可诊断。

2. 鉴别诊断

(1) 先天性肝纤维化:儿童常见,表现为消化道出血、肝大、肝内胆管扩张、肝功能一般均正常,50%~60%合并肾脏疾病(海绵肾、多囊肾)。

(2) 窦周纤维化:患者有化学制剂接触、服用史,也可为肝紫癜病、肝窦扩张的结果。

(3) 肝小静脉疾病:常见于放、化疗及骨髓移植的患者。

(4) 区域性门静脉高压:多种原因所致的单纯性脾静脉梗阻,导致门静脉、脾胃区压力超过正常,表现四大特征:胰腺疾病、胃底静脉曲张、脾肿大、肝功正常。

二、病 例 介 绍

1. 病史摘要　患者,女性,32 岁。因“腹胀不适 5 个月、脾切除 1 个月、黑便 5 天”入院。该患者于 2008 年 11 月出现上腹部胀痛不适,与进食无关,就诊于当地医院,彩超示:脾大,门静脉海绵样变,脾静脉、肠系膜上静脉扩张,随后转诊于三级医院,上腹部 CT 检查考虑门静脉海绵样变,脾大,周围血管迂曲扩张。发病后 4 个月病情稳定,无呕血、黑便史。入院前 1 个月就诊时检查见皮肤、巩膜无黄染,腹壁静脉无曲张,无肝掌和蜘蛛痣,腹部平坦,肝肋下未触及,脾肋下 5cm,移动性浊音阴性。

2. 影像学表现　见图 46-0-6。

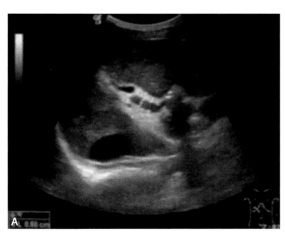
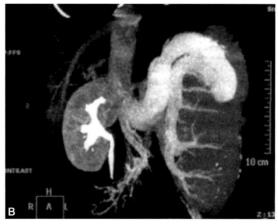

图 46-0-6　特发性门静脉高压
A. 超声示门静脉主干管腔狭窄,前、后壁明显增厚;B. 上腹部 CTA 示脾静脉汇入左肾静脉内,汇入口可见环形狭窄

三、教学要点

1. IPH 是一种少见的门静脉高压症,临床容易漏诊误诊,肝穿刺活检有助于 IPH 的诊断。

2. IPH 的诊断主要是根据门静脉高压症的表现及通畅的肝静脉、门静脉,并缺少其他已知原因造成的肝损伤,影像学方法的敏感性和特异性均较低。

参 考 文 献

[1] Schouten J N,Garcia-Pagan J C,Valla D C,et al. Idiopathic noncirrhotic portal hypertension[J]. Hepatology,2011,54(3):1071-1081.

[2] Hara H,Mihara M,Iida T,et al. Idiopathic portal hypertension and lower limb lymphedema[J]. Lymphology,2012,45(2):63-70.

[3] Datta DA,Mitra SK,Chhuttani PN,et al. Chronic oral arsenic intoxication as a possible aetiological factor in idiopathic portal hypertension(non-cirrhotic portal fibrosis)in India[J]. Gut,1979,20(5):378-384.

[4] Khanna R,Sarin SK. Non-cirrhotic portal hypertension-diagnosis and management[J]. J Hepatol,2014,60(2):421-441.

[5] Hillaire S,Bonte E,Denninger MH,et al. Idiopathic non-cirrhotic intrahepatic portal hypertension in the West:a re-evaluation in 28 patients[J]. Gut,2002,51(2):275-280.

[6] Nataf C,Feldmann G,Lebrec D,et al. Idiopathic portal hypertension(perisinusoidal fibrosis)after renal transplantation[J]. Gut,1979,20(6):531-537.

[7] Dhiman RK,Chawla Y,Vasishta PK,et al. Non-cirrhotic portal fibrosis(idiopathic portal hypertension):experience with 151 patients and a review of the literature[J]. J Gastroenterol Hepatol,2002,17(1):6-16.

[8] Okudaira M,Ohbu M,Okuda K. Idiopathic portalhypertension and its pathology[J]. Semin Liver Dis,2002,22(1):59-72.

[9] Goel A,Elias JE,Eapen CE,et al. Idiopathic Non-Cirrhotic Intrahepatic Portal Hypertension(NCIPH)-Newer Insights into Pathogenesis and Emerging Newer Treatment Options[J]. J Clin Exp Hepatol,2014,4(3):247-256.

[10] Siramolpiwat S,Seijo S,Miquel R,et al. Idiopathic portal hypertension:natural history and long-term outcome[J]. Hepatology,2014,59(6):2276-2285.

[11] Nayak N C,Ramalingaswami V. Obliterative portal venopathy of the liver. Associated with so-called idiopathic portal hypertension or tropical splenomegaly[J]. Arch Pathol,1969,87(4):359-369.

[12] Ruemmele P,Hofstaedter F,Gelbmann CM. Secondary sclerosing cholangitis[J]. Nat Rev Gastroenterol Hepatol,2009,6(5):287-295.

（刘琳琳　王海屹）

第 六 篇

肝肿瘤与肿瘤样病变

第四十七章

肝脏囊性病变

第一节　单纯性肝囊肿

一、综　　述

（一）定义

单纯性肝囊肿（simple hepatic cysts，SHC）是生长在肝脏上的所有囊泡状病变，是较常见的肝脏良性疾病，可单发或多发，中年女性较多，可伴多囊肾。肝囊肿有先天性和后天性之分。

（二）病因与病理

先天性肝囊肿可能是由于胚胎时期肝内胆管或淋巴管发育异常，后天性肝囊肿可能是由于肝脏管道发生退行性变。小肝囊肿常无症状，病灶相当大时才有症状，包括上腹胀痛、肿块、肝大，如合并感染则会发热、疼痛等。一般无肝炎、肝硬化背景，AFP 阴性，肝功能正常。可见囊肿破裂、囊蒂扭转或囊内出血等并发症[1-5]。

病理上：单纯性肝囊肿可表现为圆形、椭圆形，单房多见，亦可多房囊肿。表面乳白色或灰白色，囊内液体透明，如咖啡色表示有出血或胆汁，也可含蛋白、胆固醇、胆红素等，包膜完整。

（三）影像学表现

1. X线　X线偶可见具有诊断意义的典型圆形或全囊壁钙化，可见肝影增大。

2. CT　肝囊肿平扫时呈圆形或椭圆形均匀低密度影，囊壁薄，病灶边缘锐利光滑。囊壁无强化，囊肿内无强化。小囊肿 CT 值偏高，是由于部分容积效应，另外囊内出血、感染时，需增强扫描鉴别肝占位。

3. MRI　囊肿的典型 MRI 表现为 T_1WI 极低信号，T_2WI 高信号，形态规则，信号强度均匀，边缘锐利。双回波序列上随回波时间延长，T_2WI 信号增高。如内含蛋白质、脂质成分，T_1WI 等或高信号。出血时，T_1WI 呈高信号，可见液-液平面。增强后囊肿壁不强化，内部液体无强化[6,7]。

4. 超声　B 型超声检查可诊断出直径<1cm 的囊肿，准确率达 98%，另外，超声敏感性高、无创伤、简便易行，为本病的首选检查方法。囊肿典型超声表现为肝内有圆形或椭圆形液性低回声或无回声区，边缘整齐光滑，囊壁菲薄，其后方可见回声增强，与周围组织境界清楚。

（四）诊断要点与鉴别诊断

1. 诊断要点　单纯性肝囊肿典型影像学表现为圆形、椭圆形病灶，密度或信号均匀，边缘锐利，增强后病灶无强化。

2. 鉴别诊断

（1）肝包虫囊肿：又称肝棘球囊肿，有疫区居住史，常有嗜酸性粒细胞增高，包虫皮试阳性。B 超可见纤维性囊壁及囊腔内虫体。CT 及 MRI 可见囊内子囊，典型征象为囊肿内飘带征和水上浮莲征，增强扫描囊壁可以强化。

（2）肝脓肿：超声可见囊性病灶周围炎症改变。CT 与 MRI 典型征象是脓腔及周围肝实质的炎性水肿，"大水肿，小脓腔"征象。如囊肿内有气体，则可见气-液平面。

（3）巨大肿瘤中央液化：肿瘤坏死所形成的囊腔壁多不规则，可见壁结节并突入囊内，壁厚薄不均匀，增强扫描肿瘤实质成分明显强化，囊肿部分不增强。

（4）囊性转移瘤：囊性、多发、大小不等的病

313

变,增强扫描见环形强化,囊壁较规则。

（5）多囊肝:与多囊肾并存,可询问家族史,结合其他脏器检查而鉴别。

二、病 例 介 绍

病例 1

1. 病史摘要　患者,女性,53 岁。以"体检发现肝囊肿 2 年,伴右肩部隐痛及肝区不适"

入院。2 年前患者于当地医院体检时行彩超及 CT 提示右肝囊肿。实验室检查:谷丙转氨酶 299U/L,谷草转氨酶 328U/L。行腹腔镜肝囊肿去顶减压手术治疗。病理诊断:(肝囊肿壁)纤维结缔组织构成的囊壁样结构,灶性炎症细胞浸润,并见局灶性钙化,未见明确上皮被覆,符合囊肿。

2. 影像学表现　见图 47-1-1。

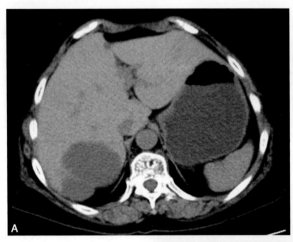
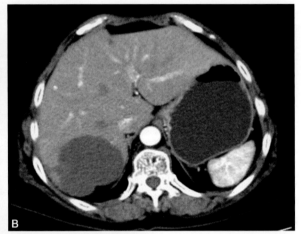
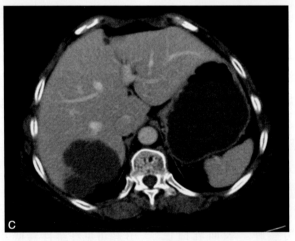

图 47-1-1　单纯性肝囊肿

A. CT 平扫示肝内多发类圆形低密度影,边缘清;B、C. 增强扫描,动脉及门静脉期病灶未见明显异常强化

病例 2

1. 病史摘要　患者,男性,63 岁。15 天前无明显诱因出现右上腹间断性胀痛。超声示肝内多发囊肿。以"肝占位,性质待定"入院。实验室检查:谷丙转氨酶 27U/L,谷草转氨酶 26U/L,总蛋白 70.5g/L,白蛋白 41.8g/L,球蛋白 28.7g/L。治疗施行"腹腔镜下肝囊肿去顶减压术"。肉眼

观灰白灰红组织。病理诊断:符合肝囊肿。

2. 影像学表现　见图 47-1-2。

三、教 学 要 点

单纯性肝囊肿典型影像学表现为圆形、椭圆形病灶,密度或信号均匀,边缘锐利,增强后病灶无强化。

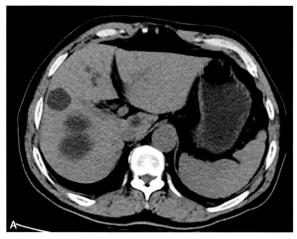
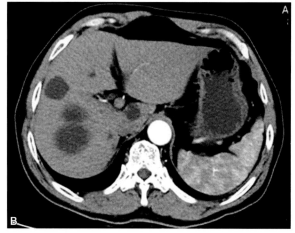
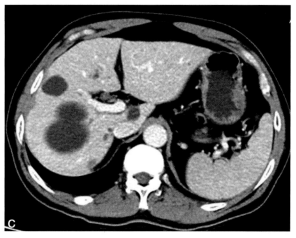

图 47-1-2　单纯性肝囊肿

A. CT 平扫示肝内多个大小不等囊样低密度影；B、C. 增强扫描，动脉及门静脉期病灶无强化，较大灶位于肝右叶下段，大小 95mm×84mm

第二节　多囊肝病

一、综　述

（一）定义

多囊肝病（polycystic liver disease，PCLD）通常指肝内弥漫分布的囊肿数量大于 20 个，伴或不伴有多囊肾病，其囊肿由胆道上皮细胞分化形成，随后逐步脱离胆道系统。PCLD 包括两种不同的疾病：常染色体显性遗传性多囊肾病（autosomal dominant polycystic kidney disease，ADPKD）和常染色体显性遗传性多囊肝病（autosomal dominant polycystic liver disease，ADPLD）。ADPKD 发病率约 0.2%，85%~90% 为 PKD1 突变，其余为 PKD2 突变，PCLD 为其最常见的肾外表现。ADPLD 仅发生在肝脏，发病率不到 0.01%，其中仅 20%~40% 与 PRKCSH 和 SEC63 突变有关。尽管两种疾病有截然不同的基因变异，但是却有相似的自然病程。PCLD 以肝脏多发囊肿的进行性发展为特征，肝脏的体积以每年 0.9%~3.2% 的速度增加，但是肝脏的功能不受影响。雌激素会刺激肝脏囊肿的生长，因此女性 PCLD 的发病率更高，妊娠、口服避孕药物、雌激素替代治疗会加速病程进展。

（二）病因

多囊肝的病因有先天发育异常和遗传因素两个方面，具体介绍如下：

（1）先天发育异常：多囊肝大多数为先天性，系肝内胆小管发育障碍所致。在胚胎发育时期，多余的胆管自行退化而不与远端胆管连接，若肝内多余胆管未发生退化和吸收，并逐渐呈分节状和囊状扩张，则可形成多囊肝。多囊肝常伴有多囊肾、胰腺囊肿、肺或脾囊肿及其他畸形，如脑动脉瘤、憩室、双输尿管、马蹄肾或室间隔缺损等，亦可作为其先天发育异常的佐证。多囊肝可发生于同一家庭的不同成员，属非显性遗传。

315

（2）遗传因素：是生物亲代与子代之间、子代个体之间相似的现象。如果在婴儿期或儿童期出现症状则属常染色体隐性遗传性疾病，成人性多囊肝则属常染色体显性遗传。

（三）流行病学

多囊肝病较少见，国外尸检报道其发病率为0.05%~0.53%，既往认为多发性肝囊肿仅继发于多囊肾病，发病率随年龄增长而增高，不同年龄多囊肾多囊肝的发生率不同，女性患者的囊肿比男性患者的大而且多，中年女性、多胎妊娠、服用外源性雌激素可能是多囊肝发病的危险因素。

（四）临床表现

囊肿一般随年龄增加而缓慢增大，肝体积可数年保持不变。所以大部分PCLD患者都无临床症状，不需要临床治疗或仅需保守治疗。约20%的患者因肝大压迫周围器官或囊肿并发症而产生明显的临床症状，如呼吸困难、早饱、腹胀、胃食管反流、腰背部疼痛及囊肿破裂、扭转、出血、感染等，严重影响生存质量，需要临床干预。久病者亦可出现纤维化和胆管增生，晚期可引起肝功能损害、肝硬化和门静脉高压。

多囊肝的分型主要是为了指导临床治疗。Gigot等把PCLD分为3型：Ⅰ型，直径超过10cm的大型囊肿数量小于10个；Ⅱ型，肝内弥漫分布中型囊肿，但仍有大量正常肝实质没有囊肿；Ⅲ型，肝内弥漫分布小型、中型囊肿，囊肿间仅有少量正常的肝实质。Gigot分型是临床最常用的分型，对PCLD治疗方法的选择有重要的指导意义。

（五）实验室检查

囊肿出血者偶见贫血，白细胞计数一般正常，但也有高达$76×10^9$/L。肝功能试验改变与肝增大不成比例，仅偶有间接胆红素及BSP轻度增高。碱性磷酸酶增高仅见于部分病例。血尿素氮、肌酐在多囊肾肾单位减少者可升高。

（六）病理

多囊肝的囊肿多数呈多发性，少数为单发性，也有因多发性融合成单发性，囊肿大小不一，表面充满大小不等的囊肿，囊内充满清亮无色液体，切面亦见多个大小不等的囊腔，未见正常肝脏，部分囊内见部分灰白色液体。镜下观察囊壁衬为单层扁平上皮，呈胆管上皮样改变，局部可见片状坏死，并有不同程度的纤维组织结节样增生（图47-2-1）。

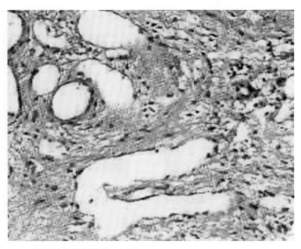

图47-2-1　多囊肝
电镜下示囊壁衬以分泌液体的胆管上皮细胞

（七）影像学表现

近年来，随着影像学技术的发展和分子遗传学研究的进展，B超、CT、MRI及基因联合分析的应用，使该病的诊断可达症状前水平。多囊肝的诊断主要依据影像学检查。超声是目前最常用的影像学方法，可发现直径>1cm的囊肿，然而对直径<1cm的囊肿，CT和MRI有更高的分辨率和敏感性。所以临床上主要通过以上几种影像学检查方法即可诊断该病。以下重点介绍多囊肝的几种影像学表现：

1. 超声

（1）典型的多囊肝声像图特征：肝脏呈不规则明显增大，形态失常；肝内布满大小不一的无回声区，内径从数毫米至数厘米不等，囊肿间隔较薄（图47-2-2）。多囊肝合并出血或感染时，超声表现为部分囊肿内有细弱回声及絮状不规则回声沉积（图47-2-3）。两者的鉴别需紧密结合临床体征。囊肿囊内出血，可出现急性腹痛、恶心、呕吐等症状；如合并感染，则有发热等全身症状。超声定位下穿刺是鉴别的最好方法。

（2）不典型多囊肝：肝脏体积正常或略增大；肝实质内有多个囊性暗区，散在分布或聚集在一起，互不相通，同时可见部分"实质"回声（图47-2-4）；不典型的多囊肝超声诊断需要详细询问患者有无家族史，患者是否有多囊肾、多囊胰、多囊脾，嘱咐患者定期复查，做好随访工作。

（3）超声检查多囊肝以其简便、无创、可多次重复操作等优点，使其成为首选影像诊断方法，对于不典型多囊肝，需要结合家族史并定期复查，避免漏、误诊。

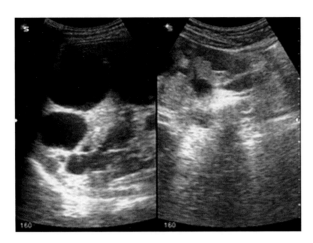

图 47-2-2　超声显示典型的多囊肝

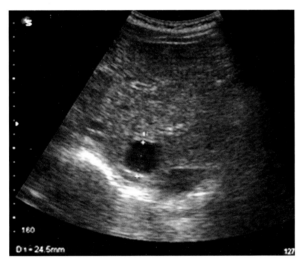

图 47-2-3　多囊肝合并出血

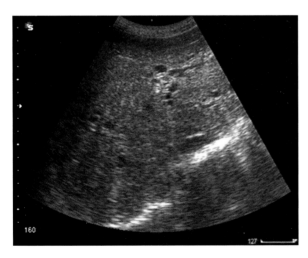

图 47-2-4　不典型多囊肝

2. CT　CT 平扫可见肝脏失去正常的形态,肝脏被膜完整,肝内可见多发圆形、椭圆形,大小不一,边缘光滑锐利、境界十分清楚的低密度影,

边缘呈线形,囊内容物密度均匀,大囊肿内有小囊肿,或囊肿内有分隔,呈多房状,正常肝组织稀少,绝大多数囊壁不显示,CT 值在 0～14HU,部分患者可同时伴有多囊肾,多囊相邻时可出现线样隔膜,CT 平扫即可确诊。如囊肿继发感染或合并出血需进一步诊断时,做增强检查或 MRI 检查是非常必要的。而事实上多囊肝很少会合并出血,一般多囊肾易合并出血和感染。CT 增强扫描,囊肿显示会更加清晰,囊肿的边缘可见轻度强化的表现,实际上强化的多数是正常的肝组织。

3. MRI　多囊肝患者经 B 超和 CT 检查多数均可确诊,因 MRI 检查费用稍昂贵,所以并不作为常规检查,往往在 B 超和 CT 不能诊断时可行 MRI 辅助检查。MRI 在 T_1WI 和 T_2WI 上可见肝脏形态失常,肝内多发长 T_1、长 T_2 信号囊性病灶,病灶弥漫分布,大小不一,肝脏正常实质菲薄,如果囊肿继发感染或合并出血时,在 T_1WI 和 T_2WI 上可见部分囊肿与其他囊肿信号不同;但由于多囊肝患者往往伴有多囊肾,所以也很容易诊断。

（八）诊断要点与鉴别诊断

1. 诊断要点　根据临床表现和实验室检查可进行诊断。在临床上,与多囊肝相似的疾病较多,应仔细鉴别诊断。

2. 鉴别诊断

（1）单纯性肝囊肿:有赖于家族史的询问,其他脏器囊肿存在的证据有助于鉴别两者。

（2）肝包虫病:主要依赖流行病史,肝包虫病还有囊壁钙化、嗜酸性粒细胞增多、Casoni 试验及包虫补体结合试验阳性,均有鉴别价值。

（3）肝癌:虽然肝癌液化时亦可有多个液性化阶段,但肝增大甚速,肝质地硬,CT 增强扫描显示为富血供实质性占位,结合病史和实验室检查,易于鉴别。

二、病 例 介 绍

病例 1

1. 病史摘要　患者,男性,40 岁。体检发现肝内多发囊性占位。无明显症状与体征。肝功能指标均正常。

2. 影像学表现　见图 47-2-5。

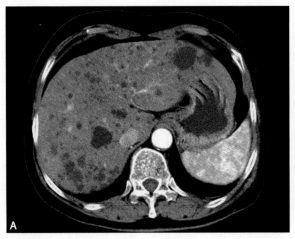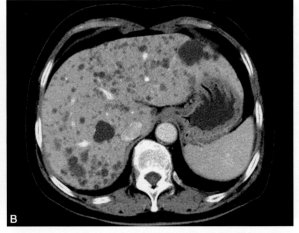

图 47-2-5　多囊肝

A. CT 平扫示肝内弥漫多发类圆形低密度影,边缘清;B. 增强扫描,动脉及门静脉期病灶未见明显异常强化

病例 2

1. 病史摘要　患者,男性,50 岁。体检发现肝

内多发囊性占位。无肝炎病史。肝生化指标(-)。

2. 影像学表现　见图 47-2-6。

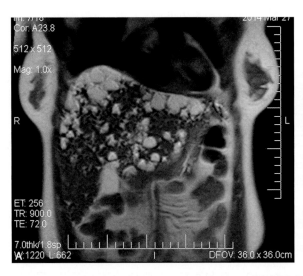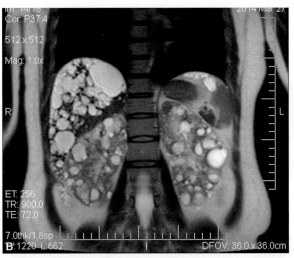

图 47-2-6　多囊肝

A. T_2WI 示多囊肝,B. T_2WI 示多囊肝并多囊肾

三、教学要点

多囊肝诊断比较容易,肝内弥漫多发囊状病灶,大小不等,囊壁薄,无壁结节,增强后无强化,常合并多囊肾。需与肝内胆管囊肿(V 型)及胆管错构瘤进行鉴别。

第三节　Caroli 病

一、综　　述

(一)定义

Caroli 病是一种较为少见的先天性胆道疾

病,又称为交通性海绵状胆管扩张症,发病率约 1/10 万[8],以首次(1958 年)详细描述病例特征表现的法国学者 Jaequc Caroli 的名字命名。其特征为肝内胆管囊状扩张形成肝内胆管囊肿,多为多发性,可单发。同时合并肝纤维化、髓质海绵肾、肾皮质囊性变等称为 Caroli 综合征[9]。

自 Caroli 提出本病后,至今其定义、基本概念与分类归属都较为混乱。最主要的问题是与先天性胆管扩张症的关系与区别。1975 年日本学者户谷(Todani)提出先天性胆管扩张症的 Todani 分型[10],其中肝外胆管扩张同时合并有肝内胆管的扩张及先天性肝内胆管的扩张分别为第 Ⅳ 和 Ⅴ型,即多发性扩张型,因此又将 Caroli 病称为先天性肝内胆管扩张症。但随着对肝内胆管扩张了解的深入，目前多数作者认为 Caroli 病是一独立的病症，其与先天性胆管扩张症有着本质的区别[11,12]。近年来由于诊断方法的进展，发现有先天性胆管扩张症同时合并肝内胆管扩张的病例存在。

（二）病因及发病机制

肝内胆管扩张是在胚胎发育过程中胆管发育异常致先天性结构薄弱或交感神经缺失，有家族遗传倾向，与 PKHD1 突变有关，其编码的 fibrocystin 蛋白变异会导致多个脏器发生囊性化改变，如成人隐性遗传性多囊肾疾病[13-15]。Caroli 病的肝内胆管呈单发或多发节段性囊状扩张，囊状扩张的胆管与正常胆管之间相对狭窄，导致胆汁流出不畅、胆流异常和胆汁淤积，容易形成肝内胆管结石，合并肝内胆管炎、肝脓肿。长期结石的机械刺激、胆道感染的反复炎症刺激及胆汁中某些成分如甲基胆蒽等会导致胆管壁癌变。有统计显示，成人病例合并胆管癌变的发生率达 7%～14%[16]。

（三）临床特征

本病主要发生于儿童或青少年，10 岁以下开始发病而出现症状者约占全部病例的 60%。男性与女性患者基本相同。病情进展缓慢，部分患者在 30～50 岁才出现症状[17]。

临床症状常不典型，单纯的 Caroli 病在没有胆道梗阻与感染时，可无明显的临床表现。可出现食欲降低、体重减轻、经常反复发作的右上腹疼痛、发热。可无黄疸或仅有轻度黄疸，有胆管炎时黄疸可加深，部分病例主要表现为反复发作的黄疸。在发作时肝脏常明显增大，随着症状的好转肝脏多会较快地缩小。若合并严重的胆道感染可形成肝脓肿或败血症[18,19]。反复胆道感染发作极易形成肝内胆管结石，进一步加重了肝内胆管的梗阻，最终导致胆汁性肝硬化。若以门静脉周围纤维化型为主时，临床主要表现为门静脉高压、脾肿大及上消化道出血。

本病常合并存在其他器官的囊性病变，包括肾脏、胰腺、脾脏等。

（四）病理分型

根据肝脏与胆管的病理组织结构、是单侧还是双侧，以及单发还是多发有不同的分型。

1. 按组织结构分型　Caroli 按组织结构将其分为单纯型与门静脉周围纤维化型两型[20]。伴行的门静脉为其特征性表现。

（1）单纯型肝内胆管扩张：肝内胆管扩张，肝实质的色泽与质地正常，仅在扩张的胆管壁上有纤维组织增生。约一半以上的病例合并肾囊性病变或髓质海绵状肾。

（2）静脉周围纤维化型：除肝内的胆管节段性扩张之外，常伴有肝脏先天性纤维化，从门静脉间隙到肝小叶周围均有广泛的纤维增生，甚至可导致肝硬化及门静脉高压症，又称为 Caroli 综合征。

2. 按病变的范围分型　按病变的范围，将该症分为单侧型与双侧型两型，前者局限在一个肝叶或半肝，后者则累及左右肝叶。

3. 按病变的数量分型　根据病变的数量，分为单发性与多发性肝内胆管扩张症两型。肝内各级胆管均可有圆形或梭形囊样扩张，直径为 0.5～5cm，表现为串珠状或葡萄状，散居在肝叶内。

（五）影像学表现

由于临床症状多不典型，因而诊断较为困难。近年由于影像学检查手段的极大进步，包括超声显像和各种胆道造影技术等诊断方法的应用，可了解肝内的病理形态，获得肝内病变的正确诊断。同时对其他器官情况进行评价。

1. CT　可以证实有无扩张的肝内胆管，并确定胆管扩张的部位、范围、形态和大小，以及是否合并结石。常表现为肝脏内有多个水样密度的圆形囊状病变，彼此间或其边缘上可见与囊肿相通的轻微扩张的细小胆管。这种不成比例的扩张并与正常胆管相间的特点是鉴别本病与继发阻塞性肝内胆管扩张的关键，后者表现为从中央向末梢逐渐变细的成比例扩张。中心点征[21]是又一重要的征象，是指囊肿阴影内的小点状软组织影像。平扫密度低于或等于肝实质，增强后密度高于肝实质，其病理基础是门静脉分支被胆管扩张的囊壁包绕，并在切面上呈轴位投影[22]。

2. 磁共振胰胆管成像（MRCP）　MRCP 是一种有效的检查方法，可清楚地了解肝外及肝内胆管的形态。不需要对比剂就可以获得良好的对比。其可显示肝内胆管扩张的部位、大小及有无结石存在，且有三维结构形态，发现本症不合并胰胆管合流异常，此特点与先天性胆管扩张症有很大的不同。多无明显的肝外胆管狭窄和梗阻征象。许多学者认为本法可以作为 Caroli 病检查的首选方法[23]。

3. 超声　可以显示肝内扩张胆管的部位与形态。可见肝内胆管呈囊样或串珠样扩张,肝切面图像可见囊状、葡萄状或串珠状无回声暗区,境界清晰,后壁回声增强。囊肿沿肝内胆管走向分布,并与之相通。囊肿之间可见正常胆管声像图,还可以了解肝外胆道的形态和是否有肝内胆管的结石。胆管的单向流动对诊断也有一定的帮助[24]。

4. 经皮穿刺肝胆道成像(PTC)　是有损伤性的检查,现临床上已较少应用。

近年广泛应用于临床的磁共振特异性对比剂Gd-BOPTA、Gd-EOB-PTA具有可被正常肝细胞选择性吸收并经胆管排泄的特点,因此,可以利用此类对比剂进行延迟扫描观察扩张的囊状结构内是否有对比剂填充来进行Caroli病的诊断[25],免去了患者行PDTA检查的风险。

(六) 诊断要点与鉴别诊断

1. 诊断要点

(1) 单纯型肝内胆管扩张:①肝内胆管呈节段性囊状或柱状扩张;②患者对胆结石、胆管炎和肝脓肿有明显的易患趋势;③无肝硬化和门静脉高压存在;④可合并肾囊性病变或髓质海绵状肾。

(2) 静脉周围纤维化型(Caroli综合征):①肝内胆管节段性扩张;②常伴有肝脏先天性纤维化,可导致肝硬化及门静脉高压症。

2. 鉴别诊断

(1) 多囊肝:多囊肝也是肝脏内存在多发性囊肿,但囊肿不与胆管相通,囊液也不含有胆汁,不并发肝硬化。与先天性肝内胆管扩张症不同的是,本症多无肝脏及胆管的临床症状,一般不会发生胆管的炎症。多囊肝也常伴有多囊肾,可因肾功能不良而出现症状。先天性肝内胆管扩张症者可伴有肝纤维化、门静脉高压症。

(2) 胆总管囊肿:胆总管囊肿是一种罕见的先天性异常,累及肝外胆管。比Caroli病多见,先天性胆总管囊肿为一种癌前病变。影像学可明确囊肿的位置和扩张胆管的形态。

(3) 继发性肝内胆管扩张症:本病多有远端胆道狭窄或梗阻的病史,包括硬化性胆管炎、复发性化脓性胆管炎、胆管乳头瘤病等。因胆管内压力长期增高,使胆管被动性、继发性扩张,多累及1、2级胆管,呈树枝状,扩张的口径逐渐递减。当原发性的狭窄或梗阻因素解除后,扩张的肝内胆管可逐渐恢复正常。而先天性肝内胆管扩张症多无明显的肝外胆管的狭窄和梗阻原因,肝内胆管的扩张多为囊性。

二、病 例 介 绍

病例 1

1. 病史摘要　患者,男性,77岁。肝病史6年,肝硬化,腹水。实验室检查:总胆红素31.1mmol/L,直接胆红素12.4mmol/L。

2. 影像学表现　见图47-3-1。

3. 教学要点

(1) MRCP对Caroli病是一种有效的检查方法,可清楚地了解肝外及肝内胆管的形态。

(2) 不需要对比剂就可以获得良好的对比,本病多无明显的肝外胆管狭窄和梗阻征象。

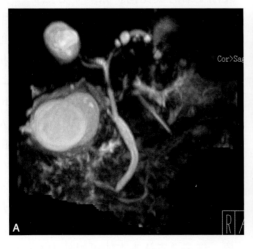

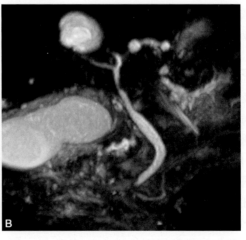

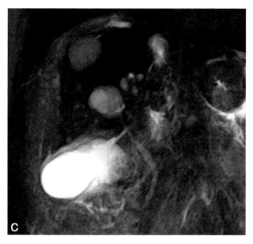
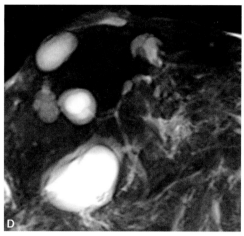

图 47-3-1 Caroli 病

A~D. MRCP 显示肝右叶囊性病变,似与胆管相通

病例 2

1. 病史摘要　患者,男性,14 岁。发现"肝囊肿 3 个月"。既往体健,实验室检查正常。手术切除胆管囊肿,病理结果显示胆管囊肿。

2. 影像学及病理表现　见图 47-3-2。

3. 教学要点　磁共振特异性对比剂 Gd-BOPTA、Gd-EOB-PTA 具有可被正常肝细胞选择性吸收并经胆管排泄的特点,Caroli 病可以通过延迟扫描观察到扩张的囊状结构内有对比剂填充。

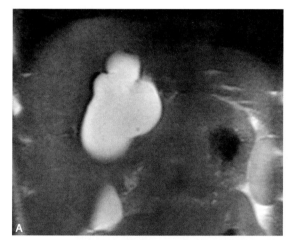
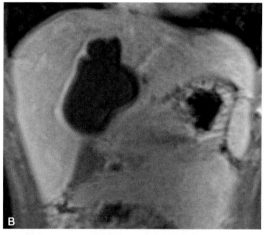
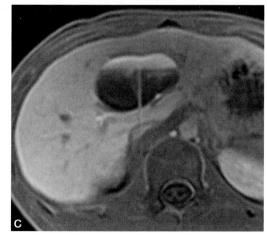
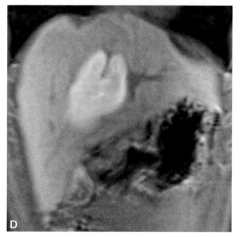

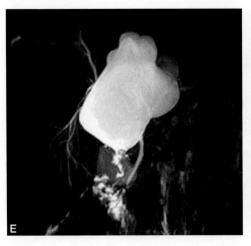
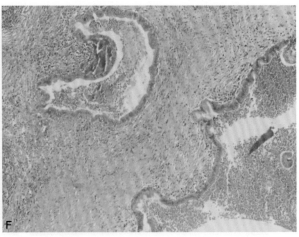

图 47-3-2　Caroli 病

A、B. MRI 示肝内可见不规则囊状影,增强扫描未见强化;C、D. 特异性肝脏对比剂延迟扫描可见对比剂填充于囊性病灶内;E. MRCP 可见囊状病灶,肝内胆管走行正常;F. 病理示胆管腔明显扩大,腔内见浓缩胆汁及蛋白样物,胆管周围可见炎症细胞浸润,部分周围可见纤维化

病例 3

1. 病史摘要　患者,女性,29 岁。反复发热9 年,诊断为先天性反内胆管囊性柱状扩张,实验室检查:AST 47.6U/L,总胆红素 68.4mmol/L,直接胆红素 36.7mmol/L。

2. 影像学表现　见图 47-3-3。

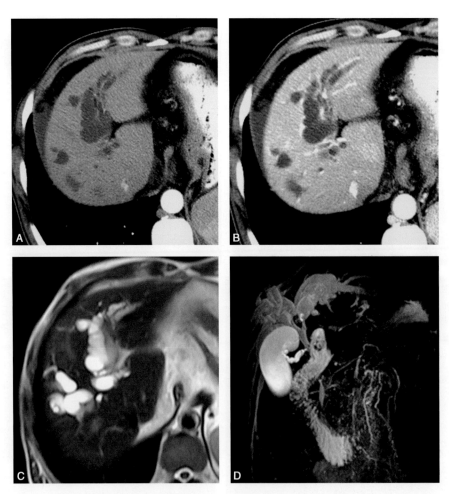

图 47-3-3　Caroli 病

A、B. CT 示肝内胆管广泛柱状扩张,内可见结石,肝脏形态轻度失常,伴纤维化形成;
C、D. MRI 示肝内胆管广泛柱状扩张

3. 教学要点

（1）CT 检查可以证实有无扩张的肝内胆管，并确定胆管扩张的部位、范围、形态和大小以及是否合并结石。

（2）确定肝脏形态及纤维化、肝硬化的形成。增强扫描可见"中心点"征。

病例 4

1. 病史摘要　患者，女性，59 岁。反复胁下不适，7 年前无诱因出现上腹疼痛，伴腹胀，外院诊断

Caroli 病。实验室检查：ALT 211.5U/L，AST 142.3U/L，总胆红素 205.3mmol/L，直接胆红素 109.3mmol/L。

2. 影像学表现　见图 47-3-4。

3. 教学要点

（1）超声可以显示肝内扩张胆管的部位与形态。可见肝内胆管呈囊样扩张，肝切面图像可见囊状无回声暗区，境界清晰，后壁回声增强。囊肿沿肝内胆管走向分布，并与之相通。囊肿之间可见正常胆管声像图。

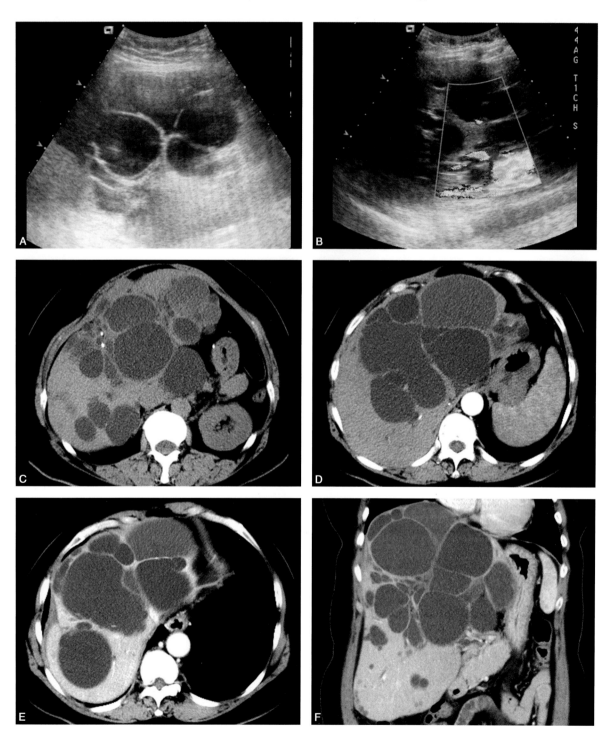

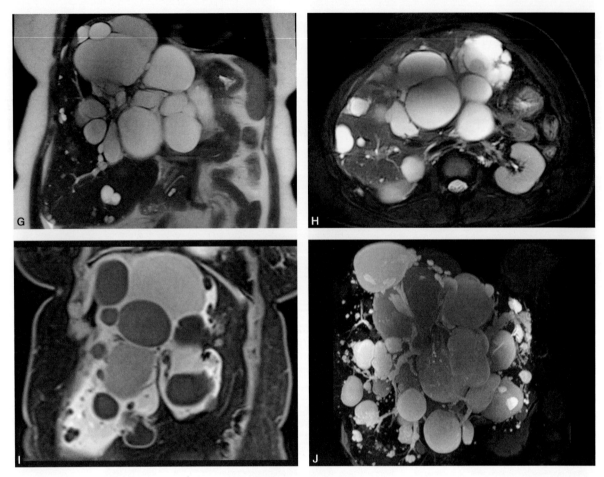

图 47-3-4　Caroli 病

A、B. 超声可见肝内多发囊状回声,未见明确血流;C、D. CT 平扫可见多发低密度及稍低密度灶,内可见结石影;E、F. CT 增强扫描未见强化;G、H. MRI 平扫可见多发长 T_1 长 T_2 信号灶;I. MRI 增强未见明显强化;J. MRCP 示肝内胆管增宽,部分胆管囊状扩张

（2）多种影像学均可以清晰显示圆形囊状病变彼此间或边缘上与囊肿相通的轻微扩张的细小胆管。这种不成比例的扩张并与正常胆管相间的特点是鉴别本病与继发阻塞性肝内胆管扩张的关键。

病例 5

1. **病史摘要**　患者,男性,20 岁。肝病史 4 年余,腹胀 1 年,加重 2 个月,外院诊断:多囊肾,肝纤维化并肝内胆管扩张症(Caroli 病)。实验室检查正常。

2. **影像学表现**　见图 47-3-5。

3. **教学要点**　影像学检查不仅能进行肝脏病变的全面显示,还能显示其他腹部器官的情况,从而对本病进行完整诊断。

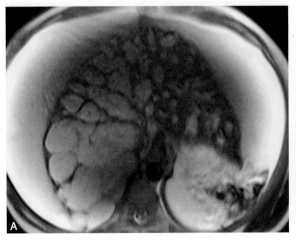

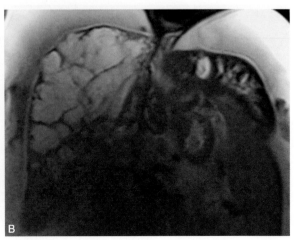

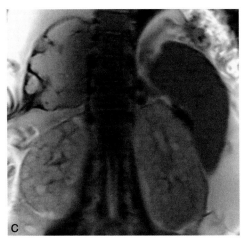
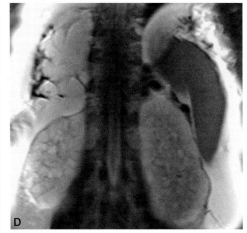

图 47-3-5　Caroli 病
A~D. MRI 示肝内胆管广泛柱状扩张,双肾增大,呈广泛囊状改变

第四节　肝内胆管错构瘤

一、综　述

(一) 定义

肝内胆管错构瘤(bile duct hamartomas in liver,LBDH)是一种小叶间胆管畸形,是由于胚胎发育过程中胆管板向胆管的转化发生障碍,吸收不充分导致错构性病变[26,27]。该病在 1918 年由 Von Meyenburg 首次提出,故又称为 Von Meyenburg 综合征。

(二) 病因

LBDH 属于先天发育障碍性疾病,源于内胚层,多分布于肝内毛细胆管和肝管之间[28]。在病变形成初期,病灶可直接与肝细胞索相连,且与细胆管相通,当各种因素导致胆管内压力逐渐上升并达到一定程度时,其与肝实质及胆管之间的交通发生中断,成为迷路样胆管,而周围的组织液和继发分泌的上皮细胞不断滞留,使得这些迷路样的管道逐渐扩张成球形,最后发展成为囊肿性病变[29]。

(三) 临床特征

临床上较为少见[30],发病率文献报道各异,男女发病无明显差异。一般无临床症状,通常在影像检查、外科手术或尸检中被意外发现[31],尸检发现率为 0.69%~2.8%。部分表现为上腹部进行性增大的肿块,压迫周围脏器可引起胃肠道症状[32]。

(四) 病理

病理上肉眼观察可发现较小、散在分布于肝实质内的多发病变,为灰白色微小结节或含胆汁的绿色小囊,直径 1~15mm[33]。镜下,病变多位于汇管区,由不规则的导管构成,管腔不同程度扩张,形态不规则,管腔中常含有胆汁或嗜酸性物质,胆管由单一的低柱状或立方状上皮组成[34]。病变为多发性,直径小于 15mm,大小近似,分布较均匀,遍布全肝[35],偶有散在或单发病变报道。

(五) 影像学表现

肝内胆管错构瘤临床虽少见,但在影像学上有一定的特征性表现。主要表现为肝内多发的、大小不一的囊性病变[36],可局限于某一肝段或累及多个肝段,最常见者为弥漫分布于全肝[37],边界清楚或不清楚,无包膜。形态多种多样,可以为圆形、长条形、菱形或多角形,以菱形和多角形常见[38]。这可能是由于错构瘤的囊壁由胆管上皮构成,周围绕以纤维组织,不易扩张,尽管有一定的张力,但多数病灶难以形成圆形,边缘不如肝囊肿锐利、清晰。CT 平扫表现为肝内多发低密度囊状小病灶,边界清晰或模糊[39],病灶直径多小于 15mm,增强无明显强化[40]。MRI 对 LBDH 病灶的显示具有较高的敏感性和特异性,主要表现为肝内散在或弥漫性分布、形态不规则的囊性病灶,直径一般小于 15mm[41],T_1WI 上病变信号低于肝实质,T_2WI 上呈明显的高信号,病灶显示清楚[42]。在 FIESTA 序列上,多数病变显示为高信号,与 T_2WI 比较,显示的病变数量有所减少[43]。这是由于 FIESTA 序列的图像特点反映的是体素中组织的 T_2 与 T_1 的比值大小,LBDH 病灶因腔内所含胆汁浓度不一,在 FIESTA 图像上,囊腔较大、含胆汁浓度较低的瘤体就表现为明显高信号,而含胆汁浓度较高、囊腔较小者则表现为低信号或无信号,这就是在 FIESTA 图像上显示的不规则囊性病变的数量明显减少的原理[37]。增强扫描时病灶无强化,部分病灶出现环形强化,有学者认为是病灶压迫邻近肝组织或炎症细胞浸润所致。MRCP 显示肝内多发的小囊性高信号病灶与可见的胆管树不相通,肝内胆管树分布正常[44,45]。MRI 检查的敏感性及特异性优于 CT,被认为是诊断胆管错构瘤的"金标准"。

(六) 诊断要点与鉴别诊断

1. 诊断要点　在肝实质内发现散在或弥漫性分布、形态不规则的囊性病灶且直径小于15mm,MRCP 上,小囊状高信号与引流胆汁的胆管树不相通,未见与扩张胆管相通,患者又无特殊临床表现时,应考虑肝内胆管错构瘤的诊断。

2. 鉴别诊断

(1) 单纯多发肝囊肿:单纯多发囊肿在肝实质内分布无明显规律,大小不等[26];而 LBDH 沿血管胆管树分布,大小相对均匀,呈弥漫性分布。

(2) 胆管囊肿:MRCP 检查这两种疾病均可见与胆管相通[7];而 LBDH 未见与扩张胆管相通[41]。

(3) 多囊肝:特点为肝内弥漫分布、大小不等的圆形囊性病变,常伴多囊肾,邻近脏器及肝内血管受压移位[34];而 LBDH 大小相对均匀。

(4) 细菌性肝脓肿:临床症状和体征典型,表现为环形强化、积气及"靶征",灶周水肿带[34];而 LBDH 增强扫描多数无强化,少数出现周边炎症时呈轻度环状强化,但灶周没有水肿带。

(5) 肝脏囊性转移瘤:囊性转移瘤多源于血供丰富、生长快的恶性肿瘤,能显示肿瘤囊壁边缘不规则结节状或乳头状增厚,增强囊壁可见强化;而 LBDH 一般无强化[30]。

二、病 例 介 绍

1. 病史摘要　患者,女性,50 岁。咳嗽、咽痛伴上腹痛 1 周入院,既往体质一般。1990 年行阑尾切除术,1993 年行右侧卵巢囊肿切除术,2004年行子宫全切术,2012 年行胆囊切除术。胃息肉病史多年,高脂血症病史 1 年。

2. 影像学表现　见图 47-4-1。

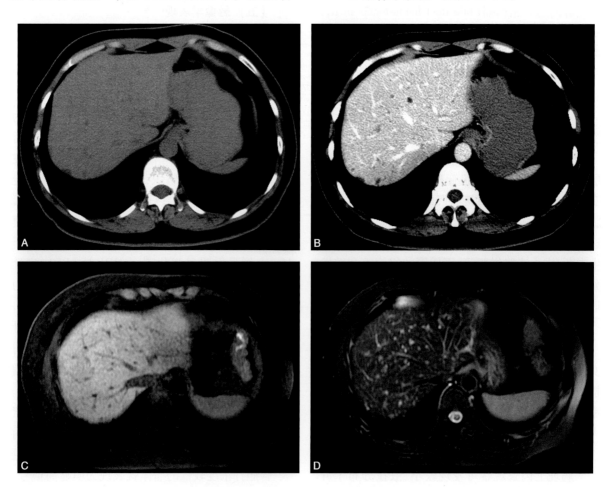

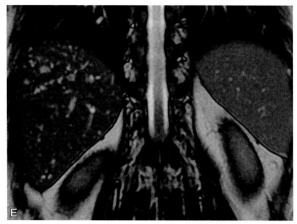
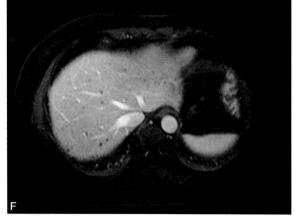
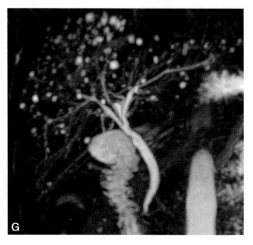

图 47-4-1　肝内胆管错构瘤

A. CT 平扫示肝内多发小囊状低密度病灶,边界清晰;B. CT 增强扫描示上述病灶未见强化;C. MRI T₁WI 脂肪抑制序列,肝内多发小囊状低信号病灶;D. MRI T₂WI 脂肪抑制序列,肝内多发小囊状病灶呈明显高信号;E. MRI FIESTA 序列,肝内多发病灶较 T₂WI 少;F. MRI T₁WI 脂肪抑制序列增强,肝内多发病灶未见强化;G. MRCP 示肝内多发的小囊性高信号病灶与胆管树不相通

三、教 学 要 点

1. 肝内胆管错构瘤患者无特殊临床表现。

2. CT 或 MRI 肝实质内散在或弥漫性分布、形态不规则的囊性病灶,增强扫描不强化。

3. 直径小于 15mm。

4. MRCP 上,小囊状高信号与引流胆汁的胆管树不相通。

第五节　肝脏囊性腺瘤

一、综 述

（一）定义

肝脏囊性腺瘤又称胆管囊腺瘤（biliary cystadenoma）,为肝脏罕见肿瘤,囊性、多房,也见单房,球形,外表光滑,直径多在 10cm 以上。肝内胆管多见,肝外胆管也可见。胆囊极少见,80% 以上发生于女性,80% 以上的患者年龄大于 30 岁。

（二）病因与发病机制

肝脏囊性腺瘤组织来源有以下几个学说:①来源于肝内迷走胆管;②形成胆囊的胚胎组织异位而成;③肝脏内异位的胚胎时期残留的原始前肠;④先天性异常阻塞胆管演变而来。

（三）临床特征

该病无特异的临床症状和体征,病灶较小时无临床症状,病灶增大可出现腹部包块、腹痛、不适、上行胆管感染、黄疸,少数患者可发热,伴消瘦、乏力等征象。实验室无特异性指标,患者血清 CA19-9 多数升高[46-48]。可转变为恶性病变。

（四）病理

病理显示单房或多房,囊性,包膜完整,囊肿与肝内胆管不相通,内含透亮或黏液样液体[49,50]。光镜下显示囊壁为分泌黏液的单层立

327

方或柱状上皮;上皮示致密梭形细胞束,即卵巢样间质。

（五）影像学表现

1. B超　B超难以鉴别肿瘤的良恶性。表现为囊性无回声暗区,圆形或类圆形,边缘规则,内部见中等强度回声的突起,液性暗区的囊壁后缘可出现强回声反射,周围肝组织可正常。

2. CT　平扫为肝内低密度单囊或多囊状,内见纤维分隔、纤维包膜、厚壁。可见壁结节,囊壁或分隔可见钙化,沿着壁或分隔分布的钙化[51,52]。偶尔见乳头状突起。病灶与胆管关系紧密。增强扫描示壁结节、囊壁、乳头样突起,动脉期、门静脉期、延迟期渐进性强化。

3. MRI　囊腺瘤MRI表现为囊性或囊实性,多房囊性,边缘锐利,多见内分隔,偶见壁结节呈软组织信号,腔内间隔可见钙化呈低信号。增强扫描后囊腔内液体不强化,囊壁结节、分隔可强化[53]。MRCP可显示病灶与胆管关系,可作为上腹部CT平扫及增强的补充,区分肝内阻塞及外胆管阻塞,为肝内外胆管囊液成分及与胆管的交通提供更多、更准确的信息。

（六）诊断要点与鉴别诊断

1. 诊断要点　肝脏囊腺瘤典型的影像学表现为多房、圆形、类圆形囊性或囊实性占位。边界多清楚,分隔规则,囊壁薄(≤2mm),囊壁均匀增厚,囊壁和间隔小结节(≤1cm)或无结节,CT、MRI增强及超声造影为无强化囊壁及间隔,也可见囊壁及间隔强化。

2. 鉴别诊断

（1）囊腺癌:多见单房囊肿,壁厚薄不均,囊壁较多赘生物,也可见乳头状壁结节,结节可突向囊内,肿瘤周围可伴肝内胆管扩张。

（2）肝脓肿:增强扫描可见脓肿壁强化,感染症状明显。

（3）肝棘球蚴病:牧区生活史,CT及MRI可见囊内子囊,典型征象为囊肿内飘带征和水上浮莲征,增强扫描囊壁可以强化。

（4）Caroli病:典型表现为"串珠征",即多个圆形水样密度,彼此间或其边缘上见轻度扩张的细小胆管与囊状病变相通。亦见"新月征"即紧贴底部胆囊壁的新月形。

（5）间叶性错构瘤:囊实性,好发于2岁左右婴儿。

（6）肝转移瘤:有原发肿瘤病史,增强扫描可见"牛眼征"。

（7）肝癌囊性变:血清AFP增高及肝硬化背景,增强扫描呈快进快出表现。

（8）肝囊肿:单房,无分隔,壁薄而规整,边界锐利,增强后囊壁无强化,内液体无强化。

二、病例介绍

1. 病史摘要　患者,男性,58岁。7个月前无明显逐渐出现双下肢水肿。1个月前水肿加重,行肝脏穿刺引流,引流出4 000mL左右血性液体,自觉乏力不适。门诊以"肝占位待查,囊腺瘤"收入院。自发病以来,体重下降5kg。实验室检查:癌胚抗原1.12ng/mL,甲胎蛋白1.2ng/mL,肿瘤相关抗原125 21.72U/mL,肿瘤相关抗原19-9 56.20U/mL,凝血酶原时间10.5s,凝血酶原时间活动度115%。谷丙转氨酶27U/L,谷草转氨酶37U/L,总胆红素10.8μmol/L,直接胆红素5μmol/L,间接胆红素5.8μmol/L,高敏丙型肝炎病毒载量5.17E+04IU/mL,丙型肝炎抗体阳性(+)S/CO,给予降氨、增强免疫力等对症支持治疗后较前好转。出院诊断:肝囊腺瘤。

2. 影像学表现　见图47-5-1。

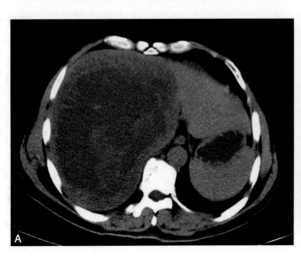

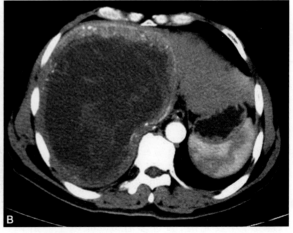

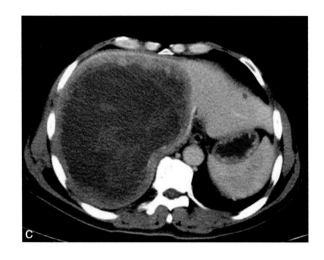

图 47-5-1　肝脏囊性腺瘤
A. CT 示肝右叶体积增大,肝实质内见巨大团块状影,边缘尚清,其内密度不均匀,可疑间隔,CT 值约 23HU,较大截面 206mm×145mm;B、C. CT 增强扫描,动脉期病灶边缘呈明显不均匀强化,静脉期边缘呈相对低密度,病灶呈间隔渐进性强化

三、教 学 要 点

1. 肝脏囊腺瘤典型影像学表现为多房、圆形、类圆形囊性或囊实性占位。

2. 边界多清楚,分隔规则,囊壁薄(≤2mm)。

3. 囊壁均匀增厚,囊壁和间隔小结节(≤1cm)或无结节。

4. CT、MRI 增强及超声造影囊壁及间隔多无强化,但有时也可见囊壁及间隔渐进性强化。

参 考 文 献

[1] 钱建民.肝囊肿的诊治[J].临床外科杂志,2004,12(2):71.

[2] 冯继峰,陈文有,陈达,等.胆总管囊肿癌变的临床特点及预后分析[J].肝胆外科杂志,2010,18(5):347-350.

[3] 林泽坤.腹腔镜下开窗引流术治疗肝囊肿 40 例临床疗效分析[J].临床与实践,2013,11(27):124-125.

[4] Ochiai T,Igari K,Yagi M,et al. Treatment strategy for blunt hepatic trauma:analysis of 183 consecutive cases[J]. Hepatogastroenterology,2011,58(109):1312-1315.

[5] 钮宏文,朱建明,李财宝,等.肝外伤修补术后假性肝囊肿诊治体会[J].肝胆胰外科杂志,2012,24(4):319-320.

[6] 王嗣华,赵国营,方昊.应用高场磁共振平扫结合扩散加权成像及二维稳态进动快速采集成像技术鉴别诊断肝血管瘤和肝囊肿的研究[J].中国社区医师,2014,30(17):101-102.

[7] Wang H,He Y,Yang M,et al. Dielectric properties of human liver from 10Hz to 100MHz:normal liver,hepatocellular carcinoma, hepatic fibrosis and liver hemangioma[J]. Biomed Mater Eng,2014,24(6):2725-2732.

[8] Kassahun WT,Kahn T,Wittekind C,et al. Caroli's disease:liver resection and liver transplantation. Experience in 33 patients[J]. Surgery,2005,138(5):888-898.

[9] Gupta AK,Gupta A,Bhardwaj VK,et al. Caroli's disease[J]. Indian J Pediatr,2006,73(3):233-235.

[10] Dumitrascu T,Lupescu I,Ionescu M. The Todani classification for bile duct cysts:an overview[J]. Acta Chir Belg,2012,112(5):340-345.

[11] Singham J,Yoshida EM,Scudamore CH. Choledochal cysts:part 1 of 3:classification and pathogenesi[J]. Can J Surg,2009,52(5):434-440.

[12] Visser BC,Suh I,Way LW,et al. Congenitalcholedochal cysts in adults[J]. Arch Surg Kang SM,2004,139(8):855-860(discussion 60-62).

[13] Ward CJ,Hogan MC,Rossetti S,et al. The gene mutated in autosomal recessive polycystic kidney disease encodes a large,receptor-like protein[J]. Nat Genet,2002,30(3):259-269.

[14] Lens XM,Onuchic LF,Wu G,et al. An integrated genetic and physical map of the autosomal recessive polycystic kidney disease region[J]. Genomics,1997,41(3):463-466.

[15] Zerres K,Mucher G,Bachner L,et al. Mapping of the gene for autosomal recessive polycystic kidney disease (ARPKD) to chromosome 6p21-cen[J]. Nat Genet,1994,7(3):429-432.

[16] Wu KL,Changchien CS,Kuo CM,et al. Caroli's disease-a report of two siblings[J]. Eur J Gastroenterol Hepatol,2002,14(12):1397-1399.

[17] Lu SC,Debian KA. Cystic diseases of the biliary tract[M]. Philadelphia:Lippincott Williams and Wilkins,2003.

[18] Yonem O,Bayraktar Y. Clinical characteristics of Caroli's syndrome[J]. World J Gastroenterol,2007,13(13):1934-1937.

[19] Yonem O,Bayraktar Y. Clinical characteristics of Caroli's disease[J]. World J Gastroenterol,2007,13(13):

1930-1933.

[20] Narsanská A,Treska V,Mírka H,et al. Caroli disease--dilatation of intrahepatic bile ducts[J]. Rozhl Chir,2011,90(5):281-284.

[21] Chiba T,Shinozaki M,Kato S,et al. Caroli's disease:central dot sign re-examined by CT arteriography and CT during arterial portography[J]. EurRadiol,2002,12(3):701-702.

[22] Levy AD,Rohrmann CA,Murakata LA,et al. Caroli's disease:radiologic spectrum with pathologic correlation[J]. AJR Am J Roentgenol,2002,179(4):1053-1057.

[23] Guy F,Cognet F,Dranssart M,et al. Caroli's disease:magnetic resonance imaging features[J]. Eur Radiol,2002,12(11):2730-2736.

[24] Gorka W,Lewall DB. Value of Doppler sonography in the assessment of patients with Caroli's disease[J]. J Clin Ultrasound,1998,26(6):283-287.

[25] Salvadori PS,Torres US,D'Ippolito G. Contrast-enhanced magnetic resonance cholangiography with ga-doxetic-acid-disodium for the detection of biliary-cyst communication in Caroli disease[J]. Gastroenterol Hepatol,2016,39(10):669-670.

[26] 冯廷越,陈天忠,唐建桥.胆管错构瘤的CT、MRI表现[J].中国CT和MRI杂志,2015,13(6):41-43.

[27] Fernández-Carrión MJ,Robles CR,López CA,et al. Intrahepatic multicystic biliary hamartoma:Presentation of a case report[J]. Cirugía Española,2015,93(9):e103-e105.

[28] Ahn MS,Song MH,Park YH,et al. A case of multiple bile duct hamartomas in the liver[J]. Korean J Gastroenterol,2001,38(5):385-388.

[29] Xu AM,Xian ZH,Zhang SH,et al. Intrahepatic cholangiocarcinoma arising in multiple bile duct hamartomas:report of two cases and review of the literature[J]. Eur J Gastroenterol Hepatol,2009,21(5):580-584.

[30] Sharma BB,Sharma S,Sharma S,et al. von Meyenburg complex(VMC)-A case report[J]. INJMS,2016,7(3):132-134.

[31] Pech L,Favelier S,Falcoz MT,et al. Imaging of Von Meyenburg complexes[J]. Diagn Interv Imaging,2016,97(4):401-409.

[32] Nagano Y,Matsuo K,Gorai K,et al. Bile duct hamartomas(von Mayenburg complexes)mimicking liver metastases from bile duct cancer:MRC findings[J]. World J Gastroenterol,2011,12(8):1321-1323.

[33] Shi QS,Xing LX,Jin LF,et al. Imaging findings of bile duct hamartomas:a case report and literature review[J]. Int J Clin Exp Med,2014,8(8):13145-13153.

[34] 田春梅,张林,冯艳.成人多发胆管性错构瘤的CT、MRI表现[J].医学影像学杂志,2011,21(5):705-707.

[35] Gupta A,Pattnaik B,Das A,et al. Von Meyenburg complex and complete ductal plate malformation along with Klatskin tumour:a rare association[J]. BMJ Case Rep,2016,18:1-3.

[36] Mimatsu K,Oida T,Kawasaki A,et al. Preoperatively undetected solitary bile duct hamartoma(von Meyenburg complex)associated with esophageal carcinoma[J]. Int J Clin Oncol,2008,13(4):365-368.

[37] 王革.胆管错构瘤的CT和MRI表现[J].中国临床医学影像杂志,2009,20(11):864-866.

[38] Hashimoto M,Ouchi M,Norose J,et al. Bile duct hamartomas(von Meyenburg complexes)associated with a bacterial infection:case report of elderly diabetic patient[J]. Geriatr Gerontol Int,2011,11(4):534-536.

[39] Eisenberg D,Hurwitz L,Yu AC. CT and sonography of multiple bile-duct hamartomas simulating malignant liver disease(case report)[J]. AJR,1986,147(2):279-280.

[40] Fuks D,Le MJ,Chatelain D,et al. A pitfall in the diagnosis of unresectable liver metastases:multiple bile duct hamartomas(von Meyenburg complexes)[J]. Case Rep Gastroenterol,2009,3(2):198-201.

[41] Röcken C,Pross M,Brucks U,et al. Cholangiocarcinoma occurring in a liver with multiple bile duct hamartomas(von Meyenburg complexes)[J]. Arch Pathol Lab Med,2000,124(11):1704-1706.

[42] 杨峰,黄博,向浩,等.肝内胆管错构瘤影像学诊断[J].中国CT和MRI杂志,2015,13(4):70-72.

[43] 郝敬军,庄伟雄,童志明,等.胆管错构瘤的CT及MRI表现[J].中国中西医结合影像学杂志,2013,11(5):511-512.

[44] 云香,沈冰奇.胆管错构瘤的CT表现(附5例报告)[J].影像诊断与介入放射学,2012,21(4):288-290.

[45] Vlerken LGV,Leeuwen MSV,Schipper MEI,et al. The "Von Meyenburg complex":an unusual cause of cholangitis?[J]. Clin Res Hepatol Gastroenterol,2011,35(35):762-764.

[46] Sang X,Sun Y,Mao Y,et al. Hepatobiliary cystadenomas and cystadeno carcinomas:a report of 33 cases[J]. LiverInt,2011,31(9):1337-1344.

[47] Fuks D,Voitot H,Paradis V,et al. Intraeystic concentrations of tumour markers for the diagnosis of cystic liver lesions[J]. Br J Surg,2014,101(4):408-416.

[48] Xu HX,Lu MD,Liu LN,et al. Imaging features of intra

hepaticbiliary cystadenoma and cystadenoe are inoma on B mode and contrast enhanced ultrasound［J］. Uhraschall Med,2012,33(7):241-249.

［49］岳颖,任力,李德昌,等. 肝胆管囊腺瘤与囊腺癌的临床病理观察［J］. 中国医药, 2010, 5（11）: 1018-1019.

［50］Neil Bhardwaj, Giuseppe Garcea, Ashley R Dennison, et al. The surgical mamasement of klatskin turnouts: has anything changed in the last decade［J］. World J Surg,2015,39(11):2748-2756.

［51］Okazaki M,Shimizu I,Shiraishi T,et al. Hepatobiliary

cystade nocareinoma without mesenehymal stroma showing a good prognosis［J］. J Gastroenterol Hepatol, 2006,21(8):1356-1358.

［52］云华,庞天舒,曹利平. 肝脏囊腺癌诊治分析［J］. 肝胆外科杂志,2012,20(6):455-457.

［53］Cogley JR,Miller FH. MR imaging of benign focal liver lesions［J］. Radiol Clin North Am, 2014, 52（4）: 657-682.

（刘白鹭　吕哲昊　张宪贺　李云芳

孙艳秋　夏琬君　曲金荣

王亚丽　刘露　李宏军）

第四十八章

肝细胞腺瘤

一、综　述

（一）定义

肝细胞腺瘤（hepatocellular adenoma，HCA），或称肝腺瘤（hepatic adenoma，HA），是起源于肝细胞的肝脏良性肿瘤。

（二）临床表现和流行病学

肝细胞腺瘤是一种少见的肝脏肿瘤，据报道，流行率为 0.001%～0.004%。常见于 35～40 岁女性，男女比例约 1:9[1]。主要病因包括：口服避孕药、使用合成代谢类固醇、糖原贮积症、家族性腺瘤息肉病、代谢综合征、肥胖、过量饮酒等[2-4]。患者通常无症状，偶然发现，实验室检查：肝酶正常，肿瘤标志物不高。有时表现为上腹痛、触及肿块，少数患者伴炎性症状及贫血[5]。肝细胞腺瘤有恶变的可能，为肝细胞癌的风险。其诊断和治疗要结合临床、放射学、组织学、免疫组化及分子学特征进行最优化处理[6]。过去使用的"肝细胞腺瘤病"一词，是指有 10 个以上肝细胞腺瘤，现在已经被"多发性肝细胞腺瘤"取代[1]。除结节个数多外，和单发肝细胞腺瘤无影像学差别。

（三）病理

通常单发，呈圆形或类圆形，境界清楚，直径可从几毫米到 30cm。肿瘤有时有包膜，经常可见大的包膜下血管，肿瘤内可见坏死和/或出血。组织学检查发现，肿瘤主要由增生的良性肝细胞组成，呈索状排列[1]。没有门静脉、胆管，库普弗细胞较少或无功能。肝细胞内可有脂质或糖原聚集。部分病例可以检测到不同程度的异型细胞，与肝细胞癌鉴别困难。

分子学研究表明，肝细胞腺瘤具有极大的异质性。根据其基因型和表型特征分为 4 种分子亚型[1-8]：

1. 肝细胞核因子 1α（HNF1α）突变型　占 30%～40%。其表型特征为肿瘤细胞内广泛脂肪变性，缺乏细胞或核异型性，无炎性浸润。免疫组化标志为肝脏脂肪酸结合蛋白（LFABP）不表达。好发于口服避孕药妇女，约一半患者为多发肿瘤，肿瘤不易出血，恶变风险最低。

2. 炎症型　最多见，占 40%～50%。形态学特征为有血管群集、炎性浸润、血窦扩张。免疫组化显示，肿瘤肝细胞质内有血清淀粉样蛋白 A（SAA）及 C 反应蛋白（CRP）表达。多见于有肥胖症和/或代谢综合征的患者，以及大量饮酒的患者。在所有亚型中，炎症型肝细胞腺瘤肿瘤出血风险最高，也有恶变风险。

3. β 连环蛋白（β-catenin）活化型　占 10%～15%。形态学特征是有非典型细胞、假腺体形成、胆汁淤积。其免疫组化标志为谷氨酰胺合成酶（GS）呈弥漫强阳性及 β 连环蛋白的核表达。较其他亚型，更好发于男性患者，与服用促合成雄激素有关，恶性转变的风险较高。

4. 未分类型　占 5%～10%。

（四）影像学表现

肝细胞腺瘤影像学表现多种多样，诊断存在一定困难。

1. CT　常表现为肝内边界清楚的单发或多发肿块，边缘不分叶，平扫可呈稍低或等、稍高密度，钙化罕见。增强动脉期明显不均匀强化，门静脉期、延迟期呈等或低密度。出血坏死通常导致病灶内不均匀密度及低强化区。仅有 10% 的病例 CT 扫描发现脂肪密度[4,9]。

2. MRI　平扫 T_1WI 呈高、等或低信号，高信号多见。T_2WI 多呈高信号，也可呈等、低信号，常因出血坏死导致信号不均。约 1/3 的肿瘤边缘可见包膜。增强动脉期明显强化。强烈提示肝细胞腺瘤的 MRI 征象包括：T_2WI 显著高信号、T_1WI 高信号、囊变、出血、病灶弥漫性脂肪变性、T_2WI"环礁征"(外周呈带状高信号)。采用肝胆特异性对比剂钆塞酸二钠(Gd-EOB-DTPA)增强扫描肝胆期常呈低信号,也可呈等、稍高信号[9,11]。

MRI成像特征可反映肝细胞腺瘤的肿瘤亚型[10-14]。

1. HNF1α失活型　由于肿瘤内弥漫性脂肪变性,在T_1WI上表现为高信号或等信号,突出表现是在化学位移反相位T_1WI图像上肿瘤信号弥漫减低。T_2WI上可表现为等、稍高信号。增强扫描动脉期中等强化,门静脉期及延迟期强化减退。弥散加权MRI上,呈等信号或中等程度高信号。Gd-EOB-DTPA增强扫描肝胆期常呈低信号。

2. 炎症型　由于肿瘤内毛细血管扩张,在T_2WI上表现为脾脏样高信号,可为弥漫高信号,也可表现为"环礁征"。T_1WI表现为等或稍低高信号,化学位移反相位图像上无信号减低。增强扫描动脉期明显强化,门静脉期及延迟期持续强化。若采用对比剂Gd-EOB-DTPA,肝胆特异期病灶与周围正常肝实质相比呈等、稍高或低信号影。

3. β连环蛋白活化型　MRI特征不明显,与肝细胞癌类似。T_2WI上呈不均匀高信号,有中央瘢痕,T_1WI主要呈低信号,化学位移反相位图像上无信号减低,增强动脉期明显强化,门静脉期及延迟期强化可持续或减退。

4. 未分类型　尚无相应的特征性MRI表现。

(五)诊断要点与鉴别诊断

1. 诊断要点　本病常用的影像学检查方法为CT及MRI,特别是肝细胞特异性对比剂增强MRI,对于肝细胞腺瘤的诊断和分型很有帮助[15,16]。

CT发现肝内边界清楚、明显强化的较大肿块。MRI扫描T_2WI显示病灶呈明显高信号,增强动脉期明显强化,门静脉期、延迟期持续强化;或T_1WI呈高信号,反相位T_1WI信号均匀下降,T_2WI呈等信号,中等强化;病灶内囊变出血坏死;肝细胞特异性对比剂增强,肝胆期呈低信号。若有上述表现,特别是长期口服避孕药、无肝硬化的育龄女性,需要考虑肝细胞腺瘤。

2. 鉴别诊断

(1) 局灶性结节增生(focal nodular hyperplasia,FNH):典型的FNH在T_2WI上表现为均匀等、稍高信号,T_1WI上为等、稍低信号,增强扫描动脉期表现为明显强化,门静脉期迅速退出,平衡期(除瘢痕外)为等信号。约50%的FNH可见中央瘢痕,表现为放射状T_1WI低信号及T_2WI高信号,在动脉期及门静脉期为低信号,延迟期强化为稍高信号。肝胆特异期FNH常表现为稍高或等信号。

(2) 高分化肝细胞癌:鉴别困难。若患者有肝炎病史,加之甲胎蛋白升高,则临床更倾向于诊断HCC。HCC增强扫描常表现为不均匀强化,且延迟期常可见包膜强化,病灶周围血管侵犯及癌栓形成,更有助于两者的鉴别。

(3) 上皮样血管平滑肌脂肪瘤:与β连环蛋白活化型肝细胞腺瘤不易鉴别。但血管平滑肌脂肪瘤病灶周边可有粗大扩张的引流静脉早期显影,病灶中心可见畸形血管,动脉期或门静脉期可见病灶内部的中心强化血管征;而β连环蛋白活化型肝腺瘤患者可有糖原贮积病、摄入男性激素和家族性息肉病综合征病史,有助于两者的鉴别。

影像学检查有时诊断肝细胞腺瘤困难,需要进一步行穿刺活检来确诊[17]。

二、病例介绍

1. 病史摘要　患者,女性,41岁。体检发现肝占位1个月余。无腹痛,无畏寒发热,无皮肤巩膜黄染,无体重减轻。既往体健,无其他疾病史,无手术史,无长期用药史。实验室检查:血常规正常;肝功正常;乙肝表面抗原阴性;肿瘤标志物包括AFP均在正常范围。入院后完善相关检查,排除禁忌后行腹腔镜左半肝切除术及胆囊切除术。术中探查见肝脏质地可,形态良好,未见硬化表现;肿瘤位于左肝内侧叶(肝Ⅳ段),向肝脏脏面突出,质地软,包膜完整,整体约5cm×4.5cm×5cm,与门静脉矢状部、肝中静脉、右肝管及胆囊紧贴;腹腔内其余脏器未见明显病变。

病理:送检左半肝组织,切面见一大小约5cm×4.5cm×5cm肿块。镜下示:肝细胞水样变,脂肪变,肝索多为1~2层肝细胞厚度,其间见扩张薄壁血管,未见汇管区,未见胆管成分。切缘阴性。免疫组化:hepatocyte(+)、AFP(-)、GPC-3(-)、CK7(-)、CK19(-)、CD34(+)、网染(+)、P53(-)、β-catenin(膜+)、Ki-67(散在+)。病理诊断:(左半肝)肝细胞腺瘤,多灶性小细胞性异型增生改变,形态上倾向病变已向高分化肝细胞癌转化。

2. 影像学表现　见图48-0-1。

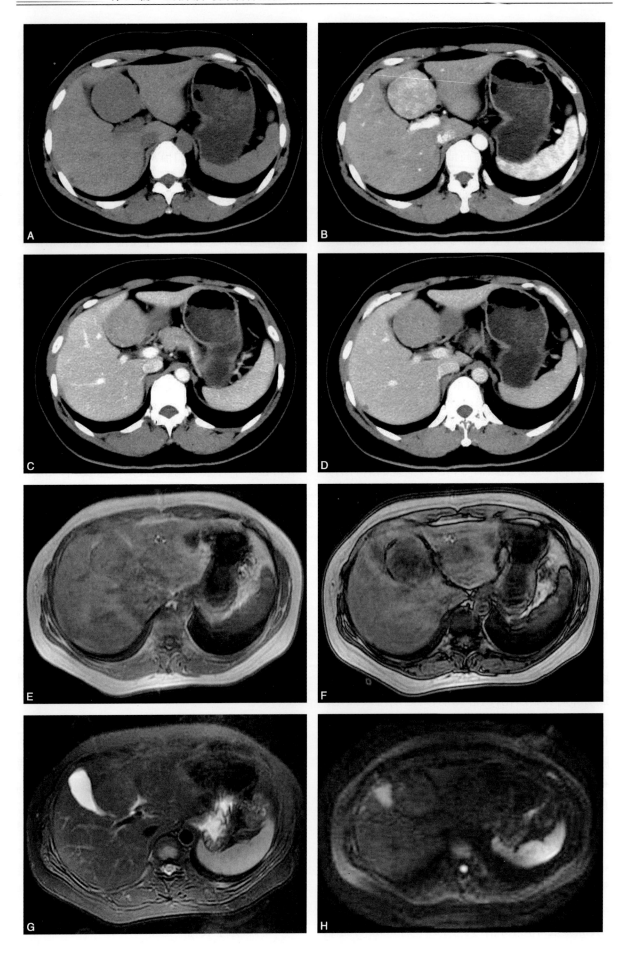

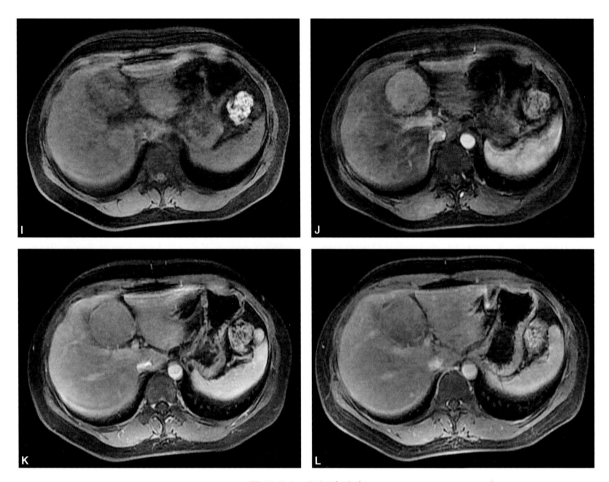

图 48-0-1　肝细胞腺瘤

A. CT 平扫表现为左肝内侧叶一类圆形低密度肿块;B. CT 增强动脉期明显较均匀强化;C、D. CT 增强门静脉期及平衡期强化逐步减退呈低密度;E. 同相位 T_1WI 病灶为等信号;F. 反相位 T_1WI 病灶信号弥漫减低;G. 脂肪抑制 T_2WI 病灶呈等信号;H. DWI 病灶呈等信号;I. 脂肪抑制 T_1WI 病灶呈稍低信号;J. MRI 增强动脉期肿块呈明显较均匀强化;K、L. MRI 增强门静脉期、延迟期强化逐步减退呈低信号,可见周边环状强化包膜

三、教 学 要 点

1. 肝细胞腺瘤是一种少见的肝脏良性肿瘤,分为 4 种亚型,以 HNF1α 失活型及炎症型多见,前者内可见脂肪变性,后者内多见出血,在 CT 和 MRI 中会有相应的密度或信号改变。另外,肝细胞腺瘤是一种富血供肿瘤,故在 CT 和 MRI 增强动脉期病灶呈明显强化。由于包膜存在,门静脉期及平衡期可见环状强化。

2. 本病例肿块可见包膜,反相位 T_1WI 信号减低提示肿瘤内含有脂质,T_2WI 及 DWI 呈等信号,强化呈"快进渐出"表现,动脉期强化较明显,符合肝细胞腺瘤表现。

参 考 文 献

[1] EASL. EASL Clinical Practice Guidelines on the management of benign liver tumours[J]. J Hepatol,2016,65

(2):386-398.

[2] Strauss E,Ferreira Ade S,França AV,et al. Diagnosis and treatment of benign liver nodules:Brazilian Society of Hepatology(SBH)recommendations[J]. Arq Gastroenterol,2015,52(Suppl 1):47-54.

[3] Venkatesh SK,Chandan V,Roberts LR. Liver masses:a clinical,radiologic,and pathologic perspective[J]. Clin Gastroenterol Hepatol,2014,12(9):1414-1429.

[4] Agrawal S,Agarwal S,Arnason T,et al. Management of Hepatocellular Adenoma:Recent Advances[J]. Clin Gastroenterol Hepatol,2015,13(7):1221-1230.

[5] Dhingra S,Fiel MI. Update on the new classification of hepatic adenomas:clinical,molecular,and pathologic characteristics[J]. Arch Pathol Lab Med,2014,138(8):1090-1097.

[6] Nault JC,Bioulac-Sage P,Zucman-Rossi J. Hepatocellular benign tumors-from molecular classification to personalized clinical care[J]. Gastroenterology,2013,144

（5）:888-902.

［7］ Goltz D,Fischer HP. Current Proceedings in the Molecular Dissection of Hepatocellular Adenomas:Review and Hands-on Guide for Diagnosis［J］. Int J Mol Sci,2015, 16(9):20994-21007.

［8］ Liau SS,Qureshi MS,Praseedom R,et al. Molecular pathogenesis of hepatic adenomas and its implications for surgical management［J］. J Gastrointest Surg,2013,17(10): 1869-1882.

［9］ Grazioli L,Federle MP,Brancatelli G,et al. Hepatic adenomas:imaging and pathologic findings ［J］. Radiographics,2001,21(4):877-892.

［10］ Thomeer MG,E Bröker ME,de Lussanet Q,et al. Genotype-phenotype correlations in hepatocellular adenoma:an update of MRI findings［J］. Diagn Interv Radiol,2014,20(3):193-199.

［11］ Campos JT,Sirlin CB,Choi JY. Focal hepatic lesions in Gd-EOB-DTPA enhanced MRI:the atlas［J］. Insights Imaging,2012,3(5):451-474.

［12］ Ros PR,Goodman ZD. Genetics and imaging of hepatocellular adenomas:2011 update ［J］. Radiographics, 2011,31(6):1543-1545.

［13］ Khanna M,Ramanathan S,Fasih N,et al. Current updates on the molecular genetics and magnetic resonance imaging of focal nodular hyperplasia and hepatocellular adenoma［J］. Insights Imaging,2015,6(3):347-362.

［14］ Grazioli L,Olivetti L,Mazza G,et al. MR Imaging of Hepatocellular Adenomas and Differential Diagnosis Dilemma［J］. Int J Hepatol,2013,2013:374170.

［15］ Palmucci S. Focal liver lesions detection and characterization:The advantages of gadoxetic acid-enhanced liver MRI［J］. World J Hepatol,2014,6(7):477-485.

［16］ Yoneda N,Matsui O,Kitao A,et al. Benign Hepatocellular Nodules:Hepatobiliary Phase of Gadoxetic Acid-enhanced MR Imaging Based on Molecular Background ［J］. Radiographics,2016,36(7):2010-2017.

［17］ 汪禾青,饶圣祥,曾蒙苏.肝腺瘤病理亚型与 MRI 诊断的研究进展［J］.中华放射学杂志,2016,50(9): 714-717.

（张景峰　曲金荣）

第四十九章

肝 脂 肪 瘤

一、综 述

（一）定义

脂肪瘤（lipoma）是由成熟脂肪组织构成的良性肿瘤，可发生于任何年龄，可见于任何有脂肪的部位，以皮下最多见，常见于背、肩、颈及四肢近端的皮下组织。肝脂肪瘤（hepatic lipoma）是一种较为罕见的肝脏良性病变[1-4]，是由脂肪组织构成的肝良性间叶性肿瘤[5,6]，女性较为多见，男女发病率为 $1:(2.3\sim2.5)$[7]。

（二）发病机制

从发病机制上并结合现代生物分子学理论，总结出脂肪瘤形成的根本原因是"脂肪瘤致瘤因子"。这在患者体细胞内存在一种致瘤因子，正常情况下，这种致瘤因子处于一种失活状态，不会发病，但在各种内、外环境的诱因影响下，这种脂肪瘤致瘤因子的活性处于活跃状态，在机体抵抗力下降时，机体内的淋巴细胞、单核吞噬细胞等免疫细胞对致瘤因子的监控能力下降，再加上体内的内环境改变，慢性炎症的刺激、全身脂肪代谢异常的诱因，脂肪瘤致瘤因子活性进一步增强，与机体正常细胞中某些基因片段结合，形成基因异常突变，使正常的脂肪细胞与周围的组织细胞发生一种异常增生现象，导致脂肪组织沉积，并向体表或各个内脏器官突出的肿块，称为脂肪瘤。

（三）病理表现

肝脏脂肪瘤可单发或者多发，大多数为单个病灶，少数有多个病灶。瘤体大小不一，直径可从几毫米到十几厘米[1]。脂肪瘤和周围肝实质之间的境界较清楚，质地较软，生长缓慢。多起源于肝窦周围有蓄积脂肪能力的间叶组织细胞，大体观察肿瘤呈淡黄色，有完整的包膜，有油腻感。

镜下观察：肝脏脂肪瘤特点为肿瘤由大片成熟的脂肪细胞及成束的梭形细胞构成，肿瘤内部正常的脂肪组织被纤维组织束分成叶状，梭形细胞大小较一致，核呈卵圆形或圆形，无核分裂象（图49-0-1）。灰黄色区域镜下主要为成熟的脂肪细胞，灰白色区域主要由梭形细胞及少量成熟的脂肪细胞组成。

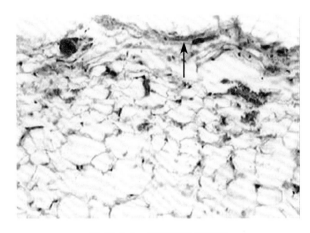

图 49-0-1　肝脏脂肪瘤病理

（四）临床特征

肝脏脂肪瘤患者一般无症状，有时可表现为右上腹不适，多在体检时由影像学检查发现。由于脂肪瘤由分化成熟的脂肪细胞构成，极少有恶变的风险[8-11]，手术易切除。绝大多数肝脏脂肪瘤不需手术治疗，多数病例多年无变化，也有少数病例因有上腹部不适或近期内脂肪瘤明显增大，增强扫描有明显强化或 CT 值在 10HU 以上，可根据患者的实际情况再行手术治疗。治疗以手术局部切除为主。由于本病极少恶变，手术易切除，因此预后较好。

（五）影像学表现

1. X 线　腹部平片一般无明显异常表现，对肝脏脂肪瘤诊断意义不大。

2. CT　由于肝脏脂肪瘤主要由成熟的脂肪

细胞构成,因此在 CT 平扫图像上多呈脂肪密度影。表现为单发或多发的圆形或类圆形、密度较为均匀的低密度肿块(图 49-0-2),瘤体较大时可有占位效应,CT 值范围是-120~-40HU,肿块边缘清楚,密度均匀。增强扫描三期瘤体均无强化[12],有时可在瘤体内见纤细的网格状改变,增强扫描网格状影稍强化。

3. MRI　由于脂肪在 T_1WI 及 T_2WI 均表现为高信号,因此肝脏脂肪瘤在 T_1WI 及 T_2WI 呈圆形或类圆形的均匀高信号(图 49-0-3A、B)[13,14],用 T_1WI 脂肪抑制序列瘤体由高信号变成低信号(图 49-0-3C)。MRI 增强检查时病灶无强化。

4. PET/CT 表现　肝脏脂肪瘤 PET 检查意义不大。

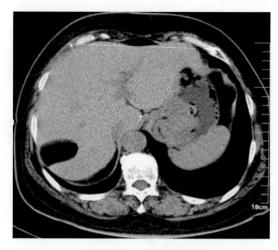

图 49-0-2　肝脏脂肪瘤
CT 平扫示肝右后叶见一类椭圆形脂肪密度影,边界清晰

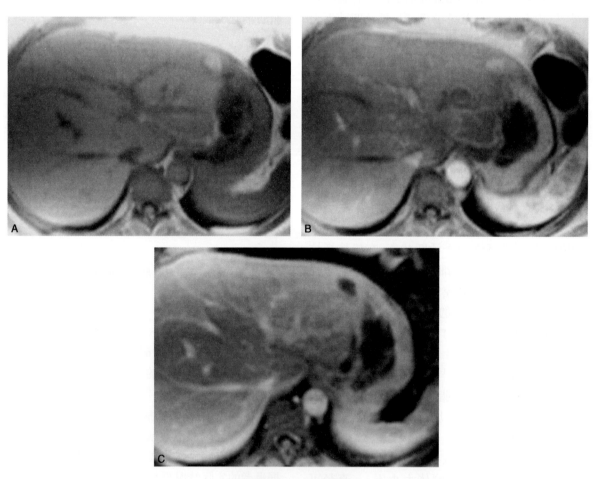

图 49-0-3　肝脏脂肪瘤
A、B.T_1WI 及 T_2WI 示肝左叶见一椭圆形稍高信号结节;C.T_1WI 脂肪抑制增强序列示病灶信号减低且未见强化

5. 超声　肝脏脂肪瘤在常规超声上常表现为光点细小、致密的强回声团(图 49-0-4)[15],肿块形态较规则,边缘锐利,边界清晰。内部可有分叶,其内可有少许血管通过,肿块后方可伴有回声衰减。CDFI 肿块多未探及明显血流信号。

(六)诊断要点与鉴别诊断

1. 诊断要点　肝脏脂肪瘤虽然较为少见,但

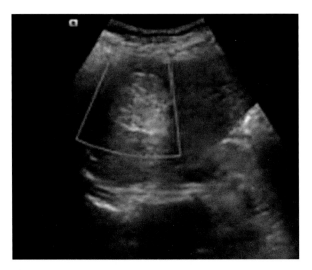

图 49-0-4　肝脏脂肪瘤
肝内见一椭圆形强回声团,边界清晰

肿瘤由脂肪细胞构成是其特征性表现,因此容易诊断。本病的诊断要点如下:

(1) CT 平扫图像上呈均匀低密度肿块,测量 CT 值为脂肪密度。

(2) T_1WI 及 T_2WI 图像上均表现为高信号,脂肪抑制序列病灶信号减低。

(3) CT 及 MRI 增强均无强化。

(4) 常规超声图像上表现为均匀的强回声团块。

2. 鉴别诊断

(1) 肝血管平滑肌脂肪瘤(hepatic angio-myolipoma,HML):脂肪瘤及血管平滑肌脂肪瘤是肝脏罕见的良性肿瘤[16-18]。血管平滑肌脂肪瘤发生于肾脏较为常见[19],发生于肝脏的较少。瘤体内含有血管、平滑肌及脂肪成分,病灶形态变化较大,病理学及影像学表现较为复杂,容易造成误诊[20]。而肝脂肪瘤由单一成熟脂肪组织组成,可以有占位效应,但无异常血管[21,22]。肝血管平滑肌脂肪瘤 CT 平扫时病灶低于肝实质密度,内有脂肪密度,边缘清楚。增强扫描动脉期非脂肪区明显强化,强化程度与同层主动脉密度相似,其内可有明显强化的数量不一的条索状影,脂肪成分不强化。门静脉期及延迟期病变仍呈稍高密度。AML 可发生恶变。

(2) 肝脏脂肪肉瘤(liver liposarcoma):肝脂肪肉瘤较肝脂肪瘤发病率更低[23],其体积较大,边缘不规则,与肝实质可分界不清。但分化良好的脂肪肉瘤不易与良性脂肪瘤鉴别,二者具有相似的表现,有时即使在病理上也难以区分[24]。病程上,脂肪瘤发展缓慢,而脂肪肉瘤发展快;CT 表现上,大多数肝脏脂肪肉瘤的密度高于正常脂肪,且肉瘤内部常伴低密度坏死区,增强扫描病灶内有明显强化的条索影,可作为与肝脂肪瘤区分的一个指征。鉴别困难者,可在 B 超或 CT 下穿刺活检。

(3) 肝脏局灶性重度脂肪浸润:肝脏局灶性重度脂肪浸润或称肝假性脂肪瘤,为肝细胞内三磷酸甘油酯过多积聚所致。CT 上通常表现为按叶段或亚段分布的低密度灶,呈楔形不规则状,边缘不清,无肝边缘隆凸,无占位效应,增强扫描病灶内有正常血管穿行,与正常肝实质强化程度一致[16]。

(4) 肝细胞癌(hepatocellular carcinoma):少数肝癌可合并脂肪变性,但脂肪成分一般较少,脂肪分布比较散在,可呈"镶嵌状"[7],HCC 脂变区域相对乏血供而无强化[25]。尽管脂肪的存在对肝癌动脉期强化有所影响,但大多数 HCC 仍表现为动脉期富血供[26],动脉期病灶明显强化,门静脉期强化程度迅速减低,呈"快进快出"的强化方式,可作为二者的鉴别指征。

(5) 肝髓脂肪瘤(hepatic myelolipoma):肝髓脂肪瘤非常罕见,国外报道较国内多[25-27],由成熟的脂肪组织和造血细胞组成,在 CT 图像上多表现为混杂密度灶,其内可见脂肪密度,瘤体含脂肪成分较多时,与脂肪瘤较难鉴别。

肝脏脂肪瘤的影像学表现特征性较强,超声、CT、MRI 均可诊断。但当病变内纤维组织增多时,有时单靠一种影像学检查很难与其他疾病相鉴别,确诊需做其他影像学检查来进一步证实。

二、病 例 介 绍

1. 病史摘要　患者,女性,39 岁。患者诉 5 年前无明显诱因出现腰部酸痛不适,劳累后加重,休息后缓解,未予重视,3 天前因双肾占位入院。患者入院常规检查发现肝左叶脂肪密度占位,进一步行腹部 CT 增强扫描。

2. 影像学表现　见图 49-0-5。

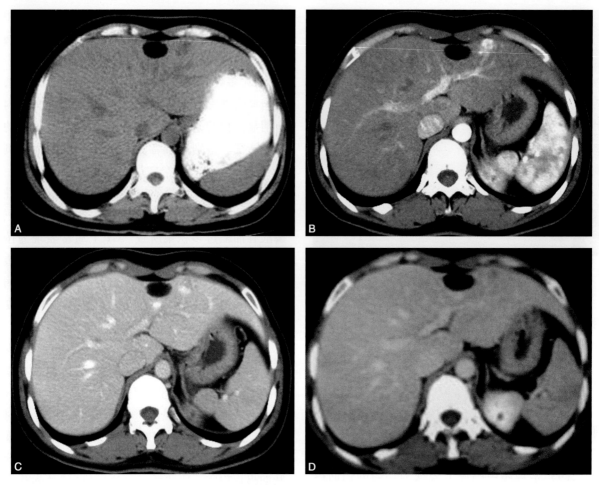

图 49-0-5　肝脂肪瘤

A. CT 平扫示肝左叶见一椭圆形脂肪密度影,边界清楚,CT 值约-87HU,其内密度均匀;B~D. 增强扫描三期均未见强化

三、教 学 要 点

1. 肝脂肪瘤是由脂肪组织构成的肝脏良性间叶性肿瘤,本病较为罕见。

2. 本病多无临床症状及实验室检查异常,一般体检时发现。

3. 影像学表现　常规超声图像上表现为均匀的强回声团块;CT 平扫图像上表现为肝内单发均匀脂肪低密度肿块,CT 增强扫描无强化;MRI 图像示 T_1WI 及 T_2WI 均呈高信号,脂肪抑制序列呈低信号,增强扫描三期均无强化。

4. 鉴别诊断应考虑血管平滑肌脂肪瘤、肝脂肪肉瘤、肝脏局灶性重度脂肪浸润、肝癌脂肪变性、肝髓脂肪瘤等。

参 考 文 献

[1] MB Gregorio,MB Luis,B Carmen,et al. Hepatic lipomas and steatosis:An association beyond chance[J]. European Journal of Radiology,2012,81(4):e491-e494.

[2] N Nakamura,A Kudo,K Ito,et al. A Hepatic Lipoma Mimicking Angiomyolipoma of the Liver:Report of a Case[J]. Surgery Today,2009,39(9):825-828.

[3] Tomofumi Motohara,Richard C. Semelka. MR imaging of benign hepatic tumors[J]. Magnetic Resonance Imaging Clinics of North America,2002,10(10):1-14.

[4] Roberts JL,Fishoan EK,Hartman Ds,et al. Lipomatous tumor of the liver:evaluation with CT and US[J]. Radiology,1986,158(3):623-626.

[5] 金恺濂,吕志新,杨连海. 肝脂肪瘤性肿瘤(附二例报告并文献复习)[J]. 中华放射杂志,1995,29(6):419.

[6] Nonomura A,Mizukami Y,Shimizu K,et al. Angiomyolipoma Mimicking Lipoma of the Liver,Report of Two Cases[J]. Pathology International,1996,46(3):221-227.

[7] Basaran C,Karcaaltincaba M,Akata D,et al. Fat containing lesions of the liver:cross sectional imaging findings with emphasis on MRI[J]. Am J Roentgenol,2005,184(4):1103-1110.

［8］　Prasad SR, Wang H, Rosas H, et al. Fat-containing Lesions of the Liver: Radiologic-Pathologic Correlation ［J］. Radio Graphics, 2005, 25(2): 321-331.

［9］　Martí-Bonmatí L, Menor F, Vizcaíno I, et al. Lipoma of the liver: US, CT and MRI appearance［J］. Gastrointest Radiol, 1989, 14(2): 155-157.

［10］　Semelka RC, Braga L, Armao D, et al. Disease of the hepatic parenchyma. ［M］. New York, NY: Wiley-Liss Press, 2002.

［11］　Horton K M, Bluemke D A, Hruban R H, et al. CT and MR imaging of benign hepatic and biliary tumors［J］. Radiographics, 1999, 19(2): 431-451.

［12］　罗渝昆, 董宝玮, 唐杰, 等. 肝脏血管平滑肌脂肪瘤的超声诊断［J］. 中华超声影像学杂志, 1998, 7(4): 207-209.

［13］　Bruneton J, Kerboul P, Drouillard J. Hepatic lipomas: ultrasound and computedomographic findings［J］. Gastrointest Radiol, 1987, 12(4): 299-303.

［14］　高兴汉, 丁建国, 韩兆凤, 等. 肝脏少见良性脂肪性肿瘤CT诊断的价值(附8例报告)［J］. 中国临床医学影像杂志, 2005, 16(1): 55-56.

［15］　傅恩源, 周伟平, 姚晓平, 等. 肝脏脂肪瘤的诊断和治疗(附11例报告)［J］. 肝胆外科杂志, 2002, 2(1): 94-95.

［16］　Nonornura A, Kadoya M. Angiomyolipoma of the liver: A collectivereview［J］. J. Gastroenterol, 1994, 29(1): 95-105.

［17］　Nguyen TT, Gorman B, Shields D, et al. Malignant hepatic angiomyolipoma: report of a case and review of literature［J］. Am J Surg Pathol, 2008, 32(5): 793-798.

［18］　孙淑霞, 卢光明, 李铭山, 等. 肝血管平滑肌脂肪瘤的影像诊断［J］. 临床放射学杂志, 2001, 20(5): 375-378.

［19］　谢智峰, 赵斗贵. 肝血管平滑肌脂肪瘤的影像学表现与病理基础［J］. 中国影像学杂志, 2001, 9(5): 372-373.

［20］　Basaran C, Karcaaltincaba M, Akata D, et al. Fat-Containing Lesions of the Liver Cross-Sectional Imaging Findings with Emphasis on MRI［J］. American Journal of Roentgenology, 2012, 184(4): 1103-1110.

［21］　Kim S, Kim TU, Lee JW, et al. The Perihepatic Space: Comprehensive Anatomy and CT Features of Pathologic Conditions［J］. RadioGraphics, 2007, 27(1): 129-143.

［22］　Yan F, Zeng M, Zhou K, et al. Hepatic angiomyolipoma: various appearanceson two-phase contrast scanning of spiral CT［J］. Eur J Radiol, 2002, 41(1): 12-18.

［23］　Balci NC, Befeler AS, Bieneman BK, et al. Fat Containing HCC: Findings on CT and MRI Including Serial Contrast-Enhanced Imaging［J］. Acad Radiol, 2009, 16(8): 963-968.

［24］　Peters WN, Dixon MF, Williams NS. Angiomyelolipoma of the liver［J］. Histopathology, 1983, 7(1): 99-106.

［25］　Rubin E, Russinocich NA, Luna RF, et al. Myelolipoma of the liver［J］. Cancer, 1984, 54(9): 2043-2046.

［26］　Mali SP, Gratama S, Nulder H. Myelolipoma of the liver［J］. Rofo, 1986, 144(5): 610-611.

［27］　Kaurich JD, Coornc W, Zeiss J. Myelolipoma of the liver: CT features［J］. J Comput Assist Tomogr, 1988, 12(4): 660-661.

（刘白鹭　吕哲昊　刘钊）

341

第五十章

肝血管平滑肌脂肪瘤

一、综 述

（一）定义

肝血管平滑肌脂肪瘤（hepatic angiomyolipoma，HAML）较少见，起源于肝间叶组织，由厚壁血管、平滑肌细胞及脂肪组织组成。血管平滑肌脂肪瘤多见于肾脏，较少发生于肝脏，其他部位更为罕见，如纵隔、肺、心脏、上腭、阴道等[1]。以往普遍认为 HAML 为良性肿瘤，但近年有研究发现，其有恶变的潜能及生物学行为[2-4]，极少数病例甚至出现远处转移[5]。

（二）临床特征

HAML 的病因及发病机制尚不清楚。多为单发，女性多见[6]，且以中青年为主。5% ~ 10% 的HAML 可与肾脏 AML 并存，同时伴发结节性硬化[7-9]。HAML 的临床表现不具有特异性[3]，少数可出现右上腹疼痛不适[10]。手术切除是治疗HAML 的有效方法，也可随访观察，术后多无复发转移，预后良好[2,6,11]。由于 HAML 为潜在恶性，术后随访是必要的[12]。

（三）病理表现及分类

大体表现：肿瘤边界清楚，呈暗红色或黄白色，切面因为脂肪含量的不同而呈现浅棕色、红褐色、灰黄色等，分布不均[10]，多数无完整包膜[13,14]。镜下表现：由平滑肌细胞、脂肪细胞和畸形血管混合而成，无病理性核分裂象[15-17]。

Tsui 等[8]根据三种组织成分所占比例差异，将 HAML 其分为四种类型。①混合型（经典型）：最常见，肌细胞及脂肪细胞成片混杂排布，其间穿行厚壁血管。②肌瘤样型：肌细胞成分占主要部分，脂肪成分<10%。③脂肪瘤样型：以脂肪成分为主>70%，肌细胞和血管成分很少。④血管瘤样型：主要由厚壁血管组成。根据平滑肌细胞的不同类型，将 HAML 分为：上皮样细胞型、梭形细胞型、中间细胞型。肿瘤组织内血管成分的含量与肿瘤的强化特征相关[3]。

HAML 明确诊断需要依靠病理及免疫组化检查[6]。HMB-45 阳性表达对诊断 HAML 具有特异性[6,18]。Melan-A、SMA、S-100 和 CD34 的阳性表达也有助于 HAML 诊断[3,6,10,16]。HAML 可能来源于血管周上皮样细胞[2,19,20]，属原始间叶细胞，具有多向分化潜能，可向脂肪细胞、平滑肌细胞和血管内皮细胞分化。

（四）影像学表现

HAML 的各种成分比例不同，其 CT 与 MRI 表现也各不相同。肿瘤内见脂肪成分是 HAML 的影像学特征之一，但脂肪成分含量在各病灶中差异很大。在 CT 检查中，脂肪瘤型以脂肪密度为主，混合型平扫表现为混杂密度，肌瘤型和血管瘤样型含脂肪成分少呈软组织密度。MRI 对脂肪显示的敏感性、特异性较 CT 高[21]，MRI 脂肪抑制技术和化学位移成像能发现并准确显示肿块中的脂肪成分。肿瘤在脂肪抑制 T_2WI 上可因脂肪成分呈部分或完全低信号[22]。

CT、MRI 动态增强扫描中，肌瘤型和混合型在动脉期均表现为明显强化[3,14,23,24]，部分强化不均匀，而在门静脉期或延迟期分两种类型[3]。Ⅰ型：门静脉期及延迟期病灶持续强化，混合型多见，病理上见肿瘤组织中血管成分较少[3]。Ⅱ型：门静脉期及延迟期强化减退，呈略低信号，肌瘤型常见，病理上肿瘤组织富含血管，且血管呈薄壁血窦样、发育差，故对比剂快速进入肿瘤实质且迅速消退[3]。使用肝特异性对比剂进行增强扫描时，HAML 由于不含具有功能性的肝细胞，在肝胆期较正常肝组织呈低信号[25]。

HAML 病灶内可见粗大或细小扭曲的血管，MRI 上血管可呈条索状流空信号[2]，部分 T_2WI 呈颗粒状、扭曲状稍高信号[26]，增强后显示为瘤内血管。如果肿瘤脂肪内见扭曲血管，对诊断更有意义[14,20]。MRA 及 DSA 检查中，HAML 周围可见血管引流至肝静脉,增强扫描动脉期病灶周围见早期引流静脉[10,27],是 HAML 诊断的重要征象[28,29]。HAML 边界清楚[2],增强扫描部分可见假包膜轻度强化[3]。

（五）诊断要点与鉴别诊断

1. 诊断要点 HAML 影像学表现缺乏特异性,肿瘤内脂肪、肿瘤内血管、增强明显强化、增强早期见引流静脉及边界清楚等征象对诊断具有帮助[2]。肿瘤内脂肪的显示属于 HAML 较特征性的表现,但仍需要与一系列肝内含脂肪病变进行鉴别,如局部脂肪变性、脂肪瘤、畸胎瘤及肝癌等[30]。

2. 鉴别诊断 HAML 主要需要与以下几种疾病鉴别:

（1）肝细胞癌(hepatocellular carcinoma,HCC):鉴别诊断较困难。HCC 可出现脂肪变性、动脉期明显强化,这些表现与 HAML 相似,主要需要与混合型、肌瘤型 HAML 鉴别[26,31,32]。HCC 的脂肪成分为肝细胞脂肪变性所致,而 HAML 中则为成熟脂肪[10,33],可通过 MRI 常规序列及化学位移序列对脂肪成分进行鉴别。另外,HAML 肿瘤内可见中心血管,且早期可见引流静脉显影,而 HCC 一般无此征象[13,24]。结合病史,HCC 常与肝炎病毒感染、肝硬化有关,80% 的患者甲胎蛋白升高[10],而 HAML 无特异性临床表现。

（2）肝脂肪瘤及脂肪肉瘤:脂肪瘤型 HAML 主要需要与脂肪瘤鉴别[10]。肝脂肪瘤完全由成熟脂肪组成,边界清楚,内部为均匀的脂肪密度,增强后无强化;而 HAML 内部还有部分软组织成分,增强后呈不同程度的强化[10]。脂肪肉瘤在肝脏发病率低,一般体积较大,增强后强化程度较HAML 低[34],而当脂肪成分内见血管时,有利于HAML 的诊断[33]。

（3）肝腺瘤:多见于年轻女性,与口服避孕药相关。肝腺瘤边界清楚,多数有包膜,强化方式为动脉期明显强化,门静脉期及延迟期呈等低或等高信号,与 HAML 有相似之处。但肝腺瘤病灶内脂肪变性少见,且肿瘤内无增粗血管影[10]。HAML 早期引流静脉显影也是与肝腺瘤的鉴别点。

（4）肝局灶性结节性增生(focal nodular hyperplasia,FNH):属于肝内良性病变,多见于女性。FNH 特征性表现为病灶内中央瘢痕,增强后瘢痕动脉强化不明显,而延迟期瘢痕强化[10]。FNH 内部除瘢痕外,其余部分密度或信号均匀,且增强后均匀强化。病灶内脂肪在 FNH 中罕见,而在 HAML 中常见[2]。

（5）血管瘤:血管瘤型 HAML 主要需与肝血管瘤鉴别[10]。肝血管瘤在 T_2WI 呈明显高信号,具有典型"灯泡征",增强扫描动脉期边缘结节样强化,随时间延迟强化向内部延伸[34]。而血管瘤型 HAML 在 T_2WI 上信号常不均匀,增强后病灶内见增粗的血管影。

二、病 例 介 绍

1. 病史摘要 患者,女性,39 岁。因"体检发现肝脏占位 3 个月余"就诊。实验室检查:HBsAg(-),AFP(-)。行左肝部分切除术,术中见肿瘤位于肝左叶,外生性,突出肝表面,大小约 5cm,富血供。术后病理:送检左肝组织距切缘 1cm,切面被膜下见一灰黄灰褐肿块 5cm×4cm×4cm。镜下示:肿瘤细胞大多呈上皮样,并可见丰富血管脂肪组织,切缘阴性。免疫组化:CK(pan)(-),Melan-A(+),HMB45(+),S-100(-),SMA(部分+),Desmin(-),CD34(-),Hepatocyte(-)。病理诊断:(左肝)血管平滑肌脂肪瘤。

2. 影像学表现 见图 50-0-1。

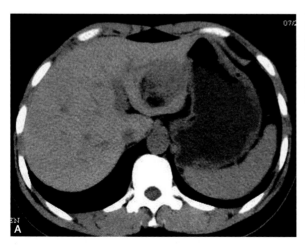
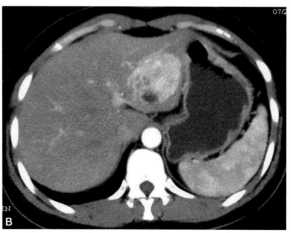

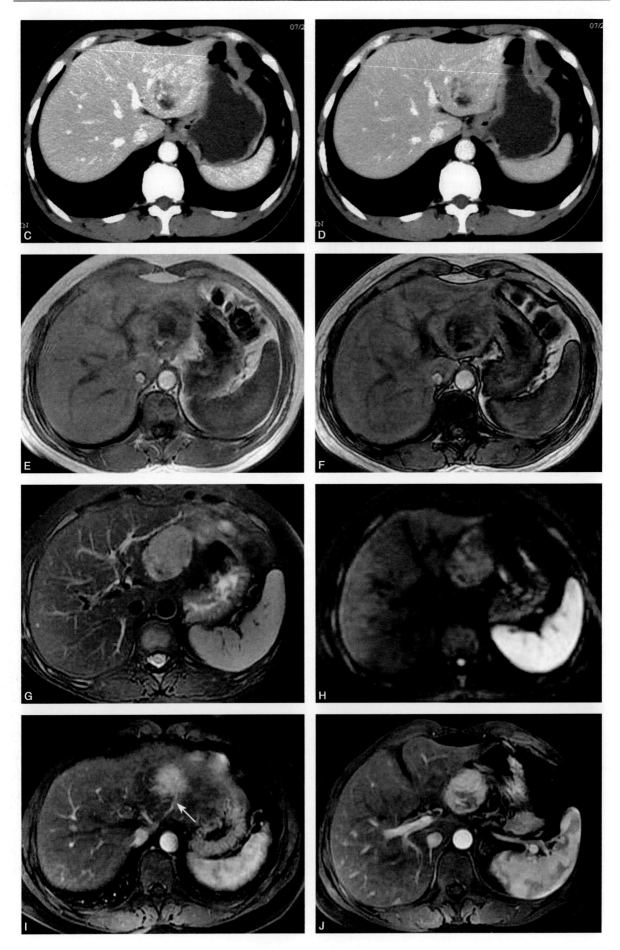

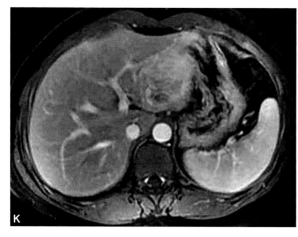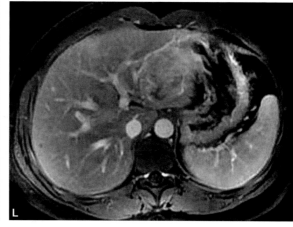

图 50-0-1　肝血管平滑肌脂肪瘤

A. CT 平扫示肝左外叶一椭圆形低密度灶，内见脂肪密度；B. CT 增强扫描，动脉期病灶明显不均匀强化；C、D. 门静脉期及平衡期病灶呈稍高、等密度，伴低密度区；E、F. MRI 示病灶于同相位上见局部高信号，反相位上病灶信号局部较同相位明显降低；G. 脂肪抑制 T_2WI 示病灶呈稍高信号，局部低信号，边界清楚；H. DWI 示病灶呈稍高信号；I、J. MRI 增强扫描，动脉期示病灶明显不均匀强化，内见条索状血管样强化影，周围见引流静脉影（短箭）；K、L. 门静脉期及平衡期示病灶呈不均匀稍高信号

三、教学要点

1. 肝血管平滑肌脂肪瘤内见脂肪成分及增强扫描动脉期病灶周围见早期引流静脉是较特征性的表现，可与肝内其他含脂肪成分病变鉴别。

2. 本病例肿块边界清，CT 平扫、MRI 脂肪抑制序列及同反相位示内部脂肪成分，包括成熟脂肪及脂质，MRI 增强动脉期明显强化，肿块内部见血管影，周围见引流静脉早期显影。符合肝血管平滑肌脂肪瘤表现。

参考文献

［1］钟定荣，纪小龙. 14 例肝血管平滑肌脂肪瘤病理形态分析［J］. 中华病理学杂志，2000，29（4）：252-255.

［2］贾宁阳，程红岩，陈栋，等. 肝血管平滑肌脂肪瘤的 CT 和 MRI 诊断［J］. 中华肝胆外科杂志，2012，18（11）：823-826.

［3］王春平，郭晓东，王鈜，等. 肝血管平滑肌脂肪瘤的 MRI 及临床病理特征［J］. 胃肠病学和肝病学杂志，2014，23（8）：910-916.

［4］Kamimura K，Oosaki A，Sugahara S，et al. Malignant potential of hepatic angiomyolipoma：case report and literature review［J］. Clinical journal of gastroenterology，2010，3（2）：104-110.

［5］Fukuda Y，Omiya H，Takami K，et al. Malignant hepatic epithelioid angiomyolipoma with recurrence in the lung 7 years after hepatectomy：a case report and literature review［J］. Surgical case reports，2016，2（1）：1.

［6］安松林，王黎明，荣维淇，等. 肝血管平滑肌脂肪瘤的临床及病理特征分析［J］. 中华肝胆外科杂志，2014，20（7）：499-501.

［7］Prasad S R，Wang H，Rosas H，et al. Fat-containing Lesions of the Liver：Radiologic-Pathologic Correlation 1［J］. Radiographics，2005，25（2）：321-331.

［8］Tsui W M S，Colombari R，Portmann B C，et al. Hepatic angiomyolipoma：a clinicopathologic study of 30 cases and delineation of unusual morphologic variants［J］. The American journal of surgical pathology，1999，23（1）：34-48.

［9］易自生，刘一平，杨影. 肝脏、双肾多发血管平滑肌脂肪瘤 CT、MRI 诊断（附 1 例报告及文献复习）［J］. 实用放射学杂志，2014，30（10）：1763-1764.

［10］程强，杨学华，高剑波. 肝血管平滑肌脂肪瘤的影像学研究进展［J］. 实用放射学杂志，2015，31（5）：852-855.

［11］刘立国，荣维淇，钟宇新，等. 肝血管平滑肌脂肪瘤 13 例报告［J］. 中华肝胆外科杂志，2010，16（8）：590-592.

［12］Liu J，Zhang C W，Hong D F，et al. Primary hepatic epithelioid angiomyolipoma：A malignant potential tumor which should be recognized［J］. World journal of gastroenterology，2016，22（20）：4908-4917.

［13］王胜裕，蒯新平，王鹏，等. CT 对肝血管平滑肌脂肪瘤与肝细胞癌的鉴别诊断价值［J］. 中国医学影像学杂志，2013，21（12）：924-927.

［14］楼云成，史帅涛. 肝血管平滑肌脂肪瘤的 CT 和 MRI 表现及临床价值分析［J］. 医学影像学杂志，2015，25（3）：540-542.

［15］Yang X，Li A，Wu M. Hepatic angiomyolipoma：clinical, imaging and pathological features in 178 cases [J]. Medical Oncology,2013,30(1):416-422.

[16] 李梅,刘劲松,徐国蕊,等. 肝血管平滑肌脂肪瘤2例并文献复习[J]. 临床与实验病理学杂志,2012,28(9):1049-1051.

[17] 田海英,丛文铭. 肝血管平滑肌脂肪瘤的临床病理学研究进展[J]. 国际消化病杂志,2013,33(2):89-92.

[18] Wang S, Kuai X, Meng X, et al. Comparison of MRI features for the differentiation of hepatic angiomyolipoma from fat-containing hepatocellular carcinoma[J]. Abdominal imaging,2014,39(2):323-333.

[19] Makhlouf HR, Remotti HE, Ishak KG. Expression of KIT(CD117) in angiomyolipoma[J]. The American journal of surgical pathology,2002,26(4):493-497.

[20] 吴晓锐,唐金绍,詹志刚,等. 肝血管平滑肌脂肪瘤43例临床分析[J]. 临床肝胆病杂志,2012,28(11):856-859.

[21] 林光武,嵇鸣. 肝脏血管平滑肌脂肪瘤的CT,MRI分型诊断价值及其病理基础[J]. 中国医学计算机成像杂志,2010,16(4):316-321.

[22] Curvo-Semedo L, Brito JB, Seco MF, et al. The Hypointense Liver Lesion on T2-Weighted MR Images and What It Means 1[J]. Radiographics,2010,30(1):e38.

[23] Kamimura K, Nomoto M, Aoyagi Y. Hepatic angiomyolipoma:diagnostic findings and management[J]. Int J Hepatol,2012,2012:410781.

[24] Ji J, Lu C, Wang Z, et al. Epithelioid angiomyolipoma of the liver:CT and MRI features[J]. Abdominal imaging,2013,38(2):309-314.

[25] Goodwin MD, Dobson JE, Sirlin CB, et al. Diagnostic challenges and pitfalls in MR imaging with hepatocyte-specific contrast agents[J]. Radiographics,2011,31(6):1547-1568.

[26] 李倩倩,邵丹丹,陈娟,等. 非上皮型肝血管平滑肌脂肪瘤(≤3cm)与小肝癌的鉴别诊断[J]. 实用放射学杂志,2016,32(8):1222-1225.

[27] Kuramoto K, Beppu T, Namimoto T, et al. Hepatic angiomyolipoma with special attention to radiologic imaging[J]. Surgical case reports,2015,1(1):38.

[28] Yoshioka M, Watanabe G, Uchinami H, et al. Hepatic angiomyolipoma:differential diagnosis from other liver tumors in a special reference to vascular imaging-importance of early drainage vein[J]. Surgical case reports,2015,1(1):11.

[29] Xiao W, Zhou M, Lou H, et al. Hemodynamic characterization of hepatic angiomyolipoma with least amount of fat evaluated by contrast-enhanced magnetic resonance angiography[J]. Abdominal imaging,2010,35(2):203-207.

[30] Basaran C, Karcaaltincaba M, Akata D, et al. Fat-containing lesions of the liver:cross-sectional imaging findings with emphasis on MRI[J]. American Journal of Roentgenology,2005,184(4):1103-1110.

[31] Lee SJ, Kim SY, Kim KW, et al. Hepatic angiomyolipoma with minimal fat,mimicking hepatocellular carcinoma[J]. Clinical and molecular hepatology,2012,18(3):330-335.

[32] Hwang I, Yu E, Cho KJ. Hepatic angiomyolipoma with variable histologic features:8 cases resembling hepatocellular carcinoma or inflammatory pseudotumor[J]. The Korean Journal of Gastroenterology,2012,60(4):242-248.

[33] 徐少真,潘江峰. 肝血管平滑肌脂肪瘤的MRI与CT影像表现[J]. 医学影像学杂志,2016,26(4):658-661.

[34] 胡雅君,卢春燕,刘荣波,等. 肝脏血管平滑肌脂肪瘤的多层螺旋CT表现特征及其病理学基础[J]. 华西医学,2011,26(11):1680-1683.

（刘锦鹏　张景峰　杨飘）

第五十一章

肝脏局灶性结节增生

一、综 述

（一）定义

肝脏局灶性结节增生（focal nodular hyperplasia，FNH）是一种良性的肝脏肿瘤样病变，是由组织学正常或接近正常的肝细胞组成的良性结节[1]。1958 年首先由 Edmondson 提出，1975 年被世界卫生组织确认[2]。

（二）病因与发病机制

FNH 病因尚不明确。一些学者认为是肝细胞对畸形血管、血管损伤的反应性增生。有研究[3]提示，服用避孕药会促进 FNH 的生长，但口服避孕药与 FNH 的形成是否有关尚存在争议。除此之外，血管性疾病如遗传性出血性血管扩张症和先天性门静脉缺如也可能与 FNH 相关[3,4]，FNH 发生在布-加综合征及罕见的血管疾病中也有所报道[1]。FNH 的基因分析显示，负责血管成熟的血管生成素基因失调，在不成熟血管生成素表达增加和血管重塑的作用下，导致 FNH 的营养不良性血管结构[1,5]。

（三）临床特征

FNH 发病率仅次于血管瘤，是第二大较常见的肝脏良性实性病变，文献报道以女性多见，好发于中青年，平均年龄为 36 岁[6]。患者多无特异性临床症状，因体检或其他病变检查时发现，少数患者表现为上腹部不适、隐痛或扪及肿块，一般无肝炎病史，AFP 检查为阴性。肿瘤发生自发性破裂或出血等并发症极为罕见，一般不发生恶变。

（四）病理及分型

FNH 大体标本切面呈黄褐色，境界清楚，无包膜，质地与正常肝组织相似或较韧，典型的可见多发分隔及星状中央瘢痕，少数可无分隔及星状中央瘢痕，病灶周围可见正常的肝组织。

FNH 病理上由正常肝细胞、血管、胆管及库普弗细胞组成，无正常肝小叶结构，亦无包膜，分为经典型和非经典型两型[7,8]：

1. 经典型，又称实质型或实体型，较多见。异常结节结构、畸形血管及增生胆管是其三大特征，表现为切面中央有星状瘢痕，来自中央瘢痕的辐射状纤维间隔将肝组织分隔成结节状轮廓，结节内肝细胞形态正常、排列紧密，中央瘢痕内含有纤维结缔组织、周围炎性浸润的增生小胆管和畸形血管。畸形血管可包括扭曲壁厚的动脉、毛细血管、不确定类型的血管通道和静脉，无门静脉。

2. 非经典型，大多无星状中央瘢痕，常常具有胆管的增生，异常结节结构和畸形血管两大特征往往缺乏其中之一[7,9]。

非经典型又可分为 3 个亚型[7,8,10]：

（1）血管扩张型，较常见，含有大量不同程度增生的胆管，肝细胞呈一个细胞厚的单层肝板，肝板被扩张的血窦分隔，其少量的纤维分隔往往比典型 FNH 的短。目前此型归类为肝细胞腺瘤。

（2）增生与腺瘤样混合型，较少见。组织形态上是由毛细血管扩张型 FNH 样区域和腺瘤样区域构成，由于前者已归为肝细胞腺瘤，所以该型 FNH 整体为肝细胞腺瘤样表现。但其与肝细胞腺瘤的关系尚待研究[8]。

（3）伴细胞不典型增生型，突出表现为含异常增大肝细胞的区域，其他区域往往具有典型的 FNH 特点。

FNH 的供血特点为病灶只有动脉供血，不含门静脉血液。典型的 FNH 供血动脉由病灶中心沿纤维组织放射状向周围辐射状分布，呈离心性血液供应[1]。病灶内血液经纤维组织和病灶边缘扩张的静脉直接回流入中心静脉或肝静脉，有的血液直接引流到肝窦。

一些学者认为病变供血动脉的高灌注(以及由此产生的高氧血)可以导致血管内皮细胞和体细胞因子的过度表达,同时伴随肝脏星状细胞激活的增加,激活的星状细胞对 FNH 特征性中央瘢痕的形成发挥重要作用[6,11]。

(五) 影像学表现

近年来,FNH 的发病率有增高的趋势,影像学检查技术可对 FNH 提供重要的诊断信息,临床多采用 CT、MRI、超声等影像技术对患者进行检查。

1. CT

(1) 典型表现:平扫通常表现为肝脏内等密度或稍低密度的肿块或结节,多小于 5cm,位于包膜下,病灶多为单发,密度较均匀,与邻近肝实质分界清楚。中央瘢痕组织含丰富的慢血流血管、增生胆管及炎症细胞浸润,CT 平扫呈特征性中心星芒状低密度。注射对比剂后动态或多期扫描,动脉期肿块明显强化,病灶中央的星状瘢痕无明显强化、呈低密度;随着时间的延长,由于病灶由动脉供血,门静脉期病灶强化程度逐渐下降,最终呈较低或等密度,表现为"快进慢出"的特点,而中央星状瘢痕自门静脉期开始持续强化至延迟期,呈等密度或高密度,这与瘢痕内血管畸形,管壁较厚,管腔狭窄,对比剂进入慢,廓清慢有关[12,13]。肿块"快进慢出"的强化特点与中央星芒状瘢痕是诊断 FHN 的特征性表现。

(2) 不典型表现:①肿块较大。肿块大于5cm,部分可超过 10cm,肿块较大时,可突出肝脏表面呈外生性生长,并引起腹痛或可触及腹部包块的存在。②密度不均匀。FNH 血供非常丰富,因而病灶内很少见到出血和坏死。部分可能因液化坏死而表现为不均匀密度肿块。③无中央瘢痕。未见中心瘢痕是 FNH 最常见的不典型征象,一般而言,中央瘢痕的出现有助于 FNH 的正确诊断,但并非所有病例均可见典型的中央瘢痕,或者由于中央瘢痕较小无法在 CT 上检测。④中央瘢痕不强化。中央瘢痕的延迟强化是 FNH 较具有特征性的征象。少数病例中心瘢痕在 CT 增强扫描时未见强化,这可能与瘢痕中增生血管腔的闭塞有关[14,15]。⑤供血动脉和引流静脉。有些病灶周边可显示粗大扭曲的供血动脉和引流静脉。有研究报道,病灶内或周边血管比中央瘢痕更多见,对 FNH 具有一定的诊断价值[7]。⑥假包膜。病理上 FNH 无包膜,但部分 FNH 周围可见假包膜形成伴延迟期线条样强化。假包膜的形成机制一般认为与肿块膨胀性生长,周围正常肝实质或血管结构受压有关[14]。⑦脂肪浸润。FNH 脂肪浸润很少见,多因为伴有肝脏脂肪变性。少数文献可有报道[16]。⑧钙化。FNH 很少见钙化。病灶中心或周边可出现钙化。钙化的机制尚不清楚,可能由于 FNH 是血管畸形病变,血流的缓慢和血小板受损形成血栓,造成病变纤维化和继发钙化。FNH 中钙化的出现容易误诊为纤维板层型肝细胞癌。⑨多发 FNH。较为少见,临床症状及影像学表现多不典型。文献中有报道我国多发 FNH 的发生率为 2.63% ~ 9.38%[17],多发 FNH 同时伴有血管异常(血管瘤、血管畸形)和/或颅内肿瘤则称为多发 FNH 综合征。多发 FNH 病灶的病理类型常表现为终末血管扩张型和腺瘤混合型[18]。

2. MRI

(1) 典型 MRI 表现:MRI 平扫,T_1WI 病灶呈均匀等或低信号、T_2WI 呈均质等或略高信号。中央瘢痕由于其黏液组织中含有较少的纤维,基质成分多,血管、胆管及水分增多,T_1WI 呈低信号,T_2WI 呈高信号,这种信号特点对本病的诊断具有特殊意义。强化方式与 CT 表现类似,动脉期呈明显强化,门静脉期强化程度逐渐下降,最终呈等或较低信号,中央瘢痕延迟强化。MRI 动态增强扫描的时间-信号强度曲线表现为动脉期迅速升高,门静脉期至延迟期缓慢下降,呈速升-缓降型,动态增强扫描能更敏感地显示中央瘢痕组织的异常信号。MRI 动态增强扫描反映病灶内部质地特征可优于 MRI 普通增强。

FNH 由正常肝细胞异常排列形成,肝细胞并无异型性改变,仅有肝细胞增生及纤维结构的变化,核质比正常,细胞外间隙未明显变窄,所以 DWI 对 FNH 的诊断无明显特异性表现,但 FNH 有时与恶性肿瘤类似,显示 DWI 信号的增高和较低的表观弥散系数(ADC),有文献报道[19],体素内不相干弥散加权成像(IVIM-DWI)中 FNH 的 ADC、D 值均高于肝细胞癌,且差异具有统计学意义,对于 FNH 和肝细胞癌有鉴别价值。

(2) 不典型表现:在某些不典型病例中,T_1WI 表现为高信号。高信号的出现是由于不同的组织病理学改变造成的,包括脂肪沉积、铜积聚、大量蛋白集中、血液的分解产物或肝血窦扩张。某些病例由于病灶的窦性扩张、脂肪浸润或小灶性出血造成的异质性信号强度,可表现为

MRI 信号的不均匀[1]。

唐艳华[20]等总结出 FNH 的不典型表现为：①T₁WI 脂肪抑制序列上呈高信号和/或伴有 T₂WI 低信号，提示出血；②同反相位上，反相位病灶信号片状减低提示病变内含有脂肪变性；③肿块>3cm 无星芒状瘢痕；④动脉期病变轻度强化，门静脉期和延迟期渐进性持续强化；⑤有假包膜。

（3）MRI 肝脏特异性显像：肝胆特异性对比剂，具有非特异性细胞外对比剂和肝细胞特异性对比剂的双重性质，被肝细胞特异性摄取，经胆道和肾脏排泄（各占 50%），有助于了解肝细胞的功能状态，同时显示肝内外胆道系统的解剖结构与通畅情况等，可提供丰富的信息[14]。肝胆特异性对比剂肝脏 MRI 增强扫描包括平扫、动脉期、门静脉期、延迟期以及肝细胞特异期（肝实质期）。FNH 的 MRI 肝脏特异性显像中，动脉期、门静脉期、延迟期的强化特点与普通对比剂 Gd-DTPA 类似，即动脉期病灶明显强化呈高信号，门静脉期或延迟期呈等或稍低信号，但在肝细胞特异期，由于 FNH 仍具有肝细胞的功能，可摄取对比剂，表现为高信号或等信号，也有研究表明与 FNH 病灶内有机阴离子转运肽（OATP）表达量有关，Yoneda 等[21]认为 OATP8 表达量等于或高于周围正常组织，所以肝胆期呈等或高信号。另一原因是病灶内异常增生的胆管系统，不能与正常的肝内胆管系统交通，影响了对比剂的胆管排泄，对比剂排泄受阻而积聚在病灶内，所以信号强度高于周围肝实质。中央瘢痕由畸形血管、炎症细胞及胆管等组成，由于缺乏功能肝细胞，且其内的胆管摄取和排泄对比剂能力差，故在肝胆期呈低信号。

肝脏特异性对比剂增强 MRI 可以对 FNH 与肝腺瘤、肝细胞癌等富血供肿瘤进行鉴别[22-25]，FNH 病灶在 MRI 肝胆期呈等或高信号，肝腺瘤及肝细胞癌在肝胆期一般呈低信号。国内外学者的相关研究[26-28]均报道了采用肝脏特异性对比剂 Gd-EOB-DTPA 行 MRI 动态增强扫描对 FNH 的诊断及鉴别诊断有较高价值，有望成为 FNH 的首选检查方法。

综上所述，MRI 对 FNH 病灶内脂肪成分和中心瘢痕的显示较 CT 敏感，增强 MRI 表现基本同 CT 增强扫描。使用 MRI 肝胆特异性对比剂增强显像具有特征性表现，FNH 表现不典型或需与其他疾病相鉴别时，可行肝胆特异性对比剂增强 MRI 检查。

3. 数字减影血管造影　特征性表现为血供丰富，动脉期显示增粗的供血动脉，动脉分支进入病灶后从中央向外周呈放射状，病灶内分布大量较均匀的新生血管团，多从中央至周边由粗渐细变化呈离心性供血，其内伴有"血湖""血池"，为 FNH 的畸形血管形成[29]。静脉期可见较粗引流静脉注入肝静脉，较正常静脉早显。实质期染色均匀，边界清楚，持续时间长。

一般认为多血管、分隔染色及中央动脉供血是血管造影的特征性表现，特别是中央动脉供血，呈辐条状向周边放射，最具特征。但血管造影为侵入性操作，临床上应用较少。

4. 超声检查

（1）常规超声：表现为肝实质内稍低、等及稍高回声，边界欠清，回声较均匀一致，而中央瘢痕显示率较低，有文献报道为 10%～19%[30]。典型的 FNH 在超声上往往不能很好显示，除非病灶较大或具有显著的中央瘢痕，一些病灶周围可见低回声"声晕"，代表正常肝实质或血管结构受压，声晕可因病变周围肝实质脂肪变性而更加明显。彩色多普勒（CDFI）检查可见典型病灶内血流由中心向外周呈现"轮辐状"特征，频谱表现为低阻力动脉血流[31]；血流供应丰富和低阻力动脉血流对 FNH 的诊断有一定帮助。FNH 的超声表现特异性较低，对于诊断及鉴别诊断价值有限[9,10]。

（2）超声造影：超声造影（contrast enhanced ultrasound，CEUS）可大幅度提高 FNH 的诊断率。2012 年版国际超声造影指南指出，FNH 的典型增强模式为动脉期离心性增强、门静脉期高增强、延迟期高或等增强，轮辐状动脉、供血动脉及中央瘢痕是 FNH 重要的辅助征象[30]。

对于典型 FNH 病灶，超声造影具有较高的诊断价值；但对不典型 FNH 有一定的局限性，需结合其他影像学及临床资料综合分析[32]。

（3）超声弹性成像：2003 年首次用于肝脏疾病的诊断[33]，Ronot 等[34]报道超声弹性成像有助于鉴别诊断 FNH 和肝腺瘤，但国内尚无相关报道。目前，超声弹性成像技术研究主要集中在乳腺、前列腺和甲状腺等方面，而肝脏局灶性病变诊断方面的研究尚少。

5. 核素显像　核素显像是超声、CT、MRI 等影像学技术的进一步补充检查。采用肝细胞摄取的核素显像可以显示 FNH 内异常增生的小胆管,病灶在血流灌注相呈高放射性,在实质相呈等放射性,在延迟相呈低放射性,这说明 FNH 内的小胆管有功能或形态上的缺陷。有文献[35]显示,小于 5cm 的 FNH 似乎更表现出 ^{99m}Tc 放射性增加的趋势。FNH 的核素显像分辨率较低,并且价格昂贵,一般仅作为诊断不明时的补充检查。

6. 能谱 CT 目前,国内外有关能谱 CT 对 FNH 的研究报道尚少,郁义星等[36]回顾性分析 16 例 FNH 后认为,能谱 CT 成像对肝癌和 FNH 的检出和鉴别诊断有较大价值,能提高 FNH 的诊断准确性,国外尚未见能谱 CT 诊断 FNH 的相关研究报道。

(六)诊断要点与鉴别诊断

1. 诊断要点

(1)好发于中青年,患者多无明显临床症状。

(2)典型 FNH 影像学表现:肝内含中央瘢痕的富血供病变,动脉期明显强化,静脉期、平衡期强化程度下降,中心瘢痕延迟强化为其特征性表现。

对于典型 FNH,影像学检查一般可以作出诊断,CT 和 MRI 平扫及多期动态增强检查,尤其是 MRI,可反映出 FNH 与其病理特点完全一致的影像学特征。当 FNH 表现不典型时,需结合多种影像技术,综合临床分析,作出正确诊断。鉴别困难时,需做穿刺活检进行病理诊断。

2. 鉴别诊断

(1)肝细胞癌:由于肝癌由肝动脉供血,增强方式呈"快进快出",无中央瘢痕延迟强化的特征,而 FNH 表现为"快进稍慢出"的特点;肝癌患者常有乙肝、肝硬化或体重下降等病史,AFP 常为阳性。

(2)肝血管瘤:典型肝血管瘤强化特点是"慢进慢出",强化从边缘开始,对比剂逐渐由病灶边缘向中央充填,呈"向心性"强化特点。而 FNH 强化呈"离心性",动脉期是从病灶中心强化,并迅速向周边推进,除中央瘢痕外呈均匀强化;血管瘤如有中心瘢痕区域存在,延迟期多不见充填,始终表现为低密度;有部分小血管瘤动脉期可以完全强化,与没有中央瘢痕显示的 FNH 鉴别较困难。另外,血管瘤 MRI 平扫 T_2WI 可出现信号均匀的较高信号,呈"灯泡征",而 FNH 无此表现。

(3)肝腺瘤:好发于育龄期女性,与长期口服避孕药有关,有出血和恶变倾向,需手术切除,需与 FNH 鉴别。良性肿瘤中 FNH 主要与腺瘤相鉴别,肝腺瘤亦为富血供病变,有包膜,其包膜的显示有助于鉴别诊断。腺瘤易出血且脂肪含量高,因此 MRI 上同反相位出现信号衰减有一定的鉴别意义。多无中央瘢痕,与无中央瘢痕的 FNH 有时鉴别困难,当腺瘤与 FNH 的 CT/MRI 表现相似时,可使用 MRI 肝胆期进行鉴别。

(4)纤维板层肝细胞癌:为肝脏比较少见的富血供肿瘤,好发于欧美患者,主要为年轻人,患者多无肝硬化,AFP 多正常,预后较普通肝细胞癌为佳。病灶多单发,体积较大,血供丰富,可见中央放射状瘢痕,但动脉期强化不如 FNH,延迟扫描瘢痕不强化;病灶常见假包膜,中央瘢痕钙化常见。据报道,病灶内出现钙化为其特征性表现,但不典型 FNH 病灶内或周边也可出现钙化,此时鉴别较为困难。周围结构侵犯较常见。

(5)血管平滑肌脂肪瘤:中心一般无瘢痕改变,内部的脂肪成分和畸形血管是其特征,发现脂肪影像对鉴别诊断有帮助;以血管平滑肌为主的血管平滑肌脂肪瘤(HAML)与 FNH 鉴别较困难。

(6)炎性假瘤:炎性假瘤强化方式多样,因无动脉供血,动脉期多无强化,而部分病灶门静脉期或延迟期强化为其鉴别点。

(7)肝转移瘤:有原发病史,常多发,动脉期周边环状强化,呈"牛眼征"可与 FNH 鉴别。

二、病例介绍

病例1

1. 病史摘要 患者,女性,48 岁。发现肝占位 1 周入院。入院前 1 周因视力下降于当地住院治疗,经糖皮质激素等药物治疗视力有所恢复,但未恢复至正常,常规腹部超声检查发现肝脏占位,性质不明。查肝炎标志阴性,肝肾功能正常,肿瘤标记物阴性,无明确基础肝病。既往 2 型糖尿病 9 年,病程中患者基本正常饮食生活,胰岛素控制血糖较满意,无体重减轻。入院 CT 检查后,患者于全麻下行腹腔镜肝肿物穿刺活检加射频消融术,病理回报:考虑局灶性结节增生。

2. 影像学及病理表现 见图 51-0-1。

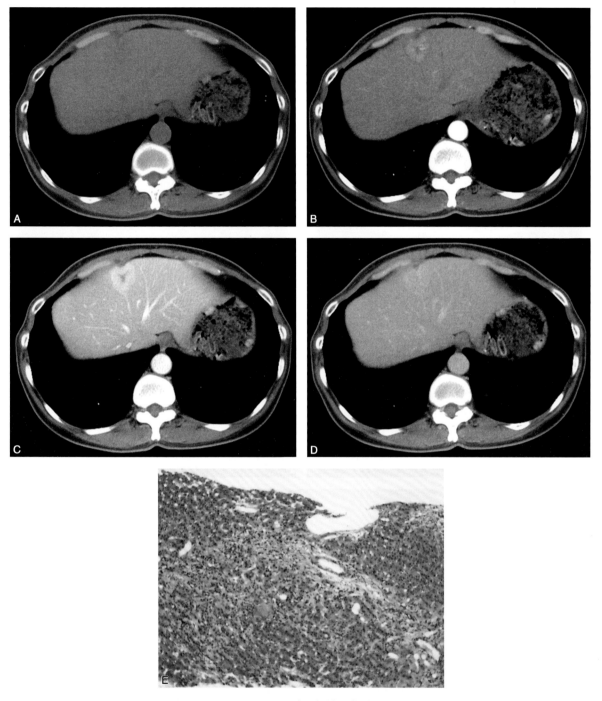

图 51-0-1　肝脏局灶性结节增生
A. CT 平扫示肝左叶内侧段近包膜下类圆形稍等密度影,其内见小片状低密度影;B~D. CT 增强扫描,动脉期肝左叶内侧段病灶明显强化,平衡期强化程度逐渐减低,病灶中央低密度影动脉期及门静脉期未见明显强化,呈星芒状,平衡期呈延迟强化、范围缩小;E. 穿刺活检病理示肝脏局灶性结节增生

病例 2

1. 病史摘要　患者,男性,22 岁。1 个月前外院常规腹部超声体检,发现肝脏占位,性质不明,查肝炎标志阴性,肝肾功能正常,肿瘤标记物阴性,无明确基础肝病。本院行 MRI 检查发现肝右叶病灶,穿刺后病理报告提示:考虑局灶性结节增生。

2. 影像学表现　见图 51-0-2。

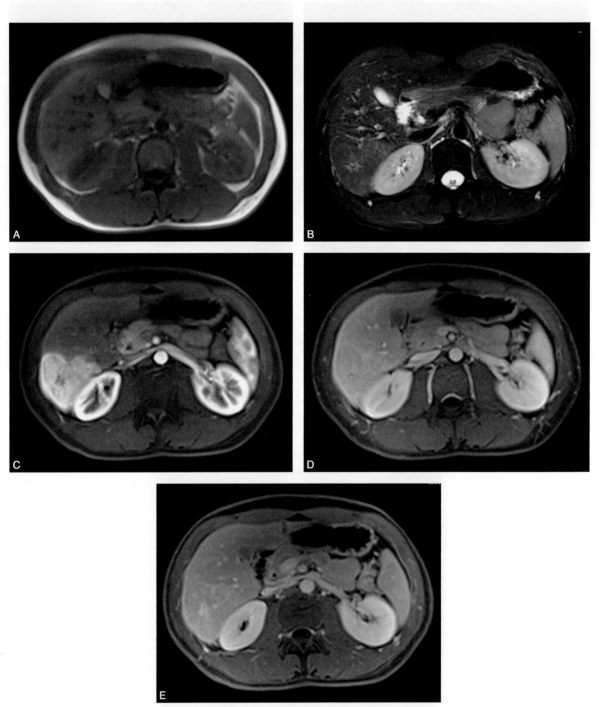

图 51-0-2　肝脏局灶性结节增生

A、B. MRI T_1WI 及 T_2WI 脂肪抑制序列显示肝右后叶下段占位性病变,T_1WI 为略低信号,T_2WI 为稍高信号,病灶中央可见星芒状 T_1WI 低、T_2WI 高信号影;C~E. T_1WI 增强扫描示动脉期病灶明显强化,病灶中央无明显强化,门静脉及平衡期病灶逐渐呈等信号,中央可见延迟强化

病例3

1. 病史摘要　患者,女性,20岁。2周前超声体检提示肝内占位,无腹部不适,无肝区疼痛,腹部CT、MRI检查提示肝右叶后段占位,FNH或腺瘤可能。乙肝五项阴性,肝肾功能正常,AFP在正常范围,肿瘤标记物阴性,既往无

乙肝病史及乙肝家族史。于CT引导下行肝占位穿刺活检,病理结果:(瘤内)穿刺组织一端汇管区门静脉扩张,有的血管管壁略厚,可见条索状小胆管、管腔小,考虑为局灶性结节增生。

2. 影像学表现　见图51-0-3。

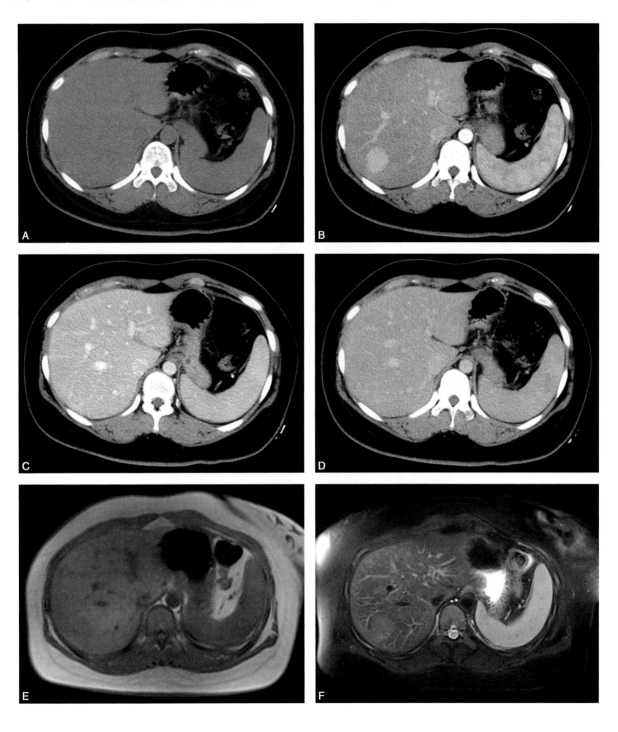

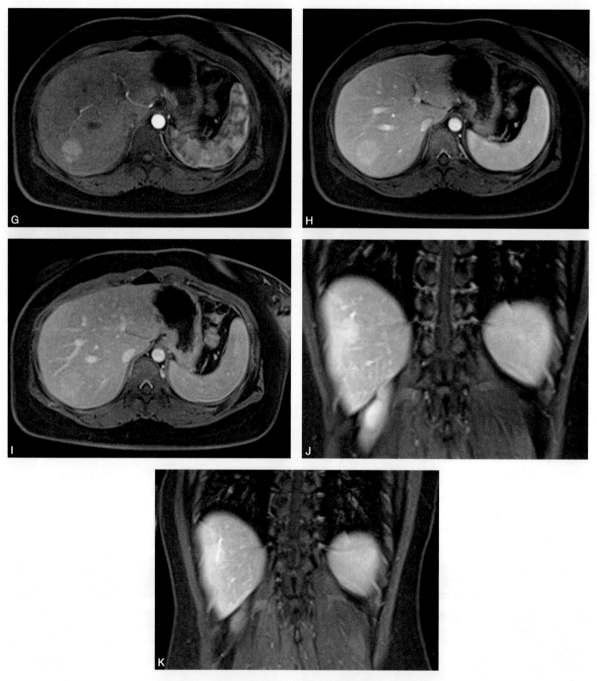

图 51-0-3 肝脏局灶性结节增生

A~D. CT 平扫示肝右叶后段类圆形等密度结节,增强扫描后动脉期明显均匀强化,门静脉期及平衡期呈等密度;E~K. MRI 平扫示肝右叶后段类圆形异常信号,呈 T_1WI 等信号、T_2WI 稍高信号,增强扫描后动脉期明显强化,门静脉期强化程度逐渐下降,但强化程度仍高于肝实质,平衡期可见病灶周围较粗大血管进入(冠状位显示明显)

病例 4

1. 病史摘要 患者,女性,22 岁。10 余天前当地医院体检,B 超提示肝左叶占位,大小约 12.8cm×8.5cm,未接受特殊治疗。1 周后外院 CT 检查提示肝左叶占位。患者无明显不适,肝肾功能正常,肿瘤标记物阴性。既往无乙肝病史及乙肝家族史。CT 检查结果示:肝左叶外侧段腺瘤可能,不除外纤维板层型肝细胞癌或局灶性结节性增生。入院后全麻下行肝左外叶切除术,病理回报:肝左外叶局灶性结节增生。

2. 影像学表现 见图 51-0-4。

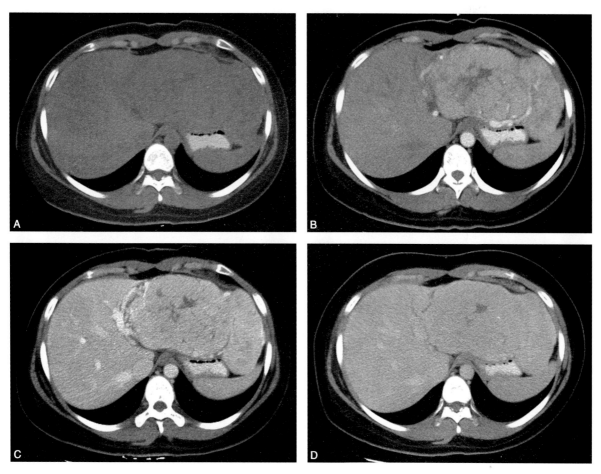

图 51-0-4 肝脏局灶性结节增生

A. CT 示肝左叶占位,平扫呈类椭圆形等密度,病灶中央可见星芒状低密度影;B~D. 增强扫描,病灶动脉期明显强化,周围可见粗大畸形血管,门静脉期及平衡期逐渐呈等密度,病灶中央动脉期未见明显强化,门静脉及平衡期病灶中央低密度范围稍有缩小

病例 5

1. 病史摘要 患者,男性,44 岁。10 年前体检发现肝脏占位,于外院诊断为肝癌,先后行 19 次 TACE 治疗。1 个月前患者腹胀,肝区不适,3 天前进食后出现腹痛。既往无乙肝病史及乙肝家族史,无肿瘤家族史。入院行 MRI 检查。肝脏穿刺病理结果提示:局灶性结节性增生,非经典型。于外院行肝脏切除手术,术后病理提示局灶性结节增生(随访所得)。

2. 影像学表现 见图 51-0-5。

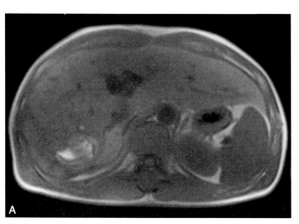
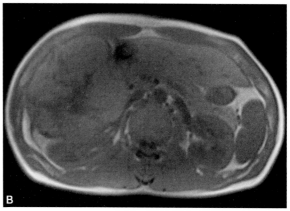

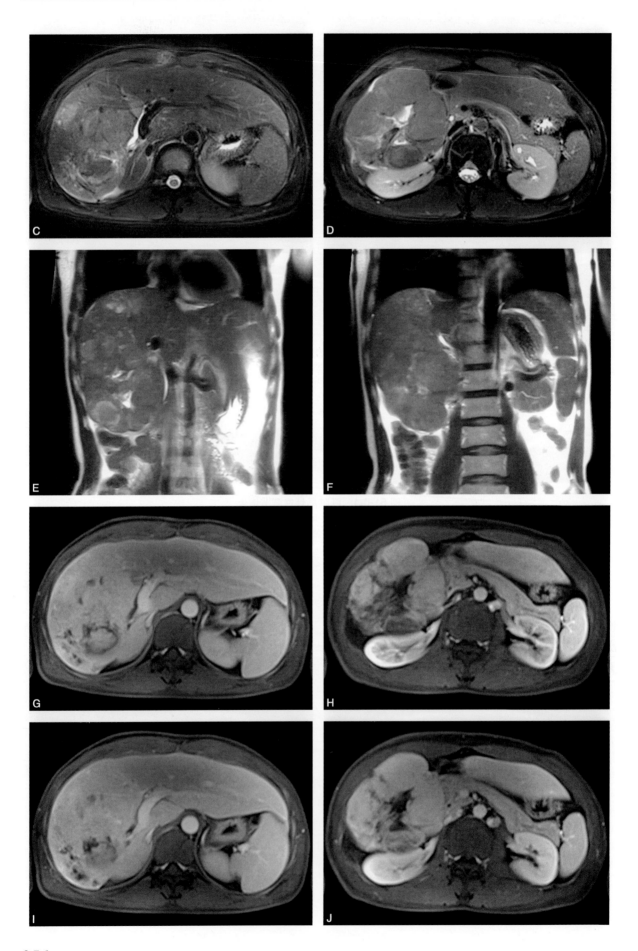

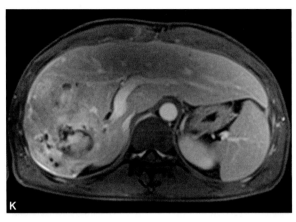
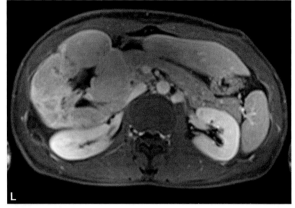

图 51-0-5　肝脏局灶性结节增生
A~F.MRI 平扫示肝右叶占位,病灶呈混杂不均匀信号,其内可见团片状 T_1WI 高信号、T_2WI 低信号影,为出血信号,病灶中央可见星芒状 T_1WI 低信号、T_2WI 高信号影,为瘢痕信号;G~L.MRI 增强序列显示病灶呈中度不均匀强化,病灶中央星芒状信号影未见明显强化

病例 6

1.病史摘要　患者,男性,11 岁。2 天前超声体检时发现肝脏占位,无明显不适。肿瘤标记物阴性。既往肝病史 11 年。MRI 检查提示:肝内多发占位,

恶性可能大。入院后行 B 超引导下肝穿活检,穿刺至肝右叶占位性病变处,结果提示:穿刺组织内血管、胆管增生性病变,考虑局灶性结节增生。

2.影像学表现　见图 51-0-6。

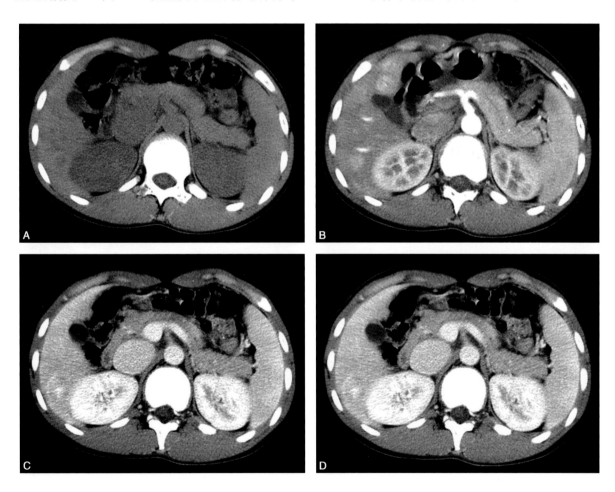

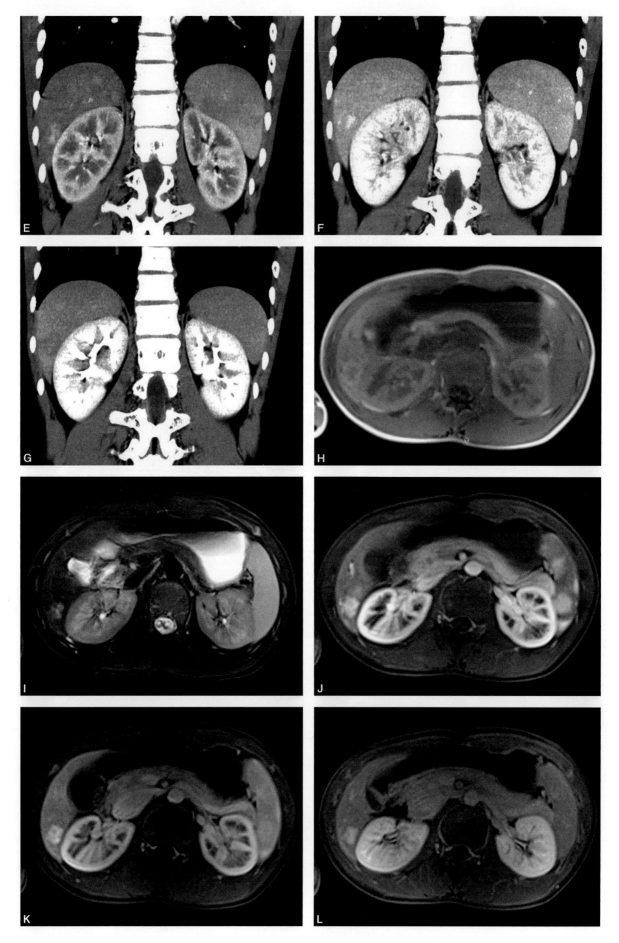

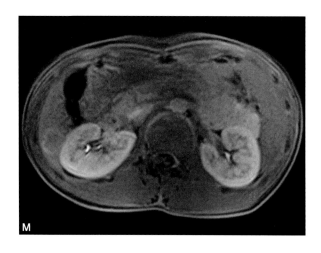

图 51-0-6　肝脏多发局灶性结节增生
A~G. CT 示肝内多发占位,平扫呈类圆形等、稍等或中央稍低周边略高密度,增强扫描后大部分病灶动脉期明显强化,平衡期逐渐呈等密度,肝右叶后下段较大病灶中央门静脉及平衡期仍呈稍高密度强化灶;H~L. MRI 示肝右叶后下段病灶 T$_1$WI 呈中央低、周边稍高信号,T$_2$WI 呈中央高、周边等信号影,增强扫描后较明显欠均匀强化;M. MRI 肝胆期示肝右叶后下段病灶中央呈稍低信号,周边呈高信号

三、教　学　要　点

1. 较典型 FNH 的 CT 表现,病灶呈等密度影,含中央瘢痕组织;病灶动脉期明显强化,门静脉期强化程度逐渐减低,中央瘢痕组织呈延迟强化。典型 FNH 的 MRI 表现,病灶动脉期明显强化,门静脉期强化程度逐渐减低,中央瘢痕组织平扫呈星芒状 T$_1$WI 低信号、T$_2$WI 高信号影,并延迟强化。MRI 可清楚显示病灶中央的瘢痕组织,由于其基质成分较多,血管、胆管及水分增多,呈 T$_1$WI 低信号、T$_2$WI 高信号改变。有些 FNH 的中央瘢痕组织不一定都显示延迟强化,可能与瘢痕中增生血管腔的闭塞有关。

2. 无明显腹部症状,病变仅为常规检查发现。

3. 病灶 CT 及 MRI 表现与腺瘤类似,与肝细胞腺瘤不易鉴别。

4. 病灶周围见粗大扭曲的畸形血管,提示 FNH 可能。

参　考　文　献

[1] Khanna M, Ramanathan S, Fasih N, et al. Current up-dates on the molecular genetics and magnetic resonance imaging of focal nodular hyperplasia and hepatocellular adenoma[J]. Insights Imaging, 2015, 6(3): 347-362.

[2] 李增荣, 陈本宝. 肝脏局灶性结节增生的 MSCT 诊断[J]. 医学影像学杂志, 2014, 24(6): 973-976.

[3] Rebouissou S, Bioulac-Sage P, Zucman-Rossi J. Molecular pathogenesis of focal nodular hyperplasia and hepatocellular adenoma[J]. J Hepatol, 2008, 48(1): 163-170.

[4] Sempoux C, Paradis V, Komuta M, et al. Hepatocellular nodules expressing markers of hepatocellular adenomas in Budd-Chiari syndrome and other rare hepatic vascular disorders[J]. Journal of Hepatol, 2015, 63(5): 1173-1180.

[5] Shanbhogue AK, Prasad SR, Takahashi N, et al. Recent advances in cytogenetics and molecular biology of adult hepatocellular tumors: implications for imaging and management[J]. Radiology, 2011, 258(3): 673-693.

[6] Hai-Tao Zhang, Xin-Yi Gao, Qin-Sha Xu, et al. Evaluation of the characteristics of hepatic focal nodular hyperplasia: correlation between dynamic contrast-enhanced multislice computed tomography and pathological findings[J]. Onco Targets and Therapy, 2016, 9: 5217-5224.

[7] Nguyen BN, Flejou JF, Terris B, et al. Focal nodular hyperplasia of the liver: a comprehensive pathologic study of 305 lesions and recognition of new histologic forms[J]. Am J Surg Pathol, 1999, 23(12): 1441-1454.

[8] 陈伶俐, 纪元, 许建芳, 等. 肝脏局灶性结节性增生 238 例临床病理分析[J]. 中华病理学杂志, 2011, 40(1): 17-22.

[9] Hussain SM, Terkivatan T, Zondervan PE, et al. Focal nodular hyperplasia: findings at state-of the-art MR Imaging, US, CT, and pathologic analysis[J]. Radio Graphics, 2004, 24(1): 3-17.

[10] Dimitroulis D, Charalampoudis P, Lainas P, et al. Focal nodular hyperplasia and hepatocellular adenoma: current views[J]. Acta Chir Belg, 2013, 113(3): 162-169.

[11] Roncalli M, Sciarra A, Tommaso LD. Benign hepatocellular nodules of healthy liver: focal nodular hyperplasia and hepatocellular adenoma[J]. Clin Mol Hepatol, 2016, 22(2): 199-211.

[12] 王鑫, 于清太, 景昱, 等. 肝脏多发局灶性结节性增生的 MRI 诊断[J]. 中华放射学杂志, 2010, 44(8): 828-830.

[13] 严茂林, 王耀东, 田毅峰, 等. 肝局灶性结节性增生 265 例诊治分析[J]. 中华肝胆外科杂志, 2011, 17

(5):423-425.

[14] 严高武,王金良,张川,等.肝脏局灶性结节性增生的影像学表现及诊治进展[J].中华临床医师杂志(电子版),2015,9(5):829-832.

[15] Narendra Darai,Rongbao Shu,Rajkumar Gurung,et al. Atypical CT and MRI Features of Focal Nodular Hyperplasia of Liver:A Study with Radiologic-Pathologic Correlation[J].Open Journal of Radiology,2015,5(3):131-141.

[16] Ronot M,Paradis V,Duran R,et al. MR findings of steatotic focal nodular hyperplasia and comparison with other fatty tumours[J].Eur Radiol,2013,23(4):914-923.

[17] 周飞国,黄亮,张向化,等.肝脏多发局灶性结节样增生诊治分析[J].肝胆外科杂志,2009,17(3):179-182.

[18] 石慧,林楚岚,孙希杰,等.肝脏多发局灶性结节增生综合征的MRI诊断[J].中国医学影像学杂志,2013,21(8):594-597.

[19] 何梦琪,许乙凯,张静,等.IVIM-DWI鉴别诊断肝细胞癌和肝局灶性结节增生[J].中国医学影像技术,2017,33(6):907-911.

[20] 唐艳华,张峰,王海屹,等.肝脏局灶性结节增生的不典型常规MRI影像学表现[J].中华医学杂志,2016,96(7):544-546.

[21] Yoneda N,Matsui O,Kito A,et al. Hepatocyte transporter expression in FNH and FNH-like nodule:correlation with signal intensity on gadoxetic acid enhanced magnetic resonance images[J].Jpn J Radiol,2012,30(6):499-508.

[22] 乔鹏飞,牛广明,高阳.2种磁共振对比剂动态增强扫描对肝内结节的鉴别诊断价值[J].实用放射学杂志,2015,31(1):83-86.

[23] 王荃荣子,刘希胜,俞同福,等.Gd-EOB-DTPA在肝脏局部结节性病变诊断中的应用[J].实用放射学杂志,2013,29(5):776-779.

[24] Haimerl M,Wachtler M,Platzek I,et al. Add devalue of Gd-EOB-DTPA-enhanced Hepatobiliary phase MR imaging in evaluation of focal solid hepaticlesions[J].BMC Med Imaging,2013,13(1):41.

[25] 梁波.普美显在肝局灶性结节增生与肝细胞癌鉴别诊断中的价值[J].医学影像学杂志,2015,25(12):2175-2179.

[26] Palmucci S. Focal liver lesions detection and characterization:The advantages of gadoxetic acid-enhanced liver MRI[J].World J Hepatol,2014,6(7):477-485.

[27] 徐莉莉,盛复庚,陆红,等.钆塞酸二钠在肝脏FNH诊断中的临床价值[J].医学影像学杂志,2013,23(5):715-718.

[28] 张继云,陆健,张学琴,等.Gd-EOB-DTPA增强MRI诊断肝局灶性结节增生的价值[J].实用放射学杂志,2017,33(8):1304-1306.

[29] 姜永能,胡继红,邬明,等.肝脏局灶性结节增生的DSA和MRI诊断[J].介入放射学杂志,2010,19(7):531-534.

[30] 张悦,丁红.肝脏局灶性结节性增生的影像学研究及临床新进展[J].中华医学超声杂志(电子版),2016,13(4):245-248.

[31] 徐作峰,徐辉雄,吕明德,等.肝脏局灶性结节增生的超声诊断[J].中国超声医学杂志,2005,21(11):847-849.

[32] 曾丹,咸孟飞,王杨迪,等.肝脏局灶性结节增生的典型与非典型超声造影表现[J].临床超声医学杂志,2017,19(2):81-84.

[33] Sandrin L,Fourquet B,Hasquenoph JM,et al. Transient elastography:a new noninvasive method for assessment of hepatic fibrosis[J].Ultrasound Med Biol,2003,29(12):1705-1713.

[34] Ronot M,Di Renzo S,Gregoli B,et al. Characterization of fortuitously discovered focal liver lesions:additional information provided by shearwave elastography[J].Eur Radiol,2015,25(2):346-358.

[35] Hsu YL,Chen YW,Lin CY,et al. Variable uptake feature of focal nodular hyperplasia in Tc-99m phytate hepatic scintigraphy single-photon emission computed tomography-A parametric analysis[J].Kaohsiung J Med Sci,2015,31(12):621-625.

[36] 郁义星,林晓珠,陈克敏,等.CT能谱成像在鉴别肝癌和局灶性结节增生中的价值[J].中华放射学杂志,2013,47(2):121-126.

（王杏　李宏军）

第五十二章

肝炎性假瘤

一、综　述

（一）定义

2000 年 WHO 国际肿瘤研究机构分类肝炎性假瘤（inflammatory pseudotumor of the liver，IPL），并引用 Coffin CM 等的研究名称。肝炎性假瘤是一种良性、非肿瘤性、非转移性的肿块，由纤维组织和肌纤维母细胞组成，伴有主要以浆细胞为主的炎症细胞浸润[1,2]。肝炎性假瘤在临床上罕见，最早由 Pack 和 Backer 于 1953 年报道[3]。炎性假瘤几乎可以发生于人体的各个部位，最常发生于肺和眼眶，也有许多不同的命名，如炎性肌纤维母细胞瘤（肺）、浆细胞性肉芽肿（心脏）、炎性纤维肉瘤（膀胱）等[4]。近年来也有学者把肝炎性假瘤称为肝炎性肌纤维母细胞瘤（hepatic inflammatory myofibroblastic tumor，HIMT）[5,6]。

（二）病因与发病机制

IPL 的确切病因尚不十分清楚，目前认为可能的因素有以下几种：感染所致，如大肠埃希杆菌、葡萄球菌、革兰氏阳性菌等；创伤或外科操作引起的炎症反应[7]；IgG4 相关疾病[8]；此外，IPL 的发生与全身多种炎性疾病相关，包括慢性胆管炎、原发性胆汁性肝硬化、克罗恩病、干燥综合征、痛风等[9,10]。

（三）临床特征

IPL 可发生于任何年龄，但多见于儿童和青壮年[11,12]，男性多于女性[13,14]。IPL 多为单发，少数多发，以肝右叶多见。其发病无明显规律及特异性症状，右上腹痛、间歇热、腹胀、体重下降等是 IPL 患者主要的症状[11-14]，但不具有特异性临床表现，容易忽略对该疾病的诊断。实验室检查结果多提示炎症反应的存在，包括白细胞计数增多、血沉加快、C 反应蛋白升高、肝酶、乳酸脱氢酶升高等，肿瘤标记物多在正常范围内。

（四）病理及病理分型

IPL 大体表现为孤立性结节或多个结节融合；切面一般为灰黄、黄白或灰白色，部分可见出血、坏死，质地中等。镜下观察基本病变为炎性肿块，病变区肝组织结构破坏、消失，炎性肿块由成纤维母细胞、成纤维细胞和胶原纤维束交织而成，同时伴有炎症细胞，大多数炎症细胞是成熟的浆细胞；另外有淋巴细胞、嗜酸性粒细胞和中性粒细胞，有时见肉芽肿改变，也可能有静脉炎[1,15]，并常见有残存增生的小胆管[15]。

炎性假瘤组织病理学可分为 3 型[2]：①黏液样-血管-炎症型，类似于结节性筋膜炎；②致密梭形细胞混合炎症细胞型，炎症细胞包括淋巴细胞、浆细胞、嗜酸性粒细胞，类似于纤维组织细胞瘤；③致密胶原型，类似于硬纤维瘤或瘢痕。肝炎性假瘤也可分为纤维增生型、浆细胞肉芽肿型、血管内膜炎型、黄色肉芽肿型、坏死肉芽肿型、假性淋巴瘤型、混合细胞型[16]。近年对 IgG4 相关的 IPL 研究可简单地划分为纤维组织细胞型和淋巴浆细胞型[17]。纤维组织细胞型以黄色肉芽肿性炎症为特征，多核巨细胞和中性粒细胞浸润；淋巴浆细胞型以淋巴浆细胞浸润和典型的嗜酸性粒细胞浸润为特征。

（五）影像学表现

1. CT　IPL 的 CT 平扫多呈边界不清的低密度[18]，形态多样，呈类圆形、三角形、杵棒形、哑铃形等。

CT 动态增强扫描可充分反映病灶的血供，IPL 随着炎症过程的演变，病理成分发生变化。根据病灶内不同的病理成分，其增强方式大致有以下几种类型：①病灶无明显强化[19-21]，边界清晰，病灶于 3 期均无强化；病理示病灶内大片凝固性坏死，少量炎症细胞浸润，周边大量纤维组织包绕。②病灶周边轻-中度环形强化[11,19-21]，此型占多数(82.5%)[18],环状带宽窄不一,边缘模糊,中央为弱强化,增强后低密度区较平扫略缩小,病理示大片凝固坏死伴炎症细胞浸润,周边亦有带状炎症细胞浸润及急性炎性反应。③病灶中央呈核心样强化,边缘可见"钟乳石"样或结节样强化[18-21],病理示凝固坏死、炎症细胞浸润为主,其内可见纤维组织增生,偶有报道门静脉期呈结节状明显强化,病理证实为螺旋状纤维化结节。④病灶呈不均匀网格状强化[18-22],其内可见高密度分隔,隔间为低密度无强化区,尤以门静脉期和平衡期明显,病理上高密度分隔为增生纤维母细胞,低密度区为浸润的慢性炎症细胞,包括组织细胞、浆细胞、淋巴细胞等。⑤延迟期整个病灶强化,病灶内含有数量和成熟程度不等的纤维组织,对比剂进入血管外间隙积聚而不能马上廓清,因而病灶出现"慢进慢出"的延迟强化形式[18-20]。⑥"快进快出"是容易误诊为恶性的类型,增强扫描动脉期明显强化,门静脉期快速廓清呈低密度,容易误诊为恶性[22,23]。

CT也能显示其间接征象,如肝内外胆管结石、局限性狭窄与扩张[24]、门静脉管壁不均匀增厚、管腔狭窄、门静脉分支穿过或包绕肿物,可见IPL沿门静脉分支浸润生长,另外可见病灶周围包膜形成及病灶邻近肝包膜凹陷,这与病灶炎症刺激局部纤维增生有关[21]。有报道CT显示IPL包膜厚度明显厚于肝细胞癌的包膜,平衡期包膜呈高密度,可能有助于鉴别诊断[22]。

2. MRI IPL在MRI平扫时,病灶形态不一,病灶多呈现圆形或类圆形,也有沿门静脉周围浸润的条片状异常信号[25],较大肝炎性假瘤可扩展到肝静脉形成血栓[12]。由于病理阶段或成分的不同,其信号强度亦各异[21,26,27]。当病变以炎症细胞浸润为主,而增生、凝固坏死不明显时,T$_2$WI上呈高或稍高信号,合并坏死囊变时,T$_2$WI可见更高信号;当病变以炎症细胞浸润为主伴有大量的纤维结缔组织增生或凝固性坏死时,在T$_1$WI、T$_2$WI上均呈低信号或等信号[27]。Park等[18]总结多中心的病例,IPL在T$_1$WI多呈低信号(86.4%),另可见高信号13.6%;T$_2$WI多数呈相对均一的高信号(76.2%),另可见不均一的高信号(19.0%),低信号少见(4.8%)。盛若凡等[28]报道IgG4相关的IPL典型者在T$_1$WI上病灶呈相对低信号,T$_2$WI上呈相对稍高信号。

动态增强扫描,IPL动脉期可有不同程度的强化,当纤维组织较多时,动脉期多无强化,而病变以炎症细胞浸润为主或富血供型IPL,则动脉期可出现不同程度的强化。门静脉期及延迟期可表现为边缘性或均匀性强化,也有报道"花环"状及"葫芦"状延迟强化具有特征性[21],与增生的纤维组织包绕病灶有关。盛若凡等[28]报道IgG4相关的IPL典型者增强扫描多为渐进性或持续强化,可伴延迟包膜样强化及中央无强化区等征象。

应用肝胆对比剂钆塞酸GD-EOB-MRI,IPL在肝胆期发现病灶小结节状扩展至明显增强的周围肝实质,可能对IPL是个有价值的诊断依据[5]。也有报道IPL在EOB-MRI动脉期呈等信号、延迟期及肝胆期完全消退而误诊为恶性[29]。IgG4相关的IPL在DWI上呈不同程度高信号,表观弥散系数图上呈稍低信号[28]。

3. 血管造影表现 选择性肝血管造影,IPL多呈无血管或少血管病灶,肿瘤染色少见。但Sakai[30]曾报道过富血管型IPL,其表现为病灶的新生血管由中心向周边呈放射状分布,边缘区有静脉血管网。

4. 核医学表现 单光子发射计算机断层成像,放射性^{99m}Te扫描多呈局灶性放射性稀疏区或缺损区,血池延迟相原稀疏区或缺损区无或轻度充填。有报道IPL在FDG-PET检查中葡萄糖摄取明显增加容易误诊为恶性[29,31],Kawamura等报道的这例葡萄糖摄取可达7.3,也容易误诊为良性的肝脓肿等[31]。

5. 超声 IPL作为一种炎性病变,同样存在炎症的一般病理演变过程,即渗出、坏死与增生。由于病程不同,病理成分不一,其超声声像图亦有相应的改变。低回声最多见,另外有高回声、不均匀低回声及高回声,形态可规则、不规则,边界清晰或不清晰[32-34]。

IPL由于不同的病理进程可有不同的超声造影灌注特点[35-37],归纳为:①无增强型,病灶3期持续无对比剂灌注,该型病理示凝固性坏死组织;②周边线状强化型,病灶动脉期周边细线条样高强化,使得病灶轮廓清晰,而病灶内部无增强,门静脉期及后期病灶整体无增强,该型病理主要为肝组织大片坏死伴肉芽肿反应;③快进慢出型,病灶动脉早期迅速均匀高增强,门静脉期及延迟期持续均匀稍高增强,该型病理示肝细胞点状坏死,汇管区大量慢性炎症细胞浸润;④等增强型,病灶

3期均呈等增强;⑤快速廓清型,病灶动脉早期迅速强化,门静脉期及延迟期低增强,呈"快进快出"表现,该型病理示汇管区灶性纤维组织增生伴大量炎症细胞浸润,该型"快进快出"的假象容易误诊为恶性。董彩虹等以病灶动脉期呈无增强或周边细线状环状高回声或动脉期即出现快速离心性减退或中央出现无回声区,考虑为IPL,则超声造影诊断IPL的符合率为53.19%,明显高于常规超声的诊断符合率12.77%[38]。

有学者应用超声造影观察39个兔IPL动物模型,因其不同的病理成分特点,超声造影表现为4种增强形式[39]:Ⅰ型,即无增强型(2.6%),病灶3期持续无对比剂灌注;Ⅱ型,等增强型(48.7%),病灶3期均与周围肝实质等增强;Ⅲ型,低增强型(15.4%),病灶动脉期、门静脉期及延迟期强化程度均较周围肝实质低;Ⅳ型(33.3%),快速廓清型,病灶动脉早期与周边肝实质等增强,动脉晚期对比剂开始消退,门静脉期及延迟期增强化低于周边肝实质。

(六)诊断要点与鉴别诊断

1. 诊断要点 肝炎性假瘤影像学表现缺乏特征性,需结合临床及病理综合分析。CT平扫肝炎性假瘤为形态多样的略低密度影,增强扫描也呈多种增强模式,常表现为动脉期因中央凝固坏死无强化,中晚期病灶边缘环形强化,与其周边炎症细胞浸润和纤维组织增生有关,病灶周围肝组织因炎性反应在门静脉期、延迟期较病灶等或高密度,此征被认为有重要的征象[40]。在MR成像中,肝炎性假瘤在T_1WI上表现为低信号,T_2WI上表现为高信号,增强扫描动脉期常无强化,之后边缘强化及中心点状强化"花环"状及"葫芦"状延迟强化具有特征性[21],IgG4相关的IPL典型者多为渐进性或持续强化,可伴延迟包膜样强化及中央无强化区等征象[28]。

肝炎性假瘤常规超声鉴别诊断困难,超声造影通过实时动态观察IPL病灶的血流灌注特点,提供更多有用信息。当IPL超声造影增强方式为"快进快退"模式时,容易被误诊为肝脏恶性肿瘤,但如果病灶在动脉期增强时出现内部无回声区,或动脉期即出现离心性减退而呈环状高回声这些特征性表现时,可提示病灶有可能是IPL[38]。与肝脏恶性肿瘤比较,IPL在动脉期增强程度略低,增强持续时间较短,门静脉期和延迟期减退程度低而速度慢[38,39]。

2. 鉴别诊断

(1)肝细胞癌:肝细胞癌常规超声多表现为均匀低回声的实性结节,周围绕有声晕,超声造影多表现为"快进快出"征象,CT或MRI增强扫描也表现为"快进快出"的特点。炎性假瘤的快速廓清型与肝细胞癌难以鉴别,需要做超声引导下的穿刺活检。

(2)胆管细胞癌:胆管细胞癌边缘有时也见纤维分隔,但胆管细胞癌一般好发于左叶,多数病灶内可见扩张的肝内胆管,CA19-9可见升高。

(3)血管瘤:血管瘤增强CT呈边缘强化,并逐渐向中心蔓延,其边缘强化的程度比IPL高。T_2WI可见"灯泡"征。超声造影多表现为动脉早期周边结节状、环状增强,之后逐渐向内填充。

(4)转移瘤:CT和MRI检查中可出现门静脉期边缘环形强化,常规超声表现为典型"牛眼"征,超声造影表现为"快进快出"征象。

(5)肝脓肿:肝脓肿液化坏死区常规超声呈无回声暗区,CT增强扫描无强化,脓肿壁呈环状强化,典型者具有"双环"或"三环"的强化特点。

某些影像学征象仅与炎症过程的特定时期相对应,大量资料证明各种检查技术在IPL的诊断中均无明显特异性,鉴于IPL可自行消退或保守治疗痊愈,因此大多数学者认为,当临床及影像学检查高度怀疑IPL时,应争取进行超声或CT引导下穿刺活检取得病理诊断,从而避免不必要的剖腹手术[41]。

二、病例介绍

病例1

1. 病史摘要 患者,男性,50岁。胃炎性穿孔胃大部切除术后4年,1个月前右上腹隐痛伴消瘦乏力。肝功能:前白蛋白131mg/L↓,谷草转氨酶74IU/L↑,总蛋白56g/L↓,白蛋白29g/L↓;电解质:钠140mmol/L,钾3.14mmol/L↓,磷0.77mmol/L↓;血常规:白细胞计数$0.83×10^9$/L↑,中性粒细胞83.3%↑,中性粒细胞计数$9.03×10^9$/L↑,红细胞计数$3.47×10^{12}$/L↓,血红蛋白102g/L↓,血小板计数$196×10^9$/L。

病理诊断:肝脏炎性假瘤伴放线菌感染。

2. 影像学表现 见图52-0-1。

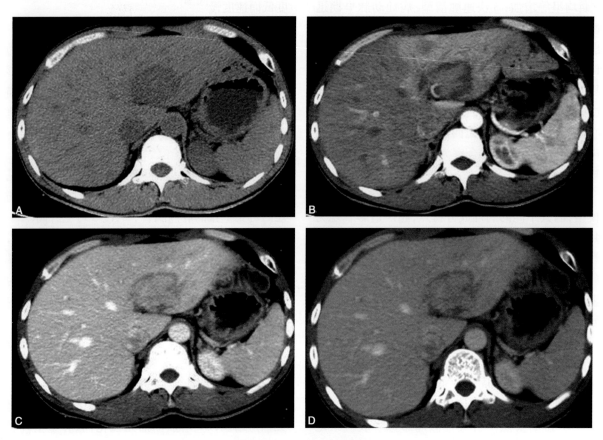

图 52-0-1　肝脏炎性假瘤

A. CT 平扫示肝脏左叶椭圆形低密度灶,边界尚清;B. CT 增强扫描,动脉期示肝脏左叶病灶中央强化,周围肝实质呈大片状明显强化;C.门静脉期示肝脏左叶病灶强化范围扩大,周围肝实质强化尚均匀;D. 延迟期示强化程度减低,呈均匀性强化

病例 2

1. 病史摘要　患者,男性,55 岁。体检行彩超发现肝占位 2 个月余,无腹痛腹胀,无恶心呕吐,无呕血黑便。

2. 影像学表现　见图 52-0-2。

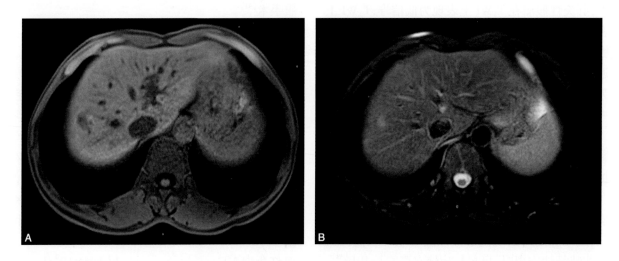

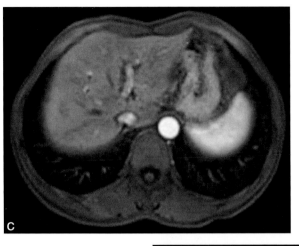

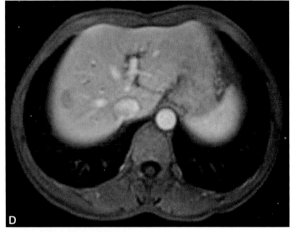

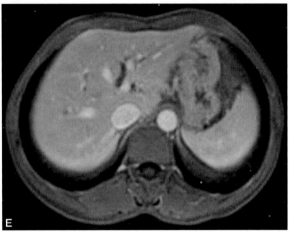

图 52-0-2　肝脏炎性假瘤

A. MRI T_1WI 显示肝右叶可见结节状低信号；B. T_2WI 显示肝右叶结节状稍高信号；C～E. MRI 增强扫描，动脉期、门静脉期、平衡期均未见明显强化

病例 3

1. 病史摘要　患者，男性，66 岁。患者 1 个月前出现中上腹部绞痛，呈阵发性，程度进行性加重，否认腹胀，无恶心呕吐，无发热、黄疸，无尿急、尿频及肉眼血尿，无胸闷、咳嗽及呼吸困难等不适。外院示 WBC 升高为 12×10^9/L。既往史：糖尿病 8 年，口服降糖药（二甲双胍+瑞格列奈）；否认高血压、心脏病史。

2. 影像学表现　见图 52-0-3。

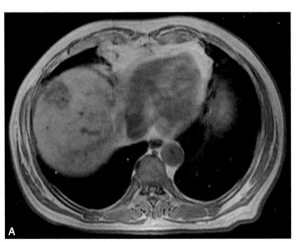

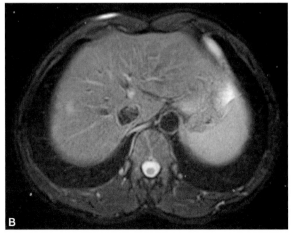

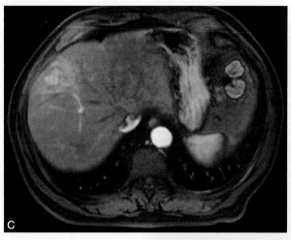
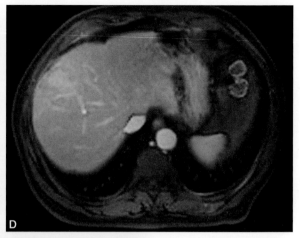
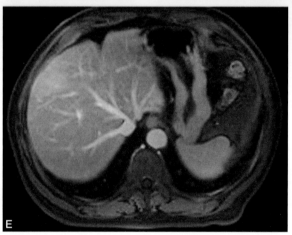

图 52-0-3 肝脏炎性假瘤

A. MRI T$_1$WI 显示肝 S$_8$ 不规则肿块,呈低信号;B. MRI T$_2$WI 表现为肝 S$_8$ 团片状稍高信号;C~E. 动脉期病灶中央强化,门静脉期逐渐向周边强化,平衡期整个病灶强化

三、教 学 要 点

1. 肝炎性假瘤影像学表现缺乏特征性,需结合临床及病理综合分析。

2. 肝炎性假瘤为形态多样的略低密度影,增强扫描也呈多种增强模式。

3. 动脉期常无强化,之后边缘强化及中心点状强化"花环"状及"葫芦"状延迟强化具有特征性。

参 考 文 献

[1] Fenoglio-Preiser C,N. Muñoz,Carneiro F. Pathology and Genetics of Tumours of the Digestive System[J]. Histopathology,2010,38(6):585-585.

[2] Coffin CM,Watterson J,Priest JR,et al. Extrapulmonary inflammatory myofibroblastic tumor(inflammatory pseudotumor). A clinicopathologic and immunohistochemical study of 84 cases[J]. Am J Surg Pathl,1995,19(8):

859-872.

[3] Pack GT,Baker HW. Total right hepatic Lobectomy:report of one case[J]. Ann Surg,1953,13(2):253-258.

[4] Narla LD,Newman B,Spottswood SS,et al. Inflammatory pseudotumor[J]. Radiographics,2003,23(3):719-729.

[5] Durmus T,Kamphues C,Blaeker H,et al. Inflammatory myofibroblastic tumor of the liver mimicking an infiltrative malignancy in computed tomography and magnetic resonance imaging with Gd-EOB[J]. Acta Radiol Short Rep,2014,3(7):1-5.

[6] Jin YW,Li FY,Cheng NS. Inflammatory myofibroblastic tumor:An unusual hepatic tumor mimicking liver abscess[J]. Clin Res Hepatol Gastroenterol,2017,41(3):243-245.

[7] Kayashima H,Ikegami T,Ueo H,et al. Inflammatory pseudotumor of the liver in association with spilled gallstones 3 years after laparoscopic cholecystectomy:report of a case[J]. Asian J Endosc Surg,2011,4(4):181-184.

［8］ Faraj W,Ajouz H,Mukherji D,et al. Inflammatory pseud-otumor of the liver:a rare pathological entity［J］. World J Surg Oncol,2011,9:5.

［9］ Shibata M,Matsubyashi H,Aramaki T. A case of IgG4-related hepatic inflammatory pseudotumor replaced by an abscess after steroid treatment［J］. BMC Gastroenterol, 2016,16(1):89.

［10］ Mulki R,Garg S,Manatsathit W,et al. IgG4-related inflam-matory pseudotumour mimicking a hepatic abscess impend-ing rupture［J］. BMJ Case Rep,2015,2015:bcr2015211893.

［11］ Chang S D,Scalie P,Abrahams Z,et al. Inflammatory pseudotumor of the liver:A rare case of recurrence fol-lowing surgical resection［J］. J Radiol Case Rep,2014, 8(3):23-30.

［12］ Al-Hussaini H,Azouz H,Abu-Zaid A. Hepatic inflam-matory pseudotumor presenting in an 8-year-old boy:A case report and review of literature［J］. World J Gastro-enterol,2015,21(28):8730-8738.

［13］ Koea JB,Broadhurst GW,Rodgers MS,et al. Inflamma-tory pseudotumor of the liver:demographics,diagnosis, and the case for nonoperative management［J］. J Am Coil Surg,2003,196(2):226-235.

［14］ Yang X,Zhu J,Biskup E,et al. Inflammatory pseudotu-mors of the liver:experience of 114 cases［J］. Tumour Biol,2015,36(7):5143-5148.

［15］ 于国,李维华. 10例肝炎性假瘤的病理学观察［J］. 中华病理学杂志,1992,21(2):109-111.

［16］ 萝莉,于国,马述仕. 肝炎性假瘤临床与病理观察分析［J］. 中国肿瘤临床,1995,22(10):748-749.

［17］ Zen Y,Fujii T,Sato Y,et al. Pathological classification of hepatic Inflammatory pseudotumor with respect to IgG4-related disease［J］. Mod Pathol,2007,20(8): 884-894.

［18］ Park JY,Choi MS,Lim YS,et al. Clinical features,im-age findings,and prognosis of inflammatory pseudotu-mor of the liver:a multicenter experience of 45 cases ［J］. Gut Liver,2014,8(1):58-63.

［19］ Fukuya T,Honda H,Matsumata T,et al. Diagnosis of inflammatory pseudotumor of the liver:value of CT［J］. AJR,1994,163(5):1087-1091.

［20］ 黄斌,赵时梅,黄永杰. 肝脏炎性假瘤的CT表现与病理学对照观察［J］. 中国医学影像技术,2009,17 (6):457-459.

［21］ 司友娇,冯卫华,华辉. 肝脏炎性假瘤的CT及MRI表现［J］. 临床放射学杂志,2014,33(8):1201-1204.

［22］ Chen CB,Chou CT,Hsueh C,et al. Hepatic inflamma-tory pseudotumor mimicking hepatocellular carcinoma ［J］. J Chin Med Assoc,2013,76(5):299-301.

［23］ 周易,曾蒙苏,石园,等. 富血供肝脏炎性假瘤的CT和MRI表现分析［J］. 中国肿瘤影像学,2008,1 (2):108-111.

［24］ 徐孙旺,王坚. 肝炎性肌纤维母细胞瘤一例［J］. 肝胆胰外科杂志,2016,28(2):145-147.

［25］ Shambolic V,Richard CS,Larissa B,et al. Inflammato-ry myofibroblastic tumor of the hepatobiliary systemr: report of MR imaging appearance in four patients［J］. Radiology,2003,227(3):758-763.

［26］ 肖梦,梁长虹,刘再毅. 肝脏炎性假瘤的影像学表现与病理对照分析［J］. 医学影像学杂志,2015,25 (4):653-657.

［27］ 郑格拉,刘建中,张保红. 肝脏炎性假瘤的MRI诊断［J］. 现代医用影像学,2014,23(2):139-142.

［28］ 盛若凡,翟长文,曾蒙苏. 肝脏IgG4相关炎性假瘤的MRI特征［J］. 中华放射学杂志,2016,50(6): 432-435.

［29］ Matsuo Y,Sato M,Shibata T,et al. Inflammatory pseudo-tumor of the liver diagnosed as metastatic liver tumor in a patient with a gastrointestinal stromal tumor of the rec-tum:report of a case［J］. World J Surg Oncol,2014, 12:140.

［30］ Sakai M,Ikeda H,Suzuki N,et al. Inflammatory pseud-otumor of the liver:case report and review of the litera-ture［J］. J Pediatr Surg,2001,36(4):663-666.

［31］ Kawamura E,Habu D,Tsushima H,et al. A case of he-patic inflammatory pseudotumor identified by FDG-PET ［J］. Ann Nucl Med,2006,20(4):321-323.

［32］ Bae SK,Abiru S,Kamohara Y,et al. Hepatic inflamma-tory pseudotumor associated with xanthogranulomatous cholangitis mimicking cholangiocarcinoma［J］. Intern Med,2015,54(7):771-775.

［33］ 于风霞,李萍,杨舜舜. 肝脏多发炎性假瘤超声图像分析1例［J］. 中国超声医学杂志,2015,31 (4):381.

［34］ 张炎晶,刘利平,鲁琴,等. 兔脂肪肝及正常肝内炎性假瘤模型制备及其超声表现［J］. 中国医疗前沿, 2013,8(5):27-28.

［35］ Kong WT,Wang WP,Cai H,et al. The analysis of en-hancement pattern of hepatic inflammatory pseudotumor on contrast-enhanced ultrasound［J］. Abdom Imaging, 2014,39(1):168-174.

［36］ Zhang X,Tang S,Huang L,et al. Contrast-Enhanced Sonographic Characteristics of Hepatic Inflammatory Pseudotumors［J］. J Ultrasound Med,2016,35(9): 2039-2047.

［37］ Guarino B,Catalano O,Corvino A,et al. Hepatic in-flammatory pseudotumor:educational value of an incorrect diagnosis at contrast-enhanced ultrasound[J]. J Med Ultrason,2015,42(4):547-552.

[38] 董彩虹,王文平,毛枫,等.肝炎性假瘤超声造影诊断研究[J].中华超声影像学杂志,2017,26(1):48-52.

[39] 张炎晶,刘利平,鲁琴,等.超声造影评价兔脂肪肝及正常肝背景炎性假瘤血流灌注的研究[J].中华超声影像学杂志,2013,22(6):525-529.

[40] 钟群,林宇宁.临床医师影像读片指南系列图谱腹部分册[M].北京:军事医学科学出版社,2015.

[41] Sarrami AH,Baradaran-Mahdavi MM,Meidani M.Precise Recognition of Liver Inflammatory Pseudotumor May Prevent an Unnecessary Surgery[J]. Int J Prev Med,2012,3(6):432-434.

（刘利平　刘耀平　刘新疆）

第五十三章

肝间叶错构瘤

一、综　述

（一）定义

肝脏间叶错构瘤（hepatic mesenchymal hamartoma，HMH）是儿童时期较少见的一种良性肿瘤，占儿童肝脏肿瘤的 6%～8%，是继肝母细胞瘤、肝血管内皮瘤后，第 3 位高发的儿童肝脏肿瘤。80% 的 HMH 见于 2 岁以下儿童，个别病例可恶变为未分化胚胎肉瘤。

（二）临床特征

临床上通常表现为逐渐增大的无痛性腹部肿块，实验室检查缺乏特异性肿瘤标志物，可有甲胎蛋白升高，易误诊为恶性肿瘤[1]。

（三）病理与发病机制

病理学上，HMH 大小不一，直径从数厘米至30cm 不等。75% 发生于右肝，肿瘤以囊性成分为主，囊液为清亮或黄色液体，偶呈胶冻状。肿块边缘多由薄层正常肝实质环绕。镜下，肿瘤由含有星状间叶细胞的黏液样结缔组织组成，其中可见呈树状分支的小胆管，囊壁直接由间质组成，缺乏上皮细胞。据报道，HMH 偶尔可向未分化胚胎肉瘤转化[2]。关于 HMH 的发病机制，目前尚有争议。以往多认为是汇管区原始间充质的发育异常，或者先天性胆管板畸形、缺血所致的瘤样畸形。也有观点认为，HMH 可能与胎盘原始间充质的主绒毛过度增生（mesenchymal stem villous hyperplasia of the placenta）有关[3]。近年研究发现，HMH 有 t(11,19)(q13;q13.4)染色体易位，部分病例出现 19q13.4 位点的断裂，并伴有染色体数量和结构上的其他异常。这些证据表明，至少有一部分 HMH 应是真性肿瘤[2]。

（四）影像学表现

影像学检查对于该病的诊断、范围、治疗方案的制订有重要的参考价值。80% 的 HMH 在影像学上表现为囊性，为较大的多房囊性肿块。

1. 超声　超声可清楚地显示肿块的囊性部分和分隔。高频超声可发现肿块实质部分中的筛孔样改变，它代表肿块内的微小囊性间隙，与大体病理检查中见到的筛孔状瑞士奶酪表现（Swiss-cheese appearance）符合[4]。

2. CT　CT 对于肿块内分隔的显示不如超声和 MRI，给鉴别诊断带来一定困难，需与恶性肿瘤内的坏死、少血供区域鉴别。由于绝大多数 HMH 为少血供肿瘤，增强后其实质部分多呈轻度强化。个别血供较丰富的肿块，增强后如有向心填充现象，并伴心衰和弥漫性血管内凝血，易误诊为血管瘤[5]。肿块边界清楚，有假膜围绕，钙化少见。

3. MRI　MRI 用于 HMH 的诊断近年报道渐增。MRI 可较准确地反映肿块的病理基础，显示病变的囊、实性成分，判断病灶的大小和边界。体积较大的肿瘤，如突出肝脏与邻近脏器接触，可利用 MRI 准确地判别肿瘤的器官来源，肿块与肝内血管和胆管树的解剖关系也可在 MRI 上清楚显示[6]。

（五）诊断要点与鉴别诊断

1. 诊断要点　由于 HMH 实质部分血供少，动态增强扫描时各期强化程度均较低，与肝内其他肿瘤如肝母细胞瘤、肝细胞癌或血管瘤的典型强化差异较大，较易鉴别。

2. 鉴别诊断

（1）实性 HMH 通常较小，与肝内其他性质的实体性肿块鉴别有困难。

（2）囊性 HMH 需要与肝内其他囊性和囊实性肿块鉴别，如肝脓肿、海绵状血管瘤与血管内皮瘤、畸胎瘤、肝母细胞瘤、肝细胞癌和胚胎肉瘤[7]。肝脓肿多有化脓性感染的血液学和临床证据。海绵状血管瘤有其独特的 CT 或 MRI 动态增强特点。畸胎瘤常含钙质和脂肪，钙化也见于50% 的肝母细胞瘤和 40% 的肝血管内皮瘤。囊性肝母细胞瘤少见,动脉期肿瘤强化明显、血管受侵,可资鉴别。未分化胚胎肉瘤也含囊性区域,二者有时鉴别较难,但该瘤实质部分形态不整,且多见于年长儿童,与 HMH 不同。

二、病例介绍

1. 病史摘要　患儿,男性,1 个月 7 天。因腹胀 1 个月,发现肝脏占位 3 天入院。查体:肝肋下触及 6cm,右上腹扪及一巨大包块,质中。手术发现:肿瘤位于肝Ⅲ段脏面,呈外生性生长,大小约 12cm×10cm×9cm,包膜完整。见少量淡黄清亮腹水。切开包块见断面有部分纤维组织及部分坏死组织。组织病理切片:肿瘤组织由水肿的间叶组织、血管及大量发育异常的胆管构成;可见髓外造血;部分出血坏死;免疫组化:CK19(+),Hepato-cyte(-),CD31(+),CD34(+),SMA(+)。诊断肝间叶错构瘤。

2. 影像学及病理表现　见图 53-0-1。

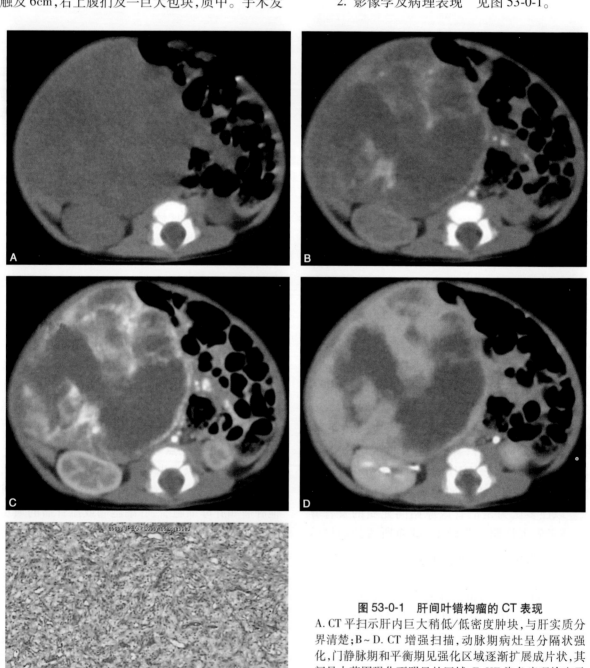

图 53-0-1　肝间叶错构瘤的 CT 表现
A. CT 平扫示肝内巨大稍低/低密度肿块,与肝实质分界清楚;B~D. CT 增强扫描,动脉期病灶呈分隔状强化,门静脉期和平衡期见强化区域逐渐扩展成片状,其间见大范围强化不明显的区域;E. HE 染色病理检查示肿瘤组织由水肿的间叶组织、血管及大量发育异常的胆管构成

三、教 学 要 点

1. 高频超声可发现肿块实质部分中的筛孔样改变,它代表肿块内的微小囊性间隙。

2. CT 显示欠佳。

3. MRI 不规则囊实性占位,实性部分呈等信号,多房囊性肿块呈 T_1WI 低信号、T_2WI 高信号,增强扫描实质部分呈间隔样渐进性轻度强化。

参 考 文 献

[1] Siddiqui MA, McKenna BJ. Hepatic mesenchymal hamartoma: a short review[J]. Arch Pathol Lab Med, 2006, 130(10): 1567-1569.

[2] 朱徽, 黄寿奖, 马晓辉. 肝脏间叶错构瘤的临床病理观察[J]. 医学信息, 2011, 24(5): 1748-1749.

[3] Carta M, Maresi E, Giuffrè M, et al. Congenital hepatic mesenchymal hamartoma associated with mesenchymal stem villous hyperplasia of the placenta: case report[J]. J Pediatr Surg, 2005, 40(5): e37-e39.

[4] Kim SH, Kim WS, Cheon JE, et al. Radiological spectrum of hepatic mesenchymal hamartoma in children[J]. Korean J Radiol, 2007, 8(6): 498-505.

[5] Andronikou S, Soin S, Nafoos O, et al. Hepatic mesenchymal hamartoma mimicking hemangioma on multiple-phase gadolinium-enhanced MRI[J]. J Pediatr Hematol Oncol, 2006, 28(5): 322-324.

[6] Moore M, Anupindi SA, Mattei P, et al. Mesenchymal cystic hamartoma of the liver: MR imaging with pathologic correlation[J]. J Radiol Case Rep, 2009, 3(7): 22-26.

[7] Anil G, Fortier M, Low Y. Cystic hepatic mesenchymal hamartoma: the role of radiology in diagnosis and perioperative management[J]. Br J Radiol, 2011, 84(1001): e91-e94.

（徐晔　曲金荣）

第五十四章

肝脏淋巴管瘤

一、综述

（一）定义

淋巴管瘤是一种起源于淋巴系统的肿瘤，95%发生于颈部、腋窝等疏松组织内，5%散发于全身各部位，发生于腹部者少于1%，单独发生于肝脏者极为罕见，通常为淋巴管瘤病部分累及肝脏[1,2]。根据病变累及的范围分为全身型（淋巴管瘤病）、肝脾型、肝型或脾型3型。单独发生于肝脏的称为肝脏淋巴管瘤（lymphangioma of liver）。

（二）病因及发病机制

目前病因仍不明确，大多数学者认为肝淋巴管瘤是由于肝淋巴管先天畸形或淋巴组织细胞增生形成多囊性扩张，同时囊壁内皮细胞分泌功能紊乱，淋巴液分泌增多导致淋巴管畸形所致[3]。

（三）病理生理

肝脏淋巴管瘤病灶以单发多见，好发于右叶。肝脏淋巴管瘤的主要病理特点有[4]：肝实质单发或多发囊实性病灶，肉眼观肿瘤呈灰白或暗红色，腔内含有浆液、乳糜样液体，较大病灶内可有出血。显微镜下，肝实质出现大量囊性扩张的淋巴管，管腔大小不一，腔内含淋巴液。管壁内衬为单层扁平内皮细胞，其下层为含平滑肌的基底膜，并有纤维组织包绕。免疫组织化学内皮细胞表达CD31、CD34、FⅧ等。组织学上可分为毛细管型、海绵状型及囊状型[2]。

（四）临床症状与体征

患者往往表现为上腹部不适，当出现囊内感染或出血时，会出现急性腹痛[5]。

（五）实验室检查

目前报道的20例患者[6-20]中，肿瘤标记物多为阴性（11/13），仅2例甲胎蛋白轻中度升高；7例患者肝功能或胆红素出现轻度异常。

（六）影像学表现

在影像学上，病灶多表现为囊实性，通常可见多个囊腔，分隔可粗细不均；也可见囊性和实性表现。MRI平扫，病灶在T_1WI上呈不均匀低信号，分隔及实性成分与肌肉信号相仿，囊性成分略低于脑脊液信号；T_2WI上表现为不均匀高信号，分隔及实性成分稍高于肝实质，囊性成分略低于脑脊液信号。部分患者的CT图像显示分隔及囊壁有细小钙化灶，提示病灶可能存在很长时间，形成钙盐沉积。

（七）诊断要点与鉴别诊断

1. 诊断要点　患者往往表现为上腹部不适，当出现囊内感染或出血时，会出现急性腹痛[5]。部分患者可于外伤后淋巴管瘤破裂，使淋巴液外漏导致急性腹膜炎。当淋巴管瘤较大压迫周围胆管时，可出现肝功能损害的症状。影像学上以囊实性多见，内见粗细不均分隔。

2. 鉴别诊断

（1）典型肝脏血管瘤：好发于成年女性，T_1WI呈均匀低信号，T_2WI呈均匀高信号，即"灯泡征"，强化方式为从周边渐进性向内充填，小病灶可完全填充，较大病灶可不完全填充。较大病灶与毛细管型淋巴管瘤较难鉴别。

（2）血管淋巴管瘤[21]：好发于儿童和青少年，影像学表现为肝脏上边界清楚的囊实性病变，囊腔大小不一，增强后囊壁及实性成分呈渐进性强化，单纯从影像上很难与淋巴管瘤相鉴别。

（3）间叶性错构瘤[22]：好发于婴幼儿，MRI表现为囊实性病灶，囊液在T_1WI呈不均匀低或高信号，T_2WI呈不均匀高信号，囊壁、间隔及间质呈低或等信号，增强扫描囊壁、间隔及囊内间质实性成分有不同程度强化，强化程度与间质的含量有关。对于发生于婴幼儿的海绵状型及毛细管型淋巴管瘤与之较难鉴别。

（4）囊腺瘤及囊腺癌[23]：好发于30岁以上女性，MRI表现为囊实性病灶，囊内可见壁结节，分隔一般较薄，增强扫描壁结节可有强化，而淋巴管瘤一般无壁结节，且分隔可粗细不均，强化方式也有所不同，可与之鉴别。

（5）肝脏巨大囊肿：与单纯囊状淋巴管瘤也不易鉴别，囊肿与单纯囊状淋巴管瘤均无强化，仍需要病理确诊。

当肝脏内出现单发巨大囊实性病灶，边界清楚，分隔粗细不均，增强扫描呈渐进性强化或渐进性向心性强化甚至整个瘤灶充填，肿瘤指标为阴性，应当考虑肝脏海绵状或毛细管型淋巴管瘤的可能。对于难以鉴别的肝淋巴管瘤，病理诊断是确诊的"金标准"。

二、病 例 介 绍

1. 病史摘要　患者，女性，51岁。20多天前体检发现肝脏占位性病变，无发热、无腹痛腹胀。饮食及睡眠可，二便未见明显异常，体重无明显减轻。

2. 影像学表现　见图54-0-1。

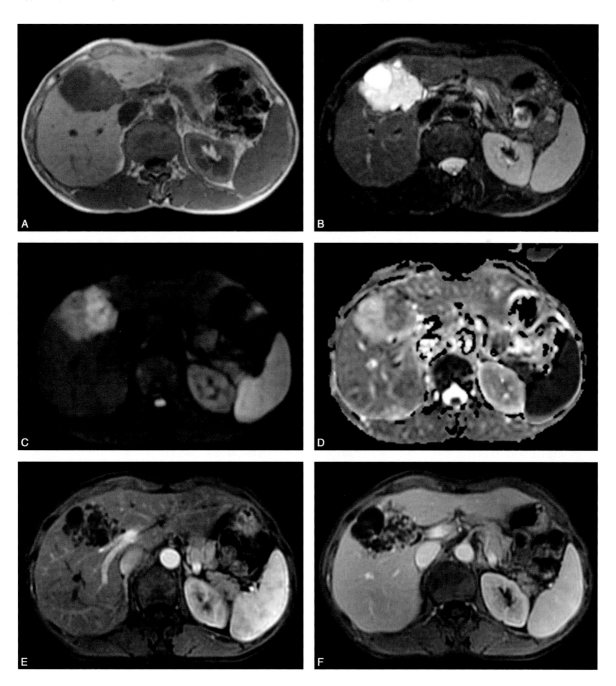

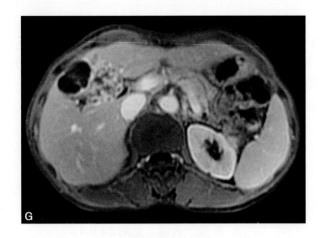

图 54-0-1 肝脏淋巴管瘤
A、B. MRI 示肝左内叶可见不规则异常信号，T₁WI 病灶呈低信号，T₂WI 病灶呈明显高信号；C、D. DWI 呈稍高信号，ADC 呈信号减低，弥散受限；E～G. 增强扫描动脉期病灶囊壁及分隔轻微强化，门静脉期至平衡期呈轻至中度强化（病例来源：复旦大学附属中山医院）

三、教学要点

1. 在影像学上，淋巴管瘤多表现为囊实性，通常可见多个囊腔，分隔可粗细不均；也可见囊性和实性表现。

2. 部分患者的 CT 图像显示分隔及囊壁有细小钙化灶，提示病灶可能存在很长时间，形成钙盐沉积。

3. 增强后囊壁及实性成分呈渐进性强化，单纯从影像上很难与血管淋巴管瘤相鉴别。

参 考 文 献

[1] Stavropoulos M, Vagianos C, Scopa CD, et al. Solitary hepatic lymphangioma. A rare benign tumour: a case report[J]. HPB Surg, 1994, 8(1): 33-36.

[2] Huang L, Li J, Zhou F, et al. Giant cystic lymphangioma of the liver[J]. Hepatol Int, 2010, 4(4): 784-787.

[3] Chan S C, Huang S F, Lee W C, et al. Solitary hepatic lymphangioma-a case report[J]. Int J Clin Pract Suppl, 2005, 59(147): 100-102.

[4] 丛文铭, 朱世能. 肝胆肿瘤外科病理学[M]. 上海: 上海科技教育出版社, 2002.

[5] Stunell H, Ridgway PF, Torreggiani WC, et al. Hepatic lymphangioma: a rare cause of abdominal pain in a 30-year-old female[J]. Ir J Med Sci, 2009, 178(1): 93-96.

[6] 卢春燕, 闵鹏秋, 冯黎, 等. 肝脏淋巴管瘤一例[J]. 中华放射学杂志, 2004, 38(2): 221-222.

[7] 白志刚, 德力格尔图, 赖玉书, 等. 肝脏囊状淋巴管瘤一例[J]. 中华普通外科杂志, 2003, 18(2): 86.

[8] Lee HH, Lee SY. Case report of solitary giant hepatic lymphangioma[J]. Korean J Hepatobiliary Pancreat Surg, 2016, 20(2): 71-74.

[9] Zhang YZ, Ye YS, Tian L, et al. Rare case of a solitary huge hepatic cystic lymphangioma[J]. World J Clin Cases, 2013, 1(4): 152-154.

[10] Choi WJ, Jeong WK, Kim Y, et al. MR imaging of hepatic lymphangioma[J]. Korean J Hepatol, 2012, 18(1): 101-104.

[11] Zouari M, Ben Dhaou M. Solitary hepatic lymphangioma in an 8-month-old child[J]. Pan Afr Med J, 2015, 20: 440.

[12] Liu Q, Sui CJ, Li BS, et al. Solitary hepatic lymphangioma: a one-case report[J]. Springerplus, 2014(3): 314.

[13] Nakano T, Hara Y, Shirokawa M, et al. Hemorrhagic giant cystic lymphangioma of the liver in an adult female[J]. J Surg Case Rep, 2015, 2015(4): rjv033.

[14] Matsumoto T, Ojima H, Akishima-Fukasawa Y, et al. Solitary hepatic lymphangioma: report of a case[J]. Surg Today, 2010, 40(9): 883-889.

[15] Shahi KS, Geeta B, Rajput P. Solitary hepatic lymphangioma in a 22-day-old infant[J]. J Pediatr Surg, 2009, 44(8): E9-E11.

[16] 侯敏, 孙经建. 肝脏淋巴管瘤 1 例[J]. 中国医学影像技术, 2003, 19(2): 194.

[17] Koh CC, Sheu JC. Hepatic lymphangioma-a case report[J]. Pediatr Surg Int, 2000, 16(7): 515-516.

[18] 陈玉芳, 刘红, 程红岩, 等. 肝脏淋巴管瘤的 MRI 表现并文献复习[J]. 中华放射学杂志, 2018, 52(4): 311-313.

[19] 余克驰, 魏明发, 易斌. 小儿肝脏巨大海绵状淋巴管瘤一例[J]. 中华小儿外科杂志, 2012, 33(2): 159-160.

[20] 李基根, 符喻矗. 肝巨大淋巴管瘤 1 例[J]. 中国医

学影像技术,2010,26(12):2411.

［21］张蔚,陈卫霞,李琳,等.肝脏血管淋巴管瘤一例［J］.放射学实践,2015,30(9):965-966.

［22］朱黎,赵新湘,李迎春,等.肝脏间叶性错构瘤 CT 及 MRI 表现［J］.临床放射学杂志,2018,37(8):

1320-1324.

［23］肖渤瀚,尹璐,刘伯杨.肝脏胆管囊腺瘤及囊腺癌八例临床 MRI 表现［J］.天津医药,2011,39(9):867-869.

（刘新疆　许传军）

第五十五章

肝结节性再生性增生

一、综　述

（一）定义

肝结节性再生性增生（nodular regenerative hyperplasia of the liver，NRHL）是以肝细胞结节形成并伴有轻度纤维化为病理特点的慢性非硬化性肝脏疾病，1953 年 Ranstrom[1] 首先以"粟粒样肝细胞腺瘤病"描述 NRHL，1959 年 Steiner[2] 正式提出 NRHL 的命名。

（二）病因及发病机制

病因及发病机制不明确，可能与口服避孕药、类风湿性关节炎、结节性多动脉炎、Budd-Chiari 综合征、系统性红斑狼疮、自身免疫性疾病等有关[3,4]。目前认为 NRHL 的发病机制与肝实质内微循环障碍有关，是肝脏对血流分布异常的一种非特异性适应性改变。主要是肝动脉或门静脉的末级分支弥漫性狭窄或闭塞，形成局部缺血，导致血供减少部位肝细胞萎缩，而那些血供正常的部位肝细胞则代偿性增生，形成再生性结节，这是肝组织对肝内血流变化异常的一种继发性代偿性改变[5]。门静脉系统的微血栓或阻塞是造成 NRHL 的基本病理改变，肝内血流不均衡分布及微循环障碍导致适应性重构，部分为可逆性改变[6]。

（三）流行病学

NRHL 是西方非硬化性门静脉高压的主要病因之一。可发生于任何年龄。男女无明显差异。1990 年 Wanless[7] 根据 2 500 例尸检结果，报道其发生率为 2.6%，在 80 岁以上人群增至 5.3%。

（四）临床表现

NRHL 早期可无症状，中晚期主要表现为门静脉高压、食管胃底静脉丛曲张、腹胀、腹痛、消化道出血和肝脾肿大，少数出现黄疸，病程后期可以出现非特异性的门静脉高压甚至肝衰竭[8,9]，需要肝肾联合移植。伴发的系统性疾病表现包括发热、乏力、皮疹、关节炎、雷诺现象、蛋白尿、淋巴结肿大、肺动脉高压等。

（五）实验室检查

生物化学改变无特异性[5]，可见肝酶谱异常改变，转氨酶轻度升高，多以碱性磷酸酶、γ-谷氨酰转移酶、谷丙转氨酶升高为特征；而胆管酶（碱性磷酸酶、谷氨酰转肽酶）升高较明显。血常规两系或三系降低。

（六）病理

大体：肝脏质地偏硬，偶可见结节。光镜：肝小叶结构不清，弥漫性分布肝细胞增生小结节，结节间无明显纤维分隔。结节内肝板走行紊乱，不再向中心静脉汇聚，肝细胞大小不等，可见双核肝细胞，局灶坏死少见。典型的 NRHL 组织学特征是再生结节被结节周边区萎缩的肝细胞分割[10]，结节外缘无纤维包绕，增生的肝细胞呈双板或多板排列，肝窦扩张，门静脉小分支狭窄、闭塞，中央静脉被挤压变形。

（七）影像学表现

在影像上，NRHL 表现为弥漫性和局灶性，局灶性 NRHL 多出现在 Budd-Chiari 综合征和自身免疫性肝炎患者，弥漫性 NRHL 多见于非肝硬化的门静脉高压患者，可出现静脉曲张破裂出血和脾功能亢进[8]。弥漫性 NRHL 为肝内广泛分布的直径小于 3mm 的再生性小结节，局灶性病变表现为散在分布的肝内结节，大者可达数厘米。NRHL 的影像学表现依赖于结节的大小，弥漫的细小病变不易检出，当结节较大或有融合倾向时，可表现为肝内占位。可能伴随的影像学表现包括食管-胃底的静脉曲张、腹水和脾大等。

1. 超声　NRHL 的超声表现无特异性，弥漫性 NRHL 由于病变体积较小，直径均小于 3mm[11]，显示为正常肝实质呈低或等回声结节灶[9]。部分表现为弥漫多发的边界清晰的低或等回声均质的微小病灶，周围有低回声[6]或高回声环[12]，高回声结节非常少见。在 Caturelli 等[12] 报道的病例中，皆表现为多发低或等回声小结节,周围高回声环。

2. CT　NRHL平扫部分结节呈低或等密度,极少数可见高密度结节[11]。增强后动脉期强化少见或仅表现轻度强化,门静脉期及平衡期可见强化。但病变的弥漫性强化或周围环状强化也有报道[8,13]。李雪芹等[14]报道,超声检查仅提示肝硬化,CT平扫显示肝内多个低密度病变,增强后则表现为延迟强化,出现病变中央强化而周围低密度环围绕的独特表现。经动脉门静脉造影CT(CT during arterial portography,CTAP)是目前检出小或微小结节最敏感的技术,Norihide Yoneda等[15]最新研究显示,将对比剂通过门静脉注入结节中心,肝实质内结节明显强化,明显提高了弥漫性NRHL的检出率。

3. MRI　T_1WI和T_2WI上NRHL均可出现高至低信号改变[9,16],结节在DWI上为等信号或稍高信号,Gd-DTPA增强后动脉期病灶出现强化,门静脉期及平衡期表现为等信号,与肝癌的快速流出不同,增强后的1~3小时仍表现为高或等信号[9]。也有研究发现,增强后肝内结节倾向于静脉期强化[14]。李雪芹等[14]报道,NRHL在T_1WI上呈低信号,T_2WI和DWI上呈高信号;增强后病变倾向于延迟强化,出现类似于CT表现的中央强化而周围低密度环围绕改变。Norihide Yoneda等[15]最新研究显示,MRI增强扫描肝胆期显示结节较明显,中央呈低信号,结节周围为高信号,呈"甜甜圈"征。

(八)诊断要点与鉴别诊断

1. 诊断要点　NRHL影像诊断困难,常被漏诊或误诊[17],需结合临床表现如自身免疫性肝炎、Budd-Chiari综合征、特发性门静脉高压。NRHL的影像学表现依赖于结节的大小,NRHL由门静脉供血,具有延迟强化的影像特征。MRI肝胆期"甜甜圈"征是其较特征性的影像学表现;

诊断则多需病理活检,显示为无明显纤维分隔结节。

2. 鉴别诊断　局灶性NRHL需要与肝腺瘤、肝脏局灶性结节增生、肝脏原发性淋巴瘤相鉴别[18]。①肝腺瘤年轻女性多见,无肝硬化背景,常有口服避孕药史,多有完整包膜,增强呈均匀明显强化,出血较NRH常见。②肝脏局灶性结节增生多无慢性肝炎或肝硬化病史,血供丰富,且多伴有中央纤维瘢痕,组织学上肝细胞形态与正常肝细胞基本相同。③肝脏原发性淋巴瘤为乏血供肿瘤,增强呈轻度强化或无强化,MRI表现为T_1WI低信号、T_2WI高信号。④弥漫性NRHL需要与转移瘤相鉴别,转移瘤有原发病史,且多呈环形强化。⑤肝硬化结节在CT上延迟期为低密度,MRI上多表现为T_1WI高信号、T_2WI低信号,增强扫描延迟期为低信号,与NRHL的强化方式不同。

NRHL早期诊断至关重要,预后与有无门静脉高压密切相关,目前临床尚缺乏有效治疗,应长期随访。

二、病例介绍

病例1

1. 病史摘要　患者,女性,44岁。半年前无明显诱因出现腹泻,水样便,每天2次,不伴里急后重,进食油腻食物后腹泻加重。在当地诊所服用中药治疗2个月,病情未见好转。20天前出现腹胀,行胃镜检查,发现食管静脉曲张,考虑肝硬化,为进一步诊治收入院。实验室检查:ALT 44.9U/L, AST 38.7U/L, TBIL 7.8μmol/L, ALP 77.9U/L, AFP 3.24ng/mL。乙肝表面抗原及丙肝抗体均阴性。临床诊断:特发性门静脉高压;肝内占位,性质待定。

2. 影像学及病理表现　见图55-0-1。

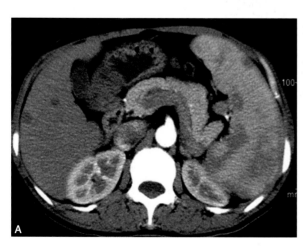
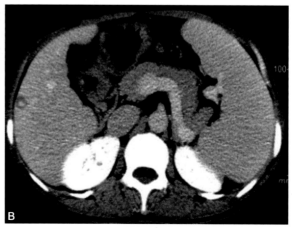

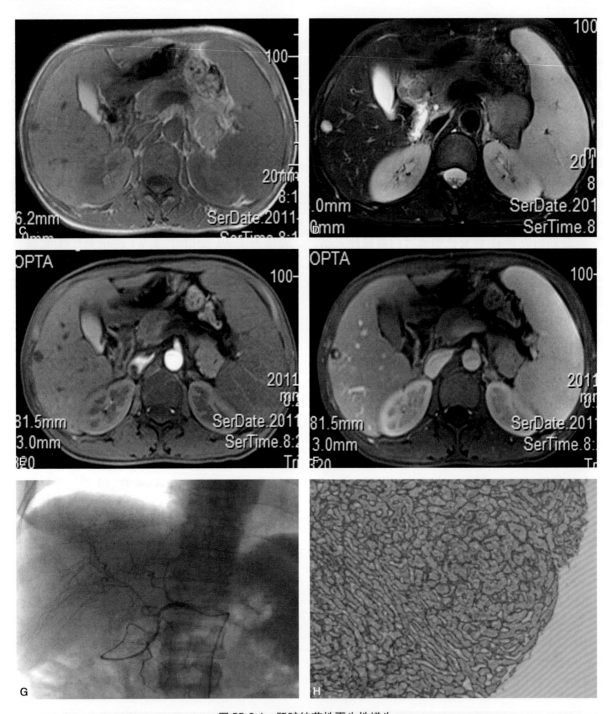

图 55-0-1　肝脏结节性再生性增生

A、B. CT 增强扫描动脉期肝右叶病灶无强化,延迟期病灶中央出现结节样强化,周围低密度环围绕;C~G. MRI 平扫肝右叶可见 T_1WI 低信号,T_2WI 高信号病灶,增强扫描,动脉期病灶无强化,延迟期病灶中央可见结节样强化,病灶周围见清晰的低信号环;G、H. DSA 病灶未见染色,病理示肝细胞结节状增生,压迫周围肝组织呈索条状(网纤维染色×200)

病例 2

1. 病史摘要　患者,男性,36 岁。3 年前体检发现肝脏内多发占位,无发热、纳差、恶心呕吐、腹胀腹痛、腹泻便秘、皮肤黄染等症状。肿瘤标志物:AFP 2.8ng/mL,CA19-9 15.5U/mL,CEA 1.94ng/mL。行腹部 CT 检查示肝右叶多发异常密度灶,肝硬化,脾大,门静脉高压。进一步行 MRI 检查示肝右叶多发异常信号并静脉期不均匀强化,恶性病变不除外。遂行右肝联合肝段切除术。

2. 影像学及病理表现　见图 55-0-2。

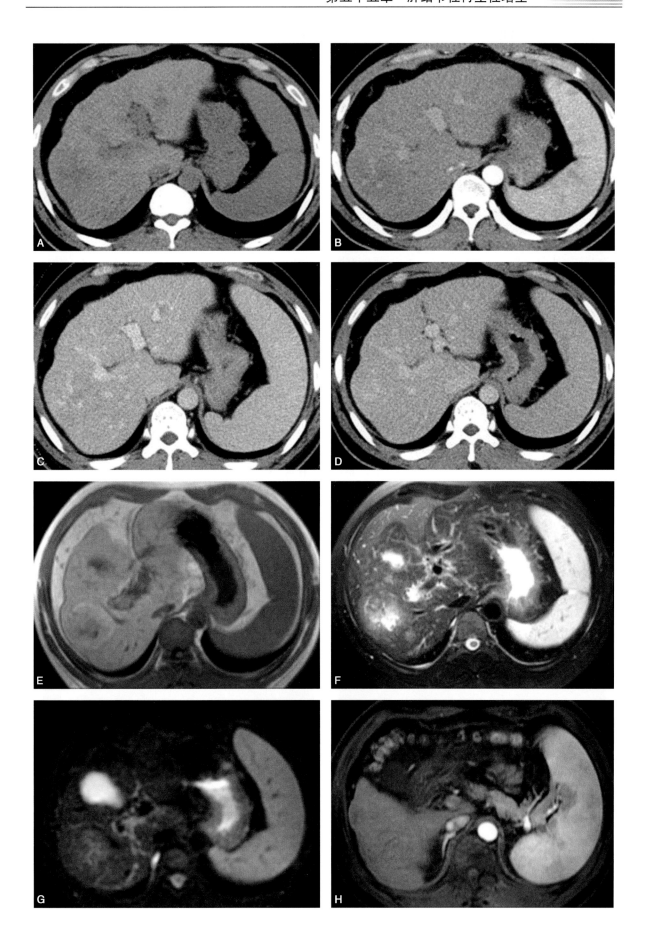

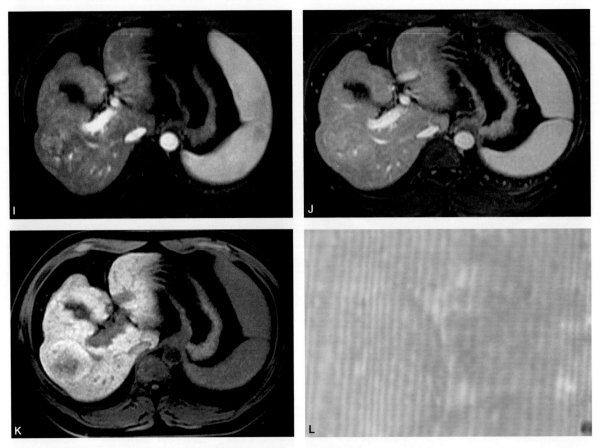

图 55-0-2 肝脏结节性再生性增生

A~D. CT 示肝硬化,脾大,门静脉高压,肝右叶多发稍低密度灶,增强扫描,动脉期病灶轻度强化,静脉期进一步强化,延迟期病灶呈等密度;E~K. MRI 示肝右叶多发 T_1WI 等/稍低信号、T_2WI 高信号,DWI 病灶呈稍高信号,增强扫描,动脉期病灶强化不明显,静脉期可见强化,延迟期呈等/稍低信号,肝胆期病灶中心呈低信号,病灶边缘呈稍高信号;L. 病理示局灶汇管区有炎症细胞浸润及小胆管增生(本病例由北京协和医院徐佳提供)

病例 3

1. 病史摘要 患者,男性,43 岁。患者 1 天前早餐后出现持续腹胀,有上消化道出血。胃镜提示食管、贲门静脉曲张,其中静脉曲张可见出血,予静脉套扎治疗。否认肝炎、结核等传染病史。ALT 24U/L、AST 31U/L、GGT 27U/L, AFP 2.4ng/mL。

2. 影像学及病理表现 见图 55-0-3。

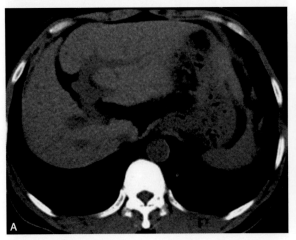
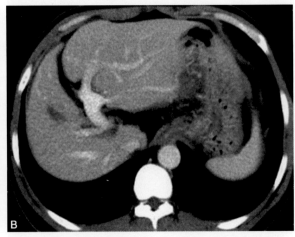

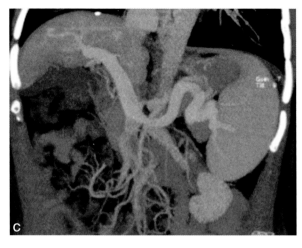
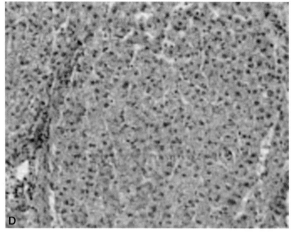

图 55-0-3　肝脏结节性再生性增生

A、B. CT 示肝裂增宽、左叶增大,肝周少许积液,脾大,增强扫描静脉期未见明显异常强化灶;C. CT 冠状位重建示门静脉增宽(约 1.9cm),侧支循环形成;D. 病理示肝组织符合结节性再生性增生,部分区伴较多中性粒细胞浸润,特殊染色结果显示:D-PAS(-),Masson 染色(-),网织纤维(+)(本病例由北京协和医院薛华丹提供)

三、教 学 要 点

1. 非肝炎背景下不明原因肝硬化,脾大,门静脉高压侧支循环,表现为局灶性病灶及有延迟强化的影像特征,均提示本病可能。

2. 本病肝胆期"甜甜圈"征为本病特征性表现。弥漫性为肝内广泛分布的直径小于 3mm 的再生性结节。伴随的影像学表现包括食管-胃底的静脉曲张、腹水和脾大等。

3. NRHL 与 FNH、肝腺瘤的影像学表现存在重叠,如结节为多发,应结合多种影像学检查综合分析,确诊还需要病理。此外,NRHL 还应与转移瘤鉴别。

4. 病理示结节外缘无纤维包绕。

参 考 文 献

[1] RANSTROM S. Miliary hepatocellular adenomatosis[J]. Acta Pathol Microbiol Scand,1953,33(3):225-229.

[2] Steiner PE. Nodular regenerative hyperplasia of the liver [J]. Am J Pathol,1959,35(11):943-953.

[3] Reshamwala PA,kleiner DE,Heller T. Nodular regenerative hyperplasia:not all nodules are created equal[J]. Hepatology,2006,44(8):7-14.

[4] Turk AT,Szabolcs MJ,Lefkowitch JH. Portal Hypertension,Nodular Regenerative Hyperplasia of the Liver,and Obstructive Portal Venopathy due to Metastatic Breast Cancer [J]. Case Reports in Pathology, 2013, 2013:826284.

[5] 林芳,陈碧芬,郑瑞丹,等. 肝结节性再生性增生 1 例 [J].中华肝脏病杂志,2011,19(7):709-710.

[6] Seiderer J,Zech CJ,Diebold J,et al. Nodular regenerative hyperplasia:reversible Associated with azathioprine therapy[J]. Eur J Gastroenterol Hrpatol,2006,18(5):553-555.

[7] Wanless IR. Micronodular transformation(nodular regenerative hyperplasia) of the liver:areport 0f 64 cases among 2,500 autopsies and a new classification of benign hepatocellular nodules[J]. Hepatology,1990,11(5):787-797.

[8] Jha P,Poder L,Wang ZJ,et al. Radiologic mimics of cirrhosis[J]. AJR,2010,194(4):993-999.

[9] Silva AC,Evans JM,McCullough AE,et al. MR imaging of hypervascular liver masses:a review of current techniques[J]. Radio Graphics,2009,29(2):385-402.

[10] Trenschel GM,Schubert A,Dries V,et al. Nodular regenerative hyperplasia of the liver:case report of a 13-year-old girl and review of the literature[J]. Pediatr Radiol,2000,30(1):64-68.

[11] Clouet M,Boulay I,Boudiaf M,et al. Imaging features of nodular regenerative hyperplasia of the liver mimicking hepatic metastases[J]. Abdom imaging,1999,24(3):258-261.

[12] Caturelli E,Ghittoni G,Ranalli TV,et al. Nodular regenerative hyperplasia of the liver:Coral atoll-like lesions on ultrasound are characteristic in predisposed patients[J]. Br J Radio,2011,84(1003):129-134.

[13] Chung EM,Cube R,Lewis RB,et al. Pediatric Liver Masses:Radiologic-Pathologic Correlation Part 1. Benign Tumors [J]. Radio Graphics, 2010, 30 (3): 801-826.

[14] 李雪芹,赵大伟,贾翠宇,等. 肝脏结节性再生性增

生 1 例[J].实用放射学杂志,2013,29(1):174-175.

[15] Yoneda N,Matsui O,Kitao A,et al. Benign Hepatocellular Nodules:Hepatobiliary Phase of Gadoxetic Acid-enhanced MR Imaging Based on Molecular Background [J]. Radio Graphics 2016,36(7):2010-2027.

[16] Anderson SW, Kruskal JB, Kane RA. Benign Hepatic Tumors and Iatrogenic Pseudotumors[J]. Radio Graphics,2009,29(1):211-229.

[17] Al-Mukhaizeem KA, Rosenberg A, Sherker AH. Nodular regenerative hyperplasia of liver: an under-recognized cause of portal hypertension in hematological disorders[J]. Am J Hematol,2004,75(4):225-230.

[18] 王慧慧,赵心明.肝脏结节性再生性增生 1 例并文献复习[J].实用放射学杂志,2016,32(9):1479-1480.

（李雪芹　曲金荣）

第五十六章

肝脏常见原发恶性肿瘤

第一节 肝细胞性肝癌

一、综述

1. 定义 肝癌是我国常见的恶性肿瘤之一，按其组织来源可分为肝细胞癌（hepatocellular carcinoma，HCC）、胆管细胞肝癌（cholangiocellular carcinoma）和混合型肝癌，其中 HCC 占所有肝癌的90%以上[1,2]，且在我国恶性肿瘤疾病死亡率中排名第二[3,4]。

2. 临床特征 HCC 好发于30~60岁，男性多见[2,3]。起病常隐匿，早期患者可无任何症状或体征，此期称为亚临床期，少数患者会出现食欲减退、上腹闷胀、乏力等，有些患者可能有轻度肝肿大。中、晚期主要有肝区痛、乏力、消瘦、黄疸、腹水等。患者多有肝炎和肝硬化背景[4,5]。甲胎蛋白（AFP）多有不同程度升高，少数也可呈阴性。肝癌多在肝病随访或体检普查中应用 AFP 及 B 超检查偶然发现，一旦出现症状，大多已进入中晚期，治疗困难，预后很差。

HCC 主要发生在发展中国家，目前认为与肝硬化、病毒性肝炎、黄曲霉素等某些化学致癌物质和水土因素有关[6]。全球约一半的 HCC 由乙型肝炎病毒（hepatitis B virus，HBV）感染引起；超过80%的 HCC 发生在东亚和撒哈拉以南的非洲，与 HBV 流行区一致。HBV 携带者发生 HCC 的相对风险可达非感染者的10~100倍；乙型肝炎肝硬化患者的风险则更高，年发生率可达3%~8%[7,8]，严重威胁人民的健康和生命。HCC 在慢性 HBV 感染者中的发生是病毒、宿主和环境因素共同作用的复杂过程。HCC 可发生于慢性乙型肝炎和肝硬化患者，也可发生在没有明显肝损害

的隐匿性 HBV 感染者。进一步的研究表明，感染 HBV 和 HCV 的 HCC 患者，术后更易复发转移。

AFP 检测是一种较廉价且成熟的检测方法，自20世纪70年代开始，就作为一项特异性肿瘤标志物用于肝癌的诊断[9]。AFP 在正常成人中水平极低，而在约75%的 HCC 患者血清中 AFP 可超过>10μg/L。术前血清 AFP 水平可初步评估肝癌恶性程度及患者预后；并建议对 AFP < 20ng/mL 的 HCC 患者积极行手术切除治疗。同时，血清 AFP 水平已成为肝癌术后复发、转移的重要指标。虽然，在部分非肿瘤性肝病中，AFP 也有明显升高，且部分 HCC 患者 AFP 始终处于低水平，对于一些小肝癌 AFP 也无法起到诊断作用，但它仍被视为一项重要的 HCC 诊断指标沿用至今。此外，对于肝硬化及 HBV 感染者，AFP 也是一项预测肝癌风险的重要指标。

对于 HCC 的临床分期，目前最常用的是 TNM 分期[10]。近年来，中国抗癌协会肝癌专业委员会推荐了 HCC 的一种新分期系统，此系统综合了 TNM 分期和 Child-Pugh 分级，简称中国分期（Chinese system，CS）[11,12]（表56-1-1）。研究表明，CS 分期可有效判断患者预后，尤其适用于合并严重肝硬化的患者。

肝癌手术切除是首选的治疗方法，可达到根治要求，1年、2年和5年生存率分别为63%~97%、34%~78%和17%~69%。但术后复发转移率高仍然是制约手术疗效的根本原因[5]。目前，射频消融、肝动脉栓塞化疗、分子靶向药物治疗等多种治疗方法不断运用于临床，既是手术的有效辅助，又可以对无法手术的肝癌进行治疗[13]。因此，掌握各种指标来评估病情，判断预后，早期发现复发、转移，进而适时选择最合适的方法进行治疗也成为必需[11]。

表 56-1-1　CS 分期标准

分期	肿瘤大小及位置	门静脉癌栓（下腔静脉、胆管癌栓）	肝门、腹腔淋巴结肿大	远处转移	肝功能 Child 分级
Ⅰa	单个，≤3cm	无	无	无	A
Ⅰb	在 1 叶，≤5cm	无	无	无	A
Ⅱa	在 1 叶，≤10cm，或在 2 叶，≤5cm	无	无	无	A
Ⅱb	在 1 叶，>10cm，或在 2 叶，>5cm	无	无	无	A 或 B
Ⅲa	任何位置	在门静脉或下腔静脉或胆管分支	无	无	A 或 B
	任何位置	在门静脉或下腔静脉或胆管	有或无	有或无	
	任何位置	主干	有	有或无	
	任何位置	有或无	有或无	有	
Ⅲb	任何位置	有或无	有或无	有或无	C

3. 病理　HCC 在病理上可以分为三种类型：①巨块型，癌结节≥5cm，最多见；②结节型，每个癌结节<5cm；③弥漫型，弥漫小结节分布于全肝。小于 3cm 的单发结节或 2 个癌结节直径之和不超过 3cm 的 HCC 称为小肝癌。此外，结合 WHO 肝脏与肝内胆管肿瘤组织学的分类标准，又将 HCC 分成高分化、中分化及低分化，有助于了解肿瘤分化程度对疾病预后产生的影响[12,13]。HCC 主要由肝动脉供血，90% 的肝癌为富血供。大的癌灶中央易发生坏死。肝癌也易侵犯门静脉和肝静脉引起癌栓和肝内血行转移，侵犯胆管可引起阻塞性黄疸，淋巴转移较少，主要累及肝门及腹主动脉或腔静脉旁淋巴结[13,14]。晚期可出现远处转移。

4. 影像学表现

（1）CT：肝脏多有肝硬化表现，病灶多呈圆形或卵圆形，少许呈分叶状，个别浸润生长的肿瘤形态不规则。肝右叶多见，尾叶最少见。平扫病灶呈稍低密度，部分周围可见环形低密度带，即肿瘤包膜。

肿瘤特异的病理改变对应着不同的 CT 征象，肿瘤的 CT 增强表现与其微血管相关因素之间存在密切联系[15-17]。肿瘤新生血管的形成决定 HCC 的血供类型，其血供类型又决定了 CT 的强化表现。典型的三期增强特点为"快进快出"：动脉期主要为门静脉供血的肝脏还未出现明显对比增强，而主要由肝动脉供血的癌灶出现明显结节状、斑片状强化；门静脉期肝实质明显增强，而

肿瘤没有门静脉供血则增强密度迅速下降；平衡期肝实质继续保持高密度强化，肿瘤增强密度继续减低[18,19]。在少供血型征象的 HCC 患者中，病理可见肿瘤边缘光滑，包膜完整，强化程度低，新生血管生成较少，恶性程度亦不高。相较之下，血管高度活跃的患者，病理征可见肿瘤内部及侧旁的新生血管均有较多生长，强化特征明显，提示肿瘤恶性程度高。研究表明，HCC 的强化方式、病灶厚度及肿瘤形态均与其病理分化程度密切相关，高分化者多为不均匀强化，形态规则，边界清楚，而低分化者多为表面强化，形态不规则，边界模糊[20,21]。除病灶本身外，还可出现门静脉和肝静脉癌栓、动静脉分流、淋巴结或远处转移。

（2）MRI：肿块在 T_1WI 上信号复杂，多为低信号，主要是因为病灶纤维化和液化坏死所致，高信号与肿瘤分化程度、病灶内出血、金属含量、脂肪变性有关，等信号主要是分化好的早期小病灶[21,22]。T_2WI 上病灶多为不均匀高信号，这与肿瘤分化程度及血供相关，一般认为分化程度高的病灶 T_2WI 多表现为等或低信号，分化Ⅱ~Ⅳ级的病灶均表现为高信号，等或低信号的病灶乏血供，高信号病灶富血供[23]。

肿块的 MRI 增强表现与 CT 增强表现类似，由于病灶主要由肝动脉供血，故动脉期病灶多为明显强化，强化程度高于正常肝实质[24,25]。进一步来说，动脉期原发病灶强化程度与病灶大小相关，较小的病灶动脉期明显均匀强化，较大的病灶呈现不均匀强化，部分大病灶见分隔样强化。门

静脉期及延迟期呈现三种类型,一是快速消退,二是门静脉期持续强化或信号稍减低,至延迟期基本廓清,三是延迟期分隔依然明显强化。包膜及脂肪变性是 HCC 较有价值的征象。在病理上,包膜内层含丰富的纤维组织,外层为受压的血管和新生胆管,故其于门静脉期及延迟期强化明显,当病灶内对比剂廓清后包膜依然显示强化[26]。

病灶侵犯血管也是 HCC 的重要征象,若门、肝静脉扩张或血管受推挤,其内见软组织信号影,提示门、肝静脉癌栓形成。分析时应以增强图像为主,必要时行冠矢状增强综合判断[27]。HCC 患者肝内转移灶多见,转移灶增强动脉期明显强化,显示较 T_1WI 及 T_2WI 明显,且能发现更多转移灶,以原发病灶周边分布多见,较小的转移灶增强呈典型的"快进快出",可为诊断 HCC 提供有力的证据[28]。

综上所述,HCC 的磁共振诊断应注重"三序四征一转移"的应用,即运用常规 T_1WI 结合正反相位、T_2WI 结合脂肪抑制及动态增强序列扫描,注重分析病灶增强的"快进快出"、包膜、脂肪变性、血管侵犯四个征象及肝内转移性病灶,以提高其诊断准确率。

5. 诊断要点与鉴别诊断　一般来说,HCC 的影像诊断不难,HCC 患者多伴有肝炎肝硬化病史,CT 上呈边界欠清的稍低密度肿块,MRI 上以稍长 T_1 稍长 T_2 信号为主。增强扫描为最具特征性的表现,表现为动脉期明显强化并高于正常肝实质密度,门静脉期及平衡期 HCC 强化程度减低,且低于正常肝实质,呈现典型的"快进快出",还可出现门静脉和肝静脉癌栓、动静脉分流、淋巴结或远处转移等征象。

HCC 主要与肝局灶性结节增生(focal nodular hyperplasia,FNH)、肝腺瘤、肝硬化再生结节、肝血管瘤等常见病相鉴别[29]。

(1)肝腺瘤是一种罕见的肝脏良性肿瘤,一般无症状,肝功能多正常,AFP 不高。有研究显示[30],肝腺瘤的发生与激素类药物的使用有关,女性与长期服用避孕药物有关,男性与长期服用类固醇激素有关。病理显示,肝腺瘤主要由层状或索状肝细胞和少量库普弗细胞组成,不含有胆管,细胞大而淡染,腺瘤内可有脂肪变性、坏死和出血,可有包膜或假包膜,但肝腺瘤增强除中心坏死、脂肪变性区外,其他病灶实质均表现为动脉期均匀一致明显强化。肝腺瘤平扫以等略低密度影

为主,增强扫描动脉期明显强化,门静脉期及延迟期强化程度下降,与肝实质强化程度接近;腺瘤较大时,其内常有出血坏死,平扫呈混杂密度,实质部分动脉期强化不明显,但门静脉期及延迟期强化程度与正常肝实质接近;有脂肪变性及假包膜形成时,平扫呈低密度,无明显强化,门静脉期包膜强化;病变较大或位于门静脉区时,门静脉呈受压改变,多无侵犯征象[31]。

(2)FNH 是临床少见的一种肝脏良性疾病,是发生于正常肝脏结构的增生性疾病,而并非真正的肿瘤[31]。FNH 可发生于任何年龄,但以 20~50 岁的女性多见。本病早期一般无明显临床症状。典型的 FNH 为结节状,好发于肝脏边缘,边界清楚,无包膜,以切面中央有星芒状瘢痕为其病理特征,并向外放射状形成许多纤维间隔。纤维间隔内可见厚壁畸形血管也是本病突出的特点[32],此外还可见增生的胆管,并有炎症细胞浸润。多数 FNH 病灶平扫呈孤立略低密度或等密度肿块,境界清楚,密度均匀。病灶中心可见点状、条状及放射状低密度瘢痕。当肿块呈等密度时,仅表现为占位效应或低密度中心瘢痕。多期增强扫描,动脉期除中央瘢痕外显著均匀强化外,病灶中心或周边见增粗的供血血管影,门静脉期呈等或略高密度,延迟期呈等密度,中央瘢痕出现延迟期强化,强化模式以快进慢出为特点。其中以动脉期除瘢痕外的明显均匀强化是最典型的 CT 征象[32,33]。目前,动脉期病灶中央或周边出现增粗迂曲的供血血管影亦被认为是 FNH 的特征性征象,尤其是病灶中央出现供血血管,强烈提示 FNH 的诊断。MRI 平扫,病灶 T_1WI 以等或稍低信号为主,T_2WI 以等或稍高信号为主,中央瘢痕组织含丰富的慢血流血管、增生胆管及炎症细胞浸润,中心可见特征性的星芒状长 T_1、长 T_2 信号,FNH 在 CT 与 MRI 动态增强表现基本一致,具有一定特征性[34]。

研究表明,CT 能谱多参数成像能有效鉴别肝癌和 FNH,具有极高的检测敏感性及特异性[35,36]。CT 能谱成像是在普通 CT 成像的基础上整合复合图像的成像技术,可满足 40~140keV 间的 100 多种能量成像,可用于多种疾病的诊断,其中 HU 衰减曲线是检测人体不同组织内部化学成分的重要指标。研究发现,FNH 患者与肝癌患者的两种疾病病变组织化学成分不同,提示 HU 衰减曲线可作为 FNH 及肝癌的诊断参照物。进

一步的研究表明,动脉期病灶与周围正常肝组织碘浓度比值(ICRLN)、门静脉期标准化碘浓度(NIC)及门静脉期 ICRLN 三个定量参数值在肝癌与 FNH 中存在显著差异,且动脉期 ICRLN 鉴别肝癌和 FNH 的敏感性和特异性均达到 100%;且肝癌两期的 NIC 和 ICRLN 均低于同期 FNH,而脂肪/钙浓度均高于 FNH。

（3）肝硬化与肝癌的发生密切相关,肝硬化再生结节及小肝癌均为肝硬化进展期的相关疾病,因此,如何判断肝硬化再生结节及小肝癌对于确定患者的治疗方案尤为重要。再生结节是在肝硬化的基础上发生局灶增生而形成的小结节,直径多小于 1cm。在切面上见小结节间为纤维组织包绕,镜下正常小叶结构被破坏,内含正常的肝细胞、库普弗细胞及胆小管等结构。再生结节主要为门静脉供血,CT 平扫表现为低密度病灶,边界清晰;CT 增强扫描表现为病灶强化不明显或不均匀,门静脉期呈等密度强化,最终排除恶性病变的可能[37]。肝硬化再生结节中可有铁质沉着,非铁质沉着的再生结节在 T_1WI 和 T_2WI 平扫为等信号,周围纤维间隔分别显示为相对低和高信号。铁质沉着再生结节在 T_1WI 和 T_2WI 平扫为低信号。T_1WI 动态增强,非铁质沉着再生结节动脉期纤维间隔多无明显增强。再生结节的信号强度与平扫时相仿,门静脉期纤维间隔常有所增强,再生结节周围的纤维间隔足够厚时,它们本身无明显增强而呈现为相对低信号[38]。

（4）肝血管瘤为常见的肝良性肿瘤,好发于女性,发病率为男性的 4.5～5 倍,多见于 30～60 岁。临床上可无任何症状,偶然在体检中发现。巨大肿瘤可出现上腹部胀痛不适,肿瘤破裂可引起肝脏出血。CT 平扫检查表现为肝实质内境界清楚的圆形或类圆形低密度肿块,CT 值约 30HU。在快速注射对比剂后 20～30s 内为动脉期,可见肿瘤自边缘开始出现斑状、结节状明显对比增强灶,接近同层大血管密度。注射对比剂后 50～60s,即进入门静脉期,对比增强灶互相吻合,同时向肿瘤中央扩展。数分钟后延迟扫描,整个肿瘤均匀增强,增强程度也逐渐下降,可高于或等于周围正常肝实质的增强密度。整个对比增强过程表现"早出晚归"的特征。部分血管瘤,延时扫描时肿瘤中心可有无强化的不规则低密度区,代表纤维化或血栓化部分,然而肿瘤周围仍显示这一"早出晚归"特征[31]。在 MRI 上,T_1WI 血管瘤表现为均匀的低信号;T_2WI 表现为均匀的高信号,边缘锐利,临床上称为"灯泡征";Gd-DTPA 对比增强后作 T_1WI 动态扫描,肿瘤亦从边缘增强,逐渐向中央扩展,最后充盈整个肿瘤,形成高信号肿块。

二、病例介绍

病例 1

1. 病史摘要　患者,男性,62 岁。外院 CT 提示肝占位性病变。病理诊断为肝细胞增生伴不典型性,灶性考虑:肝细胞癌。免疫组化:AFP(-),Hepa(+),Arg-1 灶(+),CD34 血管(+),CK18(+),CK7(-),CK19(-),Ki-67(+)为 10%～20%。

2. 影像学表现　见图 56-1-1。

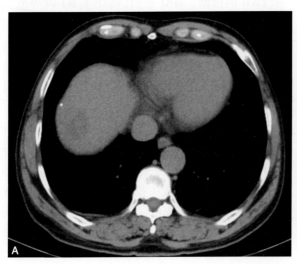
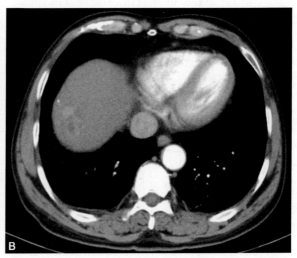

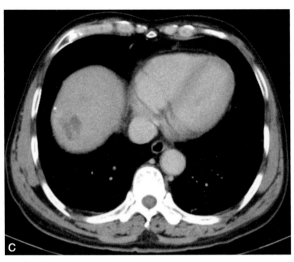
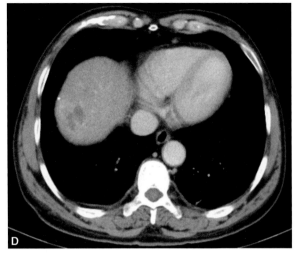

图 56-1-1　肝细胞性肝癌
A. CT 平扫示肝顶稍低密度肿块；B. CT 增强扫描，动脉期示肿块呈明显不均匀强化；C、D. 门静脉期及平衡期示肝顶强化程度低于邻近正常肝实质

病例 2

1. 病史摘要　患者，男性，46 岁。右上腹疼痛 1 个月余。病理诊断为低分化肝细胞癌，累及肝被膜，侵及肾周脂肪囊，脉管内见癌栓。免疫组化：Arg-1（-），Hepa（-），AFP（+），CD34 血管（+），CK9（-），CK8/18（-），P40（-），P63（-），Ki-67 约 70%。

2. 影像学表现　见图 56-1-2。

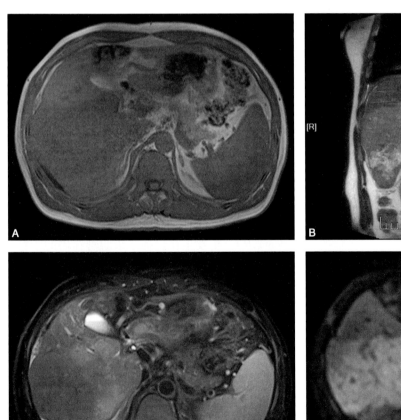
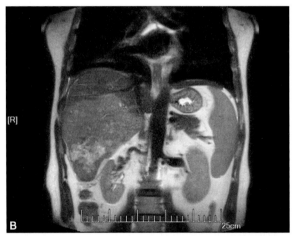
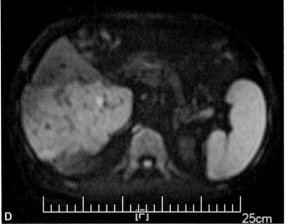

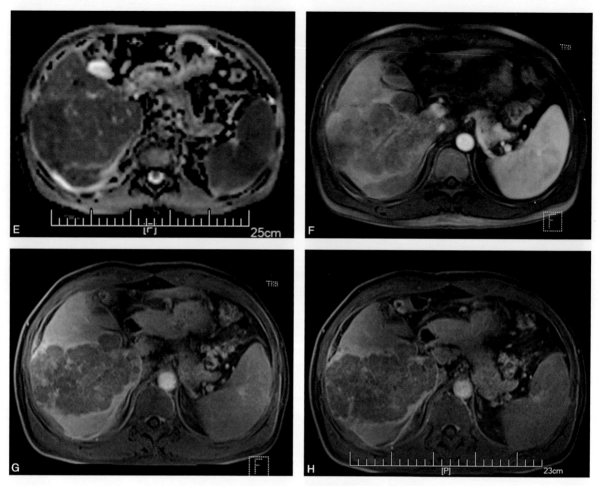

图 56-1-2　肝细胞性肝癌

A. MRI T_1WI 示肝右叶稍低信号肿块影;B. 冠状位 T_2WI 示肝右叶不均匀稍高信号肿块影;C. T_2WI 脂肪抑制序列示肝右叶稍高信号肿块影;D、E. DWI 和 ADC 图示肝右叶肿块弥散受限;F～H. T_1WI 增强扫描示肝右叶肿块强化方式呈"快进快出"

三、教 学 要 点

1. CT 平扫表现呈稍低密度,边界不清。

2. MRI 平扫呈稍长 T_1 稍长 T_2 信号影,DWI 与 ADC 图可见肿块明显弥散受限。

3. 增强扫描表现为动脉期强化程度高于正常肝实质,而于门静脉期时其强化程度下降,强化程度低于正常肝实质,呈"快进快出"表现。

第二节　肝内胆管细胞癌

一、综　　述

1. 解剖及定义　肝左右胆管分别由左右半肝内的毛细胆管逐渐汇合而成,走出肝门之后即合成肝总管。因此,胆管系统由两部分组成:即肝内胆管和肝外胆管。肝内胆管又分为肝门部胆管

和周围胆管,一般以肝内胆管的二级分支及以上称为周围胆管,一级和二级分支的肝内段则称为肝门区胆管。

肝内胆管细胞癌(intrahepatic cholangiocarcinoma,ICC)指发生在包括二级胆管在内的末梢侧的原发性胆管细胞癌,也称为周围型肝内胆管细胞癌(peripheral cholangiocarcinoma),占胆管细胞癌的 10%,肝原发恶性肿瘤的 5%～10%[39]。

2. 临床与病理　ICC 多发生于 60～70 岁,小于 40 岁发病者罕见,男性稍多于女性,但无明显优势[39,40]。早期多无明显症状,可表现为不适、疲劳、消化不良等非特异症状,晚期可出现腹痛、体重下降、腹部包块。伴有肝内胆管结石、胆道感染时,常有腹痛、发热和黄疸,检查发现肝脏肿大、上腹部肿块等。血性转移较少而淋巴道转移多见。病因不清,胆道结石、Caroli 病、胆囊疾病、化脓性胆管炎、华支睾吸虫感染等与其发生有一定

关系。多无慢性肝炎、肝硬化病史,AFP 多为阴性。

目前根据日本肝癌研究会(the liver cancer study group of Japan)分类,依据肿瘤大体表现可分为:肿块型、管周浸润型、管内生长型和混合型[41]。肿块型最多见,呈膨胀性生长,内部有较多纤维结缔组织,质地坚硬,色灰白,边界多不规则呈分叶状。可通过门静脉系统侵犯肝脏形成瘤周卫星结节,淋巴结转移较常见。管周浸润型主要沿胆管壁的长轴浸润性生长,并向肝门部侵犯,呈树枝状或长条状,管壁向心性增厚、管腔狭窄。周围胆管继发扩张,常合并肝内胆管结石。管内生长型呈乳头状、息肉状向胆管腔内生长,如分泌大量黏液则造成局部胆管显著扩张。通常不侵犯胆管壁和肝实质,淋巴结转移少见,恶性度低,预后好。组织学上,ICC 常为分化较好的腺癌,有丰富纤维基质。肿块型与管周浸润型多为高或低分化的管状腺癌,管内型多为乳头状腺癌。

3. 影像学表现

(1)超声

1)肿块型:①呈不规则分叶状多,无周边声晕,边界模糊,内部回声高低不等[41]。②瘤周可见卫星病灶及扩张胆管。③常见门静脉等血管受侵,但较少形成癌栓,肝门淋巴结肿大常见。④彩色多普勒肿块内血供较少,呈零星分布的点状血流信号。⑤频谱多普勒可呈动脉或门静脉样血流。

2)管周浸润型[41-43]:①多表现为管壁不规则增厚,边界不清,可将扩张胆管包绕其内。②肿瘤趋向肝门部扩展,阻断胆管致肝内胆管普遍扩张。③合并肝内胆管结石时,肿块内可见强回声伴后方声影。

3)管内生长型[41-43]:①肿瘤似囊性病变,集中于2~3级胆管部位。②囊壁不规则增厚、隆起,壁内见等或高回声结节状、乳头状突出的肿物,内部回声不均,表面不平。③如产生大量黏液,可见囊内漂浮的点状回声。

(2)超声造影

造影时相划分为:肝内出现纤细的动脉增强信号至门静脉内开始出现对比剂信号为肝动脉期;门静脉内对比剂信号出现至肝实质开始明显增强为门静脉期;肝实质强烈增强后为延迟期。

表现:对比剂信号快速增强并快速消退,门静脉期可见周边高回声环[44,45]。

(3)CT

1)肿块型

平扫:①肝内单发圆形、类圆形、分叶状或不规则形低密度肿块;②边缘不清,周围常见卫星灶,无包膜;③肿块内或周围见胆管扩张形成的条索状更低密度影。

增强扫描:表现为"慢进慢出"的特点[46]。①早期肿瘤周边轻度、不完全环行强化,密度高于同层肝组织。中央部分不增强或轻度网格状、结节状强化,低于同层正常肝组织。②延迟增强为最特征的表现,强化程度高于同层肝组织。③其他伴随征象:肝叶萎缩,邻近肝被膜回缩。

2)管周浸润型

平扫:①局部胆管壁不规则增厚,管腔狭窄,界限不清,远端胆管扩张。②肿瘤侵犯门静脉时,表现为血管狭窄变细或消失。③偶见点片状高密度结石影。④肝包膜可回缩内凹。

增强扫描:①树枝状或长条状强化,延迟强化。②邻近胆管壁可因肿瘤浸润增厚呈"星芒状"改变[46-48]。

3)管内生长型

平扫:①胆管内乳头状、分叶状肿物;②肝段或肝叶胆管扩张。

增强扫描:①强化程度稍低于肝实质,无延迟期强化[47];②胆管可显著扩张呈囊状,表现为无强化,边界清晰的更低密度区。

4)混合型:即肿块并管周浸润型 ICC;兼具肿块型和管周浸润型两者的 CT 特点[48-50]。当肝内出现一个伴有瘤周胆管扩张的结节状肿瘤、增强扫描出现早期周边环状强化、延迟期中心高密度强化特征时,提示肿瘤为肿块并管周浸润型 ICC。

(4)MRI

1)平扫:①T_1WI 肿块为不同程度低信号,T_2WI 为不同程度高信号,周围胆管扩张呈条状长 T_1 长 T_2 信号[51,52]。②导管状腺癌及乳头状腺癌表现为稍长 T_1、稍长 T_2 信号,肿块内坏死液化则呈更长 T_1、更长 T_2 信号。③黏液样腺癌多表现为均匀长 T_1、长 T_2 信号。

2)增强扫描:①早期肿块呈不同程度周边强化而延迟期呈渐进性向心性强化[53-55]。②"星芒状"外观,为肿块与周围胆管同时强化所致。③导管状腺癌和乳头状腺癌在动脉增强早期常表现为周边强化,延迟期逐渐向心性强化,中心坏死区不强化。④黏液腺癌在动脉增强早期多无明显周边强化,延迟期肿瘤内部则逐渐呈现斑片状强化。

3）功能成像

DWI:DWI 上肿瘤由于弥散受限常表现为高信号[56,57]。全身 DWI 技术是一项全新的磁共振成像技术,与传统的 PET 技术相似,但与 PET 技术的成像机制不同,在肿瘤筛查和鉴别诊断及肿瘤的分期、肿瘤治疗的随访中具有很高的临床价值。

PWI 主要反映组织微观血流动力学变化,通过测量灌注参数可评价肿瘤的血流灌注情况。

MRS 通过检测瘤区胆碱/脂质比值、胆碱含量等,可进一步反映肿瘤细胞的代谢情况。

4）MRCP（magnetic resonance cholangiopancreatography）:能完整、直观、立体地显示肝内外胆管内肿物,远较断层图像清晰明了,对判断胆管侵犯范围的准确率高,且具有非侵入性、无放射性、无须对比剂等优点,但对Ⅱ级以上胆管内细小病变诊断困难[41,56]。MRI、MRA 及 MRCP 三者联合应用可得到更全面、准确的诊断信息。

5）PTC、ERCP:经皮穿刺肝胆道成像（PTC）和内镜逆行胰胆管造影（ERCP）分别从胆管近端和远端显示肿瘤形态、部位及侵袭范围,主要用于管周浸润型和管内生长型的诊断,可直观显示胆管不规则狭窄及管内充盈缺损。可同时施行胆汁细胞学检查,敏感性约 30%,联合组织学活检可达 40%~70%[57,58]。但 ICC 大多数为肿块型,位于肝脏外周部分,ERCP 对其诊断价值并不大。

6）PET/CT:ICC 具有恶性肿瘤的共同特征,如新陈代谢活跃、葡萄糖摄取异常增高等,在正电子发射计算机断层成像上表现为高代谢灶。主要用于了解肿瘤全身累及范围、临床分期、疗效评价及监测复发等[59]。

7）DSA:DSA 实质期表现为轻中度肿瘤染色,边缘模糊,瘤体多不规整,且肿瘤染色持续时间较长。"网格征"和"羽毛征"对肝内胆管细胞癌具有特征性的诊断依据[1]。网格样及羽毛状肿瘤血管影像的病理基础为胆管细胞癌呈浸润性生长,病灶内或肿瘤周围的肿瘤血管为肿瘤组织所浸润或包埋,对比剂进入所形成的征象。

4. 鉴别诊断　肝内胆管细胞癌应与肝细胞癌、低血供肝转移瘤、胆管炎伴脓肿形成及肝血管瘤等相鉴别。

（1）肝细胞癌:一般质地较软,病灶中央可出血、坏死、囊变,周围肝包膜常表现外凸,很少合并胆管扩张,常伴门静脉癌栓。肝内胆管细胞癌,质地较硬,常合并胆管结石及胆管扩张,周围肝包膜常内陷,易包绕门静脉血管,不直接侵犯至管腔内。增强扫描,典型肝癌呈"快进快出"型,肿块周围胆管扩张少见。肝癌 AFP 常呈阳性,常伴肝硬化,胆管细胞癌 AFP 常为阴性,常无肝硬化表现。ICC 较 HCC 更易肝门淋巴结转移,HCC 更易侵犯肝静脉系统[58-61]。肿瘤周围楔状增强在 ICC 中较常见。

（2）低血供肝转移瘤:尤其源于胃肠道的腺癌,CT 表现于肝内胆管细胞癌相似,鉴别需依赖病史。胆管细胞癌瘤体较大,常合并胆管扩张。转移瘤轮廓光整,中央常见更低密度区,增强后表现"牛眼征",没有向心性增强改变,多数为多发病灶[60]。

（3）胆管炎伴脓肿形成:脓肿多呈环形强化,环周有低密度水肿带,其内无增强区,边缘较光整,CT 表现"靶征",脓肿内出现气体有助于诊断。如发现胆管壁局限性增厚,扩张胆管内有结节状或乳头状软组织肿块,应高度怀疑 ICC。

（4）肝血管瘤:CT 平扫示边界清晰低密度病灶,密度均匀或不均匀,强化呈快进慢出型,动脉期血管瘤呈边缘斑片状强化,强化明显高于肝实质,与血管接近,门静脉期或延迟扫描二者均有向心性强化特点,但肝血管瘤延迟后多呈较明显的等密度充填,且持续时间更长,胆管细胞型肝癌延迟后瘤灶中心常有部分或大部分不能被充填;肝血管瘤 DSA 表现为肿瘤边缘扩大的肝血窦呈高密度的"爆米花"或"小棉球状"染色,典型者呈半弧形或马蹄形分布于肿瘤边缘,染色表现为明显的"早出晚归"[61]。

二、病例介绍

病例 1

1. 病史摘要　患者,女性,50 岁。主诉:上腹部疼痛。病理诊断:肝脏胆管细胞癌。免疫组化:AFP（-）,Vim（-）,CK7（+）,CK19（+）,CEA（-）,CK18（+）,Ki-67（+）60%~70%,Hepa（-）。

2. 影像学表现　见图 56-2-1、图 56-2-2。

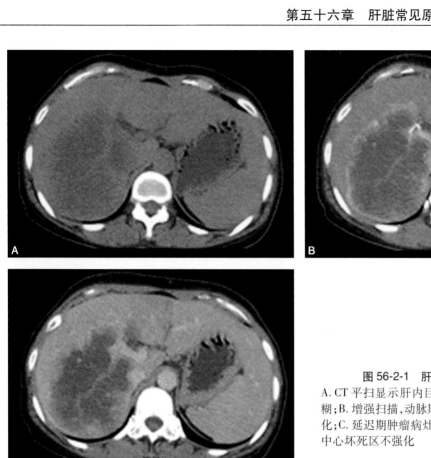

图 56-2-1　肝内胆管细胞癌（肿块型）
A. CT 平扫显示肝内巨大类圆形低密度病灶,边界模糊;B. 增强扫描,动脉期肿瘤病灶边缘呈轻度不均匀强化;C. 延迟期肿瘤病灶仍强化,密度高于同层肝实质,中心坏死区不强化

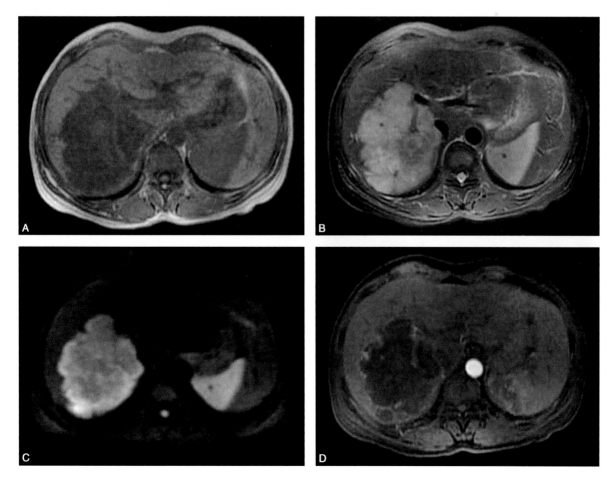

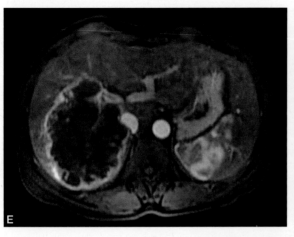
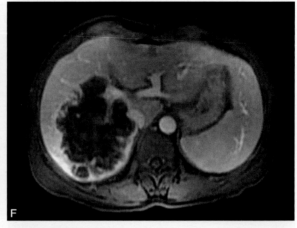

图 56-2-2　肝内胆管细胞癌（肿块型）

A. MRI 平扫 T$_1$WI 上显示肝右叶肿块，呈低信号，边界不清；B. T$_2$WI 上显示病灶呈高信号；C. DWI 上病灶弥散受限呈高信号；D. 增强扫描，动脉期病灶边缘呈轻度强化；E. 门静脉期病灶强化程度增加，呈明显高信号；F. 延迟期肝实质进一步强化，病灶呈高信号，高于同层肝实质

病例 2

1. 病史摘要　患者，女性，44 岁。主诉：上腹部疼痛。病理诊断：肝脏胆管细胞癌。免疫组化：EMA 灶（＋），CK18（＋），CEA 灶（＋），AFP（－），

Hepa（－），Arg-1（－），CD34 血管（＋），Ki-67（＋）30%，CK19（＋），CK7（＋）。

2. 影像学表现　见图 56-2-3、图 56-2-4。

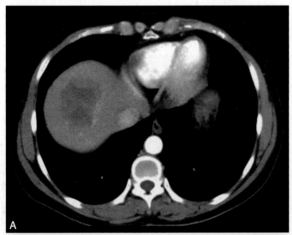
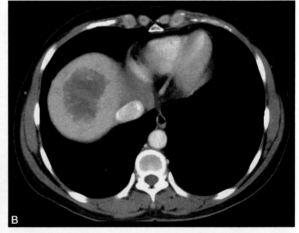
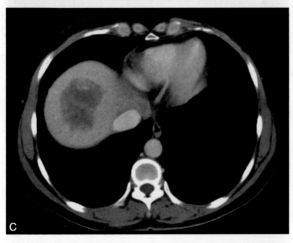

图 56-2-3　肝内胆管细胞癌（肿块型）

A. CT 增强扫描，动脉期肝顶病灶边缘呈轻度不均匀环状强化，边界不清；B. 门静脉期病灶渐进性向中心强化；C. 延迟期病灶边缘及中心可见强化，密度高于同层肝实质

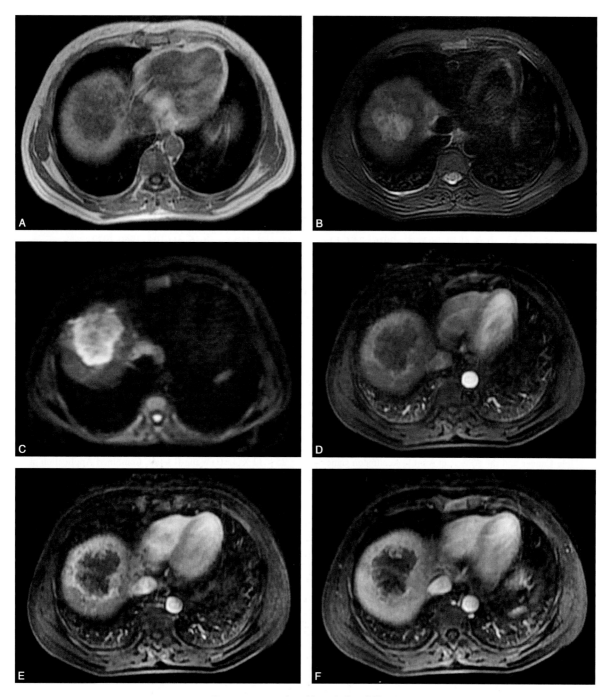

图 56-2-4　肝内胆管细胞癌（肿块型）

A. MRI 平扫 T_1WI 上显示肝顶低信号肿块，边界不清；B. T_2WI 上显示病灶呈高信号；C. DWI 上病灶弥散受限，呈明显高信号；D. 增强扫描，动脉期病灶边缘呈轻度强化；E. 门静脉期病灶强化程度增加，呈明显高信号；F. 延迟期肝实质进一步强化，病灶呈高信号，高于同层肝实质

三、教 学 要 点

1. 肝内单发肿块，边界模糊。

2. CT 平扫呈低密度，MRI 上呈长 T_1 长 T_2 信号，DWI 上弥散受限呈高信号。

3. 早期肿瘤周边强化，呈"慢进慢出"型强化。延迟强化，高于同层肝实质。

参 考 文 献

［1］ Bosetti C，Turati F，LaVecchia C. Hepatocellular carcinoma epidemiology［J］. Best Pract Res Clin Gastroenterol，2014，28（5）：753-770.

［2］ El-Serag HB. Epidemiology of viral hepatitis and hepatocellular carcinoma［J］. Gastroenterology，2012，142（6）：1264-1273. e1.

［3］ 陈建国,张思维,陈万青,等.中国 2004-2005 年全国死因回顾抽样调查肝癌死亡率分析［J］.中华预防医学杂志,2010,44（5）:383-389.

［4］ Lozano R,Naghavi M,Foreman K,et al. Global and regional mortality from 235 causes of death for 20 age groups in 1990 and 2010:a systematic analysis for the Global Burden of Disease Study 2010［J］. Lancet, 2012,380(9859):2095-2128.

［5］ Shlomai A,deJong YP,Rice CM. Virus associated malignancies:the role of viral hepatitis in hepatocellular carcinoma［J］. Semin Cancer Biol,2014,26:78-88.

［6］ 张原青,郭津生.乙型肝炎病毒促进肝细胞性肝癌发生的机制［J］.中华肝脏病杂志, 2016, 24（2）: 152-156.

［7］ 吴卫兵,尹华发,黄文琪,等.肝炎病毒感染与肝细胞性肝癌患者术后复发转移的相关性研究［J］.中华医院感染学杂志,2016,（4）:744-746.

［8］ Kabbach G,Assi HA,Bolotin G,et al. Hepatobiliary Tumors:Updateon Diagnosisand Management［J］. J Clin Transl Hepatol,2015,3（3）:169-181.

［9］ 马文骏.术前血清 AFP 水平与肝细胞肝癌生物学特性及预后相关性分析［D］.杭州:浙江大学,2014.

［10］ Sobin LH,Fleming ID. TNMC lassification of Malignant Tumors,fifthedition（1997）. Union Internationale Contrele Cancer and the American Joint Committeeon Cancer［J］. Cancer,1997,80（9）:1803-1804.

［11］ An C,Rakhmonova G,Choi JY,et al. Liver imaging report in gand data system（LI-RADS）version 2014:understanding and application of the diagnostical gorithm ［J］. Clin Mol Hepatol,2016,22（2）:296-307.

［12］ 曲强,芮静安,王少斌,等.肝细胞癌临床分期系统的比较［J］.中华肿瘤杂志,2006,28（2）:155-158.

［13］ 高锋利. 人类肝细胞性肝癌 RUNX3、p21WAF1/CIP1、CyclinD1 基因表达的临床意义及其相关性研究［D］.银川:宁夏医科大学,2011.

［14］ Grant D,Fisher RA,Abecassis M,et al. Should the liver transplant criteria for hepatocellular carcinoma be different for deceased donation and living donation? ［J］. Liver Transpl,2011,17（Suppl 2）:S133-S138.

［15］ Schraml C,Kaufmann S,Rempp H,et al. Imaging of HCC-Current State of the Art［J］. Diagnostics（Basel）, 2015,5（4）:513-545.

［16］ 李建军,胡道予,汤浩,等.肝细胞肝癌 CT 动脉期强化特点与肿瘤病理分化关系的研究［J］.放射学实践,2012,27（1）:61-64.

［17］ 胡国祥,郑丽民.肝细胞性肝癌 CT 表现与肿瘤病理分化相关性研究［J］.中国中西医结合消化杂志, 2013,21（10）:537-538.

［18］ Terkivatan T,deWilt JH,deMan RA,et al. Indications and long-termoutcome of treatment for benign hepatic-

tumors:acritical appraisal［J］. Arch Surg, 2001, 136（9）:1033-1038.

［19］ 闫喆. 64 层螺旋 CT 多期成像在肝细胞癌中的应用研究［D］.天津:天津医科大学,2010.

［20］ 陈燕,宋卫东,王成林,等.CT 能谱成像对肺部占位性病变鉴别诊断价值的初步研究［J］.罕少疾病杂志,2013,20（1）:1-6,48.

［21］ Guo J,Seo Y,Ren S,et al. Diagnostic performance of contrast-enhanced multi detector computed tomography and gadoxetic acid disodium-enhanced magnetic resonance imaging in detecting hepatocellular carcinoma: direct comparison and a meta-analysis［J］. Abdom Radiol（NY）,2016,41（10）:1960-1972.

［22］ Qi Zhang,Sudan Wang,Ruirui Qiao,et al. Recent Advances in Magnetic Nanoparticle-based Molecular Probes for Hepatocellular Carcinoma Diagnosis and Therapy［J］. Current Pharmaceutical Design,2018,24:1-6.

［23］ 丁贺宇,王成林,黎永滨,等.肝硬化与正常肝脏双重血流量定量对比研究［J］.中国 CT 和 MRI 杂志, 2013,11（6）:52-55.

［24］ Hennedige T,Venkatesh SK. Advances in computed tomography and magnetic resonance imaging of hepatocellular carcinoma［J］. World J Gastro enterol,2016, 22（1）:205-220.

［25］ Li X,Li C,Wang R,et al. Combined Application of Gadoxetic Acid Disodium-Enhanced Magnetic Resonance Imaging（MRI）and Diffusion-Weighted Imaging（DWI） in the Diagnosis of Chronic Liver Disease-Induced Hepatocellular Carcinoma: A Meta-Analysis ［J］. PLoS One,2015,10（12）:e0144247.

［26］ 聂忠敏,杨锁平,张磊,等.原发性肝细胞性肝癌 42 例磁共振征象分析［J］.基层医学论坛, 2015, 19（32）:4527-4528.

［27］ Niendorf E,Spilseth B,Wang X,et al. Contrast Enhanced MRI in the Diagnosis of HCC［J］. Diagnostics （Basel）,2015,5（3）:383-398.

［28］ ParkY S,Lee CH,Kim JW,et al. Differentiation of hepatocellular carcinoma from its various mimickers in liver magnetic resonance imaging:What are the tips when using hepatocyte-specificagents? ［J］. World J Gastroenterol,2016,22（1）:284-299.

［29］ Kim TK,Lee E,Jang HJ. Imaging findings of mimickers of hepatocellular carcinoma ［J］. Clin Mol Hepatol, 2015,21（4）:326-343.

［30］ 夏宾,杨学华,高剑波,等.肝腺瘤多排螺旋 CT 诊断及鉴别诊断［J］.实用放射学杂志,2012,28（4）: 564-566,572.

［31］ Caraiani CN,Marian D,Militaru C,et al. The role of the diffusion sequence in magnetic resonance imaging for the differential diagnosis between hepatocellular carcinoma and benign liver lesions[J]. Clujul Med, 2016,89(2):241-249.

[32] 鲁法美,刘红艳,李玉新,等.CT能谱多参数成像在鉴别肝癌和FNH中的应用价值分析[J].中国CT和MRI杂志,2015,(8):64-66,73.

[33] 胡久民,邹文远,徐官珍,等.MSCT多期增强扫描对肝脏局灶性结节增生的诊断价值[J].中国中西医结合影像学杂志,2014,12(2):136-138.

[34] 马秀华,薛鹏,仲继刚,等.肝脏局灶性结节增生的CT及MRI诊断与临床应用价值[J].中华肝胆外科杂志,2013,19(2):98-101.

[35] 唐润辉,王成林,邓乾华,等.双能CT碘定量法评价肝硬化血流动力学改变与肝功能储备CTP评分相关性[J].中国CT和MRI杂志,2015,13(3):52-55,59.

[36] 尹冰心,陈兴灿.能谱CT在肿瘤性病变中的临床应用[J].中国CT和MRI杂志,2014,12(6):115-117.

[37] 孙建锋,吴晓恬.超声与CT对肝硬化再生结节和小肝癌的鉴别诊断价值[J].青岛医药卫生,2015,47(5):344-346.

[38] 颜有霞,刘振堂,陈伟,等.肝硬化结节与小肝癌的MRI研究[J].医学影像学杂志,2011,21(12):1839-1841.

[39] 陈立达,徐辉雄.肝内胆管细胞癌的影像学诊断进展[J].中国医学影像技术,2007,23(3):463-465.

[40] Asayama Y, Tajima T, Okamoto D, et al. Imaging of cholangiocellular carcinoma of the liver[J]. Eur J Radiol,2010,75(1):120-125.

[41] 温欣,王学梅.胆管细胞癌的超声表现及与CECT、MRI、MRCP诊断价值的对比研究[J].中国医学影像技术,2011,27(4):800-803.

[42] 吕珂,姜玉新,戴晴,等.超声造影对肝内胆管细胞癌的诊断价值[J].中国医学影像技术,2005,21(8):1239-1241.

[43] 陈重,邓旦,李茜,等.肝内胆管细胞癌超声造影研究[J].中国超声医学杂志,2013,29(9):798-802.

[44] 解丽梅,广旸,唐少珊,等.肝内胆管细胞癌超声造影与增强MRI表现对比分析[J].临床超声医学杂志,2012,10(3):50-53.

[45] Li CL, Wang WP, Ding H, et al. Value of contrast-enhanced sonography in the diagnosis of peripheral intrahepatic cholangiocarcinoma[J]. J Clin Ultrasound, 2011,39(8):447-453.

[46] 杜国忠,王艳玲,张水平.肝内胆管细胞癌的CT诊断[J].中国医学影像学杂志,2013,29(9):455-456.

[47] 彭德红,肖立志,肖恩华,等.肝内胆管细胞癌的螺旋CT动态扫描及临床表现特点分析[J].临床放射学杂志,2011,30(1):51-54.

[48] Lee JW, Han JK, Kim TK, et al. CT features of intraductal intrahepatic cholangiocarcinoma[J]. Am J Roentgenol,2007,175(3):721-725.

[49] 蔡炳,李铭明.周围型肝内胆管细胞癌MDCT征象分析[J].中国CT和MRI杂志,2011,9(4):28-31.

[50] 毛枫,张兴伟,李超伦,等.周围型肝内胆管细胞癌:超声造影与增强CT对照[J].中国医学影像技术,2013,29(9):1477-1480.

[51] 李绍林,张雪林,陈燕萍,等.肝内周围型胆管细胞癌CT和MRI诊断及病理基础研究[J].中华放射学杂志,2004(10):64-66.

[52] 杨沛钦,郑晓林,邹玉坚,等.肝内胆管细胞癌CT,MR表现与病理特征对照分析[J].中国CT和MRI杂志,2012,10(3):50-53.

[53] 刘国保,罗久伟,成官迅,等.肝内周围型胆管细胞癌CT和MRI诊断及病理基础研究[J].中国CT和MRI杂志,2012,10(1):57-59,78,81.

[54] Maetani Y, Itoh K, Watanabe C, et al. MR imaging of intrahepatic cholangiocarcinoma with pathologic correlation[J]. Am J Roentgenol,2001,176(6):1499-1507.

[55] 薛鹏高,剑波,张伟,等.高场MRI诊断周围型肝内胆管细胞癌[J].中国医学影像技术,2013,29(2):243-246.

[56] 李莉,任转琴,陈涛,等.磁共振扩散加权成像在胆管癌诊断中的价值研究[J].中国医学影像学杂志,2011,19(1):76-80.

[57] 陆永明,丁庆国,贾传海,等.磁共振弥散加权成像诊断肝内胆管细胞癌的研究分析[J].中国癌症杂志,2012,22(12):924-926.

[58] 王洋洋,王振光,李大成,等.^{18}F-FDG PET/CT诊断原发性肝癌和肝转移瘤的价值[J].中国医学影像技术,2015,31(1):77-81.

[59] Chen LD, Xu HX, Xie XY, et al. Intrahepatic cholangiocarcinoma and hepatocellular carcinoma:differential diagnosis with contrast-enhanced ultrasound[J]. EurRadiol,2010,20(3):743-753.

[60] 徐桂军,朱建友,翟慎国,等.肝细胞癌与肝内周围型胆管细胞癌的螺旋CT动态增强与病理分析[J].中华肝胆外科杂志,2010,16(4):253-256.

[61] Chong YS, Kim YK, Lee MW, et al. Differentiating mass-forming intrahepatic cholangiocarcinoma from atypical hepatocellular carcinoma using gadoxetic acid-enhanced MRI[J]. ClinRadiol,2012,67(8):766-773.

（谢传淼　曲金荣　沈静娴　赵静
贝天霞　王慧芳）

第五十七章

特殊类型肝细胞癌

第一节　原发性透明细胞型肝癌

一、综　　述

1. 定义　原发性透明细胞型肝癌（primary clear cell carcinoma of the liver，PCCCL）是一种少见细胞类型的肝细胞癌。临床极罕见，据统计，其发病率占肝细胞癌（hepatocellular carcinoma，HCC）的 0.9% ~ 8.8%[1,2]。

2. 概述　原发性透明细胞型肝癌临床表现与肝癌差别不大，男性多于女性，往往以腹痛和乏力等症状就诊，多见于有肝炎史者，与年龄、肝硬化病史和 AFP 值增高关系不大[2]。原发性肝透明细胞癌诊断主要依靠病理学和组织化学检查，术前诊断困难。B 超、CT 和 MRI 一般仅能诊为肝癌。

原发性透明细胞型肝癌的组织细胞学特点不同于普通肝细胞癌，大多为中高度分化，胞质呈透明或空泡状，细胞内富含大量的中性脂肪或糖原，细胞核轻度异型[3,4]。一般认为，透明细胞>50% 可以诊断为透明细胞癌。免疫组化可提供鉴别诊断的可靠依据，肝脏原发性透明细胞癌表达 AFP，不表达 CD10（肾透明细胞癌的标志物），Ki-67 增殖指数偏低，另外，肝细胞抗原（Hep Parl）阳性有诊断意义[4]。

3. 影像学表现

（1）CT：原发性肝透明细胞型肝癌 CT 平扫呈低密度，其内密度不均匀，部分可见更低密度影，部分呈囊实性混杂密度，边缘多光滑，边界清楚。增强扫描强化方式与肿瘤内所含透明细胞多少有关，介于肝海绵状血管瘤与肝细胞癌之间，透明细胞所占比例越高，则动脉期强化程度越轻，门静脉期及延迟期强化向肿瘤内进一步填充，类似于肝海绵状血管瘤"慢进慢出"强化方式[5,6]。相反，透明细胞比例越少，动脉期肿瘤强化越明显，门静脉期及延迟期强化程度减退，类似于肝细胞癌的"快进快出"强化方式[7]。

（2）MRI：原发性肝透明细胞型肝癌在 MRI T_1WI 上病灶主体与肝实质几乎成等信号，周围有宽窄不一的低信号环，病灶囊变及脂肪变性的发生率较其他类型肝癌多，T_1WI 多为等低信号，T_2WI 多呈高信号，DWI 多为高信号[8,9]。因病灶内富含脂质成分，决定了其在脂肪抑制序列或 T_1WI 双回波扫描反相位图像病灶信号明显减低[9]。增强扫描强化方式与 CT 表现相似[8-10]。

4. 鉴别诊断

（1）肝腺瘤（HCA）：肝腺瘤好发于长期口服避孕药的青年女性或长期大量酒精摄入的男性，CT 平扫多为等密度，伴出血或含脂肪成分时，其内密度不均，典型 MRI 表现为 T_1WI、T_2WI 混杂信号影。增强扫描时动脉期呈显著强化，门静脉期及延迟期强化程度有所减低，但仍高于周围肝实质，门静脉期后可见包膜强化[11]。

（2）肝血管平滑肌脂肪瘤（HAML）：肝脏血管平滑肌脂肪瘤为一种起源于肝脏间质组织的良性肿瘤，由不同比例的血管、平滑肌和脂肪构成，可分为脂瘤型、肌瘤型、血管瘤型及混合型，影像学表现与病灶所含成分有关，脂肪的存在是 HAML 的特征之一[11,12]，但不同病理类型的含量差别很大，部分 HAML 根本不含脂肪成分。CT 平扫多呈低密度，其内可见更低密度脂肪成分，增强扫描动脉期绝大部分病灶不均匀明显强化，中心血管影的显示高度提示 HAML 的诊断，特别是脂肪成分中见到血管影，更加提示 HAML 的诊断。

（3）肝海绵状血管瘤：肝海绵状血管瘤好发于女性，CT 呈均匀低密度，与同层血管密度相仿，T_2WI 呈高亮信号，采用长回波时间 T_2WI，高信号持续存在；增强扫描呈填充式或"慢进慢出"强化。PCCCL 在 T_2WI 信号较前者低，动脉期强化程度较轻,延迟期为低密度(信号)[5]。

(4)肝细胞癌(HCC):当 PCCCL 实性成分比例高时,与 HCC 的影像学表现有一定的相似性,且 PCCCL 也伴有较高的 HBV 感染率,AFP 可阳性,鉴别困难,但是结合 T_1WI 脂肪抑制、双回波扫描反相位病灶信号减低及增强扫描的强化特点有一定的鉴别意义[12]。虽然原发性肝细胞癌也易出现脂肪变性,并且多可见包膜,但一般不会呈现类似原发性透明细胞肝癌的囊实性改变。

(5)肝脓肿:患者常有寒战、高热、肝区疼痛

等表现,CT 呈不均匀低密度,DWI 坏死区呈明显高亮信号,增强扫描多表现为环状或网格状强化,伴动脉期周围肝组织一过性异常灌注,延迟期病灶相对缩小[12,13]。

二、病 例 介 绍

病例

1. 病史摘要 患者,女性,71 岁。主诉上腹痛伴恶心呕吐 1 个月余,加重 3 天入院,既往乙肝病史 15 年。实验室检查:仅血清铁蛋白略升高。

2. 影像学表现 见图 57-1-1。

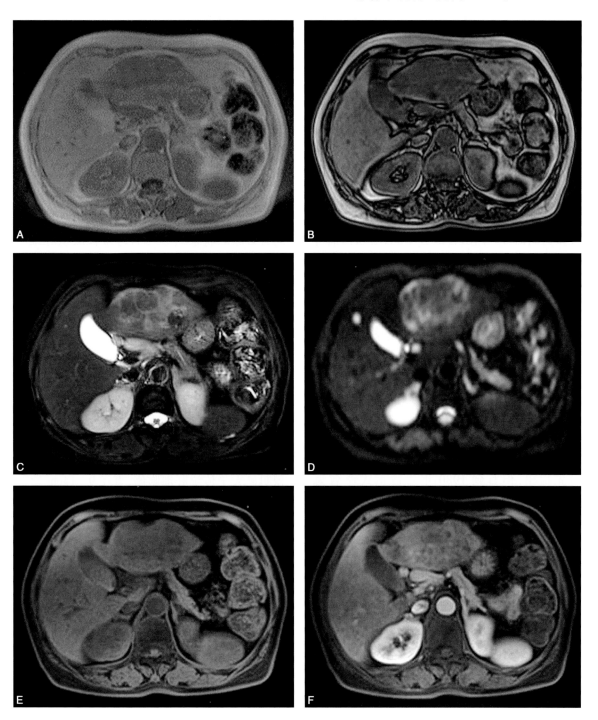

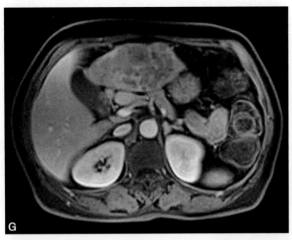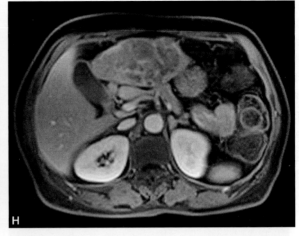

图 57-1-1　透明细胞型肝癌

A、B. MRI 示肝左外叶肿瘤反相位信号强度减低, 低于同相位; C~E. 肝左外叶可见类圆形肿块影, T_1WI 呈等低混杂信号, 边界清楚, T_2WI 肿块呈高低混杂信号, DWI 肿块呈稍高信号; F~H. MRI 增强扫描, 动脉期肿块呈不均匀轻度强化, 其内可见无强化区, 门静脉期及延迟期肿块实性部分强化程度减低, 整体似呈囊实性改变

三、教学要点

1. 中年患者, 多伴有肝炎病史。

2. CT 平扫表现混杂低密度影, 边界较清; MRI 平扫 T_1WI 多为等低信号, T_2WI 多呈高信号, DWI 多为高信号。因所含成分不同, 增强扫描可表现"慢进慢出"或"快进快出"强化方式。

3. 免疫组化可提供鉴别诊断的可靠依据。

第二节　纤维板层型肝细胞癌

一、综　述

1. 定义　纤维板层型肝细胞癌(fibrolamellar hepatocellular carcinoma, FL-HCC)是肝细胞癌的一种罕见的特殊类型, 由 Edmondson 于 1956 年最先提出, 但直到 1980 年才被正式命名为"纤维板层型肝细胞癌", 发病率占原发性肝癌的 0.5%~16%, 占肝脏原发恶性肿瘤的比率小于 1%, 其发生率因不同国家和研究设计而有所差别[13-16]。

2. 流行病学　纤维板层型肝细胞癌的风险因素还没有完全知晓。相比于传统肝细胞癌, 纤维板层型肝细胞癌常见于北美及欧洲人群中, 亚洲相对少见; 其多发生于没有慢性肝病(如病毒性肝炎、酒精性肝病、非酒精性脂肪性肝病等)及肝硬化基础的青少年, 平均发病年龄约 26 岁, 只

有不到 10% 的病例发生于 50 岁以上患者中, 偶见于婴儿和孕妇[16-21]。有研究显示, 纤维板层型肝细胞癌在 70~79 岁年龄段有第二个发病小高峰[22]。也有少数病例报道其发生于慢性乙型病毒性肝炎患者中, 但并没有确切的证据表明二者间有必然的联系[23]。尽管纤维板层型肝细胞癌易发生于青少年人群, 但是由于其较为罕见, 因此在年轻患者中, 传统肝细胞癌的发生率还是比纤维板层型肝细胞癌更高[24]。在性别方面, 传统肝细胞癌男性患者明显多于女性患者, 而对于纤维板层型肝细胞癌还存在争议。部分研究认为纤维板层型肝细胞癌无明显性别差异, 男女比例相近, 部分研究显示女性患者稍多于男性[16,19,21,25]。

3. 大体及病理表现　纤维板层型肝细胞癌的宏观切面呈灰白色或棕色, 质硬, 边界清晰, 分叶状, 无包膜形成。纤维板层型肝细胞癌肿瘤体积明显大于传统肝细胞癌, 直径 9~14cm[19,26-28]。肿瘤内部可出现灶性出血和坏死。少数情况下, 广泛的坏死可导致肿瘤内部多囊样改变[28,29]。大部分纤维板层型肝细胞癌表现为单发肿块, 多发病灶常以卫星灶的形式存在。病灶中央常有明显纤维瘢痕存在。文献报道, 中央瘢痕出现的比率为 46%~71%[30-35]。中央瘢痕同样可以出现在淋巴结转移的病灶中。

组织病理学上, 肿瘤由大的多角形细胞组成, 有丰富的嗜酸性胞质, 大的空泡状细胞核和较大核仁。这些鲜明的细胞学特征伴有板层状纤维组

织是纤维板层癌的特征性表现。如同传统的肝细胞癌一样，纤维板层型肝细胞癌也可见到"苍白小体"和/或"透明小体"[13]。免疫组织化学染色方面，纤维板层型肝细胞癌在肝原性标记 Hepatocyte paraffin 1 的表达上类似于传统肝细胞癌，Glypican-3 的表达稍低于传统肝细胞癌[36]。纤维板层型肝细胞癌具有更高的 CK-7 表达，类似于肝细胞癌另一种少见的同样富含纤维结缔组织的类型"硬化型肝细胞癌"，但硬化型肝细胞癌较少表达 Hepatocyte paraffin 1，更多表达 Glypican-3[37]。纤维板层型肝细胞癌中也可出现神经内分泌分化，如非特异性烯醇化酶和神经紧张素的表达。其意义还并不清楚，但在超过 1/4 的传统肝细胞癌中也可观察到[38]。

4. 临床表现及实验室检查 纤维板层型肝细胞癌的临床表现无明显特异性，常见表现包括腹痛、体重减轻、恶心、纳差等，也可出现腹部肿块及黄疸。少见的表现包括暴发性肝衰竭、胆道梗阻、肝脓肿样症状、布-加综合征、深静脉栓子、腹水、肿瘤破裂出血、低血糖及男性乳腺发育等[39]。胆道梗阻可以是肿瘤直接侵犯胆管树所致，也可以是肝门部淋巴结转移压迫所致。事实上，胆道梗阻可能比文献报道的更为常见[15,28]。而纤维板层型肝细胞癌患者男性乳腺发育的原因是肿瘤细胞产生的芳香化酶致雄激素向雌激素转化，而不是由于肝硬化致肝功能失调导致的[40]。纤维板层型肝细胞癌患者血清甲胎蛋白（alpha-fetoprotein，AFP）升高比率明显低于传统肝细胞癌，大部分位于正常水平内，少数患者即使血清 AFP 升高，也常常低于 200ng/mL[19,26]。

5. 影像学表现 文献研究对于纤维板层型肝细胞癌的影像学表现报道多集中于 20 世纪 80 年代至 2000 年前后。近几年，对于其影像学表现的研究则相对较少，其影像学表现相对单一[28,30-35,41]。

CT 平扫表现为体积较大的分叶状低密度肿块，边界清晰，肿瘤内部可见纤维瘢痕及钙化，钙化表现为点状、结节状或星芒状，常位于瘢痕组织内，较少位于肿瘤边缘。增强扫描动脉期肿瘤内非瘢痕区域表现为明显不均匀强化，静脉期及平衡期仍表现为持续性强化，相对于动脉期，平衡期强化趋于均匀。动脉期强化的部

分主要为富血管的瘤细胞成分。肿瘤内部纤维瘢痕在平扫及增强扫描各期均可显示，平衡期显示最佳，大部分始终无明显强化。部分纤维瘢痕可有强化，可能具有更多的血管、细胞及黏液成分，类似于局灶性结节性增生（focal nodular hyperplasia，FNH），而无强化的瘢痕为细胞及血管成分很少的胶原组织。纤维板层型肝细胞癌没有包膜，但肿瘤周围肝组织被压缩可形成假包膜，假包膜可出现延迟强化。

纤维板层型肝细胞癌可出现肿瘤邻近肝包膜皱缩[32]，但肝包膜皱缩并非其特征性表现。其可出现于不同类型的肝脏良、恶性病变中，包括肝脏原发性肿瘤（肝内肿块型胆管细胞癌、硬化型肝细胞癌、混合型肝癌、上皮样血管内皮瘤）、肝脏继发性恶性肿瘤治疗前后、肝血管瘤及融合性肝纤维化等，并非肝脏恶性肿瘤的特异性征象[42-46]。但邻近肝包膜皱缩有助于其和 FNH 进行鉴别。

纤维板层型肝细胞癌在 MRI 平扫 T_1WI 多呈低信号改变，少部分表现为等信号；T_2WI 多呈高信号，信号不均匀，少数信号均匀，或表现为等信号。纤维瘢痕在 T_1WI 及 T_2WI 均表现为低信号，这是和 FHN 的鉴别之处，后者表现为 T_1WI 低信号，T_2WI 高信号。但是少数纤维板层型肝细胞癌内部瘢痕表现为类似于 FNH 的 T_2WI 高信号。增强扫描强化方式与 CT 相同。同样，大部分纤维瘢痕始终无强化，少数可见延迟强化，病理证实为血管成分增加[41]。

经肝动脉血管造影检查对定性诊断纤维板层型肝细胞癌价值有限。

纤维板层型肝细胞癌的转移方式多为腹部及纵隔淋巴结转移，常可见淋巴结相互融合。文献报道，发生肺转移及腹膜转移的概率相近[35]。骨转移和肾上腺转移罕见。部分文献报道，手术切除后肝内复发灶常常缺乏肿瘤内钙化及纤维瘢痕[35]。

6. 鉴别诊断 纤维板层型肝细胞癌的鉴别诊断主要为传统肝细胞癌、FNH、肝腺瘤、巨大肝血管瘤、硬化型肝细胞癌、肝内肿块型胆管癌以及富血供的肝转移癌。而其中最主要的就是和 FNH 的鉴别，二者都发生于年轻人中，没有肝病史，在影像上都可出现特征性的纤维瘢痕。二者

处理方式完全不同,纤维板层型肝细胞癌需手术切除,而FNH不需要特殊处理。FNH病变大小一般小于纤维板层型肝细胞癌,其内部出现钙化的概率极小。FNH在CT和MRI平扫中相对于正常肝实质常表现为相对等密度/信号改变,增强扫描动脉期强化较为均匀,这些都和纤维板层型肝细胞癌不同,但FNH经常出现不典型影像学表现。纤维板层型肝细胞癌的中央瘢痕在T_1WI和T_2WI均表现为低信号,增强扫描始终无明显强化;而FNH的中央瘢痕特征表现为T_2WI高信号,增强扫描可见延迟强化。这是二者的不同之处,但有少部分纤维板层型肝细胞癌的中央瘢痕表现为T_2WI高信号并可出现延迟强化,与FNH相似[28,30-32,34,47]。

7. 预后分析　文献报道[19],年龄、性别、肿瘤体积与纤维板层型肝细胞癌患者生存率无明显关联。既往报道纤维板层型肝细胞癌患者预后好于传统肝细胞癌,但其更好的预后是因为多发生于非慢性肝病人群中[16,19,26,48]。而肝硬化是导致

肝细胞癌患者预后较差的一个确定因素[49,50]。研究显示,当没有肝硬化时,纤维板层型肝细胞癌患者和传统肝细胞癌患者5年生存率和总体生存率无明显差异,而在肝硬化基础上的二者5年生存率和总体生存率同样无明显差异[19]。

二、病 例 介 绍

病例

1. 病史摘要　患者,女性,19岁。主因"发现肝占位2周"于门诊收入院。患者平素身体健康状况一般,无肝炎病史。当地医院体检超声发现肝占位。查体:体温、血压正常,皮肤巩膜无黄染。双肺呼吸清,心脏听诊无杂音。肝区无叩痛。实验室检查:白细胞计数 5.68×10^9/L,ALT 38.0U/L,AST 33.8U/L,TBil 5.0μmol/L,DBil 1.3μmol/L,AFP 123.2ng/mL。乙肝表面抗原及抗体、e抗原及抗体、核心抗体阴性;丙型肝炎抗体阴性。

2. 影像学及大体表现　见图57-2-1。

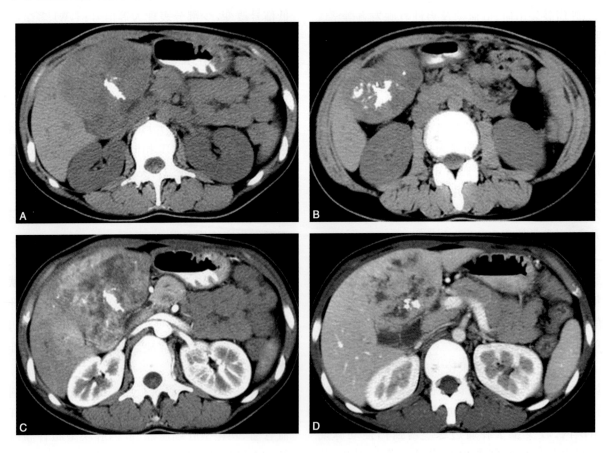

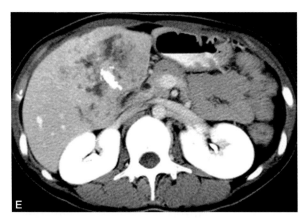
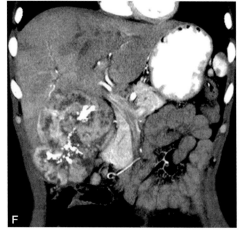
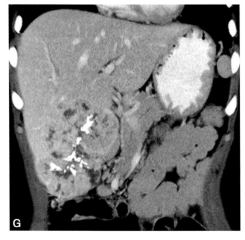
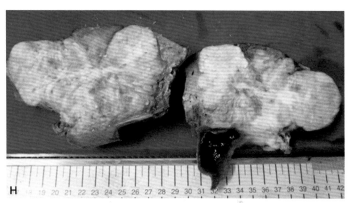

图 57-2-1　纤维板层型肝细胞癌

A、B. CT 平扫显示肝左叶内侧段突出于肝脏轮廓外的巨大分叶状低密度肿块,病灶内可见明显斑片状钙化影; C. 增强扫描,动脉期显示病灶呈整体不均匀强化;D、E. 静脉期及平衡期显示病灶呈持续性整体不均匀强化,肿瘤后方与胆囊壁关系密切;F、G. 冠状位 MPR 重组动脉期及平衡期图像显示病灶突出于肝脏轮廓外,周围组织呈受压改变,病灶呈持续性整体不均匀强化;H. 手术切除大体标本显示灰白色分叶状肿块,质地坚韧,瘤内纤维组织增生明显,部分呈软骨样,可见钙化及坏死,肿瘤与胆囊壁浆膜层粘连,未侵及黏膜层

三、教学要点

1. 青年女性,病毒性肝炎基础,AFP 轻度升高,临床实验室检查符合原发性肝细胞癌。

2. 平扫病灶内可见明显条片状钙化。

3. 增强扫描与普通类型肝细胞癌对比剂"快进快出"的强化方式不符,与肝内胆管细胞癌及肝转移癌等亦不相同。表现为动脉期至平衡期持续性整体不均匀强化,并可见多发索条状无强化区。影像学表现结合临床资料符合纤维板层型肝细胞癌。

第三节　硬化型肝细胞癌

一、综　述

1. 定义　原发性肝癌分为肝细胞癌及肝内

胆管细胞癌等不同病理类型,肝细胞癌又分多种亚型,包括纤维板层型肝细胞癌、透明细胞癌、硬化型肝细胞癌等[51]。对于经过各种抗癌治疗(如化疗、放疗和肝动脉栓塞治疗)后的肝细胞癌,瘤体内可出现弥漫性纤维化,即硬化性改变,但类似的改变偶尔可出现于没有经过抗癌治疗的肝细胞癌中,即硬化型肝细胞癌(scirrhous hepatocellular carcinoma,SHCC),其为肝细胞癌的一种少见亚型,发病率约占肝细胞癌的 5%[51]。

Omata 在 1981 年首先提出"硬化型肝细胞癌"的概念,随后又有少数影像及病理相关文献描述过这种肝脏原发恶性肿瘤。早期研究中,硬化型肝细胞癌特指那些发生于无肝硬化背景的具有丰富纤维间质的肿瘤,常伴随着肿瘤处肝包膜皱缩和血钙升高[52,53]。但随后的研究认为,其所提出的"硬化型肝细胞癌"并不能构成一个独立的病理实体，其中一些肿瘤看起来是肝细胞癌，另外一些肿瘤类似胆管细胞癌。Matsuura 等研究认为，硬化型肝细胞癌为镜下一个丰富的纤维间质中有分散的束状或巢状瘤细胞的区域，其中的纤维间质要超过整个区域的 1/4。WHO 定义硬化型肝细胞癌的特征为瘤内存在显著的纤维化，其沿着那些伴随着不同程度萎缩的肿瘤小梁样结构的血窦样间隙走行[51]。随着对该病认识的不断进展，其英文名称也由起初的"sclerosing hepatic carcinoma"修改为"scirrhous hepatocellular carcinoma"。

2. 大体及病理表现　硬化型肝细胞癌的宏观切面呈白色或淡黄色，质硬，边界清晰，分叶状，无包膜形成。组织病理学上，肿瘤细胞呈束状或巢状被纤维结缔组织所包绕，内部呈血窦样增生结构，周边可有放射样纤维瘢痕束向肿瘤中心延伸，部分伴有透明样变。瘤内纤维化大致分为三种，包括沿着那些伴随着不同程度萎缩的肿瘤小梁样结构的血窦样间隙走行的纤维化；伴随着透明样变的致密纤维化分隔肿瘤成为各种大小的瘤巢；以及层状纤维化改变。多数情况下这三种类型的纤维化不同程度并存[54]。

硬化型肝细胞癌在生长位置和大体表现上具有一定特征性，大部分位于肝脏边缘，并且会伴随肿瘤邻近肝包膜皱缩，但肝包膜皱缩不是硬化型肝细胞癌的特征性表现。其可出现于不同类型的肝脏良、恶性病变中，包括肝脏原发性肿瘤（上皮样血管内皮瘤，胆管细胞癌）、肝脏继发性恶性肿瘤治疗前后、肝血管瘤及肝硬化等，并非肝脏恶性肿瘤的特异性征象。在多发结节型肝细胞癌中，存在硬化性改变的仅为靠近肝包膜处的肿瘤。

3. 发病机制　硬化型肝细胞癌硬化性改变的发展机制可能是因为激活的肌纤维母细胞样细胞（星状细胞）数量的增加。Enzan 等[55]研究认为，窦周基质细胞的存在被认为是肝癌中的 α-平滑肌肌动蛋白阳性的肌成纤维细胞样细胞，硬化型肝细胞癌中其数量增加、体积增大，合成胶原纤维及诱导显著的纤维化。而在静态阶段存在于 Disse 间隙的星状细胞可被各种因素激活，如肿瘤和缺氧等。激活时，其表现出 α-平滑肌肌动蛋白阳性的肌成纤维样表现，并且产生各种细胞因子和细胞外基质。α-平滑肌肌动蛋白阳性的肌成纤维细胞样细胞不仅在肿瘤纤维间质中可以见到，在没有癌细胞的肝血窦中也可见到。研究显示，慢性肝病中肝脏边缘肝动脉和门静脉会明显重构，肝动脉和门静脉之间灌注的不平衡可能导致邻近肝包膜的区域出现缺氧，星状细胞由于缺氧而被激活。因此，如果肝癌邻近肝包膜，循环失衡会激活星状细胞并导致纤维化改变[56]。

4. 流行病学　文献报道，硬化型肝细胞癌患者在年龄、性别、肝炎病毒阳性率、AFP 水平、Child-Pugh 分级和 TNM 分期上和普通类型肝细胞癌无显著性差异，但硬化型肝细胞癌患者整体存活率高于普通类型肝细胞癌[58]。

5. 影像学表现　因硬化型肝细胞癌较为少见，国内外相关影像文献报道不多。严福华等[57]对 7 例硬化型肝细胞癌的研究显示，其动脉期及门静脉期强化方式多样，肝实质期表现为边缘强化和/或中心分隔样强化。Kim 等[58]对 4 例硬化型肝细胞癌的研究显示，其影像学表现主要为动脉期薄厚不均的边缘环状强化，门静脉期及肝实质期病灶呈同心圆形或不规则形向心性强化。陈枫等研究显示，硬化型肝细胞癌的动态增强影像学表现主要分为 3 种：第一种为动脉期边缘厚薄不均的环状强化，静脉期及平衡期肿瘤出现渐进性向心性强化，向心性强化方式可为同心圆形或不规则形，以同心圆形为主，MRI 增强扫描肝胆期可见肿瘤中心结节状强化，此为硬化型肝细胞癌的典型表现。第二种为持续性分隔状强化。第三种为动脉期不均匀强化，静脉期及平衡期对比剂流出，肿瘤呈明显低密度改变，类似于普通类型肝细胞癌"快进快出"的影像学表现。第三种强化方式亦有少数个案报道。

6. 鉴别诊断　硬化型肝细胞癌应与肝脏良性病变如血管瘤、富含纤维间质成分的肝脏原发及继发恶性肿瘤如肝内肿块型胆管细胞癌、转移癌、混合型肝癌、纤维板层型肝细胞癌等鉴别。而其中最易混淆的为肝内肿块型胆管细胞癌。

文献研究显示，硬化型肝细胞癌与肝内肿块型胆管细胞癌的 CT 及 MRI 平扫表现无明显差异，动态增强均可分为经典强化及不典型强化两大类。两种肿瘤的典型强化常见，且出现概率无明显差异，多表现为动脉期边缘强化，平衡期环状或不规则形渐进性向心性强化，但硬化型肝细胞癌多表现为环形，而肝内肿块型胆管细胞癌多表现为不规则形，相应的病理机制即为肿瘤边缘以瘤细胞为主，肿瘤内部含有丰富的纤维间质。二者的不典型强化方式少见且有所差异，硬化型肝细胞癌表现相对单一，肝内肿块型胆管细胞癌则根据肿瘤内部瘤细胞和纤维间质成分比例、分布的不同、血供情况和纤维间质致密程度，以及出血坏死的范围分为多种,部分具有特征性。二者共同的不典型强化方式类似普通类型肝细胞癌对比剂"快进快出"的强化方式,相应的病理表现为病灶内部肿瘤细胞成分所占比例较高且分布较为广泛,纤维间质成分含量相对较少。两种肿瘤的间接影像学表现如门静脉受侵及淋巴结转移在概率上无明显差异,而肝内肿块型胆管细胞癌伴发周围胆管扩张较硬化型肝细胞癌更常见。

二、病例介绍

病例1

1. 病史摘要　患者,男性,44岁。主因"肝病史及饮酒史20年,发现肝占位1周"于门诊收入院。患者20年前发现乙肝表面抗原阳性,治疗后转阴,未再诊治。1周前无明显诱因右季肋部不适,当地医院检查提示肝占位。查体:体温、血压正常,皮肤巩膜无黄染。双肺呼吸清,心脏听诊无杂音。肝区无叩痛,未扪及腹部包块。实验室检查:白细胞计数 4.8×10^9/L,ALT 72.4U/L,TBil 11.4μmol/L;AFP 3 952.0ng/mL。乙肝表面抗原阳性,e抗体阳性,核心抗体阳性,丙型肝炎抗体阴性。

2. 影像学及大体表现　见图57-3-1。

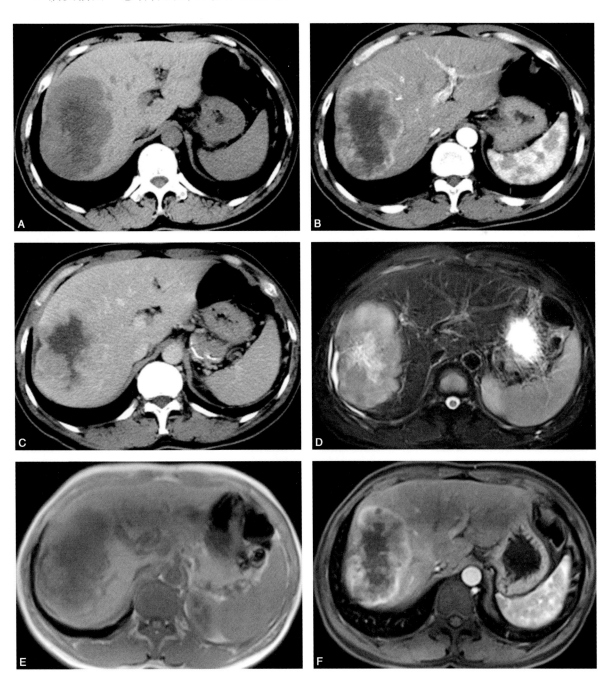

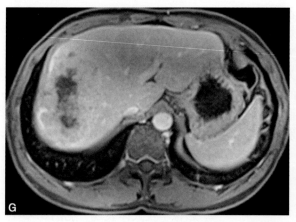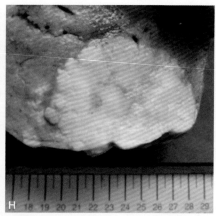

图 57-3-1　硬化型肝细胞癌

A. CT 平扫显示肝右叶巨大不均匀低密度肿块，边界清晰，病灶处肝包膜皱缩；B. 增强扫描动脉期显示病灶呈边缘环状强化；C. 平衡期显示病灶内部呈持续性向心性强化；D. MRI T_2WI 显示病灶呈不均匀高信号，中心可见更高信号改变；E. T_1WI 显示病变呈低信号；F. 增强扫描动脉期显示病灶呈边缘环状强化；G. 平衡期显示病灶内部呈持续性向心性强化，强化方式同 CT；H. 手术切除大体标本显示肝右叶黄白色分叶状肿块，质地坚韧，周围可见卫星灶形成

病例 2

1. 病史摘要　患者，女性，44 岁。主因"发现肝占位 1 周"于门诊收入院。患者 1 周前体检 B 超发现肝占位，同时发现乙肝表面抗原阳性。查体：体温、血压正常，皮肤巩膜无黄染。双肺呼吸清，心脏听诊无杂音。肝区无叩痛，未扪及腹部

包块。实验室检查：白细胞计数 $6.8×10^9/L$，ALT 42.1U/L，AST 43.2U/L，TBil 13.2μmol/L，DBil 1.8μmol/L；AFP 25 988.0ng/mL，CA19-9 15.98U/mL。乙肝表面抗原阳性，e 抗体阳性，核心抗体阳性，丙型肝炎抗体阴性。

2. 影像学大体及病理表现　见图 57-3-2。

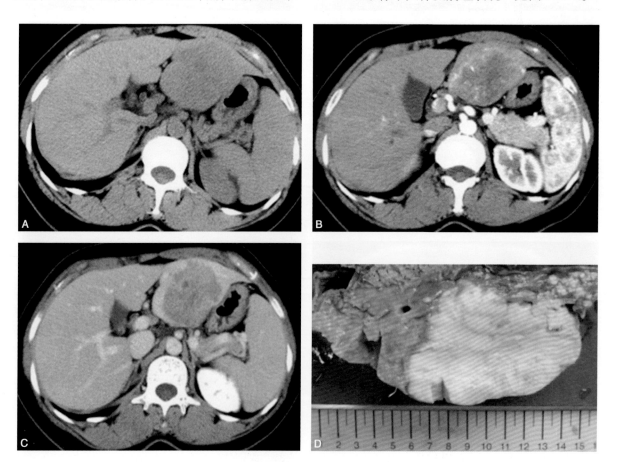

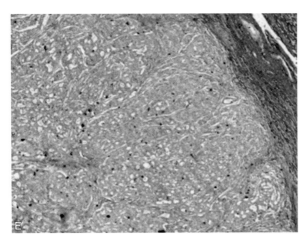
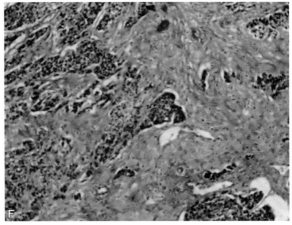

图 57-3-2 硬化型肝细胞癌

A. CT 平扫显示肝左叶外侧段低密度肿块,边界清晰;B. 增强扫描动脉期显示病灶呈边缘环状强化,邻近肝包膜皱缩;C. 平衡期显示病灶内部呈持续性不规则向心性强化;D. 大体标本显示肿瘤切面呈灰黄色,实性分叶状,质韧,瘤内见粗大纤维间隔;E. 肿瘤边缘以瘤细胞为主,纤维间质稀疏(Masson×10);F. 肿瘤中心部位以致密的纤维间质为主,细胞密度低(HE×10)。

病例 3

1. 病史摘要 患者,男性,55 岁。主因"发现肝占位 1 周"于门诊收入院。患者 1 周前体检 B 超发现肝占位,同时发现乙肝表面抗原阳性。查体:体温、血压正常,皮肤巩膜无黄染。双肺呼吸清,心脏听诊无杂音。肝区无叩痛,未扪及腹部包块。实验室检查:白细胞计数 $5.2×10^9$/L, ALT 24.2U/L, AST 31.1U/L, TBil 9.9μmol/L, DBil 2.5μmol/L; AFP 3 272.0ng/mL, CA19-9 24.35U/mL。乙肝表面抗原阳性,e 抗体阳性,核心抗体阳性,丙型肝炎抗体阴性。

2. 影像学及大体表现 见图 57-3-3。

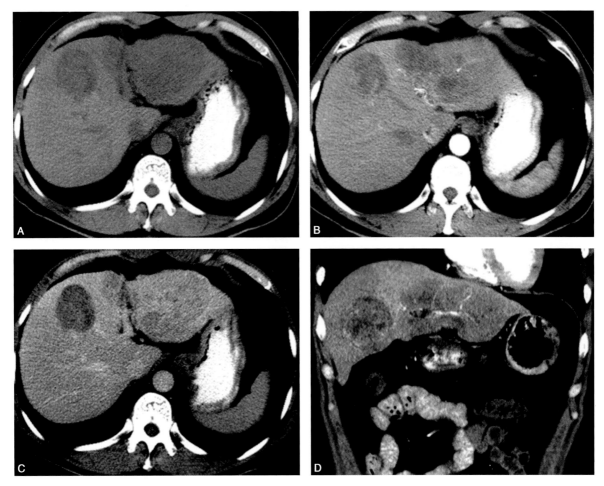

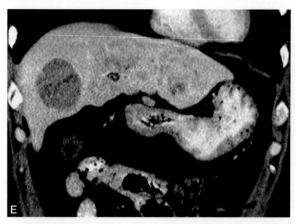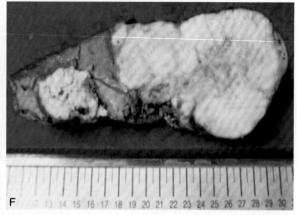

图 57-3-3　硬化型肝细胞癌

A. CT 平扫显示肝左叶外侧段及左右交界处各见一低密度肿块,边界清晰,左叶外侧段病变呈分叶状,邻近肝包膜皱缩;B. 增强扫描动脉期显示二者均呈轻度强化;C. 平衡期显示左叶外侧段病灶仍呈持续性条片状强化,左右交界处病灶对比剂流出明显,呈边界清晰的低密度改变;D~E. 动脉期及平衡期冠状位重建显示两个肿块表现为完全不同的强化方式;F. 手术切除大体标本显示两个肿瘤切面均呈灰白色,左叶外侧段病变呈分叶状,质韧,瘤内见粗大纤维间隔,左右叶交界处病变质软,内部可见坏死,周围见不完整包膜

三、教学要点

1. 中年男性/女性,病毒性肝炎及酒精性肝炎基础,AFP 明显升高,临床实验室检查符合肝细胞癌。

2. 动态增强影像学表现与普通类型肝细胞癌对比剂"快进快出"的强化方式不符,类似于肝内肿块型胆管细胞癌的环状渐进性强化,因此,影像结合临床及实验室检查符合硬化型肝细胞癌。

3. 病理对照结果显示肿瘤边缘以瘤细胞为主,纤维间质含量少,肿瘤内部含有丰富的纤维间质,瘤细胞穿插其中。

第四节　肝脏原发性癌肉瘤

一、综　述

1. 定义　肝脏原发性癌肉瘤(primary hepatic carcinosarcoma,PHCS)的定义为癌性成分和肉瘤性成分紧密结合的一种极罕见的肝脏原发恶性肿瘤[59]。癌性成分主要包括肝细胞癌、胆管细胞癌、未分化癌及混合癌。肉瘤性成分包括软骨肉瘤、骨肉瘤、横纹肌肉瘤、纤维肉瘤/梭形肉瘤样恶性纤维组织细胞瘤[60]。目前关于 PHCS 的起源及发病机制仍有争议,部分学者认为起源于肝脏干细胞的双相分化,另一学说认为肉瘤性成分是由肝细胞癌或胆管细胞癌再分化而来。

2. 大体及病理表现　肿瘤大体上呈类球形,部分肿瘤可见纤维包膜,切面可见明显液化坏死,部分组织外观呈"鱼肉"状,类似一般肉瘤。免疫组织化学肉瘤区表达间叶源性标记。

3. 流行病学　本病有明显地域性,Goto 等[61]总结约 77%(17/22)为亚裔,主要分布于朝鲜半岛、中国、日本。男女比率约 25∶11,平均年龄 62 岁[62]。患者常有肝炎、肝硬化病史,临床表现为腹痛、疲乏、发热、体重减轻、触及肿块及肝功能异常等,缺乏特异性。患者就诊时病灶往往较大,平均直径约 10cm[63]。本病实验室检查缺乏特异性,过半病例血清 AFP 水平轻度增高,部分患者有血清 CEA 及 CA19-9 升高。病灶早期即可表现出高度恶性生物学行为,可能与癌及肉瘤恶性浸润和远处转移能力的协同效应有关。患者预后与就诊时肿瘤大小、有无肝内静脉侵犯及远处转移或肝外浸润相关,而与肿瘤癌性及肉瘤性成分无明显相关。患者多于确诊该病 1 年内死亡[63]。

4. 影像学表现　国内外文献关于其影像学表现报道较少。影像学表现与其癌性成分及肉瘤性成分相关:①可合并或不合并肝硬化等慢性肝病表现。②病灶一般为单发,好发于肝右叶[64],呈圆形或卵圆形,边界较清楚,体积较大,平均长径可达 10cm[62]。可见完整的包膜。③有外生性生长的特性。④肿瘤易出血、坏死,病变较大时以囊性成分为主,实性部分呈条索状分隔及结节状散在分布,偶呈蜂窝状[65]。⑤癌性部分为肝细胞癌时,实性部分动态增强扫描呈"快进快退"表现[66]。癌性部分为胆管细胞癌时,增强扫描多呈渐进性强化。⑥肉瘤性成分为骨肉瘤或软骨肉瘤时,CT平扫可发现肿块边缘或内部片状致密性钙化,钙化中央的密度接近于骨皮质,而一般肝脏原发性肿瘤治疗前,片状致密性钙化较少见。MRI像上病灶呈囊实性混杂信号,囊性部分呈长T_1、长T_2信号,实性部分T_1WI呈结节样稍低信号、T_2WI上呈稍高信号[67]。部分病灶囊性部分可见液液分层现象,提示陈旧性出血。Gd-DTPA增强扫描强化方式与CT类似,囊变区域无强化。Yasutake等[66]报道1例原发性肝脏癌肉瘤行MRI特异性对比剂Gd-EOB-DTPA增强扫描的病例。肿块MRI平扫呈不均匀长T_1、长T_2信号,内部见广泛出血,注射对比剂后早期见病灶边缘小片状明显强化,肝胆期肿瘤边缘见部分强化灶,提示肿瘤局部能够摄取Gd-EOB-DTPA,为肝细胞源性。

5. 鉴别诊断 肝脏癌肉瘤需与以下几种疾病鉴别:

(1)肝脏肉瘤样癌:本质上仍为肝癌,影像学上PHCS较肉瘤样癌囊变更明显[73]。对于同时具有癌和梭形细胞成分的肝肿瘤依赖于HE形态学及免疫组织化学区分,如肉瘤样区只表达波形蛋白等间叶源性标记则诊断为肝癌肉瘤,而表达上皮及间叶源性标记则为肝肉瘤样癌[68]。

(2)巨块型肝细胞癌:患者多有肝炎、肝硬化背景,实验室检查AFP明显升高。病灶边界多不清楚,形态不规则,实性为主,病变内部可见坏死、囊变低密度区,平扫呈稍低密度,增强扫描动脉期可见幼稚、僵直的肿瘤血管,动态增强扫描呈"快进快出"表现。

(3)肝脏胆管囊腺瘤/囊腺癌:肝胆管囊腺瘤/囊腺癌约占肝脏囊性病变的5%,好发于中老年女性,平均发病年龄48岁[69]。囊腺瘤/癌CT表现单发或多发囊性或囊实性病灶,体积一般较大,多房病灶可见分隔。囊腺瘤边界较清,囊腺癌边界多不清楚。MRI检查囊壁及分隔T_1WI及T_2WI呈低信号,囊内一般T_1WI为低信号,T_2WI为稍高信号[70]。囊腺癌实性成分明显增多、分隔增厚、囊壁或分隔结节粗大,增强扫描不均匀强化。

(4)肝脓肿:临床常有肝大、肝区疼痛的局部症状及畏寒、发热、乏力等全身症状。病变呈多房囊性,囊内可见多发条索状分隔,囊壁厚薄不一,增强扫描囊内分隔及囊壁轻度强化,病灶边缘见环状稍低密度影,呈"双环征"。

肝原发性癌肉瘤临床表现缺乏特异性,影像学表现与其具体病理亚型相关。当肉瘤性成分为骨肉瘤或软骨肉瘤时,病灶内可见致密骨化影,其密度接近于骨皮质密度,有助于诊断。有或无肝炎、肝硬化病史的老年患者,实验室检查AFP不高或轻度增高,CT及MRI检查发现,肝脏边界清楚的巨大肿块,伴明显液化坏死及出血,增强扫描实性部分强化方式类似于肝细胞癌或胆管细胞癌,囊性部分不强化,应高度怀疑原发性肝癌肉瘤的可能。

二、病例介绍

病例

1. 病史摘要 患者,男性,32岁。乙肝病史,超声检查发现肝占位1周,超声造影检查考虑肝癌可能;实验室检查:AFP 9.7ng/mL,异常凝血酶原2 226.0mAU/mL,CEA1.68ng/mL、CA19-9 114.2U/mL、CA72-4 0.692U/mL、CA15-3 17.37U/mL、CA12-5 34.92U/mL;术后大体:肿瘤大小为13cm×10cm×8cm,切面灰白间灰红,质中等,边界不清,周围见多发卫星灶;镜下所见:肿瘤呈粗梁状、假腺样、巢片状排列,部分细胞密集,胞质丰富,染色质粗,核仁易见,瘤巨细胞可见;另一部分肿瘤细胞呈梭形,细胞核大、深染、畸形,伴出血坏死,肿瘤周围纤维组织增生明显,脉管内见癌栓,卫星灶可见。免疫组化:GPC-3(−),Hepatocyte(−),CD34(血管+),CK19(−),Ki-19(−),p53(−),SMA(−),vimentin(+++),AE1/AE3(+),CK7(−),S-100(−),Syn(−),CgA(−),CD56(−)。

2. 影像学表现 见图57-4-1。

三、教学要点

1. 中老年患者,常伴有肝炎或肝硬化病史,AFP水平轻度增高,临床及实验室符合肝细胞癌。

2. CT平扫表现低密度肿块,体积较大,易出血、坏死。MRI呈囊实性混杂信号,囊性部分呈长T_1、长T_2信号,实性部分T_1WI呈结节样稍低信号、T_2WI上呈稍高信号。癌性部分为肝细胞癌时,实性部分动态增强扫描呈"快进快退"表现。癌性部分为胆管细胞癌时增强扫描多呈渐进性强化。

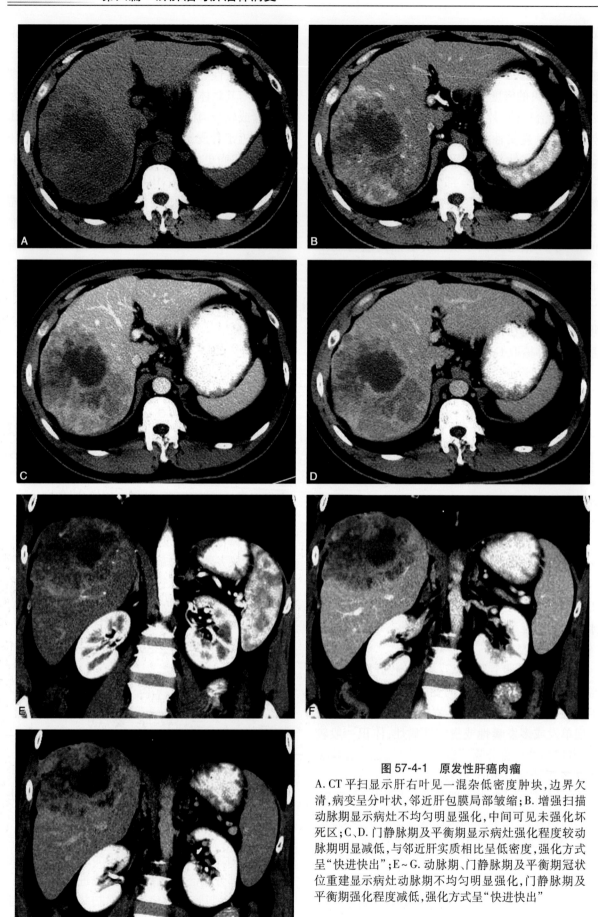

图 57-4-1 原发性肝癌肉瘤

A. CT 平扫显示肝右叶见一混杂低密度肿块,边界欠清,病变呈分叶状,邻近肝包膜局部皱缩;B. 增强扫描动脉期显示病灶不均匀明显强化,中间可见未强化坏死区;C、D. 门静脉期及平衡期显示病灶强化程度较动脉期明显减低,与邻近肝实质相比呈低密度,强化方式呈"快进快出";E~G. 动脉期、门静脉期及平衡期冠状位重建显示病灶动脉期不均匀明显强化,门静脉期及平衡期强化程度减低,强化方式呈"快进快出"

第五节　混合型肝癌

一、综　述

1. 定义　混合型肝癌（combined hepatocellular carcinoma and cholangiocarcinoma，cHCC-CC）具有肝细胞癌及胆管细胞癌两种成分，是原发性肝癌的一种少见类型，发病率占原发性肝癌的2.4%~14.2%[71,72]。1949年，Allen等将混合型肝癌分为A、B、C三种类型，而1985年，Goodman等又将其分为碰撞型肿瘤（Ⅰ型）、移行型肿瘤（Ⅱ型）及纤维板层样肿瘤（Ⅲ型）三型。Goodman分型相当于Allen A型和B型。因此部分学者认为仅Allen C型属于真正组织学意义的混合型肝癌[73,74]。关于混合型肝癌的病理学诊断标准和分类尚存争议。2010年，WHO对混合型肝癌分型定义以肿瘤组织在多种组织学类型中面积是否大于总面积的50%划分为经典型和干细胞型，后者细又分为典型型、中间细胞型和细胆管细胞型[74]。第7版AJCC（American Joint Committee on Cancer）TNM分期中，将混合型肝癌归入肝内胆管细胞癌的肿瘤分期[75]。

2. 大体及病理　混合型肝癌纤维间质含量较多时质韧，切面呈灰白色或灰黄色，类似肝内肿块型胆管细胞癌（intrahepatic mass-forming cholangiocarcinoma，IMCC）或硬化型肝细胞癌（scirrhous hepatocellular carcinoma，SHCC）；而纤维间质含量较少时，则与普通类型肝细胞癌相近，切面呈灰红色，质软。混合型肝癌的经典形式是包含典型的肝细胞癌区域和典型的胆管细胞癌区域。肝细胞癌可分为高、中、低分化。胆道成分常为典型的腺癌，伴有丰富的间质成分[4]。在免疫组织化学染色中，cHCC-CC在肝原性标记Hepatocyte paraffin 1、GPC-3及胆管上皮标记CK-7、CK19中均有不同程度表达，但是CK-7和CK19染色阳性不能确定为胆道分化，肝细胞成分也可阳性表达，而肝细胞癌中部分类型也可出现较少的Hepatocyte paraffin 1阳性表达，例如硬化型肝细胞癌[74,77]。研究表明，混合型肝癌在肝原性标记Hepatocyte paraffin 1及GPC-3的表达上与普通类型HCC相近，在胆管上皮标记CK19的表达上又与IMCC无明显差异，反映出其具有两种肿瘤成分的病理特点。

但其与SHCC在三种免疫表达上均有差异，显示出SHCC更为特殊的免疫表达。

3. 流行病学　研究显示，混合型肝癌在年龄、性别、临床症状、病毒性肝炎病史上与普通类型肝细胞癌无明显差异。在亚洲国家，乙型肝炎病毒感染也是导致混合型肝癌发生的主要致病因素[75-77]。陈枫等的研究也显示，混合型肝癌在年龄、性别、病毒性肝炎病史上不仅与普通类型肝细胞癌无明显差异，与SHCC及IMCC亦无明显差异，而肝硬化患者发生混合型肝癌的概率大于IMCC。同时，混合型肝癌患者血清AFP及CA19-9水平与IMCC有显著差异，而与另两种肿瘤比较无明显差异。但若AFP与CA19-9同时升高，则混合型肝癌与普通类型肝细胞癌，SHCC及IMCC均无明显差异。

4. 影像学表现　国内外对于混合型肝癌的研究主要集中于临床及预后等方面，对于其影像学表现研究相对较少，部分在Allen C型的基础上对其CT、MRI多期强化方式进行总结，分析其影像学表现较为复杂的原因，但并未总结出混合型肝癌的强化特征[78,79]。陈枫等的研究认为，混合型肝癌多期增强强化方式的差异主要依据肿瘤内部两种成分的比例、分布及纤维间质成分的含量、分布而不同，并总结出三种强化方式。第1种强化方式为动脉期肿瘤呈整体不均匀强化，平衡期仍见持续性不均匀强化。第2种为动脉期肿瘤呈整体不均匀强化，平衡期对比剂流失，呈低密度/低信号改变，部分病灶内部见少许索条状强化，肝脏特异性对比剂增强扫描肝胆期肿瘤整体呈边界清晰的低信号改变，内部见条片状强化。第3种为动脉期肿瘤呈边缘薄厚不均的环状强化，平衡期见环状或不规则向内填充，肝脏特异性对比剂增强扫描肝胆期肿瘤边缘对比剂流出，呈低信号改变，中心见团片状强化，表现为"靶征"。第1种强化类型为混合型肝癌较为特征的强化方式，占总数的一半左右。有研究认为，动脉期强化的部分主要为肝细胞癌成分，平衡期强化的部分为胆管细胞癌成分[80]。也有病理对照研究显示，肿瘤内部两种瘤细胞相互混杂，无明显分界，与Allen C型描述一致，且IMCC的肿瘤细胞成分也以动脉期强化为主，平衡期强化多为纤维间质成分[81]。第2种和第3种为混合型肝癌的不典型强化方式。其中第2种强化类型类似于普通类型肝细胞癌"快进快出"的强化方式，病理上肿瘤内部肝细胞癌成分占优势,胆管癌成分较少,但平衡期索条状强化为穿插于瘤细胞间的粗大纤维间质,可对诊断有所提示。极少数 SHCC 及 IMCC 亦可出现"快进快出"的强化方式,病理对照显示,出现此类强化方式的 IMCC,病灶内部肿瘤细胞成分所占比例较高且分布较为广泛,纤维间质含量相对较少;但 SHCC 病灶中纤维间质含量与其他强化类型则无明显差异,可能为病灶较小致影像学表现不典型。第 3 种强化方式类似于 SHCC 和 IMCC 的典型强化,病理上肿瘤内部含有丰富的纤维间质,肿瘤边缘以瘤细胞为主。同时,研究显示,混合型肝癌出现血管受侵及淋巴结转移的概率与普通类型肝细胞癌、硬化型肝细胞癌、肝内肿块型胆管癌并无明显差异。

5. 鉴别诊断　混合型肝癌的鉴别诊断主要为普通类型肝细胞癌、硬化型肝细胞癌、肝内肿块型胆管癌及肝转移癌。当其出现"快进快出"的强化方式时,若同时存在病毒性肝炎肝硬化,则与普通类型肝细胞癌较难鉴别,肝脏特异性对比剂(如钆贝葡胺或钆塞酸二钠)MRI 增强扫描肝胆期可有一定帮助。若混合型肝癌表现为渐进性向心性强化时,则单靠影像学表现与硬化型肝细胞癌及胆管癌鉴别非常困难,鉴别需结合临床及实验室检查。

6. 预后分析　卫星灶的出现、血管受侵及淋巴结转移等都是影响混合型肝癌预后的因素,这些因素可能与肿瘤大小相关[81,82]。有研究认为,混合型肝癌因为肿瘤内胆管癌的成分而使其比普通类型肝细胞癌及肝内胆管细胞癌具有更差的预后[82,84]。也有研究显示,无论混合型肝癌肿瘤内

部胆管癌成分是否占有优势,对其较差的预后都没有影响[84]。除此之外,在肝内肿块型胆管癌中,Asayama 等[85]将代表着纤维间质含量的 CT 及 MRI 增强扫描平衡期强化范围作为其独立预后因素,强化范围越大,纤维间质含量越高,预后越差,并据此将肝内肿块型胆管癌分为硬化型和非硬化型。Kim 等[86]将肝内肿块型胆管癌的动脉期强化方式分为典型强化和不典型强化两种,不典型强化即动脉期类似于普通类型肝细胞癌的整体强化,二者总体预后无明显差异,但后者无病生存率明显高于后者,而慢性肝病患者更易出现不典型强化。由此可见,富含纤维间质的肝脏恶性肿瘤预后与强化方式亦是存在相关性的。因此,混合型肝癌动态增强强化方式与患者预后是否相关都有待研究。

二、病例介绍

病例 1

1. 病史摘要　患者,女性,58 岁。主因"慢性肝病史 23 年,发现肝占位 2 个月"于门诊收入院。患者无肝炎家族史,既往有输血史。23 年前体检发现肝硬化,并发现乙肝及丙肝感染,17 年前行脾切除手术治疗。2 个月前当地医院体检提示肝占位。查体:体温、血压正常,皮肤巩膜无黄染。双肺呼吸清,心脏听诊无杂音。肝区无叩痛,未扪及腹部包块。实验室检查:白细胞计数 4.9×10⁹/L,ALT 26.1U/L,ALT 57.0U/L,TBil 36.1μmol/L,DBil 10.6μmol/L;AFP 227.4ng/mL,CA19-9 549.2U/mL,CA15-3 15.47U/mL,CEA 6.3ng/mL。乙型肝炎核心抗体阳性,丙型肝炎抗体阳性。

2. 影像学表现　见图 57-5-1。

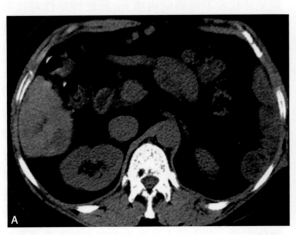

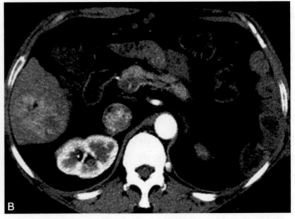

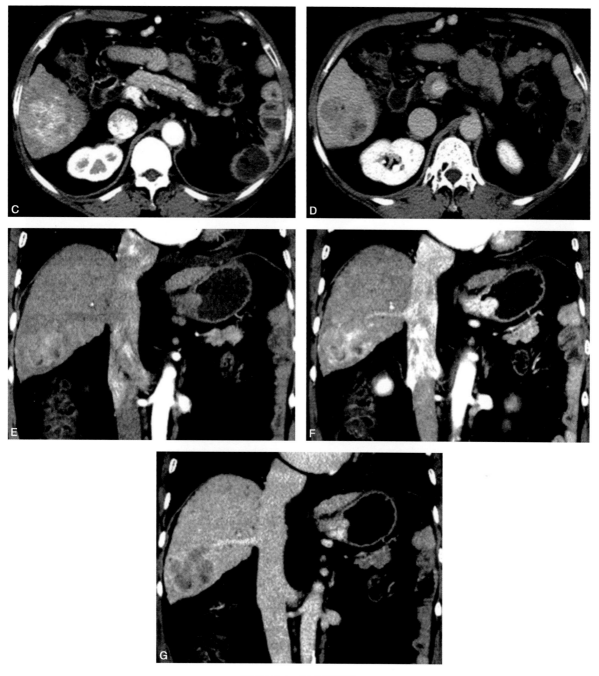

图 57-5-1　混合型肝癌

A. CT 平扫显示肝右叶下极不均匀低密度灶,边界模糊,邻近肝包膜无明显皱缩;B、C. 增强扫描动脉期及静脉期显示病灶均呈整体不均匀强化;D. 平衡期显示病灶内部分区域对比剂流出,呈低密度改变,部分区域仍可见条片状强化,病灶呈高低混杂密度改变;E～G. 动脉期至平衡期冠状位 MPR 重组显示肝右叶下极病灶呈持续性整体不均匀强化

病例 2

1. 病史摘要　患者,男性,51 岁。主因"肝病史 5 年,腹部不适 1 个月"于门诊收入院。患者 5 年前在当地医院体检超声提示"肝硬化,脾大",持续肝功能检查正常。1 个月前无明显诱因出现右上腹不适,伴腹胀、腹痛。患者否认肝炎家族史,否认长期酗酒史及药物使用史。查体:体温、血压正常,皮肤巩膜无黄染。双肺呼吸清,心脏听诊无杂音。肝区无叩痛,未扪及腹部包块。实验室检查:白细胞计数 6.9×10^9/L, ALT 30.1U/L, AST 30.9U/L, TBil 30.7μmol/L,DBil 7.1μmol/L;AFP 15 064.0ng/mL, CA19-9 9.64U/mL。乙肝表面抗体阳性、核心抗体阳性,丙型肝炎抗体阴性,自身抗体系列检查均为阴性。

2. 影像学表现　见图 57-5-2。

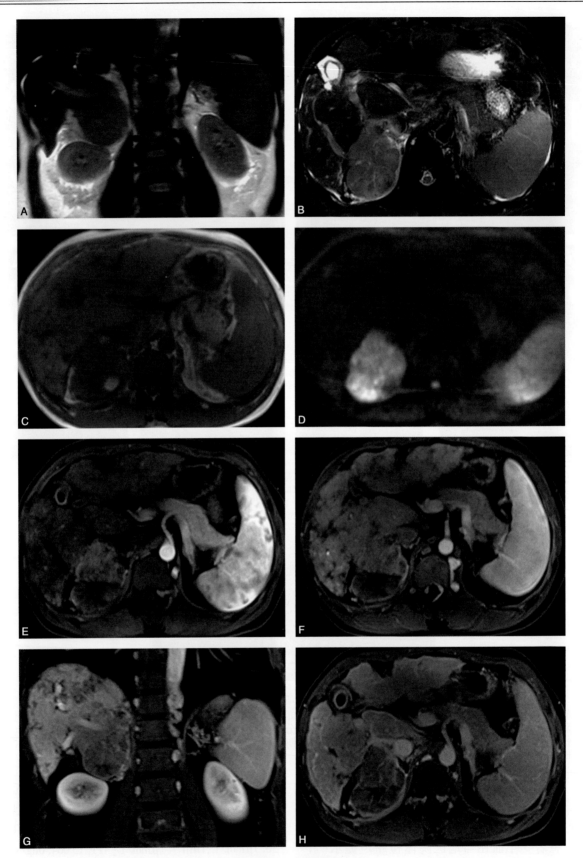

图 57-5-2 混合型肝癌

A、B. MRI 冠状位 T_2WI 及横断位脂肪抑制序列 T_2WI 显示肝右叶后段突出于肝脏轮廓外的高信号病灶;C. T_1WI 显示病变呈低信号,其内见小类圆形高信号改变;D. DWI(b=800s/mm^2)显示病灶明显弥散受限;E. T_1WI 增强扫描动脉期显示病灶呈整体不均匀强化;F、G. 横断位及冠状位静脉期显示病灶仍可见不均匀强化,呈高低混杂信号改变;H. 平衡期显示病灶大部区域对比剂流失,整体呈低信号改变,病灶内可见散在索条状分隔样强化

三、教学要点

1. 中年患者,慢性肝病基础,AFP 明显升高,临床及实验室检查初步诊断普通类型肝细胞癌。

2. 动态增强影像学表现多样,根据成分和表现不同,即可为"快进快出"的强化方式,也可为对比剂"快进慢出"。肝脏特异性对比剂肝胆期扫描可辅助诊断。

3. 结合肿瘤标记物检查应考虑到混合型肝癌的可能。

参 考 文 献

[1] Takahashi A,Saito H,Kanno Y,et al. Case of clear-cell hepato-cellular carcinoma that developed in the normal liver of a middle-agedwoman[J]. World J Gastroenterol,2008,14(1):129-131.

[2] Xu W,Ge P,Liao W,et al. Edmondson grade predicts survival of patients with primary clear cell carcinoma of liver after curative resection:A retrospective study with long-term follow-up[J]. Asia Pac J Clin Oncol,2017,13(5):e312-e320.

[3] Shah S,Gupta S,Shet T,et al. Metastatic clear cell variant ofhepatocellular carcinoma with an occult hepatic primary[J]. Hepatobiliary Pancreat Dis lnt,2005,4(2):306-307.

[4] Murakata LA,Ishak KG,Nzeako UC. Clear cell carcinoma ofthe liver:a comparative immunohistochemical study with renaldear cell carcinoma[J]. Mod Pathol,2000,13(8):874-881.

[5] 付芳芳,沈海林,刘新爱,等. 原发性肝脏透明细胞癌的 MSCT 影像表现分析[J]. 临床放射学杂志,2011,30(2):201-205.

[6] 陈枫,赵晶,李宏军,等. 原发性透明细胞型肝癌的影像表现及比较分析研究[J]. 临床放射学杂志,2019,38(8):1418-1422.

[7] 戴平丰,孟延锋,金梅,等. 肝脏透明细胞癌一例[J]. 中华放射学杂志,2005,39(5):558-559.

[8] Li ZY,Bi XY,Zhao JJ,et al. clinicopathological and prognostic analysis of primary clear cell carcinoma of the liver Hepatol Res,2013,35(2):140-143.

[9] 王德玲,李卉,耿志君,等. 原发性透明细胞癌的 CT、MRI 表现[J]. 中国医学影像技术,2013,29(4):587-590.

[10] Liu QY,Li HG,Gao M,et al. Primary clear cell carcinoma in the liver:CT and MRI findings[J]. World J Gastroenterol,2011,17(7):946-952.

[11] 周梅玲,严福华,李清海,等. 原发性透明细胞型肝癌的 CT 和 MRI 诊断[J]. 中华放射学杂志,2010,44(9):950-953.

[12] 刘勇,薛鹏,肖智博,等. CT 和 MRI 诊断肝脏原发性透明细胞癌[J]. 中国医学影像技术,2014,30(1):87-90.

[13] Fléjou JF. WHO Classification of digestive tumors:the fourth edition[J]. Ann Pathol,2011,31(5 Suppl):S27-S31.

[14] Edmondson HA. Differential diagnosis of tumors and tumor-like lesions of liver in infancy and childhood[J]. Am J Dis Child,1956,91(2):168-186.

[15] Craig JR,Peters RL,Edmondson HA,et al. Fibrolamellar carcinoma of the liver:A tumor of adolescents and young adults with distinctive clinico-pathologic features[J]. Cancer,1980,46(2):372-379.

[16] El-Serag HB,Davila JA. Is fibrolamellar carcinoma different from hepatocellular carcinoma? A US population-based study[J]. Hepatology,2004,39(3):798-803.

[17] Ruffin MT 4th. Fibrolamellar hepatoma[J]. Am J Gastroenterol,1990,85(5):577-581.

[18] Cruz O,Laguna A,Vancells M,et al. Fibrolamellar hepatocellular carcinoma in an infant and literature review[J]. J Pediatr Hematol Oncol,2008,30(12):968-971.

[19] Kakar S,Burgart LJ,Batts KP,et al. Clinicopathologic features and survival in fibrolamellar carcinoma:comparison with conventional hepatocellular carcinoma with and without cirrhosis[J]. Mod Pathol,2005,18(11):1417-1423.

[20] Moreno-Luna LE,Arrieta O,García-Leiva J,et al. Clinical and pathologic factors associated with survival in young adult patients with fibrolamellar hepatocarcinoma[J]. BMC Cancer,2005,5:142.

[21] Chagas AL,Kikuchi L,Herman P,et al. Clinical and pathological evaluation of fibrolamellar hepatocellular carcinoma:a single center study of 21 cases[J]. Clinics(Sao Paulo),2015,70(3):207-213.

[22] Eggert T,McGlynn KA,Duffy A,et al. Epidemiology of fibrolamellar hepatocellular carcinoma in the USA,2000-10[J]. Gut,2013,62(11):1667-1668.

[23] Morise Z,Sugioka A,Mizoguchi Y,et al. Fibrolamellar carcinoma of the liver in a Japanese hepatitis B virus carrier[J]. J Gastroenterol Hepatol,2005,20(7):1136-1138.

[24] Klein WM,Molmenti EP,Colombani PM,et al. Primary liver carcinoma arising in people younger than 30 years[J]. Am J Clin Pathol,2005,124(4):512-518.

[25] El-Gazzaz G,Wong W,El-Hadary MK,et al. Outcome of liver resection and transplantation for fibrolamellar

hepatocellular carcinoma［J］. Transpl Int, 2000, 13 （Suppl 1）:S406-S409.

［26］ Ringe B, Wittekind C, Weimann A, et al. Results of hepatic resection and transplantation for fibrolamellar carcinoma［J］. Surg Gynecol Obstet, 1992, 175（4）: 299-305.

［27］ Stipa F, Yoon SS, Liau KH, et al. Outcome of patients with fibrolamellar hepatocellular carcinoma［J］. Cancer, 2006, 106（6）: 1331-1338.

［28］ Ichikawa T, Federle MP, Grazioli L, et al. Fibrolamellar hepatocellular carcinoma: imaging and pathologic findings in 31 recent cases［J］. Radiology, 1999, 213（2）: 352-361.

［29］ Pombo F, Rodriguez E, Arnal-Monreal F. Multicystic fibrolamellar hepatocellular carcinoma. CT appearance ［J］. Clin Imaging, 1993, 17（1）: 67-69.

［30］ Friedman AC, Lichtenstein JE, Goodman Z, et al. Fibrolamellar hepatocellular carcinoma［J］. Radiology, 1985, 157（3）: 583-587.

［31］ Ichikawa T, Federle MP, Grazioli L, et al. Fibrolamellar hepatocellular carcinoma: preand posttherapy evaluation with CT and MR imaging［J］. Radiology, 2000, 217 （1）: 145-151.

［32］ McLarney JK, Rucker PT, Bender GN, et al. Fibrolamellar carcinoma of the liver: radiologicpathologic correlation［J］. Radiographics, 1999, 19（2）: 453-471.

［33］ Stevens WR, Johnson CD, Stephens DH, et al. Fibrolamellar hepatocellular carcinoma: stage at presentation and results of aggressive surgical management［J］. AJR Am J Roentgenol, 1995, 164（5）: 1153-1158.

［34］ Powers C, Ros PR, Stoupis C, et al. Primary liver neoplasms: MR imaging with pathologic correlation［J］. Radiographics, 1994, 14（3）: 459-482.

［35］ Do RK, McErlean A, Ang CS, et al. CT and MRI of primary and metastatic fibrolamellar carcinoma: a case series of 37 patients ［J］. Br J Radiol, 2014, 87 （1040）: 20140024.

［36］ Shafizadeh N, Ferrell LD, Kakar S. Utility and limitations of glypican-3 expression for the diagnosis of hepatocellular carcinoma at both ends of the differentiation spectrum［J］. Mod Pathol, 2008, 21（8）: 1011-1018.

［37］ Matsuura S, Aishima S, Taguchi K, et al. 'Scirrhous' type hepatocellular carcinomas: a special reference to expression of cytokeratin 7 and hepatocyte paraffin 1 ［J］. Histopathology, 2005, 47（4）: 382-390.

［38］ Zhao M, Laissue JA, Zimmermann A. "Neuroendocrine" differentiation in hepatocellular carcinomas（HCCs）: immunohistochemical reactivity is related to distinct tumor cell types, but not to tumor grade［J］. Histol Histopathol, 1993, 8（4）: 617-626.

［39］ Liu S, Chan KW, Wang B, et al. Fibrolamellar hepatocellular carcinoma［J］. Am J Gastroenterol, 2009, 104 （10）: 2617-2624.

［40］ Agarwal VR, Takayama K, Van Wyk JJ, et al. Molecular basis of severe gynecomastia associated with aromatase expression in a fibrolamellar hepatocellular carcinoma［J］. J Clin Endocrinol Metab, 1998, 83（5）: 1797-1800.

［41］ Hamrick-Turner JE, Shipkey FH, Cranston PE. Fibrolamellar hepatocellular carcinoma: MR appearance mimicking focal nodular hyperplasia［J］. J Comput Assist Tomogr, 1994, 18（2）: 301-304.

［42］ Blachar A, Federle MP, Brancatelli G. Hepatic capsular retraction: spectrum of benign and malignant etiologies ［J］. Abdom Imaging, 2002, 27（6）: 690-699.

［43］ 陈枫, 赵大伟, 冯骥良, 等. 硬化型肝细胞癌的影像表现［J］. 中华放射学杂志, 2014, 48（1）: 43-46.

［44］ 陈枫, 赵大伟, 文硕, 等. 肝内肿块型胆管癌的CT、MRI动态增强表现以及与病理分化程度的关系［J］. 中华放射学杂志, 2015, 49（11）: 843-847.

［45］ 陈枫, 赵大伟, 赵晶, 等. 硬化型肝细胞癌与肝内肿块型胆管癌的影像征象及病理学对比分析［J］. 临床放射学杂志, 2016, 35（3）: 375-379.

［46］ 陈枫, 李宏军, 赵晶, 等. 混合型肝癌的多期增强影像表现及与其他类型原发性肝癌的比较［J］. 中国医学影像技术, 2017, 33（2）: 144-148.

［47］ Burgio MD, Ronot M, Salvaggio G, et al. Imaging of Hepatic Focal Nodular Hyperplasia: Pictorial Review and Diagnostic Strategy ［J］. Semin Ultrasound CT MR, 2016, 37（6）: 511-524.

［48］ Katzenstein HM, Krailo MD, Malogolowkin MH, et al. Fibrolamellar hepatocellular carcinoma in children and adolescents［J］. Cancer, 2003, 97（8）: 2006-2012.

［49］ Chedid A, Ryan LM, Dayal Y, et al. Morphology and other prognostic factors of hepatocellular carcinoma ［J］. Arch Pathol Lab Med, 1999, 123（6）: 524-528.

［50］ Quaglia A, Bhattacharjya S, Dhillon AP. Limitations of the histopathological diagnosis and prognostic assessment of hepatocellular carcinoma［J］. Histopathology, 2001, 38（2）: 167-174.

［51］ Bosman FT, Carneiro F, Hruban RH, et al. World Health Organization Classification of Tumours: WHO classification of tumours of the digestive system［M］. 4th ed. Lyon: International Agency for Research on Cancer, 2010.

［52］ Omata M, Peters RL, Tatter D. Sclerosing hepatic carcinoma: relationship to hypercalcemia［J］. Liver, 1981, 1

(1):33-49.

[53] Llovet JM, Miquel R. Sclerosing hepatic carcinoma in non-cirrhotic liver resembling metastatic adenocarcinoma[J]. J Hepatol, 1999, 30(1):161.

[54] Kurogi M, Nakashima O, Miyaaki H, et al. Clinicopathological study of scirrhous hepatocellular carcinoma[J]. J Gastroenterol Hepatol, 2006, 21(9):1470-1477.

[55] Enzan H, Himeno H, Iwamura S, et al. Alpha-smooth muscle actin-positive perisinusoidal stromal cells in human hepatocellular carcinoma[J]. Hepatology, 1994, 19(4):895-903.

[56] 严福华,徐鹏举,凌志青,等. 硬化型肝癌的螺旋CT多期扫描表现[J]. 中国医学计算机成像杂志,2003(6):417-420.

[57] Kim SH, Lee WJ, Lim HK, et al. Sclerosing hepatic carcinoma: helical CT features[J]. Abdom Imaging, 2007, 32(6):725-729.

[58] Kim SR, Imoto S, Nakajima T, et al. Scirrhous hepatocellular carcinoma displaying atypical findings on imaging studies[J]. World J Gastroenterol, 2009, 15(18):2296-2299.

[59] RHS, AAL. World Health Organization classification of tumors. Pathology and genetics of tumors of the digestive system[M]. Lyon: Iarc Press, 2000.

[60] Yamamoto Y, Ojima H, Shimada K, et al. Long-term recurrence-free survival in a patient with primary hepatic carcinosarcoma: case report with a literature review[J]. Jpn J Clin Oncol, 2010, 40(2):166-173.

[61] Goto H, Tanaka A, Kondo F, et al. Carcinosarcoma of the liver[J]. Intern Med, 2010, 49(23):2577-2582.

[62] Yamamoto T, Kurashima Y, Ohata K, et al. Carcinosarcoma of the liver: report of a case[J]. Surg Today, 2014, 44(6):1161-1170.

[63] Leger-Ravet MB, Borgonovo G, Amato A, et al. Carcinosarcoma of the liver with mesenchymal differentiation: a case report[J]. Hepatogastroenterology, 1996, 43(7):255-259.

[64] 舒仁义,叶孟,俞文英. 原发性肝脏癌肉瘤一例的CT表现[J]. 癌症,2010,29(3):376-379.

[65] 杨炼,陈立波,韩萍. 肝脏癌肉瘤的临床表现与CT诊断:二例报告并文献复习[J]. 中华肝胆外科杂志,2009(10):781-784.

[66] Yasutake T, Kiryu S, Akai H, et al. MR imaging of carcinosarcoma of the liver using Gd-EOB-DTPA[J]. Magn Reson Med Sci, 2014, 13(2):117-121.

[67] Dongli Shi, Liang Ma, Dawei Zhao, et al. Imaging and clinical features of primary hepatic sarcomatous carcinoma[J]. Cancer Imaging, 2018, 18(1):36.

[68] 孙萍萍,钟定荣. 原发性肝癌肉瘤一例[J]. 中华病理学杂志,2010(10):713-714.

[69] Vogt DP, Henderson JM, Chmielewski E. Cystadenoma and cystadenocarcinoma of the liver: a single center experience[J]. J Am Coll Surg, 2005, 200(5):727-733.

[70] 吴珂,薛鹏,祁佩红,等. 肝内胆管囊腺癌多层螺旋CT及磁共振成像诊断的影像学特征[J]. 中华肝胆外科杂志,2014,20(04):245-247.

[71] Jarnagin WR, Weber S, Tickoo SK, et al. Combined hepatocellular and cholangiocarcinoma: demographic, clinical, and prognostic factors[J]. Cancer, 2002, 94(7):2040-2046.

[72] Koh KC, Lee H, Choi MS, et al. Clinicopathologic features and prognosis of combined hepatocellular cholangiocarcinoma[J]. Am J Surg, 2005, 189(1):120-125.

[73] Allen RA, Lisa JR. Combined liver and bile duct carcinoma[J]. Am J Pathol, 1949, 25(4):647-655.

[74] Goodman ZD, Ishak KG, Langloss JM, et al. Combined hepatocellular-cholangiocarcinoma. A histologic and immunohistochemical study[J]. Cancer, 1985, 55(1):124-135.

[75] Kim SH, Park YN, Lim JH, et al. Characteristics of combined hepatocellular-cholangiocarcinoma and comparison with intrahepatic cholangiocarcinoma[J]. Eur J Surg Oncol, 2014, 40(8):976-981.

[76] Park SE, Lee SH, Yang JD, et al. Clinicopathological characteristics and prognostic factors in combined hepatocellular carcinoma and cholangiocarcinoma[J]. Korean J Hepatobiliary Pancreat Surg, 2013, 17(4):152-156.

[77] Yin X, Zhang BH, Qiu SJ, et al. Combined hepatocellular carcinoma and cholangiocarcinoma: clinical features, treatment modalities, and prognosis[J]. Ann Surg Oncol, 2012, 19(9):2869-2876.

[78] Sanada Y, Shiozaki S, Aoki H, et al. A clinical study of 11 cases of combined hepatocellular-cholangiocarcinoma Assessment of enhancement patterns on dynamics computed tomography before resection[J]. Hepatol Res, 2005, 32(3):185-195.

[79] Nishie A, Yoshimitsu K, Asayama Y, et al. Detection of Combined Hepatocellular and Cholangiocarcinomas on Enhanced CT: Comparison with Histologic Findings[J]. AJR Am J Roentgenol, 2005, 184(4):1157-1162.

[80] 李英丽,吴秀蓉. 混合型肝癌的CT和MRI表现[J]. 中华放射学杂志,2012,46(8):701-704.

[81] Tang D, Nagano H, Nakamura M, et al. Clinical and pathological features of allen's type C classification of resected combined hepatocellular and cholangiocarcino-

ma: a comparative study withhepatocellular carcinoma and cholangiocellular carcinoma [J]. J Gastrointest Surg,2006,10(7):987-998.

[82] Tsoulfas G,Mekras A,Agorastou P,et al. Surgical treatment forlarge hepatocellular carcinoma: does size matter? [J]. ANZ J Surg,2012,82(7-8):510-517.

[83] Uenishi T,Hirohashi K,Shuto T,et al. Surgery for mixed hepatocellular and cholangiocellular carcinoma [J]. Hepato-Gastroenterology,2000,47(33):832-834.

[84] Ariizumi S,Kotera Y,Katagiri S,et al. Combined hepatocellular-cholangiocarcinoma had poor outcomes after hepatectomy regardless of Allen and Lisa class or the predominance of intrahepatic cholangiocarcinoma cells within the tumor[J]. Ann Surg Oncol,2012,19(5): 1628-1636.

[85] Asayama Y,Yoshimitsu K,Irie H,et al. Delayed-phase dynamic CT enhancement as a prognostic factor for mass-forming intrahepatic cholangiocarcinoma[J]. Radiology,2006,238(1):150-155.

[86] Kim SA, Lee JM, Lee KB, et al. Intrahepatic mass-forming cholangiocarcinomas: enhancement patterns at multiphasic CT, with special emphasis on arterial enhancement pattern—correlation with clinicopathologic findings[J]. Radiology,2011,260(1):148-157.

（曲金荣　陈枫　边杰　罗佳文　赵晶
王海被　付莉伟　白婷婷　李靖
贾宁阳　孟帆　韩帅）

第五十八章

肝恶性淋巴瘤

一、综 述

1. 定义 原发性肝淋巴瘤（primary hepatic lymphoma，PHL）是指病变局限于肝内，早期无淋巴结或肝外扩散的、具有淋巴细胞标记的恶性肿瘤。发病率约占所有非霍奇金淋巴瘤的 0.016%，占结外淋巴瘤的 0.4%[1]。原发性肝淋巴瘤以弥漫性大 B 细胞型淋巴瘤最常见。诊断时应注意淋巴结和其他脏器有无病变，以排除结内淋巴瘤侵犯的可能。

2. 临床与病理 原发肝脏淋巴瘤起源于肝脏，但无肝外侵犯及淋巴结肿大，可发生于任何年龄，尤以中年男性多见[1,2]。根据病变大体形态，肝脏淋巴瘤分为：单发肿块型、多发结节型、弥漫浸润型。其病因及临床病理特点尚未完全认识清楚，免疫抑制治疗、器官移植、获得性免疫综合征（AIDS）患者发病率高，与免疫抑制治疗后病毒感染引起的肝脏淋巴组织增生有关。此外，丙型肝炎病毒也可以刺激 B 淋巴细胞慢性多克隆增殖，导致肝脏淋巴瘤，黏膜相关淋巴瘤也可累及肝脏。肝脏继发淋巴瘤较原发常见，多有肝外病灶和非引流区淋巴结肿大，其中霍奇金和非霍奇金淋巴瘤比例差异不大，与其他脏器继发淋巴瘤以非霍奇金淋巴瘤为主不同。肝脏淋巴瘤无特异性临床表现，常见症状包括发热、消瘦和盗汗等[2,3]。

肝淋巴瘤确诊依靠病理学检查[2,3]。免疫组化、流式细胞术、基因重排和核型分析有助于进一步诊断，原发性肝淋巴瘤镜下可见瘤细胞呈结节状或弥漫性生长两种模式。在结节状生长模式，瘤细胞呈破坏性生长，瘤组织内没有门静脉管道结构；在弥漫性生长模式，肝脏结构被保存下来，且可见瘤细胞浸润门静脉结构，也可以沿着肝窦状隙扩展生长。

3. 影像学表现

（1）超声：①单发肿块型和多发结节型，肝内低回声病灶，边界清晰。②弥漫浸润型，肝脏不同程度肿大，回声不均，同慢性肝炎和脂肪肝的声像回声相似[4-6]。③中心出现坏死液化时，表现为无回声。④CDFI 显示肿物内可见条状血流[6]。

（2）超声造影：表现为"快进快退"模式，即动脉期迅速呈整体高增强，门静脉期对比剂逐渐退出，实质期病灶内对比剂廓清[7,8]。

（3）CT：①平扫表现为低或稍低密度，边界大多数清楚，少数边界不清；②肿瘤内密度大多数较均匀，合并出血、坏死、钙化等较少见；③肝脏淋巴瘤为乏血供肿瘤，大多数病灶动态增强呈进行性轻-中度延迟强化，动脉期强化轻微，门静脉期呈轻-中度强化，小病灶强化较均匀，较大病灶强化不均匀[10,11]；④门静脉期强化较动脉期增强，但明显弱于正常肝组织，大多数病灶门静脉期增强后原边界稍模糊者边界更为清楚[12-14]；⑤弥漫浸润型淋巴瘤肝脏组织和淋巴瘤组织强化都不明显[12]。

（4）MRI：①T$_1$WI 通常为低信号，信号大多较均匀，T$_2$WI 通常表现为高信号，有时也可以表现为等信号、低信号，偶可见低信号包膜[15,16]；②DWI 为明显高信号；③动脉期无明显强化或轻度强化，门静脉期呈轻、中度强化，病变均匀强化，少数表现为边缘强化[17]。

4. 鉴别诊断 PHL 的鉴别诊断主要包括肝癌、肝脏感染性病变（肝脓肿）、肝脏转移瘤、肝腺瘤及局灶性结节增生。

（1）肝癌：多有肝硬化或肝炎病史，AFP 升高，CT 平扫亦呈低密度，增强动脉期明显强化，门静脉期强化程度减低，呈"快进快出"强化形式[10,18]。

（2）肝脓肿：常伴有高热等症状，中性粒细胞升高，CT 平扫呈低密度，边缘模糊；增强扫描呈环形强化，周围可见低密度水肿，与淋巴瘤鉴别较容易，强化不明显的肝脓肿与淋巴瘤鉴别较难，但肝脓肿不伴有腹膜后淋巴结肿大及"血管漂浮征"[2,16]。

（3）肝转移瘤：常伴有原发病史，多为多发，大小不一，分布较散在，CT平扫呈低密度，边缘模糊，可见"牛眼征"或"靶征"[9,12,13]；增强扫描呈环形强化，腹膜后可有淋巴结肿大，与淋巴瘤表现有相似的地方，鉴别较难，需结合病史。

（4）肝腺瘤：是一种少见的良性肿瘤，生育期女性多见，常有长期避孕药服用史；CT平扫呈低密度，边缘锐利，可见包膜，肿瘤极易出血，平扫内部可见高密度；增强因富含血供动脉，强化明显，门静脉期及延迟期可见胞膜强化[14,17]。

（5）肝脏局灶性结节增生：肝脏良性肿瘤，CT平扫呈低密度，增强动脉期病灶强化明显，其

内瘢痕组织不强化，门静脉期及延迟期仍呈等、高密度，中心瘢痕可见延迟强化，结合此特点，鉴别不难[9,10,13]。

二、病例介绍

病例1

1. 病史摘要　患者，女性，58岁。主诉：上腹部疼痛。病理诊断：肝脏非霍奇金淋巴瘤。免疫组化：Vim（+），EMA（−），Ki-67（+）约90%，CD3（−），CD45RO（−），CD20（+），CD79a（+），MPO（−），CD5（−），CD10（−），Bcl-6（−），ALK（−），CyclinD1（−），Pax-5（+），CD30（−），CK（−），MuM-1（+），CD38（−），CD138（−），PD-1（−）。

2. 影像学表现　见图58-0-1。

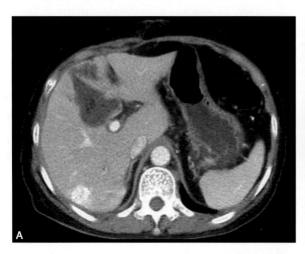
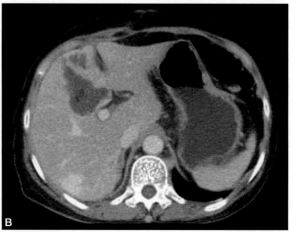

图58-0-1　肝脏淋巴瘤（非霍奇金）
A. CT增强扫描，动脉期肝右叶病灶边缘呈轻度不均匀强化，边界清晰；B. 实质期病灶强化程度稍低于门静脉期

病例2

1. 病史摘要　患者，女性，52岁。体检发现肝占位。病理诊断：肝脏淋巴瘤。免疫组化：CK（−），Vim（−），AFP（−），CD34（血管+），Hepa（−），Arg-1（−），CD43（+），CD68（−），CD3（散在+），CD5（散在+），CD20（+），CD79a（+），Ki-67为20%~30%

2. 影像学表现　见图58-0-2。

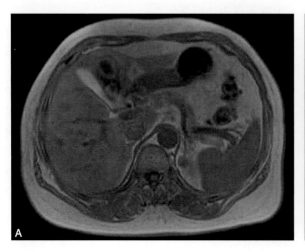
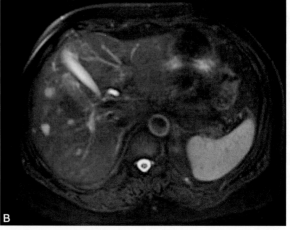

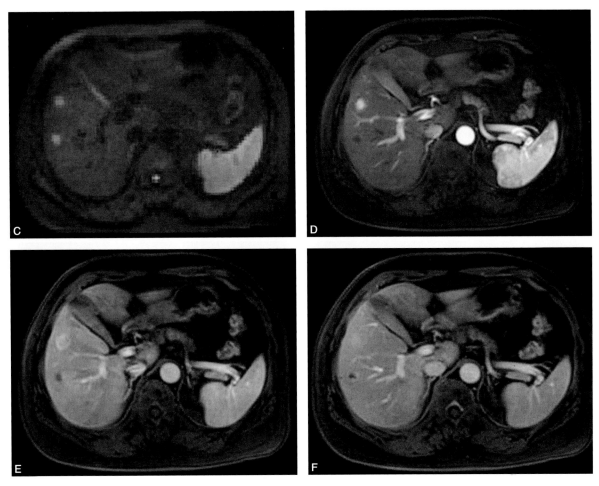

图 58-0-2　肝脏淋巴瘤（非霍奇金）

A. MRI 平扫 T_1WI 上显示肝右叶肿块,呈低信号,边界不清;B. T_2WI 上显示病灶呈高信号;C. DWI 上病灶弥散受限呈高信号;D. 增强扫描,动脉期肿瘤病灶明显强化;E. 门静脉期病灶强化程度下降,低于动脉期;F. 实质期病灶强化程度进一步下降,稍高于同层肝实质

病例 3

1. 病史摘要　患者,男性,43 岁。自觉乏力、上

腹不适 2 个月余,超声检查发现肝右叶稍低回声团。

2. 影像学表现　见图 58-0-3。

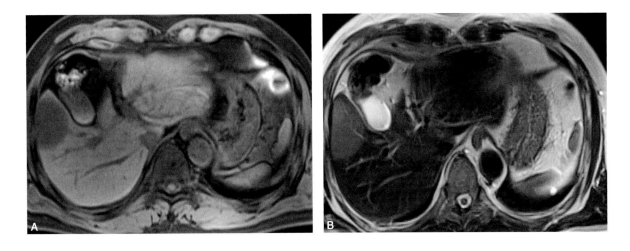

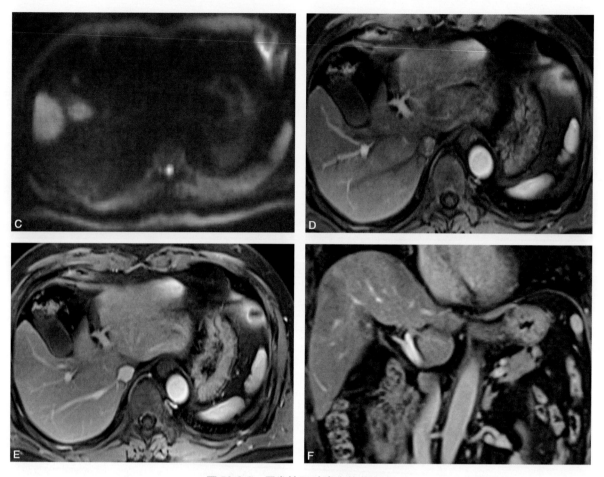

图 58-0-3　原发性肝脏滤泡状淋巴瘤

A. MRI 示肝右叶病灶边界清，T_1WI 为低信号，信号较均匀；B. T_2WI 呈稍高信号；C. DWI 呈明显高信号；D~F. 增强后表现为轻到中度均匀强化，可见"血管漂浮征"

三、教学要点

1. 肝内单发肿块，边界清晰。

2. CT 扫描肿瘤呈低密度，密度均匀。MRI平扫上肿瘤呈长 T_1 长 T_2 信号，信号均匀。DWI上明显弥散受限。

3. 肿瘤乏血供，呈轻度均匀强化。"血管漂浮征"不常见，但为特征性征象，能较明确提示肝脏淋巴瘤的诊断。

参考文献

[1] 马元吉，陈恩强，王娟，等. 原发性肝脏淋巴瘤的研究进展[J]. 世界华人消化杂志，2010，18（26）：2790-2793.

[2] Cerban R，Gheorghe L，Becheanu G，et al. Primary focal T-cell lymphoma of the liver：a case report and review of the literature[J]. J Gastrointestin Liver Dis，2012，21（2）：213-216.

[3] Citak EC，Sari I，Demirci M，et al. Primary hepatic Bur-kitt lymphoma in a child and review of literature[J]. J Pediatr Hematol Oncol，2011，33（8）：e368-e371.

[4] 胡慧娟，廖美焱，田志雄，等. 原发性肝脏淋巴瘤的影像学表现[J]. 临床放射学杂志，2014，33（8）：1205-1208.

[5] 张青，吕珂，王亮，等. 肝脏淋巴瘤的超声影像分析[J]. 中华医学超声杂志，2014，11（4）：336-340.

[6] 朱小明. 超声在原发性肝脏淋巴瘤诊断中的价值分析[J]. 中国医药指南，2016，14（5）：114-115.

[7] 王彦冬，经翔，丁建民，等. 肝淋巴瘤超声造影表现[J]. 中国超声医学杂志，2011，27（3）：277-280.

[8] Bernatik T，Seitz K，Blank W，et al. Unclear focal liver lesions in contrast-enhanced ultrasonography--lessons to be learned from the DEGUM multicenter study for the characterization of liver tumors[J]. Ultraschall Med，2010，31（6）：577-581.

[9] Lu Q，Zhang H，Wang WP，et al. Primary non-Hodgkin's lymphoma of the liver：sonographic and CT findings[J]. Hepatobiliary Pancreat Dis Int，2015，14（1）：75-81.

[10] 陆蓉，周建军，李敏，等. 肝淋巴瘤：动态增强 CT 的

诊断价值［J］.临床放射学杂志,2009,28（2）:
218-220.

［11］徐祖良,王静,张燕,等.肝脏淋巴瘤的 CT 诊断(附
9 例报告)［J］.医学影像学杂志,2010,20（12）:
1828-1831.

［12］陈翔.弥漫型原发性肝淋巴瘤一例［J］.影像诊断与
介入放射学,2015,24(6):519-520.

［13］吴建明,马周鹏,章顺壮,等.MSCT 动态增强扫描对
肝脏淋巴瘤的诊断分析［J］.中国临床医学影像杂
志,2011,22(5):312-315.

［14］王军生,邓明明,邓方.肝淋巴瘤的 CT 诊断价值
［J］.现代医用影像学,2015,24(5):803-804.

［15］谢辉,安维民,孙艳玲,等.肝原发性淋巴瘤 MRI 表

现及鉴别诊断［J］.中国医学影像学杂志,2011,7
(9):518-519.

［16］李迎春,陈加源,吴筱芸,等.肝脏淋巴瘤:薄层增强
MRI 多期扫描的诊断价值［J］.临床放射学杂志,
2014,33(9):1442-1444.

［17］张在鹏,李惠,许敏.原发性肝淋巴瘤 CT/MR 影像
学表现(附 3 例报道)［J］.影像诊断与介入放射学,
2014,23(5):423-425.

［18］Kaneko K,Nishie A,Arima F,et al. A case of diffuse-
type primary hepatic lymphoma mimicking diffuse hep-
atocellular carcinoma［J］. Ann Nucl Med, 2011, 25
(4):303-307.

（沈静娴　贝天霞　谢传淼　曲金荣）

第五十九章

肝脏少见原发性恶性肿瘤

第一节 肝脂肪肉瘤

一、综述

1. 定义 脂肪肉瘤(liposarcoma)是起源于间叶组织的恶性肿瘤,表现为不同分化程度的异型脂肪母细胞,约占所有软组织肉瘤的 15%[1]。好发于四肢及腹膜后,偶尔可见于胸壁、乳腺、纵隔等部位,原发于肝脏的脂肪肉瘤非常罕见,目前国内外文献均为个案报道。

2. 流行病学 脂肪肉瘤中老年患者居多,根据文献报道,发病年龄最小 2 岁,最大 87 岁,男女发病没有明显差异[1,2]。

3. 临床表现 原发于肝脏的脂肪肉瘤发生部位可位于肝内、肝门区、肝内胆管及肝包膜[3];临床症状随发病部位不一临床表现没有明显特异性,可表现为无症状、腹痛、发热、黄疸、呕吐等。

4. 实验室检查 实验室检查肿瘤标记物多正常。

5. 病理 病理学检查是脂肪肉瘤诊断的"金标准",也是获得较准确的组织病理学分级及其他肿瘤生物学行为评价指标的最佳方式[3]。

脂肪肉瘤分为 5 种组织学亚型:黏液型脂肪肉瘤、圆细胞型脂肪肉瘤、高分化脂肪肉瘤、去分化脂肪肉瘤及多形性脂肪肉瘤。其中,高分化型最常见,约占脂肪肉瘤的 50%。脂肪肉瘤的 5 年生存率约 50%,不同组织学亚型的预后不一。高分化脂肪肉瘤恶性程度较低,圆细胞型及多形性脂肪肉瘤恶性程度较高,易发生远处转移,黏液型脂肪肉瘤预后介于之间。脂肪肉瘤远处转移常见于脑、胸膜、甲状腺、胰腺及脊髓,发生肝转移比较少,仅占 10%左右。原发性肝脂肪肉瘤是肝移植的绝对禁忌证,因此术前正确诊断十分重要。

6. 影像学表现 不同病理类型 CT、MRI 表现不一[3,4]。

高分化脂肪肉瘤含有 75%以上的成熟脂肪组织,CT、MRI 上表现为边界清楚、含有大量脂肪成分的肿块,密度/信号和皮下脂肪相似,脂肪抑制序列上为低信号。肿瘤内可见纤细的分隔及非脂肪性肿瘤实性成分,T_1WI 呈稍低信号,T_2WI 呈高信号,增强扫描明显强化;肿瘤实质和脂肪间没有明确分界[5]。圆细胞型脂肪肉瘤表现为 T_1WI 低信号,T_2WI 稍高信号,增强扫描明显强化,可见瘤内出血、坏死囊变及黏液,脂肪成分较少[3,6]。去分化型脂肪肉瘤为以非脂肪性的软组织肿块为主,含少量的异常脂肪组织成分,肿瘤内脂肪成分占 25%~50%,两种病变之间分界清晰,且异常脂肪区域内可见少许纤维分隔。较大的去分化脂肪肉瘤病变,在软组织肿块内可有多少不等的灶状坏死或囊变,灶周有部分包膜,但多不完整,常与周围结构粘连。黏液型脂肪肉瘤内可见脂肪成分及黏液成分,以液性病变为主,黏液表现为 T_1WI 高信号,T_2WI 高信号,内见多房分隔影,混杂少量脂肪组织;增强扫描肿瘤内实性成分及厚薄不一的分隔明显强化。圆细胞型脂肪肉瘤几乎全是非脂肪性软组织成分,内有少部分坏死、囊变。多形性脂肪肉瘤主要呈软组织密度及信号,病灶内囊变坏死及黏液少见,病灶周有部分包膜[2,3,6]。

7. 诊断要点与鉴别诊断

(1)诊断要点:肝原发脂肪肉瘤的诊断要点为肿瘤内片状成熟脂肪组织,对于含脂少的病灶诊断比较困难,须与肝内含脂病变鉴别[7]。

(2)鉴别诊断:①含脂肝细胞癌,多有乙肝病史,AFP 升高,肿瘤增强扫描表现为快进快出;②肝血管平滑肌脂肪瘤,肿瘤内含有成熟脂肪成分,增强扫描肿瘤内可见血管影;③脂肪瘤,为均质的脂肪成分,没有非脂肪的实性成分;④肝胆管囊腺瘤,呈多房囊性占位,增强后仅囊壁分隔强化;⑤肝脓肿,壁厚且多伴有发热及白细胞增高征象。

二、教学要点

在临床实践中,遇到肝内含有脂肪成分,并且具备恶性征象的肿瘤,影像上肿瘤实质和脂肪间没有明确分界,增强扫描肿瘤内实性成分及厚薄不一的分隔明显强化,应想到该病可能。

第二节　肝平滑肌肉瘤

一、综　　述

1. 定义　肝平滑肌肉瘤是一种罕见的肝脏恶性肿瘤,组织起源尚不明确,多数认为起源于胆管或血管的平滑肌细胞,病因尚不明确[1]。

2. 流行病学　常见于中老年患者,或年轻艾滋病患者及移植免疫抑制患者。部分文献报道发现,肝平滑肌肉瘤可同时或先后并存其他恶性肿瘤,如白血病、脾脏血管肉瘤、乙状结肠癌、肝门部胆管癌等[8,9]。肝平滑肌肉瘤的治疗方案包括手术、放疗、化疗、肝移植和保守治疗等。大多数患者对放、化疗不敏感,首选治疗方案为手术切除。

3. 临床表现　肝原发性平滑肌肉瘤的临床表现无特异性,较小的肿瘤无任何症状,仅在体检时发现肝占位,因此,患者就诊时瘤体往往较大,肿瘤较大时以右上腹不适为主,可伴有恶心、食欲下降、消瘦等,可有上腹部隆起或包块。起源于肝静脉的平滑肌肉瘤较大时可引起布-加综合征。

4. 实验室检查　实验室检查肝功能正常或异常,AFP阴性,乙肝表面抗原和肝纤维化指标多呈阴性[1]。

5. 病理　多为单发肿块,常见于肝右叶,可有出血、囊变或坏死,镜下见梭形瘤细胞编织状排列,免疫组化Desmin、SMA、vimentin三者共同作为诊断平滑肌肉瘤的特异性标记物[8,9]。

6. 影像学表现　肝平滑肌肉瘤血供来自肝动脉,肿瘤周边血管丰富,随肿瘤不断增大,肿瘤中央或周边因缺血而坏死,或肿瘤内有囊变,形成低密度区,低密度区可占据肿瘤大部,并到达肿瘤边缘。但结合病理分析发现,CT上的低密度区并非完全为液化坏死,很大比例仍是肿瘤实质,只是伴有散在陈旧出血。CT平扫表现为巨大低密度混合性肿块,内有液化坏死,增强扫描肿瘤实质部分呈明显持续性不规则强化,肿瘤周边实质部分极不规则,血供丰富,强化明显,动脉期供血动脉

清晰可见。在动态增强检查中,肿瘤组织在动脉期和门静脉期没有明显增强,然而,在延迟期肿瘤组织明显增强,这可能是肝平滑肌肉瘤特有的特征[9-11]。MRI上 T_1WI 及 T_2WI 表现为混杂信号,对病灶内出血检出较敏感,增强扫描表现为持续明显强化[10]。

7. 诊断要点与鉴别诊断

(1) 诊断要点:肝内巨大富血供占位,伴较大不规则低密度区,在诊断恶性肿瘤时,应考虑到平滑肌肉瘤的可能。

(2) 鉴别诊断:①巨块肝平滑肌肉瘤应与巨块肝细胞癌鉴别,后者可以有坏死,但以中央坏死为主,很少达肿瘤周边,结合AFP阳性、有乙肝及肝硬化背景,鉴别不难。②较小的肝平滑肌肉瘤CT可表现为完全均匀实性占位,有实质强化,需与小肝癌鉴别,小肝癌动脉期明显强化多见,而平滑肌肉瘤轻度强化,以边缘强化为主。③与肝囊腺瘤或囊腺癌鉴别,囊腺癌或囊腺瘤囊性成分所占比例较大,肿瘤边缘可见强化的结节突入腔内,而平滑肌肉瘤的强化实质部分多较厚实。④与转移瘤鉴别,消化道及女性生殖系统平滑肌肉瘤肝内转移的机会远高于原发性肝内平滑肌肉瘤,转移性同样具有囊实性特点,尤其是巨大占位,所以,在诊断肝原发性平滑肌肉瘤时必须除外这种可能。⑤与肝脏其他少见肉瘤的鉴别,如纤维肉瘤、横纹肌肉瘤等,凭影像鉴别困难,最终诊断只能靠病理,甚至免疫组化。

二、病例介绍

病例1

1. 病史摘要　患者,男性,64岁。主因"右上腹胀痛3个月",门诊以"肝内占位,肝脓肿可能性大"收入院。既往体健,无肝病史,体温38℃,不伴畏寒、寒战,上腹部持续顿痛,无放射,化验血常规白细胞计数、中性粒细胞比例升高(76.4%),抗感染治疗后体温可降至正常,AFP、CEA、CA19-9、CA72-4均在正常范围。超声:肝右叶不均质实性回声团块,大小约87mm×63mm。术后大体:肿瘤为实性,切面灰白,质硬,并见坏死灶;镜下所见:于大片坏死组织边缘见梭形细胞,胞质丰富,嗜酸,核大深染,核异形性明显;免疫组化:GPC-3(-)、Hepatocyte(-)、CD34(血管+)、CK19(-)、Ki-19(-)、p53(-)、Desmin(-)、SMA(++)、vimentin(+++)、AE1/AE3(-);病理诊断:梭形细胞肿瘤,结合免疫组化考虑平滑肌肉瘤。

2. 影像学表现　见图59-2-1。

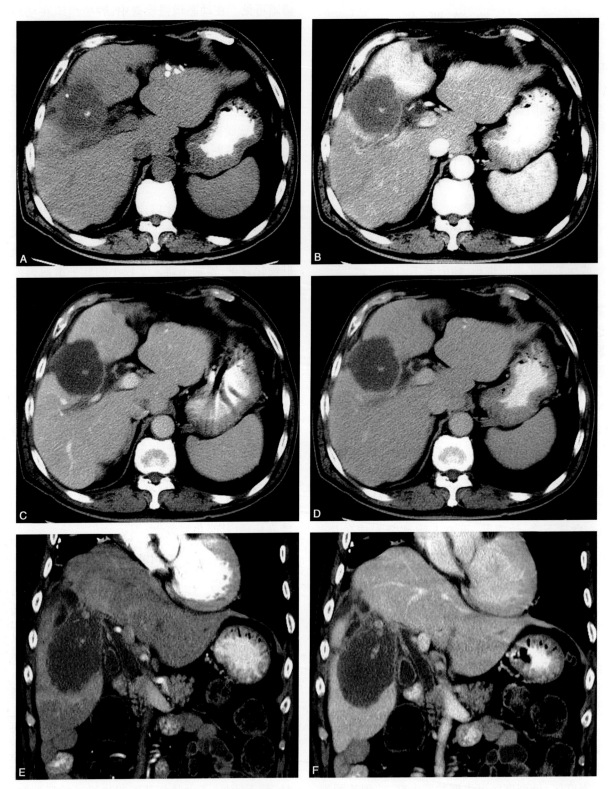

图 59-2-1　肝平滑肌肉瘤

A. CT 平扫肝右叶见一不规则肿块,内见大片状囊变坏死区及结节状高密影,邻近肝右叶胆管明显扩张;B. CT 增强扫描,动脉期囊变区未见强化,边缘呈后壁强化,周围肝实质内见大片状明显强化区,边界前清;C、D. 门静脉期、延迟期囊变区未见强化,边缘后壁呈延迟强化,动脉期病灶周围明显强化影强化程度减低;E. 动脉期冠状位肝右叶见一低密度肿块,边界欠清,邻近肝右叶胆管明显扩张,周围肝实质见大片状明显强化影;F. 延迟期冠状位示肝右叶肿块内见条形强化影,周围肝实质强化均匀

病例 2

1. 病史摘要　患者，男性，42 岁。乙肝病史 30 年，肝癌 3 年，行多次介入治疗，1 个月前复查发现右叶新生肿物，考虑肝癌复发，为行手术治疗住院。实验室检查：AFP 4 789ng/mL，CEA 1.66ng/mL、CA19-9 6.52U/mL、CA72-4 0.87U/mL；术后大体：肿瘤为实性，直径约 4.5cm，质软，部分糟脆，侵及肝被膜未侵透。镜下所见：肿瘤细胞呈巢状及实性片状排列，细胞密集，胞质较少，核大深染，染色质粗，核仁易见，伴出血坏死。免疫组化：GPC-3（+++），Hepatocyte（-），CD34（部分区域微血管弥漫分布），CK19（-），CK7（-），Ki-19（-），p53（-），Desmin（-），SMA（+），vimentin（+++），AE1/AE3（-），S-100（弱+），Syn（-），CgA（-），CD56（部分+）。病理诊断：平滑肌肉瘤。

2. 影像学及大体表现　见图 59-2-2。

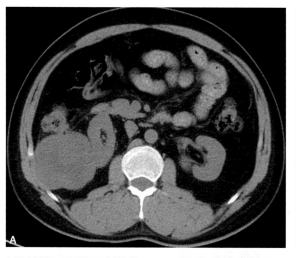
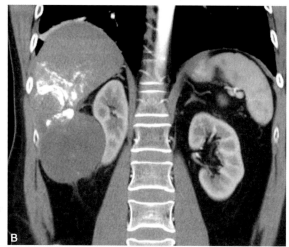
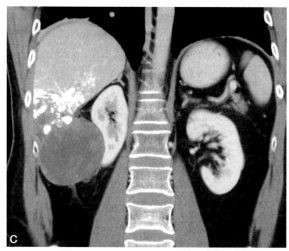
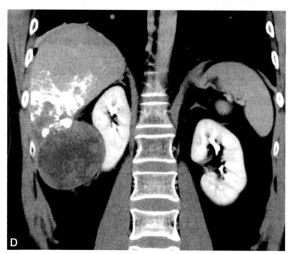
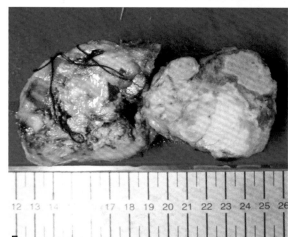

图 59-2-2　肝平滑肌肉瘤
A. CT 平扫肝右叶见不规则肿块，边界欠清，密度欠均；B. CT 增强扫描，动脉期冠状位肿块轻度不均匀强化，周围可见粗大血管影；C、D. CT 增强门静脉期、延迟期冠状位示肿块强化欠均，呈延迟强化；E. 手术切除大体标本显示灰白色分叶状肿块，质地坚韧，内见多发纤维分割

三、教 学 要 点

1. 多见于中老年患者,AFP 阴性,可同时并存其他恶性肿瘤。

2. 影像学检查时,肝内出现巨大低密度混合性肿块,内有液化坏死,增强扫描肿瘤实质部分呈明显持续性不规则强化,肿瘤周边实质部分极不规则,血供丰富,肿瘤组织在动脉期和门静脉期没有明显增强,在延迟期肿瘤组织明显增强,应考虑到平滑肌肉瘤的可能。

第三节 肝横纹肌肉瘤

一、综 述

1. 定义 横纹肌肉瘤(rhabdomyosarcoma,RMS)是一种显示骨骼肌分化的原始间叶性恶性肿瘤[12],由不同成熟度横纹肌细胞组成,是儿童和青少年软组织肉瘤最常见的类型,但很少发生于成年人。尤其肝脏原发横纹肌肉瘤非常罕见,较多发生在肝胆系,50% 以上发生在肝外胆管[13]。

2. 流行病学 RMS 好发于儿童和青少年,有两个发病高峰,2~6 岁及青春期[14,15]。最常发生于 10 岁以下,约 5% 发生在 1 岁以内,RMS 在成人较少见,占成人软组织肉瘤的 2%~5%。横纹肌肉瘤可以发生于身体任何部位,泌尿生殖器(31%),脑膜周围(25%),四肢(13%),眼眶(9%),躯干(5%),腹膜后及头颈部约占 16%,其他部位约占 3%[14]。

3. 临床表现 肝胆横纹肌肉瘤的发生机制目前尚不清楚[12]。临床表现为腹痛、腹部肿块,累及肝内外胆管者表现为梗阻性黄疸。手术和化疗是主要治疗方式,无远处转移者,5 年生存率大于 75%。

4. 实验室检查 AFP 多阴性。

5. 病理 横纹肌肉瘤组织学分为胚胎性横纹肌肉瘤、腺泡状横纹肌肉瘤、间变性横纹肌肉瘤、多形性横纹肌肉瘤和分化差的横纹肌肉瘤。免疫组化 Desmin 强阳性表达,MyoD1、Myogenin、MSA、myoglobin 大部分表达阳性。其中 MyoD1、Myogenin、Desmin 是诊断横纹肌肉瘤较为敏感和特异性的指标[12]。

6. 影像学表现 肝脏原发横纹肌肉瘤的影像学表现没有明显特异性,多表现为边界清楚的肿块,平扫低于正常肝实质,偶见囊变、钙化罕见[16,17]。增强扫描,肿块不强化,或呈不均匀强化。肿瘤位于肝外胆管者,胆管扩张,直径可达 5cm 以上;肿瘤位于胆管内者,可形成不规则息肉状软组织密度影。增强扫描,胆管壁强化,瘤体可轻度不均匀强化或不强化,近端胆管扩张。MRI 检查,T_1WI 肿块呈低信号,T_2WI 为中等至明显高信号,增强扫描呈不均匀强化。MRCP 表现为胆管扩张及管腔内不规则充盈缺损。

7. 诊断要点与鉴别诊断

(1) 诊断要点:肝脏原发横纹肌肉瘤多发生于儿童及青少年,多发生于胆系,伴有胆道梗阻,肿瘤强化多不明显。

(2) 鉴别诊断:①肝母细胞瘤,小儿最常见的肝原发性恶性肿瘤,AFP 水平明显增高,影像学表现为实性肿块,可见出血、坏死、囊变及钙化,肿瘤密度及强化程度低于正常肝实质。②肝细胞癌,乙肝病史,AFP 升高,增强扫描表现为快进快出。③肝脏未分化胚胎性肉瘤,囊实性肿块,增强扫描实性部分及包膜强化,囊内结构无强化。④肝血管内皮细胞肉瘤,多发生于 1 岁以内,增强扫描表现为早期边缘强化,延迟逐渐向中心扩展。

二、病 例 介 绍

1. 病史摘要 患者,男性,45 岁。主因"体检发现肝占位性病变",门诊以"肝内占位,肝癌可能性大"收入院。既往体健,无肝病史,体温 37℃,无腹痛、腹泻、排便困难、里急后重,无黄疸,无黑便、血便,无寒战、发热。血常规白细胞计数、中性粒细胞比例略升高,AFP、CEA、CA19-9、PIV-KA-Ⅱ均在正常范围。上腹部 CT 示:肝 S7 不规则肿物,向上突破肝包膜,大小约 42mm×38mm。随后行 TACE 治疗,病灶较前增大,进而行术后切除术。术后大体:肿瘤为实性,切面灰白、灰褐,质中,并见明显出血及坏死灶;镜下所见:病灶中见肿瘤细胞弥漫分布,呈束状排列,细胞胞质丰富,淡红染,核大深染,呈梭形或不规则形,部分核偏位,核分裂象易见,病灶伴大片坏死,病变诊断为恶性间叶源性肿瘤;免疫组化:Desmin(弥漫+),MyoD1(弱+),Myogenin(-),SMA(-),S-100(-),CD34(-),CD117(-),DOG1(-),STAT6(-),ALK(D5F3)(弱+),Melan-A(-),HMB45(-),

HepPar-1(-),WY1(-),CD56(-),HHF35(-),Calretnin(-),CK5/6(-),Ki-67(30%+)。结合免疫组化结果,病变符合梭形细胞横纹肌肉瘤,未见明显脉管内瘤栓及神经束累犯。

2. 影像学表现 见图 59-3-1、图 59-3-2。

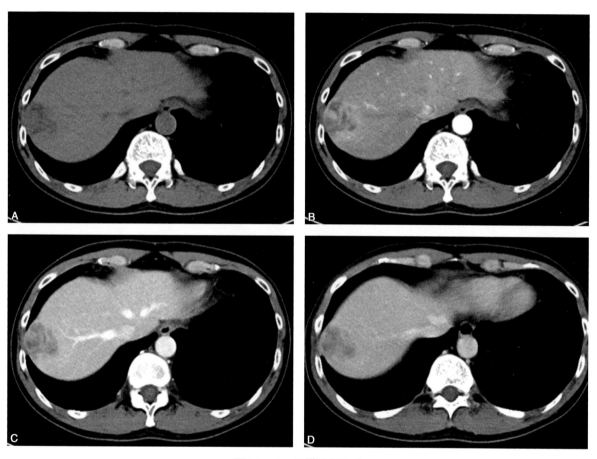

图 59-3-1 肝横纹肌肉瘤
A. CT 平扫肝右叶见不规则肿块,边界欠清,密度欠均;B. CT 增强扫描,动脉期肿块明显不均匀强化,内见片状无强化坏死区;C、D. 门静脉期、延迟期示肿块强化欠均匀,强化程度略低于周围肝实质

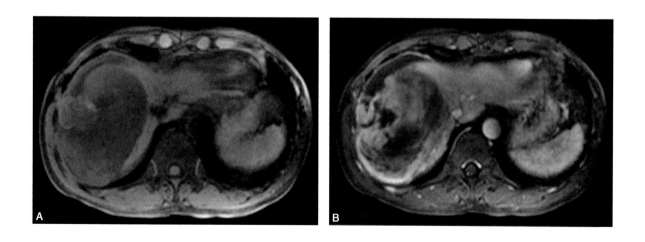

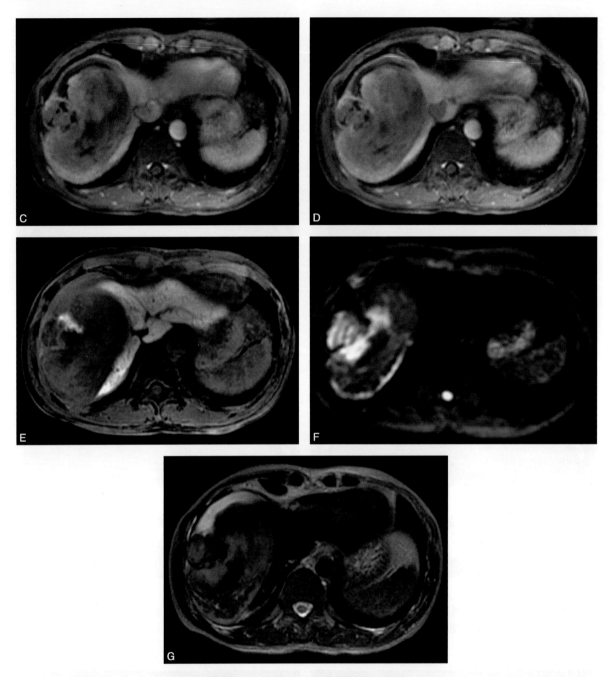

图 59-3-2 肝横纹肌肉瘤 TACE 治疗后

A~G 示病灶 TACE 治疗后 1 个月,病灶较前明显增大。A. MRI T$_1$WI 平扫肝右叶见不规则肿块,边界欠清,信号不均匀;B. 增强扫描,动脉期肿块明显不均匀强化,内见片状无强化坏死区;C、D. 门静脉期、延迟期示肿块强化欠均,呈逐渐强化;E. 20min 肝细胞期肿瘤呈明显低信号;F. DWI 病灶信号不均匀,呈稍高信号,病灶内见片状高信号区;G. T$_2$WI 平扫示肿瘤呈不均匀稍高信号

三、教学要点

1. 患者没有明确乙肝病史,肿瘤标志物 AFP、CEA、CA19-9、PIVKA-Ⅱ均为阴性。

2. 肝内富血供占位,可伴有坏死。

3. 肿瘤较小时可表现为快进快退,难于与肝细胞癌鉴别;TACE 治疗疗效不佳,肿瘤进展较快,随后表现为渐进性强化方式。

第四节 肝纤维肉瘤

一、综　述

1. 定义　纤维肉瘤(fibrosarcoma)是一种来源于纤维母细胞的间叶源性恶性肿瘤,在躯干及四肢较为常见,极罕见于肝脏,约占肝原发性恶性肿瘤的 1%[18]。自国外学者于 1924 年首次报道肝原发性纤维肉瘤以来，国内外文献报道多为个案报道[19-21]。该病临床症状、影像学检查等均缺乏特异性，因而极易误诊。

2. 流行病学　肝纤维肉瘤可发生于任何年龄，发病年龄为 27 ~ 87 岁，中位发病年龄约 50 岁，男性发病率稍多于女性[22]。

3. 临床表现　该病临床症状常表现为上腹痛、纳差、肝大、上腹部包块、腹水、胸腔积液等，缺乏特异性。

4. 实验室检查　大部分患者实验室检查无特殊；部分患者白细胞计数可升高，而分类正常；转氨酶、胆红素可正常或升高；部分患者可伴有不明原因的低血糖[21]。血 AFP、CEA、CA19-9 等肿瘤标记物通常为阴性，肝炎、肝硬化指标多为阴性。

5. 病理

（1）大体：肝纤维肉瘤呈单发结节或肿块，质硬或软，体积较大，切面灰白或灰红色，似鱼肉状，肿瘤可与周边分界不清或向周边肝实质弥漫浸润，肿瘤内可见不同程度水肿、出血、坏死和囊变区[23]。

（2）镜下：肝纤维肉瘤主要由长梭形或卵圆形纤维母细胞组成，细胞大小和形态较一致，胞质少，核分裂易见，瘤细胞呈交织束状排列，形成典型的鱼骨样或人字形结构，内可见片状坏死区，肿瘤间质中可见网状纤维或胶原纤维组织[24]；周围背景肝组织可见炎症细胞浸润。

（3）免疫组化：肝纤维肉瘤免疫组化的典型特征是波形蛋白（vimentin）呈阳性，CD68 部分阳性；而 AFP、CD34、CD117、S-100、Syn、平滑肌肌动蛋白（SMA）等指标多呈阴性[25]。

6. 影像学表现

（1）CT：肝纤维肉瘤多表现为单发、体积较大的肿块，多位于肝右叶，瘤内常见坏死、囊变，CT 平扫呈不均匀低密度，液化坏死明显者可呈囊性，囊壁厚薄不均且可见壁结节，内部可见分隔，肿瘤出血和钙化少见[26,27]。

（2）MRI：平扫表现为 T_1WI 不均匀稍低信号，内见多发类圆形或不规则的更低信号区，T_2WI 稍高信号，内见多发更高信号区及低信号纤维分隔，DWI 上肿瘤呈高或稍高信号[28]。

（3）增强扫描：该肿瘤增强扫描动脉期以边缘厚壁样强化为主，病灶内部残存实性成分呈分隔样或壁结节样强化，门静脉期及延迟期病灶呈渐进性强化，强化程度稍高于或等于周围肝实质，强化范围亦较动脉期增大，部分病变可见强化向中央逐渐填充；病灶中央可见大片无强化的长 T_1 长 T_2 信号区或低密度区，提示坏死、囊变[29]。部分病变周围肝实质可见动脉期不规则片状强化影，边界模糊，门静脉期及延迟期强化区呈等密度/信号，这可能与周围肝实质的炎症反应有关。

肿瘤常呈浸润性生长，容易突破肝包膜侵犯邻近脏器[30]，少数患者可出现区域淋巴结转移、肝内转移或腹腔转移。

7. 诊断要点与鉴别诊断

（1）诊断要点：肝纤维肉瘤可发生于任何年龄，肿瘤标记物通常为阴性，部分患者可伴有不明原因的低血糖；肿块常为单发，一般体积较大，瘤内常见坏死、出血及囊变，坏死明显者可呈囊肿样，常呈浸润性生长，易突破肝包膜侵犯邻近脏器；增强扫描肿瘤边缘呈厚壁样强化，内部可见分隔强化，中央坏死区无强化，肿瘤实性部分呈渐进性中度强化，延迟期部分病变可见强化向内填充；该病以血行转移为主，较少出现淋巴转移。

（2）鉴别诊断

1）肝细胞癌：患者多有肝炎、肝硬化病史，血清肿瘤标志物 AFP 等可增高。增强扫描肝细胞癌大多数动脉期明显强化，并呈"快进快出"强化方式，而纤维肉瘤多呈边缘厚壁样、渐进性强化，并可见大片状坏死及囊变区，坏死明显者可呈囊肿样，而肝细胞癌坏死多为裂隙状坏死，可与肝纤维肉瘤鉴别。

2）胆管细胞癌：好发于中老年男性，临床表现有腹痛、胆管梗阻的症状和体征，血清肿瘤标记物 CEA、CA19-9 常升高；肿瘤多为单发，表现为局限性胆管壁增厚、扩张胆管内见软组织灶，或表现为肝内肿块中伴有肝内胆管扩张，常伴有钙化、结石及周边肝组织皱缩，增强扫描病变呈不均匀渐进性强化，易出现区域淋巴结转移。

3）转移瘤：常有明确的原发肿瘤病史，病变常多发，增强扫描呈不均匀环形强化，部分转移瘤影像学表现为典型的"牛眼征"，较少出现延迟强化。

4）肝脓肿：大部分患者可有发热、畏寒、肝区疼痛等临床表现，实验室检查血白细胞计数升高，CT 典型表现为病变中心低密度液化坏死，囊变区内壁光整，增强后脓肿壁呈较为光滑的"环靶状"持续强化，延迟期病灶稍缩小或不变，边缘变锐利；DWI 示脓腔中心呈明显高亮信号[31]。

5）肝纤维肉瘤需与肝脏其他肉瘤鉴别，如平滑肌肉瘤、血管肉瘤或恶性纤维组织细胞瘤等。

二、病例介绍

病例1

1. 病史摘要　患者，女性，50岁。主诉"发现右上腹包块1个月余，伴右上腹胀痛1周"。患者于1个月前自行触及右上腹包块，未予重视，1周前出现右上腹胀痛，反复发作，遂在当地医院行B超检查发现：肝脏占位，性质待定。既往史无特殊。实验室检查血常规、血生化等均正常，肿瘤标志物为阴性。

患者行手术切除肿瘤，术中探查：肝脏表面可见一大小约18cm×14cm×10cm的巨大肿块，主要位于肝S₄、S₅、S₆，大部分突出肝外并侵犯胆囊，遂切除肿块及胆囊；标本大体解剖：肿瘤边界较清晰，切面灰白色，质硬，未见明显坏死囊变，包膜完整，局部脉管未见癌栓，肉眼可见肿块侵犯胆囊。镜下：见大量长梭形、卵圆形纤维母细胞交织呈束状排列，细胞胞质少，核分裂易见，肿瘤内见小片状坏死区，病变符合纤维肉瘤。免疫组化：vimentin（＋），CD68部分（＋），SMA部分（＋），CD34（－），CD117（－），AFP（－），S-100（－）。

2. 影像学表现　见图59-4-1。

三、教学要点

1. 肝纤维肉瘤可发生于任何年龄，但较常见于中老年人，肿瘤标记物通常为阴性。

2. 肿瘤体积较大，瘤内常见坏死、囊变，常突破肝包膜侵犯邻近脏器。

3. 增强扫描，大多数肝纤维肉瘤边缘呈不均匀厚壁样强化，内部见分隔样强化，肿瘤呈渐进性中度明显强化，部分病变延迟期可见强化向内逐渐填充。

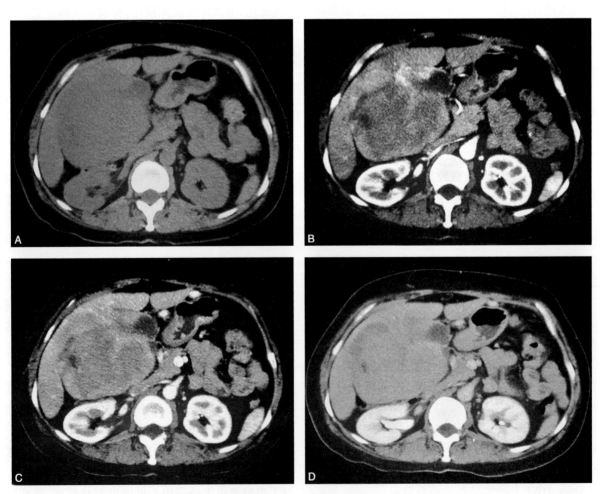

图59-4-1　肝右叶纤维肉瘤

A. CT平扫肝右叶见一不规则稍低密度肿块，密度不均匀；B. CT增强扫描，动脉期见肿块以边缘不规则厚壁样强化为主，病灶内部实性成分呈分隔状、壁结节样强化，病变中央可见低密度区；C.门静脉期见强化范围稍扩大，强化程度与周边肝实质相仿；D. 延迟期见肿块呈渐进性强化并向中央填充，中央低密度区可见较完全填充，肿瘤突破肝包膜侵犯邻近胆囊

第五节　肝血管肉瘤

一、综　述

1. 定义　血管肉瘤(angiosarcoma)是一种少见的软组织肿瘤,约占所有肉瘤的1%,主要发生于头部及颈部浅表软组织[32]。肝原发性血管肉瘤(primary hepatic angiosarcoma,PHA)是一种极为罕见的恶性间叶源性肿瘤,曾被称为血管内皮细胞肉瘤、恶性血管内皮瘤、库普弗细胞肉瘤等[33],该肿瘤起源于肝脏窦状血管内皮细胞,占肝脏原发恶性肿瘤的0.1%~1%[34]。

2. 病因　肝血管肉瘤的致病因素包括环境因素、致癌物如二氧化钍、氯乙烯单体、无机砷以及雄激素合成的类固醇等,但实际上大部分患者并无明确病因[35]。目前研究认为该病与肝炎病毒无关。

3. 流行病学　肝血管肉瘤在中老年人较为常见,发病年龄为45~70岁[36],很少发生于儿童,男性和女性的发病比约为3:1[37]。

4. 临床表现　该病最为常见的临床症状是肝大、上腹部胀痛、食欲不振、疲劳、乏力、体重减轻及低热等,部分患者可能有肿瘤破裂及出血;由于该病无特异性临床症状,大部分患者就诊时病情已进展到晚期,肝外转移较为常见,最常见的转移部位是肺、脾、骨、腹膜和脑[38,39]。

5. 实验室检查　早期实验室检查可无异常,随着疾病进展,肝功能受到不同程度的损害,转氨酶如ALT和AST可升高。部分患者可能出现凝血异常和贫血,引起全身弥散性血管内凝血及自发性腹腔内出血[39,40]。血清肿瘤标志物及肝炎指标多呈阴性。

6. 病理　经皮穿刺活检诊断血管肉瘤十分困难,容易被误诊为血管瘤或上皮样血管内皮瘤、原发性肝癌,有学者认为穿刺肝血管源性肿瘤可能会引起大出血,因此不建议进行针刺活检[41]。

(1) 大体:肝血管肉瘤常为单发,但也可多发,甚至累及全肝。肿瘤大多边界不清,肿瘤切面暗红色,海绵状或蜂窝状[42],当坏死出血十分明显时,甚至可呈囊性改变,囊腔内可填充有凝血块或液体。

(2) 镜下:肿瘤的典型结构由不同大小的肿瘤性血管组成,可见体积较大的肿瘤细胞沿着肝细胞索(肝窦)的表面生长,并逐步阻塞窦状隙,可引起肝细胞萎缩并形成大小不一的空腔(海绵状血管腔),血管腔相互连通,形成迷宫样结构,而空腔内充填血液并内衬以纺锤形、椭圆形或不规则的肿瘤细胞,其中部分可形成乳头结构及实性结构[43]。肿瘤细胞往往边界不清、核浓染且有明显的异型性,部分形成多核巨细胞,核仁可大小不一,镜下常见上皮样瘤细胞,细胞的胞质较丰富且核分裂象更常见;肿瘤间质常为透明纤维结缔组织[44]。

(3) 免疫组化:血管肉瘤在免疫组化中可见血管内皮细胞标记物(CD31、CD34、Ⅷ相关抗原、FLI-1、ERG)呈阳性[45]。据报道,血管源性肿瘤最重要的标志物是Ⅷ因子相关抗原,有高达95%的阳性率,而FLI-1和ERG是具有高度敏感性和特异性的标记血管肉瘤的新抗体[46],由于FLI-1可以标记>95%的血管肿瘤,因而FLI-1与D34、CD31、Ⅷ因子相关抗原联合检测效果会更好;血管肉瘤Ki-67阳性指数为30%~60%。

7. 影像学表现　根据肿瘤的生长方式、数目、大小及形态等,可将肝血管肉瘤为四种类型,分别是弥漫小结节型、单发巨块型、多结节型和混合型(单个巨大肿块与多发小结节)[47]。

(1) CT:病变可单发或多发,边界较清晰,平扫病变密度不均匀,呈低密度,中央可见更低密度坏死区,部分病灶可见斑片、片状高密度灶,提示肿瘤内出血[32,37,48-51]。

(2) MRI:平扫肿瘤在T_1WI呈略低信号,T_2WI呈不均匀高信号,肿瘤内见短T_1信号、长或短T_2信号灶,提示肿瘤内出血,肿瘤内的坏死区呈长T_1、长T_2信号[52-55];较大病灶在T_2WI上可见紊乱的流空血管影;肿瘤在DWI呈高信号或稍高信号[51]。

(3) 增强扫描:根据文献报道[3,51,55],肝血管肉瘤CT和MRI增强表现可分为富血供肿瘤型和乏血供肿瘤型。①富血供肿瘤型体积较大,常表现为巨块型和混合型,增强动脉期病灶边缘迅速增强,强化程度高于周边肝实质,略低于同层面主动脉,表现为花环状、结节状或偏心斑片状增强,可伴有中心结节状或网状强化,门静脉期及延迟期呈持续性、渐进性强化,强化可由外向内的"向心性"或由内向外的"离心性"填充,而大部分肝血管肉瘤两者兼有。②乏血供肿瘤型多见于弥漫小结节型和多结节型,其特征为边缘薄环状或小片状增强、中央斑点样增强,部分病变在动脉期可无明显强化,而在门静脉期及延迟期才逐渐强化。部分血管肉瘤周边可见动静脉短路,增强动脉期表现为瘤周异常灌注，门静脉期呈等密度/等信号[56,57]。

由于血管肉瘤的高度恶性，易于发生出血、坏死、囊性变及纤维化等，且坏死、囊变区未见强化，因此其渐进性强化，通常无法完全填充，这是肝血管肉瘤的典型表现；部分病灶由于广泛的坏死和纤维化，可无渐进性填充的增强表现，甚至表现为"囊性"病灶，增强扫描各时期均未见明显强化区域，仅在动脉期病灶的边缘出现供血动脉。

部分肝血管肉瘤可出现"刀切征"或"假包膜"征[3,50]。"刀切征"是增强扫描肿瘤与周围正常肝实质之间的边界更清晰，轮廓相对平滑，病变同周围正常肝组织的边界像被刀切割一样，该征象可能是由周围肝窦的扩张或水肿引起的；"假包膜"征，即肿瘤周围可见不规则低密度或低信号环，这可能是由于肿瘤生长迅速，体积较大，压迫周边肝组织而引起纤维组织增生或肝窦扩张和水肿所致。

近年来，肝细胞特异性对比剂普美显已成功用于肝脏肿瘤影像学评估，文献报道肝大多数血管肉瘤在普美显 MRI 的肝细胞期呈不均匀低信号，而血管瘤信号则较均匀，因而普美显对两者的鉴别诊断具有一定价值[58,59]。

8. 诊断要点与鉴别诊断

（1）诊断要点：肝血管肉瘤常见于中老年人，部分患者有明确致癌物接触史，而血清肿瘤标志物和肝炎指标多为阴性，该病进展较快，肝外转移较为常见，影像学表现上肿瘤内出血、坏死、囊变常见，富血供肿瘤增强典型表现为动脉期边缘呈花环状、偏心不规则强化和/或中心网状显著强化，门静脉期及延迟期呈"向心性"或"离心性"持续填充，但大多数肿瘤无法完全填充；乏血供肿瘤在弥漫小结节型和多结节型中更常见，可表现为边缘强化和中央斑点状增强，动脉期可无明显增强，而在门静脉期及延迟期才出现增强；部分肿瘤可见"刀切征"和"假包膜征"。

（2）鉴别诊断

1）海绵状血管瘤：血管瘤为良性肿瘤，患者临床表现及实验室检查多无明显异常，肿瘤生长缓慢，一般无出血或坏死；MRI 检查 T_2WI 上肿瘤呈"灯泡征"，增强扫描动脉期病变边缘呈明显结节状或斑点状强化，强化程度与主动脉相仿，并逐渐向内填充，直至延迟期完全填充[60]；较大的血管瘤可能不完全填充，但动脉期及静脉期病变中心通常不出现结节状或网格状强化，这可与肝血管肉瘤鉴别[61]。

2）上皮样血管内皮瘤：一种罕见的低度恶性肿瘤，中年女性发病率更高，影像学表现可分为单结节型、多结节型以及弥漫型；增强扫描病变可呈现"靶征"（周边高密度、中心低密度）及"晕征"（病灶高密度边缘外见一低密度带），并见类似于血管瘤的渐进性强化方式，肿瘤易侵犯门静脉系统，可出现"瘤内血管征"和"棒棒糖征"；由于肿瘤多位于肝脏表面近包膜下，肿瘤内部坏死萎缩及纤维增生可产生牵拉反应，因而可出现"包膜回缩征"[62]。

3）肝细胞癌：患者多有肝炎、肝硬化病史，血清肿瘤标志物 AFP 常升高。增强扫描肝细胞癌动脉期明显强化，门静脉期及延迟期减退，多呈"快进快出"强化方式，部分病变可见延迟期包膜强化的"假包膜征"。

4）转移瘤：患者通常有明确的原发肿瘤病史，增强扫描呈不均匀环形强化，强化程度低于血管肉瘤，中心一般无强化，部分病灶可见典型的"牛眼征"[63]。

5）肝脓肿：大部分患者临床上可出现发热、畏寒、肝区疼痛及血白细胞计数升高等。影像学典型表现为圆形或类圆形低密度区及边缘的"环靶状"持续强化，可见"双靶征"或"三靶征"，部分病变内见分隔或呈多房蜂窝状，周边肝实质增强动脉期可见一过性异常灌注[63]，延迟期病灶稍缩小，边缘更清晰锐利；DWI 上病灶脓腔呈明显高信号。

二、病例介绍

1. 病史摘要　患者，男性，47 岁。主诉"体检发现肝占位 4 个月余，突发下腹痛半天"，行急诊剖腹探查，见肝肿瘤破裂出血 4 000mL，予缝扎填塞止血并取病理活检，术后病理提示肿瘤为血管肉瘤，术后恢复良好。既往有癫痫史 20 年余及糖尿病史 1 年余。实验室检查提示红细胞计数、血红蛋白浓度及红细胞压积均低于正常值，血小板计数 $63×10^9/L$，肿瘤标志物为阴性。

手术切除肿瘤，标本大体解剖：肿瘤边界较清晰，大小约 4cm×3cm×3cm，切面暗黑色，质软，未见明显坏死，局部脉管未见癌栓。镜下：肿瘤细胞呈圆形或梭形，排列成管状或裂隙状，腔内见血细胞，细胞异型性、核分裂象易见，病变符合血管肉瘤。免疫组化结果：CD31（+），CD34（+），Ⅷ相关抗原部分（+），SMA 部分（+），Vim（+），CD117（-）AFP（-），S-100（-）。

2. 影像学表现　见图 59-5-1。

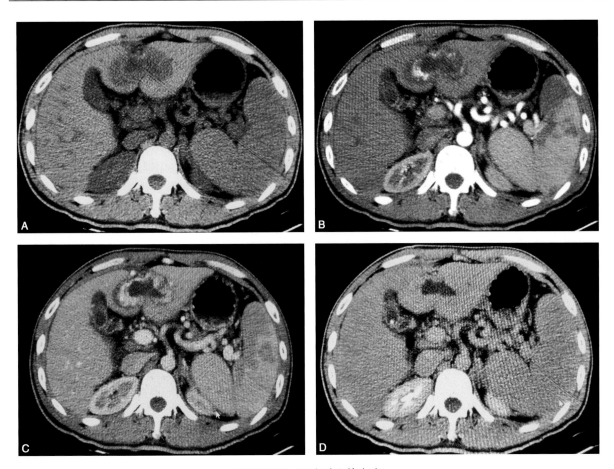

图 59-5-1　肝左叶血管肉瘤

A. CT 平扫肝左叶见一不规则低密度肿块,密度不均匀;B. CT 增强扫描,动脉期肝左叶肿块呈不规则花环状明显强化,强化程度略低于同层面主动脉,病变中央及边缘可见无强化区;C. 门静脉期见强化范围进一步扩大,呈由外向内的"向心性"及由内向外的"离心性"填充;D. 延迟期病变的环形强化继续呈"向心性"及"离心性"填充,中央可见无法完全填充的低密度区

三、教学要点

1. 肝血管肉瘤好发于中老年人,血清肿瘤标志物多为阴性。

2. 富血供的血管肉瘤典型影像学表现为动脉期边缘呈花环状、偏心不规则强化和/或中心网状强化,门静脉期及延迟期呈"向心性"或"离心性"强化填充,通常两者兼有。

3. 大多数肝血管肉瘤中央可见无法完全填充的坏死区。

第六节　肝上皮样血管内皮瘤

一、综　述

1. 定义　上皮样血管内皮瘤(epithelioid hemangioendothelioma,EHE)是一种低度恶性的血管源性肿瘤,是少见病变,但在成人肝脏恶性间叶组织肿瘤中相对常见。上皮样血管内皮瘤可发生在皮肤、软组织、骨、心、肺、胸膜、肝、腹膜及淋巴结。可发生在除小儿外的其他年龄段,原发肝内者一般大于 20 岁,发病高峰文献报道不一,大多在中年。无性别差异,但发生在肝内者,有观点认为女性多见(男女比例约 2∶3)[64-66]。可累及多个器官,目前对多部位病灶是转移还是多中心肿瘤尚有争议。无明确致病因素。患者多无特异性临床症状,主要表现为腹痛、肝脾大,部分病例累及肝静脉可表现为 Budd-Chiari 综合征及肝功能衰竭[66]。实验室检查中血液检查没有发现特异性肿瘤标记物。肝 EHE 进展缓慢,预后明显优于血管肉瘤,可复发[67]。治疗手段主要是肝移植、病灶消融治疗,局限病变可手术切除;放疗、化疗效果不佳[68]。

2. 特别说明　由于血管源性肿瘤名称多,易混淆,在临床诊断中应当注意,所以在此予以说明。血管内皮瘤是一类肿瘤,包括上皮样血管内皮瘤、Kaposi 型血管内皮瘤、网状血管内皮瘤等；而后二者是主要发生在儿童四肢的中间型肿瘤。肝内血管源性恶性肿瘤包括上皮样血管内皮瘤（曾称为组织细胞样血管内皮细胞瘤、硬化性内皮样肉瘤、硬化性间质血管肉瘤、假软骨肉瘤）、血管肉瘤（曾称为恶性血管内皮瘤、血管内皮细胞肉瘤、库普弗细胞肉瘤）、Kaposi 肉瘤；而肝内血管源性良性肿瘤包括血管瘤（包括海绵状血管瘤、毛细血管瘤）、婴儿型血管内皮瘤（也称婴儿型血管瘤，发病年龄婴儿、儿童）；容易混淆名称的其他类肝脏肿瘤病变有血管平滑肌脂肪瘤（良性，归为血管周上皮样细胞肿瘤）、上皮样血管平滑肌脂肪瘤（恶性）、血管外皮细胞瘤（hemangiopericytoma）（也称血管周细胞瘤，归为不能确定分化肿瘤，发生在肝内多为恶性肿瘤，2013 年版软组织与骨肿瘤 WHO 肿瘤分类已经将血管外皮细胞瘤与孤立性纤维瘤归为一类疾病）、血管母细胞瘤（肝内血管母细胞瘤与 von Hippel-Lindau syndrome 相关）[69-71]。

3. 病理 上皮样血管内皮瘤由上皮样或梭形细胞沿原有血管生长，或形成的新血管构成恶性潜能未定的肿瘤。早期为结节状孤立性结节，常进展为多发病变。

大体表现：肝结节界限不清，70%的病理呈多灶性。中央瘢痕样区域伴有黏液样或钙化性间质。被膜下肿物可见脐凹征（影像上称包膜皱缩征/包膜回缩征）。镜下表现：浸润性边缘；境界不清的血管腔衬以非典型上皮样肿瘤细胞；中央瘢痕含有树突状肿瘤细胞，细胞核仅有轻度非典型性，黏液样或硬化性背景；纤维间质以肿瘤中心为著；少数在汇管区[72]。电镜下表现：与正常内皮细胞不同的是瘤细胞含有丰富的中间丝，偶有 Weibel-Palade 小体[73]。免疫组化：可表达多种血管内皮标记物，包括 CD31、CD34 等；角蛋白（低分子量）偶尔呈阳性；绒毛角蛋白呈阴性；Podoplanin（D2-40 抗体）也是一种肝 EHE 的标记物。遗传学：有染色体易位 t(1;3)(p36.3;q25)[74]。

4. 影像学表现 病灶可以单发或多发，多发常见，类圆形，呈独立结节，病灶多位于肝脏周边区域，伴有包膜皱缩。病变进展时有融合倾向，形态呈不规则形，伴有出血、囊变时提示恶性程度较高。

（1）CT：平扫肝内单发、多发类圆形低密度灶，密度不均匀，中心密度更低，病灶与周围肝组织边界较清，少数病例可伴有钙化。强化方式常见两种：一种是动脉期、门静脉期病灶中心呈低密度，中间环带状强化（"晕征"），强化外周可见薄环形低密度线影，与周围肝实质分解清，延迟期病灶中心低密度区范围缩小，周边强化与周围肝组织分界不清；这种强化方式常见于较大病灶。一种是病灶实质强化不明显或轻微强化，门静脉期及延迟期由周边向中心强化，常见于较小病灶。间接征象：肝静脉或门静脉在病灶边缘终止（血管截断征），血管与病灶形成"棒棒糖征"；伴有包膜回缩征的病灶，动脉期/门静脉期中间强化带也会中断。部分肿瘤远端胆管可见扩张。肿瘤其他类型的强化方式，还可见动脉期病灶斑片状、条带状强化延迟期病灶大部持续强化，这种强化方式与血管肉瘤强化方式相似，并且大部分病灶呈现融合趋势，分界不清。

（2）MRI：平扫上皮样血管内皮瘤在 T_1WI 上呈低信号，中心呈更低信号，外周有时见环形低信号；在 T_2WI 上呈环形高信号，中心信号更高（靶征），边界清楚。反相位 T_1WI 肿瘤信号无降低。DWI 病灶弥散受限，ADC 图可见靶征。中心纤维成分多时 ADC 图信号稍低，肿瘤中心黏液多时 ADC 图呈高信号，ADC 值一般高于其他肝脏恶性肿瘤[75]。增强后表现与 CT 强化方式一致，只是在肿瘤中心更容易见到条状强化。延迟 1~2 小时对比剂会向中心填充。使用特异性肝对比剂肝胆期时，病灶大多呈高信号、等信号，原因一般认为是对比剂滞留[76]。

（3）DSA：肝上皮样血管内皮瘤在 DSA 上无特异性表现，可见肿瘤染色，肿瘤外周染色明显，畸形血管少见。碘化油栓塞术后多数肿瘤内轻微碘油沉积。

（4）PET：相对于周围肝实质，多数上皮样血管内皮瘤摄取 FDG 增多，部分摄取与周围肝实质相似。病灶外周细胞成分丰富的区域呈高摄取，中心细胞成分少的区域摄取少[77]。另外，PET 或 PET/CT 可用于筛查上皮样血管内皮瘤有无肝外转移，评估治疗效果[78-80]。

（5）超声：上皮样血管内皮瘤没有特异性超声表现。肿瘤回声多样，通常肿瘤多位于肝包膜下不均匀低回声，也可呈等回声、高回声，无明确边界，有些病灶可见晕轮。超声造影肿瘤多呈强回声增强，呈环形或外周结节状强化[81,82]。

5. 诊断要点与鉴别诊断 较大病灶（大于 3cm）一般肝内为多发病灶、肝脏外周分布为主、强化方式多呈特征性渐进性环带状强化，病灶边缘包膜回缩。较小病灶可单发或多发，多发分布灶肝脏中间、外周，强化方式多呈持续环形强化或延迟环形强化。

确定诊断依靠组织病理结果。影像诊断主要

依靠典型的影像学特征"靶征"和"血管截断征"。多发小病灶多以环形强化为主,主要与转移性肝肿瘤鉴别,根据病史、年龄、病灶分布、强化特点、实验室检查综合判断进行鉴别,不易鉴别时行活组织检查。较大病灶内囊变、坏死、出血时需要与血管肉瘤鉴别,表现不明显时影像鉴别困难,需依靠组织病理学诊断。

6. 影像学研究进展　随着病理学及影像学发展,2000 年 WHO 消化肿瘤分类[83]中把肝上皮样血管内皮瘤的生物学编码为 1,而 2010 年版把其归类为 3。影像学上磁共振使用的普及,对肝内病变的影像学表现有了新的认识及应用。有研究报道[84],部分用钆塞酸二钠增强扫描时,肝上皮样血管内皮瘤的中心从过渡期缓慢强化。

二、病例介绍

病例 1

1. 病史摘要　患者,男性,79 岁。因"食欲减退 4 个月余,肝区疼痛、嗜睡 1 个月余,发现肝占位 1 周"入院。1 个月前开始出现肝区疼痛,就诊于当地医院行肝脏超声及肝脏增强 CT 检查提示:囊腺瘤可能,未治疗。发病以来食欲减退,二便正常,体重减轻,睡眠可。查体:皮肤巩膜无黄染全腹软,无压痛、反跳痛,无肌紧张,肝脾肋下未触及,墨菲征(-),肝区叩击痛(-),肾区叩痛(-)。体温、血压正常。既往体健,无肝病史。癌胚抗原 1.3ng/mL,糖链抗原 19-9 11.41U/mL,糖链抗原 15-3 8.26U/mL,糖链抗原 12-5 33.82U/mL,糖链抗原 72-4 18.31U/mL,神经元特异性烯醇化酶 15.28ng/mL,非小细胞肺癌相关抗原 21-1 4.08ng/mL,前列腺特异性抗原 1.38ng/mL,游离前列腺特异性抗原 0.333ng/mL,游离/总前列腺特异性抗原 0.241,铁蛋白 429.0ng/mL。

2. 影像学及病理表现　见图 59-6-1。

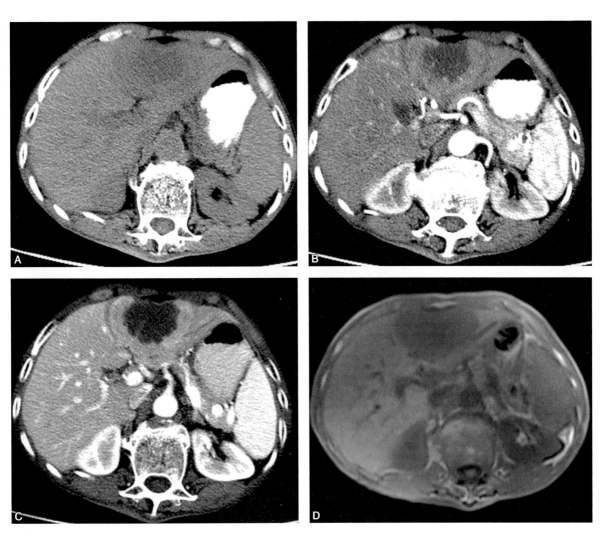

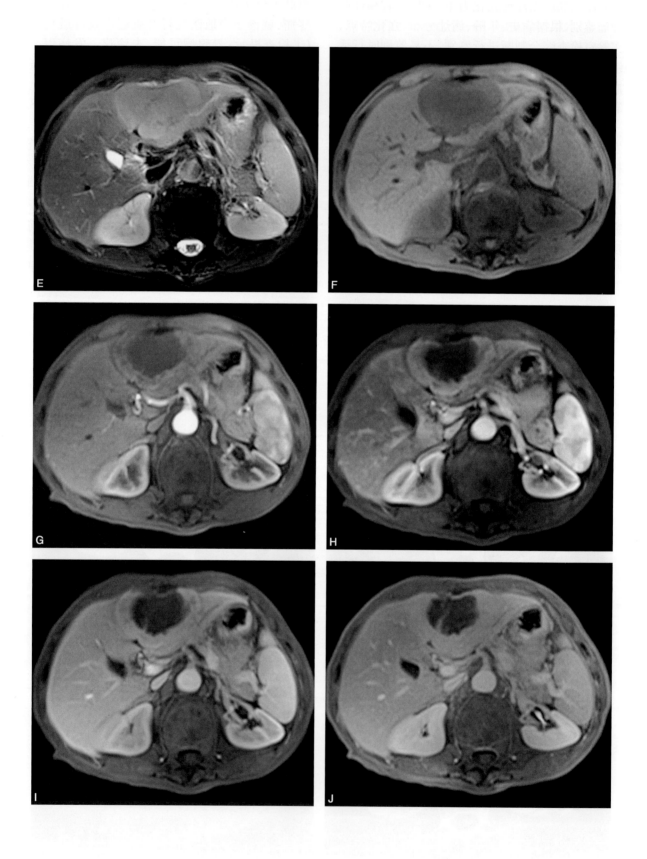

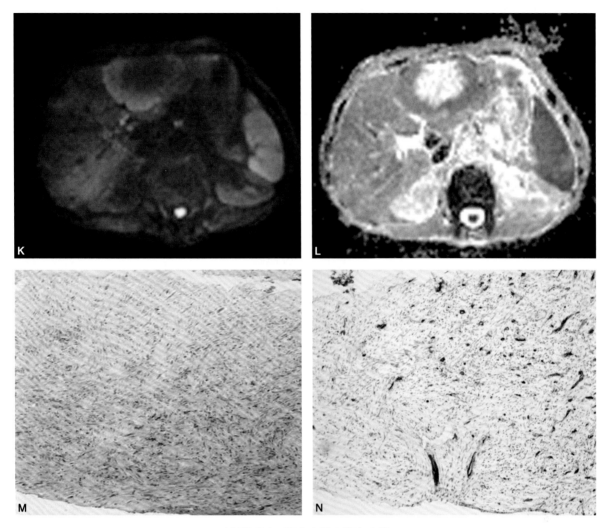

图 59-6-1　肝上皮样血管内皮瘤

A. CT 平扫示肝左叶椭圆形低密度团块,病灶中心密度更低,CT 值 29HU(中心),43HU(外周),边界清,局部包膜皱缩;B. CT 增强扫描,动脉期病灶环带状轻度强化,病灶外周薄壁低密度环;C. 静脉期病灶持续环带状强化,向中心扩展,中心线样强化;D. MRI T_1WI 肝左叶低信号团块,中心信号更低,边界清;E. 脂肪抑制序列 T_2WI 肿物呈较均匀高信号;F. 增强前容积内插屏气检查(volumetric interpolated breath-hold examination, VIBE)肿物呈较均匀低信号;G. 增强扫描动脉早期病灶内环带状轻度强化,外周薄壁低信号环;H. 动脉晚期病灶内持续环带状强化,与早期比较强化更明显,并向病灶中心扩展;I. 静脉期病灶内持续环带状强化,病灶外周薄壁低信号环界限不清;J. 平衡期病灶内持续环带状强化,并向病灶中心进一步扩展,病灶中心可见无规律线样强化影;K. b = 800s/mm² DWI 病灶弥散受限;L. ADC 图病灶呈"靶征";M. 穿刺病理 HE 染色,纤维结缔组织内可见大量增生的血管及血管内皮细胞呈条索或腺样排列,间质纤维化硬化;N. 穿刺病理 CD34 染色阳性

病例 2

1. 病史摘要　患者,女性,64 岁。主因"发现肝内占位 2 天"收入院。既往无肝炎病史,无长期大量饮酒史。患者 1 个月前无明显诱因出现上腹胀满不适,食欲不振,症状逐渐加重。于当地医院就诊,查腹部 CT 提示肝内占位性病变,恶性肿瘤不除外。患者自发病以来精神饮食尚可,体重无明显变化。查体:皮肤巩膜无黄染,腹部略膨隆,腹软,无压痛及反跳痛,肝脾肋下未及。实验室检查:甲胎蛋白 4.5ng/mL,甲胎蛋白异质体-L3 <0.605ng/mL,甲胎蛋白异质体比率阴性,癌胚抗原 2.82ng/mL,糖链抗原 19-9 9.0U/mL,糖链抗原 15-3 12.32U/mL,糖链抗原 12-5 27.61U/mL,糖链抗原 72-4 1.82U/mL,神经元特异性烯醇化酶 15.4ng/mL,非小细胞肺癌相关抗原 21-1 3.79ng/mL,异常凝血酶原 18.0mAU/mL,铁蛋白 321.5ng/mL。

2. 影像学及病理表现　见图 59-6-2。

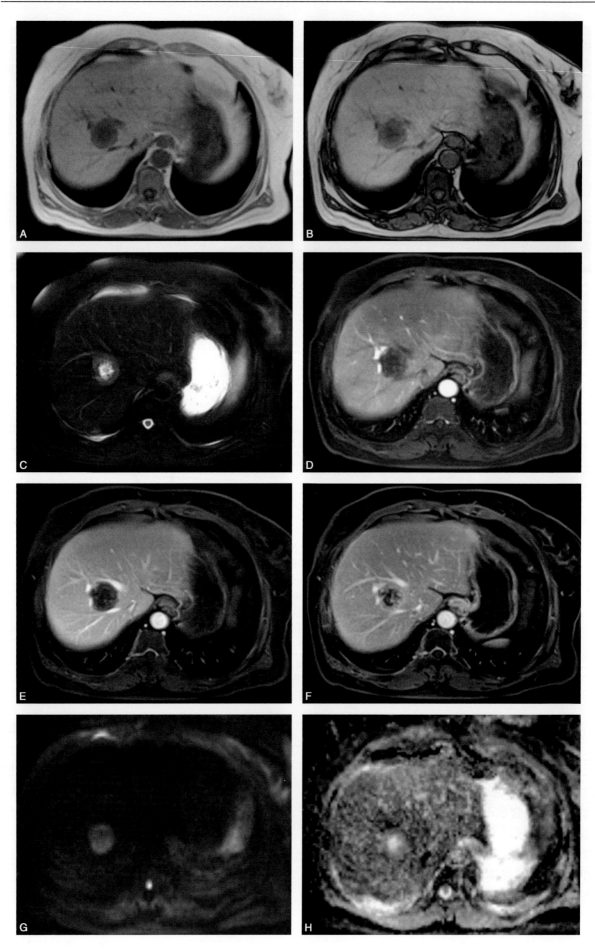

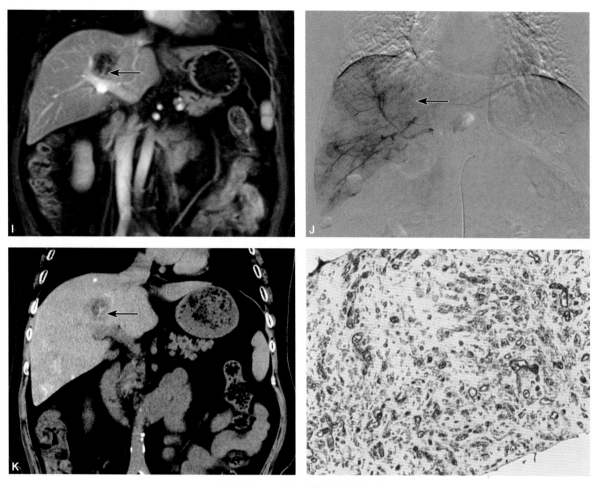

图 59-6-2　肝上皮样血管内皮瘤

A、B. MRI 同相位与反相位示肝右叶前上段类圆形低信号结节,中心信号更低;C. 脂肪抑制序列 T_2WI 病灶外周呈稍高信号,中心呈高信号(靶征);D、E. 增强后动脉期与静脉期病灶内轻度斑点状强化,病灶外周强化不明显;F. 平衡期病灶外周呈环形强化,病灶中心无规则线样强化影;G、H. b=800s/mm² DWI 病灶明显受限,ADC 图呈靶征;I. 静脉期冠状位病灶内线样强化(箭);J. DSA 可见肿瘤染色,病灶外周明显;K. 碘油栓塞后 CT 平扫冠状重建示线样碘油沉积;L. 穿刺病理 CD34 染色阳性,大量增生的血管及血管内皮细胞呈条索或腺样排列

三、教学要点

1. 病灶多位于包膜下,边界欠清。

2. CT 平扫呈低密度灶,密度欠均。MRI 平扫 T_1WI 上呈低信号,中心呈更低信号,外周有时见环形低信号;在 T_2WI 上呈环形高信号,中心信号更高(靶征),境界清。

3. 增强病灶轻度强化,间接征象:肝静脉或门静脉在病灶边缘终止("血管截断征"),血管与病灶形成"棒棒糖征",为典型的影像学表现。

第七节　肝恶性纤维组织细胞瘤

一、综　述

1. 定义　恶性纤维组织细胞瘤(malignant fibrous histiocytoma,MFH)是一种恶性间叶源性肿瘤,主要成分为组织细胞样细胞和成纤维细胞样细胞。以往的文献中该病曾被称为恶性纤维黄色瘤、纤维黄色肉瘤等[85],而今被归类为未分化多形性肉瘤[86]。该肿瘤最好发于中老年患者的四肢、躯干、腹膜后等软组织部位,而发生在肝脏的恶性纤维组织细胞瘤十分罕见,自 Conran、Stockert 在 1985 年报道了第一例病例至今[87],国内外文献报道极少,因此,该病的影像学诊断困难,主要依靠术后病理确诊。

2. 病因　该病的病因和致病机制尚不明确,可能与非随机染色体异常有关,如环状和双着丝粒染色体、端粒融合等,部分文献报道放射治疗可能与该病的发生相关[88,89]。

3. 流行病学　肝恶性纤维组织细胞瘤在中老年人中更常见,发病高峰年龄为 50~70 岁,较少发生于青年人,男性和女性的发病比例报道不一[90]。

4. 临床表现　该病临床症状无特异性,起病较为隐匿,主要表现为上腹部疼痛、食欲减退、乏力、低烧、消瘦和肝大。转移可发生在肿瘤的早期,且多为血液转移[91],最常见的是肺转移。

5. 实验室检查　患者实验室检查无特殊,肿瘤标志物如 AFP、CEA、CA19-9 等通常为阴性,少数患者有乙型肝炎病史,极少数患者可伴有肝硬化[92,93]。

6. 病理　目前,新版 WHO 软组织肿瘤分类将恶性纤维组织细胞瘤归类为组织学来源及分化方向尚未明确的未分化多形性肉瘤。在病理组织学上,它被分类为席纹状-多形性型、黏液型、巨细胞型、炎症型和血管瘤型,最常见的病理类型为席纹状-多形性型[94],占 70%～80%,其次为黏液型,约占 10%,其他类型极少见。

(1) 大体:肿瘤质软,呈单个或多个的融合性肿块,部分病变边缘清晰,可见包膜,部分病变与正常肝组织的边界欠清晰[95];肿瘤切面可出现囊实样改变,可见灰白色或黄色的实性成分,呈鱼肉状,大部分肿瘤内可见坏死、出血[95]。

(2) 镜下:镜下可见圆形、卵圆形或梭形的肿瘤细胞呈车辐状、编织状或旋涡状排列,细胞胞质丰富红染,病理性核分裂常见,并出现较多的巨核或多巨核细胞,肿瘤间质较少,可见富血管的胶原蛋白纤维,部分区域可出现黏液变性、坏死和不同程度的炎症细胞浸润。

(3) 免疫组化:大多数肝恶性纤维组织细胞瘤的Ⅷ因子、波形蛋白、巨噬细胞(CD68)、Lysozyme、抗胰蛋白酶(α-1-AT)、抗胰糜蛋白酶(α-1-ACT)表达为阳性[44,96,97],而上皮性和肌源性标记物呈阴性。

7. 影像学表现

(1) CT:肝恶性纤维组织细胞瘤主要为单发,形状不规则,体积较大,CT 平扫呈不均匀低密度为主,肿瘤内坏死、液化、囊变较为常见[98],可表现为囊实性或实性肿块,少部分可呈"囊性",肿瘤内可见不均匀网格状分隔及车辐状稍低密度灶,之间可见坏死的囊变区;呈囊性的肿瘤其囊壁厚度不均匀,可见壁结节;肿瘤偶尔可见出血和钙化[99];部分肿瘤周围可能出现带状低密度水肿区,其产生的机制可能与肿瘤的炎症反应有关[100-103]。

(2) MRI:平扫 T_1WI 肿瘤出现均匀或不均匀稍低信号,T_2WI 上呈不均匀高信号,肿瘤内液化坏死区常表现为斑片状长 T_1、长 T_2 信号影,部分

肿瘤在 T_1WI、T_2WI 上均可见低信号的条状分隔或片状影,表明肿瘤中含有纤维成分[88,104];DWI 上肿瘤呈不均匀的高信号或稍高信号。

(3) 增强扫描:该肿瘤强化方式的多样性与肿瘤细胞成分、纤维化程度或不同血供等病理学差异有关[104-107]。由于肿瘤坏死较明显,其实性部分多位于边缘部,动脉期实性部分大多呈中等强化,强化程度等或略高于周边肝实质,部分实性成分见增粗迂曲供血动脉穿行,边缘残存的肿瘤成分呈伪足样、分隔样或棉絮样向中心延伸[108],在门静脉期及延迟期可以进一步强化或持续强化,呈现"快进慢出"的强化特点,但其增强程度往往低于周边正常肝组织;肿瘤液化坏死区未见强化,囊性病变的囊壁较明显强化,壁结节可有不同程度的强化[109]。在动脉期部分肿瘤周边肝实质可见片状异常强化,这可能与周围肝实质的炎症反应相关[100,101,104]。

据文献报道,肿瘤易贴近肝包膜生长,部分边缘见纤维包膜形成,影像学上表现为边界清晰的肿块,静脉期见相对低密度/信号包膜影[104];部分肿瘤呈浸润性生长,容易突破肝包膜侵犯邻近脏器或腹腔种植转移[106],但一般不侵犯门静脉、肝静脉或者胆管,极少见区域淋巴结转移;部分肿瘤可见肝内转移灶[101,104]。

8. 诊断要点与鉴别诊断

(1) 诊断要点:肝恶性纤维组织细胞瘤常见于中老年人,临床症状无明显特异性,肿瘤标记物通常为阴性;该病多为体积较大的单发肿块,肿瘤内分隔、坏死及囊变较常见,而肿瘤残存的实性部分多位于边缘并呈伪足样、分隔样或片絮状延伸至中心,增强扫描表现为"快进慢出"强化方式和不同程度的延迟强化;部分肿瘤静脉期可见相对低密度/信号包膜。肿瘤边缘可清晰或呈浸润性生长,可侵犯肝包膜及周围组织或脏器,一般不侵犯门静脉、胆管或引起区域淋巴结转移。

(2) 鉴别诊断

1) 肝细胞癌:患者多有肝炎、肝硬化病史,血清肿瘤标志物 AFP 等常升高;增强扫描多表现为"快进快出"强化方式,而肝恶性纤维组织细胞瘤动脉期呈中度或较明显强化,静脉期和延迟期增强程度低于周围肝实质,但其内部纤维组织呈渐进性强化,显示更清晰,其"快进慢出"的强化特点可以与肝细胞癌鉴别[103],且肝细胞癌主要表现为裂隙状坏死,而肝恶性纤维组织细胞瘤主要是不均匀片状坏死,囊变坏死区更为常见,残存的肿瘤成

分呈分隔样、条索样或伪足样[110]。肝细胞癌更易侵犯门静脉系统及出现淋巴结转移。

2）胆管细胞癌：常见于中老年男性，临床表现有腹痛、胆管梗阻的症状和体征，如皮肤瘙痒、黄疸和尿色加深等，血清肿瘤标记物 CEA 和 CA19-9 常升高；肿瘤多为单发，表现为局限性胆管壁增厚、扩张胆管内见软组织灶，或表现为肝内肿块伴有肝内胆管扩张，肿瘤常见钙化、结石及周边肝组织皱缩，增强扫描病变表现为不均匀渐进性强化，容易出现区域淋巴结转移。

3）肝脓肿：大部分患者临床上可出现发热、畏寒、肝区疼痛及白细胞升高等。影像学典型表现为圆形或类圆形低密度区及边缘的"环靶状"持续强化，可见"双靶征"或"三靶征"，部分病变内见分隔或呈多房蜂窝状，周边肝实质增强动脉期可见一过性异常灌注，延迟期病灶稍缩小，边缘更清晰锐利[111]。DWI 上病灶脓腔呈明显高信号。

4）胆管囊腺癌：好发于中老年女性，部分可有肝功能异常、黄疸等临床表现，血清肿瘤标记物 CEA、CA19-9 可升高；病变多为单发，表现为边界清楚的多房囊性肿块，少数为单房，壁厚薄不均，可见乳头状突起、壁结节和分隔，囊壁和分隔可有钙化；增强扫描病变实性成分呈持续性强化；而肝恶性纤维组织细胞瘤虽然也可见分隔及囊变，但其多为不完全分隔，表现为边缘残存的肿瘤组织向中心坏死区延伸。

5）转移瘤：病变常多发，增强扫描呈轻至中度环形强化，部分病灶呈典型的"牛眼征"，大多数患者常有明确的原发肿瘤病史。

二、病 例 介 绍

1. 病史摘要　患者，男性，62 岁。乙肝病史 18 年，上腹部不适 1 年余，CT 发现肝占位，PET 诊断为肝血管瘤可能，后随访肿瘤明显增大。

实验室检查：肿瘤标志物（AFP、AFU、CEA、CA19-9、CA12-5）大致正常。

病理诊断：恶性纤维组织细胞瘤。

2. 影像学表现　见图 59-7-1。

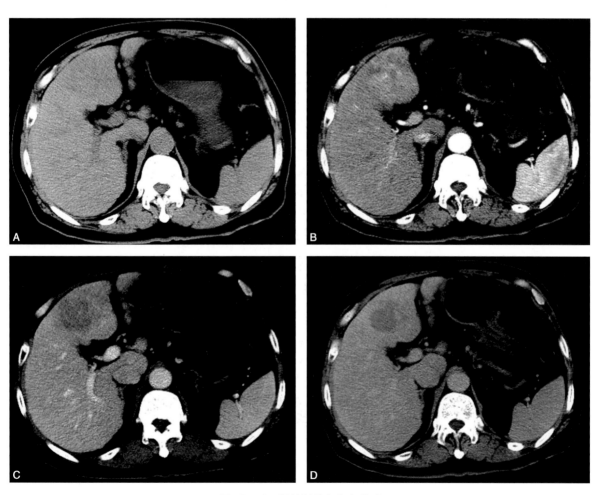

图 59-7-1　恶性纤维组织细胞瘤
A. CT 平扫示肝左叶内侧段边界不清稍低密度肿块，CT 值约 52HU；B. 动脉期不均匀强化；C. 门静脉期呈不均匀低密度；D. 延迟期病灶部分呈等密度，低密度范围缩小

三、教学要点

中老年人发生肝内单发、体积较大、肿瘤标记物通常为阴性的肿瘤；影像上肿瘤内分隔、坏死及囊变较常见，而肿瘤残存的实性部分多位于边缘并呈伪足样、分隔样或片絮状延伸至中心，增强扫描表现为"快进慢出"强化方式和不同程度的延迟强化，应想到该病可能。

第八节　肝鳞状上皮细胞癌

一、综　　述

1. 定义　因肝脏内无鳞状上皮细胞，肝原发性鳞状细胞癌(primary squamous cell carcinoma of liver, PSCCL)极其罕见。本病主要以个案报道为主。自 1934 年 Imai 首次报道 1 例 PSCCL 以来，迄今为止国外文献报道仅数十例[112]。

2. 概述　本病病因尚不明确，许多学者研究认为，其发生与先天性肝囊肿、畸胎瘤、肝内胆管结石、胆管炎等有关，而与 HBV、HCV 无明显相关性[113,114]。大多数肝原发性鳞状细胞癌的发生被认为是在胆道系统或囊肿在慢性炎症刺激作用下，被覆的上皮细胞先发生鳞状上皮化生，继而再发展成不典型增生，最后发展为原位鳞癌至浸润性鳞状细胞癌[115,116]。少数肝原发性鳞癌没有这些基础疾病，可能是因为肝脏的多潜能干细胞在致癌因素的作用下转化为含有鳞状细胞、肝细胞和胆管上皮细胞成分的癌组织[117]。

PSCCL 患者的发病年龄主要以中老年为主，男女发病比例约为 1.5∶1。本病临床表现不典型，多表现为右上腹疼痛、发热、腹部包块等。多数患者有长期的非寄生虫性肝囊肿、肝内胆管结石、反复胆道感染等病史。实验室检查可有肝功能指标异常，CEA、CA19-9、SCC 升高可见于部分病例，APF 多正常[118]。大体病理上部分肿瘤为囊性肿块，囊壁肿瘤组织呈灰白色，囊内可含有棕色液体；部分肿瘤为实质性肿块，切面灰黄或灰白色，中心多有坏死，常伴有卫星病灶散布于肝脏[119]。镜下可见鳞状细胞癌细胞，可伴有慢性炎症、肝内胆管结石、畸胎瘤等病变。各报道中免疫组化表达不完全一致，CK10、CK14、CK19

多数阳性，CK7、CK18、Hep 结果不一，可能与鳞状细胞癌发生的机制来源不同有关，譬如其细胞来源既有类似于胆管细胞癌的胆管上皮来源，亦可能是囊肿壁鳞状上皮化生来源和畸胎瘤性来源，也可能为肝干细胞或肝癌干细胞来源[120,121]。本病恶性程度较肝细胞癌更高，短期内易复发转移，预后差[122]。

3. 影像学表现　本病影像学表现报道较少，表现缺乏特异性，CT/MRI 检查多无肝硬化背景，可呈边界不清的团块影，可呈囊性、多房囊性、囊实性、实性，肿块密度/信号不均，CT 平扫呈低密度，增强扫描可呈环形强化、轻度不均匀强化或渐进填充式强化，囊性及坏死区无强化[123]；肿瘤周边无明显包膜，呈浸润性生长，可侵犯邻近血管及胆管，肿块周围可有子灶出现，可发生腹腔及腹膜后淋巴结转移，肝外转移部位有肺、肾、肾上腺、骨髓等[124]。此外常合并多种肝胆疾病，包括肝内外胆管结石、胆管扩张、胆管炎、胆囊炎、肝脓肿、肝囊肿等，可使诊断变得更加复杂[125]。

4. 鉴别诊断

(1) 肝脓肿：大部分患者临床上可出现发热、畏寒、肝区疼痛及白细胞升高等。影像学典型表现为圆形或类圆形低密度区及边缘的"环靶状"持续强化，可见"双靶征"或"三靶征"，部分病变内见分隔或呈多房蜂窝状，周边肝实质增强动脉期可见一过性异常灌注，延迟期病灶稍缩小，边缘更清晰锐利[29]。DWI 上病灶脓腔呈明显高信号。

(2) 胆管细胞型肝癌：常见于中老年男性，临床表现有腹痛、胆管梗阻的症状和体征，如皮肤瘙痒、黄疸和尿色加深等，血清肿瘤标记物 CEA 和 CA19-9 常升高；肿瘤多为单发，表现为局限性胆管壁增厚、扩张胆管内见软组织灶，或表现为肝内肿块伴有肝内胆管扩张，肿瘤常见钙化、结石及周边肝组织皱缩，增强扫描病变表现为不均匀渐进性强化，容易出现区域淋巴结转移。

(3) 原发性肝细胞癌：患者多有肝炎、肝硬化病史，血清肿瘤标志物 AFP 常升高。增强扫描肝细胞癌动脉期明显强化，门静脉期及延迟期减退，多呈"快进快出"强化方式，部分病变可见延迟期包膜强化的"假包膜征"。

由于肝鳞状细胞癌罕见，PSCCL 的确诊主要依靠病理检查,肝脏中发现鳞癌组织且排除转移性鳞状细胞癌后才能确诊为 PSCCL。

二、教 学 要 点

中老年无肝硬化背景,影像上发现边界不清、密度/信号不均,增强扫描可呈环形强化、轻度不均匀强化或渐进填充式强化等多种强化模式,肿瘤周边无明显包膜,呈浸润性生长的团块影,应该想到该病可能。

第九节　肝黏液表皮样癌

一、综 述

1. 定义　肝黏液表皮样癌(mucoepidermoid carcinoma of the liver)为病理上由表皮样细胞、黏液细胞和中间细胞镶嵌存在的一种肿瘤,多见于唾液腺,也可发生在支气管等,发生在肝脏者极为罕见[126,127]。该病自 Pianzola 等首例报道以来,迄今国内外文献以个例报道为主,总计仅十余例[128]。

2. 概述　本病病因仍不清楚,多数学者认为该病起源于肝内胆管的末端分支处,是胆管癌的变异体,另有报道本病发生在先天性肝囊肿的附近[129]。此外,胆管结石及胆管炎、寄生虫感染,尤其是华支睾吸虫病、微量元素钍的放射性接触也是易感因素,肝内胆管结石可导致慢性感染和胆道鳞状上皮化生,促使鳞状上皮的恶变[130,131]。肝黏液表皮样癌临床上多见于 40~80 岁,男性稍多于女性,临床上可以表现为无特殊症状,也可表现为右上腹部疼痛、黄疸、发热、体重下降及腹部肿块,部分症状与并发胆道感染有关[130]。实验室检查常有肝功能异常,肿瘤标志物中 AFP 一般无升高,CA19-9 可见不同程度的升高。其大体病理呈黄白色、形态不规则、边界不清的实性肿物,伴中央坏死,病理诊断是基于表皮样细胞、黏液细胞和中间细胞三种成分并存[132]。病例报道中免疫组化指标呈现 CK7$^+$/CK20$^-$,提示黏液表皮样癌起源于周围胆管系统,表皮样细胞对泛细胞角蛋白(CK)、CK5/6、p63 呈阳性,而分泌黏液细胞对 CK5/6、p63 呈阴性,阿利新蓝染色显示黏液生成细胞的细胞质中有黏液蛋白[133]。本病发生于肝脏者为高度恶性肿瘤,可发生肝门区等淋巴结转移,肝内转移及远处转移(如肺、肾、骨),愈后差[134]。

3. 影像学表现　对于肝黏液表皮样癌影像学表现描述甚少,文献报道中病灶多为单发,肿块一般较大,达 10cm 左右,边界不清楚,CT 平扫为低密度,囊变坏死多见。动脉期增强扫描病灶呈明显不规则环状或多环状强化,瘤体内亦见不均匀强化,门静脉期及平衡期边缘仍见轻度的多环状强化,坏死区内强化不明显。此外还可见肝内胆管结石、胆管扩张等表现[135]。

4. 诊断要点与鉴别诊断　此病罕见,须与肝脓肿及肝内胆管细胞癌等鉴别,当表现为腹痛、发热、白细胞升高等,并发现肝内低密度团块环形强化时易误诊成为肝脓肿,但抗炎治疗或脓肿引流治疗无效。当表现为肝内低密度肿物、环形强化及 CA19-9 升高,并肝内胆管结石、胆管扩张时,易误诊为肝内胆管细胞癌。由于此病临床上极为罕见,术前难以准确诊断,确诊需依靠病理检查(大体病理比穿刺病理更准确)。

二、教 学 要 点

发生在先天性肝囊肿附近的巨大肿块,囊变、坏死多见时应该想到该病可能。

第十节　肝神经内分泌癌

一、综 述

1. 定义　神经内分泌肿瘤(neuroendocrine tumor,NET)是一类来源于具有分泌功能的神经元和有摄取胺前体脱羧功能细胞的恶性肿瘤[136],多发生于胃肠道及胰腺,发生在肝脏的较少[137,138]。文献报道,肝原发性神经内分泌癌(primary hepatic neuroendocrine carcinoma,PHNEC)发生率为 1.5/10 万[139],在全部恶性肿瘤中所占比例不足 1%[140]。从 Medline 回顾的 8 305 例类癌中,仅有 14 例见于肝脏,约 0.17%[141]。

2. 概述　PHNEC 大多起源于肝脏毛细胆管内的神经内分泌细胞,也可起源于异位的肾上腺或胰腺[142]。本病多发生于中老年人,男女发病率接近[143],一般缺乏特异性的症状或体征,可出现腹痛等非特异性症状,小部分患者可出现典型的神经内分泌症状[144,145]。本病与 HBV、HCV 及肝硬化背景无明显关联。肿瘤标志物中 AFP、CEA 及 CA19-9 一般无异常,NSE 可升高,血清 CgA、5-HT、尿中 5-HIAA 对该病的诊断也有较高的敏感性和特异性[146,147]。神经内分泌癌需病理和免疫组化确诊。据 WHO 最新分类标准(2010年),NET 分为三类:高分化神经内分泌肿瘤(即类癌)、高分化神经内分泌癌(不典型类癌)、低分化神经内分泌癌(即小细胞神经内分泌癌)[148]。病理表现上,神经内分泌癌的典型特征是病灶内有神经内分泌颗粒,核分裂象增多,核异型性明显,伴有出血和坏死[14];瘤组织可呈小梁状或带状、实性巢状、腺泡状或管状[149]。免疫组化方面,CgA、Syn、NSE 为特异性较高的神经内分泌标记物[150,151]。单从病理组织学上一般很难区分原发性或转移性神经内分泌癌,需结合术前的全面检查、术中的细致探查及术后的随访来综合考虑[152]。

3. 影像学表现　肝原发性神经内分泌癌有多种影像学表现,术前诊断有一定困难,CT、MRI 检查主要能够判断肿瘤的内部结构特点、血供情况,肿瘤与邻近组织的关系,是否有转移等。

本病发现时体积一般较大或已肝内转移,单发者肿块为囊性或囊实性占位,直径常 > 5cm,肿瘤呈分叶状,边界清楚或不清楚;多发者多表现为一个大肿瘤周围伴有多发小子灶[153,154]。CT 平扫表现为密度不均匀的低密度肿物,较大者可见囊变、出血、坏死改变,偶可见不规则小片状钙化密度灶[155,156]。肿瘤在 T_1WI 呈不规则稍低信号影,其内见类囊状更低信号影;T_2WI 呈以高信号为主的混杂信号影,其内可见更高信号区;弥散加权成像(DWI)呈高信号改变[157,158]。

肝原发性神经内分泌癌的强化方式也有不同表现,实性部分可表现为动脉期不均匀强化、环形强化或局灶强化[159],轻度、中度或明显强化均有报道,门静脉期病变的强化范围往往更大,并且病灶密度趋于一致[160],延迟后病灶强化程度略有下降,仍呈相对高密度/信号;也有部分报道中门静脉期及延迟期出现强化减退[161],少数病灶边缘出现假包膜征象,子灶与主灶表现基本类似[162]。此外,少数病例可出现肝门区或腹腔、腹膜后淋巴结肿大,一般不伴有门静脉癌栓形成[163]。

4. 诊断要点与鉴别诊断

(1)诊断要点:本病的诊断需结合患者的病史、症状、体征及实验室检查等临床资料综合分析。

(2)鉴别诊断:①肝细胞癌,本病无论是单发还是多发,首先需要与肝细胞癌相鉴别。典型的肝癌往往合并肝炎肝硬化,AFP 升高,CT 增强动脉期呈明显强化,门静脉期及延迟期强化程度快速减退,即"快进快出"强化方式,易出现门静脉癌栓。而肝脏神经内分泌癌发生于无肝硬化的肝组织,病灶多较大,增强后实质部分可呈轻中度强化、向心性强化,周边血管呈推压改变为主,没有 AFP 的升高[164,165]。②肝脏转移瘤,转移癌多有原发癌病史,在肝内弥漫性分布,典型者可见"牛眼征";而肝脏原发性神经内分泌癌多发者为主灶周围多发子病灶围绕,没有其他部位原发肿瘤病史[166]。③肝血管瘤,为良性病变,病程长,增强扫描动脉期边缘明显结节状强化,门静脉期、延迟期渐进填充强化,较具特征,可资鉴别。④单发囊性为主时,应与肝脓肿及寄生虫病相鉴别。肝脓肿壁厚,多房,环形强化,另外结合临床典型病史、实验室检查,不难鉴别。肝脏寄生虫病(如肝包虫病),影像学特征为囊中子囊,常伴钙化,有牧区生活史或动物接触史,结合临床病史及实验室检查可资鉴别。

二、病 例 介 绍

1. 病史摘要　患者,男性,62 岁。上腹痛伴体重下降 4 个月,否认肝炎病史,肿瘤标志物 AFP 及 CA19-9 正常,CEA 18.96ng/mL,NSE 181.7ng/mL,B 超、CT、PET/CT 检查发现肝脏肿瘤,考虑恶性,PET/CT 检查排除其他部位原发病灶,遂行肝肿瘤切除+胆囊切除术,术后病理:肿瘤细胞呈片巢状或小腺样分布,细胞核深染,胞质少,可见坏死,免疫组化 CD56(+),Syn(+),CgA(+),NSE(−),Hep(−),AFP(−),Ki-67(70%+),结合免疫组化结果,考虑神经内分泌癌。术后 1 个月复查肝脏 MRI 发现肝内新发多发病灶、腹腔多发种植转移灶。

2. 影像学表现　见图 59-10-1。

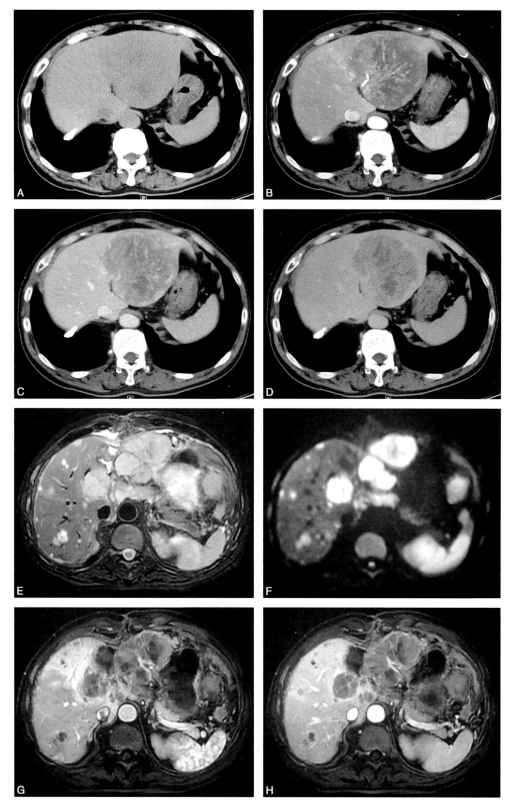

图 59-10-1　肝原发性神经内分泌癌

A～D. 肝左叶神经内分泌癌 CT；E～H. 肝内多发神经内分泌癌并腹腔种植转移 MRI。A. CT 平扫示肝左叶稍低密度肿块，边界欠清楚，边缘浅分叶状，密度不均匀，直径约 10cm；B. 动脉期示肝左叶肿物周边部分中～明显强化，中央部分仍呈低密度，伴有较多肿瘤血管，由肝动脉分支供血；C、D. 门静脉期、延迟期周边部分强化程度稍较动脉期减退，但强化范围向内扩大，趋于一致；E. 术后 MRI 扫描 T_2WI 示肝内多个稍高～高信号结节，肝左叶切缘旁、腹腔多发团块结节；F. 多发病灶于 DWI 呈高信号；G～H. 动静脉期、门静脉期呈轻中度不均匀强化

445

三、教学要点

1. 中老年患者,无肝炎病史。

2. CT 平扫呈稍低密度;MRI 平扫 T_1WI 呈不规则稍低信号影,T_2WI 呈以高信号为主的混杂信号影,弥散加权成像(DWI)呈高信号改变。

3. 增强扫描动脉期肿物周边部分中~明显强化,中央部分仍呈低密度,伴有较多肿瘤血管,门静脉期、延迟期周边部分强化程度稍较动脉期减退,但强化范围向内扩大。

4. 与常见的肝细胞癌、胆管细胞癌表现不一致,结合肿瘤标志物 AFP 及 CA19-9 正常,NSE 升高,需考虑到神经内分泌癌的可能,确诊需依据病理诊断。

第十一节　肝恶性黑色素瘤

一、综　述

1. 概述　恶性黑色素瘤好发于中老年,常发生于皮肤及其邻近的黏膜、眼球、肛周,而肝原发性恶性黑色素瘤(primary liver malignant melanoma,PLMM)罕见。目前全球对该病的报道极为有限,且多为个案报道,对其确切发病机制尚无法阐明。多数学者认为,对于未暴露在日光下的部位发生的恶性黑色素瘤,可能是由于日光作用使得暴露部位如皮肤或黏膜释放一种物质,该物质可以进入血液循环,日光循环因子再作用于人体非暴露区皮肤或黏膜的黑色素母细胞所致[167,168]。还有学者认为,可能是在损伤因素(如放射线和局部细胞所产生的生长因子)作用下,其黑色素细胞增生,进而发展为恶性黑色素瘤[169,170]。有学者报道认为,CXCL8(interleukin-8)在恶性黑色素瘤进展中发挥了关键性作用,CXCL8 能诱导细胞的增殖和肿瘤细胞血管的生成,而 CXCL8 受体 CXCR1 和 CXCR2 通过调节 CXCL8 的分泌而介导了恶性黑色素瘤细胞的浸润和转移过程[171]。

临床表现及体征均无特征性,与其他肝脏占位性、肿瘤性病变无法区分,此为该病的临床特征。诊断主要依赖临床、影像学及病理组织学,确诊需病理形态学和免疫组化染色。

2. 影像学特征　肝脏恶性黑色素瘤的超声和 CT 多表现为肝脏增大,肝内单发、多发占位病变或弥漫性、结节性改变,占位性病变可为实性、囊性、囊实性改变,但上述改变无明显特异性,与其他肝脏恶性肿瘤无法区分,超声表现亦如此,所以超声、CT 对该病的诊断及鉴别诊断帮助不大。由于黑色素能分泌出一种较稳定的游离根,具有顺磁性,能使 T_1 和 T_2 弛豫时间缩短,即 T_1WI 呈高信号、T_2WI 呈低信号,因此,MRI 是诊断恶性黑色素瘤的最佳影像学检查方法。

3. 病理学特点　可见大小形态不一的细胞,细胞较为单一,但常可见大的核仁,部分可见黑色素沉积,是恶性黑色素瘤的诊断线索。免疫表型:恶性黑色素瘤常表达黑色素细胞标记物 HMB45、Melan-A、S-100 等,而不表达上皮(CKpan、EMA)、淋巴造血系统(CD20、CD45、CD79a)标记物[172]。

4. 临床诊断标准　①组织病理及免疫组化表现符合黑色素瘤;②无其他部位黑色素瘤证据,包括全身详细体检、辅助检查及尸检;③无不明类型的皮肤病变及眼区手术史。

5. 影像鉴别诊断　该病的特征性 MRI 表现可与肝脏其他恶性肿瘤如原发性肝细胞癌、胆管细胞癌、转移癌等、胚胎性肿瘤、淋巴瘤等鉴别。

(1) 肝细胞癌:本病多有病毒性肝炎基础,AFP 升高,影像上“快进快出”强化方式较为典型,而恶性黑色素瘤发生于非肝炎、肝硬化的肝组织,强化方式没有特征性,没有 AFP 的升高。

(2) 肝脏转移瘤:转移癌多有原发癌病史,在肝内弥漫性分布,典型者可见“牛眼征”。

(3) 胆管细胞癌:常见于中老年男性,临床表现胆管梗阻的症状和体征,血清肿瘤标记物 CEA 和 CA19-9 常升高;肿瘤多为单发,表现为局限性胆管壁增厚、扩张胆管内见软组织灶,增强扫描病变表现为不均匀渐进性强化,容易出现区域淋巴结转移。

二、病例介绍

1. 病史摘要　患者,女性,57 岁。乙肝病史 26 年,上腹部不适 1 年余,超声发现肝占位 2 周。实验室检查:AFP 1.73ng/mL,异常凝血酶原 2 226.0mAU/mL,CEA 2.71ng/mL、CA19-9 68.73U/mL、CA72-4 3.87U/mL。

术后大体:实性灰结节,直径约 5cm,与周围界清。

镜下所见:肿瘤细胞呈粗梁状、巢状及实性片状排列,细胞密集,染色质粗,核大深染,染色质粗,核仁易见,异型性明显。

免疫组化:GPC-3(-),Hepatocyte(-),CD34(-),CK19(-),CK20(-),CK7(-),Ki-67(+80%),Ki-19(-),p53(-),Desmin(-),SMA(+),vimentin(+++),AE1/AE3(散在+),CA19-9(-),HMB-45(-),Melan-A(++),D2-40(-)。

病理诊断:恶性黑色素瘤。

2. 影像学及病理表现　见图59-11-1。

三、教 学 要 点

1. 好发于中来年患者,肝脏病变罕见。

2. CT多为低密度肿块,可见囊变、坏死、出血,增强不均匀强化。MRI表现具有特征性T_1WI呈高信号、T_2WI呈低信号。

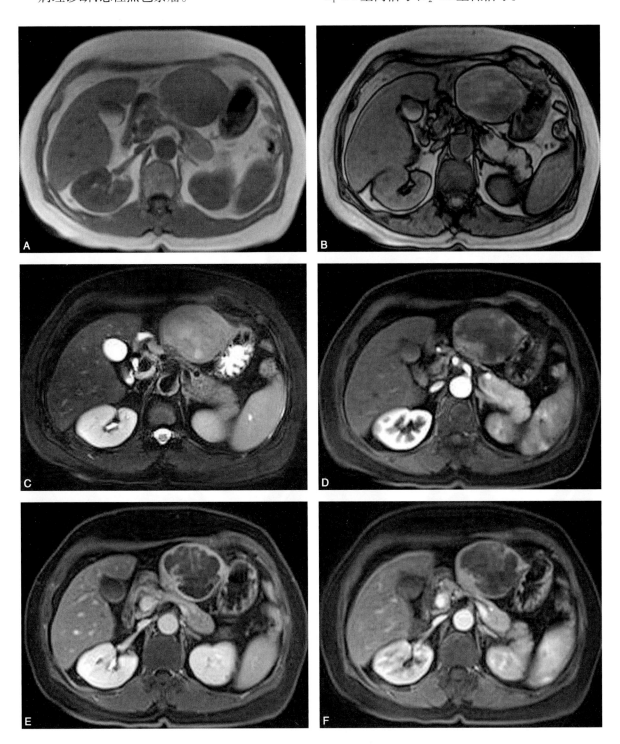

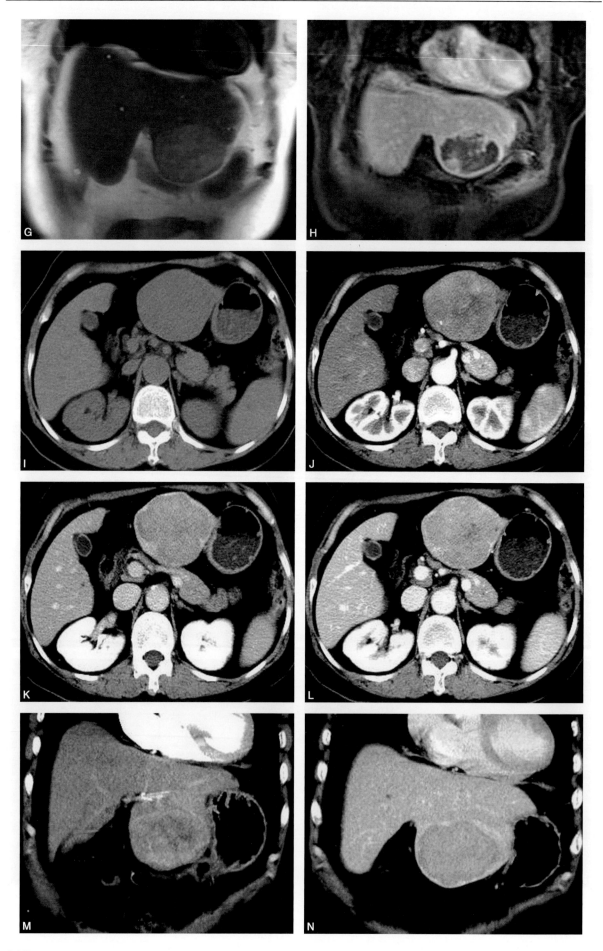

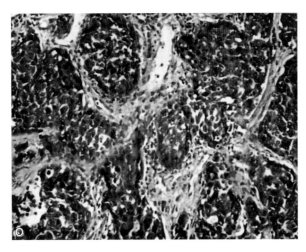

图 59-11-1　恶性黑色素瘤

A、B. MRI T$_1$WI 轴位正反相位示肝左叶混杂稍高信号肿块，反相位信号未减低，边界欠清；C. MRI T$_2$WI 轴位示肝左叶肿块呈混杂高信号，边界欠清；D. 动脉期示肝左叶肿物周边部分中~明显强化；C、D. 门静脉期、延迟期边缘部分明显强化，内见多发分割，中间囊性部分未见强化；E、F. T$_2$WI 冠状位示肝左叶肿块呈混杂高信号，延迟期边缘部分结节状强化，囊性部分未见强化；I~L. CT 平扫示肝左叶肿块呈稍低密度影，边界欠清，动脉期病灶不均匀明显强化，门静脉期、延迟期强化程度略减低，内见多发分割；M、N. CT 冠状位动脉期肝左叶肿块不均匀强化，延迟期强化程度略减低；O. 细胞排列紊乱，内见多发纤维分割

参 考 文 献

[1] 冯元春,李晶英,玉波,等.不同分化类型的腹膜后脂肪肉瘤病理及影像学特征分析[J].基因组学与应用生物学,2018,37(9):4124-4131.

[2] 罗成华,金黑鹰,苗成利,等.腹膜后脂肪肉瘤诊断和治疗专家共识(2016)[J].中国微创外科杂志,2016,16(12):1057-1063.

[3] 张亮,程红岩,周巍,等.原发性肝脏脂肪瘤影像学表现[J].中国医学影像技术,2011,27(1):208-209.

[4] Kim JL,Woo JY,Lee MJ,et al. Imaging findings of primary well-differentiated liposarcoma of the liver:a case report[J]. Acta Radiol,2007,48(10):1061-1065.

[5] 史东立,马良,赵大伟,等.原发性肝脏肉瘤的影像学表现[J].实用放射学杂志,2018,34(10):1538-1541.

[6] Hamada T,Yamagiwa K,Okanami Y,et al. Primary liposarcoma of gallbladder diagnosed by preoperative imagings:a case report and review of literature[J]. World J Gastroenterol,2006,12(9):1472-1475.

[7] Kuo LM,Chou HS,Chan KM,et al. A case of huge primary liposarcoma in the liver[J]. World J Gastroenterol,2006,12(7):1157-1159.

[8] Mitra S,Rathi S,Debi U,et al. Primary Hepatic Leiomyosarcoma:Histopathologist's Perspective of a Rare Case[J]. J Clin Exp Hepatol,2018,8(3):321-326.

[9] 谭艳,肖恩华.原发性肝脏肉瘤 CT 表现与病理对照研究[J].中华消化病与影像杂志(电子版),2012,2(4):272-276.

[10] 徐爱民,程红岩,贾雨辰,等.肝脏原发性平滑肌肉瘤的 CT 表现(附 6 例分析)[J].中华肝胆外科杂志,2004(3):64-66.

[11] Liu W,Liang W. Primary hepatic leiomyosarcoma presenting as a thick-walled cystic mass resembling a liver abscess:A case report[J]. Medicine(Baltimore),2018,97(51):e13861.

[12] 喻林,王坚.中老年横纹肌肉瘤的临床病理学特征和预后分析[J].中华肿瘤杂志,2012,34(12):910-916.

[13] 郑加贺,马洁韬.胆管横纹肌肉瘤影像诊断[J].中国医学影像技术,2008,24(08):1235.

[14] 鲁果果,高雪梅,程敬亮,等.小儿胆管胚胎型横纹肌肉瘤 2 例 MRI 表现[J].中国医学影像学杂志,2014,22(3):208-209.

[15] Paganelli M,Beaunoyer M,Samson Y,et al. A child with unresectable biliary rhabdomydsarcoma:48-month disease-free survival after liver transplantation[J]. Pediatr Transplant,2014,18(5):E146-E151.

[16] Yin J,Liu Z,Yang K. Pleomorphic rhabdomyosarcoma of the liver with a hepatic cyst in an adult:Case report and literature review[J]. Medicine(Baltimore),2018,97(29):e11335.

[17] Kapral N,Melmer P,Druzgal CH,et al. Pediatric hepatic rhabdoid tumor:A rare cause of abdominal mass in children[J]. Radiol Case Rep, 2018, 13(3):724-727.

[18] Weitz J,Klimstra DS,Cymes K,et al. Management of

primary liver sarcomas［J］. Cancer, 2007, 109（7）: 1391-1396.

［19］ Nakahama M, Takanashi R, Yamazaki I, et al. Primary fibrosarcoma of the liver. Immunohistochemical and electron microscopic studies［J］. Acta Pathol Jpn, 1989,39（12）:814-820.

［20］ Ito Y, Uesaka Y, Takeshita S, et al. A case report of primary fibrosarcoma of the liver［J］. Gastroenterol Jpn,1990,25（6）:753-757.

［21］ Alrenga DP. Primary fibrosarcoma of the liver. Case report and review of the literature［J］. Cancer, 1975, 36（2）:446-449.

［22］ 邱莎莎,邓晓,李代强,等.肝脏原发性纤维肉瘤 1 例报道［J］.实用肿瘤杂志,2010,25（4）:463-464.

［23］ 林树文,欧阳红飞,吉成岗.肝纤维肉瘤的诊断与治疗（文献复习附 1 例报告）［J］.岭南现代临床外科, 2014,14（5）:527-529.

［24］ 范钦和.软组织病理学［M］.江西:江西科学技术出版社,2003.

［25］ 从文铭.肝胆肿瘤外科病理学［M］.北京:人民卫生出版社,2015.

［26］ Ali S, Shah P, Shah UJ, et al. Primary fibrosarcoma of the liver:we don't know much:a case report. Case Rep Gastroenterol,2008,2（3）:384-389.

［27］ 苏智雄,黎乐群,肖开银.肝纤维肉瘤一例［J］.中华普通外科杂志,2006（11）:837.

［28］ 史芳芳,安维民,董景辉.肝脏原发性纤维肉瘤的 MRI 表现与分析［J］.中国医学装备,2018,15（3）: 62-65.

［29］ 顾伏平,查兴盛,杨爱丽.肝纤维肉瘤 1 例［J］.总装备部医学学报,2001（01）:60.

［30］ Kelle S, Paetsch I, Neuss M, et al. Primary fibrosarcoma of the liver infiltrating the right atrium of the heart［J］. Int J Cardiovasc Imaging,2005,21（6）:655-658.

［31］ 刘立卷.肝脓肿在 CT 中的表现与 MRI 的扩散成像观察［J］.现代医用影像学, 2018, 27（1）:173-174,179.

［32］ Yu RS, Chen Y, Jiang B, et al. Primary hepatic sarcomas:CT findings［J］. Eur Radiol, 2008, 18（10）: 2196-2205.

［33］ Molina E, Hernandez A. Clinical manifestations of primary hepatic angiosarcoma［J］. Dig Dis Sci, 2003, 48（4）:677-682.

［34］ Bolt HM. Vinyl chloride-a classical industrial toxicant of new interest［J］. Crit Rev Toxicol, 2005, 35（4）: 307-323.

［35］ 王健,李强,崔云龙,等.肝血管肉瘤:16 例回顾［J］.中华肝胆外科杂志,2006,12（8）:532-535.

［36］ 郑红伟,祁佩红,薛鹏,等.原发性肝脏血管肉瘤的 CT 表现及病理对照（附 3 例报道）［J］.影像诊断与介入放射学,2013,22（1）:23-27.

［37］ Zhu YP, Chen YM, Matro E, et al. Primary hepatic angiosarcoma:A report of two cases and literature review［J］. World J Gastroenterol,2015,21（19）:6088-6096.

［38］ Mark R J, Poen J C, Tran L M, et al. Angiosarcoma:A report of 67 patients and a review of the literature［J］. Cancer,1996,77（11）:2400-2406.

［39］ Jae H C, Ram M B, Jin L Y, et al. Clinical Courses of Primary Hepatic Angiosarcoma:Retrospective Analysis of Eight Cases［J］. The Korean Journal of Gastroenterology,2015,65（4）:229-235.

［40］ 王湛博,韦立新.肝原发血管肉瘤临床及病理学特点分析［J］.中华病理学杂志, 2013, 42（6）: 376-380.

［41］ 孙金萍,李海,宋国新,等.原发性肝血管肉瘤 6 例临床病理分析［J］.诊断病理学杂志,2016,23（1）: 19-22.

［42］ Zheng YW, Zhang XW, Zhang JL, et al. Primary hepatic angiosarcoma and potential treatment options［J］. J Gastroenterol Hepatol,2014,29（5）:906-911.

［43］ 王春,章顺壮,马周鹏,等.肝脏血管肉瘤的多层螺旋 CT 表现及其相关病理基础［J］.中华放射学杂志,2011,45（2）:203-204.

［44］ Williamson SR, Eble JN, Cheng L, et al. Clear cell papillary renal cell carcinoma:differential diagnosis and extended immunohistochemical profile［J］. Mod Pathol, 2013,26（5）:697-708.

［45］ Miettinen M, Wang ZF, Paetau A, et al. ERG Transcription Factor as an Immunohistochemical Marker for Vascular Endothelial Tumors and Prostatic Carcinoma［J］. The American Journal of Surgical Pathology, 2011,35（3）:432-441.

［46］ Kim HR, Rha SY, Cheon SH, et al. Clinical features and treatment outcomes of advanced stage primary hepatic angiosarcoma［J］. Annals of Oncology, 2009, 20（4）:780-787.

［47］ 刘红山,谢雨恩,李坤芳,等.原发性肝血管肉瘤的病理与影像学对照［J］.分子影像学杂志,2017,40（4）:383-387.

［48］ 张伟,王兰荣,薛鹏,等.原发性肝血管肉瘤的 CT 和 MRI 表现［J］.临床放射学杂志,2014,33（5）: 734-738.

［49］ 邢曜耀,夏从羊.8 例原发性肝脏血管肉瘤患者的 CT 表现及病理分析［J］.临床肝胆病杂志,2014,30（8）:779-781.

［50］ 李妍卓,蔡权宇,贾宁阳,等.原发性肝血管肉瘤的

MRI 影像学表现及病理分析［J］. 中国医学计算机成像杂志，2015，21（2）：118-123.

［51］ Ohtomo K. MR imaging of Malignant Mesenchymal Tumors of the Liver［J］. Gastrointest Radiol，1992，17（1）：58-62.

［52］ 黄艳，薛鹏，张斯佳，等. 原发性肝血管肉瘤的影像学特征［J］. 中国医学影像技术，2014，30（3）：420-423.

［53］ Pickhardt PJ，Kitchin D，Lubner MG，et al. Primary hepatic angiosarcoma：multi-institutional comprehensive cancer centre review of multiphasic CT and MR imaging in 35 patients［J］. Eur Radiol，2015，25（2）：315-322.

［54］ Bruegel M，Muenzel D，Waldt S，et al. Hepatic angiosarcoma：cross-sectional imaging findings in seven patients with emphasis on dynamic contrast-enhanced and diffusion weighted MRI［J］. Abdom Imaging，2013，38（4）：745-754.

［55］ 张亮，程红岩，谢朝阳，等. 原发性肝脏血管肉瘤 MRI 表现［J］. 实用放射学杂志，2010，26（9）：1380-1382.

［56］ Thapar S，Rastogi A，Ahuja A，et al. Angiosarcoma of the liver：imaging of a rare salient entity［J］. J Radiol Case Rep，2014，8（8）：24-32.

［57］ 赵德利，张金玲，姜慧杰，等. 动态增强 CT 在鉴别诊断肝脏血管肉瘤和血管瘤中的价值［J］. 放射学实践，2016，31（8）：764-767.

［58］ Kim B，Byun JH，Lee JH，et al. Imaging findings of primary hepatic angiosarcoma on gadoxetate disodium-enhanced liver MRI：comparison with hepatic haemangiomas of similar size［J］. Clin Radiol，2018，73（3）：244-253.

［59］ Kamatani T，Iguchi H，Okada T，et al. Co-registered positron emission tomography/computed tomography and gadolinium-ethoxybenzyl-diethylenetriamine penta-acetic acid magnetic resonance imaging features of multiple angiosarcoma of the liver［J］. Hepatol Res，2014，44（10）：E297-E303.

［60］ Semelka RC，Brown ED，Ascher SM，et al. Hepatic hemangiomas：a multi-institutional study of appearance on T2-weighted and serial gadolinium-enhanced gradient-echo MR images［J］. Radiology，1994，192（2）：401-406.

［61］ Bioulac-Sage P，Laumonier H，Laurent C，et al. Benign and malignant vascular tumors of the liver in adults［J］. Semin Liver Dis，2008，28（3）：302-314.

［62］ 陆伦，郑魏，潘兴朋，等. 肝血管源性恶性肿瘤的 CT 和 MRI 诊断［J］. 放射学实践，2018，33（9）：907-912.

［63］ Suzuki H，Komatsu A，Fujioka Y，et al. Angiosarcoma-like metastatic carcinoma of the liver［J］. Pathology-Research and Practice，2010，206（7）：484-488.

［64］ Rowe K，Nehme F，Wallace J，et al. Primary Hepatic Angiosarcoma Mimicking Multifocal Liver Abscess with Disseminated Intravascular Coagulation and Hemoperitoneum［J］. Cureus，2017，9（5）：e1293.

［65］ Bosman F，Carneiro F，Hruban R，et al. WHO Classification of Tumours of the Digestive System［M］. 4th ed. New York：World Health Organization，2010.

［66］ 周康荣，严福华，吴恩惠. 中华影像医学：肝胆胰脾卷［M］. 北京：人民卫生出版社，2011.

［67］ Zhao XY，Rakhda MI，Habib S，et al. Hepatic epithelioid hemangioendothelioma：A comparison of Western and Chinese methods with respect to diagnosis，treatment and outcome［J］. Oncology Letters，2014，7（4）：977-983.

［68］ Soape MP，Verma R，Payne JD，et al. Treatment of Hepatic Epithelioid Hemangioendothelioma：Finding Uses for Thalidomide in a New Era of Medicine［J］. Case Rep Gastrointest Med，2015，2015：326795.

［69］ 纪元，谭云山，樊嘉. 肝胆胰肿瘤：病理、影像与临床［M］. 上海：上海科学技术文献出版社，2013.

［70］ Christopher DM，Julia A，Pancras CW，et al. WHO Classification of Tumours of Soft Tissue and Bone［M］. 4th ed. New York：World Health Organization，2013.

［71］ Hayasaka K，Tanaka Y，Satoh T，et al. Hepatic hemangioblastoma：an unusual presentation of von Hippel-Lindau disease［J］. J Comput Assist Tomogr，1999，23（4）：565-566.

［72］ Dong K，Wang XX，Feng JL，et al. Pathological characteristics of liver biopsies in eight patients with hepatic epithelioid hemangioendothelioma［J］. International Journal of Clinical & Experimental Pathology，2015，8（9）：11015-11023.

［73］ 刘彤华. 诊断病理学［M］. 3 版. 北京：人民卫生出版社，2013.

［74］ Mendlick MR，Nelson M，Pickering D，et al. Translocation t（1；3）（p36. 3；q25）is a Nonrandom Aberration in Epithelioid Hemangioendothelioma［J］. American Journal of Surgical Pathology，2001，25（5）：684-687.

［75］ Bruegel M，Muenzel D，Waldt S，et al. Hepatic epithelioid hemangioendothelioma：findings at CT and MRI including preliminary observations at diffusion-weighted echo-planar imaging［J］. Abdominal Radiology，2011，36（4）：415-424.

［76］ Cieszanowski A，Pacho R，Anysz-Grodzicka A，et al. Epithelioid hemangioendothelioma of the liver：the role of hepatobiliary phase imaging for the preoperative diagnosis and qualification of patients for liver transplantation--preliminary experience [J]. Ann Transplant, 2013,18:424-433.

[77] Dong A, Dong H, Wang Y, et al. MRI and FDG PET/CT findings of hepatic epithelioid hemangioendothelioma [J]. Clinical Nuclear Medicine, 2013, 38 (2): 66-73.

[78] Lin E, Agoff N. Recurrent hepatic epithelioid hemangioendothelioma:detection by FDG PET/CT [J]. Clin Nucl Med,2007,32(12):949-951.

[79] Semenisty V, Naroditsky I, Keidar Z, et al. Pazopanib for metastatic pulmonary epithelioid hemangioendothelioma-a suitable treatment option:case report and review of anti-angiogenic treatment options [J]. BMC Cancer,2015,15(1):1-5.

[80] Suga K, Kawakami Y, Hiyama A, et al. F-18 FDG PET/CT monitoring of radiation therapeutic effect in hepatic epithelioid hemangioendothelioma [J]. Clin Nucl Med, 2009,34(3):199-202.

[81] Schweitzer N, Soudah B, Gebel M, et al. Gray scale and contrast-enhanced ultrasound imaging of malignant liver tumors of vascular origin [J]. United European Gastroenterol J,2015,3(1):63-71.

[82] Dong Y, Wang WP, Cantisani V, et al. Contrast-enhanced ultrasound of histologically proven hepatic epithelioid hemangioendothelioma [J]. World J Gastroenterol,2016,22(19):4741-4749.

[83] Hamilton SR, LA Aaltonen. Pathology & Genetics of Tumours of the Digestive System [M]. Lyon: IARC Press,2000.

[84] Lee JH, Jeong WK, Kim YK, et al. Magnetic resonance findings of hepatic epithelioid hemangioendothelioma: emphasis on hepatobiliary phase using Gd-EOB-DTPA [J]. Abdom Radiol(NY),2017,42(9):2261-2271.

[85] Weiss SW, Enzinger FM. Malignant fibrous histiocytoma:an analysis of 200 cases [J]. Cancer, 1978, 41 (6):2250-2266.

[86] Fletcher CD. The evolving classification of soft tissue tumors:an update based on the new WHO classification [J]. Histopathology,2006,48(1):3-12.

[87] Kransdorf MJ. Malignant soft-tissue tumors in a large referral population:distribution of diagnoses by age, sex,and location [J]. AJR Am J Roentgenol,1995,164 (1):129-134.

[88] Alberti-Flor JJ, O'Hara MF, Weaver F, et al. Malignant fibrous histiocytoma of the liver [J]. Gastroenterology, 1985,89(4):890-893.

[89] 宗斌,孙瑾,彭建国,等. 软组织恶性纤维组织细胞瘤的 MRI 表现与病理对照分析 [J]. 临床放射学杂志,2010,29(2)234-237.

[90] Yao D, Dai C. Clinical characteristic of the primary hepatic malignant fibrous histiocytoma in China:case report and review of the literature [J]. World J Surg Oncol,2012,10(2):1-10.

[91] 喻亚群,梅铭惠,肖胜军,等. 肝脏恶性纤维组织细胞瘤 1 例 [J]. 中华普通外科学文献(电子版),2008 (1):56-57.

[92] 戴太炎. 原发性肝脏恶性纤维组织细胞瘤的 CT 诊断分析 [J]. 中国临床医学影像杂志,2013,24(7): 509-511.

[93] 陈玉芳,杨永波,程红岩. 肝脏恶性纤维组织细胞瘤影像学表现 [J]. 实用放射学杂志,2012,28(10): 1565-1568.

[94] 王东,陈韵,刘文慈,等. 恶性纤维组织细胞瘤的 CT 表现及病理特征 [J]. 中国介入影像与治疗学, 2013,10(1):45-48.

[95] J. R. Goldblum, S. W. Weiss. Enzinger and Weiss's Soft Tissue Tumors [M]. 6th ed. Amsterdam:Elsevier,2014.

[96] 付军,施长鹰,耿利,等. 肝恶性纤维组织细胞瘤 10 例临床分析 [J]. 中华肝胆外科杂志,2015,21(2): 128-129.

[97] Li YR, Akbari E, Tretiakva MS, et al. Primary hepatic malignant fibrous histiocytoma:clinicopathologic characteristics and prognostic value of ezrin expression [J]. Am J Pathol,2008,32(8):1144-1158.

[98] Yu JS, Kim KW, Kim CS, et al. Primary malignant fibrous histiocytoma of the liver:imaging features of five surgically confirmed cases [J]. Abdom Imaging, 1999, 24(4):386-391.

[99] Fragulidis GP, Polydorou A. Primary malignant fibrous histiocytoma of the liver [J]. Hepatobiliary Surg Nutr, 2016,5(5):449-450.

[100] 祁佩红,史大鹏,郑红伟,等. 肝脏原发性恶性纤维组织细胞瘤的 CT 表现 [J]. 中华肝胆外科杂志, 2015,21(10):654-657.

[101] 谢玉蓉,唐浩,陈卫国. 肝脏原发性恶性纤维组织细胞瘤 4 例 CT 特征并文献复习 [J]. 疑难病杂志, 2011,10(10):756-758.

[102] 任岩,周鹏,冷冰. 肝脏恶性纤维组织细胞瘤 CT 表现分析 [J]. 中国临床医学影像杂志,2014,25(2): 130-132.

[103] Hwang HS, Ha ND, Jeong YK, et al. Simultaneous occurrence of malignant fibrous histiocytoma and hepatocellular carcinoma in cirrhotic liver:A case report [J]. World J Hepatol,2011,3(9):256-261.

［104］ Mass JB,Talmon G. Undifferentiated Pleomorphic Sarcoma of Liver:Case Report and Review of the Literature［J］. Case Rep Pathol,2018,2018:8031253.

［105］ 戴平丰,孟延锋,邓丽萍,等.肝脏恶性纤维组织细胞瘤的影像学表现［J］.中华放射学杂志,2005,39(8):855-859.

［106］ Tong Y,Yu H,Shen B,et al. Primary hepatic malignant fibrous histiocytoma combined with invasion of inferior vena cava:A case report and literature review［J］. Medicine(Baltimore),2017,96(23):e7110.

［107］ Kim HS,Kim GY,Lim SJ,et al. Undifferentiated pleomorphic sarcoma of the liver presenting as a unilocular cyst［J］. Hepatobiliary & Pancreatic Diseases International,2009,8(5):541-543.

［108］ Tan Y,Xiao EH. Rare hepatic malignant tumors:dynamic CT, MRI, and clinicopathologic features:with analysis of 54 cases and review of the literature［J］. Abdom Imaging,2013,38(3):511-526.

［109］ 时吉庆,胡红强,彭凤翔,等.罕见肝脏恶性纤维组织细胞瘤一例报告［J］.中华肝脏外科手术学电子杂志,2013,2(2):126-127.

［110］ Dong J,An W,Ma W,et al. Primary hepatic malignant fibrous histiocytoma mimicking hepatocellular carcinoma:A report of two cases［J］. Oncol Lett, 2014, 8(5):2150-2154.

［111］ Hu J S,Gupta S,Chang SK. Primary hepatic inflammatory malignant fibrous histiocytoma:report of a rare entity and diagnostic pitfall mimicking a liver abscess［J］. Pathology,2013,45(4):430-432.

［112］ 邓荣海,巫林伟,吴成林,等.肝移植治疗肝原发性鳞状细胞癌1例［J］.中国组织工程研究与临床康复,2011,15(44):8329-8332.

［113］ 赵亮,孙力,孔风为,等.原发性肝脏鳞状细胞癌2例［J］.中国老年学杂志,2017,37(6):1400-1402.

［114］ Banbury J,Conlon K C,Ghossein R,et al. Primary squamous cell carcinoma within a solitary nonparasitic hepatic cyst［J］. J Surg Oncol, 1994, 57(3):210-212.

［115］ Yoo T K,Kim B I,Han E N,et al. Primary squamous cell carcinoma of the liver:a case report［J］. Clin Mol Hepatol,2016,22(1):177-182.

［116］ Zhang X F,Du ZQ,Liu X M,et al. Primary Squamous Cell Carcinoma of Liver:Case Series and Review of Literatures［J］. Medicine (Baltimore), 2015, 94(28):e868.

［117］ 李志丹,张伟强,蒲民哲,等.肝脏原发性鳞状细胞癌1例报道［J］.世界临床医学, 2017, 11(21):197.

［118］ Avezbadalov A,Aksenov S,Kaplan B,et al. Asymptomatic primary squamous cell carcinoma of the liver［J］. J Community Support Oncol, 2014, 12(2):75-76.

［119］ 张晓辉,王锦波.以肝脓肿为表现的原发性肝脏鳞状细胞癌1例［J］.中国现代医生, 2009, 47(9):127.

［120］ Wilson JM,Groeschl R,George B,et al. Ciliated hepatic cyst leading to squamous cell carcinoma of the liver-A case report and review of the literature［J］. Int J Surg Case Rep,2013,4(11):972-975.

［121］ 廖谦和.肝原发性鳞状细胞癌临床病理学观察［J］.中华消化杂志,2005,25(8):494-495.

［122］ 张晓辉,王锦波.肝脏原发性鳞状细胞癌的诊断及治疗:附23例报告并文献复习［J］.中国普通外科杂志,2014,23(1):121-126.

［123］ Zhao R,Zhu K,Wang R,et al. Primary squamous cell carcinoma of the liver:A case report and review of the literature［J］. Oncol Lett,2012,4(6):1163-1166.

［124］ Zhu KL,Li DY,Jiang CB. Primary squamous cell carcinoma of the liver associated with hepatolithiasis:a case report［J］. World J Gastroenterol, 2012, 18(40):5830-5832.

［125］ 庄莉,凌琪,王伟林.肝原发性鳞状细胞癌4例报道［J］.浙江医学,2006,28(9):762-763.

［126］ Guo XQ,Li B,Li Y,et al. Unusual mucoepidermoid carcinoma of the liver misdiagnosed as squamous cell carcinoma by intraoperative histological examination［J］. Diagn Pathol,2014,9:24.

［127］ Kang H,Park Y N,Kim S E,et al. Double primary mucoepidermoid carcinoma and hepatocellular carcinoma of the liver--a case report［J］. Hepatogastroenterology,2003,50(49):238-241.

［128］ Pianzola L E,Drut R. Mucoepidermoid carcinoma of the liver［J］. Am J Clin Pathol, 1971, 56(6):758-761.

［129］ Hayashi I,Tomoda H,Tanimoto M,et al. Mucoepidermoid carcinoma arising from a preexisting cyst of the liver［J］. J Surg Oncol,1987,36(2):122-125.

［130］ Arakawa Y,Shimada M,Ikegami T,et al. Mucoepidermoid carcinoma of the liver:report of a rare case and review of the literature［J］. Hepatol Res, 2008, 38(7):736-742.

［131］ Sasaki Y,Sakamoto H,Hinoda Y,et al. Mucoepidermoid carcinoma of the liver or the intrahepatic bile duct［J］. Ryoikibetsu Shokogun Shirizu, 1995(7):426-428.

［132］ Di Palma S,Andreola S,Audisio R A,et al. Primary

mucoepidermoid carcinoma of the liver. A case report [J]. Tumori,1992,78(1):65-68.

[133] Choi D,Kim H,Lee K S,et al. Mucoepidermoid carcinoma of the liver diagnosed as a liver abscess:report of a case[J]. Surg Today,2004,34(11):968-972.

[134] 耿建祥,俞骏驰,黄书亮,等. 罕见的肝内胆管细胞黏液表皮样癌一例[J]. 中华肝胆外科杂志,2006(12):834+864.

[135] 徐秀芳,余日胜,孙继红,等. 肝黏液表皮样癌一例[J]. 中华放射学杂志,2006,40(3):330-331.

[136] Oronsky B,Ma PC,Morgensztern D,et al. Nothing But NET:A Review of Neuroendocrine Tumors and Carcinomas[J]. Neoplasia,2017,19(12):991-1002.

[137] Kim JE,Lee WJ,Kim SH,et al. Three-phase helical computed tomographic findings of hepatic neuroendocrine tumors:pathologic correlation with revised WHO classification[J]. J Comput Assist Tomogr,2011,35(6):697-702.

[138] Park CH,Chung JW,Jang SJ,et al. Clinical features and outcomes of primary hepatic neuroendocrine carcinomas[J]. J Gastroenterol Hepatol,2012,27(8):1306-1311.

[139] Dogra VS,Poblete J. Metastatic carcinoid tumor in the liver[J]. J Clin Ultrasound,1993,21(9):639-641.

[140] Newton JN,Swerdlow AJ,Dos SSI,et al. The epidemiology of carcinoid tumours in England and Scotland [J]. Br J Cancer,1994,70(5):939-942.

[141] 魏荣光,周舟,吴浩然,等. 原发性肝脏神经内分泌肿瘤诊治经验[J]. 中华肝脏外科手术学电子杂志,2018,7(3):216-220.

[142] Camargo ES,Viveiros MM,Correa NI,et al. Primary hepatic carcinoid tumor:case report and literature review[J]. Einstein(Sao Paulo),2014,12(4):505-508.

[143] Zhao ZM,Wang J,Ugwuowo UC,et al. Primary hepatic neuroendocrine carcinoma:report of two cases and literature review[J]. BMC Clin Pathol,2018,18:3.

[144] Wang LM,An SL,Wu JX. Diagnosis and therapy of primary hepatic neuroendocrine carcinoma:clinical analysis of 10 cases[J]. Asian Pac J Cancer Prev,2014,15(6):2541-2546.

[145] 周戈,李培华. 原发性肝脏巨大神经内分泌癌伴肺转移一例[J]. 临床误诊误治,2017,30(9):16-18.

[146] 田广金,李德宇,王连才,等. 原发性肝脏神经内分泌癌5例临床分析[J]. 中华实用诊断与治疗杂志,2015,29(5):484-485.

[147] 许加刚,李伟,李玲. 47例原发性肝神经内分泌癌的临床分析[J]. 中国现代医生,2013,51(4):

61-63.

[148] Li ZS,Li Q. The latest 2010 WHO classification of tumors of digestive system[J]. Zhonghua Bing Li Xue Za Zhi,2011,40(5):351-354.

[149] 王明月,周悦,董军强,等. 肝脏原发性神经内分泌肿瘤的CT表现与病理特点[J]. 实用放射学杂志,2014,30(2):254-257.

[150] Elsayes KM,Menias CO,Bowerson M,et al. Imaging of carcinoid tumors:spectrum of findings with pathologic and clinical correlation[J]. J Comput Assist Tomogr,2011,35(1):72-80.

[151] Morishita A,Yoneyama H,Nomura T,et al. Primary hepatic neuroendocrine tumor:A case report[J]. Mol Clin Oncol,2016,4(6):954-956.

[152] 张梦. 440例胃肠胰神经内分泌肿瘤的临床病理特征及诊治分析[D]. 郑州:郑州大学,2017.

[153] Li R K,Zhao J,Rao S X,et al. Primary hepatic neuroendocrine carcinoma:MR imaging findings including preliminary observation on diffusion-weighted imaging [J]. Abdom Imaging,2013,38(6):1269-1276.

[154] 刘明霞,赵金彩,唐志全. 肝脏弥漫原发神经内分泌癌2例[J]. 医学影像学杂志,2014,24(6):953-953,961.

[155] Kellock T,Tuong B,Harris AC,Yoshida E. Diagnostic imaging of primary hepatic neuroendocrine tumors:a case and discussion of the literature[J]. Case Rep Radiol,2014,2014:156491.

[156] 刘长春,董景辉,安维民,等. 7例原发性肝脏神经内分泌癌患者的影像学特征分析[J]. 传染病信息,2017,30(3):172-175.

[157] Sheng R,Xie Y,Zeng M,et al. MR imaging of primary hepatic neuroendocrine neoplasm and metastatic hepatic neuroendocrine neoplasm:a comparative study [J]. Radiol Med,2015,120(11):1012-1020.

[158] 敖炜群,吴东,曾蒙苏,等. 原发性肝脏神经内分泌癌的CT和MRI诊断[J]. 放射学实践,2013,28(10):1032-1036.

[159] Chen Z,Xiao HE,Ramchandra P,et al. Imaging and pathological features of primary hepatic neuroendocrine carcinoma:An analysis of nine cases and review of the literature[J]. Oncol Lett,2014,7(4):956-962.

[160] 刘焱,赵毅,蒋黎,等. 肝脏神经内分泌癌MSCT及MRI的影像表现[J]. 海南医学,2012,23(3):83-85.

[161] 李栋,王新明,邢伟,等. 6例原发性肝脏神经内分泌癌的影像学表现[J]. 包头医学院学报,2016,32(4):150-151.

［162］令潇,郭晨光,杨玲,等.原发性肝脏神经内分泌癌CT表现(附4例报道及文献复习)［J］.现代肿瘤医学,2017,25(8):1292-1294.

［163］杨凯,程英升,杨继金,等.原发性肝脏神经内分泌癌的影像学表现［J］.实用肿瘤杂志,2015,30(1):44-48.

［164］刘盼,李邦国,王凤,等.肝脏原发神经内分泌癌罕见CT表现一例［J］.临床放射学杂志,2015,34(12):1938-1939.

［165］陈锦秀,宋彬,许国辉.神经内分泌癌肝脏转移灶的影像表现特征［J］.四川医学,2015,36(5):604-606.

［166］戴启春,胡粟,闻芳,等.肝脏原发性神经内分泌癌的影像学表现［J］.实用放射学杂志,2015(4):587-590.

［167］贾爱芹,张修礼.肝穿刺确诊肝恶性黑色素瘤1例［J］.解放军医学杂志,2005,30(2):99.

［168］张成,安东均,杨兴武,等.肝脏恶性黑色素瘤1例［J］.肝胆胰外科杂志,2005,17(1):19.

［169］蔡俊,吴风云,汪刚.肝脏原发性恶性黑色素瘤一例［J］.中华放射学杂志,2007,41(10):1152.

［170］张禹,徐军.肝脏原发性恶性黑色素瘤一例［J］.临床放射学杂志,2008,27(7):997.

［171］Gabellini C,Trisciuoglio D,Desideri M,et al. Functional activity of CXCL8 receptors,CXCR1 and CXCR2,on human malignant melanoma progression［J］. Eur J Cancer,2009,45(14):2618-2627.

［172］Shan GD,Xu GQ,Chen LH,et al. Diffuse liver infiltration by melanoma of unknown primary origin:one case report and literature review［J］. Intern Med,2009,48(24):2093-2096.

（谢传淼　曲金荣　齐石　张瑞池
任美吉　耿志君　王蕙琪　毛思月
阮志兵　孟帆　韩帅）

第六十章

肝 转 移 瘤

第一节 肝转移瘤的影像诊断价值和诊断进展

肝转移瘤是肝脏最常见的继发性恶性肿瘤，由于肝脏具有双重血供的特点，因此成为肝外恶性肿瘤易转移的器官。肝转移瘤的诊断很大程度上依赖影像学，近年来随着影像学技术的飞速发展，肝脏微小病灶的检出率及准确率得到了进一步提高[1,2]。通过提高肝转移瘤的检出率及对其血供的判断，可为临床治疗提供一定的信息。

X线片的密度分辨率较低，难以直接显示腹部实质性脏器，一般只能通过观察膈肌或充气的胃肠道的移位观察肝脏的病变，尽管可发现肝实质内的一些钙化病灶，但具体的定位及定性诊断还需结合CT及MRI检查，临床应用价值非常有限。肝血管造影主要用于观察血管的充盈情况，血管的扩张与狭窄，血管是否存在充盈缺损，以及一些异常引流等表现，辅助诊断肝脏的病变，但具有一定的创伤性，目前已很少应用于肝脏病变的诊断。

CT检查对肝转移瘤具有较高的诊断价值，是早期发现肝转移瘤的重要手段之一，目前已被广泛应用[3-5]。CT是一种常规的影像学检查方法，具备很高的密度分辨力，可清楚显示肝脏的解剖结构，通过观察肝脏的大小、形态、密度、边缘等改变对肝脏弥漫性病变进行评价。目前应用的多层螺旋CT不仅可清晰显示肝脏的横断位图像，同时还能获得多平面重建图像，为病变的正确定位提供更有价值的信息[3-6]。CT扫描速度较快，一次屏气即可完成全肝扫描，螺旋CT结合高压注射器的应用，可进行双期、三期全肝动态扫描，肝脏CT动态增强扫描已普遍应用于肝转移瘤的诊断，可较好地对其做出定位和定性诊断。

随着MRI影像技术的发展，MRI作为一种无创的影像学检查方法，逐渐被认为是诊断和鉴别诊断肝脏病变最有前途的一种手段[9]。MRI特别擅长软组织的病变诊断，可进行多参数、多方位、多序列扫描，其中扫描序列的恰当应用对病灶的显示至关重要，且相较于CT检查，其在检测肝内小于2cm的转移灶上有明显优势。肝转移瘤主要由肝动脉供血，门静脉几乎不参与肝转移瘤血液供应，且肝转移瘤的血供情况与其来源器官和组织类型有密切关系，所有的转移瘤都有一定程度的新生动脉血供形成，包括周边的大动脉和内部的微动脉，故可出现动脉期的强化。MRI通常以钆为对比剂，它是一种细胞外对比剂，静脉注射后快速分布于血管及细胞外间隙，能显示出解剖轮廓及病理改变引起的灌注变化，反映肿瘤血管的血流动力学特征。3D-VIBE动态增强扫描序列，具有各向同性和较高的空间分辨率，既有利于病灶尤其是小病灶的检测，又能较完美地捕捉到病灶在动脉期和门静脉期各时相的强化特点和强化演变特点，有助于检出微小病变，尤其是动脉期检查，不仅能够较好地显示单纯动脉期强化病灶，并且能较好地判断肝转移瘤的血供类型。故目前基本将包括动脉期在内的MRI三期动态增强扫描作为肝转移瘤的常规检测方法[9,10]。

弥散加权成像（diffusion weighted imaging，DWI）具有高信噪比和良好的病灶与肝脏对比度，其主要反映活体组织中水分子的布朗运动，在检出率和肝脏局灶性病灶特征方面显示出较大价值，尤其是在检出肝脏转移瘤小病灶方面，DWI优于T_2WI。随着平面回波成像技术的应用，磁共振DWI使用单次激发的呼吸门控技术就可提高肝脏DWI的图像质量，因此DWI已逐步成为肝脏MRI检查的常规序列。增强MRI在检出肝转移性小病灶方面较DWI价值更大，准确性更高。但增强MRI检查所需费用较高，检查时间较长，对于家庭条件一般或患者体质较弱时，不容易接受。相对而言，DWI 无须对比剂、费用低、检查时间短，因此，合理充分利用医疗资源，可以更好地服务临床[9]。

超声检查亦是常规的影像学检查方法，其价格低廉，无放射线损伤，是临床工作中首选的筛查手段。超声能够直观地显示肝脏的形态及内部回声。肝脏占位性病变一般都具有一定的大小、形态，并占据肝脏一定的空间，检查中在两个互相垂直的断面上，病灶均能得到显示。通过观察病变内部回声特点，结合其边缘回声、后方回声及其他区域的肝组织异常回声表现，可区别占位性病变为囊性、实性或混合性。此外，随着超声成像设备及超声对比剂的快速发展应用，超声造影明显提高了超声检出病变的敏感性、特异性及其在肝脏局灶性病变鉴别诊断中的地位。超声造影作为一种评价病变微循环和组织血流灌注的新技术，不仅可以提供病灶不同时期血供变化特点，而且能够显示同一时期强化模式的实时变化。

相较于 MRI，超声和 CT 的诊断价值是有限的，尽管二者的检查速度很快，但对于病灶的定性诊断仍存在着一定的困难。超声检查对于位置较深的小病灶观察欠佳，其中超声造影一次注药只能观察 1 个病灶或相邻 2~3 个病灶的强化模式；而 CT 有放射线损伤，多次检查对患者损伤较大，碘对比剂过敏的概率也远大于钆剂。血管造影和肝穿刺活检虽有较高的诊断价值，却给患者带来了一定的痛苦和潜在的危险。当然 MRI 检查亦有不足之处，其扫描时间相对较长，需要患者屏气配合，且不适用于一些体内有铁磁性植入物、心脏起搏器或有幽闭恐惧症的患者[9]。

随着影像技术的不断发展，各种新技术层出不穷，在肝转移瘤的影像诊断及鉴别诊断上取得了很大的进步。研究证实，能谱 CT 在判断肿瘤同源性方面具有重要的价值，部分不典型肝癌及小肝癌的影像学表现与肝转移瘤较为相似，依靠常规影像学技术鉴别有一定的困难，能谱 CT 不仅保留了常规 CT 的特点，还同时实现了多参数成像和定量测量，在恶性肿瘤的诊断和鉴别诊断中显示出良好的应用前景。目前能谱 CT 在优化血管成像、去除金属伪影进行术后评价、腹部实质性脏器肿瘤诊断及甲状腺肿瘤诊断等多个方面展示出巨大的优势[11-13]。

目前，CT 的灌注成像已较多应用于肝转移瘤的影像研究，其可根据病灶的表现特征，计算病变及其周围肝实质的灌注参数，并重建肝转移瘤的灌注图像[14-16]。总体来说，国外的研究范围相对更广，包括肝转移瘤的血液动力学变化、微转移瘤和隐性转移瘤的显示和发现、转移瘤 CT 灌注参数与生存时间的相关关系等方面。

X 线辐射对被照射人群具有潜在危害，CT 成像的迭代重组 IMR 技术在降低辐射剂量中发挥着重要作用，其为一种结合了三维微平板探测器和 knowledge-based 多模型重组算法的完全迭代重组算法，可在重组过程中准确建立数据统计模型和图像统计模型，并且通过反复减少扫描模型与采集数据间的差异来显示图像，可显著降低图像噪声，提高图像质量[17]。乏血供肝转移瘤特异性的影像征象为"牛眼征"，即表现为增强扫描肿瘤边缘实性部分强化，瘤体中心坏死区不强化或强化不明显呈低密度，迭代重组 IMR 技术可以强化坏死区与肿瘤实性成分间的微弱差别，从而为影像医师诊断乏血供肝转移瘤提供更充分的依据[17-19]。

DCE-MRI 是一种功能成像方法，目前已应用于评价肝脏病变。与常规动态增强 MRI 相比，DCE-MRI 扫描和定量诊断分析要求的时间分辨率更高[20]。DCE-MRI 定量分析是主要反映微血管渗透性的 MRI 方法，基于血流动力学模型分析、拟合 DCE-MRI 数据等方法模拟出血管（血浆）内外对比剂的分布情况，可直接测量或通过数据拟合获得定量参数。不同的血流动力学模型从 DCE-MRI 图像中可以得到不同的功能性参数。针对不同部位选择不同的血流动力学模型进行定量分析，诊断的敏感性和特异性会有所不同。因此，应针对组织血供特征选择最适宜的模型进行分析。研究结果显示，利用肝脏双血供模型结合血流动力学 Extended Tofts 和 Exchange 模型能真实反映肝脏的供血、灌注和微血管循环特点，从而有利于肝转移瘤与其他肝脏肿瘤的鉴别诊断[9,10]。

总的来说，X 线片虽然可观察到肝大、肝内钙化等异常改变，但对疾病诊断的敏感性和特异性均很低，应用价值非常有限。血管造影由于是创伤性检查，除非同时进行介入治疗，否则很少用来对肝脏进行检查。超声检查简便易行，临床常用来进行肝脏病变的筛查。CT 具有很高的密度分辨率，是诊断肝转移瘤最常用的影像学检查手段。MRI 具有很高的软组织分辨率，并且可进行多方位多参数成像，对超声与 CT 难以发现的微小肝转移瘤病灶具有更高的诊断价值。此外，各种新影像技术的产生和发展为肝转移瘤的诊断与鉴别诊断开拓了新的路径。

第二节 肝转移瘤的影像学表现

肝脏是各脏器恶性肿瘤转移的主要靶器官,在欧美国家远较肝细胞癌(hepatocellular carcinoma,HCC)多见,其发病率与 HCC 的比例为 20:1[21]。在我国因 HCC 的发病率高,因而两者较为接近。尸检发现,在恶性肿瘤的死亡患者中,有 24%~36% 的患者有肝转移。转移途径有直接侵犯、淋巴道转移和血行转移,位于门静脉来源区的胃、胰腺、肠道等的原发肿瘤,经门静脉转移至肝,乳腺癌和肺癌可经肝动脉转移至肝。

肝脏为血源性转移的癌细胞提供了良好的生长环境及通道,其同时接受门静脉及肝动脉两套供血系统(门静脉供血 75%、肝动脉供血 25%),是一个具有双重血供的器官。此外,肝内皮细胞上有直径 $0.1\mu m$ 的小孔,没有隔膜,形成一种筛状结构,而且小孔处缺乏基膜,因此肝内末端窦状间隔对转移细胞缺乏正常的屏障作用,且易转移到肝的肿瘤还常有亲宿主内皮细胞的特殊受体。虽然肝脏转移性肿瘤可源于身体的任何部位,但多来自门静脉系统引流脏器的肿瘤。转移性肝癌具有较高的发生率,其检查主要依靠影像学,尽早诊断较小的转移性肝癌,对临床治疗有指导意义[21-23]。

根据肝转移瘤的强化形式,目前多将其分为富血供肝转移瘤和乏血供肝转移瘤,肝转移瘤大多为乏血供,仅 4%~7% 为富血供。富血供肝转移瘤常见的有肾细胞癌、恶性胰岛细胞癌、甲状腺癌、恶性嗜铬细胞瘤等的转移瘤,乏血供肝转移瘤常见的有胃癌、胰腺癌、子宫内膜腺癌、卵巢囊腺癌等的转移瘤[23,24]。

1. CT 肝转移瘤 CT 表现多种多样,即使来源于同一部位的转移灶,其表现也可不一样,增强方式也可各异[22-25]。肝转移瘤平扫一般呈多发散在低密度灶,亦可单发,部分病灶与正常肝实质的密度相差不大而呈等密度。病灶多呈结节状或块状,密度均匀或不均匀,边界清楚锐利或模糊不清,部分病灶可因液化坏死、出血、钙化而呈更低密度或高密度影。有时肿瘤可发生囊变,表现为边缘增强,壁厚薄不一的囊状瘤灶。

肝转移瘤的 CT 增强表现一般与肿瘤的血管丰富程度有关[23-25]。乏血供肝转移瘤强化不明显,周围正常肝组织的强化可使病灶显示更清楚,故其在静脉期检出率较高。富血供肝转移瘤在动脉期增强显著,至门静脉期对比剂基本退出,类似原发性肝癌表现;部分病灶类似血管瘤样逐渐强化,故其在动脉期检出率明显提高。血供中等的转移瘤在增强后可有轻度强化,密度不均匀,边界欠清。部分肝转移瘤增强后变为等密度,使病灶分辨困难。

肝转移瘤通常以内部不明显增强、边缘环形增强为主要增强特征,外周还常有一稍低于肝密度的水肿带,构成所谓的"牛眼征"[25,26]。此类病灶周边部分与中央部分血供不一致,中央部分血供常少于周边部分,动脉期病灶可表现为环状强化,多为不完整的环状或梅花瓣状。门静脉期病灶边缘与邻近肝实质多呈等密度,而非高密度,这是因为病灶边缘在门静脉期虽有强化,但其强化程度与周围肝实质的强化程度相近所致,此时呈现的病灶较动脉期变小,故多数研究认为动脉期对了解肝转移瘤的血供情况有一定帮助,而门静脉期则有较大限度。此外,因门静脉期正常肝实质增强达峰值,与病灶内部的密度差异增大,可显示平扫及动脉期未显示的病灶,边缘清楚,对于直径<3cm 的肝转移瘤,门静脉期检出率最高。

尽管肝脏主要由门静脉及肝动脉供血,但在肝窦、脉管周围等尚存在一些交通支。部分肝转移瘤的占位效应可使肝静脉或门静脉受压,导致交通支开放,从而使肝动脉供血代偿性增强,即可在肝转移瘤周围出现一过性肝灌注异常。此种现象的出现多发生于富血供肿瘤的转移灶,如乳腺癌、胰岛细胞瘤和肾癌等的转移瘤[25-27]。

2. MRI 肝转移瘤的数量、位置直接关系到治疗方式及患者的预后,MRI 对发现并定位肝转移性病灶有着较高的敏感性和特异性[27,28]。

原发性肿瘤的组织学特性可影响肝内转移灶的信号变化,在 MRI 平扫上,肝转移瘤的 T_1WI 与 T_2WI 信号变化多种多样。在没有出血、富含黏液等情况下,T_1WI 病灶均为低信号,有时病灶中央会有更低信号区。T_2WI 信号变化较多,最常见的表现是呈中等度高信号,或中等度高信号中央伴有更高信号区(代表含水量的增加、坏死等),表现为"靶征"或"牛眼征"[28,29]。少部分病例表现为明显高信号,可能与病灶内血管成分较多有关。极少数病灶表现为略高信号,边缘模糊。肝转移瘤的边界可不规则但清晰,呈圆形或卵圆形,单发或多发。

增强后强化方式:①增强动脉期病灶均匀或不均匀强化,呈高信号,而门静脉期信号下降,为低信号,类似 HCC 表现[30];②动脉期明显强化,而门静脉期呈等信号;③动脉期病灶表现为周边强化,而且一直持续到门静脉期甚至延迟期,此种表现较多见;④少数病灶动脉期表现为周边强化,门静脉期和延迟期病灶内强化区扩大,但不及血管瘤强化明显,而且无充填。

乏血供肝转移瘤动脉期强化不明显,门静脉期肝实质强化程度升高时,病灶呈现为相对低信号影,此时更易发现病灶。富血供肝转移瘤增强扫描早期最常见的表现形式是边缘环形强化,其次为均匀结节样或弥漫性强化,少部分为不均匀弥漫性强化[30,31]。门静脉期,绝大多数强化方式不变,少部分强化方式发生改变,尤以环形强化转变为结节样或弥漫均匀强化多见;大多数病灶强化程度不变。延迟扫描所有病灶强化方式与门静脉期相仿,大多数强化程度均有不同程度下降。尽管大多数肝转移瘤是乏血供肿瘤,但正确判断富血供转移的意义更为重要,这是因为:①富血供肝转移瘤较乏血供预后差,在治疗上可能要采取更为积极的措施。②富血供肝转移瘤通过介入治疗控制肿瘤的机会较乏血供肝转移瘤大,在一定程度上延缓了疾病的进程。有研究认为,富血供肝转移瘤的形成机制有以下几个方面:促结缔组织生长的反应,炎症细胞的浸润,血管内皮生长因子释放的增加等[32]。

绝大多数肝转移瘤表现为单发或多发的结节状异常信号灶,根据病史及典型的影像学表现,诊断并不困难。但少数转移瘤可引起肝段或肝叶范围的肝实质弥漫性的信号改变,伴有或不伴有结节,当出现肝弥漫性实质转移的改变时,往往预后较差。肝转移瘤可表现为普通的结节状病灶,血管瘤样型转移瘤及囊肿样型转移瘤。若血管瘤样型转移瘤病灶直径小于 1.5cm,在增强扫描时往往表现为显著均匀强化;直径大于 1.5cm 表现为从边缘开始的强化,与血管瘤强化方式相似,当该部分病灶较小时,很难经穿刺病理证实。囊肿样型转移瘤为乏血供肿瘤,病灶大小不一,平扫表现与囊肿类似,增强时表现为边缘环形强化或壁结节状强化,中间囊性部分不强化,还有少数无明显强化。虽然血管瘤样型及囊肿样型转移瘤所占比例不多,但由于病例容易被误诊为良性血管瘤或囊肿,从而影响临床治疗方案的选择,故 MRI 增强扫描及前后的随诊非常重要[30]。

3. 诊断要点与鉴别诊断　大多数肝转移瘤于 T_2WI 表现为中等高信号,增强后早期表现为环形强化,门静脉期表现为相对低信号,部分强化程度不变,延迟扫描部分病灶与门静脉期强化程度相似,结合临床病史,典型的多发的肝转移瘤与其他肝脏病变容易鉴别。当病变的影像学表现不典型,尤其是单发,临床高度怀疑肝转移时须进行肝穿刺以期病理证实。

肝转移瘤和 HCC、血管瘤、肝局灶性结节增生(focal nodular hyperplasia,FNH)等肝脏其他病变 MRI 表现有重叠、交叉,有时肝脏多种病变同时存在,更需要准确判断不同占位的性质,从而为进一步的临床治疗提供重要的参考。

HCC 大多数为肝动脉供血,增强早期病灶明显强化,呈结节样或不均匀性,门静脉期病灶呈低信号,显示“快进快出”的特征,而肝转移瘤绝大多数在门静脉期强化程度与增强早期相仿。另外,病灶有包膜、门静脉癌栓及伴有肝硬化时可提示 HCC 的诊断[28]。

在 T_2WI 上呈明显高信号的肝转移瘤必须与血管瘤鉴别,大的血管瘤往往表现为周边结节状显著强化,随着时间的延长逐渐向中心扩展直至全部充填,容易鉴别[31];小的血管瘤增强早期呈均匀强化的高信号,在增强中晚期仍有持续强化,与部分肝转移瘤有重叠,重 T_2WI 有助于鉴别,随着 TE 时间的延长,血管瘤往往显示“亮灯征”。

FNH 为肝脏少见的良性占位性病变,典型 FNH 在 T_2WI 上呈略高信号,T_1WI 呈略低信号,病灶中央可有瘢痕,增强早期 FNH 病灶明显强化,中心瘢痕无明显强化,增强中晚期大多数病灶为高信号、略高信号,边界显示不清,此时中心瘢痕可逐渐强化。典型 FNH 的中心瘢痕及强化方式很有特点,与肝转移瘤容易鉴别[32,33]。不典型 FNH 会表现为环形强化,与肝转移瘤容易混淆,确诊需病理证实。

肝脓肿具有一系列的感染症状与体征,其增强扫描可表现为较明显的环形强化,但病灶周围水肿明显,其中心液化坏死区无明显强化。

第三节　肝转移瘤案例

一、呼吸系统恶性肿瘤肝转移

(一)病例介绍

病例 1

1. 病史摘要　患者,男性,53 岁。体检发现左肺上叶结节 10 天。病理结果示左肺上叶支气管黏膜下见少量异型细胞团,结合免疫组化标记符合低分化鳞癌。免疫组化:CK7(-),CK5/6（-）,TTF-1(-),P40(+),P63(+),Ki-67 约 70%。

2. 影像学表现　见图 60-3-1。

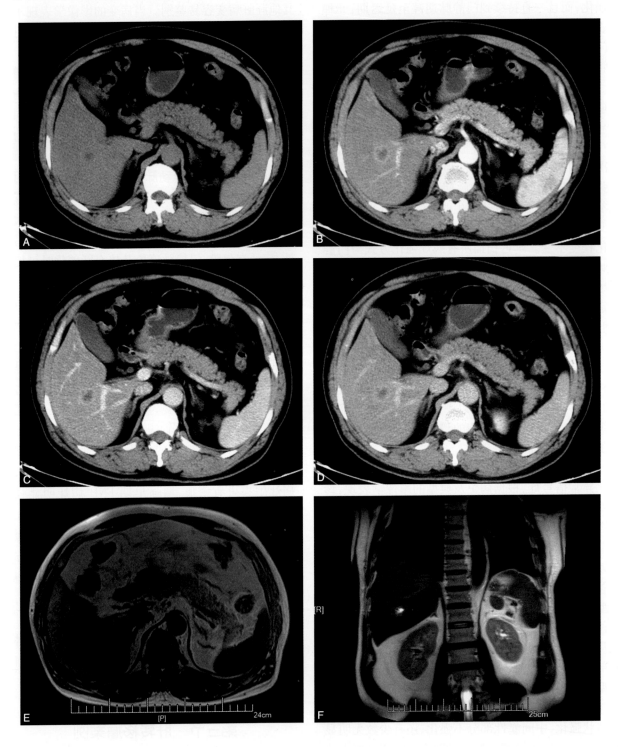

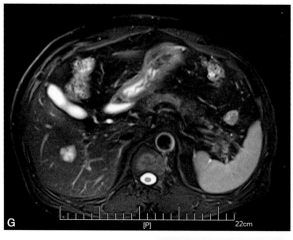
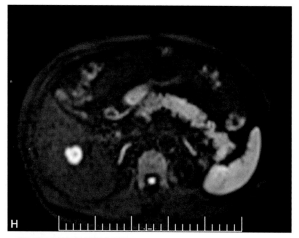
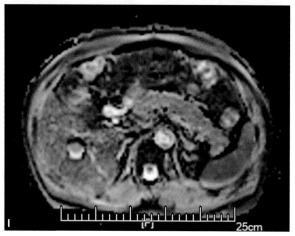

图 60-3-1　肺癌肝转移瘤

A. 横断位 CT 平扫示肝右叶稍低密度结节影；B~D. 横断位 CT 增强示肝右叶结节呈环形强化；E. 横断位 T_1WI 示肝右叶低信号结节；F. 冠状位 T_2WI 示肝右叶不均匀高信号结节影；G. 横断位 T_2WI 脂肪抑制序列示肝右叶不均匀稍高信号结节影；H. 横断位 DWI 示肝右叶结节呈高信号影；I. 横断位 ADC 图示肝右叶结节呈稍高信号影

病例 2

1. 病史摘要　患者，男性，60 岁。肺癌多发转移，入院复查提示右肺结节较前增大，并肝脏多发转移，行右肺病变精确放疗后复查。

2. 影像学表现　见图 60-3-2。

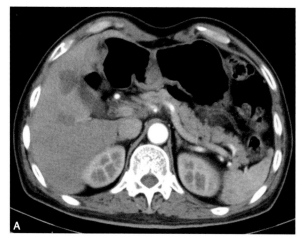
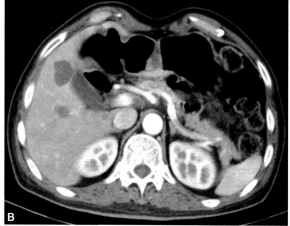

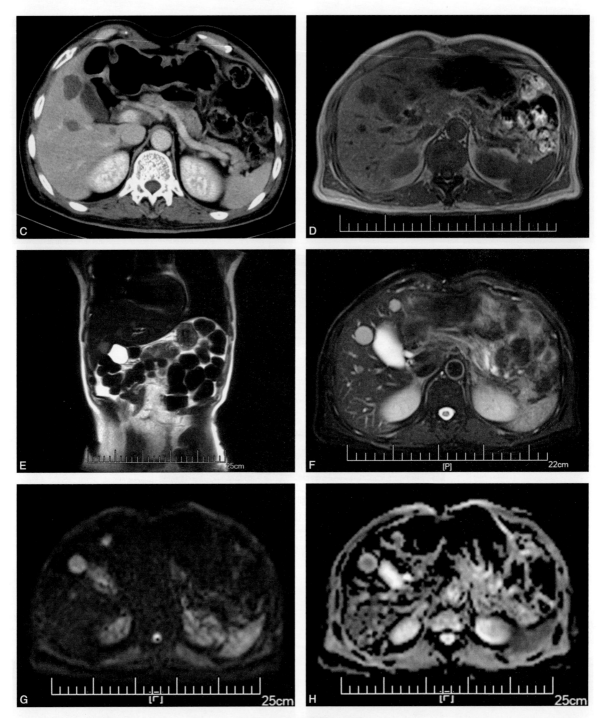

图 60-3-2　肺癌肝转移瘤

A~C. 横断位 CT 增强示肝右叶多发低密度结节影,三期强化均不明显;D. 横断位 T_1WI 示肝右叶多发低信号结节;E. 冠状位 T_2WI 示胆囊窝旁结节状稍高信号影;F. 横断位 T_2WI 脂肪抑制序列示肝右叶多发稍高信号结节;G. 横断位 DWI 示肝内结节呈高信号影;H. 横断位 ADC 图示肝内结节呈高信号影

（二）教学要点

1. 患者有呼吸系统恶性肿瘤病史。

2. CT 表现为低密度影,边界模糊,可囊变坏死,随诊发现变化迅速。

3. MRI 表现为长 T_1 稍长 T_2 信号影,DWI 上为高信号影。增强扫描呈现典型的环形强化"牛眼征"。

二、消化系统恶性肿瘤肝转移

（一）病例介绍

病例 1

1. 病史摘要　患者,男性,53 岁。胃部恶性肿瘤化疗后。病理诊断为远端胃溃疡型低-中分

462

化腺癌,侵出外膜,可见脉管内癌栓及神经侵犯,肝内肿块结合形态及既往病史符合中分化管状腺

癌浸润/转移,侵及肝被膜。

2. 影像学表现　见图60-3-3。

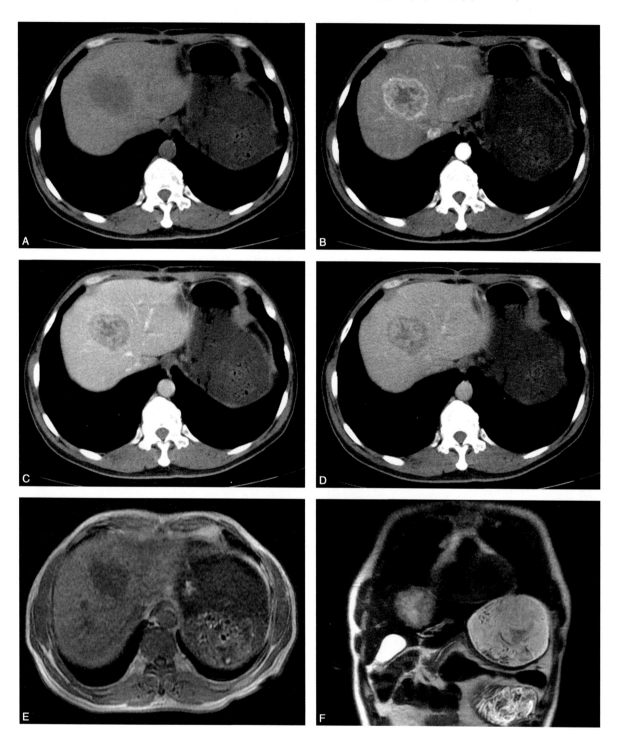

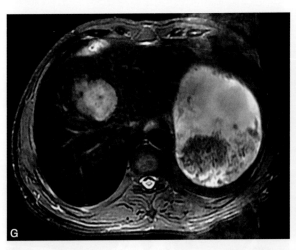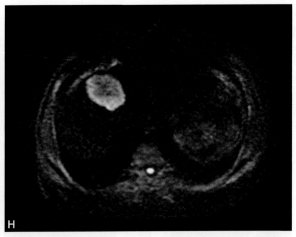

图 60-3-3　胃癌肝转移瘤

A. 横断位 CT 平扫示肝左内叶稍低密度肿块影；B~D. 横断位 CT 增强示肝左内叶肿块呈环状强化，静脉期及平衡期强化程度降低；E. 横断位 T_1WI 示肝左内叶低信号肿块；F. 冠状位 T_2WI 示肝左内叶肿块呈稍高信号影；G. 横断位 T_2WI 脂肪抑制序列示肝左内叶肿块呈稍高信号影；H. 横断位 DWI 示肝左内叶肿块弥散受限

病例 2

1. 病史摘要　患者，女性，65 岁。直肠癌术后，外院行彩超检查提示肝占位。病理诊断为直肠低分化腺癌，伴神经内分泌分化，侵及外膜。免

疫组化：CK（+），CK18（+），Villin（-），CDX-2（+），Syn（+），CD56（+），CgA（-），Ki-67（+）约 80%，CK20（+）。

2. 影像学表现　见图 60-3-4。

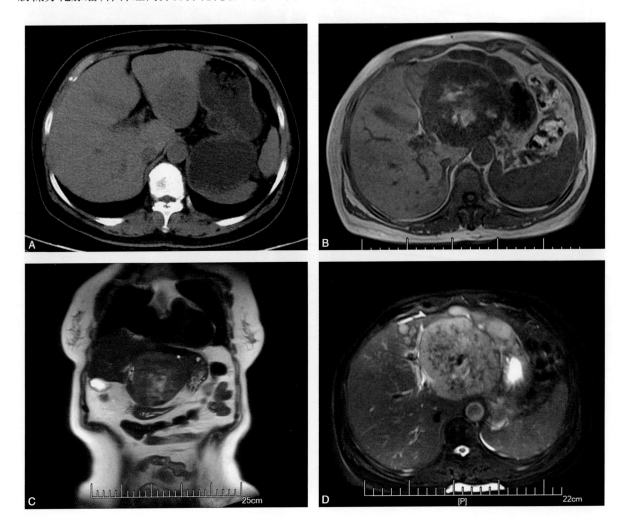

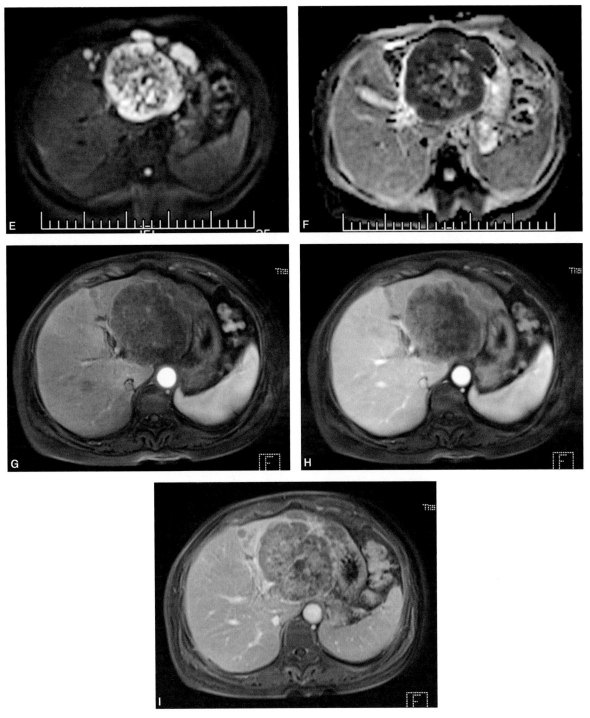

图 60-3-4　直肠癌肝转移瘤

A. 横断位 CT 平扫示肝左叶稍低密度肿块影；B. 横断位 T_1WI 示肝左叶多发不均匀稍低信号肿块，部分病灶内见高信号影，较 2 个月前 CT 所示病灶（A 图）明显增大；C. 冠状位 T_2WI 示肝左叶肿块呈不均匀等稍高信号影；D. 横断位 T_2WI 脂肪抑制序列示肝左叶多发稍高信号肿块影；E、F. 横断位 DWI 和 ADC 图示肝左叶肿块弥散受限；G~I. 横断位 T_1WI 脂肪抑制序列增强示肝左叶多发肿块呈环状强化

（二）教学要点

1. 患者有消化系统恶性肿瘤病史。

2. CT平扫为稍低密度结节或肿块影,边界欠清;在MRI上呈不均匀稍长T_1稍长T_2信号影,可合并出血,DWI上呈明显高信号影。

3. 增强扫描表现多样,可呈明显不均匀强化,门静脉期及平衡期强化程度可减低,呈"快进快出"表现;或呈轻度环形强化,门静脉期与平衡期表现更明显。

三、头颈部恶性肿瘤肝转移

（一）病例介绍

病例1

1. 病史摘要　患者,男性,67岁。舌部恶性黑色素瘤多发转移。

2. 影像学表现　见图60-3-5。

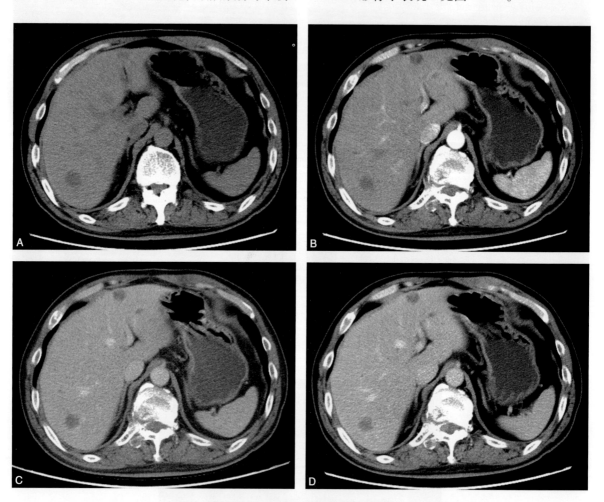

图60-3-5　舌恶性黑色素瘤肝转移瘤

A.横断位CT平扫示肝内多发稍低密度结节影;B~D.横断位CT增强示肝内结节呈轻度强化,边缘模糊

病例2

1. 病史摘要　患者,男性,48岁。鼻咽癌2年余,CT提示肝占位,拟手术治疗。病理诊断为鼻咽癌放化疗后:肝内肿块免疫组化提示鳞癌,结合病史考虑转移。免疫组化:CK5/6（+）,P63（+）,P40（+）,AFP（−）,Hepa（−）,CD34（血管+）,CK19（+）,CK18（+）,Ki-67（+）约10%,Syn（−）,CD56（−）。

2. 影像学表现　见图60-3-6。

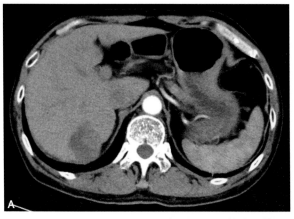
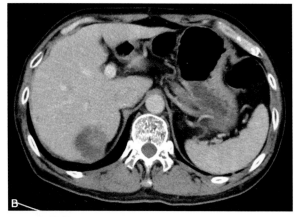
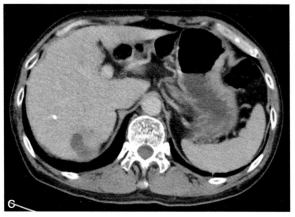

图 60-3-6　鼻咽癌肝转移瘤

A~C. 横断位 CT 增强示肝右叶囊实性肿块,实性部分呈轻度强化,囊性部分不强化

（二）教学要点

1. 头颈部恶性肿瘤病史。

2. 肝内多发肿块,内可见囊变、坏死、出血,边界模糊。

3. 增强扫描实性成分呈轻度持续强化,强化程度均低于正常肝实质。

四、泌尿生殖系统恶性肿瘤肝转移

（一）病例介绍

病例 1

1. 病史摘要　患者,女性,34 岁。右乳肿瘤外院化疗三周期后复查,28 年前曾患"肝脓肿"。

2. 影像学表现　见图 60-3-7。

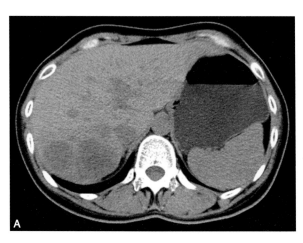
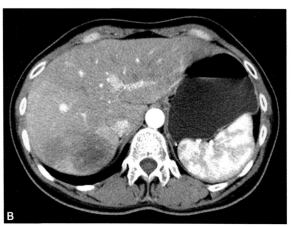

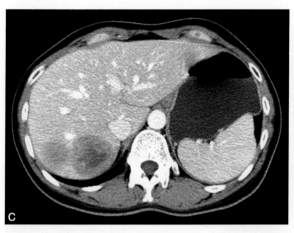
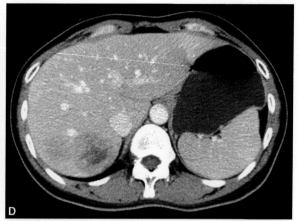

图 60-3-7 乳腺癌肝转移瘤

A. 横断位 CT 平扫示肝右叶多发稍低密度肿块影；B~D. 横断位 CT 增强示肝右叶肿块呈轻度环形强化

病例 2

1. 病史摘要 患者，女性，47 岁。肾癌肝转移介入治疗后。病理结果示左肾镜下条形组织内可见胞质空亮的细胞，部分核深染有异质性，免疫组化标记肾细胞来源的恶性肿瘤例如透明细胞癌均无特异性表达。肾上腺来源的免疫组化标记也无特异性表达，仅 CD56 阳性。免疫组化：Vim（+/-），EMA（-），CD10（-），RCC（-），Pax-8（-），CgA（-），Syn（-），CD56（+），Ki-67（灶+），CK7（-），CD8/18（-），CK（-）。

2. 影像学表现 见图 60-3-8。

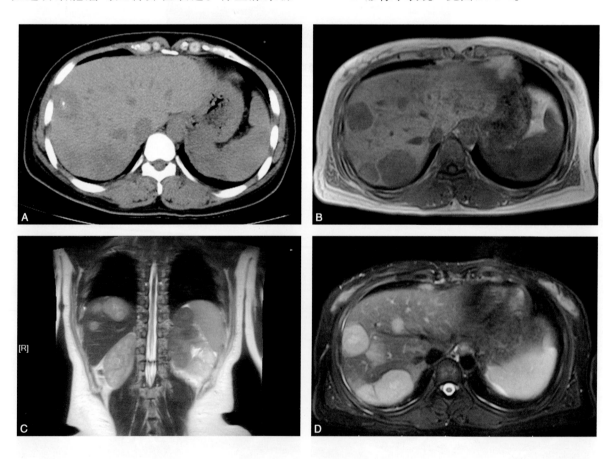

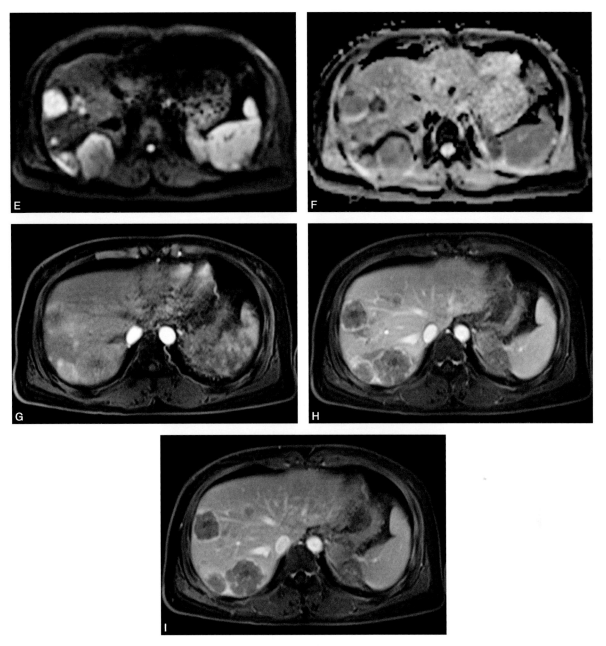

图 60-3-8　肾癌肝转移瘤

A. 横断位 CT 平扫示肝内多发稍低密度肿块影；B. 横断位 T_1WI 示肝内多发稍低信号肿块影；C. 冠状位 T_2WI 示肝内肿块呈不均匀稍高信号影；D. 横断位 T_2WI 脂肪抑制序列示肝内多发肿块呈稍高信号影；E、F. 横断位 DWI 和 ADC 图示肝内肿块弥散受限；G~I. 横断位 T_1WI 脂肪抑制序列增强示肝内多发肿块呈环状强化

（二）教学要点

1. 患者有泌尿生殖系统恶性肿瘤病史。

2. 肝内多发结节及肿块影，CT 上表现稍低密度影，边界欠清；MRI 上表现为稍长 T_1 稍长 T_2 信号影，部分病灶内见更长 T_2 信号影，DWI 上呈现明显高信号影；增强扫描不均匀强化，囊变、坏死区不强化。

五、骨肌恶性肿瘤肝转移

（一）病例介绍

病例 1

1. 病史摘要　患者，女性，45 岁。右髋部肿瘤化疗后复查，评估疗效。病理诊断为右髋部小圆细胞恶性肿瘤。

2. 影像学表现　见图 60-3-9。

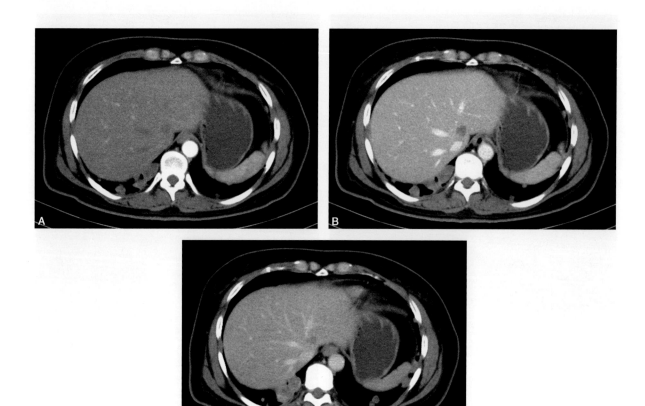

图 60-3-9 髋部小圆细胞瘤肝转移瘤
A~C.横断位 CT 增强示第二肝门处小结节,边界模糊,呈轻度强化

病例 2

1. 病史摘要 患者,男性,40 岁。左足恶性黑色素瘤术后肝脏占位性质待查。病理诊断为恶

性黑色素瘤术后:肝内肿块形态符合恶性黑色素瘤转移。

2. 影像学表现 见图 60-3-10。

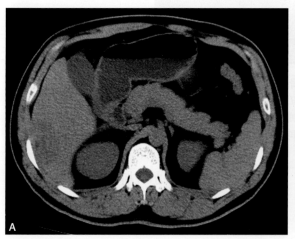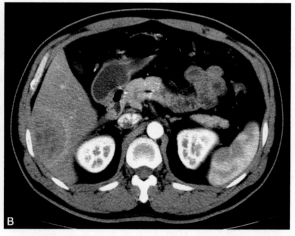

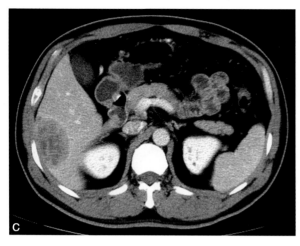
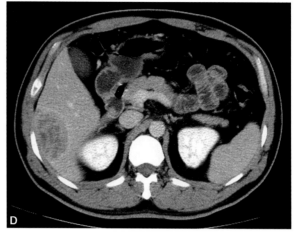

图 60-3-10　足黑色素瘤肝转移瘤
A. 横断位 CT 平扫示肝右叶稍低密度肿块影;B~D. 横断位 CT 增强示肝右叶肿块呈轻度不均匀强化

（二）教学要点

1. 患者有骨肌恶性肿瘤病史。

2. 肝内稍低密度肿块,边界模糊;CT 呈低密度影,增强扫描动脉期呈轻度不均匀强化,边缘见环形强化影,与门静脉期及平衡期强化表现类似。

六、其他恶性肿瘤肝转移

（一）病例介绍

病例 1

1. 病史摘要　患者,男性,60 岁。患者 CT 示纵隔占位,腰椎磁共振示胸$_{12}$ 椎体骨质破坏。病理诊断为纵隔恶性肿瘤,结合免疫组化考虑大细胞神经内分泌癌。免疫组化:CK(−),Vim(+),CD20(−),CD3(−),Ki-67(+)约 40%,S-100(−),HMB45(−),Melan-A(−),CD117(−),CD34(灶+),Actin(−),Des(−),CD68(−),CK7(−),TTF-1(−),CK5/6(−),P40(−),CR(−),MC(−),NSE(+),Syn(+),LCA(−),EMA(点+),PLAP(−),CD30(−)。

2. 影像学表现　见图 60-3-11。

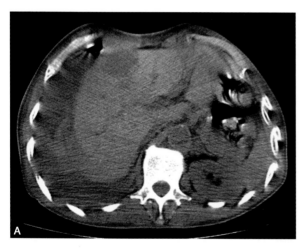
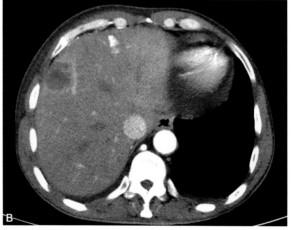

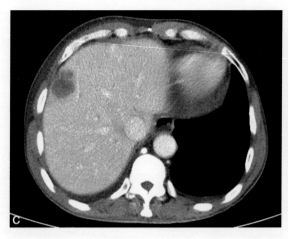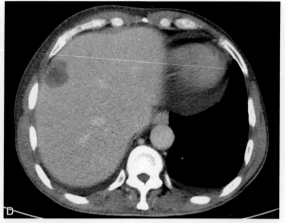

图 60-3-11　纵隔肿瘤肝转移瘤

A. 横断位 CT 平扫示肝右叶稍低密度肿块影,较 3 天前 CT(B~D 图)胸水增多;B~D. 横断位 CT 增强示肝右叶肿块呈轻度不均匀强化

病例 2

1. 病史摘要　患者,男性,52 岁。阑尾切断术后,出现腹痛,阻塞性黄疸,并发现腹腔肿瘤。病理诊断为弥漫大 B 细胞性淋巴瘤,并提示生发中心型。免疫组化:CK(-),Vim(-),CD20(+),Bcl-2(-),Pax-5(+),CD3(-),CD5(-),CD43(-),Ki-67(+)约>90%,CD117(-),Dog-1(-),CD34(血管+),Syn(-),CD56(-),TTF-1(-),CD10(+),Bcl-6(+),CD23(-),Mum-1(-),CyclinD1(-)。

2. 影像学表现　见图 60-3-12。

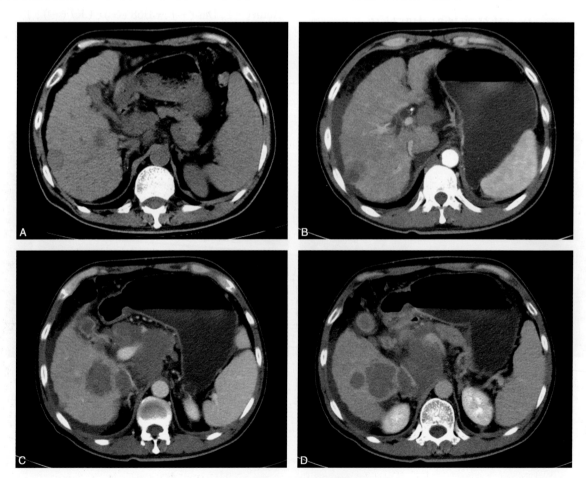

图 60-3-12　淋巴瘤肝转移瘤

A. 横断位 CT 平扫示肝右叶稍低密度肿块影;B~D. 横断位 CT 增强示肝内不同层面的多发结节及肿块呈轻度不均匀强化

472

（二）教学要点

1. 患者有恶性肿瘤病史。

2. 肝内多发结节或肿块影，呈稍低密度，可囊变、坏死；CT 呈低密度影，边界欠清，增强扫描实性成分呈轻度强化。

第四节　肝外转移的影像学表现

一、肝外转移的途径与部位

肝外转移的途径包括：直接侵犯、血行传播、淋巴转移，癌灶破裂所致的种植转移[34]。肝癌转移部位依次为：肺（55%）、淋巴结（53%）、骨（28%）、肾上腺（11%）、腹膜或网膜（11%）、脑（2%）[35]。少见的转移部位包括直肠、脾、膈肌、十二指肠、食管、胰腺、精囊腺和膀胱。罕见转移部位病例报道有鼻咽部转移[36]、骨骼肌转移[37]。

二、影像学表现

（一）肝内、外血管侵犯

肝内血管侵犯是进展性肝癌的重要特征，可作为原发性肝癌与其他继发性肝脏肿瘤的鉴别点，后者极少侵犯肝内血管。门静脉（29% ~ 65%）较肝静脉（12% ~ 54%）易受累，肝动脉不受累。肝外血管侵犯时，癌细胞经肝静脉侵入下腔静脉、远至右心房，有时可侵及右心室。心脏中的癌细胞易导致肺动脉栓塞，甚至肺梗死。血管侵犯提示肝癌细胞可通过血行转移，因此预后较差[38]。

CT 平扫可见受累血管异常扩张，有时可见邻近实性肿块直接侵入门静脉，强化扫描可见血管内充盈缺损影，栓子明显强化。MRI 平扫癌栓呈 T_1WI 等低、T_2WI 等高信号影，DWI 示弥散受限。强化扫描亦可见充盈缺损影及栓子明显强化。CT 和 MRI 强化均可见斑块动脉期明显强化，静脉或延迟期迅速廓清，呈"快进快出"强化模式，与肝癌影像学表现相似。

肝硬化、门静脉高压、高凝状态等因素使肝癌患者易合并血栓形成，同一个体甚至同一血管可同时发生癌栓和血栓斑块。两者在临床治疗方面相差甚远，因此鉴别二者极为重要[39]。

1. CT 平扫　癌栓于 CT 和 MRI 均可见静脉内栓子和静脉异常扩张；血栓常常无静脉管径增粗，CT 平扫可有栓子内钙化形成。MRI 平扫示癌栓信号与肝癌相似；血栓信号取决于分期，急性血栓为 T_1WI 高信号，慢性血栓则为 T_1WI、T_2WI 低信号。癌栓和急性血栓弥散受限，癌栓 ADC 值常 $<1\times10^{-3}mm^2/s$，急性血栓 ADC 值常介于 $(1~2)\times10^{-3}mm^2/s$ 之间，慢性血栓 ADC 值常 $>2\times10^{-3}mm^2/s$。

2. CT 和 MRI 增强扫描　癌栓动脉期可见供应癌栓的血管呈线状高密度（或高信号），强化呈"快进快出"表现；癌栓常合并动静脉分流、门静脉高压，肝实质局部动脉期灌注增高，表现为动脉期强化密度（或信号）增高。增强扫描血栓斑块不强化，仅表现为血管内充盈缺损。

（二）肺和胸膜转移

1. 肺是肝细胞癌最常见的转移部位，癌细胞经由肺动脉血行转移。肝癌组织侵入肝内静脉，形成小的癌栓，经肝静脉与下腔静脉入肺循环，最终造成肺小动脉细小分支栓塞，致肝癌肺转移。

（1）X 线胸片：可见多发结节影。可提供信息有限，需 CT 进一步检查。

（2）CT：表现为非钙化软组织密度结节，多发或者单发，大小不一，多为球形，边缘清楚光滑，合并出血时表现为病变边缘模糊。CT 可显示结节数目及大小，监测病情进展及治疗后反应。

（3）MRI：由于其运动伪影明显、分辨率低、无法显示钙化等局限性，MRI 在肺转移的诊断特异性及敏感性低于 CT，不作为肺转移检查首选[40]。

2. 胸膜转移可由原发肿瘤经血行转移达胸膜而致。临床主要表现为持续性胸痛，且呈进行性加重。多伴有胸腔积液而感胸闷及呼吸困难。主要病理变化为胸膜散在或多发的转移性结节，且多伴有血性胸腔积液，积液发展快。

（1）X 线胸片：难以发现较小的转移病灶，合并有胸腔积液时表现为肋膈角变钝或消失，积液较多时可掩盖胸膜病变。

（2）CT：可见胸膜呈不规则结节状增厚，同时可见纵隔内淋巴结肿大；亦可仅见胸腔积液而无明显结节性病灶或胸膜多发散在结节。增强检查结节明显强化。

（3）MRI：可见胸膜多发结节，若伴有胸腔积液，则结节显示更加明显，尤其是在 T_2WI 上。增强扫描可见结节明显强化。

（三）淋巴结转移

包括局部和远处淋巴结转移，其中局部淋巴结转移更为常见，尤其是肝周、胰周、腹膜后等部位。远处淋巴结转移常见于纵隔。肝癌患者常有肝炎病史，肝炎病毒和免疫系统作用，腹水、肠壁水肿引起肠壁通透性增高、菌群异位等原因，可引起反应性淋巴结增大。因此肝癌淋巴结转移需与反应性淋巴结增大相鉴别。CT、MRI 平扫转移性淋巴结密度（或信号）常不均，可有中央坏死，反应性淋巴结增大则密度（或信号）均匀。增强扫描淋巴结转移可见血供丰富、呈明显强化，伴有坏死时，中央可有不强化区；反应性淋巴结增大常表现为轻度均匀强化。

（四）骨转移

肝癌细胞进入骨髓静脉循环后，该环境血管丰富及血流缓慢的特点使得癌细胞易于停留。癌细胞可释放因子促进破骨细胞或成骨细胞活动，因此骨转移可表现为硬化型、溶骨型及混合型。溶骨型破坏常为进展性，硬化型则进展相对较慢[41]。肿瘤成分在骨髓中增殖可导致骨破坏。某些病例中，骨可为肝癌首发的转移部位。骨转移典型临床表现为骨痛和病理性骨折。腰骶椎和胸椎为最常见的部位。

1. **X线和CT**　溶骨型转移常表现为骨小梁稀疏，骨皮质不规则，伴或不伴有局限性软组织肿块。发生于长骨时，多位于骨干或邻近的干骺端，表现为骨松质中多发或单发的斑片状骨质破坏。病变发展，破坏区融合扩大，可形成大片状溶骨性骨质破坏区，骨皮质也被破坏，但一般无骨膜新生骨和软组织肿块，常并发病理性骨折。发生于扁骨者，多表现为大小不等的骨质破坏区，有融合倾向，或可见软组织肿块影。发生于脊柱者，则可见椎体广泛性破坏，常因承重发生压缩骨折，但椎间隙多保持正常。椎弓根受侵蚀、破坏常见。

相反，硬化型骨转移表现为局部骨小梁粗大，可见结节状或类圆形边界清晰的病灶。

治疗后可见反应性新生骨形成，硬化首先从病灶边缘开始，向中心区域进展。溶骨型骨转移发生硬化性改变常提示治疗有效，溶骨型骨破坏进展、硬化型或混合型向溶骨型转变、病灶进行性扩大提示病变进展。鉴别新发硬化型骨转移灶与治疗后反应性硬化灶比较困难，须结合老片及临床治疗情况。另外，研究指出，测量治疗前后转移灶 CT 值，可作为评估疗效的客观参数，CT 值升高，则提示病情好转[42]。

2. **MRI**　在骨质破坏及病理性骨折出现前，MRI 即可探及髓腔内转移灶，实现早期诊断。骨转移灶骨髓正常脂肪被肿瘤细胞代替，T_1WI 信号减低；水含量增高及血管形成，于 T_2WI 呈高信号。病理性骨折压迫脊髓，脊髓水肿呈 T_2WI 高信号。骨质疏松所致压缩骨折合并的骨髓水肿通常在 3 个月内消退，骨髓水肿持续 12 周以上，需警惕病理性骨折的可能性。DWI 信号的高低可定性评估治疗后情况，肿瘤细胞死亡，肿瘤组织细胞成分下降，弥散系数相应增高，DWI 信号减低[43]。

（五）肾上腺转移

肾上腺转移可表现为单侧或双侧。转移瘤极少造成肾上腺功能的改变。临床症状和体征主要为原发瘤表现[44]。

1. **CT**　双侧或单侧肾上腺肿块，呈类圆形、椭圆形或分叶状，肿瘤较大者常合并有坏死。增强检查肿块呈渐进性均匀或不均匀强化，无明显廓清。

2. **MRI**　形态学表现类似 CT 检查所见，T_1WI 呈等信号，T_2WI 呈高信号，内可见 T_1WI 低、T_2WI 高信号区。转移瘤不含脂质，化学位移反相位检查信号无明显降低。

（六）脑转移

肝癌发生中枢神经系统转移少见，国内报道均为个例报道。研究显示，脑转移接受放疗者的中位生存期为 4.5 个月，未接受放疗者的中位生存期仅为 20 天[45]。转移部位以幕上多见，常为多发，皮髓质交界区多见。肿瘤血供丰富、肝癌终末期患者凝血功能差，转移灶易合并有出血。

1. **X线平片**　转移瘤侵及颅骨时，颅骨平片可见溶骨型破坏或硬化型高密度改变。脑实质受累，脑血管造影可见颅内大小不等棉团状染色区，局部可见血管移位。

2. CT　平扫肿瘤密度不等,高、等、低、混杂密度均可见。常为多发。肿瘤较小者表现为实性结节,较大者中央多有坏死,呈不规则环状,易合并有出血。脑转移多数合并有脑水肿,"小病灶,大水肿"为转移瘤特征。

3. MRI　T_1WI 和 T_2WI 病灶呈等或高信号,病灶病理情况多变,肿瘤信号亦表现多样。周围可见大片状脑实质水肿区,呈 T_1WI 低、T_2WI 高信号。MRI 双倍剂量增强检查可发现直径仅为数毫米的病灶。

（七）其他部位

肝癌可通过腹水中的肿瘤细胞、静脉及外生性肿瘤直接侵犯等途径,扩散到腹膜和网膜。沿镰状韧带可建立一条由腹膜后至前腹腔、胰十二指肠区的扩散通道。CT 平扫可见壁层腹膜增厚超过 2mm、腹膜结节、大网膜结节或出现"饼"状大网膜。

肝癌病灶自发性破裂是肝细胞癌最严重的并发症之一,病灶破裂导致肿瘤细胞的种植转移。种植转移可分为单发或多发型,单发者可进行手术切除。种植转移发生于腹腔多见,盆腔少见。影像可表现为腹盆腔孤立或多发肿物,增强检查示明显均匀或不均匀强化[34]。

第五节　常见的肝外转移的案例

一、肺　转　移

（一）病例介绍
病例

1. 病史摘要　患者,男性,61 岁。乙肝病史 20 余年,发现肝占位 4 年,半年前诊断为肝细胞癌,并行原位肝移植术。1 个月前复查发现肝多发占位、双肺多发结节。AFP>1 210ng/mL, ALP 543U/L。行胸部 CT 检查示双肺多发结节状软组织密度影,双侧胸腔积液。

2. 影像学表现　见图 60-5-1。

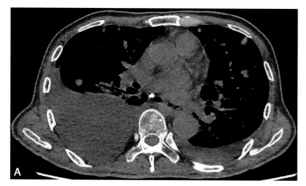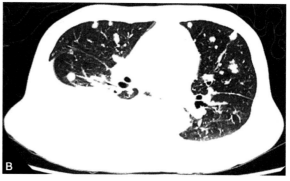

图 60-5-1　双肺多发转移瘤
A.纵隔窗示双侧胸腔积液,双肺多发结节;B.肺窗示双肺多发高密度结节

（二）教学要点

1. 两肺单发或者多发结节,多为球形,密度均匀,边缘光滑清楚,多无分叶,伴出血时,病变边缘模糊不清,可出现晕轮征。两肺中下叶为主。多无空洞,钙化少见。

2. 结合原发恶性肿瘤病史,诊断肺转移瘤不难。无原发灶的肺内单发血行转移灶诊断,需与肺原发良性或恶性肿瘤鉴别,如肺错构瘤、炎性假瘤、周围型肺癌、慢性脓胸等。

二、纵隔、胸膜转移

（一）病例介绍
病例

1. 病史摘要　患者,男性,47 岁。半年前右上腹不适查出肝占位性病变,行原位肝移植术后,2 个月前复查发现移植肝多发结节,双侧胸膜多发结节。AFP 2 059ng/mL, ALP 138.5U/L, TBA 20.08μmol/L。行胸部 CT 示:右侧胸膜多发结节(图 60-5-2 箭头所示)。

2. 影像学表现　见 60-5-2。

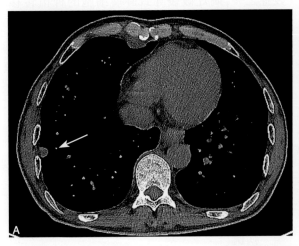
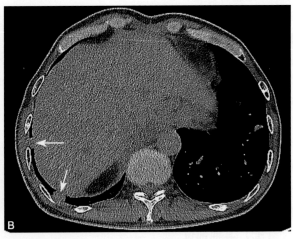

图 60-5-2　右侧胸膜多发转移瘤

A、B.纵隔窗示右侧胸膜散在软组织密度结节,呈圆丘状

(二) 教学要点

1. 病变呈多发结节状软组织密度影,呈类圆形或扁球形,与胸膜呈钝角,增强 CT 上可见明显强化。邻近肋骨可直接侵犯受累。

2. 需与弥漫性胸膜间皮瘤鉴别,后者多表现为较为广泛的不规则结节,伴胸腔积液,临床症状重、进展快。必要时需进行胸水细胞学检查和/或胸膜活检。

三、纵 隔 转 移

(一) 病例介绍

病例

1. 病史摘要　患者,女性,66 岁。于 3 年前发现肝硬化及肝内多发结节,行原位肝移植术,术后病理回报原发性肝癌。半个月前复查可见肝多发结节。行胸部 CT 检查示:纵隔多发淋巴结肿大,左侧第 6 肋骨、T_6 椎体附件可见软组织密度影。

2. 影像学表现　见图 60-5-3。

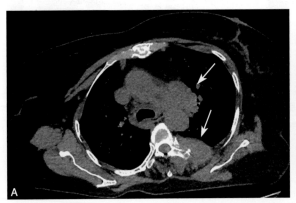
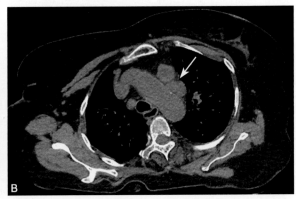

图 60-5-3　纵隔转移及肋骨、胸椎转移

A.经主动脉肺动脉窗层面示纵隔淋巴结可见增大,左侧第 6 肋骨及椎体附件受累;B.经主动脉弓层面示:纵隔多发增大的淋巴结内可见液化坏死

(二) 教学要点

1. 纵隔内多发增大的淋巴结影,低密度或者等密度,可伴液化坏死,增强扫描示明显强化。

2. 结合临床病史及实验室检查可与淋巴瘤鉴别。

四、肾及肾上腺转移

(一) 病例介绍

病例

1. 病史摘要　患者,男性,54 岁。于 8 个月前发现肝占位性病变,5 个月前行肝移植术,术后病理回报多结节型肝细胞癌,慢性乙型肝炎所致混合结节型肝硬化。术后 3 个月患者 AFP 升高，查 PET/CT 示：右侧肾上腺多发结节，代谢异常升高，考虑转移。甲胎蛋白 5 832ng/mL、总蛋白

58.0g/L、ALT 71.6IU/L、球蛋白（GLO）16.90g/L。行腹部普美显增强 MRI 及 CT 检查。

2. 影像学表现　见图 60-5-4。

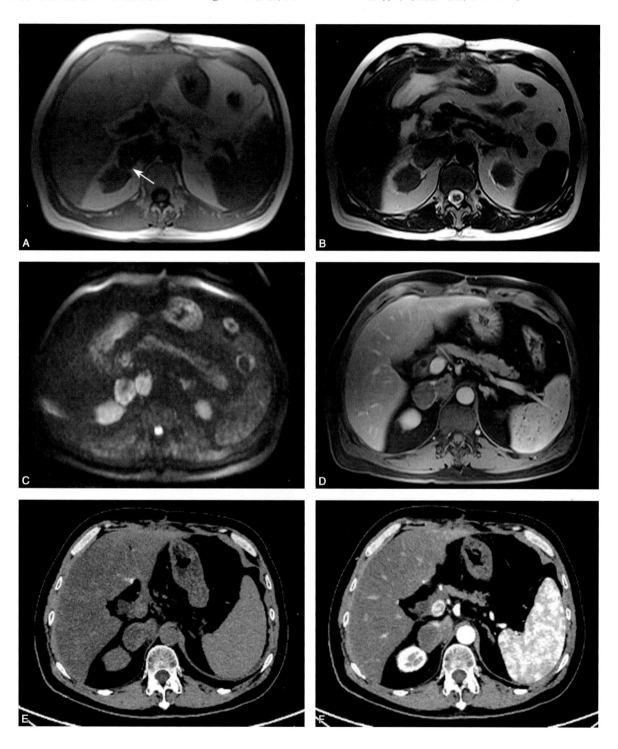

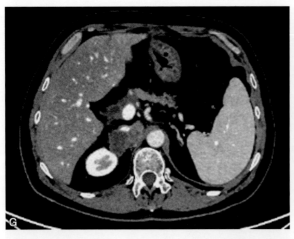
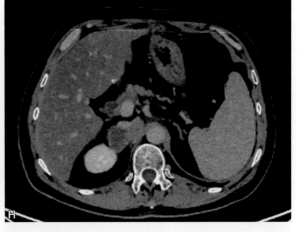

图 60-5-4　右侧肾上腺转移

A~D. 右侧肾上腺可见结节状 T_1WI 稍低、T_2WI 稍高信号影，DWI 呈不均匀高信号，增强呈环形强化；E~H. CT 平扫示右侧肾上腺结节，形态不规则，边界不清，呈不均匀稍低密度，增强扫描动脉期、门静脉期及平衡期均可见环形强化

（二）教学要点

1. 肾上腺转移瘤呈非均质性，可有中央区坏死，增强呈环形强化。

2. 肾上腺转移瘤呈渐进性强化，无明显廓清，且不含脂质，可与肾上腺无功能腺瘤鉴别。

五、骨　转　移

（一）病例介绍

病例 1

1. 病史摘要　患者，男性，61 岁。乙肝病史20 余年，发现肝占位病变 4 年，诊断为肝癌，接受射频消融治疗。此后复发。先后接受经肝动脉栓塞化疗治疗，射波刀、氩氦以及钇-90 治疗。AFP 4 068ng/mL。患者于 2017 年 2 月 5 日行原位肝移植术，术后病理结果为肝细胞癌。近期腰疼，并逐渐加重。行腰椎 MRI 检查。

2. 影像学表现　见图 60-5-5。

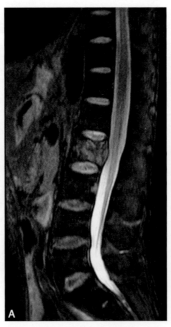
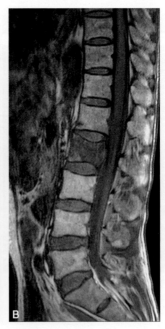

图 60-5-5　肝癌椎体转移

A、B. T_2WI 脂肪抑制序列矢状位及 T_1WI 矢状位示 L_2 椎体形态不规则，呈不均匀 T_1WI 低、T_2WI 高信号，椎体后缘膨隆，向后压迫硬膜囊，L_3 椎体后缘可见小片状 T_1WI 低、T_2WI 高信号影

病例 2

1. 病史摘要　患者,男性,51 岁。乙肝病史 20 余年,肝占位 3 年余,肝移植术后发现肝内多发占位 9 个月余,行肝癌介入治疗术、射频消融术。AFP 963.7ng/mL, TP 62.5g/L, ALB 31.8g/L, ALT

100.0U/L, AST 60.7U/L, DBIL 6.37μmol/L, ALP 143.9U/L,GGT 106.5U/L。2015 年 7 月 9 日行原位肝移植术,术后病理结果为多结节型肝细胞癌(病理 TNM 分期:T=3,N=X,M=X)。近期自述颈部不适。

2. 影像学表现　见图 60-5-6。

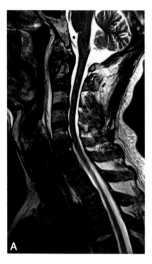
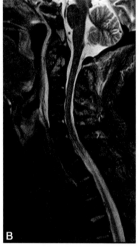
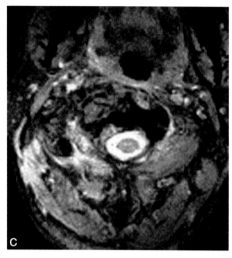

图 60-5-6　颈椎椎体及附件转移

A～C. 分别为 T_2WI 矢状位、T_2WI STIR 矢状位、T_2WI 横断位,显示 C_1、C_2 椎体内 T_2WI 高信号影,伴周围软组织肿块

(二) 教学要点

1. 肝癌骨转移常为多发,主要发生于中轴骨区域。常不伴明显的骨质疏松,病灶间的骨质密度正常,发生于脊柱者,椎体多先受累,病变发展累及椎弓根,周围可伴软组织肿块。

2. 多发性骨髓瘤病灶大小多较一致,呈穿凿样骨质破坏,常伴有明显的骨质疏松。结合临床病史及实验室检查可进行鉴别。

六、脑　转　移

(一) 病例介绍

病例 1

1. 病史摘要　患者,男性,70 岁,4 年前因肝癌、肝硬化行右肝切除术,发现颅内占位 1 年。

2. 影像学表现　见图 60-5-7。

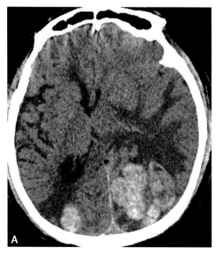
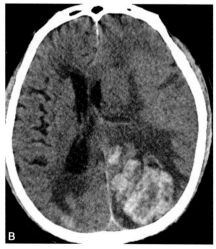

图 60-5-7　肝癌脑转移

A. 双侧顶枕叶可见团状混杂高密度影,边界欠清,左侧额颞叶、双侧枕叶脑沟变浅;

B. 左侧侧脑室受压明显,中线结构向右移位

病例2

1. 病史摘要　患者,男性,54岁。发现HBsAg(+)11年,发现肝占位病变8年,2011年10月29日行肝左外叶切除术,术后病理回报为肝细胞癌。2013年12月发现肝尾状叶占位,2014年1月5日

行肝尾状叶肿瘤切除术,术后病理:肝尾状叶肝细胞癌。2014年4月肿瘤复发,于2014年4月26日行肝癌介入治疗。尾状叶肿瘤放疗1次,肝癌微波治疗2次,化疗4次。近期头晕,复查头颅CT。

2. 影像学表现　见图60-5-8。

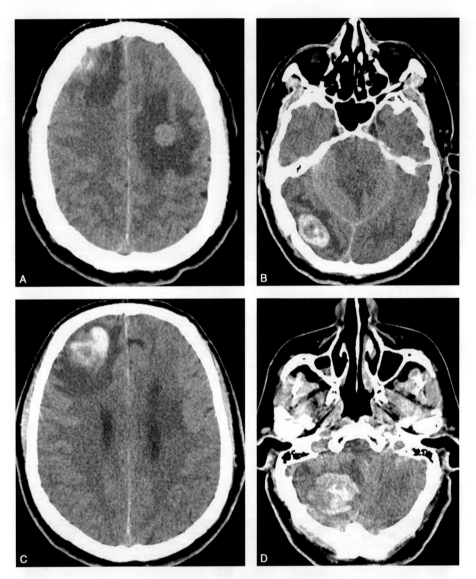

图 60-5-8　肝癌幕上及幕下转移
A. 双侧额叶结节,周围可见片状低密度影;B. 右侧枕叶高密度肿块,提示出血,周围可见片状低密度影;C. 右侧额叶混杂密度肿块,周围可见片状低密度影;D. 右侧小脑半球混杂密度肿块,周围可见低密度水肿带

（二）教学要点

1. 肝癌脑转移瘤多发于幕上,具有脑转移瘤"小病灶大水肿"的特点,可合并出血坏死,多数脑转移瘤有明显占位效应。

2. 幕下脑转移肿瘤瘤周水肿不明显或较轻,主要与小脑体积小及两侧齿状核的灰质块限制了水肿浸润和延伸有关。

七、腹腔淋巴结转移

（一）病例介绍

病例

1. 病史摘要　患者,男性,49岁。入院前15年前体检发现乙肝,6年前体检发现肝占位性病变,无明显不适,5年前行射频消融治疗,1个月后复查出肝癌复发,其后间断行射频消

融治疗。5个月前行肝左叶部分切除术,2个月前行B超引导下肝肿瘤冷循环微波消融术,术后病理提示肝细胞癌,中分化。甲胎蛋白608.3ng/mL。

2. 影像学表现 见图60-5-9。

（二）教学要点

肝门、腹主动脉旁或腹腔内淋巴结增大并可见明显强化,提示淋巴结转移。

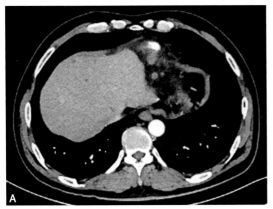 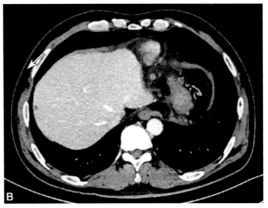

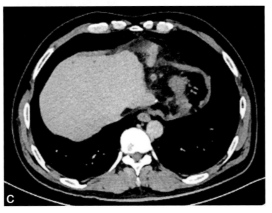

图60-5-9 残肝左叶切缘旁多发淋巴结转移
A~C.增强扫描动脉期、门静脉期及平衡期示肝胃间隙可见多发增大并明显强化的淋巴结

八、血管内及胆管癌栓

（一）病例介绍

病例1

1. 病史摘要 患者,男性,53岁。发现乙肝病毒感染12年,右上腹痛2天,超声提示"肝右叶巨大占位性病变"。行右半肝切除术及术中腔静脉取栓,术后病理回报巨块型肝细胞癌。甲胎蛋白608.3ng/mL。

2. 影像学表现 见图60-5-10。

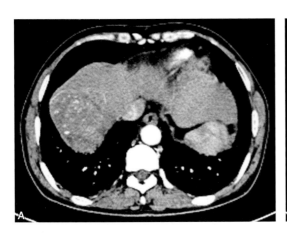 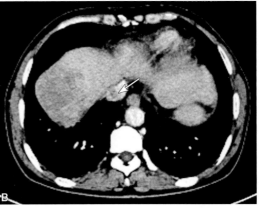

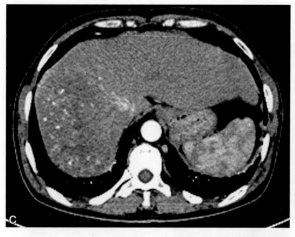
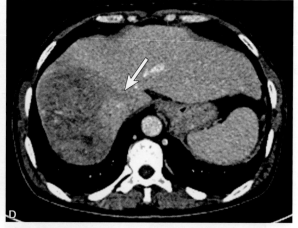

图 60-5-10　肝右叶巨块型肝癌,伴肝右静脉及下腔脉癌栓形成

A.动脉期示下腔静脉腔内可见强化影;B.门静脉期示下腔静脉腔内可见充盈缺损(细箭头);C.动脉期示肝右静脉腔内可见强化影;D.门静脉期示肝右静脉腔内可见充盈缺损(粗箭头)

病例 2

1. 病史摘要　患者,男性,52 岁。既往乙肝病史 20 余年,未规律治疗,发现肝占位 5 天。入院前半个月患者因皮肤、巩膜黄染,行腹部增强 CT示:肝实质内多发占位性病变,考虑恶性,肝门区胆管结节状,肝硬化,腹腔内及腹膜后多发小淋巴结,部分肿大。CA19-9 101.9U/mL, AFP>1 210ng/mL,乙肝表面抗原(+)。行肝部分切除及胆囊切除术。病理回报:(S$_4$ 部分肝组织)中分化肝细胞癌伴胆管分化,(S$_4$ 小肿瘤)中分化肝细胞癌,(癌栓)可见癌组织。

2. 影像学表现　见图 60-5-11。

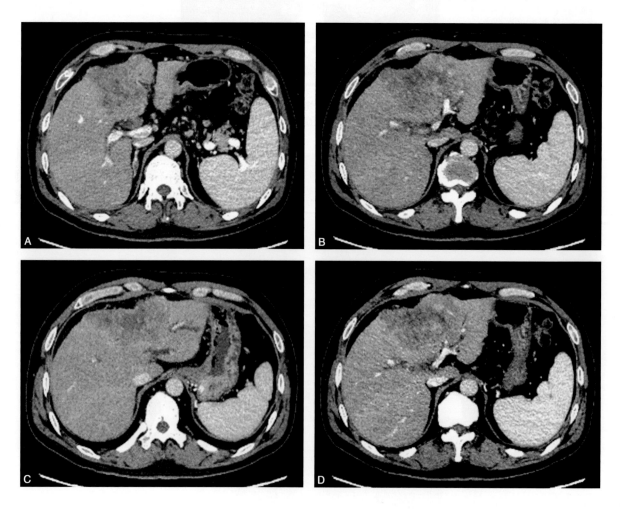

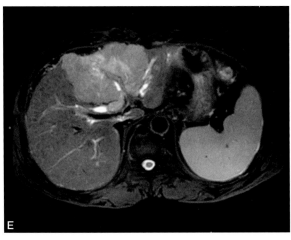
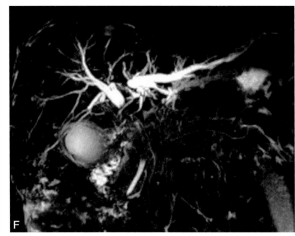

图 60-5-11　肝癌(多灶),伴门静脉左支 S$_4$ 分支、肝总管及左肝管癌栓形成,左肝管扩张

A.门静脉期示肝左右叶交界处不均匀强化区,肝总管腔内可见软组织密度影;B.门静脉期示左肝管癌栓形成;
C.左肝管扩张;D.门静脉左支 S$_4$ 分支内充盈缺损影;E. T$_2$WI 示肝左右叶交界处团块状稍高信号影,包绕左肝管,左肝管内见条片状稍高信号影,与肝内病灶信号相似;F.MRCP 3D 示肝总管及左肝管近端未显影

(二) 教学要点

1. 肝细胞癌容易侵犯门静脉、肝静脉或下腔静脉形成癌栓,表现为门静脉、肝静脉或下腔静脉扩张,动脉期可见强化影,于门静脉期及延迟期迅速廓清。

2. 胆管内癌栓表现为胆管内软组织影,并可见明显强化。

参 考 文 献

[1] Yuan R,Shuman WP,Earls JP,et al. Reduced iodine load at CT pulmonary angiography with dual-energy monochromatic imaging:comparison with standard CT pulmonary angiography—a prospective randomized trial [J]. Radiology,2012,262(1):290-297.

[2] May MS,Wüst W,Brand M,et al. Dose reduction in abdominal computed tomography:intraindividual comparison of image quality of full-dose standard and half-dose iterative reconstructions with dual-source computed tomography[J]. Invest Radiol,2011,46(7):465-470.

[3] Sodickson A,Baeyens PF,Andriole KP,et al. Recurrent CT,cumulative radiation exposure,and associated radiation-induced cancer risks from CT of adults[J]. Radiology,2009,251(1):175-184.

[4] 黄钟杰,刘源,肖芝豹,等.宝石 CT 能谱成像去除脊柱金属植入物伪影的应用研究[J].中国医学计算机成像杂志,2013,19(1):79-83.

[5] Lin XZ,Wu ZY,Tao R,et al. Dual energy spectral CT imaging of insulinoma-Value in preoperative diagnosis compared with conventional multi-detector CT[J]. Eur J Radiol,2012,81(10):2487-2494.

[6] 朱迪,刘远健,刘鹏程,等.甲状腺乳头状癌的能谱 CT 研究[J].中国医学计算机成像杂志,2013,19(1):7-10.

[7] 刘金刚,刘亚,李丽新,等.CT 能谱成像在诊断肿瘤淋巴结转移和肿瘤性质中的作用[J].中华放射学杂志,2011,45(8):731-735.

[8] 杨传红,于德新,王琳琳,等.CT 能谱成像在肝细胞癌与肝转移瘤鉴别中的价值[J].医学影像学杂志,2014,24(11):1931-1935.

[9] 陈锦秀,任静,王闽,等.MRI 动态增强扫描在肝转移瘤诊断及血供分析中的应用(附 60 例病例报告)[J].肿瘤预防与治疗,2010,23(1):53-55.

[10] 潘丹,梁长虹,刘再毅,等.动态增强 MRI 在肝脏恶性肿瘤疗效评估中的临床应用[J].中华放射学杂志,2014,48(6):523-525.

[11] 李智岗,时高峰,黄景香,等.应用 DSA、CT 和经肠系膜上动脉门静脉灌注 CT 成像研究肝转移瘤的血液供应[J].中华放射学杂志,2008,42(9):949-953.

[12] Suzuki S,Haruyama T,Morita H,et al. Initial performance evaluation of iterative model reconstruction in abdominal computed tomography[J]. J Comput Assist Tomogr,2014,38(3):408-414.

[13] Funama Y,Taguchi K,Utsunomiya D,et al. Image quality assessment of an iterative reconstruction algorithm applied to abdominal CT imaging[J]. Phys Med,2014,30(4):527-534.

[14] Beister M,Kolditz D,Kalender WA. Iterative reconstruction methods in X-ray CT[J]. Phys Med,2012,28(2):94-108.

[15] Nakaura T,Nakamura S,Maruyama N,et al. Low con-

trast agent and radiation dose protocol for hepatic dynamic CT of thin adults at 256-detector row CT: effect of low tube voltage and hybrid iterative reconstruction algorithm on image quality [J]. Radiology, 2012, 264 (2):445-454.

[16] Pontana F, Pagniez J, Flohr T, et al. Chest computed tomography using iterative reconstruction vs filtered back projection(Part 1):Evaluation of image noise reduction in 32 patients [J]. Eur Radiol, 2011, 21(3): 627-635.

[17] Yuki H, Utsunomiya D, Funama Y, et al. Value of knowledge-based iterative model reconstruction in low-kV 256-slice coronary CT angiography [J]. J Cardiovasc Comput Tomogr, 2014, 8(2):115-123.

[18] 石清磊,赵红梅,张玲,等. 自适应统计迭代重建算法对腹部 CT 扫描中图像质量和辐射剂量影响的模体研究 [J]. 中华放射学杂志, 2013, 47(4):326-329.

[19] 王平,高玉颖,卢再鸣,等. 迭代重组 IMR 技术和 iDose4 技术在腹部低剂量 CT 扫描乏血供肝转移瘤中的图像质量 [J]. 中华放射学杂志, 2015, 49(4): 283-287.

[20] Gaens ME, Backes WH, Rozel S, et al. Dynamic contrast-enhanced MR imaging of carotid atherosclerotic plaque: model selection, reproducibility, and validation [J]. Radiology, 2013, 266(1):271-279.

[21] 洪建平,左长京. 肝脏转移瘤影像学检查进展 [J]. 实用医学影像杂志, 2013, 14(1):63-65.

[22] 唐代荣. 肝转移瘤的 CT 双期扫描诊断 [J]. 中华临床医师杂志(电子版), 2010, 4(1):98-100.

[23] 李梦迪,陈勇,高知玲,等. 多层螺旋 CT 全肝灌注成像对肝脏常见肿瘤血流状态的评价 [J]. 中华肿瘤杂志, 2015, 37(12):904-908.

[24] 黄伟鹏,陈洁容,许建生,等. 螺旋 CT 强化方式在肝脏局灶性病变定性诊断中的价值 [J]. 实用放射学杂志, 2010, 26(1):50-52, 66.

[25] 吴志辉,周展新. 单排螺旋 CT 三期动态增强扫描对鉴别肝脏占位性病变的意义 [J]. 实用医学影像杂志, 2010, 11(1):27-29.

[26] Lubner MG, Stabo N, Lubner SJ, et al. CT textural analysis of hepatic metastatic colorectal cancer: pre-treatment tumor heterogeneity correlates with pathology and clinical outcomes [J]. Abdom Imaging, 2015, 40(7): 2331-2337.

[27] Flechsig P, Zechmann CM, Schreiweis J, et al. Qualitative and quantitative image analysis of CT and MR imaging in patients with neuroendocrine liver metastases in comparison to(68)Ga-DOTATOC PET [J]. Eur J Radiol, 2015, 84(8):1593-1600.

[28] 刘金有. MRI 诊断肝转移瘤的价值探讨 [J]. 实用肝脏病杂志, 2011, 14(1):42-44.

[29] 李小庆,周智鹏,何松青,等. 磁共振成像对比剂 Gd-EOB-DTPA 动态增强对肝脏局灶性病变的临床价值 [J]. 中华肝胆外科杂志, 2013, 19(11):815-820.

[30] Lee DH, Lee JM, Hur BY, et al. Colorectal Cancer Liver Metastases: Diagnostic Performance and Prognostic Value of PET/MR Imaging [J]. Radiology, 2016, 280 (3):782-792.

[31] Agarwal S, Grajo JR, Fuentes-Orrego JM, et al. Distinguishing hemangiomas from metastases on liver MRI performed with gadoxetate disodium: Value of the extended washout sign [J]. Eur J Radiol, 2016, 85(3): 635-640.

[32] 胡久民,邹文远,徐官珍,等. MSCT 多期增强扫描对肝脏局灶性结节增生的诊断价值 [J]. 中国中西医结合影像学杂志, 2014, 12(2):136-138.

[33] 马秀华,薛鹏,仲继刚,等. 肝脏局灶性结节增生的 CT 及 MRI 诊断与临床应用价值 [J]. 中华肝胆外科杂志, 2013, 19(2):98-101.

[34] Hao B, Guo W, Luo N, et al. Metabolic imaging for guidance of curative treatment of isolated pelvic implantation metastasis after resection of spontaneously ruptured hepatocellular carcinoma: A case report [J]. World journal of gastroenterology, 2016, 22(41):9242.

[35] Katyal S, Oliver Iii JH, Peterson MS, et al. Extrahepatic metastases of hepatocellular carcinoma [J]. Radiology, 2000, 216(3):698-703.

[36] Guo S, Wang Y. A case of hepatocellular carcinoma in an elder man with metastasis to the nasopharynx [J]. International journal of clinical and experimental pathology, 2015, 8(5):5919.

[37] Rahim EA, Noh MS, Ngah NA, et al. Hepatocellular carcinoma with disseminated skeletal muscle metastasis [J]. Acta Radiologica Open, 2017, 6(7):2058460117-716705.

[38] Choi J, Lee J, Sirlin CB. CT and MR imaging diagnosis and staging of hepatocellular carcinoma: part I. Development, growth, and spread: key pathologic and imaging aspects [J]. Radiology, 2014, 272(3):635-654.

[39] Thompson SM, Wells ML, Andrews JC, et al. Venous invasion by hepatic tumors: imaging appearance and implications for management [J]. Abdominal Radiology, 2018, 43(8):1947-1967.

[40] Mohammed T H, Chowdhry A, Reddy G P, et al. ACR Appropriateness Criteria® screening for pulmonary metastases [J]. Journal of thoracic imaging, 2011, 26(1):

W1-W3.

[41] O Sullivan GJ, Carty FL, Cronin CG. Imaging of bone metastasis: An update[J]. World journal of radiology, 2015, 7(8): 202.

[42] Vassiliou V, Andreopoulos D, Frangos S, et al. Bone metastases: assessment of therapeutic response through radiological and nuclear medicine imaging modalities[J]. Clinical Oncology, 2011, 23(9): 632-645.

[43] Bäuerle T, Semmler W. Imaging response to systemic therapy for bone metastases[J]. European radiology,

2009, 19(10): 2495-2507.

[44] Elsayes K M, Emad-Eldin S, Morani A C, et al. Practical approach to adrenal imaging[J]. Radiologic Clinics, 2017, 55(2): 279-301.

[45] 邱书珺, 曾昭冲, 陈坚, 等. 肝细胞肝癌脑转移临床特性和预后分析[J]. 中华肿瘤防治杂志, 2013, 20(24): 1924-1927.

（谢传淼　曲金荣　赵静　李靖　李倩倩
王慧芳　张坤　沈文　孟帆　韩帅）

第六十一章

影像技术在活体肝移植的应用

第一节 肝移植概况

器官移植被誉为 20 世纪医学之巅。肝脏移植作为大器官移植之一,因其手术技术难度高,围手术期处理复杂,涉及学科广而成为一个国家,一个单位医学水平的重要标志。肝脏移植始于 20 世纪 50 年代,历经实验研究、临床应用、发展推广、最终成熟的漫长而艰辛的过程。

1955 年,美国 Welch 首先实施了犬的同种异体异位肝移植,术后实验犬因肝脏很快萎缩而死亡。1958 年,Moore 进行了犬的同种异体原位肝移植,并总结出了一套切实可行的手术方式和手术技术,为临床肝移植的开展奠定了基础。1963 年 3 月 1 日,Starzl 在先前已经进行了 200 多例犬肝移植的基础上,为一位患先天性胆道闭锁症的 3 岁男孩实施了世界上首例同种异体原位肝移植术,手术完成前,患儿因失血过多死亡。同年 5 月和 6 月,他又实施了 2 例肝移植,最长存活 21 天。经过上述尝试后,Starzl 主动暂停了人体肝移植计划,转而继续进行肝移植实验研究和探索。1967 年 7 月 23 日,Starzl 为一例肝母细胞瘤患儿施行了原位肝移植术,术后 400 天死于肿瘤复发[1]。1968 年,英国剑桥的 Calne 实施了 4 例肝移植,最长存活 4 个月。在随后的 10 年中,肝移植技术及围手术期处理逐渐完善成熟。1976 年环孢霉素 A 研制成功,1983 年应用于临床,器官移植疗效得到提高。1983 年,美国 NIH 正式确认肝脏移植是终末期肝病的有效治疗方法。此后 10 年,肝移植例数迅速增加,围手术期死亡率由初期的 30% 左右降至 10% 左右,1 年存活率升至 80%,5 年存活率升至 60%。为了克服供体短缺问题,1988 年,德国 Pichlmayr 成功进行了劈离式肝移植,同年,巴西 Raia 进行了活体肝移植的尝试。1990

年,澳大利亚里斯本的 Strong 报道了第一例成功的活体肝移植,一位母亲的左外叶肝脏移植给了她的儿子。1993 年,日本 Yamaoka 实施了首例成人间右半肝活体肝移植[2]。1996 年,中国香港范上达成功实施了首例包含肝中静脉的扩大右半肝活体肝移植[3]。2001 年,韩国 Lee 首先报道了双供肝活体肝移植,以解决单一供肝体积小不能满足受者需要的问题[4]。

作为治疗各种不可逆的急、慢性终末期肝病的有效手段,肝移植的适应证包括:①各种终末期肝实质性病变,如病毒性肝炎引起的终末期肝硬化、酒精性肝硬化、自身免疫性肝病以及不可逆的急性肝功能衰竭。②胆汁淤积性肝病,如先天性胆道闭锁等。③先天性代谢障碍性肝病,如肝豆状核变性、α-1 抗胰蛋白酶缺乏等。④肝脏肿瘤,目前国际上对于肝癌肝移植推荐采用米兰标准:即单个肿瘤直径小于 5cm;多个肿瘤少于 3 个,且每个直径小于 3cm;无血管侵犯和远处转移[5]。符合米兰标准的肝癌患者肝移植术后 4 年存活率可达 85%,超过米兰标准的肝癌患者肝移植术后 4 年存活率仅为 50%。

对于肝移植等待者来说,确定肝移植的手术时机是十分重要和必要的。成人和儿童,不同疾病的手术时机也各有不同。有时,手术时机的确定是很困难的事情。手术时机不宜过早,否则会使患者丧失通过其他手段获得痊愈的机会;不宜过晚,以避免无效肝移植的发生。一般来说,对于慢性终末期肝病患者来说,出现以下情况,应考虑肝移植:①肝功能评估 Child-Pugh 评分超过 7 分或 MELD 评分超过 10 分;②发生重要并发症如肝性脑病、顽固性腹水、自发性细菌性腹膜炎、食管曲张静脉破裂出血、严重的凝血功能障碍、肝肾综合征等;③严重的嗜睡、难以控制的瘙痒、严重的代谢性骨病及反复发作的胆管炎导致生活质量严

486

重下降等[6]。对于急性肝功能衰竭患者来说,手术时机目前尚无定论。一般认为,对于内科治疗无效或经内科治疗病情仍在进展(全身情况恶化,尤其是神经系统情况恶化及凝血酶原时间延长)的急性肝功能衰竭患者,在排除肝移植禁忌证之后,应列入肝移植等待者名单,并在供肝分配上予以优先考虑[7]。在美国器官分配联合网络(UNOS)的肝病分级中,爆发性肝功能衰竭(包括原发性爆发性肝功能衰竭、原发性移植肝无功能、移植肝动脉栓塞、急性失代偿的 Wilson 病)伴预期存活<7 天者被列入最高级,应进行急诊肝移植。具体手术时机也可参考法国 Paul Brousse 医院指征和英国 King's College 医院指征。酒精性肝病患者应在戒酒 6 个月后施行肝移植手术。关于肝癌的手术时机和标准很多,有 Milan 标准、UCSF 标准、杭州标准等,笔者认为,如无肝外转移或者肝外转移可以根治,肝移植仍有可能给进展期和晚期肝癌患者带来一定程度的获益。

不能控制的严重感染、败血症、AIDS,不能根治的肝外恶性肿瘤,患有严重心、肺、脑、肾等重要脏器器质性病变者,吸毒者及难以控制的心理变态或精神病为肝移植的禁忌证[8]。

截至 2009 年底,全世界累计完成肝移植 19 万余例,最长存活 40 年。至 2009 年底,我国共行肝移植 1.8 万余例,其中活体肝移植 1 700 余例。首次肝移植手术 1 年存活率超过 90%,5 年存活率逾 75%[9]。

第二节　活体肝移植供体术前影像评估

一、综　述

目前肝移植已成为治疗终末期肝病的唯一有效方法。肝移植分为尸体肝移植和活体肝移植(living donor liver transplantation, LDLT)两种,LDLT 是指将活供体的部分肝组织移植给受体,已逐渐成为肝移植的主要发展方向。活体肝移植供体存在 10% ~ 30% 的并发症发生率和 0.1% ~ 0.5% 的死亡率。脂肪肝、供体血管和胆管解剖结构及存在的变异,都会影响到手术的难易程度和供受体的存活率。为了保证供肝的成活及残肝的安全,术前必须对供体的肝脏质量、肝脏体积、肝脏血管及肝内外胆管系统解剖与变异等方面进行

全面的评估,以确保手术的成功率。

(一)供体肝实质及体积评估

1. 残肝容积　残肝容积(remnant liver volume)是导致肝移植术后肝脏衰竭的重要因素。移植肝既要满足受体肝代谢的需要,又要保障供体肝功能及全身安全。移植物过小会造成受体出现原发性肝功不良甚至失去功能;移植物过大则会造成移植肝灌注不良,肝脏血管栓塞,腹腔关闭困难及呼吸受压。一般采用移植物重量与受体体重比(GRWR)、移植物体积与受体标准肝体积比(GV/SLV)这两个指标来评价移植肝的体积是否理想。GRWR 0.7% 被认为是肝移植的安全下限。研究发现,GRWR 应 ≥0.8%(最好是 ≥1%),GV/SLV 应当在 30% ~ 40% 之间,就能够满足受者的需求并保证供者的安全[10]。如果受者存在门静脉高压,GV/SLV 应提高至 40% ~ 45%。

2. 影像学检查方法

(1)超声:利用三维超声技术可以测量肝脏体积,然而,由于肝脏体积形态不规则和声窗的限制,很难在一个断面下显示完整的肝脏,无法显示的部分多通过估量,增加了人为误差,临床上多不采用。

(2)CT:肝体积测量选用肝静脉期图像,需包全整个肝脏,并能够清晰显示出肝中静脉,以肝中静脉为界,向左或向右约 1cm 处画线,分别测量包括以及不包括肝中静脉的右半肝体积。测量方法有手动法、自动法和肝边界半自动识别面积累加法[11]。①手动法:是最常用的方法,但存在处理过程机械、时间久等缺点。②自动法:速度快,但对软件要求高,程序较复杂,准确度不高,易高估肝脏体积。③肝边界半自动识别面积累加法:介于两者之间。用半自动法测量肝体积,需注意 CT 阈值的调节。常规是选肝脏最大层面,调节 CT 阈值至色彩(代表 CT 值范围)仅覆盖肝脏边沿,且肝脏范围内的色彩无颗粒状。若 CT 阈值的调节过高,肝脏范围内的色彩颗粒较大,部分低于此 CT 值的肝组织不被计算入肝体积,导致 64 层螺旋 CT 测量的肝体积低于实际。反之,则过高。

(3)MRI:具有软组织分辨率高的优势,可清晰显示肝脏边界,肝内大血管在 T_2WI 序列呈流空信号,故可用于体积测量。在肝细胞特异性增强 MRI 时,由于肝细胞特异期肝实质呈高信号,肝内血管呈相对低信号,因此,也可用于体积

测量[12,13]。

但是通过影像技术测定的预测值与术中测定值之间会存在一定差异,其可能原因包括:在影像学检查时移植物存在良好的灌注,而在实际测量时移植物缺乏血流灌注;测量误差及移植物体积-重量转换的不准确性;内脏运动的影响及部分容积效应等。

（二）供肝血管系统评估

肝脏血管重建是 LDLT 手术成败的重要环节。由于供体肝叶切除时需沿肝中静脉右侧 1cm 进行,因此,识别肝中静脉解剖和变异是活体肝移植手术的基础。

1. 肝脏血管变异率较高　45%的供体肝动脉存在先天性变异[14],变异的肝动脉常常起源于肝左动脉。门静脉的变异率在 10% ～ 35% 之间[15]。其中门静脉分叉部分成三支（7.8% ～ 10.8%）及门静脉右前支来源于门静脉左支（2.9%～4.3%）的变异较为常见,其他变异包括门静脉右支缺如、门静脉左支水平段缺如。门静脉的有些变异曾被视为手术禁忌证。肝静脉的变异率为30%。68%的供体肝右下叶的副肝静脉和大的分支静脉（直径>5mm）从肝右叶汇入肝中静脉。术前须确定其管径、汇入下腔静脉的部位及汇入部与主肝静脉汇合处之间的距离。若直径>5mm,那么必须保留并将其直接吻合到受体的下腔静脉;或者肝右叶的各段中如有引流静脉直接注入肝中静脉,术中应将此支血管重新吻合到受体,否则会导致术后相应区域出现肝淤血和器官排斥反应[16]。

2. 影像学检查方法

（1）血管造影（CTA）:可以用来显示肝脏血管解剖,通过最大密度投影和容积再现等图像重组方法可获得三维立体血管图像,借此了解供肝血管系统存在的变异。目前,这种方法已经得到移植医生们的高度认可,作为活体肝移植供体筛选的必备方法。

（2）磁共振血管成像（MRA）:能够显示肝脏血管系统。有报道显示,MRA 对于肝内细小静脉的检出甚至优于 CTA。

（三）供肝胆道系统评估

1. 胆道评估的重要性　受者的胆道并发症发生率为 15% ～ 40%,而供者的发生率为 4% ～ 13%。研究发现,术前若对胆道变异认识不足会增加术后胆瘘、胆道梗阻等胆道并发症的发生

率[17]。43%的供体可见胆道先天性变异。

2. 影像学检查方法

（1）CT:胆道造影是指静脉注射胆源性对比剂后,特定延迟采集图像时间,利用多平面重建（MPR）技术可清晰显示肝内胆管的走行与变异。有研究者推荐进行 CT 一站式成像,即先注射胆源性对比剂,延迟 25 分钟采集胆道图像后,继续注射血管对比剂,采集动脉期和门静脉期的图像。这种方法能够同时得到血管及胆管的三维图像,简化评估过程。然而,由于电离辐射较大和不良反应发生率较高,目前在临床中未得到推广。

（2）MRI:磁共振胰胆管成像（MRCP）是临床上常用的胆道评估方法[18],是基于胆道内水分子信号得到的三维 MRCP 的薄层图像,有利于肝内管径较小胆管的显示。MRCP 适用于正常肝内胆管的供体胆道的评估,但容易产生呼吸运动伪影。增强磁共振胆道成像（CE-MRC）是通过静脉注射肝细胞特异性对比剂,这种对比剂能被肝细胞特异性摄取,并经胆道排泄而使胆道系统显影。CE-MRCP 只需单次屏气检查,需要患者呼吸配合的时间短,对于长期呼吸配合不良的患者,推荐此种检查。但是这种检查技术增加了检查的复杂性和费用,故在临床中未得到推广。一站式 MRI 检查:肝移植术前的"一站式"MRI 检查是指在一次检查中综合应用多种 MRI 序列,同时获得肝实质、肝血管和胆管系统解剖及变异情况在内的全面图像。其优势在于没有射线剂量,无创伤和潜在的并发症等风险,因而可以作为活体肝移植术前影像评估的优选技术[19]。有研究显示,使用普美显增强 MRI 一站式评估,评估效果与增强 CT 和 MRCP 相结合的结果类似,缺点是这种特异性对比剂对动脉血管的显示欠佳[12,20]。

（四）供肝质量的评估

1. 脂肪肝评估的重要性　在活体肝移植供体评估方面,肝内占位性病变的发现及脂肪肝的定量对于肝移植手术成功与否也很重要。显著的脂肪肝可能会造成术后受体肝脏丧失功能和缺血再灌注损伤。因此,LDLT 术前常需评估供体是否有肝脏脂肪浸润。

2. 影像学检查方法

（1）超声:脂肪肝在超声上表现为肝实质弥漫性回声增强。研究发现,超声对于30%以上程

度的脂肪肝的诊断敏感性可达到81.8%。但由于其缺乏量化评估脂肪肝的能力,主要依赖于操作者的视觉评估,因此准确性不高。

(2)CT:常规平扫多基于肝脾CT值的差值或比值来诊断脂肪肝。肝、脾CT值的比值<1为轻度脂肪肝,<0.7为中度脂肪肝,<0.5为重度脂肪肝。有研究显示,当肝脾CT差值>5HU时,预测脂肪含量为0~5%,差值在−10~−5HU时,预测脂肪含量为6%~30%,差值<−10HU时,预测脂肪含量在30%以上[21]。然而,肝脏CT值会受到矿物质沉积、放射损伤等多种因素的影响,因此该方法只对30%以上程度的脂肪肝诊断敏感。双能量CT扫描根据不同组织在不同能量图像上CT值的变化特点进行物质分离。在低能量图像上,脂肪组织会降低CT值,反之,高能量图像上则会增加[22]。

(3)MRI:研究发现,MRI技术包括T_1同反相位成像、T_2脂肪抑制成像、磁共振波谱(MRS)和水脂分离磁共振成像(DIXON)技术等,对诊断脂肪肝较为敏感。T_1同反相位成像是以脂肪和水分子中氢质子的化学位移效应为基础,选择合适的回波时间获取水脂信号相加的同相位图像和水脂信号相减的反相位图像,然后根据反相位图像上肝实质信号的衰减情况来对脂肪肝进行诊断,临床研究多采用同反相位图像中肝实质的信号变化来代替定量指标。T_2脂肪抑制成像是根据化学位移或反转恢复序列特点压制脂肪信号,根据脂肪抑制前后图像的信号差异来定量脂肪含量。MRS是以不同物质内氢质子震动频率的差异为基础,形成一系列代表不同物质成分的波,然后根据脂肪波固有的位置和波下面积对其进行诊断和定量。由于肝实质内脂肪含量的分布并不均匀,而MRS取样比较局限,因此不能真实反映整个肝实质的脂肪变性情况,故临床中未得到广泛使用。DIXON技术也叫水脂分离技术,利用水和脂肪的共振频率差异,一次屏气扫描即可同时获取同相位、反相位、水相和脂肪相图像。然而,由于该技术受到自由衰减信号的影响,其测得的脂肪分数与实际存在差异,尤其是合并铁沉积者。在DXION技术的基础上出现了可以任意选择回波时间的mDIXON技术,其通过直接在脂肪分数图上放置感兴趣区(ROI),可在任意部位取样,测量ROI内组织的脂肪含量,有希望成为穿刺活检的替代方法。

总之,无创影像检查技术能够全面评估肝实质病变、血管、胆管及肝脏体积,在活体肝移植供体的筛选中发挥着重要作用。

二、病例介绍

1. 病史摘要 患者,女性,60岁。肝移植手术供体,为受体直系亲属,既往体检,无肝病病史。

2. 影像学表现 见图61-2-1。

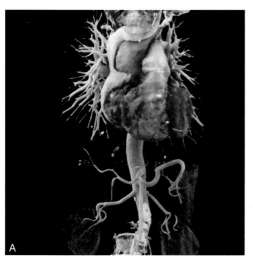
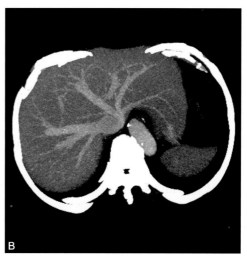

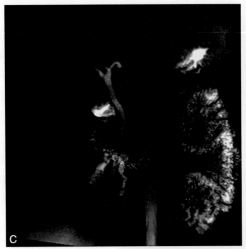
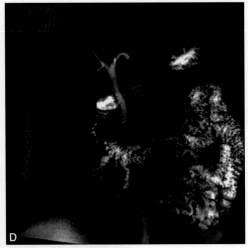
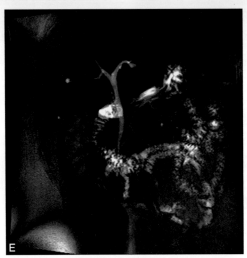

图 61-2-1　肝脏血管、胆管的 CT 及 MRI 评估

A. 肝动脉 CTA 重建图像显示肝总动脉、肝右动脉、肝左动脉的形态及走行;B. 肝脏静脉血管成像图显示肝左静脉、肝中静脉及肝右静脉的形态及走行;C～E. 磁共振胆道成像图像清晰显示肝内胆管、胆总管和主胰管形态及走行

三、教学要点

　　脂肪肝、供体血管和胆管解剖结构及存在的变异,都会影响到肝移植手术的难易程度和供受体的存活率;残肝容积是导致术后肝脏衰竭的重要因素,CT 肝体积测量方法有手动法、自动法和肝边界半自动识别面积累加法;血管造影(CTA)和磁共振血管成像(MRA)可以用于供肝血管系统评估;磁共振胰胆管成像(MRCP)是常用的胆道评估方法;脂肪肝可能会造成术后受体肝脏丧失功能和缺血再灌注损伤,MRI 技术包括 T_1 同反相位成像、T_2 脂肪抑制成像、磁共振波谱(MRS)和水脂分离磁共振成像(DIXON)技术等,对诊断脂肪肝较为敏感;通过影像检查技术全面评估肝实质病变、血管、胆管及肝脏体积,对活体肝移植供体的筛选有着重要意义。

第三节　肝移植术后并发症

一、综　述

　　肝移植已成为成人和儿童终末期肝病的有效治疗方法。目前,肝移植术后并发症仍然是导致肝移植术后死亡的主要原因。肝移植术后并发症主要有血管源性并发症、胆道源性并发症及肝脏、胸肺部并发症等,这些并发症是导致肝移植失败的主要原因[23]。影像学检查能早期发现和诊断,并为临床提供可靠的诊疗依据。

　　影像学表现

　　1. 血管源性并发症　一般而言,肝移植术的血管吻合至少包括一支动脉吻合(肝动脉)和两支静脉吻合(门静脉及下腔静脉)。肝移植术后血管源性并发症主要包括肝动脉、门静脉和下腔静脉的血栓形成、管腔狭窄、假性动脉瘤形成及肝内动脉-门静脉瘘等[24]。

（1）肝动脉血栓形成：是肝移植术后常见的血管并发症。肝动脉造影是血管栓塞诊断的"金标准"，其表现为血管腔内充盈缺损、无肝总动脉及肝内动脉显像或肝内动脉分支显示浅淡等。治疗包括溶栓、开腹行血栓切除和血管重建等。

（2）肝动脉狭窄：指血管造影显示血管直径缩小超过50%。在移植后早期诊断，肝动脉狭窄可以通过手术修复获得改善。CT血管造影和DSA可以清楚地显示肝动脉狭窄[25]。

（3）门静脉栓塞或狭窄是一种不常见的并发症，狭窄常发生在吻合口位置，可以无症状或引起门静脉高压。CT血管造影和MRI可以清晰显示门静脉栓塞和狭窄，常表现为门静脉内充盈缺损或管径狭窄[26]。

（4）假性动脉瘤：是一种少见的血管源性并发症，常在肝外血管吻合口位置形成，或出现在血管成形术后；而肝内假性动脉瘤常发生于经皮穿刺活检或局部感染后。肝内、外假性动脉瘤都易发生自发性破裂而导致腹腔内大出血或肝内血肿，后者可能导致动脉-门静脉瘘或胆瘘。增强CT和MRI都能显示肝内、外假性动脉瘤，同时利用CT和MRI血管成像更能显示出假性动脉瘤与周围正常肝动脉间的关系[27,28]。

（5）肝内动脉-门静脉瘘：常发生在为排除肝移植排斥反应而行经皮肝活检术后。部分动静脉瘘可以自行闭合。增强CT是诊断肝内动脉-门静脉瘘的主要影像学方法，其征象包括：在肝动脉期，肝内外周的门静脉分支提前显影，而门静脉主干、肠系膜上静脉和脾静脉尚无显著的对比剂充盈；在肝动脉期，出现短暂的肝外周实质内楔形增强。

2. 胆管源性并发症　肝移植后常见的胆管源性并发症以胆瘘、胆道狭窄最常见，其原因尚不明确，可能与排斥反应、感染、胆管缺血、损伤、梗阻等原因有关。其他少见的并发症包括胆管内Oddi's括约肌功能失调、胆管泥沙样结石、胆囊管黏液样囊肿、胆道扭转、胆管出血等。

（1）胆瘘：是肝移植术后发生的严重并发症，吻合口部位常见，多由于手术技术因素导致，此外，胆瘘也可以是肝动脉堵塞引起胆管坏死所致，并可进一步产生胆汁瘤或胆源性腹膜炎等。CT和MRI可显示肝门部积液和胆管扩张，MRCP检查可在胆管吻合口附近显示为胆管外边界清晰的囊样高信号影[29,30]。

（2）胆总管狭窄：大多数胆管狭窄发生在吻合口部位，是由于瘢痕形成导致的收缩和狭窄。非吻合口狭窄是由于动脉供血不足导致胆管缺血，常常发生在肝门逐渐进展至肝内胆管。MRCP检查适于肝移植术后拔出"T"管后行胆管检查，常表现为胆总管吻合口处管径明显变窄或胆管不规则狭窄[31]。

3. 肝实质及其他并发症

（1）出血：是肝移植后早期常见的并发症，包括腹腔内出血和消化道出血，发生率为10%~15%。腹腔内出血可分为活动性出血及凝血功能障碍引起的移植后创面渗血，原因多为移植过程操作及凝血功能障碍引起。消化道出血多为移植后引起的应激性溃疡出血[32]。

（2）肝脏缺血或梗死：主要是血管原因造成的，其中肝动脉病变最多见，门静脉原因相对少见。其病灶在CT上表现为肝实质外周部呈三角形或楔形的低密度影，大的梗死灶可液化、坏死，合并感染和钙化。增强CT扫描不仅能显示肝脏梗死的存在，还能观察到相关的肝脏血管性病变[33]。MRI在显示肝脏缺血或梗死方面的效果与CT类似。

（3）肝脓肿：主要由于缺血区坏死或继发于胆管梗阻、上行性胆管炎，CT常表现为片状等低密度影，周围可见环形水肿带，增强扫描常表现为环形强化或分隔样强化[34]；MRI表现为片状异常信号影，T_1WI为等低信号，T_2WI为略高信号，增强扫描强化方式与CT相似[35]。

（4）肿瘤复发：是肝移植术后的一种严重并发症。肝癌复发在肝脏增强检查表现为富血供，动脉期及门静脉期均明显环形强化。肝移植术后评价肝癌复发很重要，有利于早期检出并切除孤立肿瘤及指导辅助化疗。

（5）淋巴增生紊乱：肝移植患者术后接受免疫抑制治疗都具有发生淋巴增生紊乱的危险。淋巴增生紊乱表现为淋巴结肿大及结外受侵，包括侵及脾、肝、小肠、肾、肠系膜和肾上腺等。

（6）胸肺部并发症：胸腔积液是肝移植术后常见的并发症。胸腔积液产生的原因主要是：①肝移植术后腹水经膈肌裂孔或缺损进入胸腔形成胸水；②肝脏手术炎性刺激的结果；③低蛋白血症；④排斥反应损害肺泡细胞膜造成呼吸通透性改变；⑤手术造成肝脏淋巴系统的离断等。

　　肺部感染和肺不张是肝移植术后早期常见并发症，产生的原因主要有：①肝移植手术时间长、创伤大、失血多；②术后应用大量激素及免疫抑制剂；③分泌物阻塞支气管；④术后患者呼吸及咳痰受限，横膈活动障碍；⑤胸腔积液使肺扩张受限等。

胸部CT常常可较好地显示肺部感染及肺不张。

二、病例介绍

病例1

1. 病史摘要　肝移植术后9个月。
2. 影像学表现　见图61-3-1。

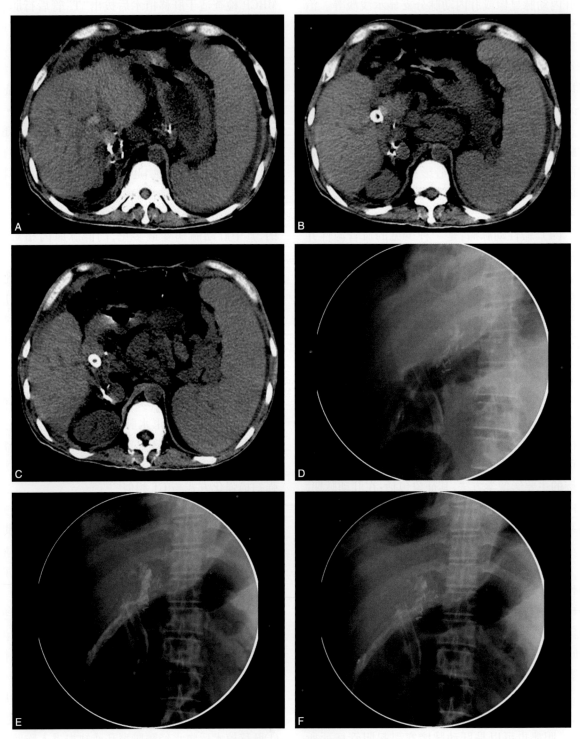

图61-3-1　胆瘘形成
A~C.CT检查示下腔静脉周围可见血管吻合影，胆总管内可见支架置入，脾脏增大，腹腔积液；D~F.胆道造影示窦道从右下至左上方肝门区附近，对比剂进入支架周围

病例 2

1. 病史摘要　肝移植术后 2 个月。

2. 影像学表现　见图 61-3-2。

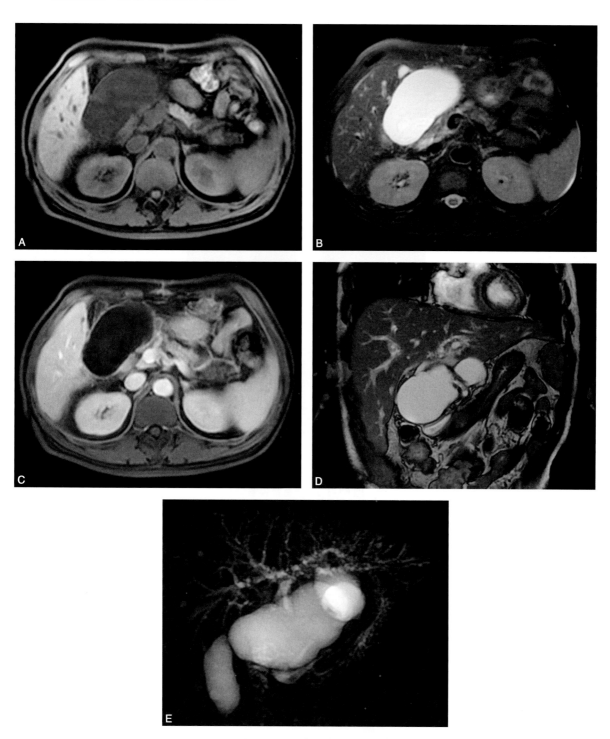

图 61-3-2　胆瘘并胆汁瘤形成

A、B. 横断位 T_1WI、T_2WI 示肝门区可见一椭圆形囊性病灶,边界清晰,大小为 107mm×61mm;C. 增强扫描未见强化;D. 冠状位 T_2WI 显示病灶呈高信号,边界清晰;E. MRCP 示肝门区可见胆管外边界清晰囊样高信号影

病例 3

1. 病史摘要　肝移植术后 5 个月。

2. 影像学表现　见图 61-3-3。

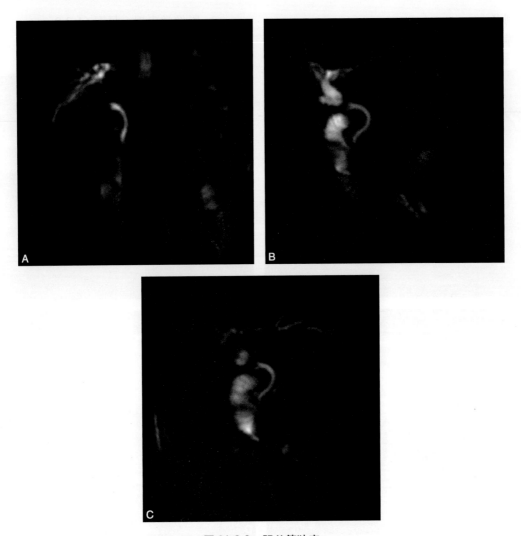

图 61-3-3　胆总管狭窄

A～C. MRCP 示胆总管上段局限性狭窄,狭窄段以上胆道梗阻性扩张改变

病例 4

1. 病史摘要　肝移植术后 2.5 个月。

2. 影像学表现　见图 61-3-4。

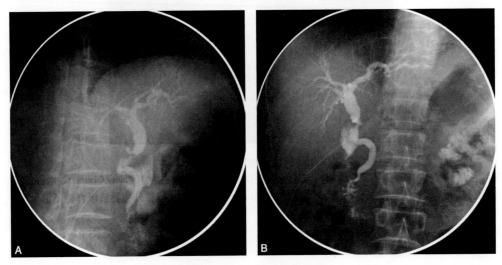

图 61-3-4　胆总管吻合口狭窄

A、B. 经引流管胆道造影示胆总管中段局限性狭窄,狭窄部以上胆道梗阻性扩张改变

病例 5

1. 病史摘要　肝移植术后 1 个月, 发热

8 天。

2. 影像学表现　见图 61-3-5。

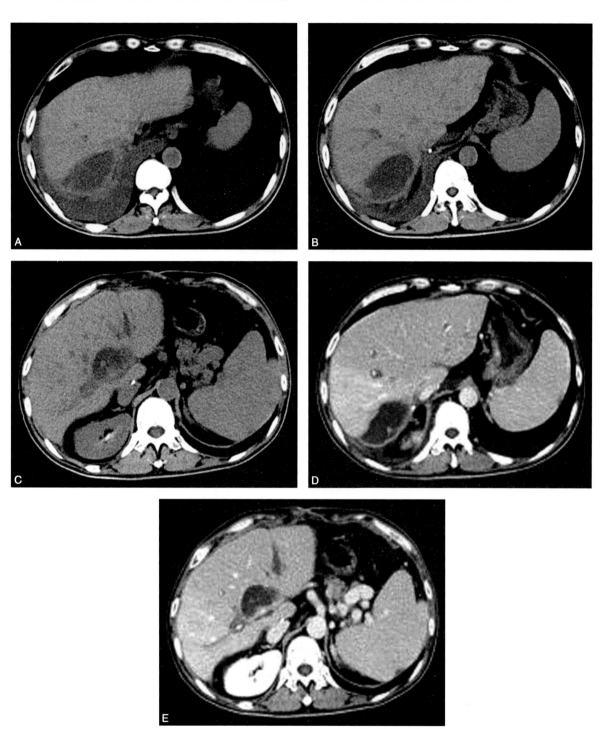

图 61-3-5　肝脏多发脓肿

A~C. CT 平扫示肝右叶及肝门区可见类椭圆形低密度影, 边界尚清, 周围可见环形晕影; D~E. 增强扫描示病灶边缘环形强化, 其内坏死区未见强化

病例6

1. 病史摘要　肝移植术后2周。

2. 影像学表现　见图61-3-6。

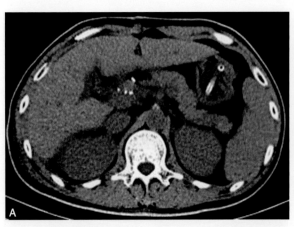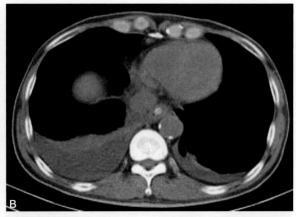

图61-3-6　双侧胸腔积液

A-B. CT平扫示下腔静脉及肝门区见吻合口影,双侧胸膜腔见新月形液性密度影

三、教学要点

肝移植术后并发症较多,如果不能及时发现并早期治疗,可引起移植肝功能减低甚至衰竭,需再次手术治疗或直接导致患者死亡。肝移植早期各类并发症的临床表现不具有特异性,诊断难度较大。

肝移植术后并发症主要有肝血管源性并发症、胆管源性并发症及肝脏实质性并发症等。在血管源性并发症中,以肝动脉血栓形成及肝动脉狭窄较为常见;胆管源性并发症主要表现为胆瘘及胆总管狭窄;肝实质并发症中出血为移植后早期常见的并发症,此外还可见肝脏缺血、梗死、脓肿等。综合运用影像资料,还有利于多方位评估疾病的进展情况,有效监测治疗方案的可行性,便于术前评估、术后监测、出院后随访,在肝移植术后的病情评估中具有极大潜力。

参 考 文 献

[1] 郑树森.肝移植[M].2版.北京:人民卫生出版社,2012.

[2] 李波.活体器官移植学[M].北京:人民卫生出版社,2012.

[3] Lo CM,Fan ST,Liu CL,et al. Adult-to-adult living donor liver transplantation using extended right lobe grafts[J]. Ann Surg,1997,226(3):261-270.

[4] Lee SG,Park KM,Hwang S,et al. Adult-to-adult living donor liver transplantation at the Asan Medical Center, Korea[J]. Asian J Surg,2002,25(4):277-284.

[5] 刘永锋,郑树森.器官移植学[M].北京:人民卫生出版社,2014.

[6] Martin P,Dimartini A,Feng S,et al. Evaluation for liver transplantation in adults:2013 practice guideline by the American Association for the Study of Liver Diseases and the American Society of Transplantation[J]. Hepatology,2014,59(3):1144-1165.

[7] Polson J,Lee WM. American Association for the Study of Liver Disease. AASLD position paper:the management of acute liver failure[J]. Hepatology, 2005, 41(5):1179-1197.

[8] 黄洁夫.中国肝脏移植[M].北京:人民卫生出版社,2008.

[9] 陈实.移植学[M].北京:人民卫生出版社,2011.

[10] Lee SD,Kim SH,Kim YK,et al. Graft-to-recipient weight ratio lower to 0.7% is safe without portal pressure modulation in right-lobe living donor liver transplantation with favorable conditions[J]. Hepatobiliary Pancreat Dis Int,2014,13(1):18-24.

[11] 郭佑民,邓蕾.活体肝移植供受体术前评估的影像学技术[J].中华肝脏外科手术学电子杂志,2013,2(2):76-79.

[12] Xie SS,Liu CH,Yu ZC,et al. One-stop-shop preoperative evaluation for living liver donors with gadoxetic acid disodiumenhanced magnetic resonance imaging:efficiency and additional benefit[J]. Clin Transplant,2015,29(12):1164-1172.

[13] Lee J,Kim KW,Kim SY,et al. Feasibility of Semiautomated MR Volumetry Using Gadoxetic Acid-Enhanced MRI at Hepatobiliary Phase for Living Liver Donors[J]. Magn Reson Med,2014,72(3):640-645.

［14］Winter TC，Nghiem HV，Freeny PC，et al. Hepatic arterial anatomy：demonstration of normal supply and vascular variant swith three dimensional CT angiography［J］. Radio Graphics，1995，15（4）：771-780.

［15］Yaprak O，Guler N，Balci NC，et al. A new technique for the reconstruction ofcomplex portal vein anomalies inright lobe living liver donors［J］. Hepatobiliary Pancreat Dis Int，2012，11（4）：438-441.

［16］Erbay N，Raptopoulos V，Pomfret EA，et al. Living donor livert tansplantation in adults：vascular variants important in surgical planningfor donors and recipients［J］. AJR，2003，181（1）：109-114.

［17］Xu YB，Bai YL，Min ZG，et al. Magnetic resonance cholangiography in assessing biliary anatomy in living donors：A meta-analysis［J］. World J Gastroenterol，2013，19（45）：8427-8434.

［18］Segedi M，Buczkowski AK，Scudamore CH，et al. Biliary and vascular anomalies in living liver donors：the role andaccuracy of pre-operative radiological mapping［J］. HPB，2013，15（9）：732-739.

［19］潘晶晶，张静，王海屹，等.“一站式”MRI 在活体肝移植术前评估中的价值［J］. 中国临床医学影像杂志，2014，25（9）：627-641.

［20］Mangold S，Bretschneider C，Fenchel M，et al. MRI for evaluation of potential living liver donors：a new approach including contrast-enhanced magnetic resonance cholangiography［J］. Abdom Imaging，2012，37（2）：244-251.

［21］Limanond P，Raman SS，Lassman C，et al. Macrovesicular hepaticsteatosis in living related liver donors：correlation between CT andhistologic findings［J］. Radiology，2004，230（1）：276-280.

［22］Raptopoulos V，Karellas A，Bernstein J，et al. Value of dualenergy CT in differentiating focal fatty infiltration of the liver from low-density masses［J］. AJR Am J Roentgenol，1991，157（4）：721-725.

［23］汪明月，鲁植艳.肝移植术后并发症的影像学评估［J］.临床肝胆病杂志，2016，32（12）：2295-2299.

［24］Wigham A，Alexander Grant L. Radiologic assessment of hepatobiliary surgical complications［J］. Semin Ultrasound CT MR，2013，34（1）：18-31.

［25］Meng XC，Huang WS，Xie PY，et al. Role of multidetector computed tomography for biliary complications after liver transplantation［J］. World J Gastroenterol，2014，20（33）：11856-11864.

［26］Quiroga S，Sebastia MC，Margarit C，et al . Complications of orthotopic liver transplantation：spectrum of findings with helical CT［J］. Radiographics，2001，21（5）：1085.

［27］余忠山，江艺，蔡秋程，等.肝移植后的并发症［J］.中国组织工程研究，2013，17（18）：3275-3282.

［28］Yuan Y，Gotoh M. Biliary complications in living liver donors［J］. Surg Today，2010，40（5）：411-417.

［29］刘曦娇，宋彬，陈光文.肝移植围手术期的影像学评价［J］.中国普外基础与临床杂志，2010，17（10）：1102-1106.

［30］唐彬，王宇，周杰，等.肝移植术后胆道并发症的危险因素分析［J］.中国普通外科杂志，2011，20（1）：1-5.

［31］Briceno J，Ciria R，Pleguezuelo M，et al. Impact of donor graft steatosis on overall outcome andviral recurrence after liver transplantation for hepatitis C virus cirrhosis［J］. Liver Transpl，2009，15（1）：37-48.

［32］Abdelmalek MF，Diehl AM. De novo nonalcoholic fatty liver disease after liver transplantation［J］. Liver Transpl，2007，13（6）：788-790.

［33］Park EA，Lee JM，Kim SH，et al. Hepatic venous congestion after right-lobe living-donor liver transplantation：the added value of delayed-phase imaging on CT［J］. J Comput Assist Tomogr，2007，31（2）：181-187.

［34］吴春朱，康顺，姜在波，等.肝移植术后胆道狭窄的造影表现及其临床价值［J］.中华器官移植杂志，2012，33（7）：412-416.

［35］Boraschi P，Braccini G，Gigoni R，et al. Detection of biliarycomplications after orthotopic liver transplantation with MR cholangiography［J］. Magn Reson Imaging，2001，19（8）：1097-1105.

（边杰　林栋栋　罗佳文　鲁植艳　刘棠）

第六十二章

肝胆疾病介入治疗及影像学评价

介入放射学具有集影像诊断与微创治疗为一体的鲜明学科特点,为疾病的诊断和治疗开拓了新的途径,被称为现代临床治疗学中的第三大诊疗体系,是与内科、外科并列的三大临床医学技术之一。它具有微创性、可重复性、定位准确、疗效高、见效快、并发症发生率低、多种技术可联合应用、简便易行等诸多优点,展示出广阔的发展前景。

介入诊疗分为3大类:①按入路途径,可分为血管性介入和非血管性介入技术两大类。②按病变部位和病种,又可分为神经介入、心脏介入、血管介入、综合介入等。③按引导设备,又可分为X线介入(DSA)、CT介入、超声介入、MRI介入等。

介入技术在肝胆疾病中应用甚为广泛,主要属于综合介入范畴,可分为血管介入治疗与非血管介入治疗。

第一节 肝细胞癌肝动脉 化疗栓塞术

肝细胞癌(hepatocellular carcinoma,HCC),是目前世界上发病率最高的恶性肿瘤之一,发病率居全球第5位[1]。在我国,肝癌发病率居所有恶性肿瘤的第4位,死亡率居第2位[2],其中东南沿海地区为肝癌高发区域。我国肝癌患者的中位年龄为40~50岁,2015年我国新发肝癌病例46万例,肝癌死亡病例42万例,肝癌成为我国癌症死亡人数第三大肿瘤疾病,其中男性比女性多见,男女发病率比约为3:1[3]。

目前外科根治性切除是首选的治疗手段,但多数患者初诊时已处于中晚期,由于肿块巨大或合并晚期肝硬化,手术切除率仅占20%~30%,因此,肿瘤局部介入治疗近年来在肝癌治疗中的地位越来越重要[4-7]。

介入治疗作为微创治疗技术之一,经过30多

年的临床实践,诸多技术日臻成熟并完善,在肿瘤综合治疗中发挥着越来越重要的作用。对于小肝癌,介入治疗已达到或接近外科手术的效果,为患者提供了新的选择方法;对于中晚期肝癌,已形成以介入治疗为主的新综合治疗模式,介入治疗联合外科手术可明显提高单一治疗效果[8-10]。

随着医学科学及高新技术的发展进步,介入治疗内容不断丰富。目前,常用的肝癌介入治疗方法主要有肝动脉化疗栓塞、消融治疗等。

一、综 述

肝动脉化疗栓塞术(transcatheter arterical chemoembolization,TACE)是指对肿瘤供血动脉同时灌注化疗药物及颗粒性栓塞物质,通过精确地释放栓塞剂到肿瘤滋养血管以阻断肿瘤的供血动脉,肿瘤因缺氧和营养从而延缓生长甚至停止生长[7,8],达到治疗和控制肿瘤目的。

此项技术最早可追溯到1976年,当时美国MD Anderson肿瘤中心放射科医师Goldstein等[11]首先报道肝动脉栓塞(transcatheter arterical embolization,TAE)治疗肝癌。1979年日本学者Nakakuma等[12]人首先把碘油与抗癌剂混合后注入肿瘤的供血动脉后,再用明胶海绵栓塞该动脉,此种方法称为经导管碘油化疗药物栓塞术(transcatheter oily chemoembolization,TOCE),TOCE令肝癌非手术治疗获得了突破性进展,疗效瞩目,并已被医学界公认为是不能切除的肝癌及肝癌术后复发者的最佳治疗方法,其累积生存率远远高于前述方法。Yamada R.等[13]也较早用TACE治疗肝癌并将碘化油应用于栓塞术,TACE即在临床上被广泛推广[14]。随着介入放射学理论和技术的发展,栓塞材料及治疗方法的不断改进,TACE治疗后肝癌患者的生存率明显上升,已成为不能手术切除患者的首选治疗方案[8,15]。

（一）肝动脉栓塞化疗的原理

碘油自 1922 年发明以来,一直用于子宫和淋巴管造影。现在用于 TOCE 的含碘对比剂有乙碘油、超液化碘油等,它们的共同之处是含有碘的乙酯化合物,故临床上简称碘油。碘油可作对比剂、栓塞剂和便于多种药物释放的载体,因此它在 HCC 治疗中起着重要的作用。碘油经肝动脉注入肝脏后,主要沉积在肿瘤多血管区域,其次在肿瘤外周到肝窦和邻近的肝组织内。碘油不仅作为抗癌剂载体与细胞毒性化疗药物如 ADR、DDP、MMC 等形成混悬液选择性地进入肝癌组织,使细胞毒性药物缓慢释放,起到化疗作用,而且滞留在肿瘤内达到栓塞效果。碘化油易于沉积于多血供肝肿瘤内,不易清除,目前的研究显示,其原因在于:①肿瘤内的血管扭曲,血流慢,廓清速度也慢;②肿瘤内血管缺乏肌层与弹力层,使其排泄减慢;③非癌肝内的网状内皮系统捕捉油剂,并有吞噬细胞的作用,排泄较癌肿快。Yumoto Y 等[16]认为碘油廓清是通过肝内淋巴管,而肝细胞肝内没有淋巴管,并认为库普弗细胞在廓清乳糜小滴方面有重要作用。Miller DL[17]认为肿瘤内碘油长期存留与新生血管内没有神经控制,血流缓慢,血浆成分或碘油大分子漏入到毛细血管外间隙等原因有关。

TAE 与 TOCE 治疗 HCC 的机制为正常肝组织血供 70%~75%源于门静脉,肝动脉供血仅占 25%~30%。肝癌血供 95%~99%来自肝动脉,门静脉供血很少,尤其是有包膜的肿瘤完全由肝动脉供血,此型肿瘤对 TAE 或 TOCE 有高度反应。但对于无包膜的浸润型病灶、多发结节型病灶或转移性肝癌,则除肝动脉外,还在相当大程度上接受周围非癌肝窦内来自门静脉系统的血供,而且研究表明,一旦癌灶供血动脉栓塞后,门静脉血供明显增加。Taniguchi 等[18]报告肝细胞癌和肝内转移瘤灶均为双重途径的栓塞。大量的临床研究证实,碘油栓塞治疗肝细胞癌后,碘油不仅停留在病灶内,而且经动脉注入碘油后门静脉分支内也可以发现碘油。Nakamura 等[19]报道,TOCE 时门静脉可因充盈碘油而显影,其显影率与肝动脉注入碘油量呈正相关,注入 10mL 时门静脉显示率为 29%,10~20mL 时为 67%,20mL 以上时为 86%。

在 TOCE 栓塞方面,明胶海绵作为一种中期栓塞剂,既达到了暂时栓塞动脉血管的作用,防止碘油被血流冲刷流走,提高治疗效果,又能再次开通,为下一次栓塞提供通道。其他栓塞剂还有微球(化疗药物微球、放射性微球、细胞因子微球等)。

（二）肝癌肝动脉化疗栓塞术适应证及禁忌证

对于不能耐受外科手术治疗或不愿行外科手术治疗的患者,美国 2015 版 NCCN 肝癌诊疗指南[20]、BCLC 分期系统和治疗策略(2010 版)[8]和我国 2017 版原发性肝癌临床分期及治疗路线图[10]均推荐行局部病灶的治疗,而在局部病灶治疗中,经皮肝动脉化疗栓塞术是不可切除原发性肝癌的首选姑息性治疗方法。肝动脉化疗栓塞术主要适用于原发性肝癌、肝癌术后复发(肝功能 Child 分级为 A、B 级)。

1. 肝动脉灌注化疗

（1）适应证:①失去手术机会的原发性或继发性肝癌;②肝功能较差或难以超选择性插管者;③肝癌手术后复发或术后预防性肝动脉灌注化疗。

（2）禁忌证:①肝功能严重障碍,Child-Pugh C 级且无法纠正;②严重心、肺、肾功能不全;③大量腹水;④全身情况衰竭;⑤白细胞和血小板显著减少。

2. 肝动脉化疗栓塞术

（1）适应证:①不适宜手术或希望非手术治疗的小肝癌;②肝肿瘤切除术前应用,可使肿瘤缩小,同时能明确病灶数目,利于切除并控制转移;③失去手术机会的中晚期肝癌;④无肝肾功能严重障碍、门静脉主干完全阻塞、肿瘤占据率小于 70%;⑤外科手术失败或切除术后复发;⑥控制疼痛、出血及动静脉瘘;⑦肝癌肝移植术后复发者。

（2）禁忌证:①肝功能严重障碍,属 Child-Pugh C 级且无法纠正;②严重凝血功能障碍,且无法纠正;③门静脉高压伴逆向血流以及门静脉主干完全阻塞,侧支血管形成少者;④严重的门静脉高压,胃底和食管贲门静脉重度曲张,有破裂出血的危险;⑤大量腹水和/或自发性腹膜炎;⑥感染,如肝脓肿;⑦全身已发生广泛转移,估计治疗不能延长生存期;⑧全身情况衰竭者;⑨癌肿占据全肝 70%或以上者(若肝功能基本正常可采用少量碘油分次栓塞)。

3. TACE 为主的"个体化"治疗方案

（1）肝癌缩小后二期切除:在大肝癌介入治疗明显缩小且非肿瘤区肝脏代偿良好时,可采取外科手术。

（2）肝癌术后的预防性介入治疗:由于大部分 HCC 在肝硬化的基础上发生,多数病例为多发病灶,部分小病灶可能在术中未被发现,对于怀疑是非根治性切除的患者,建议术后 40 天左右做预防性灌注化疗栓塞。

（3）门静脉癌栓及下腔静脉癌栓的治疗:可采用放置支架和近距离放射治疗。但并非所有下腔静脉狭窄均是肿瘤侵犯所致,如果是肿瘤增大压迫引起,且患者无症状,可不放置支架,仅采用TACE,观察肿瘤能否缩小。如果是肿瘤侵犯下腔静脉引起,主张在TACE治疗的同时放置下腔静脉支架或先放置支架。

(4)TACE为主的个体化方案还涉及肝肿瘤破裂出血的治疗、肝癌伴肺转移的治疗、TACE联合消融、放疗、基因和靶向治疗等方面。总之,应该强调积极采用以TACE为主的综合治疗措施,方能获得良好的疗效。

(三)介入技术方法

术前准备包括术前检查、术前治疗、术前交代、术中所用药品及器材准备等。肝癌的介入治疗应遵从一般恶性肿瘤的治疗原则,即提高患者的生存质量,减轻痛苦和延长生存期。术前检查的目的在于明确诊断及病变的形态特征,了解患者治疗前的身体状态。实验室检查主要是了解各脏器的功能状态,包括心、肾、肺、肝和凝血功能及糖代谢状态等。若凝血功能障碍,肝功能欠佳,患者应在改善凝血功能、肝功能后再行肝动脉化疗栓塞术。原发性肝癌患者还需要检查甲肽蛋白(alpha fetoprotein,AFP),可以起到辅助诊断及判断介入治疗效果和推测肿瘤活动度的作用。影像学检查主要是明确病变的性质、部位、大小及范围,术前评价的重要依据。

TACE术中所用的化疗药物应该选择具有高"首过"清除率(即药物能够被肝脏快速清除代谢)和在高浓度剂量更加有效的特征,这样在肝脏局部用药的情况下,局部药物浓度高,而体循环中药物浓度低,从而减少了化疗药物的毒副作

用[21]。常见的用于肝动脉化疗栓塞药物有5-FU、CDDP和MMC等[22]。常用的栓塞剂主要包括栓塞微球、聚乙烯醇颗粒、弹簧圈、明胶海绵颗粒、碘化油等。

患者术前应禁食、水4小时,并行双侧腹股沟区穿刺点备皮。操作方法:采用经皮动脉(股动脉、桡动脉、肱动脉及锁骨下动脉)穿刺,利用短导丝置入导管鞘,然后在X射线透视下进行插管操作。将导管选择性插入肿瘤供血动脉后进行动脉造影,了解供血动脉和肿瘤血管的分布情况,根据肿瘤供血血管分布,尽可能超选择进入肿瘤供血动脉,减少对正常肝组织供血血管的栓塞,以减少术后可能出现的肝功能损坏。经导管灌注化疗药物或栓塞药物。治疗结束后,拔管、穿刺部位压迫止血,穿刺侧肢体制动12小时,平卧24小时,以防穿刺部位出血和血肿形成。

常见肝脏肿瘤DSA造影可分为以下几种:乏血供型、中等血供染色型、富血供染色型[23]。乏血供型,是指在CT/MRI等影像学检查及实验室检查临床确诊为肝癌,但在DSA造影时肿瘤血管染色不明显,不易确定肿瘤供血动脉,只能行动脉灌注化疗术,而不便行动脉栓塞,此类型肿瘤对肝动脉化疗栓塞术治疗反应相对较差,难以达到理想疗效。对于中等血供染色及富血供染色的类型,因为有明确的肿瘤供血动脉,若肿瘤病灶局限,数目较少,应尽可能栓塞所有供血动脉,对于肿瘤体积过大者,应行分次栓塞,避免因栓塞范围过大术后并发症明显。肝动脉栓塞治疗时应了解门静脉情况,若门静脉主干完全栓塞,则不宜行肝动脉栓塞,以避免严重并发症的出现(图62-1-1)。

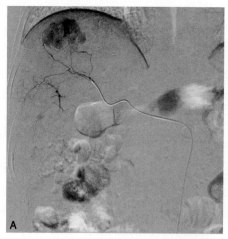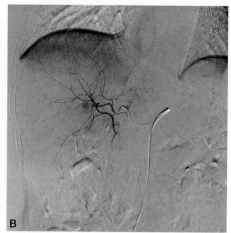

图 62-1-1　肝癌
A.富血供染色型肝癌;B.中等血供染色型肝癌

（四）临床应用

1. 肝癌动脉栓塞治疗　TACE 不仅对主要瘤体，而且对子灶及门静脉瘤栓都能有效杀伤，且对包膜完整的肝癌，主要由肝动脉供血，TACE 栓塞后肿瘤可完全坏死，但对于包膜已受浸润的巨块型、多结节型等肝癌，一旦肿瘤栓塞后，肝内动脉-门静脉交通开通，肿瘤周边门静脉供血明显增加，且肿瘤碘油沉积越靠近周边部碘油越少，造成肿瘤不能完全坏死，因此肝动脉栓塞后辅以门静脉栓塞是治疗中、晚期肝癌的一种方法，对进一步提高介入治疗的疗效有实用价值。Nakao N 等[24]提出动脉-门静脉双重栓塞治疗肝癌，所栓塞肝段内肿瘤完全坏死，包括转移子灶，取得了很好效果。国内在这方面也进行了研究，扬正强等[25]进行了无水乙醇碘化油乳剂对大鼠门静脉栓塞实验，研究认为，无水乙醇与碘化油比例为 3∶1 与单纯无水乙醇达到同样效果。刘崎等[26]认为，门静脉超选择栓塞能完全栓塞局限性肝内小肿瘤，但对影响多个肝段的较大肿瘤，即使动脉-门静脉联合应用，肿瘤仍可因迅速形成的动脉侧支循环及从周围肝窦获得血供而继续生长，加上门静脉无外在通路，应联合其他方法治疗。在没有动静脉瘘的情况下，停留在血窦内的碘油可反流至门静脉分支内，门静脉分支内碘油灌注量与动脉灌注量呈正相关。这是实现门静脉栓塞更方便、更有效的方法，称为"水门汀法"或"完全填充法"。肿瘤包括无包膜、浸润性及肝内转移子灶，可达到动脉-门静脉双重栓塞效果，改善生存率及提高肿瘤坏死率。Nakamura 等[27]报道，TOCE 的门静脉显影是容量依赖型。29% 的患者达到 10mL 碘油栓塞时，可出现大于 5mm 的门静脉显影；67% 的患者达到 10~20mL 时，门静脉显影；86% 的患者要超过 20mL。肝段栓塞少于 10mL 同样可达到门静脉显影的目的。但在正常门静脉显影的同时，也可引起正常肝组织损害而萎缩。

2. 碘油在栓塞治疗中的应用　碘油乳剂配制及用量是栓塞效果的一个重要方面。一般常用化疗药物是 ADR、MMC、CDDP 等，Yamashita 等[28]认为，ADR 悬液或水在油中乳液有着同样的抗癌效果，并能延长 ADR 释放时间。对 CDDP/LDP 悬液及 ADR/LDP 乳剂经动脉化疗栓塞后，患者长期预后对比结果表明：CDDP/LDP 组其 1、3、5、7 年生存率为 81%、41%、19%、13%，而 ADM/LDP 组 1、3、5 年分别为 67%、18%、0，表明

CDDP/LDP 抗癌效果更为有效。同样比较二者对生存期的影响，其结果为 5 年总的生存率 CDDP 为 19%、ADR 为 6%，无严重并发症，CDDP 较 ADR 改善患者预后较好，并且可多次重复治疗。栓塞时碘油用量很难确定，应考虑到肝功能、肿块大小、患者耐受量等，碘油用量（用 D 表示，单位为 mL）可根据肿瘤大小（用 d 表示，单位为 cm）估计。Nakao 等[24]认为，较多碘油用量并不能产生较好的栓塞效果，而且影响预后，以 $d \leqslant D \leqslant 1.5d$ 效果最好，$2d \leqslant D$ 时则会损害肝实质。肝段栓塞以门静脉显影为佳，过量同样引起非瘤组织坏死，不足则达不到栓塞化疗效果。一般认为碘油用量最高限是 20mL。但近来有报道对肝功能为 Child A 级或吲哚靛青绿 15 滞留率（ICG-R15）<20% 肝右叶血管丰富巨大肿块建议采用 20~40mL 栓塞剂量，应用超液化碘油超选择栓塞术后加强护肝，可使血管床完全闭塞得到最佳栓塞效果。对肝功能较差、门静脉瘤栓应减少碘油用量，尽量不用明胶海绵，以免引起肝衰竭。

3. 肝癌异位供血及血管侵犯的介入治疗　肝癌变异性供血及栓塞后侧支形成是肝癌不能完全栓塞的原因之一。①肝脏本身供血动脉变异；②在肝动脉发生阻塞或因癌肿生长迅速致使肝动脉供血相对不足时，各种生理性吻合通路的开放导致肝癌变异性血供；③周边位置肿瘤和对周边器官的侵犯和粘连；④反复栓塞化疗，在肿瘤组织发生坏死，血管内皮生长因子的表达上调促使肿瘤血管新生。在肝癌栓塞中应尽量超选择，实行肝段栓塞，既阻断肝动脉供血，也减少侧支形成，同时又阻断了肿瘤周边的门静脉供血，有效减少了肿瘤复发，因此只有对肝癌变异性有更深入的了解，才能对肝癌治疗更加深入。

肝癌常侵及血管，特别是门静脉，肝细胞癌合并门静脉癌栓达到 20%~70% 的发生率，肝动静脉瘘 20%~40%[29]。既往认为门静脉主干瘤栓是栓塞禁忌证，分支癌栓是相对禁忌证，但现在认为，对于有门静脉海绵样变的患者同样可进行栓塞。随着导管技术的进步，用同柱导管可行肝段及亚肝段栓塞，最大限度地栓塞肿瘤，对肝脏损伤最小，肿瘤坏死可达 64%。对动脉-门静脉瘘患者，应先用钢圈闭塞瘘口，再行 TOCE，但对较严重分流，仍是栓塞禁忌。

4. 药物微球栓塞剂应用

（1）药物洗脱微球是可携带化疗药物的聚

乙烯醇珠(直径 500~700μm)。它被专门设计可以用缓慢的速率释放化疗药物栓塞剂。加载珠首先在体外对化疗药物进行吸收,肝动脉注射后的药物洗脱微球可以在肿瘤血管床内持续控制释放,达到增加药物在肿瘤内浓度的目的[30]。因为吸收药物的加载珠进入肝动脉后,几乎所有的药物吸收在珠内,没有留在溶液内进入体循环。因此,除了增加持续缺血的时间,同时提高药物输送到肿瘤的浓度并降低全身毒性。此外,因其固有的特性不需使用碘油[31],因此残余肿瘤的 CT 成像不受碘油沉积伪影的干扰,能够更好地评估肿瘤栓塞治疗效果。

2007 年 Ronnie T P Poon 首先对 DEB-TACE 治疗 HCC 的相关安全性、有效性数据进行报道[34]。Poon 等[33]进行 Ⅰ 期、Ⅱ 期临床研究,其并发症发生率 11.4%,治疗 4 个月后 CT 评价完全反应率 14.3%。

PRECISION V[34]一项 DEB-TACE 与传统 TACE 随机对照试验显示,DEB-TACE 可降低治疗相关的毒性和不良事件的发生率。212 例不能切除 Child-Pugh A/B HCC,无淋巴结及远处转移。Deb-TACE 疾病控制率和完全缓解率更高(分别为 63% 和 52%,27% 和 22%)。尽管研究未能发现 DEB-TACE 具有优势,但肝毒性及阿霉素不良反应较低。因此 DEB-TACE 相对于传统 TACE 的生存优势仍有待于随机对照研究。然而 DEB-TACE 是治疗肝脏恶性肿瘤的另一种治疗方法,可持续释放抗癌化疗药物,且具有良好的安全性。

(2)动脉放射栓塞(transarterial arterial radio embolization,TARE)是一种新兴的介入治疗技术,对中晚期肝癌疗效较好[35]。新型栓塞颗粒放射性微球 Y-90 为钇 90 的微粒体,其能以平均 0.25cm 的近距离散发 β 射线,对癌细胞进行近距离的放射治疗,从而达到杀死肿瘤细胞的目的。对于门静脉癌栓患者,其能明显改善患者的生存质量,为巨大肿瘤合并门静脉癌栓患者提供了一种有效的治疗方法[36]。

Y-90 在 20 世纪 60 年代首次用于治疗人类,自 2000 年以来,关于该技术产生的数据量迅速增加。这一趋势可能是 1999 年 FDA 批准 Therasphere(一种玻璃微球)用于治疗不可切除 HCC[37]。2002 年,选择性内照射球体及树脂微球获 FDA 批准用于 CRC 肝转移的治疗[38],树脂微球不同于玻璃微球的地方在于它们具有较低比重

和较低活性,从而允许更多数量微球治疗,而玻璃微球具有较低的栓塞效应[39]。

HCC 患者 Y-90 放疗栓塞可获得 2A 级证据,Y-90 治疗已被证明用于中期 HCC 合并门静脉转移治疗有效。总之,放射栓塞最大限度发挥了局部微创放射治疗的优势,对不可切除中期 BCLC B 伴有门静脉播散的患者仍有效[40]。

5. TACE 联合其他治疗技术　研究表明[41],在控制病灶发展及延长患者生存期方面,联合治疗效果明显优于单独治疗。单一使用 TACE、RAF 治疗大肝癌或包膜不完整浸润性肝癌时,在彻底灭活血供丰富的病灶存在一定的局限性[42-44],常需要联合其他治疗方法,其中 TACE 联合 RAF 为治疗肝癌提供了一种新型的治疗方式,TACE 联合局部消融治疗肝癌,可协同增效,减少复发。一方面,TACE 可使大部分肿瘤血管闭塞,减少消融时热量随血流丢失或化学药物稀释,增加消融时肿瘤的坏死范围,提高消融疗效;另一方面,消融可增加细胞通透性,使化疗药物更易进入肿瘤细胞内,增加对药物的敏感性,提高化疗疗效[45]。张波等[46]对进展期肝癌行 3DCRT 联合 TACE 治疗后发现,其在控制肿瘤生长、改善患者生活质量、延长患者生存期等方面效果显著。Pawlik 等[47]研究表明,TACE 联合分子靶向药物,如索拉菲尼,在治疗肝癌进展期患者时,疾病控制率高达 95%,肝癌的反应率超过 70%。

(五)TACE 的临床疗效及其影响预后因素

1. TACE 临床疗效　目前研究[48,49]已证实,对于不能切除的中期(BCLC B 级)HCC,TACE 在总生存期方面优于常规治疗。Llovet 等[48]对 Child A、B 患者行 TACE 与 TAE 前瞻性随机对照评价研究,试验早期终止,显示 TACE 的 1 年生存期是 75%,优于单纯栓塞的 50%,而 2 年生存期分别为 63% 与 27%(p=0.009)。Lo 等[49]进行相似对照研究,证实 TACE 与对症治疗对照组的 1 年生存期分别为 57% 与 32%,2 年生存期为 31% 与 11%。因此与全身化疗相比,TACE 可降低药物毒性并具有显著治疗效果。Xin Tian 等[50]对 TACE 与外科切除对照研究进行荟萃分析,该研究纳入 6 297 例患者,所有患者均接受 TACE 或肝切除(hepatic resection,HR)治疗,结果显示,相对于 TACE,HR 显著改善患者 3 年总生存期(OS)。TACE 与 HR 在 1、2、4、5 年的总生存期具有相似效果。二者在 3、5 年复发率方面差异无统计学意义。

年龄、性别、治疗方式、ECOG体能评分（Eastern Cooperative Oncology Group performance score）是OS的独立预测因素。研究提示TACE与HR对HCC患者的治疗具有相似效果及复发率。但仍需多中心、随机对照研究进一步证实。另外，肝功能不同（BCLC A/B）患者的结果仍需进一步的亚组分析，对此结果仍持谨慎态度。

2. 影响生存期的预后因素

（1）治疗方式不同可以影响远期生存率：经导管肝动脉灌注化疗（TAI）、经导管肝动脉化疗加明胶海绵栓塞（TAE）、经导管肝动脉碘油抗癌药乳剂加明胶海绵栓塞（TOCE）及节段性肝动脉化疗栓塞（S-TOCE），其远期疗效优劣依次为S-TOCE>TOCE>TAE>TAI。据报道，S-TOCE不仅对主瘤细胞有效，而且对肝内转移灶及包膜侵犯病灶同样有杀伤作用，可减少对正常肝组织的损伤。Nishimine等报道[51]，S-TOCE总生存率（1、2、3、4、5年分别为89%、69%、59%、44%、30%）高于传统TOCE（相应为61%、38%、22%、15%、7%）。

（2）肿瘤形态因素影响远期生存率：肿瘤形态因素主要包括肿瘤大小、肿瘤类型、生长方式及门静脉是否受侵等。肿瘤愈小其生存率愈高。肿瘤类型主要有结节型、多发结节型、巨块型及弥漫型，前者治疗效果较好，后者较差，而弥漫型HCC尚未见长期生存的报道。HCC的生长方式与TOCE的疗效明显相关，膨胀型生长的肿瘤较浸润型为好。门静脉一旦受侵（门静脉瘤栓或动脉-门静脉瘘），其生存率大受影响。

（3）肝功能对远期生存率的影响：Ohnishi等[52]报道，肝功能Child A级的HCC行TOCE后的1、2、3、4年生存率分别为78%、66%、52%和34%，而Child B的患者分别为65%、33%、17%和7%，Child C的患者1、2年实际生存率分别为25%和0。

（4）碘油沉积方式对远期生存率的影响：Uchida等[53]根据TOCE后的CT扫描，将肿瘤内的碘油沉积方式分为4型：Ⅰ型为肿瘤内均匀碘油沉积，并分为Ⅰa型肿瘤周边有碘油沉积，否则为Ⅰb；Ⅱ型肿瘤内有部分碘油沉积缺损；Ⅲ型为分散的不均匀碘油沉积；Ⅳ型为少量沉积。其生存率以Ⅰa最好，Ⅳ最差。

（5）联合治疗对生存率的影响：Chen等[54]将648例PCL患者分为RFA联合TACE组及单独使用RFA组，荟萃分析结果显示，RFA联合TACE组在无复发生存和总生存率上均具有明显优势，尤其是中大型肝癌或年龄较小的PCL患者，在改善预后方面效果显著。

总之，肝癌预后与肝脏功能本身及肿瘤相关因素有关，72项研究肝癌治疗预后指征的系统回顾结果显示，门静脉瘤栓、肿瘤大小、AFP及Child-Pugh分级是有效预测肝癌患者死亡的指标[55]。

（六）TACE术后随访

对术前AFP升高的患者，有效TOCE后AFP会明显下降。CT、B超及MRI起到很重要的作用，对肿瘤复发可早期发现。CT可观察碘油在肿瘤及周围部位的聚集、分布，了解有效栓塞化疗后情况，并为下一次治疗提供信息；增强螺旋CT可发现小转移灶，少量碘油为肝内小转移灶提供有益信息。彩色多普勒对肿瘤TOCE后残余肿瘤及复发灶是有帮助的，因为它是通过血流来评价肿瘤的栓塞情况，近来用CO_2微泡更具敏感性。MRI对栓塞后价值更大，它不像CT有容积效应，而多普勒受肿瘤位置影响，TOCE后，T_2加权影像上，若肿瘤内出现高信号，则是肿瘤出血或液化坏死，低信号为肿瘤凝固性坏死，病灶周围出现信号升高及降低是瘤周水肿及新生肉芽造成的。

（七）并发症

肝癌动脉化疗栓塞术常见的并发症有：

1. 栓塞后综合征　主要包括发热、疼痛、恶心呕吐等。发热主要与肿瘤细胞坏死后产生的致热源有关，多见于术后1天到2周；疼痛主要是由于肿瘤缺血水肿刺激肝脏包膜所致；胃肠道反应主要与化疗药物副作用有关[56]。这些症状持续的时间长短不一，可为一过性反应，也可持续数天至1个月。

2. 异位栓塞　较为常见的为肺栓塞，为肝动脉化疗栓塞术后较为严重的并发症，栓子多是碘化油或栓塞颗粒，主要是通过异常沟通血管进入体循环所致，与碘油用量可能呈正相关[57,58]。

3. 感染　肝动脉化疗栓塞术后并发肝脓肿，其原因是栓塞术后的肿瘤组织液化坏死并继发感染，细菌可来自术中操作造成的感染，也可来自门静脉血流途径、胆肠途径或胆管的炎症等。一旦出现并发症，应予积极综合治疗。

二、病例介绍

病例1

1. 病史摘要　患者，女性，54岁。因右侧腹部疼痛 1 天入院。CT 检查示:肝 S_5 团块状影,考虑肝肿瘤合并出血可能。既往 HBsAg 阳性 30 年。实验室检查:AFP 8 536ng/mL。入院后考虑肝癌破裂出血,予补液等治疗,并行肝动脉造影+动脉栓塞术,DSA 造影见肝左、右叶交界区一团

状肿瘤染色灶,门静脉左支可见充盈缺损,门静脉左支走行区可见紊乱增多血管影,实质期可见肿瘤染色,并予碘化油及微球行栓塞治疗。术后患者一般情况可。

2. 影像学表现 见图 62-1-2。

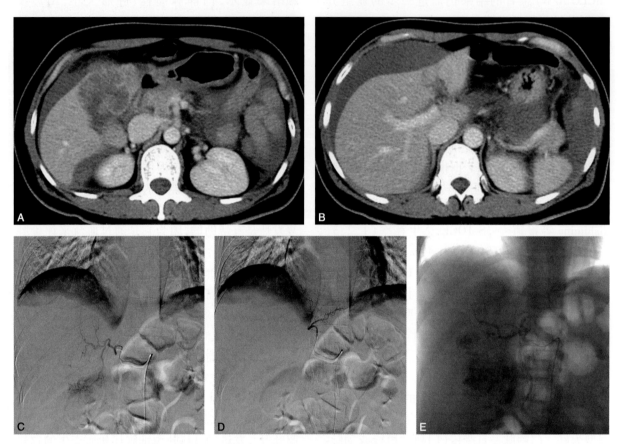

图 62-1-2 肝动脉造影+动脉栓塞术

A. 术前 CT 门静脉期,肝 S_5 段占位,相对周围肝组织,成稍低密度病灶,肝包膜不连续;B. 门静脉期,门静脉左支内可见充盈缺损,门静脉左支癌栓形成;C. DSA 造影见肝右动脉发出肿瘤供血动脉,并可见肿瘤染色;D. 门静脉左支走行区可见紊乱动脉血管,并可见淡薄肿瘤染色;E. 栓塞后造影肝右下缘肿瘤内及门静脉左支走行区内见碘油沉积影,碘油沉积良好

病例 2

1. 病史摘要 患者,女性,47 岁。因发现肝内占位 1 天入院。CT 检查肝右叶巨大占位,增强扫描呈典型"快进快出"影像特征(图 62-1-3A ~ C),考虑原发性肝癌。既往有乙型肝炎病史 10 余年。实验室检查:AFP 5 620ng/mL。

入院后行 DSA 肝动脉造影,造影见肝右叶巨

块型肿瘤染色灶,并予栓塞微球(HepaSphere)[HepaSphere/V325HS]+注射用盐酸吡柔比星 50mg 化疗栓塞(图 62-1-3D),肿瘤供血动脉消失(图 62-1-3E、F)。术后恢复良好,术后 1 个月复查 CT 原肝右叶肿块较前缩小,未显示对比剂强化(图 62-1-3G、H)。

2. 影像学表现 见图 62-1-3。

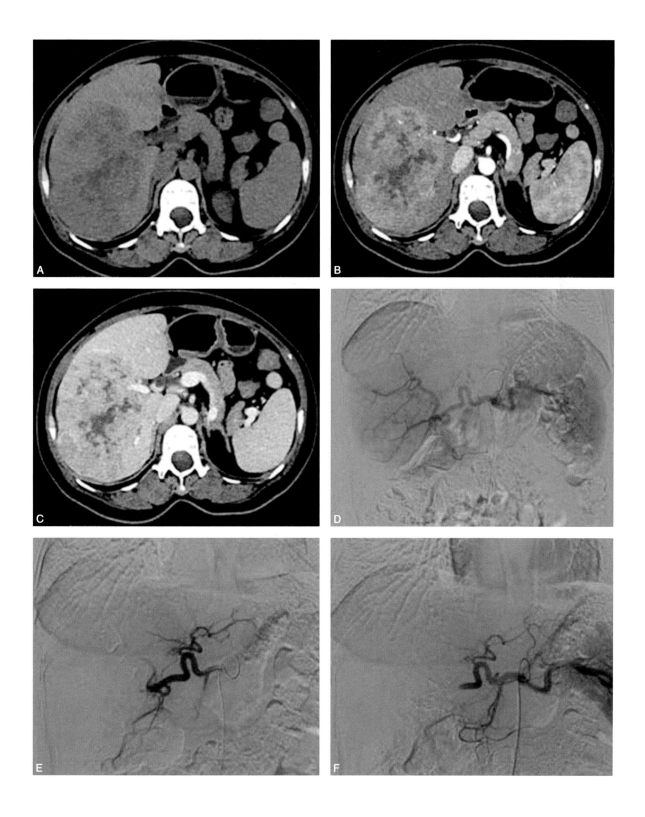

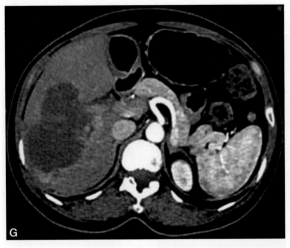
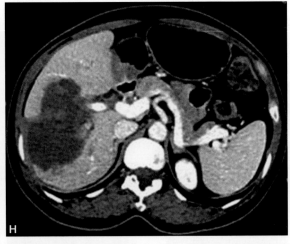

图 62-1-3　肝动脉造影，并栓塞微球，注射药物化疗栓塞

A. TACE 术前患者 CT 显示肝右叶肿块，最大长径约 12cm，边界稍模糊，平扫呈稍低密度；B. 动脉期明显强化；C. 门静脉期强化程度较正常肝实质低；D. 行 DSA 肝动脉造影，见肿瘤明显染色；E、F. 微导管超选择插管注入载盐酸吡柔比星栓塞微球（HepaSphere）栓塞后，再次造影可见肿瘤血供消失；G、H. 1 个月后复查原肝右叶肿块较前缩小，未见明显强化

三、教学要点

1. HCC 诊断要点　病毒性肝炎病史；AFP 5 620ng/mL；CT 增强提示肝右叶巨大占位，考虑 HCC；DSA 造影：巨大肿瘤染色，可见门静脉癌栓及动-门静脉分流。

2. 对于肝脏肿瘤破裂出血的患者，肝动脉栓塞术能起到止血的作用，同时栓塞肿瘤供血动脉，使得肿瘤部分缺血坏死，达到控制肿瘤生长的目的。

3. 对于门静脉主干癌栓的患者，是肝动脉栓塞化疗的相对禁忌证。对于分支门静脉癌栓，仍可通过超选择进行栓塞治疗。另外，对癌栓供血动脉应尽可能栓塞，减少肿瘤通过门静脉播散。

4. 病例 2 采用肝动脉栓塞化疗（TACE）+载药微球进行治疗，载药微球是一种新型栓塞治疗材料，临床应用获得较好的临床疗效。

第二节　物理消融术

一、综　述

1. 定义　物理消融术是指经皮或手术放置消融针于肿瘤病灶内，通过局部温度骤变，极热或极冷效应直接杀灭肿瘤细胞，同时隔离且不损伤周围正常组织[59]。主要包括两大类：①热消融，包括射频消融、微波消融、高强度聚焦超声和激光消融，产生热效应，短时内加热至 80~100℃，以高温使得肿瘤细胞变性，从而杀死或灭活肿瘤；②冷消融，目前以氩氦刀为主，通过急速降低温度产生寒效应，低温摧毁肿瘤细胞。

2. 影像引导方法　超声导向经皮穿刺，CT 导向经皮穿刺，腹腔镜导向下消融术等。最新还有在 MR 导向下物理消融的方式；每个途径均有其利弊，选择何种方法要依据术者、医院条件及患者情况来决定。

（1）超声导向：超声在临床已得到广泛应用，而且超声具有操作方便、实时、准确等优点，因此超声导向下定位穿刺是目前临床物理消融治疗最常用的导向方式之一。3D-B 超导向下行物理消融能增加对肿瘤的发现概率，同时其定位比普通超声更加准确[60]。但超声也具有其不足的地方：①肿瘤病灶表现为等回声或位于肝膈顶部和/或肋骨下的较小肿瘤病灶容易遗漏；②在治疗过程中超声图像受到物理消融仪器的干扰不能准确显示治疗过程；③治疗结束后的消融病灶强回声改变是由消融组织汽化产生的水蒸气造成的，这种强回声范围比真正坏死的范围小，不能准确估计坏死范围，而且会影响其余病灶的定位，不利于多个肿瘤或较大肿瘤的一次性治疗。目前临床研究较多的超声造影的应用显著提高了超声的临床应用价值。物理消融术后即时行超声造影检查不但能更好地发现残存病灶，同时在超声造影导向下准确制订消融方案，进行精准消融治疗，为整体覆盖肝脏肿瘤提供了更加有效的观察手段，从而有效指导肝脏肿瘤的物理消融治疗[61]。

（2）CT 导向：CT 是目前临床射频消融治疗

最常用的导向方法之一。与超声相比,CT 可以更准确地显示病灶及电极针位置,对肝癌残留及复发的显示率高于二维普通超声[62],并且对于膈肌下等特殊部位肿瘤的大小、范围,以及和周围组织结构关系的显示更为准确,从而确定合理的穿刺路径;还可以更清楚地显示电极针和肿瘤的关系,便于及时调整电极针穿刺的深浅、角度及在瘤体内的位置。此外,CT 还可以清楚地显示因治疗过程中瘤体内出现的"气泡"等征象,便于及时调整治疗计划[63]。CT 相对于超声来说,可以更清晰地分辨贴近包膜及靠近肋骨的肿瘤,而且更有立体感,不受肿瘤加温后产生的大量气体的干扰,可以达到更理想的消融治疗。但 CT 也有明显的不足:①难以进行实时定位;②肿瘤定位耗时较长、不能实时地监测整个治疗过程;③穿刺时需多次调整针的方向和位置。虽然 CT 透视可以实时监测、缩短时间,但对操作者来说增加了射线损害,目前临床应用不多。

(3) MR 导向:目前临床常见的穿刺活检及介入治疗多在 CT 和超声导向下进行,MR 导向下行介入治疗是一个新兴的研究方向,同时为 MRI 的应用开辟了新途径[64]。MR 导向经皮穿刺治疗多需要开放式核磁系统,同时射频仪及电极针也必须有 MRI 兼容性。与 CT 和超声相比,MR 作为导向媒介具有明显的优点:①MR 的多方位扫描,可提供多平面图像,克服了 CT 单纯轴位扫描对电极针导入造成的不便,在计划和实施穿刺过程中具有优势;②具有高度的密度分辨率和空间分辨率,可以发现 CT 平扫和超声不能或难以发现的病灶,明确显示和分辨与病变相邻的重要血管和神经,减少并发症的产生;③有专用的肝脏 MR 对比剂,应用后可以提高肝脏肿瘤和肝实质的对比度,更清楚地显示病灶;④可显示被治疗组织的药物弥散、灌注和病变温度变化等功能性改变,这是其他影像学手段所不能做到的;⑤无射线,可以避免 X 线对操作者及患者的损害[65]。但 MR 导向也有明显的缺点:首先 MR 设备昂贵,应用普及不广;其次物理消融系统要与 MR 兼容,如选用铜质、钛合金材料制作电极针。因此 MR 导向下的物理消融在临床中不如 CT 或超声导向普及。

3. 并发症　物理消融常见并发症有:

(1) 疼痛:部分患者术中及术后可能感觉肝区疼痛,可根据疼痛耐受程度给予相应的止痛药物进行止痛治疗。

(2) 发热及感染:术后发热多为肿瘤病灶坏死吸收周围炎症反应所致,若体温在 38.5℃ 以下,可以不予药物退热处理;若体温在 38.5℃ 以上,应行血培养检查,对于出现感染的患者,应积极予以抗感染治疗[66]。

(3) 休克样反应,心搏骤停:多见于冷冻消融治疗过程及复温中,因此应该密切观察患者生命体征变化,一旦出现休克样反应或心搏骤停,应该立刻终止手术治疗,并予肌内注射阿托品 0.5mg,采取复温及抗休克抢救治疗。

(4) 肝功能损伤:物理消融过程可能引起周围部分正常肝组织损害,导致部分正常肝细胞坏死,从而出现黄疸和腹水等,应根据血肝功能结构予以相应的护肝等对症支持治疗。

4. 影响疗效的因素　物理消融治疗肝癌的影响因素主要有:

(1) 肿瘤大小及数目:物理消融治疗效果与肿瘤直径大小有密切相关性;肿瘤直径越大、数目越多,物理消融治疗的效果越差[67]。

(2) 肿瘤部位:肿瘤邻近大血管、重要结构或肝表面对射频疗效有直接影响,并增加并发症的风险。

(3) 肝功能储备:肝功能储备是影响肝肿瘤预后的重要因素,因此总体评价肝储备功能是判断预后的重要参考指标,肝储备功能包括 3 个方面:肝脏体积大小、肝脏的血流灌注、肝功能测定。其中肝功能测定 Child-Pugh 分级法是目前临床应用最广泛的肝功能分级标准,可用于评价患者肝功能的具体情况。术前肝功能好的患者在射频消融后能够更快地恢复,且影响着患者的治疗效果。

(一) 影像设备引导下经皮射频消融术

1. 定义　射频消融术(radiofrequency ablation,RFA)是一种微创肿瘤原位治疗技术,借助于超声或 CT 等影像技术定位及引导电极针直接插入肿瘤内,通过射频能量使病灶局部组织产生高温,干燥并最终凝固、灭活软组织和肿瘤。其原理是电子发生器产生射频电流时,通过电极针使周围组织产生高速离子振动和摩擦,继而转化为热能并随时间向外传导,从而使局部组织热凝固坏死和变性。射频消融术具有疗效确切、微创、加热快等优点,是目前临床上肝癌物理消融治疗中应用较为广泛的一项技术[68]。

70 年以前,RFA 就被用来完成组织切除,主要用于外科止血。早在 1973 年,Giovanell 等[69]

通过动物实验发现,在 42.5℃ 条件下,95% 的 C57B/L 小鼠肉瘤细胞在 2 小时后死亡,而正常细胞死亡率为 43%,提示恶性肿瘤常伴随耐热性的下降。Muckle 等[70]进一步提出,在 42~43℃ 可选择性损伤肿瘤组织,45~50℃ 时正常组织也可损伤,这是透热疗法的基本理论。1990 年,McGaham 和 Rossi 分别开展了原始电极射频灭活肝组织的动物实验研究,并提出用此法治疗肝脏肿瘤的设想[71]。1993 年,Rossi 首次报道射频成功治疗 13 例肝癌,激起医界的浓厚兴趣[72]。并于 1996 年首次[73]报道了射频消融治疗小肝癌患者的长期生存结果:39 例≤3cm 的小肝癌 RFA 后 1、3、5 年生存率分别为 97.0%、68.0%、40.0%,与手术切除的疗效相接近。其治疗的基本技术原理是利用高频交变电流(>10kHz)通过射频发射仪、射频电极、机体及回路电极板构成电流环路,使活体中组织离子随电流变化方向产生振动,引起组织内离子振荡摩擦产热,使局部组织蛋白变性、细胞膜崩解、凝固性坏死[74]。在杀死局部肿瘤细胞的同时可使肿瘤周围的血管组织凝固,有利于切断癌细胞的血供,防止肿瘤转移。射频的热效应可增强机体的免疫力,同时坏死物质的吸收作为内源性致热物,可激发机体的抗肿瘤免疫功能,进而提高机体的免疫能力[75]。射频消融技术在国内也得到广泛开展,主要应用于不能外科切除小肝癌局部介入治疗。但在大于 5cm 的大肝癌治疗中往往采用 TACE 与射频消融联合治疗并获得较好的效果。目前此项技术的临床疗效已获得广泛共识,已成为肝癌外科切除以外另一项可以局部临床治愈肝癌的新技术。

2. 射频消融的基本设备和原理 RFA 的基本设备由射频发生器、治疗电极和中性电极板组成。三者与患者一起构成闭合循环环路。用于组织热灭活的射频波频率通常在 375~500kHz。在 RFA 的治疗过程中,通过影像引导经皮穿刺、腹腔镜或开腹途径,将射频电极插入肿瘤组织中。交变射频电流从插入电极末端的未绝缘部向周围组织发射,随着电流方向的改变引起局部组织中的离子震荡,分子相互摩擦产热(又称电阻产热),局部温度增高(中心温度可达 100℃ 左右),使肿瘤组织发生凝固性坏死和细胞凋亡,通过直接杀灭肿瘤从而达到治疗的目的。Goldbergy SN 等[76]认为,RFA 治疗后缺血损伤的肿瘤或肝细胞病理改变常发生于 24~36 小时以后,为不可逆细胞损伤,以后随时间逐渐凝固坏死。射频消融引起肿瘤坏死与热阻抗及局部散热有关。硬化的肝组织可起到烘箱作用,加大肿瘤坏死。另外,常用增加肿瘤坏死的方法有:①使用双极多极技术;②采用中空冷却电极,在治疗中可灌注 0℃ 生理盐水以降低组织阻抗,增加热弥散,从而增加肿瘤坏死;③采用可伸缩的多点电极,该电极进入肿瘤后伸开呈伞状,扩大肿瘤坏死面积;④在射频治疗前或治疗中注入生理盐水,可使电极有效面积增加,组织冷却减少阻抗,使肿瘤坏死灶增大;⑤用明胶海绵或球囊阻断肝肿瘤供血动脉方法,肝癌主要由肝动脉供血,栓塞后,肿瘤热散失减少,扩大坏死灶面积;⑥使用减少肝脏血流量的药物,如氟烷、加压素、肾上腺素等,甚至全身麻醉下常规降压均可不同程度增大组织消融体积,提高治疗效果。

射频电极的性能决定 RFA 的治疗效果,标准条件下组织消融的体积是评价电极性能的"金标准",这取决于单位时间内电极能释放到靶组织中的能量。因此治疗电极是 RFA 的关键技术。也正是由于一系列优化电极的问世,奠定了现代 RFA 的基础,此项技术得到了长足的发展。

第一代电极为实心金属针状电极,组织消融范围 1cm 左右。

第二代电极,组织消融范围 3~5cm。

(1)中空冷却电极:由内外套针组成,冷却水经套针在电极内循环降低电极末端及电极组织界面的温度,延缓组织气化、脱水和碳化,增强射频电流和热能传导,从而增大组织消融范围。

(2)双极电极:为两枚并行的电极针,工作时射频电流即在两枚电极之间产生,无须使用皮肤电极板,相当于两枚单电极针同时进行治疗。

(3)伞状电极:由套针和位于其内的可伸缩 4~10 个子电极组成,套针进入肿瘤后推动手柄推杆,可使子电极呈伞状张开以扩大电极表面积,降低电流密度,延缓组织炭化和脱水及电阻升高,延长治疗时间,增大组织消融范围。

(4)盐水增强电极:为中空电极,可以通过电极向靶组织中输注盐水,导电的电解质溶液在金属电极周围组织中形成"液体电极",扩大了表面积,大大降低了局部温度,延缓了组织过热,降低了电阻,加上盐水作为热传导介质,有利于热在组织中扩散,因此在不增加金属电极的体积和创伤性的前提下可以显著增加组织消融范围。

第三代电极:复合电极,临床试验研究显示组织消融范围7~10cm。

(1) 集束中空冷却电极:由3根中空冷却电极呈等边排列组成,每根电极相距5mm。由于电极表面积增大了3倍及电相干作用,使消融范围有了较明显的增加。

(2) 盐水增强-中空冷却复合电极:单根电极,具有输注盐水和中空冷却循环双重功能,具备两者的优点,因此组织消融范围也显著扩大。

(3) 盐水增强-伞状复合电极:单根伞状电极具有经子电极输注盐水的功能,既增大了金属电极的表面积,又具有盐水增强作用,因此组织消融范围有显著扩大。

(4) 双极盐水增强电极:在双极电极的基础上,通过输注盐水,增强组织的导电性,扩大组织的消融范围。

3. 适应证与禁忌证

(1) 适应证:①单发肿瘤,最大直径≤5cm;或者肿瘤数目≤3个,最大直径≤3cm。②没有脉管癌栓、邻近器官侵犯。③肝功能分级 Child-Pugh A 或 B,或经内科治疗达到该标准。④不能手术切除的直径>5cm 的单发肿瘤或最大直径>3cm 的多发肿瘤,射频消融可作为姑息性治疗或联合治疗的一部分。

(2) 禁忌证:①肿瘤巨大,或者弥漫型肝癌;②伴有脉管癌栓或者邻近器官侵犯;③肝功能 Child-Pugh C,经护肝治疗无法改善者;④治疗前 1 个月内有食管(胃底)静脉曲张破裂出血;⑤不可纠正的凝血功能障碍及严重血象异常,有严重出血倾向者;⑥顽固性大量腹水,恶病质;⑦活动性感染,尤其是胆道系统炎症等;⑧严重的肝肾心肺脑等主要脏器功能衰竭;⑨意识障碍或不能配合治疗的患者。

(3) 相对禁忌证:①第一肝门区肿瘤;②肿瘤紧贴胆囊、胃肠、膈肌或突出于肝包膜为经皮穿刺路径的相对禁忌证;③伴有肝外转移的病灶不应视为禁忌,仍然可以采用射频消融治疗控制肝内病灶情况。

4. 操作技术及方法

(1) 术前准备:术前准备包括术前检查、术前治疗、术前交代、术中所用药品及器材准备等。术前应明确病变诊断及形态特征,了解患者治疗前身体状态。实验室检查主要了解各脏器的功能状态,包括心、肾、肺、肝、凝血功能及糖代谢状态

等。原发性肝癌患者还需要检查甲肽蛋白(AFP),它可以起到辅助诊断及判断介入治疗效果和推测肿瘤活动度的作用。影像学检查主要是明确病变的性质、部位、大小及范围,是术前评价的重要依据。

(2) 操作方法:常规术前检查,术前禁食、水6~8 小时,并在术前给予镇静剂。B 超或 CT 探测病灶部位、大小、数目,并选择最佳穿刺点及进针角度和方向,以避开重要器官。然后,在超声或 CT 引导下经皮穿刺,将 RFA 消融电极针刺入肿瘤内,接通射频消融发生器,使射频消融能量由小到大序贯治疗。术中实时监测患者心电、血压、脉搏、呼吸、血氧饱和度等,并给予吸氧、镇静、止痛、补液等处理。对于局麻下不能配合,或因体弱、年老术前存有多种慢性疾患且较严重者,应在麻醉医师协助下行全身麻醉下 RFA。也可在普通患者应用,降低患者的痛苦,增加耐受性。治疗范围必须完全覆盖病灶并超出肿瘤周边 0.5~1cm 以上。对于较大肿瘤,应行 TACE 与 RFA 联合治疗。术后继续生命体征监测,并给予抗感染、止血、护肝等治疗。

5. 术后并发症　RFA 的不良反应较少,且多轻微。术中患者可有肝区热感、右肩酸痛、恶心呕吐、胸闷,多于术后即刻缓解。术后常有发热、右肩痛、腹胀及短暂肝功能异常等。气胸、血气胸、空腔脏器穿孔、腹腔出血或肝脓肿等严重并发症的发生率很低。

早先 Livraghi 等[77]统计多中心 RFA 治疗资料,RFA 治疗 2 320 例肝肿瘤患者,合计 3 554 个病灶(直径 3.1cm±1.1cm),病死率 0.3%,合并腹腔出血、种植转移、肠穿孔及肝脓肿等并发症发生率为 2.2%。并发症的发生与接受 RFA 治疗的病灶数目呈正相关,而与瘤体大小、电极类型无关。

6. 临床治疗

(1) 肝癌局部复发或局部肿瘤进展

1) 肝癌局部复发:RFA 消融治疗的肿瘤通过 CT 增强扫描后,影像显示病灶部位出现肿瘤强化,提示肿瘤复发。小肝癌 RFA 后 1、2 及 3 年局部复发率为 1.3%~14%、1.7%~24% 及 1.7%~30%[78-80]。多变量分析显示,预测肿瘤局部较低复发率的因素主要有单个肿瘤、小肝癌(≤2cm 或者 3cm)、肿瘤包膜完整、分化良好、非肝包膜下、无热能消散效应、增加 1cm 消融边缘、DCP(a serum des-gam-ma-carboxy-prothrombin)≤40mAU/mL 及血小板

≥100 000/mL[78,79,81,82]。同样,增加完全消融方法也降低局部复发率。另外,对肝包膜下肿瘤,可考虑开腹或腹腔镜局部外科消融治疗[83]。

2）RFA 后新发肝癌或总肝癌复发:①小肝癌 RFA 后 1、2、3 及 4 年的新发肿瘤发生率为 13%～36%、24%～38%、30%～49% 及 81%[73,78,84]。Camma 等[85]多变量研究结果显示,PLT≤100 000/mL 新发肿瘤发生明显增加（RR=2.85）,其发生率可能取决于基本肝病严重程度,诸如肝硬化或纤维化程度。②小肝癌 RFA 后 1、2、3、4 及 5 年的肿瘤总复发率为 18%～22%、30%～48%、44%～61%、71% 及 83%[79,82,84]。多变量分析显示,其总复发率与以下因素有关:较低 PLT 计数（≤100 000/mL）、肝纤维化程度、丙肝抗体阳性、肝硬化、凝血酶原时间>80%、多发肿瘤及较高 Edmondson 分级（Ⅱ、Ⅲ级）[80]。相反,Shiina 等[81]研究结果显示,AFP 水平、血清 AFP-L3 水平及 CT 扫描肿瘤强化与总复发率无明显相关。因此,HCC 总复发因素可能与肿瘤局部复发及新发肿瘤有关。增加肿瘤完全坏死,降低肿瘤局部复发及抗病毒治疗防止基本肝病进展（诸如乙肝、丙肝）,降低肿瘤总复发。

（2）RFA 治疗肝癌后总生存期:有关 RFA 治疗后长期生存期的研究文献较少。研究表明[81,84]:1、2、3、4 及 5 年总生存率分别为 80%～100%、63%～98%、45%～67%、74% 及 41%。长期生存患者多见于 Child 分级亚组早期、小肿瘤、低 AFP 水平、低 DCP 水平、良好肿瘤分化及单发肿瘤。多变量分析显示,肝癌 AFP 治疗后预测长期生存有以下因素:较小肿瘤（≤2 或 3cm）、较高白蛋白水平（≥3.5mg/dL）、较高 PLT 计数（≥100 000/mL）、BCLC 分级 A1、1 个月后完全凝固性坏死及 AFP-L3 水平（≤10%）。而年龄（>65 岁）、肝硬化、AFP 水平、肿瘤数量及 CT 扫描肿瘤强化（缺乏或出现）不能明确预测长期生存[32]。Yang 等[80]对 316 例以 RFA 作为一线疗法的患者进行 10 年随访,以 Kaplan-Meier 及 Cox 模型分析结果显示,5 年和 10 年生存率分别为 49.7% 和 28.4%,且 Child Pugh 分级、门静脉高压症、肿瘤数目等是影响总生存期的独立预后因素,认为 RFA 疗效较好,尤其适用于 Child Pugh A 级、肿瘤单一、无门静脉高压的患者。

Chen 等[82]将 648 例 PCL 患者分为 RFA 联合 TACE 组及单独使用 RFA 组,荟萃分析结果显示,RFA 联合 TACE 组在无复发生存和总生存率上均具有明显优势,尤其是中大型肝癌或年龄较小的 PCL 患者,在改善预后方面效果显著。

（3）RFA 与外科肝切除治疗小肝癌比较:依据肝病研究协会（EASL）2001 及美国肝病研究协会（AASLD）2005 肝癌治疗指南[86],RFA 及外科肝切除对小肝癌行诊治性治疗,为确定治疗选择,对这两种方法进行比较至关重要。这两种方法关于生存期比较仅见于少数对照及 1 篇随机对照文献（RCT）[87-90],结果显示二者在总生存期方面无显著性差异,但外科切除局部肿瘤进展发生率为 0,稍微提高无瘤生存期。由于肿瘤及周围组织完全切除,甚至切除可能包含卫星灶或微转移灶 1～2 个肝段,从本质上来讲,外科切除更优于 RFA。因此,不会发生像 RFA 治疗小肝癌后局部肿瘤进展问题,即使 RFA 治疗后在肿瘤周围也能产生 1cm 消融缘。

至今为止,尚未有单个影像检查能够提示 RFA 后肿瘤完全消融。然而,一方面,相对于大部分回顾性研究接受 RFA 患者,外科切除肿瘤患者肝脏功能较好（Child A 级）且多为肿瘤早期。然而,对于较差肝功能储备的患者,外科切除可能带来术后发病率及病死率增高的风险。另一方面,RFA 具有安全、较低伴发病死率、较低并发症发生率及较短住院时间等优点。然而,在消融的早期阶段,若不能完全消融,在数周内可多次治疗。对于小肝癌最好治疗模式选择的方面意见仍不一致,基于最近治疗指南,按照肝功能储备（Child 分级）及肿瘤分级,进行个体化治疗选择。

（4）高风险或难以行 RFA 治疗肝癌:由于在 RFA 操作中,热量对邻近胃肠道、胆囊、胆管及肺等重要结构有潜在损伤,对于肝癌周围 15% 的所谓高危险或难以治疗区域不适宜行 RFA 治疗[91,92]。这些部位通常定义为肿瘤距重要结构 5mm 以内或直径>3mm 重要静脉,由于热消散效益,通过 RFA 之前,注入酒精或 TACE、球囊闭塞肿瘤附近静脉,或者开放性 Pringle 操作加以避免[93,94]。

对于高危险部位肿瘤,最近的研究报道[95],将无水酒精注入肿瘤与重要结构 5mm 内,通过人为的腹水或胸水,形成 0.5～1cm 安全通道,可以行 RFA 治疗[96-98]。结合经皮酒精消融术（PEI）在高危险区行 RFA 后,肝癌完全消融及复发几乎与单纯在非危险区行 RFA 治疗患者相媲美[93]。

动物实验及临床研究结果显示,人为胸水或腹水的形成显著降低了 RFA 后肠管穿孔、胆管损伤、全层膈肌损伤及血胸等并发症[96-98]。

（二）其他介入治疗

1. 经皮微波治疗　微波技术在医疗上的应用主要用于热疗和外科某些手术中的组织凝固。1986 年,Tabuse 等[99]首次用于肝活检后防止穿刺道出血、癌细胞种植转移或胆瘘。后来,Marakami 等[100]用微波经皮治疗小于 3cm 的原发性肝癌,他采用超声导向先置入 14 号穿刺针,再导入一个电极针;电极针由一个外套不锈钢针和一个尖端单极构成,两者之间发生 2 450MHz、60W 的微波(60s),使电极针周围的组织发生凝固,治疗后未发生严重并发症,在 9 例患者中 4 例瘤灶完全坏死,4 例分化差的肝癌出现复发。梁萍等[101]对 288 例患者中 477 个癌结节进行微波消融治疗,其 1~5 年的生存率分别为 93%、82%、72%、63% 和 51%,这组患者中,直径小于 4cm 和 Child-Pugh A 级肝硬化患者的存活期要比直径大于 4cm 和 Child-Pugh B、C 的肝硬化患者存活期延长。多中心研究[102]显示,1 007 名原发性肝癌患者经微波治疗后 1、3、5 年生存率为 91.2%、72.5%、59.8%。吕明德等[103]报道,超声引导经皮微波消融治疗肝癌 50 例 107 个结节,1、2 及 3 年生存率分别为 96%、83% 和 73%。

微波比激光的优点在于,它能导致大片组织坏死,治疗时间短,不会造成深部组织的坏死;比 PEI 具备的优点是,凝固性坏死的范围不受瘤组织的质地和分隔、包膜等影响,所以肝内的转移瘤更适合微波治疗。

2. 高强度超声治疗　高强度超声(high intensity focused ultrasound,HIFU)是一种辐射波,它能使远处靶组织损伤,而不破坏界面组织,操作得当,能在很短时间内使聚焦点的组织在数秒钟内升温到 100℃,导致 3cm 以下的癌组织损伤和坏死。其最大优点是非创伤,而且损伤区局限,使正常肝组织免受损伤,在电脑控制下可最大范围地杀伤肿瘤,大血管由于血流的散热作用而不被损伤。HIFU 应用临床近 10 年,目前尚无高水平多中心随机对照临床研究的报告。临床研究结果[104]显示,HIFU 治疗中晚期肝癌,患者生存时间延长,并可减轻患者症状,无切口创伤,术后恢复快,明显改善了患者的生存质量。

3. 激光光凝治疗　间质内激光光凝治疗(interstitial laser photocoagulation,ILP),自 1983 年[52]开始用于临床治疗肿瘤和肝癌,在光导纤维尖端激光的能量可使肿瘤发生凝固性坏死,而对周围正常组织的损伤较小。最近几年,英国、德国、意大利等欧洲国家将制冷系统引入光缆治疗,扩大激光治疗范围,应用于小于 4~5cm 肝转移瘤及肝癌的治疗,但尚缺乏随机对照临床研究。38% 的瘤灶获得 100% 的坏死,82% 的瘤灶可获得 50% 以上的坏死面积。并发症的发生率主要包括疼痛(19%)、包膜下出血(19%)、胸腔积液(29%)。严重并发症发生率 1.5%,病死率 0.8%。2006 年,Pacella[105]回顾性分析 148 例经皮激光消融肝癌患者,其结果显示,1、3、5 年的生存率分别为 89%、52%、27%。激光消融与其他热消融疗法相比组织凝固范围较小。疗效与其输出功率和作用时间有关,较大肿瘤,消融时间太长,已逐渐淘汰。

4. 不可逆性电穿孔(irreversible electroporation,IRE)　又被称为纳米刀消融,是近年来出现的一种新型非热能消融治疗方法,由不可逆性电穿孔的原理而来。IRE 具有其他微创疗法不具备的优点:对于含胶原较多的组织结构如血管、胆道及神经不易产生损伤;治疗彻底、边界清晰、时间短;无热沉效应、疗效过程可实时监控等。重要的是,IRE 对靠近胆囊窝、膈肌、肝内胆管、肠管等部位的肿瘤也有较好的疗效。Cheung 等[106]的研究表明,靠近肝内胆管、肠管、大血管等不适合手术及 RFA 等治疗者,IRE 治疗的总体反应率约为 72%,对于直径<3cm 的肿瘤,消融率可在 93% 以上。也有报道表明,对于邻近大血管等重要结构的肿瘤实施 IRE 治疗,癌灶消融率也很高,疗效也很显著,几乎不会发生胆管狭窄、门静脉血栓等并发症[107]。然而,IRE 也有其缺陷,治疗过程中可出现多种并发症,如心律失常、出血、气胸及肌肉强烈收缩等,若处理不当也会造成严重后果[108]。Kingham 等[109]在 IRE 治疗后的 1~3 个月及第 6 个月进行随访发现,IRE 治疗安全性较高,并发症的发生率仅为 3%(2/65)。

5. 氩氦刀冷冻消融治疗　冷冻消融中目前应用较为广泛的是氩氦刀冷冻消融技术。氩氦刀冷冻消融主要指通过氩气超低温制冷技术在刀尖急速制冷,又通过氦气快速升温效应在刀尖上快速升温,经快速降温和升温,使得肿瘤细胞被完全摧毁,从而达到杀灭肿瘤的目的[110]。氩氦刀不是真正意义上的手术刀,而是能够传输氩气与氦气中空钢针。在影像引导下将氩气刀准确穿刺进入肿瘤体内，然后首先启动氩气，可借氩气在刀尖急速膨胀产生制冷作用，在15秒内将病变组织冷冻达-185℃，周围组织温度迅速降低（低于-35℃）形成"冰球"，持续15~20分钟。关闭氩气，再启动氦气，又可借氦气在刀尖急速膨胀，急速加热处于超低温状态的病变组织，可使病变组织温度上升至20~40℃从而施行快速热疗。持续3~5分钟之后，再重复一次以上治疗。通过此种冷热逆转疗法达到摧毁肿瘤组织的目的。另外，冷冻毁损的肿瘤细胞所具有的特异性抗原，可刺激CTL和DC细胞增殖，激发机体产生特异性的抗肿瘤免疫，进一步抑制肿瘤。但冷冻坏死面积小于射频消融治疗及病灶周围可能存有残余肿瘤细胞是氩氦刀冷冻消融治疗不足的2个方面。

目前有关冷冻治疗的临床研究仍较为有限。Kerkar[111]对98例肝脏恶性肿瘤冷冻治疗研究结果显示，1、3及5年生存率分别为81%、48%及28%，其中14例肝癌病例，1、3及5年生存率分别为77%、57%及40%。聂舟山等对32例单纯氩氦刀冷冻治疗组与37例TACE结合冷冻消融联合治疗肝癌的1、2年生存率分别为69%、44%与78%、62%。其中位生存时间是19个月与22个月，提示TACE与氩氦刀冷冻消融可明显提高治疗效果。在并发症方面，出血、胸膜炎及血小板减少等并发症发生率高于RFA。冷冻治疗对肝功能有一定的损害，尤其是Child-Pugh C级患者，宜列为冷冻治疗的禁忌证。

尽管在冷冻治疗方面研究仍需进一步深化，但这为不能切除的肝癌提供了一个较为有效的方法。

二、病例介绍

病例1

1. 病史摘要　患者，男性，40岁。因发热3天，发现肝内占位1天入院。患者CT检查提示肝左叶占位，考虑原发性肝癌可能。既往有乙型肝炎病史10余年。实验室检查：AFP 1 863ng/mL。

入院后行DSA肝动脉栓塞化疗术，造影呈肝左叶肿瘤染色灶，并行碘化油栓塞，栓塞后肝左叶见碘油结节状聚集。术后1周复查CT：肝左叶病灶内碘化油浓聚，呈密度较高结节影，再行CT引导下肿瘤射频消融术。术后恢复良好，术后1个月复查肝脏MRI未见明确活癌灶。

2. 影像学表现　见图62-2-1。

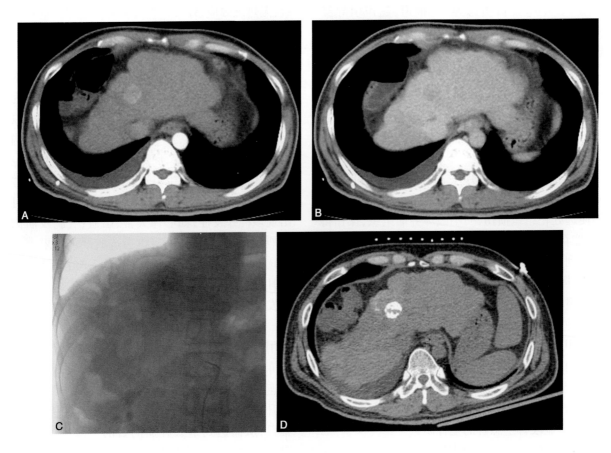

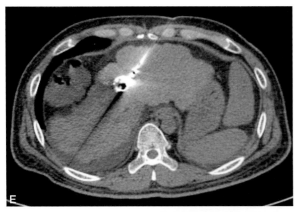
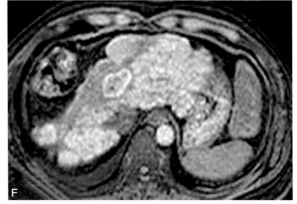

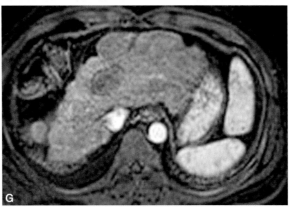

图 62-2-1　肝动脉造影并行碘化油栓塞

A. 术前 CT:动脉期肝左叶病灶可见结节状强化;B. 延迟期肝左叶病灶为相对低密度;C. DSA:栓塞后肝左叶碘油结节状聚集;D. CT 引导射频消融,栅栏标记并 CT 扫描显示类圆形高密度碘化油沉积 HCC 结节,确定穿刺针深度、方向;E. 射频电极针已置入高密度碘化油聚集 HCC 病灶内;F. 术后 MRI 平扫,病灶边界清晰;G. 动脉期病灶未见明确强化

病例 2

1. 病史摘要　患者,男性,61 岁。结肠癌切除术后 2 年,无特殊不适,常规超声检查发现肝内低回声结节,CT 增强扫描:动脉期呈环状强化,诊断为"肝转移瘤"。实验室检查:AFP、CEA 正常。

入院后行 CT 引导下射频消融术,术中消融范围大于病灶外周 1cm。术后患者恢复良好。3 个月后复查 CT,动脉期、门静脉期均未见病灶强化,提示病灶完全坏死。

2. 影像学表现　见图 62-2-2。

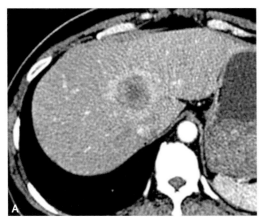
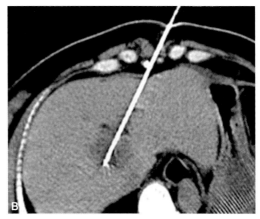

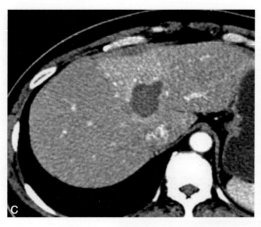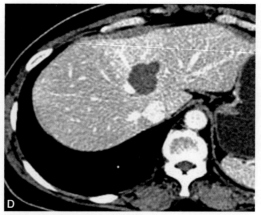

图 62-2-2　CT 引导下射频消融术

A. 上腹部 CT 增强扫描门静脉期肝 S_4 低密度灶，周边强化；B. CT 引导射频消融；C、D. 术后 3 个月随访，肝 S4 病灶在动脉期及门静脉期均未见强化

三、教学要点

1. 对于富血供肿瘤，射频消融治疗术前可考虑行动脉栓塞术，减少血供。

2. 转移瘤介入灌注化疗效果欠佳，射频消融是其治疗的适应证。

3. 对于肝脏肿块，消融范围应超过肿瘤周围 1cm，可达到肿瘤完全灭活。

4. 术后 MRI 复查，可了解有无肿瘤病灶残留。

第三节　胆道梗阻介入治疗

一、综　述

近年来，随着介入器械的发展及介入放射学新技术、新方法的不断创新、应用，介入诊疗技术在胆道疾病，特别是在恶性梗阻性黄疸的诊疗方面，发挥着重要作用[112-115]。目前介入治疗技术主要包括：经皮经肝胆道引流术（percutaneous transhepatic cholangial drainage，PTCD 或 percutaneous transhepatic biliary drainage，PTBD），经皮经肝胆道支架置入术及经皮经肝胆道射频消融术等。而多种介入治疗方法的有效结合、介入治疗与其他方法的联合治疗，将会取得更好的临床治疗效果。

（一）经皮经肝胆道引流术

1. 定义　经皮经肝胆道引流术是在影像设备（通常为 X 线透视或 B 超）引导下，经皮穿刺胆管并置入引流管，使胆汁流向体外或体内（十二指肠）的一系列技术。主要用于各类胆道梗阻的治疗。临床上通常按引流方式分为外引流、内引流和内外引流三种。

早在 1974 年就出现了首例经皮经肝胆道引流术报道[116]，不但能解除胆汁淤积，其建立的通道也是胆道良性梗阻和胆石症等后续介入治疗的入路。

2. 适应证及禁忌证

（1）适应证：①无法手术切除的原发性或转移性恶性肿瘤所导致的黄疸。②良性狭窄，尤其是胆道重建及胆肠吻合处的狭窄，先经 PTCD 减轻黄疸，改善患者的一般情况，对进一步手术治疗有很大的帮助。③急性胆道感染，如急性梗阻性化脓性胆管炎，尤其是胆道梗阻引起的败血症，PTCD 不仅是一种最有效的方法，而且也是最安全最快速拯救生命的手段。④黄疸患者手术前的胆道减压（PBD）：对于不明原因的黄疸需要行手术探查的，在探查前使用 PTCD 方法降低黄疸指数，改善肝功能，可以降低手术并发症的发生率和死亡率。⑤经皮穿刺肝胆道成像（PTC）或内镜逆行胰胆管造影术（ERCP）后的预防性胆道减压：PTC 术后行预防性的 PTCD，可以防止含有致病菌的胆汁经穿刺针道进入肝静脉或淋巴管，可以避免败血症的发生。而 ERCP 术后引发的胆道感染、黄疸加重及急性胰腺炎等严重并发症，通过 PTCD 便可得到控制。⑥作为其他治疗的一种辅助治疗措施。

（2）禁忌证：①凝血功能严重障碍，凝血酶原时间低于 70% 以下，经治疗仍不能纠正，是行 PTCD 的绝对禁忌证。②脓毒血症及败血症是相对禁忌,因为非胆道感染引起的败血症给予足量抗生素控制全身感染症状后,仍可以行 PTCD。同时 PTCD 本身就是由胆道感染引起的败血症的首选治疗方法。③大量腹水会增加穿刺的难度。在放置引流管后,一方面腹水有可能沿引流管外渗;另一方面,腹水增加可能导致引流管脱落,或引起胆汁性腹膜炎。故对于腹水患者,PTCD 的时机应选择在有效的控制腹水以后。④肝内外胆道存在多处梗阻的患者,在未完全明确梗阻部位前不应轻易选择使用 PTCD 引流。因为 PTCD 虽然可以解决部分梗阻,但增加了其他梗阻胆管感染的危险。对这种患者,在 PTCD 术前高质量的胆管造影是十分重要的。⑤对对比剂有严重过敏史。⑥恶病质,多脏器功能衰竭。

3. 术前准备

(1) 患者准备:术者要熟悉患者病史及体征,明确适应证,拟定初步的手术步骤。注意以下几方面:①实验室检查,患者的出凝血状况(包括凝血酶原时间、凝血时间、部分凝血活酶时间等)、血常规、生化及血型。②行增强 CT 或 MRI 检查,明确梗阻部位、病变性质、范围及胆管扩张程度。③任何凝血功能异常和水、电解质紊乱都应该在术前纠正。④术前用药,镇静、止痛药物有助于患者对手术的耐受。术前使用阿托品可降低患者术中的胃肠反应。对那些手术复杂,涉及胆道扩张、放置支撑器等操作,而患者耐受又较低的,可予患者全麻或硬膜外麻醉。⑤如怀疑胆道感染,应使用抗生素。⑥由于 PTCD 对有心肺疾病的患者有诱发心肺功能衰竭的可能,应准备好术中的心电监护。

(2) 器械准备

1) 穿刺针:分两类。一类是多步法,由两部分组成:①Chiba 针(千叶针),外径 20~22G,长 15cm,带针芯的薄壁细针,用于 PTC。②套管针是一种针芯的针尖呈斜面或菱形,外套有 Teflon 鞘的穿刺针,用于 PTCD,当穿刺入扩张胆管后,去除针芯,顺鞘引入导丝。另一类是一步法,目前临床常用的有两种,一种是穿刺针由较长的细针作为针芯,尾端套有类似套管针的穿刺针,一旦细针穿刺确定进入胆管,以细针作为引导支撑,直接将尾端套管引入胆管内;另一种是在细针穿刺成功后,经细针引入微导丝,置换出细针,用一根带有金属针芯(内)、硬质塑料扩张器(中)和外套管(外)三层结构的穿刺针套装沿微导丝送入靶

胆管。还有一种尾端连接一类似造影时所用的 Y 型阀结构的穿刺针,该针不带针芯,穿刺时可以一边进针一边推注对比剂,这种穿刺方法可以避免引流管经肝通道穿过肝内较大血管,减少并发症发生。对比多步法,一步法能避免使用较粗的套管针的多次穿刺,使穿刺对肝脏的损害大大减少。

2) 导丝:常用的导丝主要可分为两类。一类是质地较柔软的 J 型导丝,用于引导导管方向,直径 0.088 9cm 或 0.096 52cm;另一类为支撑扩张导管或球囊导管进行扩张及用于引导引流导管或内支架置入的超硬导丝,如 Amplatz Superstiff wire。

3) 胆道引流管:一般可分为两类。一类是外置型,包括单纯的外引流管和兼有内外引流作用的引流管;另一类无外置部分,仅有内引流作用的塑胶内涵管(又称内支撑器)。外引流管头端呈猪尾巴形状,侧孔 4~8 个,位于弯曲内侧,以防与胆管壁密切接触致引流不畅。内外引流管侧孔为 10~32 个,位于导管头段及干部,中间留有 3~5cm 的无孔区置于导管狭窄部,其头端应置于十二指肠,有孔的干部置于扩张导管内。

4) 固定器:可夹住引流管,并以胶布固定于皮肤,以防导管脱出。

4. 操作步骤 目前有一步法和两步法两种方法供选择。传统上一般采用两步法,其操作步骤如下:

(1) 确定穿刺路径:通过增强 CT 或 MRCP 等影像资料了解梗阻部位、范围,判断肝内胆管扩张程度,应对胆管树前后关系有良好的空间概念,拟定穿刺路径及进针角度、深度。穿刺方法有一步法和多步法两种。一步法穿刺使引入套管过程一步完成,避免使用多次粗针穿刺对肝脏的损害。常取右腋中线入路,局部消毒铺巾后,透视下右肋膈角下 2 个肋间(约第 8~9 间)作穿刺点,局麻后,沿肋骨上缘进针。剑突下入路用于左肝管扩张明显或大量腹腔积液不宜右侧腋中线入路时,通常以剑突下 1~3cm,偏左 1~2cm 为穿刺点。

(2) 穿刺及胆道造影:在选定穿刺点后,常规消毒铺巾局部麻醉。透视下进针,同时嘱患者呼气后暂停呼吸,这样可以使患者肺部和胸膜提高,减少引发胸膜炎的可能。当针进入肝脏实质后,可让患者做正常频率的浅呼吸,针尖朝向第

11 胸椎直至距第 11 胸椎右侧 2cm 处。然后，取出针芯，接上装有对比剂的注射器，一边慢慢退针，一边注入少量对比剂，直至针尖位于胆管内。

（3）根据造影结果，选择一条穿刺比较容易和安全的扩张胆管，确定第二穿刺点，一般选择胆管分支穿刺为宜，以利于后续操作。局麻后，切开皮肤 3mm 小口，在透视下将套管针插入已显影的靶胆管，退出针芯，缓慢后退针套，如有黏稠的胆汁流出，表示套管已位于胆管内。若无胆汁流出，可轻微进退套管，直至有胆汁流出，即可引入导丝。

（4）胆道置管：胆道穿刺成功后，经穿刺针套管引入 J 型导丝，尽量使导丝进入胆总管内，撤出套管，换入扩张器，扩张穿刺途径。如作单纯外引流，这时便可直接换出扩张器，放置引流导管。如作内外引流，在拔出扩张器后，还应置入 5F 普通单弯导管，导管配合导丝，使导丝通过狭窄段进入十二指肠内，沿导丝将导管送至十二指肠后，交换出软导丝，引入超硬导丝。保留超硬导丝，换出普通导管，换入引流导管。如引流管难以通过狭窄段，可先沿硬导丝置入球囊导管扩张狭窄段再换入引流导管。注意引流导管的干部最后侧孔标记应保证位于肝内胆管内。

（5）固定引流管：目前市场上使用的引流管均有一条丝线固定于导管远端，在引流外端牵拉该丝线就会使引流的"猪尾"盘曲，以达到内固定引流管的作用。在置入引流导管，造影明确导管侧孔的位置，观察到胆汁顺利流出后，先将导管固定线轻轻拉近，然后用缝线及专用的固定器固定引流管于腹壁皮肤上，并用胶布加固，敷料覆盖。

除两步法外，PTCD 也可使用胆道造影与引流同时进行的一步法来完成，其实质是使引入套管过程一步完成，该法操作简单，避免使用多次穿刺对肝脏的损害。但若穿刺胆管部位不满意，难以完成后续胆道置管等操作时，仍需进行二次穿刺。在使用一步法针穿刺成功进行 PTC 后，通过多角度投照，清晰了解胆管树分布情况。然后选择一条最理想的目标肝内胆管分支，使用细针穿刺，成功后试注对比剂确定穿刺针尖位于靶胆管后，再将细针推进 1cm 左右，然后沿细针将中、外层套管推送至内层细针尖端处，拔出内层细针和中层套管针针芯，保留套管，接注射器边抽吸边缓慢退管，如有胆汁流出，表示套管端已位于胆管

内。然后插入导丝，此后置换引流导管的方法基本同二步法。一步法大大降低了粗针多次穿刺引起合并症的发生率，对肝功欠佳、肝移植后解剖结构变化、胆道感染严重病例应首选一步法[117]。

5. 注意事项

（1）当患者胆囊明显扩张时，要特别注意避免直接穿刺入胆囊。如已误入胆囊，应引入导管，排空胆汁，降低胆囊内压，以防止或减轻胆汁漏。另外，应尽量避免穿刺肝外胆道，以减少胆汁漏的发生。

（2）选择插管的胆管，除了有明确的梗阻表现以外，同时应注意与进针途径保持尽量小的夹角，并使引流导管尽可能长地位于要引流的胆管内。所以，穿刺时应尽量选择穿刺扩张明显的二级以上分支的肝内胆管。

（3）在导管通过较坚硬的狭窄或进入肝硬化比较严重的肝实质时，强行进管有可能使导管和导丝在右上肝周间隙打折，导致患者疼痛。目前，大部分厂家生产的引流导管备有导入的加强器，是一种金属或硬塑胶材料制成的导管，可置于引流导管腔内，以加强引流导管进入的方向性，保证导管顺利通过肝包膜和实质。

（4）肝门部胆管癌位于肝门区且常累及左右肝管，若导丝反复尝试难以通过狭窄段进入胆总管，可将引流管置于左右肝管的较大分支内或骑跨于两个分支。亦可同时经右腋中线入路及剑突下入路行右、左肝胆管引流术，以提高引流效果。

（5）引流管的侧孔最理想的位置应正好位于梗阻段上、下方的胆管内，这样才能保证充分引流。侧孔过多或侧孔位置离梗阻段过远，使部分侧孔位于肝实质内，不仅起不到引流的作用，而且侧孔有可能与肝内血管相通，造成出血。故应根据梗阻部位及引流途径，选择侧孔位置恰当的引流导管。也可使用自行加开侧孔的引流管，但加开侧孔大小应恰当，过小易堵塞，过大不但影响引流管的硬度，且易在肝内打折或折断，而且由于引流管本身内径的限制，过大侧孔对引流亦无帮助。一般侧孔大小应与引流管内径相仿。

（6）引流管的固定是非常重要的环节。外端的固定，并不意味着引流管位于肝内的部分没有发生变化，因为患者的呼吸和咳嗽可能使肝内的引流管发生移位。因此，术后短期内发生胆汁引流不畅时，不应首先考虑引流管堵塞可能，也不

应盲目冲洗引流管,而应先检查导管内外位置有无改变。

（7）当胆管得到有效引流后,胆管可能缩小变短或移位,侧孔有可能退入肝实质,从而引起血性引流液。这时应适当调整引流管的位置或更换侧孔较少的引流管。

6. 术后护理及观察

（1）术后至少卧床休息 6 小时,宜采取半卧位,有利于胆汁的引流,加强巡视,多询问患者,观察患者腹部症状和体征的变化。术后需卧床 24 小时,严密观察生命体征,定时监测体温、脉搏、呼吸和血压,准确记录液体出入量,注意患者有无腹胀进行性加重和腹膜刺激征等腹部症状及体征,防止内出血及胆瘘的发生。静脉给予足量抗生素,同时应注意保证足够的补液,在补液中可加用止血药和维生素 K,注意水电解质平衡。

（2）引流管的护理:①保持引流管固定、通畅,防止扭曲、阻塞、脱落,定时挤压管腔以利于液体流出,妥善固定引流管及引流袋;②准确记录每天的引流量;③注意观察引流液的颜色、量、性状,特别要注意有无血性引流液;④保持伤口清洁干燥,定期换药和观察伤口,有渗出时要及时更换伤口敷料,注意保持无菌,防止伤口感染,防止过度肉芽增生;⑤定期使用等渗液加庆大霉素冲洗引流导管;⑥教会家属对引流管的一般护理。

（3）做好患者自我保护引流管的健康教育:如从引流管侧上下床,翻身时动作不宜过大,避免将引流管拉脱,定时检查引流管,防止管道打折。

7. 并发症及处理

（1）导管周围胆汁渗漏:引流通道在肝实质通过途径过短,导管侧孔位置不当,需调整导管引流部位进行处理。引流管发生堵塞而引流不畅使胆道内压力过高,可冲洗引流管,或引入导丝,保持引流管通畅。另外,窦道形成后,更换引流管不恰当也会引起导管周围胆汁渗漏。

（2）胆道出血:发生率 3%～8%,常见的原因有胆道血管瘘,由于引流管同时穿透了血管(肝动脉或门静脉)和胆管,同时诱发败血症。穿刺时应尽量避免。胆道静脉瘘所引起的血性胆汁在术后使用止血药后一般可治愈,胆道动脉瘘必要时可行肝动脉栓塞治疗。放置引流管时多狭窄段主动或被动扩张,有时也会引发病变出血,一般不需要特别处理,但要防止血块堵塞引流管。

（3）导管堵塞:内外引流较多见,常由肠内容物反流引起。通过定时冲洗可以预防。另外,感染、胆泥综合征、出血等都是导致导管阻塞的原因,建议术后口服去氧熊胆及广谱抗生素预防。

（4）气胸、血胸或胆汁胸膜瘘:一般由于穿刺点选择不正确,或穿刺盲目偏向头侧所致。只要使用正确的操作方法,同时在穿刺时注意透视监视,完全可以避免该并发症的发生。

（5）胆汁性腹膜炎:最常见原因是引流管脱出,侧孔露入腹腔。拔管后,未对窦道进行处理,导致窦道外渗也比较常见。

（6）胆道感染:胆道梗阻后胆汁淤积可成为细菌的培养基,梗阻的胆道常合并有感染,加之胆道内压过高,穿刺和引流管置入过程有可能将这些细菌带入血中,形成脓毒败血症及迟发的逆行胆道感染。围手术期使用足量的抗生素严格无菌操作及尽可能保持引流通畅。

（7）术后水电解质紊乱:过度引流引起,特别是内外引流可能导致肠液丢失。内外引流适时关闭外引流,控制引流量,同时多途径补充丢失元素,可避免严重后果。

（8）心衰和术中胆心反射:发生率并不高,但后果可能很严重。所以胆道介入操作必须配备心电监护,术中参与人员密切观察,一旦发生及时处理,可避免严重后果发生。

8. 疗效评价　恶性胆道梗阻的患者,PTCD后手术与单用 PTCD 治疗,在最初 30 天内死亡率无明显差别,分别为 27% 和 29%。对于 PTCD 作为手术前的辅助手段,与其他治疗方式的中位生存期和 24 个月生存率进行比较,在 PTCD 后做根治性手术者分别为 5 个月和 3.9%,作姑息性手术者为 2.9 个月和 2.7%,未手术者为 2.4 个月和 0.7%。PTCD 无论是作为单纯的治疗手段,还是作为其他治疗手段的辅助,在患者生存期的改善等多方面都优于单纯的外科治疗方法。虽然胆道引流术操作方便,引流管冲洗方便,便于观察引流效果,但患者身上长期带有引流管,对患者造成不必要的精神压力,同时也增加了胆道感染和胆汁漏及胸腔感染的发生率。因此,对于预计生存期较长、经济状况较好的患者,建议行胆道支架置入术。

（二）经皮经肝胆道支架置入术

1. 定义　是在经皮穿刺肝胆道成像（PTC）

或经皮经肝胆道引流术（PTCD）基础上，在影像设备（X线透视、超声）引导下，借助介入器材在胆道狭窄处置入金属内支架的技术。依据梗阻平面不同，可于胆总管下段、中段及肝门部置入支架。常用网状金属自膨胀支架，直径8mm或10mm，长度根据狭窄长度而定。

自1974年首例PTCD报道以来，其已成为恶性梗阻性黄疸的长远治疗方法。虽然胆道引流术具有操作方便，引流管冲洗方便，便于观察引流效果的优点，但存在着患者身上长期带有引流管的缺点，给患者带来诸多生活不便及心理负担，同时也增加了胆道感染、胆汁漏及胸腔感染的发生率。1978年，Pereias报道采用经皮肝穿刺放置胆道内支架技术进行胆汁内引流。1980年，Martin等[116]又针对肝内胆管狭窄的扩张术及其疗效进行研究和报道。1989年，Coons报道[116]将自膨式金属支架应用于胆道。因金属内支架（EMS）具有组织相容性好、通畅时间长、不易堵塞、不透X线、定位准确等优点，使其在治疗胆道梗阻性病变中发挥着日益重要的作用[118-121]。近年来，胆道支架置入术与PTCD得到了广泛的推广应用，一并作为解决梗阻性黄疸的有效方法[122,123]。

2. 适应证及禁忌证

（1）适应证：①无法手术切除的原发性或转移性恶性肿瘤所导致的黄疸，只要能够进行PTCD，均适合胆道支架置入术治疗；②胆道支架置入术后肿瘤增殖再闭塞的多数病例，可在EMS内再置入一组EMS以使其重新开通；③胆肠吻合术后胆肠吻合口狭窄。

（2）禁忌证：①凝血功能严重障碍，经治疗仍不能纠正；②大量顽固性腹水；③恶病质，多脏器功能衰竭。

3. 术前准备　患者准备与PTCD治疗的术前准备基本相同，器材除前述PTCD器材外，还需要以下几种：

（1）扩张器械：分为两大类。①针对胆道狭窄部位或置入支架后的普通扩张球囊及对奥迪括约肌进行扩张用的切割球囊。②建立引流管隧道用的扩张器：外径8～18Fr的Cook生产的胆道扩张器，Amplatz的肾扩张器，主要用于肾造瘘和胆管外引流的隧道建立，外径从8Fr依次递增到30Fr，属于同轴导管扩张器类，基于Dotter技术进行扩张。Facsial扩张器，其结构大致为外径从小到大的尖头导管系列，而其内径则统一为0.096 52cm。扩张

时从小到大依次沿超强导丝交换送入，以达到逐步扩张隧道的目的。

（2）内涵管和自膨式金属内支架：内涵管类中，Cook公司生产的两端均有侧孔的Teflon管，使用丝线固定于皮肤以防止易位的Carey-Coons管及肝内端具有蕈状头的Malecot管等。目前最常用的是端孔设计，两端切割成植入后可展开的防移位瓣，内镜下和经皮释放均适用。胆道支架多采用自膨式血管支架，球扩式支架比较少用。经常应用于临床的主要有Gianturco Z型支架、Strecker镍钛合金支架和Wallstent支架，以及基于这三类支架设计原理推出的改良型金属支架。近年来出现了较多带膜支架、药物涂膜支架及放射性支架用于治疗恶性胆道梗阻的报道。

4. 操作步骤

（1）PTCD：先行胆道造影了解胆道梗阻部位、程度及范围，然后留置引流管行胆道外引流1～2周，若导丝可通过狭窄段，可行内外引流。

（2）球囊扩张：沿引流管送入导丝并更换导管鞘，在Cobra导管配合下将导丝通过狭窄段，导管跟进后更换超硬导丝，再沿导丝导入球囊导管预扩张狭窄段，通过造影明确狭窄段扩张到6～8mm为止，同时对狭窄段做好标记。

（3）胆道内支架置入：换出球囊导管，沿导丝置入金属支架释放系统。在标记的指示下，将支架准确地置于狭窄段，然后再置换入引流导管，保留1周左右，造影证实支架通畅后即可拔去引流管。

5. 注意事项　除PTCD注意事项外，还应注意以下几点：

（1）支架引流方式的选择：胆总管梗阻伴左右肝管互相交通的患者，多采用单侧穿刺、单枚支架置入的方法，支架上端尽量与左右肝管分叉平齐。肝门部梗阻，病变同时累及左右肝管和肝总管，多采用双侧穿刺入路、双向引流的方法，采用"对吻式"技术同时置入支架，使支架间呈"Y"型，支架上端以不超过二级分支开口为宜。胆总管上段梗阻伴单侧或双侧肝内胆管二级以上分支受累，可采用经皮经肝单侧穿刺入路、双向引流的方法。

（2）胆管穿刺点与胆总管长轴夹角不宜过小，一般90°以上为宜，选择二级以上胆管分支作为入路，使后续导丝、导管有一定操作空间，便于通过梗阻段。

（3）若肿瘤生长阻塞支架,可采用用于血管介入的旋切导管,切除肿瘤,使支架再通;或支架内再次留置支架,治疗再狭窄。单纯支架对于胆管恶性狭窄的治疗是不够的,应辅以放射治疗或其他介入方法治疗肿瘤本身,才能保证治疗效果。

6. 并发症及处理

（1）支架移位:常在术后近期发生,若移位程度轻且不影响引流效果,可不予处理;移位明显,影响引流时,需考虑再置入胆道内支架。移位的内支架可经胆道游走入肠道并排出体外,也可以经皮肝穿刺途径或内镜下取出。

（2）胆道出血:发生率为3%～8%,常见的原因有胆道血管瘘、球囊扩张狭窄段引起肿瘤组织破裂出血。

（3）支架内血凝块堵塞:球囊扩张狭窄段可引起肿瘤组织破裂出血,局部形成血凝块堵塞支架。支架置入术后留置引流管,可早期发现并及时处理。

内外引流较多见,常因为肠内容物反流引起。通过定时冲洗可以预防。另外,感染、胆泥综合征、出血等都是导致导管阻塞的原因,建议术后口服去氧熊胆及广谱抗生素预防。

（4）支架内再狭窄:肿瘤增殖或胆管内皮组织过度增殖,一般可再次 PTCD 或支架置入处理。支架置入术后,结合肝动脉灌注化疗、胆管内放射治疗等,有利于控制肿瘤而延缓再狭窄的发生,亦可放置覆膜支架,以提高支架的远期通畅率。

（5）消化道出血:常见于支架置入后,主要由支架刺激病灶引起;另外,支架释放定位不佳,支架位置过低,尾端顶撑胆道十二指肠开口对侧壁小肠,也可引发十二指肠溃疡甚至穿孔。

7. 疗效评价　胆道支架置入术与 PTCD 相比,具有通畅时间长、不易堵塞、不透 X 线、定位准确等优点,避免引流管发生堵塞脱离,同时胆汁符合生理性流向,不易导致感染,可维持正常的胆汁肠肝循环,防止水电解质紊乱及消化功能障碍,避免了患者携带引流管的诸多不便,患者生存质量明显提高[124]。胆道支架置入术技术成功率可达90%～96%,黄疸消退满意率达85%～95%。但其长期疗效,文献报道效果差别较大,虽然金属支架治疗胆道恶性梗阻的疗效显著,但也会出现不同程度的再狭窄问题,主要原因是肿瘤的内向浸润和过度生长、上皮增生、生物膜沉积及胆泥形成等。目前使用覆膜支架或者用合金代替不锈钢都是延长支架通畅率的可行方法[119,121,125,126]。然而相关研究并没有证实这样的结果,反而增加了胆囊炎、胰腺炎的发生率,最后可能导致长时间胆道炎症及胆道出血。而对于恶性梗阻性黄疸,支架置入术后,结合肝动脉灌注化疗、胆道内放射治疗及支架置入前行经皮肝穿刺胆道消融术等,有利于控制肿瘤而延缓再狭窄的发生,以提高支架远期通畅率。

（三）经皮经肝胆道射频消融术

1. 定义　经皮经肝胆道射频消融术(percutaneous transhepatic endobiliary radiofrequency ablation)是利用特制的软质双极射频消融导管(导管头端附有两个环形射频电极),经内镜途径或经皮经肝穿刺途径将其准确定位于胆管内肿瘤位置进行射频消融,使胆管腔内肿瘤产生凝固坏死,从而灭活肿瘤的微创治疗技术[127-129]。近年来,经皮经肝胆道射频消融术已经逐渐应用于临床,该技术是通过常规经皮经肝胆道引流技术将双极射频消融导管引入胆管内,在 DSA 透视下将消融导管头端消融电极准确定位于受肿瘤侵入的胆管内进行射频消融并植入胆道支架,也可对胆道支架植入术后再狭窄或闭塞的患者行消融治疗,从而达到灭活部分胆道内肿瘤、重建胆汁引流通道、降低黄疸、保护肝功能,进而延长患者生存期的目的。

胆道支架置入术已被证实是处理不可切除恶性梗阻性黄疸的有效方法,但由于肿瘤的浸润和过度生长挤压支架、胆道上皮增生、支架内沉积物形成等,使得支架内发生再狭窄或闭塞[130]。而随着射频消融技术在肿瘤治疗方面的迅速发展,腔内导管射频消融技术已广泛应用于胆道肿瘤的腔内治疗[114,127,131-134]。

2. 适应证及禁忌证

（1）适应证

1）经病理穿刺活检或 CT、MRI 等影像学检查提示为胆胰系统恶性肿瘤,不能外科手术切除或本人不愿行外科手术治疗者。

2）无法手术切除的原发性或转移性恶性肿瘤导致的黄疸,胆道支架置入术前射频消融。

3）胆道支架置入术后肿瘤增殖再闭塞的多数病例,均为射频消融适应证。

（2）禁忌证

1）严重且难以纠正的凝血功能障碍。

2）高龄患者估计难以耐受手术。

3）大量顽固性腹水。

4）合并其他严重疾病者。

3. 术前准备

（1）与PTCD及胆道支架置入治疗的术前准备基本相同，器材除前述胆道支架置入术相关器械外，还需要射频消融胆管及射频发生器。

（2）射频消融导管：Habib EndoHPB（Emcision London，UK）双频射频探头直径8Fr（2.6mm），长1.8m，可通过0.088 9cm导丝操作，导管末端具有两个距离8mm的环状电极，远端电极距离引导边缘5mm，能够产生长径2.5cm的局部凝固坏死灶。

（3）射频发射器：RITA1500X（RITA Medical Systems Inc，Fremont，California，USA），胆道内射频消融时频率为400kHz，设置输出功率10W，每一梗阻部位消融时间1.5～2.0分钟，停止1分钟后移动导管。

4. 操作步骤

（1）PTCD：先行胆道造影了解胆道梗阻部位、程度及范围，然后留置引流管行胆道外引流1~2周，若导丝可通过狭窄段，可行内外引流。

（2）射频消融：沿引流管送入导丝并更换导管鞘，沿导丝引入经皮穿刺式双极射频消融导管，将射频消融导管头端两金属电极准确定位于胆管受侵部位后，连接射频发射器，功率设置为10W，每次消融工作长度为25mm，消融持续时间为60～120s，当狭窄/堵塞段长于25mm时，则分段、分次消融。

（3）球囊扩张：射频消融完毕，撤出消融导管，沿导丝导入球囊导管预扩张狭窄段。

（4）胆道内支架置入：撤出球囊胆管，沿导丝置入金属支架释放系统，置入自膨式金属支架于狭窄段，然后再置换入引流导管，保留1周左右，造影证实支架通畅后即可拔去引流管。

5. 术后观察及护理　与PTCD及胆道支架置入术类似。禁食、禁水2小时，24小时内绝对卧床休息，避免增加腹压，监测生命体征，准确记录胆汁引流量及性状。观察记录皮肤、巩膜黄染情况，有否加深或减退。注意引流管是否通畅，观察并记录胆汁引流量及颜色，同时观察胆汁是否有杂质，如血块、坏死组织等；每天需以无菌技术更换引流袋并观察伤口周围皮肤情况，是否出现

红肿、有无渗液等情况。引流管冲洗时按无菌操作原则进行。当每天引流量少于50mL后拔除外引流管。

6. 并发症　胆道射频消融理论上可能导致的并发症包括疼痛、发热、胆道出血、胆道穿孔、胆瘘、胆道感染、胰腺炎、消化道出血等。成熟的经皮经肝穿胆道刺技术及双极射频导管的准确定位是提高手术成功率的关键保障，同时要熟练掌握相关射频发生仪器和设备的操作。

7. 疗效评价　腔内导管射频消融技术联合胆道支架可以疏通狭窄或梗阻胆道、减轻肿瘤负荷并控制肿瘤快速进展，延长胆道内金属支架的通畅时间。已有研究证明了内镜下胆道射频消融术在恶性胆道梗阻及支架再狭窄治疗上的有效性及安全性[18]，经皮经肝穿刺胆管RFA相比内镜下胆道RFA具有穿刺较容易、可重复性较高、并发症相对少，不易引起胰腺炎、消化道出血或穿孔等并发症的特点，且经皮经肝穿刺经过B超引导，避免损伤到重要组织及血管，对高位梗阻来说，经皮经肝穿刺RFA更为容易。采用经皮经肝穿刺胆管RFA即使支架再次出现闭塞，仍能反复进行胆道内射频治疗，支架通畅中位时间可达102.5天[134]。射频消融联合支架置入治疗能有效延长胆道支架通畅时间及患者无症状生存时间，提高患者的生活质量[135]。

二、病例介绍

病例1

1. 病史摘要　患者，男性，66岁。因右上腹疼痛2周，皮肤巩膜黄染10天入院。患者2周前开始出现右上腹疼痛，为钝痛，夜间明显，10天前开始出现皮肤巩膜黄染，小便呈茶水样，CT检查示肝门区占位并梗阻性黄疸，为进一步治疗入院。既往无乙肝病史。实验室检查：总胆红素489μmol/L，直接胆红素354μmol/L。

入院后行经皮经肝胆道引流术（PTCD），造影见肝内胆管明显扩张，胆总管未见显示，置入多侧孔外引流导管进行引流。术后1个月皮肤巩膜黄染减轻，总胆红素214μmol/L；通过引流管再次造影可显示胆总管及梗阻部位，后对肝总管梗阻部位进行球囊扩张并置入胆道支架。术后患者恢复尚可，皮肤巩膜黄染明显减轻，总胆红素154μmol/L。

2. 影像学表现　见图62-3-1。

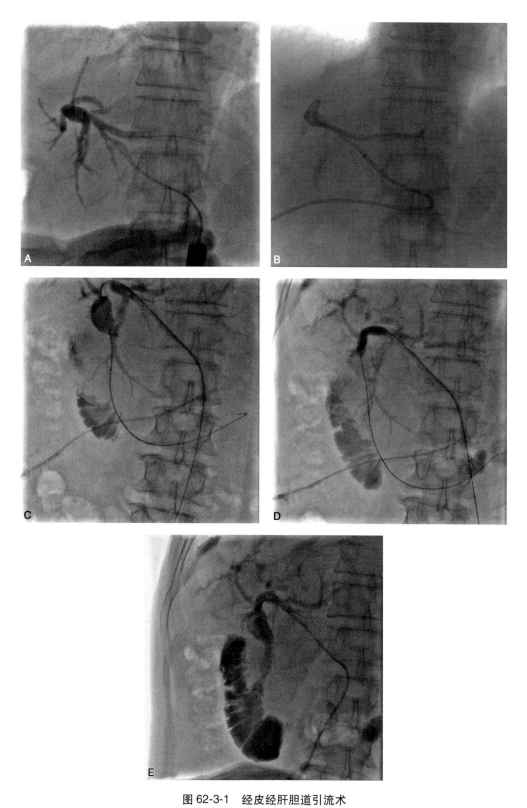

图 62-3-1　经皮经肝胆道引流术
A. 穿刺胆道造影见肝内胆管明显扩张,胆总管未见明确显示;B. 置入外引流管;C. 导丝通过肝总管狭窄处进入胆总管;D. 引入球囊对狭窄处进行扩张;E. 置入胆道支架

病例2

1. 病史摘要　患者，男性，72 岁。因全身皮肤巩膜黄染 2 周入院。患者 1 年前因乙状结肠癌并肝左叶转移瘤，行外科切除。CT 检查提示：肝门区新发淋巴结转移，累及邻近肝右叶；肝内胆管明显扩张。实验室检查：总胆红素 181.30μmol/L，直接胆红素 144.60μmol/L。行 PTCD+支架植入后，黄疸减轻。

2. 影像学表现　见图 62-3-2。

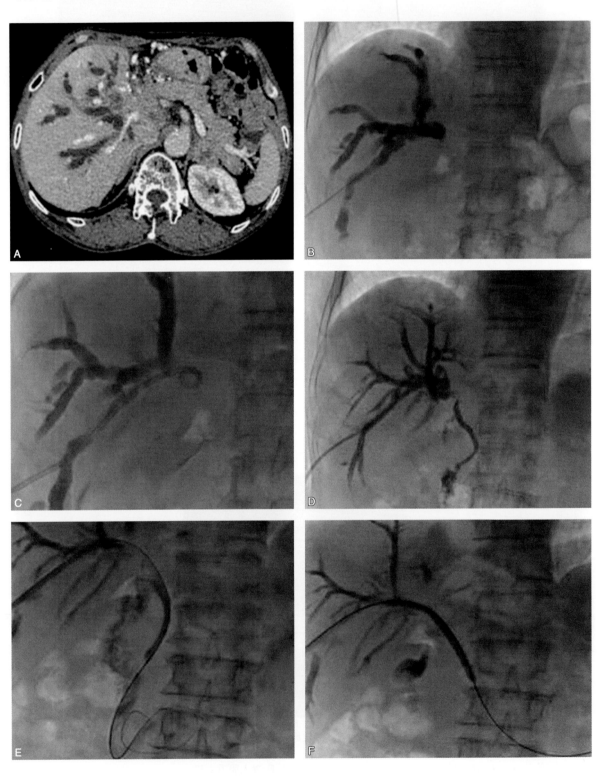

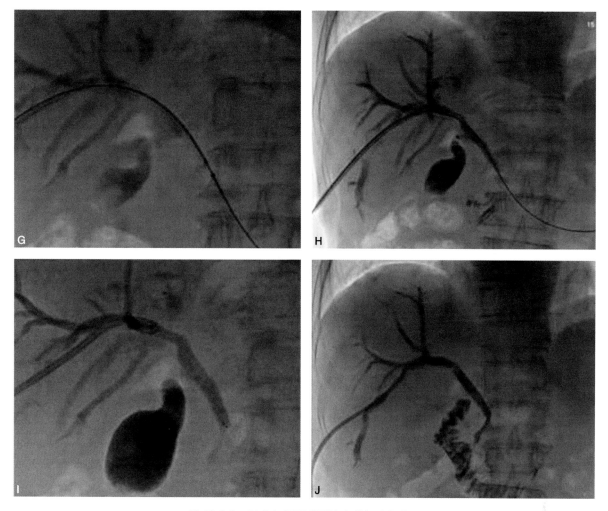

图62-3-2　经皮经肝胆道引流术并行支架植入

A～J. 术前患者CT提示肝门部肿物。A. 肝内胆管扩张;B. 行经皮经肝胆道穿刺造影,见肝内胆管扩张,肝总管未见显影,考虑肝总管梗阻;C. 留置外引流管于右肝管引流;D. 引流1周后经引流管造影,见胆道扩张较前减轻,肝总管可见不规则重度狭窄,对比剂尚能流入肠道;E. 交换引入血管鞘,在4F VER管配合下,将STIFF导丝送入空肠上段;F. 球囊扩张胆道狭窄段;G～I. 沿着导丝输送胆道支架越过狭窄段并释放,留置引流管;J. 1个月后经引流管造影,见胆管支架通畅,肝内胆管扩张明显减轻,遂拔除引流管

病例3

1. **病史摘要**　患者,男性,69岁。因全身皮肤巩膜黄染1周入院。CT检查提示:胆总管上段管壁增厚,并肝内外胆管扩张,胆汁淤积。考虑胆总管上段癌。实验室检查:总胆红素123.40μmol/L,直接胆红素98.30μmol/L。行PTCD+支架置入术。术后患者症状得到改善。1个月后经行引流管造影显示胆管支架通畅,肝内胆管未见扩张。

2. **影像学表现**　见图62-3-3。

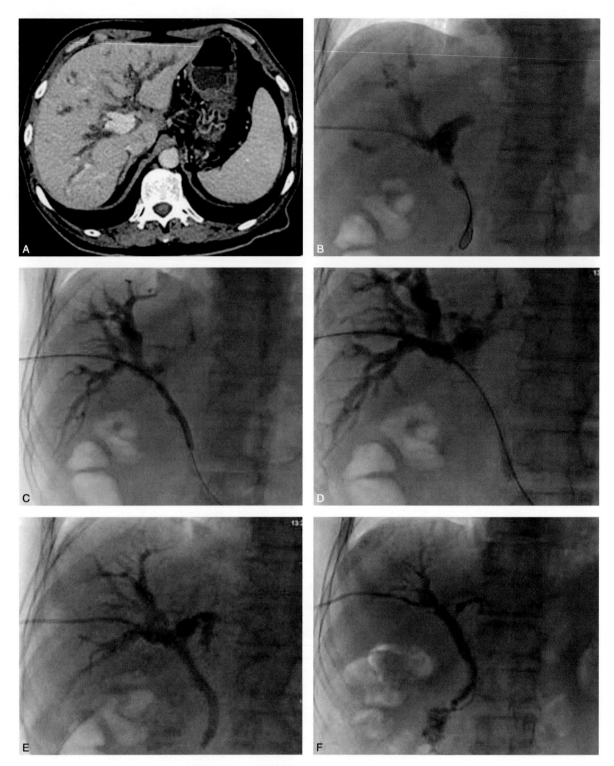

图 62-3-3 经皮经肝胆道引流术并行支架植入

A. 术前患者 CT 提示肝内外胆管扩张;B~E. 行经皮经肝胆道穿刺造影,见肝内外胆管扩张,胆总管上段充盈缺损,对比剂细线样通过,球囊扩张狭窄段,植入胆道支架,留置胆道外引流管引流;F. 1 个月后经引流管造影,见胆管支架通畅,肝内外胆管未见扩张

三、教 学 要 点

1. 胆管癌造影表现特点:充盈缺损、狭窄、僵硬,对比剂可呈细线样或完全闭塞。

2. 肝门肿瘤引起胆管梗阻,肝内胆管明显扩展,应行 PTCD、导管内外引流治疗以缓解胆道梗阻症状。患者症状改善后,再考虑胆道开通并支架置入治疗等。

第四节 经颈静脉肝内
门体静脉分流术

一、综 述

1. 定义 经颈静脉肝内门体静脉分流术(Transjugular intrahepatic porto-systemic stent shunt, TIPSS)是治疗肝硬化门静脉高压症、食管-胃底静脉曲张破裂出血的一种新介入技术,它是在经颈静脉途径肝活检、经颈静脉胆管造影及经颈静脉门静脉造影基础上发展起来的。介入放射技术通过影像设备引导,在肝静脉或下腔静脉与门静脉分支间建立分流道,放置血管内支架,分流门静脉血流,从而降低门静脉压力,同时还可实施胃冠状静脉硬化栓塞术。它不仅对食管-胃底静脉曲张出血有明显的疗效,而且对门静脉高压引起的顽固性腹水、顽固性胸水和肝肾综合征也有较好的疗效。与传统的外科分流或断流手术相比,具有创伤小、并发症少、病死率低等优点。

2. 发展简史 1964年,Dotter等[136]成功地进行了经颈静脉途径肝脏穿刺活检,随后放射学家 Hanafee 等[137]于1967年介绍了经颈静脉及肝静脉达到肝内胆道造影的方法,以避免经肝包膜穿刺出血,它对胆道造影本身的影响不大,但激发了介入放射学家去用类似的微创方法进入门静脉,达到门体静脉分流的目的。

1969年,Rösch 与 Hanafee 首先确立肝内穿刺建立肝静脉与门静脉连接的观点。先用不同的动物实验模型建立门体静脉间分流的通道,并用聚四乙烯导管保持通畅,这是 TIPSS 技术的雏形[138]。但是,由于植入管移位、分流道早期闭塞等问题,此项技术未能达到临床应用的目的。

1983年,Colapinto[139]采用气囊长期扩张肝内门体静脉分流通道的方法来达到长期分流的目的,但所治疗的一组患者的肝实质通道100%再封闭,结果令人失望。直到介入放射学家 Palmaz 发明了气囊膨胀型血管内支架(又称 stent),分流通道的维持才成为可能,研究证实是安全有效的方法[140]。

1989年,德国医生 Richter 首先报道 TIPSS 在肝硬化合并上消化道出血患者的临床应用的成功经验[141]。1992年,国内徐克教授率先开展了首例 TIPSS 技术的临床应用[142]。1992年以后,欧美多国及日本相继有大组研究病例报道。随后 TIPSS 在临床应用中不断进行改进,并逐步扩大了应用范围,提高了疗效。

1995年,Nishimine 等[143]在猪实验中应用覆膜支架(polytetrafluoroethylene, PTFE),取得进一步发展。

1996年,美国、欧洲相继完成 TIPSS 的多中心临床应用研究[144,145],认为 TIPSS 对门静脉高压引起的静脉曲张出血的疗效肯定而且安全,在长期控制出血方面,TIPSS 也是一项有前景的技术;对等待肝移植的晚期肝病患者,TIPSS 具有预防出血的特殊作用。

1997年,Saxon 等[146]报道 PTFE 覆膜支架在患者中应用。

1999年,Garcia-Villarrel 课题组在 *Hepatology* 发表的荟萃分析文章认为,TIPSS 在预防早、中期上消化道曲张静脉破裂出血方面具有明显优势,同时有利于延长患者的生存期[147]。

新型 PTFE 覆膜支架(Viatorr 覆膜支架)首先在欧洲应用于临床,并在美国进行了多中心临床研究,2004年通过 FDA 认证正式批准应用于临床[148-150]。

2004年,Saxon[151]在评论中惊呼新型 TIPSS 覆膜支架的广泛应用将预示着 TIPSS 发展的新纪元的到来。继后,国内徐克教授也提出了迎接 TIPSS 发展的第二个春天[152]。

2009年,美国肝病研究学会将布-加综合征作为 TIPSS 的附加指征,并将聚四氟乙烯覆膜支架植入术作为标准术式[153];2014年,SAAD WE 报道[154]显示,80%~90%以上的门静脉高压患者选择 TIPSS,技术成功率>97%,手术病死率低于1%~2%,1年通畅率>80%,PubMed 引文超过2 300条。

(一)TIPSS 的主要器材

主要有 Cook 公司生产的 RUPS-100 和德国 Angiomed 公司生产的穿刺装置。其中 RUPS-100 最为常用,穿刺系统主要包括:前端带标记的10F 导管鞘及扩张器、金属鞘保护管、16G 金属鞘、0.096 52cm 的穿刺针和配套的5F 导管、超硬导丝(Amplaz 导丝)、超滑亲水导丝及球囊导管。

目前应用于 TIPSS 的血管腔内支架(endoluminal stent, ES)已有近10种,可供选择的肝内通道内支架主要有8~12mm 的 Palmaz stent、Wallstent、Strecker stent 和 Z 型 stent,另有新型 PTFE

覆膜支架（Viatorr 覆膜支架）及放射性核素内支架。

（二）TIPSS 的适应证与禁忌证

TIPSS 临床应用早期的适应证比较严格，主要是针对肝硬化治疗无效、反复大出血或等待肝移植期间患者受到致命性出血威胁的情况下才考虑 TIPSS。随着技术走向成熟，治疗效果的肯定，其适应证扩大到难治性胸/腹水、门静脉高压性胃病、肝肺综合征、肝肾综合征、布-加综合征等。据最新基于证据质量分级和推荐强度分级系统（表 62-4-1）形成经颈静脉肝内门体分流术（TIPSS）专家共识[154]推荐意见。

表 62-4-1　证据质量分级和推荐强度分级系统内容

分级	符号	内容
高	A	进一步研究非常不可能改变对效应估计值的确信程度
中	B	进一步研究有可能对我们对效应估计值的确信程度造成重要影响，且可能改变该估计值
低或极低	C	进一步研究很有可能对我们对效应估计值的确信程度造成重要影响，且很可能改变该估计值；任何效应估计值都非常不确定
推荐强度分级		
强	1	基于可得证据，如果临床医师非常确定获益大于或小于风险和负担，他们将做出强推荐
弱	2	基于可得的证据，如果临床医师认为获益、风险和负担相当平衡，或获益、风险的程度存在明显的不确定，他们则会做出弱推荐。此外，临床医师在临床决策中越来越意识到患者价值观和意愿的重要性。而且，就患者价值观而言，完全知情的患者容易做出不同的选择，指南小组应该做出弱推荐

1. TIPSS 的适应证

（1）急性食管静脉曲张出血

1）"挽救性"TIPSS：经药物和内镜治疗失败的肝功能 Child-Pugh A 级急性出血患者，覆膜支架 TIPSS，可以作为挽救措施（B,1）。

2）早期 TIPSS：对于食管静脉曲张及 I 型、Ⅱ型食管胃静脉曲张（GOV1 和 GOV2）急性出血

的患者，在初次药物联合内镜治疗后，若存在治疗失败的高危因素（Child-Pugh 评分 C 级<14 分或 Child-Pugh 评分 B 级有活动性出血），应在 72 小时内（最好在 24 小时内）行覆膜支架 TIPSS 治疗（A,1）。

（2）预防食管静脉曲张再出血：预防食管静脉曲张再出血时，TIPSS 或外科手术都可以作为内镜联合药物治疗失败后的二线治疗，而对于肝功能较差的患者，则优先选择覆膜支架 TIPSS（A,1）。

（3）胃静脉曲张出血：对保守治疗难以控制的急性胃静脉曲张出血的患者，TIPSS 可考虑作为挽救措施，同时还要栓塞曲张静脉（B,1）。胃底静脉曲张破裂出血[GOV2 和孤立性胃静脉曲张 I 型（IGV1）]有较高的早期再出血率，可优先考虑覆膜支架 TIPSS 控制急性出血（B,1）。对出血得到控制的 GOV2 和 IGV1 患者，首选 TIPSS 预防曲张静脉再出血（B,1）。

（4）顽固性腹腔积液、肝性胸腔积液和肝肾综合征。

1）肝硬化顽固性或复发性腹腔积液：建议优先考虑覆膜支架 TIPSS 治疗。对有心脏舒张功能障碍（二尖瓣口舒张早期峰值/舒张晚期血流峰值≤1）、年龄>60 岁、胆红素>3g/L、血小板计数<75×10^9/L 或血钠浓度<130mmol/L 的顽固性腹腔积液患者，应仔细权衡 TIPSS 的风险和获益。

2）肝性胸腔积液：TIPSS 能有效控制肝性胸腔积液，是治疗顽固性肝性胸腔积液的重要方法，但需确认经低盐饮食及利尿剂治疗无效（B,2）。

3）肝肾综合征（hepatorenal syndrome, HRS）：TIPSS 可以作为 HRS 的一项探索性治疗方法，尤其对于Ⅱ型 HRS 患者，其治疗地位的确定依靠进一步随机对照研究发表的结果（B,2）。

（5）布-加综合征（Budd-Chiari syndrome, BCS）：推荐所有 BCS 患者接受抗凝治疗（B,2）。对经球囊扩张治疗失败或不适宜接受球囊扩张治疗的患者，应在抗凝治疗的基础上接受 TIPSS 治疗（A,1）。混合型 BCS 患者考虑行 TIPSS 治疗前，应先采用球囊扩张及支架置入开通下腔静脉（A,2）。BCS-TIPSS 评分可用于评估接受 TIPSS 治疗的 BCS 患者的预后，评分≥7 分者接受 TIPSS 治疗后预后较差，应考虑行肝移植治疗（B,2）。

（6）门静脉血栓（portal vein thrombosis,

PVT):TIPSS 在肝硬化或非肝硬化 PVT 患者中是可行的,但当存在门静脉海绵样变性、门静脉纤维化或肝内门静脉血栓时,其失败率和并发症相对较高(B,1)。如果患者无肝移植计划,且门静脉或肠系膜上静脉开通不完全时,可以考虑将支架延伸到门静脉或肠系膜上静脉(B,1)。肝硬化或非肝硬化 PVT 患者在合理抗凝的基础上血栓仍进一步加重、存在抗凝禁忌证或 6 个月抗凝治疗无反应后可以考虑行 TIPSS(A,1)。

(7) 其他:TIPSS 对少见出血部位(如异位曲张静脉、门静脉高压性胃病等)、肝肺综合征、肝窦阻塞综合征/静脉闭塞病等疾病的疗效仅见于个案报道,不同研究结果间也存在较大差异。鉴于目前临床数据较少,暂不作明确推荐。

2. TIPSS 的禁忌证

(1) 充血性心力衰竭或重度瓣膜性心功能不全。

(2) 难以控制的全身感染或炎症。

(3) Child-Pugh 评分>13 分或者终末期肝病评分>18 分。

(4) 重度肺动脉高压。

(5) 严重肾功能不全。

(6) 快速进展的肝衰竭。

(7) 肝脏弥漫性恶性肿瘤。

(8) 对比剂过敏。

3. 相对禁忌证

(1) 先天性肝内胆管囊状扩张(Caroli 病)、胆道阻塞性扩张。

(2) 肝脏体积明显缩小。

(3) 多囊性肝病。

(4) 门静脉海绵样变。

(5) 中度肺动脉高压。

(6) 重度或顽固性肝性脑病。

(7) 胆红素>3g/L。

(8) 重度凝血病。

（三）TIPSS 的术前准备

1. 影像学评价　术前观察的主要内容有如下几个方面:①肝硬化的程度,左、右叶比例失调的大致情况。②门静脉及肝静脉的位置、大小,血管是否通畅,有无解剖结构异常,门静脉是否有海绵状变性。③肝静脉与门静脉之间的空间关系,肝静脉与门静脉大分支之间的长度、角度。④有无肝脏占位性病变,其大小及位置。⑤胆囊的大小及位置,预测术中以多大角度及深度进行穿刺,

是否避开胆囊等。目前较为常用超声、CT、MRI 无创影像学检查,术前应灵活应用,仔细分析影像资料,确保手术成功。但急诊患者一般情况较差,术前以动脉性门静脉造影为主,了解门静脉主干及其大分支的情况,尽快抢救患者。

2. 临床评价　血、尿、便常规,血型及出、凝血时间测定,了解患者有无继发性贫血、活动性出血、脾功能亢进和凝血机制障碍及其程度;肝功能检测,包括凝血酶原时间、血浆总蛋白及白蛋白、血清总胆红素、转氨酶及血氨测定等;了解肝功能情况,调整凝血功能、纠正低蛋白血症及利尿;肠道抗菌以防止术后异常性蛋白的大量吸收。

3. 术中用药　局部麻醉用药:常用 1% 普鲁卡因或利多卡因注射剂 10~20mL;注射用肝素钠生理盐水 1 000~2 000mL,用于冲洗导管及导管抗凝;为防止肝内分流道形成后急性血栓形成而导致的分流道闭塞,需注射肝素钠 4 000~6 000IU[(50~60)IU/kg];对比剂可使用非离子对比剂,如碘佛醇等。一般于门静脉穿刺或分流道开通术之前建议给予止痛镇静剂如哌替啶注射剂(50~100mL)。

（四）操作技术

TIPSS 操作技术包括经颈静脉肝静脉门体分流术(TIPS)、经皮腔静脉直接穿刺门静脉门体分流术(the direct intrahepatic portacaval shunt,DIPS)。

1. TIPSS 操作技术　TIPSS 术前应详尽阅读影像学检查资料,尽可能了解肝脏血管的解剖关系,设计、选择肝静脉侧穿刺途径和门静脉侧穿刺点。

(1) 颈静脉穿刺技术:患者取仰卧位、头偏向左侧或右侧,术者在头侧操作;首先以右或左侧胸锁乳突肌中点的外缘即胸锁乳突肌三角区的头侧角为中心行常规皮肤的消毒和局部麻醉;局部麻醉后在穿刺点皮肤上横切 3~5mm 小口,再采用静脉穿刺针行颈内静脉穿刺术;穿刺成功后,先将导丝送入下腔静脉,并用 12F 扩张器扩张局部穿刺通道;将所选用的肝穿装置引入下腔静脉,再选择性送入肝静脉,一般选择右肝静脉。操作技术及注意事项主要包括以下几个方面:①穿刺点一般在胸锁乳突肌中点,外缘即三角区的顶角或在颈动脉搏动点偏外 2~5mm 处,呈 45 度角进针,针尖指向同侧乳头方向,进针深度 3~5cm。②穿刺时穿刺针应呈负压状态,直至抽出静脉血为止。③若反复穿刺仍未刺入颈内静脉,可经同

侧股静脉穿刺送入一根导丝至颈内静脉作为标记,在透视下行颈部穿刺则可提高其成功率。④穿入血管后必须根据血液颜色、压力和导丝走行方向,准确判明是颈动脉还是颈静脉。⑤应避免损伤动脉(防止局部血肿)或肺尖(出现气胸)。

(2)经颈静脉门静脉穿刺术:首先经颈静脉将门静脉穿刺装置送入右肝静脉;然后根据已确定的门静脉穿刺点(门静脉右干或左干),首先调整穿刺针方向和深度进行门静脉穿刺术;穿入门静脉肝内1级或2级分支后,先将超滑导丝设法引入门静脉主干,并将5F穿刺针外套管沿导丝全部送入门静脉;再置换超硬导丝,并沿导丝设法将肝穿装置全部插入门静脉主干,最后只保留10F带标记导管,并经此导管插入带侧孔造影导管行门静脉造影及压力测定。操作技术及注意事项包括以下几个方面:①肝内门静脉穿刺是TIPSS能

否成功或是否出现最严重并发症的关键环节。②要提高穿刺的成功率,除必须有丰富的经验外,还必须结合术前详尽的影像学检查,充分了解门静脉走行、血流状态及与肝静脉的位置关系。③门静脉穿刺点最好选择在接近分叉部的肝内分支。④穿刺针深度应根据肝脏大小而定,一般以不超过4cm为宜。⑤穿入门静脉后注入对比剂的观察对判定穿刺点的位置有重要作用,若门静脉左、右干均显影,说明在分叉部或分叉下,最好放弃。⑥行门静脉造影时最好将造影导管远端送至脾静脉。

(3)肝内分流道开通术:门静脉造影检查后,再次将超硬导丝送入肠系膜上静脉或脾静脉,并沿该导丝置换球囊导管行分流开通术。操作技术及注意事项主要包括以下几个方面(图62-4-1):

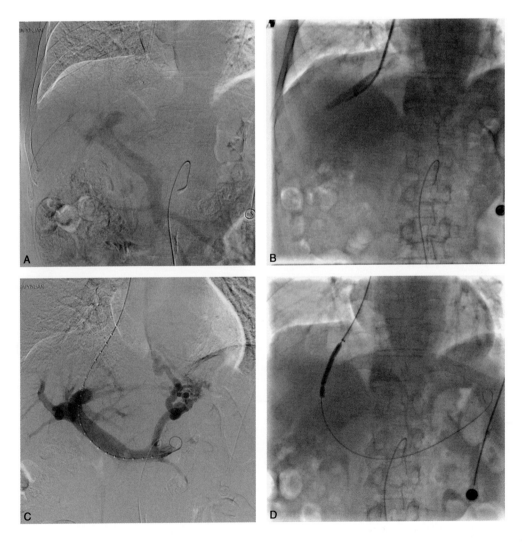

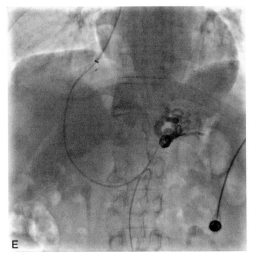
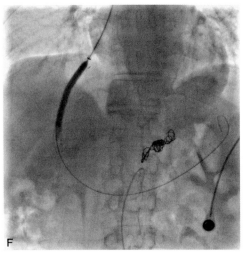
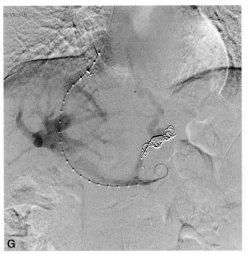

图 62-4-1　肝硬化失代偿期合并门静脉高压性上消化道大出血患者的 TIPS 操作步骤

A. 将 5FCOOK RH 管放入腹腔干行间接门静脉造影显示门静脉分叉及主干位置,并测量门静脉压力;
B. 将鞘管放入肝右静脉推注对比剂显示鞘管在肝静脉内;C. 采用 RUPS-100 穿刺门静脉分叉处成功,在导丝引导下置入带黄金标记 5FCOOK pig 导管造影,显示门静脉通畅,食管胃底静脉明显曲张、增粗;D. 在加硬导丝引导下置入直径 6mm 球囊预扩张分流道;E、F. 置入 6cm×8mm TIPS 专用支架,并行食管胃底静脉弹簧圈栓塞,测量门静脉压力,评估门静脉压力前后压力降低情况,再次行 6cm×8mm 球囊扩张;G. 最后再次门静脉造影显示食管-胃底静脉曲张明显改善,分流道血流通畅,手术成功

1)球囊的有效长度以 4~6cm 为宜,以完全跨越整个分流道。

2)球囊的直径可根据门静脉的自然分流量(侧支循环的多少)确定,一般选择 8~12mm。

3)最初扩张时球囊上两个凹陷(压迹)代表肝静脉和门静脉壁间的距离,即分流道的长度,应准确记录并作为 ES 置入位置的依据。

4)球囊完全膨胀后可再反复扩张 1~2 次,再将球囊完全抽空,并观察患者的血压和脉搏 5~10 分钟,待患者无异常反应后将球囊拔出。

5)为了使一些患者的门静脉分流量能有所限制,特别是不使分流量即刻达到高峰,可采用直径 8mm 的球囊导管对分流道进行扩张,然后置入直径 10mm 的自膨式和温控式管腔内支架。

(4)管腔内支架(ES)置入术:分流道形成后,若选用螺旋状型 ES,需将 10F 的 ES 输送器送入门静脉主干,并通过该输送器将 ES 置入肝内分流道;若选用其他类型的 ES,如 Wallstent、Angiome 支架等,可直接沿导丝将装有 ES 的输送器送入门静脉分流道行 ES 置入术。操作技术及其注意事项主要包括以下几个方面:①所选定的 ES 直径应与球囊导管的直径一致或略大于球囊导管直径。②所用 ES 的两端应分别在肝静脉和门静脉内留有 1~2cm,以增加 ES 的中、远期开通率。③ES 置入后若未完全展开,可送入与之直径相同的球囊导管进行扩张调整。④与术前比较门静脉压力,以降低 10~20cmH$_2$O 为宜。

（5）食管-胃底静脉硬化栓塞术（sclerotic embolization of esophagogastric varices, SEEV）：肝内分流道建立后,对胃冠状静脉及所属食管、胃底静脉血流仍然较明显者或有活动性出血的患者,可同时行此项治疗。其具体步骤为:经颈静脉即 TIPSS 入路,送入一条单弯导管,根据术中门静脉造影显示情况,设法将导管插入胃冠状静脉等侧支血管（一条或多条）,并经导管注入硬化栓塞剂,使胃冠状静脉及所属食管胃底静脉完全闭塞,起到预防和治疗再出血的作用。常用硬化剂有:5%鱼肝油酸钠和无水乙醇;栓塞剂亦可选用钢圈和明胶海绵。操作技术及注意事项主要包括:导管插入胃冠状静脉后应先行造影充分了解血流状态和方向后,再注入硬化栓塞剂;注入的硬化剂一般为 10~15mL;若发现局部血流已明显变慢或血管"铸型",应立即停止注射,以防止硬化剂反流导致门静脉系统血栓形成。

（6）术后处置:术后常规应用广谱抗生素预防并发感染 3~5 天。术后患者若无出血倾向,需常规抗凝治疗,应用肝素钠静脉滴注 3 000~5 000IU/次,2~3 次/d,连用 1 周后可改为口服阿司匹林（40mg,2 次/d）和潘生丁（25mg,3 次/d）继续治疗 3 个月。常规保肝对症治疗。术后 1 年内至少做 3~4 个月做一次分流道的彩超或血管造影检查,以及时处理分流道的狭窄。

2. 经皮腔静脉直接穿刺肝内门静脉门腔分流术（DIPS）是最常应用的 TIPS 的改良技术。

2001 年,Petersen[155] 首先描述 TIPS 的操作改良称为 DIPS,即通过肝尾状叶实质部分在门静脉和下腔静脉之间建立一个肝内分流,将部分门静脉血直接分流入粗大的下腔静脉,它扩大了介入性门腔分流的适应证,可使部分难以实施 TIPSS 的患者也能做介入性门腔分流。传统 TIPSS 存在的问题:①路径弯曲复杂,操作困难较大,增加患者痛苦;②分流道迂曲,易于产生狭窄或闭塞;③肝静脉较细,不利于覆膜支架的应用。

随着术前 3D-CT 及血管超声等技术的进展,通过下腔静脉直接穿刺门静脉建立 TIPSS 分流道已成为可能。尤其对于部分布-加综合征及肝癌患者肝静脉无法开通的情况下,DIPS 所建立的分流道多数都比较直接、顺畅,更不易形成支架的"盖帽"现象。因此,基本不受支架柔顺性的影响,可成为解决门静脉高压更好的选择通路。

与 TIPSS 类似,应用覆膜支架创建的 DIPS 可使门体压力梯度（portosystemic pressure gradient, PSG 或 PSPG）降到 15mmHg,具有高效的技术和良好的血流动力学。最常见的并发症是出血,发生率为 5%~6%,其发生的原因可能是肝外门静脉穿刺,也可能是支架裸露部分放置在肝外分流道。这一操作与高分流通畅性有关,长期原发通畅率为 75%~100%[156]。

（五）并发症

TIPSS 的技术成功率应大于 95%（包括同时建立分流和门静脉压力梯度降至 12mmHg）,且临床成功率应大于 90%（门静脉高压并发症得到控制或缓解）,TIPS 的操作相关病死率维持在一个较低的水平[157]。

1. 与操作有关的出血 心脏压塞是 TIPSS 操作时器械损伤右心房所致,发生率极少,一旦出现应及时做心包引流或心包修补术。肝包膜穿刺损伤可达 33%,而包膜穿孔所致腹腔出血是 TIPSS 操作可能引起的最严重并发症,发生率一般 1%~2%[158]。一旦出现肝外穿刺,有可能损伤胆囊、右肾、十二指肠、肝区结肠,这些较少临床报道[158-160]。尽管动脉性损伤少于 2%,但穿刺可能导致出血、假性动脉瘤、动脉闭塞、动脉-门静脉瘘或动脉胆管瘘形成。若患者出现血压不稳、呕血、持续腹痛或腹肌紧张,应当注意是否出现潜在致命性出血可能,可快速 CT 扫描评价是否出血及出血部位,可能有助于给治疗提供线索,超声也能发现腹腔积血或包膜下出血。一旦发现出血,应行动脉栓塞或带膜支架覆盖漏口。门静脉造影也可发现出血病因,若门静脉主干、左右支门静脉出血,较难栓塞治疗,应当快速把 TIPSS 操作完成。切割门静脉发生率极低,一旦发生,应 TIPSS 支架延长覆盖切口并保持血流。

2. 支架移位 TIPSS 放置总肝管或肝动脉出现支架移位的发生率极低,可能与操作中未按照操作步骤行门静脉造影有关。另外,支架置放入下腔静脉、甚至心房内,门静脉主干等发生率达 20%,偶尔也出现导管或球囊操作致支架移位或短缩等情况[161,162]。

3. 支架狭窄或闭塞 在广泛接受 PTFE-覆膜支架前,支架狭窄或闭塞非常常见,肝静脉末端是分流道狭窄最常见的部位。支架中段狭窄的原因被认为是由于胆管与支架之间的接触导致裸金属支架内膜过度增生引起的。裸金属支架狭窄发生率为 18%～78%[158,161,162]，从而导致门静脉高压并发症的发生，需反复球囊扩展、支架内支架等手术来重建血流。覆膜支架的引入使 TIPSS 长期通畅性得到显著改善。

4. 进展性肝衰竭　TIPSS 术后门体分流增加可降低肝血窦血流，增加肝衰竭发生。其发生率为 1%～5%，也是导致患者死亡的原因之一[163]。肝衰竭更多发生于肝功能较差的患者（如 Child C 级）。

5. 肝脏缺血及梗死　是 TIPS 偶尔发生的并发症，与支架压迫肝动脉供血有关[163,164]。覆膜支架闭塞肝静脉或门静脉分支也可导致。对于可疑病例可行 CT 与 MRI 增强扫描诊断。

6. 肝性脑病　TIPSS 术后伴随肝性脑病增加，这实际上是功能性分流的代价。一旦门体梯度压超出 12mmHg，可能造成再出血或腹水复发。而低于这一界限则可能引起肝性脑病发生。TIPSS 术后 1 年的肝性脑病发生率为 20%～40%[158,165-167]，多发生于术后开始几个月内，并且常可以控制。术前一些指标具有一定的预测性。

7. 心血管失常　TIPSS 即刻开通后，来自门静脉高动力血流增加心脏负担，甚至造成心力衰竭。右心房、平均肺动脉压、总肺血管阻力、心脏总输出量均显著增加，全身血管阻力降低。大部分患者的这些变化均可恢复基线水平，但心脏输出量持续高位。由于肺动脉压进一步增加可能导致急性右心房衰竭，因此对于肺动脉高压的患者，TIPSS 是禁忌证[158,168]。

8. 感染与支架内溶血　支架内感染（endotipsitis）及支架内溶血发生均较罕见。支架内感染发生率约为 1%[169]。主要表现为肝肿大、发热及血培养阳性。若 TIPSS 患者出现持续、无法解释的菌血症时，应考虑支架内感染。延长抗生素的时间多可使治疗好转，否则需行肝移植治疗。支架内溶血常有自限性，3～4 周多可缓解[170]。

（六）TIPSS 的临床应用

TIPSS 成功建立常表现为技术成功、血液动力学成功及临床成功三个方面。TIPSS 技术成功意味着在肝静脉及门静脉分支建立起分流道。血流动脉学成功是指门体压力梯度≤12mmHg 或门静脉压力<20mmHg，静脉曲张消失，这是 TIPSS 成功的客观标准[171]。临床成功的标准包括症状缓解和长期分流道通畅。

1. TIPSS 二级预防治疗肝硬化静脉曲张再出血　既往对 TIPSS 与内镜或联合药物预防治疗肝硬化静脉曲张再出血的作用的荟萃分析，均得出相似的结论：TIPS 确实降低了静脉曲张再出血的发生率，但增加了肝性脑病的发生率，并没有延长患者的生存期。因此现存指南或治疗策略将内镜套扎或硬化及药物治疗作为一级预防措施，而 TIPSS 作为前者无效时的二级预防治疗。但 Qi XS 等通过对覆膜 TIPSS 与内镜+药物的随机对照研究分析证实，二者有相似的总生存期及肝性脑病风险，再出血风险显著降低。结论认为，覆膜支架 TIPSS 在预防静脉曲张再出血方面有显著的益处，但并没有增加总的生存期或肝性脑病风险。作者分析认为，对于药物无反应的门静脉高压静脉曲张出血的患者的预防，TIPSS 可能更有价值。在肝硬化静脉曲张出血的二级预防策略中，覆膜支架 TIPSS 是否会带来革命性变化，还需要更多精心设计的临床试验进一步探索[172]。

最近评价和比较覆膜支架 TIPSS 与内镜在预防静脉曲张再出血的荟萃分析，研究结果主要包括静脉再出血的发生率、出血相关死亡率及肝性脑病发生率。在生存期方面二者无显著差异，但 TIPSS 组在降低曲张静脉再出血方面优于内镜组（$OR=0.27;95\%CI:0.19～0.39,p<0.00001$），显著降低出血相关死亡率（$OR=0.21;95\%CI:0.13～0.32,p<0.00001$）。亚组分析发现较低死亡率（$OR=0.48;95\%CI:0.23～0.97;p=0.04$），肝性脑病发生率无增加（$OR=1.37;95\%CI:0.75～2.50;p=0.31$），在研究中超过 40% 接受 TIPSS 的肝硬化 Child-Pugh C 级患者与内镜治疗相比，覆膜支架 TIPSS 并没有增加肝性脑病风险（$OR=1.52,95\%CI:0.82～2.80,p=0.18$）。因此认为覆膜支架 TIPSS 在二级预防严重肝病静脉曲张再出血的治疗方面更有优势[173]。

2. TIPSS 胃食管静脉曲张大出血急救治疗　迄今为止，TIPSS 是治疗食管-胃底静脉曲张破裂难治性出血的最有效方法，能有效控制 90% 以上的急性出血，尤其是内镜治疗失败后，TIPSS 控制胃底曲张静脉出血的疗效优于食管曲张静脉破裂出血。药物联合内镜治疗后仍持续出血，或出血后的 5 天内再次出血，则考虑覆膜支架 TIPSS。食管静脉曲张或Ⅰ型和Ⅱ型胃食管静脉曲张出血的高危患者（Child-Pugh C 级或 Child-Pugh B 级，内镜可见活动性出血）应考虑行早期 TIPSS，即药物联合内镜治疗后 72 小时内，其中 24 小时内最佳[174]。

一项随机对照研究把静脉曲张出血 24 小时

内的肝硬化患者分成两组,肝静脉压力梯度(hepatic venous pressure gradient,HVPG)＜20mmHg(1mmHg＝0.133kPa)的患者行内镜下硬化治疗,HVPG≥20mmHg 的患者行 TIPSS 治疗,结果表明,TIPSS 组的治疗成功率及 1 年生存率均高于内镜治疗组[175]。另一个类似的多中心研究表明,覆膜支架 TIPS 与心得安联合内镜下套扎治疗相比较,72 小时内行早期 TIPSS 治疗,再出血率为 3%,而药物联合内镜下套扎治疗再出血率约为 45%,1 年生存率 TIPSS 组为 86%,也明显高于另一组的 61%[176,177]。Qi X 等研究认为,除了预防治疗失败的益处外,应用覆膜支架的 TIPSS 可能提高急性静脉出血高危患者的总体生存率[178]。Halabi SA 等的研究结果显示,大多数患者食管静脉破裂出血后 5 天内行 TIPSS,在降低再出血方面优于内镜治疗。早期 TIPSS 也可提高 1 年生存率,而不会显著增加肝性脑病的发生率[179]。Deltenre P 评价肝硬化急性静脉出血的早期 TIPSS 治疗对预后的影响方面的系统回归性研究显示,

TIPSS 能够降低急性静脉出血患者的死亡率。另外,与非早期 TIPSS 治疗患者相比,能显著降低 1 年内再出血的发生率。也提出需要进一步研究来明确这种治疗潜在的危险因素导致的不良预后,并确定肝衰竭的程度对患者预后的影响[180]。

3. TIPSS 在难治性或顽固性腹水方面的治疗　治疗难治性腹水的治疗包括大容量穿刺术(large-volume paracentesis,LVP)与 TIPSS。TIPSS 改善腹水的机制可能是通过降低近端肾小管对钠重吸收及对血管紧张素醛固酮系统作用增加尿钠排泄[181]。总共有 6 项 LVP 与 TIPSS 随机对照试验涉及 396 例患者,其中 197 例接受 TIPSS。这些研究结果表明,TIPSS 能改善控制腹水(范围 38%～84%,平均 64%),优于 LVP(范围 0～43%,平均 24%),但 TIPSS 增加肝性脑病(hepatic encephalopathy,HE)的发生率(23%～77%,平均 53%),其中 6 组研究中有 4 组没有改善生存期(表 62-4-2)。多个荟萃分析均显示腹水改善的相似结果,但 5 组荟萃分析中有 3 组并未显示改善生存期[188,189]。

表 62-4-2　6 组 TIPSS 与大量放腹水治疗顽固性腹水的随机对照试验

参考文献	患者数量		6 个月内完全清除腹水[1]			治疗失败[2]			2 年生存期			新发或重症脑病		
	TIPS	LVP	TIPS	LVP	p 值	TIPS	LVP	p 值	TIPS	LVP	p 值	TIPS	LVP	p 值
Lebrec,et al[182],1996	13	12	38%	0	<0.05	NR			29%	60%	0.03	45%	0	<0.05
Rössle,et al[183],2000	29	31	52%	16%	0.001	10%	48%	0.001	58%	32%	0.11	23%	13%	NS
Gines,et al[184],2002	35	35	NR			49%	83%	0.003	26%	30%	0.51	60%	34%	0.03
Sanyal,et al[185],2003	52	57	NR			42%	84%	<0.001	35%	33%	0.84	38%	21%	0.058
Salerno,et al[186],2004	33	33	60%[3]	3%	<0.001	21%	57%	0.001	59%	29%	0.021	61%	39%	NS
Narahara,et al[187],2011	30	30	30%	0	<0.005	13%	80%	<0.001	64%	35%	<0.005	67%	17%	<0.001

[1]By intention-to-treat analysis;[2]Needed frequent paracentesis or other treatment modalities to control ascites;[3]Evaluated at 1 year after randomization。NR:Not reported;NS:Not significant;LVP:large volume paracentesis;TIPS:Transjugular intrahepatic portosystemic shunts。

4. 门静脉血栓(portal venous thrombosis,PVT)或门静脉海绵状变(portal vein cavernous transformation,PVCT)　肝硬化合并门静脉血栓发生率达 28%[190]。TIPSS 治疗门静脉血栓是从禁忌证到治疗指征的转变,现在已被看作是对传统的颠覆。TIPSS 已成为肝硬化合并门静脉血栓

的关键技术之一。肝硬化 TIPSS 不仅缓解门静脉高压症状,而且门静脉流速的增加可预防 PVT 复发。TIPSS 在肝硬化合并 PVT 时的手术成功率为 70%～100%[191-193],其成功率与 PVT 的程度和范围直接相关。TIPSS 手术失败常常是因为肝内门静脉完全闭塞、门静脉海绵样变或血栓延续至肠

系膜上静脉远端。因此大部分情况下，合并 PVT 仍然可以考虑 TIPSS。一旦分流道成功建立，首先 TIPS 缓解门静脉高压症状的效果不会因血栓的存在而降低，其次对于血栓的改善效果较抗凝治疗更为直接。简而言之，合并 PVT 的肝硬化患者只要 TIPSS 手术成功，则术后再出血率、远期生存率及术后并发症的发生均不受 PVT 影响，同时PVT 也得到改善。国内前瞻性随机对照研究的结果显示，对于有静脉曲张出血的 PVT 患者，TIPSS 预防再出血的效果优于内镜联合药物，且不增加肝性脑病的发生率[191]。

对于伴有 PVCT 的患者，无论有无肝硬化，TIPSS 治疗也被证明是有效的。TIPSS 在 PVCT 的应用存在技术困难，过去被认为是操作的禁忌证[194]。随着技术的进步，临床尝试的结果表明 TIPSS 在 PVCT 的治疗是可能的。目前报道的少数病例数包括伴有或不伴有肝硬化，甚至门静脉瘤栓的患者。另外，研究表明，TIPS 在门静脉海绵状变的应用充满挑战[195,196]。

5. 其他　TIPSS 在肝性胸水、布-加综合征、肝肾综合征及肝性胃病等方面均有较深入的研究。但仍需较大数量病例及较规范的随机对照研究，才能获得较为具有说服力的证据。

TIPSS 作为介入医学领域的一项新技术，目前仍处于发展阶段。尽管 TIPSS 治疗门静脉高压的近期疗效确切，但中、远期疗效似乎并不乐观。另外，一些患者术后肝功能有明显降低，1 年存活率约为 60%，2 年存活率 51%。影响 TIPSS 疗效的主要因素是术后分流道的狭窄或闭塞，主要发生在术后 6 个月至 1 年，发生率为 20%～70%[155,181]。术后分流道内血栓形成及分流道内膜增生是导致分流道狭窄或闭塞的主要原因，但其确切原因及机制尚不十分明确[154,180]。近年来，覆膜支架的临床应用获得较好的临床效果，尽管如此，TIPSS 的研究仍应聚焦在如何避免 TIPSS 术后并发症的发生上，特别是术后支架的狭窄或闭塞、肝性脑病，这仍需进一步开展大量的临床基础研究。

二、病例介绍

病例 1

病史摘要　患者，男性，41 岁。因"呕血、黑便 1 天余"入院，呕吐物为咖啡色胃内容物，约 1 000mL。已行胃镜下套扎，效果欠佳。3 年前曾因"脾功能亢进"行脾切除术。既往患者乙肝肝硬化 10 余年。上腹部 CT 见肝硬化，门静脉高压，食管-胃底静脉曲张，腹腔积液；门静脉血栓形成。入院诊断：①上消化道出血；②乙肝肝硬化失代偿期；③食管-胃底静脉曲张；④腹腔积液；⑤门静脉血栓形成。急诊行 TIPSS，手术成功。手术过程详见图解说明（图 62-4-2）。

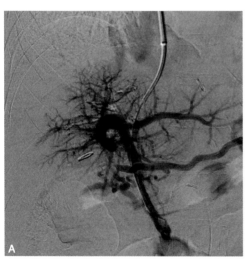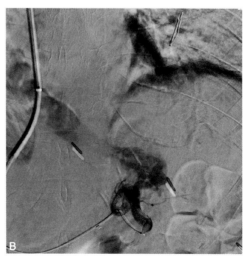

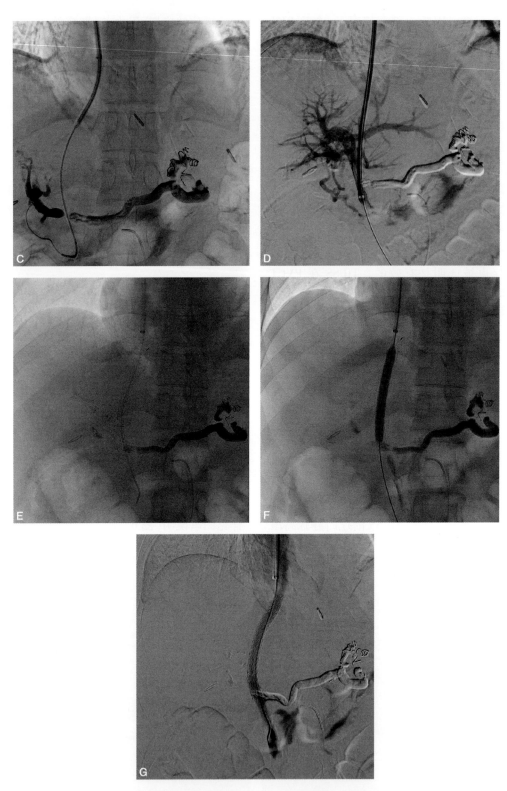

图 62-4-2　肝硬化失代偿期合并门静脉高压性上消化道大出血患者的 TIPSS 操作步骤
A. 将 5FCOOK RH 管放入腹腔干行间接门静脉造影显示门静脉分叉及主干位置,并测量门静脉压力;B. 将鞘管放入肝右静脉推注对比剂显示鞘管在门静脉内;C. 采用 RUPS-100 穿刺门静脉分叉处成功,在导丝引导下置入带黄金标记 5FCOOK pig 导管造影显示门静脉通畅,食管胃底静脉明显曲张、增粗;D. 在加硬导丝引导下置入直径 6mm 球囊预扩张分流道;E、F. 置入 6cm×8mm TIPS 专用支架,并行食管胃底静脉弹簧圈栓塞,测量门静脉压力,评估门静脉压力前后压力降低情况,再次行 6cm×8mm 球囊扩张;G. 最后再次门静脉造影显示食管-胃底静脉曲张明显改善,分流道血流通畅,手术成功

病例2

病史摘要 患者,男性,62岁。因腹胀1个月余,呕血、黑便1天余入院,呕吐物为咖啡色胃内容物,约500mL。既往患者乙肝肝硬化10余年。上腹部CT见肝硬化,门静脉高压,食管-胃底静脉曲张,大量腹腔积液。入院诊断:①上消化道出血;②乙肝肝硬化失代偿期,食管-胃底静脉曲张;③腹腔积液。急救行TIPSS,手术成功。手术过程详见图解说明(图62-4-3)。

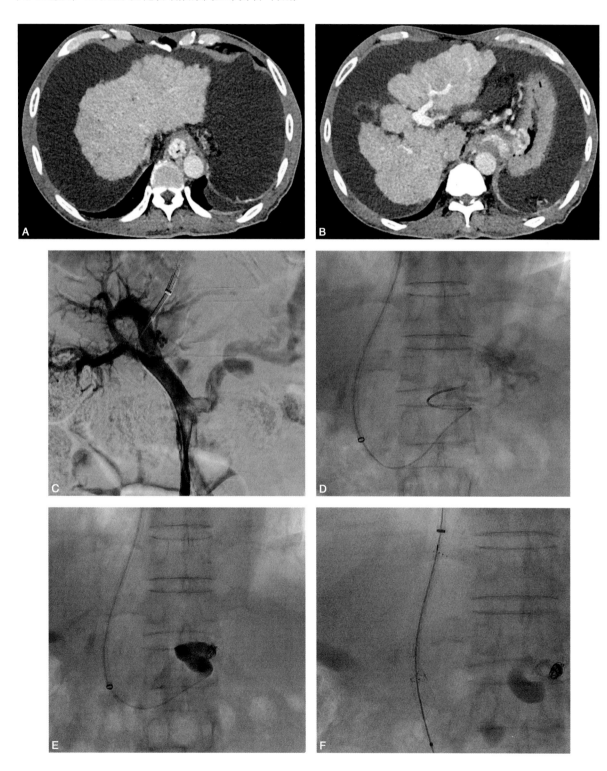

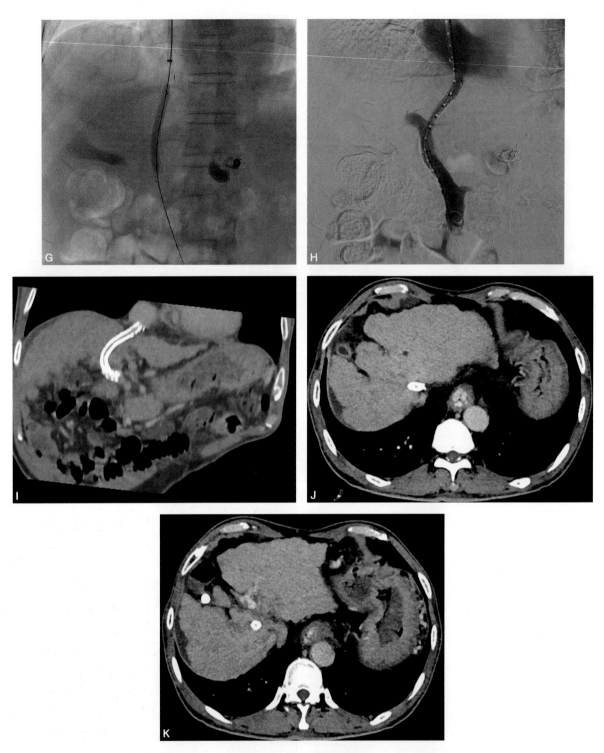

图 62-4-3　TIPSS 手术过程

A~K.增强 CT 示肝硬化,门静脉高压,食管-胃底静脉曲张,大量腹腔积液。A、B.门静脉通畅,未见门静脉狭窄及门静脉血栓形成;C.经颈静脉入路,RUPS-100 穿刺针经肝中静脉穿刺门静脉矢状部,引入 4F VER 管于肠系膜上静脉造影,见增粗迂曲的胃冠状静脉;D.4F VER 导管超选择性进入胃冠状静脉造影,见胃底及食管下段曲张静脉;E.以弹簧圈及 1∶4 白云胶行胃冠状静脉栓塞;F.植入 GORE Viabahn 覆膜支架 1 枚,支架张开不良;G.置入 8mm 球囊扩张肝内门体分流道支架;H.造影复查示支架张开贴壁良好,支架内血流通畅,侧支循环未见显影;I.术后患者腹胀缓解,未再出血,1 个月后复查上腹部 CT 可见分流道通畅,门静脉血栓消失;J、K.食管-胃底静脉曲张减轻,腹水吸收

三、教学要点

1. 肝硬化失代偿期，出现反复呕血、黑便，腹部大量腹水，是 TIPSS 治疗适应证。术后通过降低门静脉压力，可达到止血、减少腹水发生的目的，从而改善患者的生活质量。

2. 术中 VER 导管造影了解门静脉、胃冠状静脉情况，必要时行胃冠状静脉栓塞治疗。

3. 术中支架置入前需检测门静脉压，了解门体压力梯度情况。支架置入后再次测门静脉压力，可观察门体压力梯度是否达到要求。

4. 覆膜支架裸区位于门静脉主干内，避免覆膜区下移，导致肝脏缺血等并发症。支架扩张不良或未到达降压目的，可置入稍大球囊扩张，使支架较好贴壁，支架内血流通畅。

第五节　原发性肝癌介入治疗后影像学评价（TACE、消融术后）

一、综　述

原发性肝癌是目前我国第 4 位常见恶性肿瘤及第 2 位肿瘤致死病因，严重威胁我国人民的生命和健康[197,198]。原发性肝癌主要包括肝细胞癌（hepatocellular carcinoma，HCC）、肝内胆管细胞癌（intrahepatic cholangiocarcinoma，ICC）和 HCC-ICC 混合型 3 种不同病理学类型。三者在发病机制、生物学行为、组织学形态、治疗方法及预后等方面差异较大，其中 HCC 占 85%～90%，因此这里的"肝癌"指 HCC[199]。

手术切除是原发性肝癌的首选治疗方法，但大多数患者就诊时已经是中晚期，失去了手术的机会，经导管动脉化疗栓塞（transcatheter arterial chemoembolization，TACE）是最常用的肝癌非手术治疗方法之一。根据栓塞剂不同，TACE 分为：经皮将导管超选择插管至肝癌的供血动脉后，先用携带化疗药的碘化油乳剂对供血动脉末梢进行栓塞，再选择明胶海绵、空白微球或聚乙烯醇等颗粒栓塞剂加强栓塞效果的常规 TACE；另一种用化疗药物洗脱微球直接栓塞肝癌供血动脉的药物洗脱微球 TACE，这里主要是指常规 TACE。消融是另一种肝癌常用的非手术治疗方法，对于小肝癌，消融治疗效果与手术切除相当。TACE 及消融因为创伤小疗、起效快、效确切，在临床得到广泛应

用，而术后影像复查明确有无残留活癌灶对评价 TACE 及消融疗效和指导后续治疗具有重要意义。目前临床上常用超声、CT、磁共振成像（MRI）、数字减影血管造影（DSA）和 PET/CT 等影像方法进行疗效评价，而各种影像学检查手段各有特点，需综合应用、全面评估。其中 DSA 是有创检查，更多用于肝癌局部治疗或急性肝癌破裂出血治疗等，而 PET/CT 因检查费用较高，尚未广泛普及。

超声检查（ultrasonography，US）具有操作简便、实时无创、方便快捷等特点，是临床上最常用的肝脏影像学检查方法。常规灰阶超声可检出肝内占位性病变，观察肝内或腹腔相关转移灶、肝内血管及胆侵犯情况等。彩色多普勒血流成像可观察病灶血供，同时明确病灶性质与肝内重要血管的毗邻关系。超声造影检查可提示肝肿瘤的血流动力学变化，在评价肿瘤的微血管灌注和引导介入治疗及介入治疗后即刻评估疗效方面具有优势[200]。普通灰阶超声肝癌病灶呈回声不均质团块，边界可清晰或不清，超声造影肿瘤病灶残留活性时表现为动脉期、门静脉期肿瘤病灶局部或周边有对比剂填充，而实质期、延迟期廓清，呈低增强或等增强，而肿瘤彻底灭活则动脉相、门静脉相及延迟相肿瘤内均无对比剂填充，呈"黑洞征"。

动态增强 CT 是肝癌临床诊断及分期和肝癌局部治疗疗效评价的重要影像学检查方法。螺旋 CT 动态增强扫描可提高肝癌介入治疗后残余、复发病灶检出率，并可观察到肝内碘油分布、沉积及包膜等情况，有利于医师了解病灶残留或复发范围、大小、形态等[201]。肝癌 TACE 术后，CT 平扫碘油沉积部分呈高密度，肿瘤内碘油沉积均匀、致密、边缘完整，且增强扫描时病灶三期均无强化，提示肿瘤完全灭活。平扫时肿瘤内碘油沉积不完全，呈现填充缺损、填充不均、填充稀少等情况，且增强扫描动脉期有强化，门静脉期和/或延迟期强化减低直至低于肝实质或无增强，则提示癌灶残留或复发。肝癌消融治疗后，肿瘤灭活区 CT 平扫呈低密度，边界清晰，增强扫描无强化。一旦增强扫描动脉期病灶内出现结节状或厚壁环状呈均匀或不均匀明显强化，门静脉期和/或平衡期肝肿瘤强化低于肝实质，呈"快进快出"征象，即提示残留活病灶。

肝脏多模态 MRI 具有无辐射影响、组织分辨率高、可多方位多序列参数成像的优势，以及形态

结合功能(包括弥散加权成像等)综合成像技术能力,且碘油对 MRI 影像影响较小,因此成为肝癌疗效评价的优选影像技术。肝癌介入治疗后,出现凝固性坏死,MRI 平扫 T_1WI 上显示为低信号,T_2WI 呈高/稍高信号。肿瘤有残留或复发:MRI 影像学表现为动脉期(主要在动脉晚期)残留肿瘤呈均匀或不均匀强化(包括轻度强化、中度强化及明显强化),门静脉期和/或平衡期肝肿瘤强化低于肝实质。肿瘤病灶完全灭活:MRI 影像学表现为 T_1WI 动脉期、门静脉期、延迟期三期均未见强化。肝细胞特异性对比剂 Gd-EOB-DT-PA(钆塞酸二钠注射液)增强 MRI 检查显示:肝肿瘤动脉期明显强化,门静脉期强化低于肝实质[202],肝胆特异期常呈明显低信号,肝细胞特异性对比剂 Gd-EOB-DTPA 增强 MRI 检查联合应用肝胆特异期低信号、动脉期强化和弥散受限征象可提高小肝癌的诊断敏感性,同时有助于鉴别高度异型增生结节等癌前病变[203],也有利于检测术后残留小病灶。

DSA 检查可显示肝肿瘤血管及肿瘤染色,可明确显示肝肿瘤数目、大小及其血供情况,能够为血管解剖变异、肝肿瘤与重要血管解剖关系及门静脉浸润提供准确的信息,对于判断手术切除的可能性、彻底性及制订合理的治疗方案有重要价值[199]。但 DSA 是有创检查,更多用于肝癌局部治疗时或急性肝癌破裂出血治疗等。

二、病例介绍

病例 1

1. 病史摘要　患者,女性,52 岁。因右侧腹部隐痛半个月余入院。CT 检查示:肝右叶团块状影,考虑原发性肝癌。既往 HBsAg 阳性 20 余年。实验室检查:AFP 8 216ng/mL。入院后诊断肝右叶巨块型肝癌,并行肝动脉造影+动脉栓塞术,术中予碘化油栓塞治疗,术后 1 个月复查上腹部 CT 平扫见病灶周边内斑片、斑点状碘油沉积,其内见片状更低密度坏死,动脉期周围仍可见病灶明显强化,门静脉期强化程度低于肝实质,呈"快进快出"特征,考虑肿瘤存活。

2. 影像学表现　见图 62-5-1。

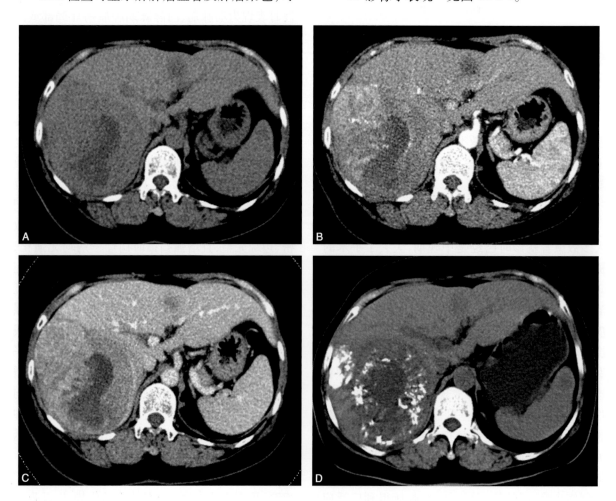

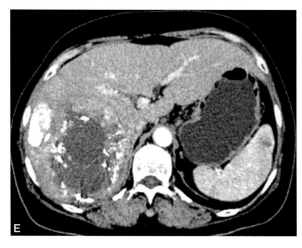 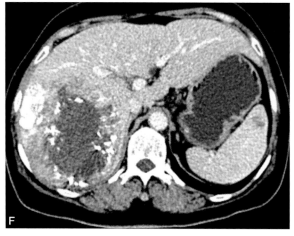

图 62-5-1　肝癌介入治疗后

A.平扫见肝右叶巨大肿块,呈不均匀低/稍低密度;B.动脉期,不均匀明显强化;C.门静脉期,病灶强化低于肝实质,TACE 术后 1 个月复查;D.平扫肝右叶肿块见片块状及散在碘油沉积;E.动脉期,肝右叶肿块碘油沉积缺损区可见强化;F.门静脉期,肝右叶肿块碘油沉积缺损区强化程度低于肝实质

病例2

1. 病史摘要　患者,女性,51 岁。因右侧腹部轻度隐痛 2 天入院。CT 检查示:肝 S_5 肿块,考虑原发性肝癌。既往 HBsAg 阳性 20 余年。实验室检查:AFP 756ng/mL。入院后考虑肝 S_5

原发性肝癌,行超声引导下肝肿瘤射频消融治疗,术后 3 个月复查上腹部 CT 见肝右叶 S_5 消融灶呈低密度,增强扫描无强化,考虑肿瘤完全灭活。

2. 影像学表现　见图 62-5-2。

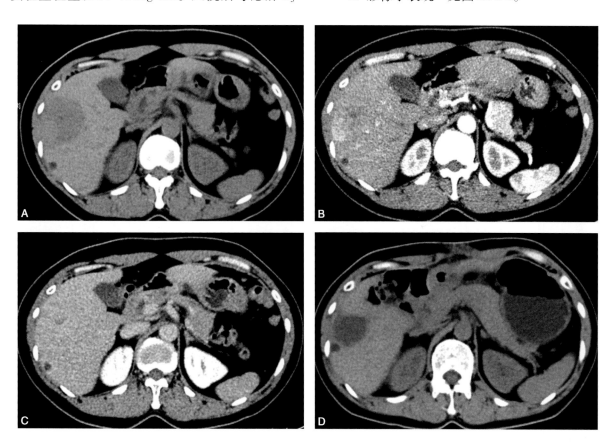

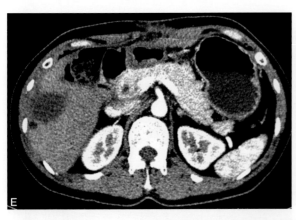
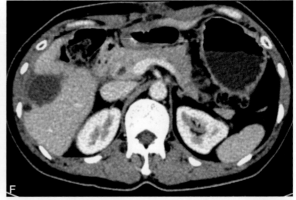

图 62-5-2　肝癌射频消融治疗术前、术后 CT 检查

A~C. 消融术前 CT。A. 平扫见肝 S_5 低密度肿块；B. 动脉期，不均匀明显强化；C. 门静脉期，病灶强化低于肝实质。D~F. 消融术后 3 个月 CT 复查。D. 肝右叶肿块呈低密度，较术前缩小；E、F. 增强动脉期、门静脉期，肝右叶肿块呈低密度，无强化，提示肿瘤完全灭活

病例 3

1. 病史摘要　患者，男性，48 岁。体检发现肝左内叶结节 2 天入院。MRI 检查示：肝左内叶结节，考虑原发性肝癌。既往 HBsAg 阳性 10 余年。实验室检查：AFP 913ng/mL。入院后考虑肝左内叶原发性肝癌，患者拒绝手术治疗，肝癌灶靠近包膜及胆囊，未行射频消融治疗，予行肝动脉造影+动脉栓塞术，术中予碘化油行栓塞治疗，术后半年复查上腹部 MRI 见肝左内叶病灶局部坏死，病灶上缘残留少许强化，考虑局部肿瘤残留可能。

2. 影像学表现　见图 62-5-3。

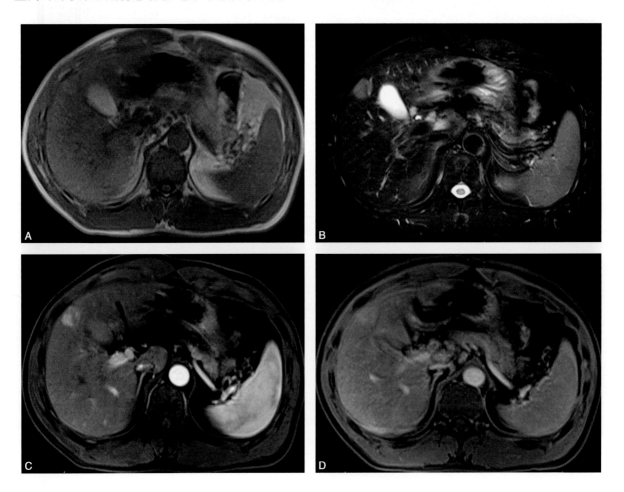

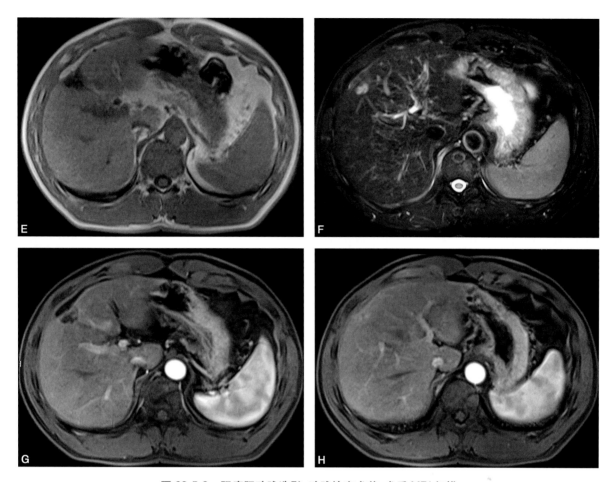

图 62-5-3　肝癌肝动脉造影+动脉栓塞术前、术后 MRI 扫描

A~D. 术前 MRI 增强扫描。A. T_1WI 示肝左内叶等信号结节,边界尚清;B. T_2WI 示肝左内叶长 T_2 高信号结节,边界清;C. T_1WI+C 动脉期示肝左内叶长结节明显强化;D. T_1WI+C 门静脉期示肝左内叶结节强化减退。E~H. TA-CE 术后半年复查 MRI 增强扫描。E. T_1WI 序列示肝左内叶低信号结节,边界尚清;F. T_2WI 序列示肝左内叶稍长 T_2 及长 T_2 不均匀信号结节,边界尚清;G、H. 增强扫描动脉期,病灶大部分无强化,病灶上缘局限性小片状强化

三、教 学 要 点

1. 肝癌 TACE 术后复查 CT 扫描提示肝内片状、大片状碘化油沉积,增强扫描动脉期仍有部分强化,门静脉期显示碘化油沉积欠佳部分出现强化程度低于周围肝实质,呈"快进快出"特征,提示仍有存活癌灶。

2. 肝癌射频消融术后可行 CT/MRI 增强扫描,若病灶周边出现强化厚壁环或结节,提示病灶残余及复发。另外,DWI、ADC 也能提示病灶活动性。复查 CT 显示病灶无强化,提示病灶完全坏死,随访病灶稳定或缩小。

3. 肝癌 TACE 术后,CT 扫描能显示病灶内碘化油沉积,增强扫描能显示有无活癌灶。有时密实碘化油沉积,不能客观反映病灶强化程度,需结合 MRI 普美显增强扫描。

第六节　肝转移癌介入治疗后影像学评价

一、综　　述

肝转移性癌,也称肝转移性肿瘤或继发性肝癌,是由全身各脏器的癌肿转移至肝脏而形成。在西北欧和北美等地,结、直肠癌等肿瘤较多见,肝脏转移性肿瘤的发病率是原发性肝癌的 13~64 倍。而在我国二者较为接近,原因是我国属原发性肝癌的高发区[204]。临床症状及体征与原发性肝癌类似,但比后者发展缓慢,症状也较轻。肝脏转移瘤的肝功能大多正常。AFP 检测 90% 以上为阴性。碱性磷酸酶(ALP)升高对肝转移瘤的诊断和预后的判断具有较大价值。癌胚抗原

（CEA）的检测对胃肠道肝转移有一定意义。但肝脏转移肿瘤很少发生于肝硬化患者，亦罕见侵犯门静脉形成癌栓，以及发生癌结节破裂内出血。

肝转移癌的血液供应较为复杂。特别是肿瘤直径达 1.5~3cm 时，血供更为复杂，门静脉供血比例增加，但仍以肝动脉供血为主。与原发性肝癌相比，肝动脉造影时肝转移瘤多呈少血管型，但随着当前同轴微导管技术的应用，行超选择性肝段动脉造影时，肿瘤大部分仍为多血供。肝脏转移瘤的结节数目、大小、部位极不一致，多为弥漫多发结节，可散布于肝一叶或全肝，但亦有单个结节者。因此介入治疗主要采用肝动脉灌注化疗或联合栓塞化疗，可有效阻断肿瘤血供，并起到持续化疗的作用，疗效明显提高。对单发或散在肿瘤，直径小于 5cm，可采用经皮射频、微波消融或冷冻消融术，达到与外科切除同样的效果。

目前临床上主要运用 CT、MRI 和 PET（PET/CT）等影像检查方法进行评价，影像学检查的主要目的是确定有无新发病灶、肿瘤坏死情况，以及有无残留或复发的肿瘤活组织。

超声检查费用低，无辐射，具有方便和广泛应用的优点，可用于显示肝脏肿瘤较为优异的实时成像技术，也是一种较为常见的肿瘤术后影像评价方法。在肿瘤消融过程中，由于热组织变化而产生的伪影和低对比度的超声分辨率限制了超声精确显示病变范围的能力。彩色多普勒超声可以提高常规超声对活肿瘤小残留病灶的检测能力，超声造影可以显示射频消融后残留的肿瘤，并有可能进一步指导治疗。

CT 平扫和增强扫描，可以观察肿瘤形态及碘化油沉积情况，了解肿瘤分布、数目，评价病灶的活性组织，同时也可以通过 CTA 技术进行肿瘤供血血管的显示，对手术有指导意义。但由于碘化油常产生放射状伪影，有时会影响栓塞效果判断。增强 CT 和磁共振成像更有用，因为它们不仅能够区分活肿瘤和坏死，还能评估肝内外疾病的存在和程度。对于血供丰富的转移瘤，消融完全的肿瘤由于完全坏死而不能显示强化，CT 增强后显示均匀的低密度，提示肿瘤完全坏死，这些征象被认为是消融成功最可靠的证据。有些病例不强化的坏死灶周边出现弱、薄、结节状强化环，其在后期随访过程中可完全消失，这种征象归因于肿瘤坏死后炎性反应；而对于周边厚壁或结节强化，提示肿瘤复发或残余[205]。有时很难发现周围肿瘤复发或残余，为达到完全消融，通常采用消融扩大至正常肝组织 0.5~1cm。另外，CT 灌注成像能早期发现病灶活性，与 PET/CT 有较好的正相关关系[206]。射频消融后应常规行 CT 或 MRI 增强复查，为改善患者预后，应定期影像复查，以较早发现肿瘤复发或转移。

MRI 具有组织分辨率良好、无辐射等优势，特别是 MR-DWI 技术的应用，显示出在此方面应用的潜力。Buijs 等[207]报道，DWI 不仅可以评价肝转移瘤 TACE 的治疗效果，而且可用 ADC 进行定量研究。MR-DWI 能够较准确地显示肿瘤或组织、坏死组织和碘化油沉积情况。因此 MRI 是肝转移瘤术后随访的一种较好的方法。TACE 术后肿瘤组织 ADC 值升高，当 ADC 值下降时反映有不同程度的复发，说明 DWI 对肝癌 TACE 治疗后随访具有较高价值[208,209]。

PET 是通过病灶内代谢来显示肿瘤活性，在肿瘤供血不丰富，难以早期发现活癌灶时，PET/CT 是一种较好的评价肿瘤活性的方法，但费用较高，临床应用缺乏普遍性[210]。

二、病 例 介 绍

病例 1

1. 病史摘要　患者，男性，51 岁。因胰腺癌术后 2 个月余入院。复查 CT 显示肝脏多发病灶，考虑肝脏转移瘤。肝肾功能正常。AFP 阴性。行肝动脉造影及栓塞化疗，术中注入顺铂 90mg，碘化油 10mL+吡柔比星 30mg 混合乳剂栓塞，术后给予护肝、支持及对症治疗，病情恢复出院。术后 1 个月复查 CT 增强扫描提示病灶较前缩小，仍有部分活癌灶可能。

2. 影像学表现　见图 62-6-1。

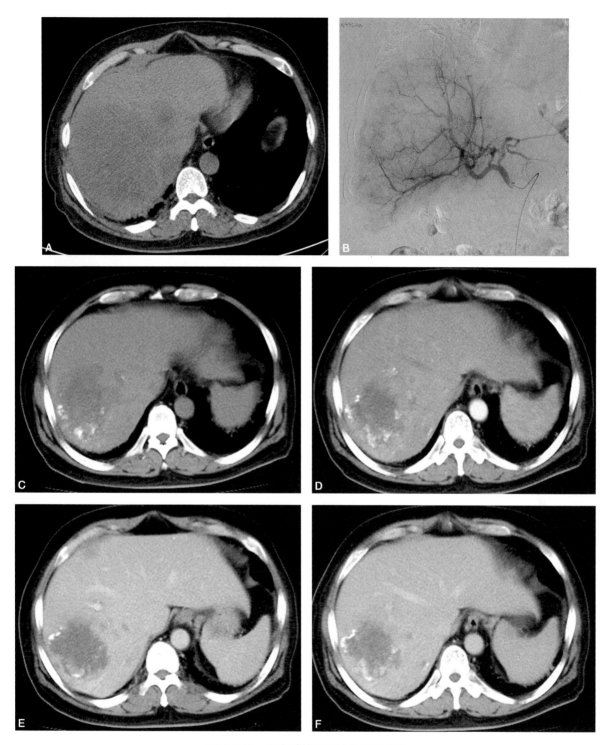

图 62-6-1 肝右叶转移瘤栓塞化疗术后

A. CT 示肝内多发片状、大片状低密度影,以肝右叶为主;B. 肝动脉造影见肝动脉有增粗,分支血管呈抱球状,似有淡片状染色,未见明确肿瘤血管影及动-门静脉分流影;C. 肿瘤栓塞化疗术后 CT 平扫显示病灶缩小,病灶周围见少许斑点高密度碘化油沉积,病灶边缘欠清楚;D~F. CT 增强各期病灶未见明确强化,边缘清楚,其内有坏死

病例 2

1. 病史摘要 患者,男性,32 岁。因结肠癌术后 1 年半余,发现肝脏占位 1 周入院。1 年半前,患者结肠镜检查提示乙状结肠肿瘤。

腹部 CT 示乙状结肠癌病肠系膜淋巴结转移,行结肠肿瘤切除。1 周前超声体检诊断肝脏 S8 占位,转移瘤?患病以来,无特殊不适。AFP 及肝功能无异常。临床诊断:结肠癌术后;肝脏占位,转移瘤?住院期间,MRI增强扫描提示肝脏转移瘤。行一次性微波消融术,消融功率为50W,5分钟,60W,5分钟,术后CT

扫描瘤区组织呈低密度改变,其内可见气化。术后恢复良好。

2.影像学表现 见图62-6-2。

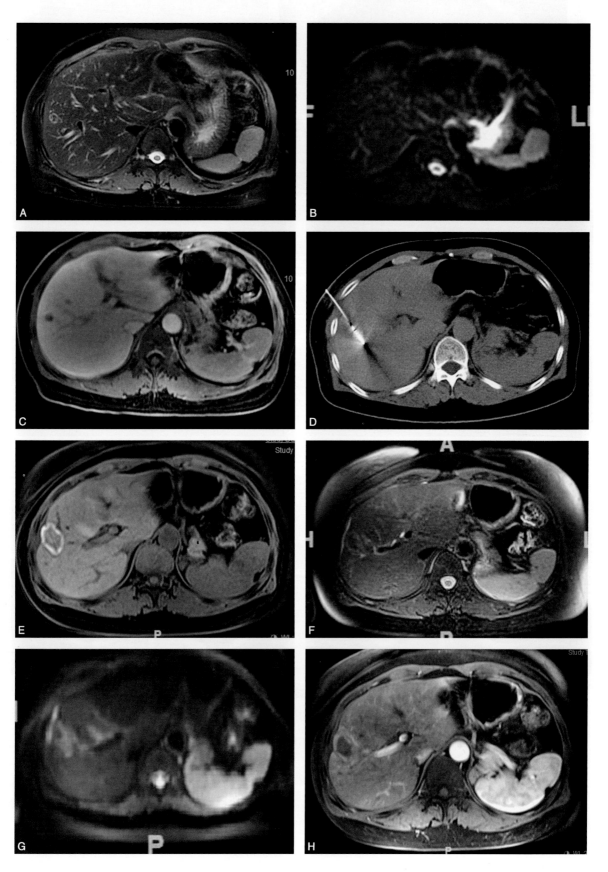

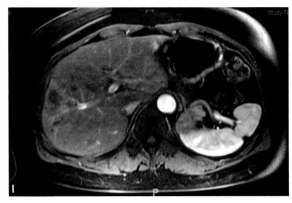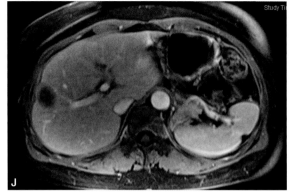

图 62-6-2　脏转移瘤微波消融术后

A. 术前 MRI 增强扫描,显示肝 S_5 外周结节影,T_2WI 序列呈环状高信号;B. 其内稍低信号,DWI 见小片状稍高信号影;C. 动脉期增强显示病灶未见明显强化;D. CT 扫描显示微波针置入肿瘤病灶内。E~G. 术后 1 个月复查 MRI 增强扫描肝 S_5 病灶较前增大。E. T_1WI 序列显示病灶薄壁环形高信号,其内坏死灶呈略高信号;F. T_2WI 见环形略高信号,肝包膜下见条状稍高信号影;G. DWI 示病灶呈片状高信号,其内见小片状低信号影,肝缘条状高信号;H. 动脉早期病灶呈环形薄壁强化,其内坏死灶不强化,外周见片状高信号强化;I. 动脉晚期仍见片状高信号强化,病灶内不强化,周边环显示不清;J. 门静脉期病灶显示清晰,边缘略低于正常肝实质强化信号,高于病灶坏死组织信号,周围肝实质信号一致

三、教学要点

1. 肝转移瘤介入治疗方式包括肝动脉灌注化疗、肝动脉栓塞化疗及局部物理消融术(射频消融、微波消融及冷冻消融等)。

2. CT、MRI 平扫及增强是术后评价肿瘤疗效的重要手段。CT 可显示病灶内碘化油沉积情况,病灶有无强化;MRI 的 DWI、T_2WI 序列显示病灶高信号,病灶部分强化等提示肿瘤有活癌灶。

3. 对于血供丰富的肝转移瘤,增强扫描显示病灶区仍有强化,提示仍存活癌灶;若血供不丰富,CT 增强较难评价其肿瘤活性,需结合 MRI 增强扫描或 PET/CT 进行评价。

4. 对于射频消融术后病灶,MRI 扫描显示 T_1WI 序列薄环状高信号,T_2WI 稍高环形信号,动脉期病灶周边稍有强化,周围肝实质异常灌注(动-门静脉瘘所致),其内坏死不强化,提示肿瘤完全灭活,复查肿瘤稳定或缩小。若复查出现病灶厚壁环或结节强化,提示肿瘤复发或残余,需积极治疗。

第七节　肝血管瘤介入术后影像学评价

一、综　述

肝血管瘤是肝脏常见的原发良性肿瘤。目前治疗方法包括手术切除、介入栓塞、射频消融及药物治疗等。介入治疗因创伤小、疗效确切,成为肝血管瘤的常用治疗方式。对于有症状者,血管瘤破裂出血者,肿块直径大于 5cm,有增大趋势或肿块位于肝包膜下有可能在外力下破裂者,为介入治疗的适应证[211]。一般病变较小且趋于稳定、无临床症状者可临床观察,暂不处理。

肝血管瘤动脉造影表现有明显特征性,主要表现为:动脉早期即可见周边部多发血窦或较大血管湖显影,呈"树上挂果征"。随时间的延迟,从周边向中心逐渐显示更多血窦或血管湖,一直持续至静脉后期仍不排空,即所谓"早出晚归"。肿瘤较大者,可见供血动脉稍增粗或周围血管受压、移位,有时可见血管瘤周围门静脉分支显影,行 CO_2-DSA 检查,此时现象的出现率约达 90%。

介入治疗主要为经肝动脉血管硬化性栓塞术,栓塞的水平应达异常血窦。栓塞后使血窦的内皮细胞坏死和广泛血栓形成,继而发生萎缩和纤维化。目前采用较为温和的平阳霉素与碘化油乳剂作为血管硬化性栓塞剂。其经动脉注入病理血管床后,可在局部滞留,破坏血管内皮细胞,形成血栓。由于此过程较为缓慢,术后疼痛较轻。术后少量注入到正常血管,一般不引起局部肝组织严重受损[212-214]。采用此方法治疗肝海绵状血管瘤,术后 3~6 个月瘤体明显缩小,小于 50% 者占 35%,大于 50% 者占 30%,完全消失者占 32%[1]。术后可有低热、局部不适及恶心等反应,一般持续 2 天后恢复正常。

超声造影能提高肝血管瘤的诊断准确率,其诊断准确率97%～100%,可用于肝血管瘤诊断及介入术后疗效评价,肝血管瘤超声造影的特异性表现为:动脉期呈周边环状或结节状向心性增强,而随时间延长逐渐向内部填充增强,至延迟期部分或完全填充;而部分病灶表现为整体性增强,在其动脉期整体快速增强,至延迟期未见提前异常廓清,即表现为慢进慢出或快进慢出的特点[215-217]。与超声相比,MRI及CT能较准确显示介入术后病灶大小、强化模式、强化区域及其与周围组织的关系。肝血管瘤介入栓塞术后CT平扫表现:①碘油沉积的影像学主要表现分为三种形态,即充填完整病变的密实块状、以块状为主伴斑片状、以散在斑片结节状为主的改变,随着时间的推移,碘油沉积体积范围较前缩小,病变视栓塞程度较前可有不同程度缩小;②病灶内有不同程度的裂隙状及小片状、片状低密度坏死区;③病变边缘与正常组织分界清楚,病变边缘可有牵拉、凹陷收缩改变,以邻近包膜处明显。增强后充填完全的密实块状病变呈轻度强化,以较大块状为主伴斑片状改变的病变呈中度强化,以散在斑片结节状为主的病变呈明显强化,其强化表现为结节状及小斑片状强化,呈"快进慢出"征象[218]。MRI具有组织分辨率高、图像清晰,

可以多参数、多方面成像,与CT相比辐射小等优点。肝血管瘤MRI表现:病灶边界清晰,呈分叶状、卵圆形或圆形,T_1WI为低信号,大多数低信号内存在混杂性低信号或更低信号,T_2WI为高信号,瘤体信号随着TE的延长逐渐升高,甚至高于脑脊液和胆囊信号,呈现典型"灯泡征"表现[219]。超声、CT及磁共振均可作为肝血管瘤的常用检查手段,而超声检查简便,费用低,无辐射,成为肝血管瘤术后随访最常用的影像检查手段。

二、病例介绍

病例

1. 病史摘要　患者,女性,24岁。因体检发现肝脏占位3年入院。患者3年前于当地体检时发现肝脏占位,大小约6cm×6cm,进一步检查提示"肝血管瘤"。无特殊不适,未行治疗。近日就诊时,CT/MRI增强诊断为肝多发血管瘤,最大10cm左右。入院后给予肝动脉血管造影显示肝内多发结节血窦染色,呈"树上挂果征",给予平阳霉素10mg+碘化油10mL栓塞治疗,病情恢复后出院。术后分别于3个月、8个月MRI复查显示病灶明显缩小。

2. 影像学表现　见图62-7-1。

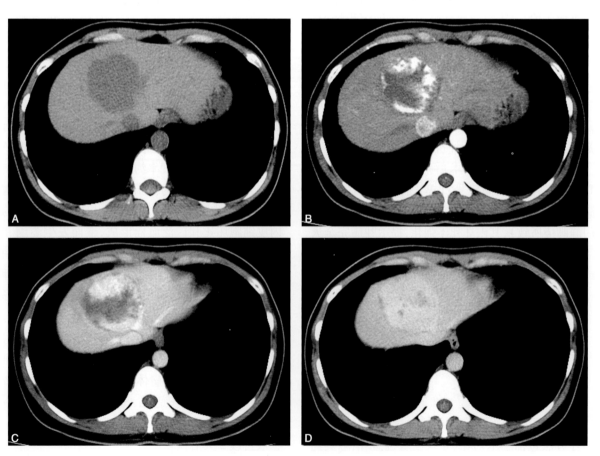

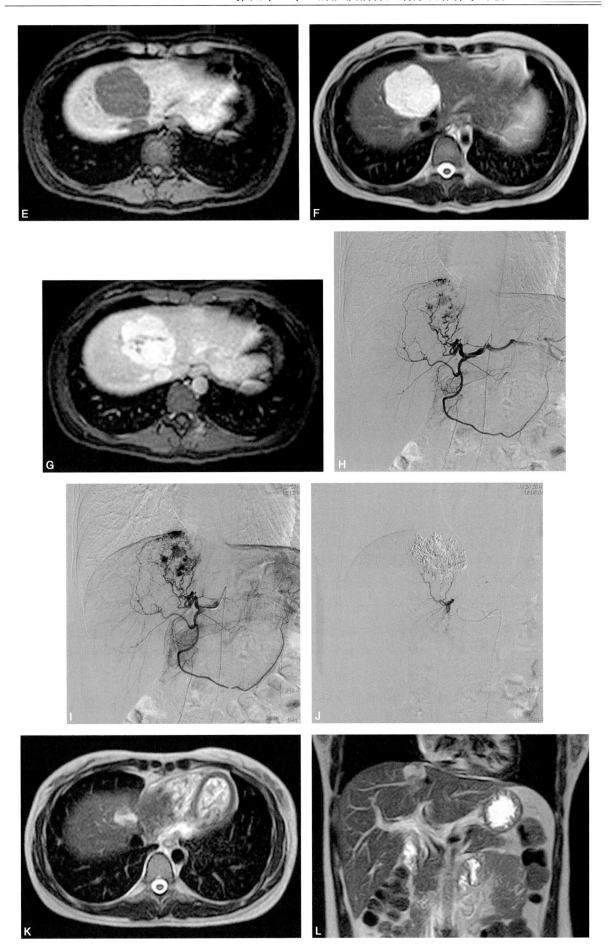

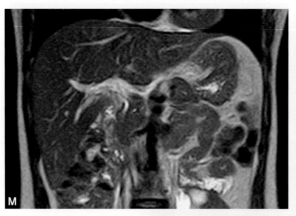
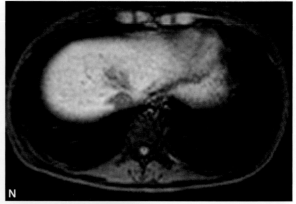
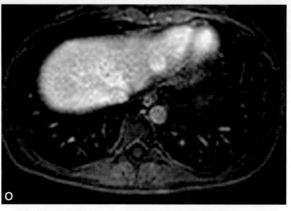

图 62-7-1　肝血管瘤介入治疗术后

A～D. 螺旋 CT 增强扫描。A. 平扫肝 S_8 大片低密度影，边缘清楚，大小约 $10cm \times 10cm$；B. 增强动脉期周边片状、结节状明显强化；C. 门静脉期强化进一步向内演进；D. 实质期及延迟期与周围肝实质呈等密度影。E～G. MRI 增强扫描。E. T_1 肝 S_8 大片低信号影；F. T_2 呈球形较明亮高信号，呈"灯泡征"；G. 延长期呈等信号强化，其内斑点状低信号，肝动脉造影早期显示散在结节状、斑片状染色，血管呈环绕呈球状。H～J. DSA 血管造影图。H. 动脉晚期结节、斑片状染色进一步增加；I. 给予碘化油及平阳霉素混合乳剂栓塞后，病灶内碘化油沉积良好；J. 再次造影病灶完全栓塞。K、L. 术后 3 个月复查 MRI，病灶明显缩小，T_2WI 轴位示小片条状高信号，冠状位结节高信号，边缘似见局限性缺损。M～O. 术后 8 个月复查 MRI 增强扫描，病灶进一步缩小。M. T_2 DWI 似见小淡片状稍高信号影；N. T_1WI 见条状、斑点状低信号影；O. 增强门静脉期见小片状高信号，其内见点状低信号

三、教 学 要 点

1. 肝血管瘤 CT/MRI 增强扫描显示对比剂慢进慢出或快进慢出特点，对比剂部分或完全填充病灶，T_2WI 具有典型"灯泡征"。

2. 肝血管瘤 DSA 造影可见结节、斑片状染色，多位于周边，典型造影表现呈"树上挂果征"，多不伴有动-门静脉瘘。

3. 肝血管瘤介入术后复查超声、CT/MRI，病灶较前缩小，血管瘤异常血窦消失，提示治疗有效。

4. 血管瘤是良性肿瘤，一般无特殊不适，不需要治疗，对于病灶增大超过 5cm，有不适症状，可积极介入治疗。平阳霉素是破坏血窦硬化剂，作用温和，一般不引起疼痛，疗效确切。目前也有通过射频消融进行肝血管瘤的治疗。

5. 术后 3、6 个月复查 CT、MRI，可显示病灶缩小，强化范围缩小。

第八节　胆道系统肿瘤介入治疗后影像学评价

一、综　　述

胆道系统肿瘤导致恶性胆道梗阻，常用的介入治疗方法有 PTCD 及胆道支架植入术，术后评价胆道引流情况的手段主要有胆道造影、超声、CT 及 MRI、MRCP 等。

经皮穿刺肝胆道成像（percutaneous transhepatic cholangial，PTC）应用于 PTCD 术后，有助于了解引流后胆管是否通畅，可显示胆管全貌，胆管

扩张程度、形态,如引流不畅,还可以更换引流管或同时行胆管支架植入术,可作为PTCD术后评估引流情况的首选方法,但对梗阻部位及病因诊断的价值有限,胆道支架植入术后,经皮胆道造影作为有创检查方法并非首选。

超声检查简便经济、安全无创,且可实时动态观察或反复检查,是诊断梗阻性黄疸及介入治疗后常用的随访检查方法。超声扫描能显示恶性胆道梗阻的病变部位、大小、累及范围和周围淋巴结情况,肿瘤呈弱回声或低回声,边界模糊不清,肝内胆管扩张,呈树枝状或蝴蝶状分布,并在病变梗阻处突然截断或胆管壁增厚、管腔锥形狭窄,根据胆管扩张的水平可判断梗阻的部位。患者行PTCD或胆道支架置入术后,若胆汁引流通畅,术前扩张的肝内胆管可恢复正常,并显示引流管管状强回声或原梗阻部位可观察到金属支架的管状强回声,管腔亦清晰可见,若引流管堵塞或支架内再狭窄,则可观察到梗阻近端肝内扩张的胆管。但超声检查有其局限性,如对于胆管低位梗阻,超声检查易受肠道气体及肥胖等因素影响[220],对胆总管下段和壶腹部病变的显示差,而需要进一步CT或MRI检查。

恶性梗阻性黄疸的患者,CT和MPCP的准确性、敏感性及特异性均高于超声。多层螺旋CT能清晰显示肿瘤大小、位置及其与周围组织的关系;MRI具有多参数、多方位成像的优势,对软组织分辨率较高,能更准确地显示异常肝实质、胆管树、软组织阴影和血管受累情况[221]。而多层CT曲面重建[222]及磁共振胰胆管成像(MRCP)还可通过三维图像直观地显示胆道系统全貌、胆管扩张程度及梗阻部位、梗阻端形态。

恶性肿瘤导致胆道梗阻的CT及MRI表现有:①软藤征,指梗阻在短时间内持续性加重,胆管内压力进行性升高导致肝内胆管扩张,走行柔和,形似藤蔓,是恶性梗阻性黄疸的最典型特征;②截断征,表现为扩张胆管下端呈偏心型狭窄,或者突然截断、消失;③双管征,表现为胆管和胰管同时扩张,高度提示恶性变可能,尤其是胰头癌,是胆胰管病变的重要影像学诊断依据;④软组织肿块,是恶性胆道梗阻的直接征象,扩张的胆管远端或周围有软组织肿块[223]。

胆道支架植入后,对于肿瘤过度生长、支架断裂及支架移位等,通过普通CT检查即可确定原因,当发生支架内再狭窄闭塞时,梗阻端狭窄胆管

与扩张胆管截然分界或呈突然截断征象或偏心性狭窄,扩张胆管形态呈"软藤征"。但对于肿瘤支架内过度生长,由于金属支架与胆汁间巨大的密度差异,易于在CT扫描过程中产生伪影,影响支架内的观察。利用高分辨能谱CT结合三维后处理技术进行支架内再狭窄的评估,可显著提高软组织对比度,降低辐射剂量,但无法评估梗阻程度和梗阻段长度[224]。

胆管支架在所有MRI序列上轴位呈圆环样低信号,冠状位呈平行双轨样低信号,支架内胆汁呈长T_1长T_2信号。肿瘤向支架内生长表现为支架内长T_1长T_2软组织信号影,与支架外肿块连为一体且信号相同,与支架内胆汁信号存在差异;狭窄或闭塞段以上胆管显著扩张,呈"软藤征"。动态增强显示支架内肿块呈延时强化特征,动脉早期轻度强化,并随时间延长强化程度逐渐增加,亦与支架外肿块强化方式一致[225]。MRCP已广泛用于恶性梗阻性黄疸支架植入术前及术后评估[226,227],MRCP利用T_2弛豫时间较长的原理使胆道中的胆汁成像,其他软组织如肝脏或胆管壁由于T_2弛豫时间较短而不显影,因此MRCP只能显示胆管形态,扩张的胆管及病变所致的狭窄表现为胆总管"截断征",而不能显示胆管壁与周围的组织结构。MRCP的优点在于可以显示胆道梗阻的部位及梗阻端形态的改变,在梗阻部位的诊断上有较高的准确度,并且在高位梗阻病例可以观察肝内扩张的胆管有无汇合相通,这对于介入治疗有一定指导意义。但MRCP是根据胆道梗阻端的形态推断梗阻大致可能的病因,属于间接的病因诊断方法,同时MRCP仍存在空间分辨率低、易受胃肠道内液体及呼吸运动伪影干扰等问题,需结合MRI动态增强以直接观察肿瘤病变的形态、性质。

二、病　例　介　绍

病例

1. 病史摘要　患者,男性,59岁。因右上腹部隐痛不适伴全身皮肤巩膜黄染半个月余入院。CT检查提示:胃癌并胃壁外、十二指肠、胰腺侵犯,肝内外胆管扩张。实验室检查:总胆红素206.4μmol/L,直接胆红素182.0μmol/L。考虑胃癌并胃壁外、十二指肠、胰腺侵犯致梗阻性黄疸,行PTCD+胆道支架植入术,黄疸减轻。

2. 影像学表现　见图62-8-1。

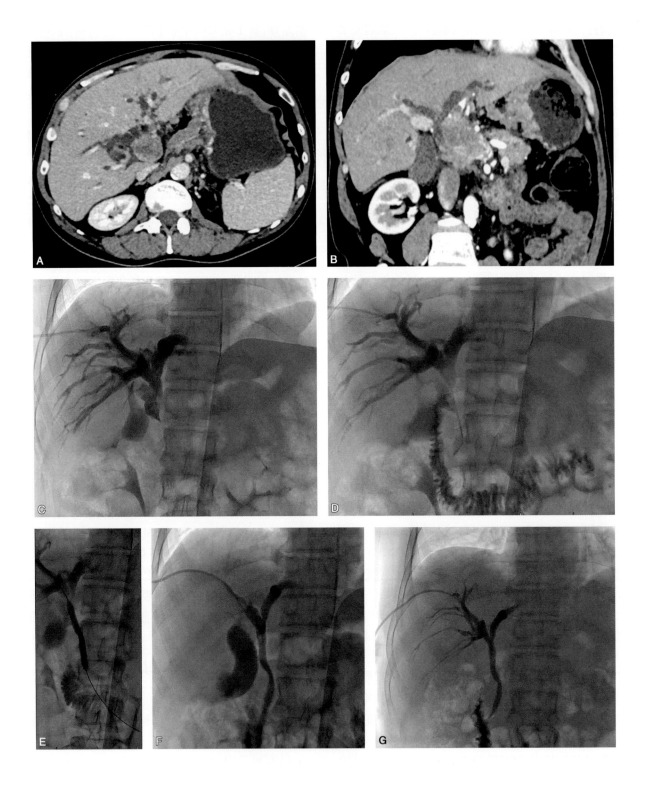

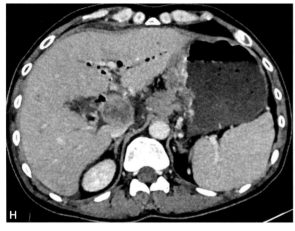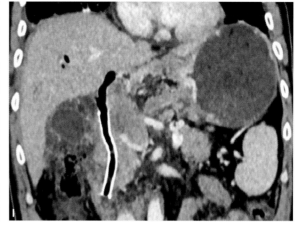

图 62-8-1　恶性梗阻性黄疸介入治疗及其影像学表现

A、B. 术前患者 CT 检查示胃癌并胃壁外、十二指肠、胰腺侵犯,肝内外胆管扩张,梗阻部位位于胰头上段,考虑为局部肿瘤累及所致;C. 行经皮经肝胆道穿刺造影,见肝内胆管、胆总管扩张,胆囊显影,肝总管下段未见显影,考虑肝总管梗阻;D.4F VER 管经梗阻段进入十二指肠,注入对比剂后显示狭窄段;E、F. 球囊扩张狭窄段并植入支架;G. 术后 1 周复查胆道造影,胆道支架引流通畅;H、I. 术后 3 周 CT 示肝内胆管未见扩张,少许积气,支架通畅,肝门区及胆管周围可见肿瘤影

三、教 学 要 点

1. 术前 CT/MRI 扫描显示肝内外胆管扩张,胆管狭窄或肝门肿瘤侵犯等情况,评估梗阻部位及程度,为行 PTCD 或支架植入等手术方案制订提供影像学支持。

2. 术后常规行超声、CT 或 MRCP 等检查,可了解胆管支架通畅情况及肝内胆管有无扩张等。

3. 本例支架植入术后可见肝内胆管扩张缓解,支架通畅,肝内胆管内少量气体影。另外,CT 可显示肝门区肿瘤及支架周围肿瘤侵犯范围。

4. 对于胆管术后,可常规行超声检查,具有无射线、廉价、方便等优点。另外,MRCP 对胆管术后检查也具有重要价值。

第九节　实体肿瘤疗效评价标准

实体肿瘤疗效评价是通过影像学评价肿瘤治疗后效果的方法,目前主要有 4 种影像学评价标准,即传统的世界卫生组织(WHO)标准、实体瘤疗效评价(response evaluation criteria in solid tumors,RECIST)标准、欧洲肝病学会(European Association for the Study of the Liver,EASL)标准和 mRECIST(modified RECIST)标准,前二者主要是评价肿瘤治疗后大小的变化,并没有考虑肿瘤坏死,因此有可能低估疗效,而后二者却弥补了此方面的不足。

1979 年,WHO 首次制订了实体瘤疗效评价的 WHO 标准[228]。通过垂直双径测量来判断疗效。随后,在 2000 年,美国国立癌症研究所、加拿大国立癌症研究所及欧洲癌症研究所和治疗组织在 14 项研究,超过 4 000 例患者疗效判定的基础上提出了基于单径测量的 RECIST 标准[229],并于 2009 年在超过 6 500 例患者疗效判定的基础上更新为 RECIST1.1 版本[230]。WHO 标准与 RECIST 标准主要针对的是细胞毒药物治疗肿瘤的疗效评价。对于介入治疗所致肿瘤内坏死,肿瘤本身并不缩小,因此传统的 WHO 标准和 RECIST 标准已经不适合实体肿瘤(如肝癌)的疗效评价。2001 年,EASL 专家首次引入"活性病灶"的概念,提出了肝癌疗效评价 EASL 标准。2008 年,美国肝病学会(American Association for the Study of Liver,AASLD)专家组在 RECIST 标准的基础上,引入活性病灶的概念,制订了 mRECIST 标准[231]。"活性病灶"是指在增强 CT 或增强 MRI 上显示病灶强化区域。疗效判定结果分为完全反应(complete response,CR)、部分反应(partial response,PR)、疾病稳定(stable disease,SD)和疾病进展(progressive disease,PD)。CR+PR 定义为肿瘤反应;SD+PD 定义为肿瘤无反应。根据 WHO 标准和 EASL 标准,CR 定义为所有病灶或者活性病灶全部消失;PR 定义为所有病灶或活性病灶双径乘积之和减少 50% 以上;PD 定义为所有病灶或活性病灶双径乘积之和增加 25% 以上或出现新病灶;SD 定义介于 PR 和 PD 之间。根据 RECIST 标准和 mRECIST 标准(表 62-9-1),总体病灶反应由靶病灶反应、非靶病灶反应及是否出现新病灶综合判断。靶病灶反应:CR 定义为靶病灶或者活性病灶全部消失;PR 定义为靶病灶或活性病灶最长径总和少于 30% 以上;PD 定义为病灶或活性病灶最长径总和增加 20% 以上;SD 定义介于 PR 和 PD 之间。非靶病灶评价分为 CR、非 CR/SD 和 PD。CR 是指所有非靶病灶均消失;非 CR/SD 是指始终存在 1 个或多个非靶病灶,但没有明显进展;PD 是指出现 1 个或者多个新病灶或者原有的非靶病灶明确进展。

表 62-9-1　RECIST、mRECIST 总体病灶评价

靶病灶	非靶病灶	新病灶	总体评价
CR	CR	无	CR
CR	PR/SD	无	PR
PR	非-PD	无	PR
SD	非-PD	无	SD
PD	任何	有/无	PD
任何	PD	有/无	PD
任何	任何	有	PD

评价依据:根据靶病灶、非靶病灶的变化情况和有无出现新病灶来判断。CR 定义为靶病灶或者活性病灶全部消失;PR 定义为靶病灶或活性病灶最长径总和少于 30% 以上;PD 定义为病灶或活性病灶最长径总和增加 20% 以上;SD 定义介于 PR 和 PD 之间。非靶病灶评价分为 CR、非 CR/SD 和 PD。CR 是指所有非靶病灶均消失;非 CR/SD 是指始终存在 1 个或多个非靶病灶,但没有明显进展;PD 是指出现 1 个或者多个新病灶或者原有的非靶病灶明确进展。

WHO 和 RECIST 标准低估了肝癌经局部介入治疗或索拉菲尼治疗效果,肿瘤反应在术后早期时间点上与生存不相关;而 EASL、mRECIST 标准能够在治疗后早期准确反映肿瘤的疗效[232]。

mRECIST 标准和 EASL 标准虽然同为测量活性病灶的大小,但二者也存在差别。主要表现在两个方面:①测量方法,mRECIST 属于单径测量,而 EASL 标准属于双径测量;②测量病灶数目,EASL 标准测量所有可测量的靶病灶,而 mRECIST 标准每个靶器官最多 2 个靶病灶。Kim 等[233]研究认为,按照 mRECIST 较 EASL 标准评价总体病灶时一致性较好,但前者测量方法简便、省时,提倡应用。

随着影像技术的不断进步,一些学者在 WHO、RECIST、EASL、mRECIST 标准的基础上,结合肿瘤密度的变化、肿瘤标志物水平和核磁功能成像等,提出了一些新的评价标准。

(1) Choi 标准:2008 年,Choi 等[234]综合考虑增强 CT 上肿瘤大小和密度(HU)的变化,提出了评价伊马替尼治疗胃肠道间质瘤的疗效标准。研究[235]表明,此标准可以预测 GIST 的疗效。

(2) RECICL 标准:1993 年,日本肝癌研究小组提出了肝癌疗效评价标准(response evaluation criteria in cancer of liver,RECICL),后经过多次修订,现为 2015 年更新版本[236]。RECICL 沿用了 WHO 双径测量、RECIST 靶病灶选择的方法,引用活性病灶的概念,并将肿瘤标志物水平纳入疗效评价体系。本标准已在日本广泛应用。

(3) vRECIST/qEASL 标准:来自美国约翰斯·霍普金斯医院的 Geschwind 教授团队在 EASL 和 mRECIST 的基础上,应用增强 MRI 三维定量的方法,提出了肝癌活性病灶体积测量的 RECIST(volumetric RECIST, vRECIST)标准和定量 EASL(quantitative EASL, qEASL)标准[237]。Tacher 等[238]应用 RECIST、mRECIST、EASL、vRECIST 及 qEASL 标准回顾性分析 78 例 HCC 患者术后 1 个月的影像学评价,结果显示:vRECIST 与 qEASL 优于其他方法,可以用来预测患者的生存。但此方法受技术的限制,现未广泛应用。

(4) 除此之外,CT(或 MRI)灌注[239,240]、磁共振弥散加权成像[241]、正电子发射型计算机断层显像(PET)[242]、PET/CT[243]等新型成像技术在肝癌的疗效评价中也取得了可喜的效果,但尚未形成完整的评价体系,未经过外部数据的广泛验证。

现阶段,mRECIST、EASL 是评价实体肿瘤治疗效果最常用的方法。随着新技术手段的出现,对评价标准的不断改造有助于早期准确的疗效评价。

参 考 文 献

[1] Ferlay J,Soerjomataram I,Dikshit R,et al. Cancer incidence and mortality worldwide: sources, methods and major patterns in GLOBOCAN 2012[J]. Int J Cancer, 2015,136(5):E359-E386.

[2] Chen W Q,Li H,Sun K X,et al. Report of Cancer Incidence and Mortality in China, 2014 [J]. Zhonghua Zhong Liu Za Zhi,2018,40(1):5-13.

[3] Chen W,Zheng R,Baade PD,et al. Cancer statistics in China,2015[J]. CA Cancer J Clin,2016,66(2):115-132.

[4] Bruix J, Sherman M. Management of hepatocellular carcinoma: an update [J]. Hepatology, 2011, 53(3): 1020-1022.

[5] Yu SJ. A concise review of updated guidelines regarding the management of hepatocellular carcinoma around the world: 2010-2016 [J]. Clin Mol Hepatol, 2016, 22(1): 7-17.

[6] Dhir M, Melin AA, Douaiher J, et al. A Review and Update of Treatment Options and Controversies in the Management of Hepatocellular Carcinoma [J]. Ann Surg, 2016, 263(6): 1112-1125.

[7] MouliSK, GoffLW. Local Arterial Therapies in the Management of Unresectable Hepatocellular Carcinoma [J]. Curr TrentOptions Oncol, 2017, 18(11): 67.

[8] Forner A, Reig ME, de Lope CR, et al. Current strategy for staging and treatment: the BCLC update and future prospects [J]. Semin Liver Dis, 2010, 30(1): 61-74.

[9] Tang H, Huang Y, Duan W, et al. A concise review of current guidelines for the clinical management of hepatocellular carcinoma in Asia [J]. Translational Cancer Research, 2017, 6(6): 1214-1225.

[10] 中华人民共和国国家卫生和计划生育委员会. 原发性肝癌诊疗规范(2017 年版) [J]. 临床肝胆病杂志, 2017(8): 1419-1431.

[11] Goldstein HM, Wallace S, Anderson JH, et al. Transcatheter occulusion of abdominal tumors [J]. Radiology, 1976, 120(3): 539-545.

[12] Nakakuma K, Tashiro S, Hiraoka T, et al. Studies on anticancer treatment with an oily anticancer drug injected into the ligated feeding hepatic artery for liver cancer [J]. Cancer, 1983, 52(12): 2193-2200.

[13] Yamada R, Sato M, Kawabata M, et al. Hepatic artery embolization in 120 patients with unresectable hepatoma [J]. Radiology, 1983, 148(2): 397-401.

[14] Fako V, Wang XW. The status of transarterial chemoembolization treatment in the era of precision oncology [J]. Hepat Oncol, 2017, 4(2): 55-63.

[15] Raoul J L, Forner A, Bolondi L, et al. Updated use of TACE for hepatocellular carcinoma treatment: How and when to use it based on clinical evidence [J]. Cancer Treat Rev, 2019, 72: 28-36.

[16] Yumoto Y, Jinno K, Tokuyama K, et al. Hepatocellular carcinoma detected by iodized oil [J]. Radiology, 1985, 154(1): 19-24.

[17] Miller DL, O'Leary TJ, Girton M. Distribution of iodized oil within the liver after hepatic arterial injection [J]. Radiology, 1987, 162(3): 849-852.

[18] Taniguchi K, Nakata K, Kato Y, et al. Treatment of hepatocellular carcinoma with transcatheter arterial embolization. Analysis of prognostic factors [J]. Cancer, 1994, 73(5): 1341-1345.

[19] Nakamura H, Hashimoto T, Oi H, et al. Iodized oil in the portal vein after arterial embolization [J]. Radiology, 1988, 167(2): 415-417.

[20] Al B Benson 3rd, Thomas A Abrams, Edgar Ben-Josef, et al. NCCN Clinical Practice Guidelines in Oncology: hepatobiliary cancers [J]. J Natl Compr Canc Netw, 2009, 7(4): 350-391.

[21] Ensminger W, Gyves J. Regional chemotherapy of neoplastic diseases [J]. Pharmacol Ther, 1983, 21(2): 277-293.

[22] 李功杰, 杨立, 史晓林, 等. 原发性肝癌肿瘤新生血管形态特征与其 DSA 血供分型关系的研究 [J]. 介入放射学杂志, 2005, 14(2): 135-138.

[23] Nakao N, Uchida H, Kamino K, et al. Effectiveness of Lipiodol in transcatheter arterial embolization of hepatocellular carcinoma [J]. Cancer Chemother Pharmacol, 1992, 31 Suppl: S72-S76.

[24] 杨正强, 胡振民, 黄健, 等. 无水酒精-碘化油乳剂门静脉栓塞的实验研究 [J]. 中华放射学杂志, 2001, 25(2): 103-106.

[25] 刘崎, 田建明, 郝强, 等. 门静脉超选择栓塞治疗大鼠种植性肝癌 [J]. 中华放射学杂志, 2001, 35(7): 547-550.

[26] Nakamura H, Hashimoto T, Oi H, et al. Treatment of hepatocellular carcinoma by segmental hepatic artery injection of adriamycin-in-oil emulsion with overflow to segmental portal veins [J]. Acta Radiol, 1990, 31(4): 347-349.

[27] Yamashita Y, Takahashi M, Koga Y, et al. Prognostic factors in the treatment of hepatocellular carcinoma with transcatheter arterial embolization and arterial infusion [J]. Cancer, 1991, 67(2): 385-391.

[28] Li L, Li Z, Lu H, et al. Current treatment and progress of hepatocellular carcinoma with portal veintumor thrombus [J]. Zhonghua Wai Ke Za Zhi, 2015, 53(6): 468-471.

[29] Lewis AL, Gonzalez MV, Leppard SW et al. Doxorubicin eluting beads-effects of drug loading on bead characteristics and drug distribution [J]. J Mater Sci Mater Med, 2007, 18(9): 1691-1699.

[30] Lewis AL, Gonzalez MV, Lloyd AW, et al. DC bead: in vitro characterization of a drug-delivery device for transarterial chemoembolization [J]. J Vasc Interv Radiol, 2006, 17(2 Pt 1): 335-342.

[31] Varela M, Real MI, Burrel M, et al. Chemoembolization

of hepatocellular carcinoma with drug eluting beads：efficacy and doxorubicin pharmacokinetics［J］. JHepatol, 2007, 46(3): 474-481.

［32］Ronnie T P Poon, Wai Kuen Tso, Roberta W C Pang, et al. A phase Ⅰ/Ⅱ trial of chemoembolization for hepatocellular carcinoma using a novel intra-arterial drug-eluting bead［J］. ClinGastroenterolHepatol, 2007, 5(9): 1100-1108.

［33］Lammer J, Malagari K, Vogl T, et al. Prospective randomized study of doxorubicinelutingbead embolization in the treatment of hepatocellular carcinoma：results of the PRECISION V study［J］. Cardiovasc Intervent Radio, 2010, 33(1), 41-52.

［34］Sangro B, Carpanese L, Cianni R, et al. European network on radioembolization with yttrium-90 resin microspheres(ENRY) survival after yttrium-90 resin microsphere radioembolization of hepatocellular carcinoma across Barcelona clinic liver cancer stages：a European evaluation［J］. Hepatology, 2011, 54(3): 868-878.

［35］Teo JY, Goh BK. Contra-lateral liver lobe hypertrophy after unilobar Y90 radioembolization：an alternative to portal vein embolization? ［J］. World J Gastroenterol, 2015, 21(11): 3170-3173.

［36］TheraSphere® Yttrium-90 microspheres package insert ［online］, http://www. therasphere. com/physicianspackageinsert/packageinserteu-en. pdf(MDS Nordion, 2004).

［37］Van de Wiele, C. Radioembolization of hepatocellular carcinoma［J］. Curr Drug Discov Technol, 2010, 7(4): 247-252.

［38］Salem R, Thurston KG. Radioembolization with 90yttrium microspheres：a stateofthe-art brachytherapy treatment for primary and secondary liver malignancies［J］. J Vasc Interv Radiol, 2006, 17(8): 1251-1278.

［39］Laura M Kulik, Brian I Carr, Mary F Mulcahy, et al. Safety and efficacy of 90Y radiotherapy for hepatocellular carcinoma with and without portal vein thrombosis ［J］. Hepatology, 2008, 47(1): 71-81.

［40］Liao GS, Yu CY, Shih ML, et al. Radiofrequency ablation after transarterial embolization as therapy for patients with unresectable hepatocellular carcinoma［J］. Eur J Surg Oncol, 2008, 34(1): 61-66.

［41］Yamashita Y, Takeishi K, Tsujita E, et al. Beneficial effects of preoperative lipiodolization for resectable large hepatocellular carcinoma(≥5cm in diameter) ［J］. J Surg Oncol, 2012, 106(4): 498-503.

［42］Yoon HM, Kim JH, Kim EJ, et al. Modified cisplatin-based transcatheter arterial chemoembolization for large

hepatocelluar carcinoma：multivariate analysis of predictive factors for tumor response and survival in a 163-patient cohort ［J］. J Vasc Interv Radiol, 2013, 24(11): 1639-1646.

［43］Huang G, Lin M, Xie X, et al. Combined radiofrequency alation and ethanol injection with a multipronged needle for the treatment of medium and large hepatocellular carcinoma ［J］. Eur Radiol, 2014, 24(7): 1565-1571.

［44］司增梅, 王广志, 王建华. 肝癌介入治疗与转移和复发的研究及进展［J］. 中华介入放射学电子杂志, 2015, 3(1): 42-46.

［45］张波, 李晓敏, 李巧芳, 等. 三维适形放疗联合肝动脉化疗栓塞术治疗中晚期肝癌的临床研究［J］. 胃肠病学和肝病学杂志, 2014, 23(7): 816-818.

［46］Zhang Bo, Li Xiaomin, Li Qiaofang, et al. Clinical effect of Three-dimensional conformal radiotherapy combined with TA CE for the middle and advanced-stage hepatic cancer［J］. J Gastoenterol Hepatol, 2014, 23(7): 816-818.

［47］Pawlik TM, Reyes DK, David C, et al. Phase II trial of sorafenib combined with concurrent transarterial chemoembolization with drugeluting beads for hepatocellular carcinoma［J］. J Clin Oncol, 2011, 29(30): 3960-3967.

［48］Josep M Llovet, Maria Isabel Real, Xavier Montaña, et al. Arterial embolisation or chemoembolisation versus symptomatic treatment in patients with unresectable hepatocellular carcinoma：a randomised controlled trial ［J］. Lancet, 2002, 359(9319): 1734-1739.

［49］Chung-Mau Lo, Henry Ngan, Wai-Kuen Tso, et al. Randomized controlled trial of transarterial lipiodol chemoembolization for unresectable hepatocellular carcinoma ［J］. Hepatology, 2002, 35(5): 1164-1171.

［50］Tian X, Dai Y, Wang DP, et al. Transarteral chemoembolization versus hepatic resection in hepatocellular carcinoma treatment：a meta-analysis［J］. Drug Design, Development and therapy, 2015, 9: 4431-4440.

［51］Nishimine K, Uchida H, Matsuo N, et al. Segmental transarterial chemoembolization with Lipiodol mixed with anticancer drugs for nonresectable hepatocellular carcinoma：follow-up CT and therapeutic results ［J］. Cancer Chemother Pharmacol, 1994, 33 Suppl: S60-S68.

［52］Ohnishi K, Tanabe Y, Ryu M, et al. Prognosis of hepatocelluoar carcinoma smaller than 5cm in relation to treatment：study of 100 patients［J］. Hepatology, 1987, 7(6): 1285-1290.

［53］Uchida H,Ohishi H,Matsuo N,et al. Transcatheter hepatic segmental arterial embolization using lipiodol mixed with an anticancer drug and Gelfoam particles for hepatocellular carcinoma［J］. Cardiovasc Intervent Radiol,1990,13(3):140-145.

［54］Chen QW,Ying HF,Gao S,et al. Radiofrequency ablation plus chemoembolization versus radiofrequency ablation alone forhepatocellular carcinoma:A systematic review and meta-analysis［J］. Clin Res Hepatol Gastroenterol,2016,40(3):309-314.

［55］Tandon P,Garcia-Tsao G. Prognostic indicators in hepatocellular carcinoma:a systematic review of 72 studies ［J］. Liver Int,2009,29(4):502-510.

［56］王旻昕,罗震,田德英,等.肝动脉化疗栓塞术治疗原发性肝癌 158 例围治疗期副反应观察［J］.中西医结合肝病杂志,2013,23(6):328-330.

［57］Kumar R,Hassan SM,Faiq SM,et al. Thalamic and midbrain infarct during transarterial chemoembolization of hepatocellular carcinoma［J］. J Pak Med Assoc,2012,62(3):295-297.

［58］Li Z,Ni RF,Yang C,et al. Cerebral lipiodol embolism following transcatheter arterial chemoembolization for hepatocellular carcinoma:a report of two cases and literature review ［J］. Chin Med J (engl), 2011, 124 (24):4355-4358.

［59］Goldberg SN,Gazelle GS,Mueller PR. Thermal ablation therapy for focal malignancy:a unified approach to underlying principles, techniques, and diagnostic imaging guidance［J］. AJR Am J Roentgenol, 2000, 174 (2):217-222.

［60］Leen E,Kumar S,Khan SA,et al. Contrast enhanced 3D uhrasound in the radiofrequeney ablation of liver tumors［J］. Wodd J Gastroenterol,2009,15(3):289-299.

［61］Miyamoto N,Hiramatsu K,Tsuchiya K,et al. Contrast-enhanced sonography-guided radiofrequency ablation for the local recurrence of previously treated hepatocellular carcinoma undetected by B-mode sonography［J］. J Clin Ultrasound,2010,38(7):339-345.

［62］Numata K,Isozaki T,OzawaY,et al. Percutaneous ablation therapy guided by contrast-enhanced sonography for patients with hepatocellular carcinoma［J］. AJR Am J Roentgenol,2003,180(1):143-149.

［63］潘杰,陈绍辉,卢欣,等.全麻下 CT 引导下经皮穿刺射频消融治疗肝内特殊部位的恶性肿瘤［J］.介入放射学杂志,2010,19(6):478-481.

［64］Rempp H,Clasen S,Boss A,et al. Prediction of cell necrosis with sequential temperature mapping after radiofrequency ablation ［J］. J Magn Reson Imaging,2009,30(3):631-639.

［65］Terraz S,Cernicanu A,Lepetit CM,et al. Radiofrequency ablation of small liver malignancies under magnetic resonance guidance:progress in targeting and preliminary observations with temperature monitoring［J］. Eur Radiol,2010,20(4):886-897.

［66］姚健楠,刘福全,岳振东,等.射频消融治疗原发性肝癌围手术期安全性分析［J］.中国肿瘤临床,2012,39(7):404-407.

［67］Peng ZW,Zhang YJ,Chen MS,et al. Risk factors of survival after percuaneous radiofrequency ablation of hepatocellular carcinoma［J］. J Surg Oncol, 2008, 17 (1):23-31.

［68］Kierans AS,Elazzazi M,Braga L,et al. Thermoab lative treatments form alignant liver lesions:10-year experience of MRI appearances of treatment response［J］. AJR Am J Roentgenol,2010,194(2):523-529.

［69］Giovanella B C,Morgan A C,Stehlin J S,et al. Selective lethal effect of supranormal temperatures on mouse sarcoma cells［J］. Cancer Res, 1973, 33 (11): 2568-2578.

［70］Muckle DS,Dickson JA. Hyperthermia(42 degrees C) as an adjuvant to radiotherapy and chemotherapy in the treatment of the allogeneic VX2 carcinoma in the rabbit ［J］. Br J Cancer,1973,27(4):307-315.

［71］McGahan JP,Brock JM,Tesluk H,et al. Hepatic ablation with use of radio-frequency electrocautery in the animal model［J］. J Vasc Interv Radiol,1992,3(2):291-297.

［72］Rossi S,Fornari F,Buscarini L. Percutaneous ultrasound guided radiofrequency electrocautery for the treatment of small hepatocelluar carcinoma［J］. J Interv Radiol,1993,8(6):97-103.

［73］Rossi S,Di Stasi M,Buscarini E,et al. Percutaneous RF interstitial thermal ablation in the treatment of hepatic cancer ［J］. AJR Am J Roentgenol, 1996, 167 (3):759-768.

［74］Nishikawa H,Kimura T,Kita R,et al. Radiofrequency ablation for hepatocellular carcinoma［J］. Int J Hyperthermia,2013,29(6):558-568.

［75］Li G,Staveley-O'Carroll KF,Kimchi ET. Potential of Radiofrequency Ablation in Combination with Immunotherapy in the Treatment of Hepatocellular Carcinoma ［J］. J Clin Trials,2016,6(2):257.

［76］Goldberg SN,Gazelle GS,Compton CC,et al. Treatment of intrahepatic malignancy with radiofrequency ablation ［J］. Cancer,2000,88(11):2452-2463.

［77］ Livraghi T, Meloni F, Solbiati L, et al. Complications of microwave ablation for liver tumors: results of a multi-center study［J］. Cardiovasc Intervent Radiol, 2012, 35 (4): 868-874.

［78］ Lin SM, Lin CJ, Lin CC, et al. Radiofrequency ablation improves prognosis compared with ethanol injection for hepatocellular carcinoma ≤ 4cm［J］. Gastroenterology, 2004, 127(6): 1714-1723.

［79］ Shiina S, Teratani T, Obi S, et al. A randomized controlled trial of radiofrequency ablation with ethanol injection for small hepatocellular carcinoma［J］. Gastroenterology, 2005, 129(1): 122-130.

［80］ Tateishi R, Shiina S, Teratani T, et al. Percutaneous radiofrequency ablation for hepatocellular carcinoma. An analysis of 1000 cases［J］. Cancer, 2005, 103 (6): 1201-1209.

［81］ Lencioni RA, Allgaier HP, Cioni D, et al. Small hepatocellular carcinoma in cirrhosis: randomized comparison of radio-frequency thermal ablation versus percutaneous ethanol injection［J］. Radiology, 2003, 228 (1): 235-240.

［82］ Camma C, Di Marco V, Orlando A, et al. Treatment of hepatocellular carcinoma in compensated cirrhosis with radiofrequency thermal ablation(RFTA): a prospective study［J］. J Hepatol, 2005, 42(4): 535-540.

［83］ Shi-Ming Lin. Recent advances in radiofrequency ablation in the treatment of hepatocellular carcinoma and metastatic liver cancers［J］. Chang Gung Med J, 2009, 32(1): 22-31.

［84］ Lencioni R, Cioni D, Crocetti L, et al. Early-stage hepatocellular carcinoma in patients with cirrhosis: long-term results of percuataneous image-guided radiofrequency ablation［J］. Radiology, 2005, 234 (3): 961-967.

［85］ J Bruix, M Sherman, J M Llovet, et al. Chlinical management of hepatocellular carcinoma: conclusions of the Barcelona-2000 EASL Conference［J］. J Hepatol, 2001, 35(3): 421-430.

［86］ Bruix J, Sherman M. AASLD Practice Guideline Management of hepatocellular carcinoma［J］. Hepatology, 2005, 42(5): 1208-1236.

［87］ Vivarelli M, Guglielmi A, Ruzzenete A, et al. Surgical resection versus percutaneous radiofrequency ablation in the treatment of hepatocellular carcinoma on cirrhotic liver［J］. Ann Surg, 2004, 240(1): 102-107.

［88］ Hong SN, Lee SY, Choi MS, et al. Comparing the outcomes of radiofrequency ablation and surgery in patients with a single small hepatocellular carcinoma and well-preserved hepatic function［J］. J Clin Gastroenterol, 2005, 39(3): 247-252.

［89］ Chen MS, Li JQ, Zheng Y, et al. A prospective randomized trial comparing percutaneous local ablative therapy and partial hepatectomy for small hepatocellular carcinoma［J］. Ann Surg, 2006, 243(3): 321-328.

［90］ Yang W, Yan K, Goldberg SN, et al. Ten-year survival of hepatocellular carcinoma patients undergoing radiofrequency ablation as a first-line treatment［J］. World J Gastroenterol, 2016, 22(10): 2993-3005.

［91］ Mulier S, Mulier P, Ni Y, et al. Complications of radiofrequency coagulation of liver tumours［J］. Br J Surg, 2002, 89(10): 1206-1222.

［92］ Livraghi T, Solbiati L, Meloni MF, et al. Treatment of focal liver tumors with percutaneous radio-frequency ablation: complications encountered in a multicenter study［J］. Radiology, 2003, 226(2): 441-451.

［93］ Wong SN, Lin CJ, Chen WT, et al. Combined radiofrequency ablation and ethanol injection for hepatocellar carcinoma in high-risk locations［J］. AJR Am J Roentgenol, 2008, 190(3): W187-W195.

［94］ Lu DS, Raman SS, Vodopich DJ, et al. Effect of vessel size on creation of hepatic radiofrequency lesions in pigs: assessment of the "heat sink" effect［J］. AJR Am J Roentgenol, 2002, 178(1): 47-51.

［95］ Teratani T, Yoshida H, Shiina S, et al. Radiofrequency ablation for hepatocellular carcinoma in so-called high-risk locations［J］. Hepatology, 2006, 43 (5): 1101-1108.

［96］ Raman SS, Lu DS, Vodopich DJ, et al. Minimizing diaphragmatic ingury during radio-frequency ablation: efficacy of subphrenic peritoneal saline injection in a porcine model［J］. Radiology, 2002, 222(3): 819-823.

［97］ Kondo Y, Yoshida H, Shiina S, et al. Artificial ascites technique for percutaneous radiofrequency ablation of liver cancer adjacent to the gastrointestinal tract［J］. Br J surg, 2006, 93(10): 1277-1282.

［98］ Koda M, Ueki M, Maeda Y, et al. Percutaneous sonographically guided radiofrequency ablation with artificial pleural effusion for hepatocellular carcinoma located under the diaphragm［J］. AJR Am J Roentgenol, 2004, 183(3): 583-588.

［99］ Tabuse K, Katsumi M, Kobayashi Y, et al. Microwave surgery: hepatectomy using a microwave tissue coagulator［J］. World J Surg, 1985, 9(1): 136-143.

［100］ Murakami R, Yoshimatsu S, Yamashita Y, et al. Treatment of epatocellular carcinoma: value of percutaneous microwave coagulation［J］. AJR Am J Roentgenol,

1995,164(5):1159-1164.

［101］Liang P,Dong B,Yu X,et al. Prognostic factors for survival in patients with hepatocellular carcinoma after percutaneous microwave ablation［J］. Radiology, 2005,235(1):299-307.

［102］Liang P,Yu J,Yu XL,et al. Percutaneous cooled-tip microwave ablation under ultrasound guidance for primary liver cancer:a multicentre analysis of 1363 treatment-naive lesions in 1007 patients in China［J］. Gut,2012,61(6):1100-1101.

［103］Lu MD,Chen JW,Xie XY,et al. Hepatocellular carcinoma:US-guided percutaneous microwave coagulation therapy［J］. Radiology,2001,221(1):167-172.

［104］Li YY,Sha WH,Zhou YJ,et al. Short and longterm efficacy of high intensity focused ultrasound therapy for advanced hepatocellular carcinoma［J］. J Gastroenterol Hepatol,2007,22(12):2148-2154.

［105］Bown SG. Photothermpy of tumors［J］. World J Surg, 1983,7(6):700-709.

［106］Pacella CM,Bizzarri G,Francica G,et al. Percutaneous laser ablation in the treatment of hepatocellular carcinoma with small tumors:analysis of factors affecting the achievement of tumor necrosis［J］. J Vasc Interv Radiol,2005,16(11):1447-1457.

［107］Cheung W,Kavnoudias H,Roberts S,et al. Irreversible electroporation for unresectable hepatocellular carcinoma:initial experience and review of safety and outcomes［J］. Technol Cancer Res Treat,2013,12(3):233-241.

［108］Cannon R,Ellis S,Hayes D,et al. Safety and early efficacy of irreversible eletroporation for hepatic tumors in proximity to vital structures［J］. J Surg Oncol, 2013,107(5):544-549.

［109］Ball C,Thomson KR,Kavnoudias H. Irreversible electroporation:a new challenge in "out of operating theater" anesthesia［J］. Anesth Analg,2010,110(5): 1305-1309.

［110］Kingham TP,Karkar AM,D'Angelica MI,et al. Ablation of Perivascular Hepatic Malignant Tumors with Irreversible Electroporation［J］. J Am Coll Surg, 2012,215(3):379-387.

［111］Gage AA,Baust JG. Cryosurgery for tumors-a clinical overview［J］. Technol Cancer Res Treat,2004,3(2): 187-199.

［112］阿如汉,苏秉忠.梗阻性胆汁淤积的诊断与治疗［J］.现代消化及介入诊疗,2015,20(5):553-556.

［113］李志杰,张洪义,黄子明.介入治疗在恶性梗阻性黄疸中的研究进展［J］.中国医刊,2013,48(8):

17-19.

［114］赵秋盛,黄少辉.射频消融导管联合支架治疗恶性梗阻性黄疸［J］.分子影像学杂志,2016,39(2): 111-113.

［115］马少军,翟仁友,赵峰.恶性梗阻性黄疸的介入治疗进展［J］.中华介入放射学电子杂志,2016,4(2):119-123.

［116］Molnar W,Stockum AE. Relief of obstructive jaundice through percutaneous transhepatic catheter--a new therapeutic method［J］. Am J Roentgenol Radium Ther Nucl Med,1974,122(2):356-367.

［117］Yoshida H,Mamada Y,Taniai N,et al. One-step palliative treatment method for obstructive jaundice caused by unresectable malignancies by percutaneous transhepatic insertion of an expandable metallic stent［J］. World J Gastroenterol,2006,12(15):2423-2426.

［118］杨建勇,陈伟.介入放射学理论与实践［M］.3版.北京:科学出版社,2014.

［119］Madoff DC,Wallace MJ. Palliative treatment of unresectable bile duct cancer:which stent? which approach?［J］. Surg Oncol Clin N Am,2002,11(4): 923-939.

［120］Knyrim K,Wagner HJ,Pausch J,et al. A prospective, randomized,controlled trial of metal stents for malignant obstruction of the common bile duct［J］. Endoscopy,1993,25(3):207-212.

［121］Kaassis M,Boyer J,Dumas R,et al. Plastic or metal stents for malignant stricture of the common bile duct? Results of a randomized prospective study［J］. GastrointestEndosc,2003,57(2):178-182.

［122］van Delden OM,Lameris JS. Percutaneous drainage and stenting for palliation of malignant bile duct obstruction［J］. Europen Radiology,2008,18(3):448-456.

［123］Takada T,Miyazaki M,Miyakawa S,et al. Purpose, use,and preparation of clinical practice guidelines for the management of biliary tract and ampullary carcinomas［J］. J Hepatobiliary Pancreat Surg,2008,15(1):2-6.

［124］Brountzos EN,Ptochis N,Panagiotou I,et al. A survival analysis of patients with malignant biliary strictures treated by percutaneous metallic stenting［J］. Cardiovasc Intervent Radiol,2007,30(1):66-73.

［125］Park DH,Kim MH,Choi JS,et al. Covered versus uncovered wallstent for malignant extrahepatic biliary obstruction:A cohort comparative analysis［J］. Clinical Gastronenterology and Hepatology,2006,4(6): 790-796.

［126］ Noon WJ, Lee JK, Lee KH, et al. A comparison of covered and uncovered Wallstents for the management of distal malignant biliary obstruction［J］. Gastrointestinal endoscopy, 2006, 63（7）:996-1000.

［127］ 夏宁, 贡桔, 王忠敏. 经皮胆道内射频消融治疗胆道支架狭窄的初步研究［J］. 介入放射学杂志, 2015, 24（10）:877-880.

［128］ Pai M, Valek V, Tomas A, et al. Percutaneous intraductal radiofrequency ablation for clearance of occluded metal stent in malignant biliary obstruction: feasibility and early results［J］. Cardiovasc Intervent Radiol, 2014, 37（1）:235-240.

［129］ Steel AW, Postgate A J, Khorsandi S, et al. Endoscopically applied radiofrequency ablation appears to be safe in the treatment of malignant biliary obstruction［J］. Gastrointest Endosc, 2011, 73（1）:149-153.

［130］ Krokidis M, Hatzidakis A. Percutaneous minimally invasive treatment of malignant biliary strictures: current status［J］. Cardiovasc Intervent Radiol, 2014, 37（2）:316-323.

［131］ Figueroa-Barojas P, Bakhru MR, Habib NA, et al. Safety and efficacy of radiofrequency ablation in the management of unresectable bile duct and pancreatic cancer: a novel palliation technique［J］. J Oncol, 2013, 2013:910897.

［132］ Mizandari M, Pai M, Xi F, et al. Percutaneous Intraductal Radiofrequency Ablation is a Safe Treatment for Malignant Biliary Obstruction: Feasibility and Early Results［J］. Cardiovascular and interventional radiology, 2013, 36（3）:814-819.

［133］ Itoi T, Sofuni A, Itokawa F, et al. Current status and issues regarding biliary stenting in unresectable biliary obstruction［J］. Dig Endosc, 2013, 25（Suppl 2）:63-70.

［134］ Zacharoulis D, Lazoura O, Sioka E, et al. Habib EndoHPB: a novel endobiliary radiofrequency ablation device. An experimental study［J］. J Invest Surg, 2013, 26（1）:6-10.

［135］ Cui W, Fan W, Lu M, et al. The safety and efficacy of percutaneous intraductal radiofrequency ablation in unresectable malignant biliary obstruction: A single-institution experience［J］. BMC Cancer, 2017, 17（1）:288.

［136］ Dotter CT. Catheter biopsy. experimental technic transvenous liver biopsy［J］. Radiology, 1964, 82:312-314.

［137］ Hanafee W, Weiner M. Transjugular percutaneous cholangiography［J］. Radiology, 1967, 88（1）:35-39.

［138］ Rösch J, Hanafee WN, Snow H. Transjugular portal venography and radiologic portacaval shunt: an experimental study［J］. Radiology, 1969, 92（5）:1112-1114.

［139］ Colapinto RF, Stronell RD, Gildiner M, et al. Formation of intrahepatic portosystemic shunts using a balloon dilatation catheter: preliminary clinical experience［J］. AJR Am J Roentgenol, 1983, 140（4）:709-714.

［140］ Palmaz JC, Garcia F, Sibbitt RR, et al. Expandable intrahepatic portacaval shunt stents in dogs with chronic portal hypertension［J］. AJR Am J Roentgenol, 1986, 147（6）:1251-1254.

［141］ Richter GM, Palmaz JC, Nöldge G, et al. The transjugular intrahepatic portosystemic stent-shunt. A new nonsurgical percutaneous method［J］. Radiologe, 1989, 29（8）:406-411.

［142］ 徐克, 张曦彤, 张汉国, 等. TIPSS 治疗肝硬化门脉高压的应用研究［J］. 中华放射学杂志, 1994（12）:808-813.

［143］ Nishimine K, Saxon RR, Kichikawa K, et al. Improved transjugular intrahepatic porto- systemic shunt patency with PTFE-covered stent-grafts: Experimental results in swine［J］. Radiology, 1995, 196（2）:341-347.

［144］ Coldwell DM, Ring EJ, Rees CR, et al. Multicenter investigation of the role of transjugular intrahepatic portosystemic shunt in management of portal hypertension［J］. Radiology, 1995, 196（2）:335-340.

［145］ Merli M, Salerno F, Riggio O, et al. Transjugular intrahepatic portosystemic shunt versus endoscopic sclerotherapy for the prevention of variceal bleeding in cirrhosis: a randomized multicenter trial. Gruppo Italiano Studio TIPS（G. I. S. T.）［J］. Hepatology, 1998, 27（1）:48-53.

［146］ Saxon RR, Timmermans HA, Uchida BT, et al. Stent-grafts for revision of TIPS stenoses and occlusions: Aclinical pilot study［J］. J Vasc Interv Radiol, 1997, 8（4）:539-548.

［147］ Haskal ZJ. Improved patency of transjugular intrahepatic portosystemic shunts in humans: Creation and revision with PTFE stentgrafts［J］. Radiology, 1999, 213（3）:759-766.

［148］ Haskal ZJ, Davis A, McAllister A, et al. PTFE-encapsulated endovascular stent-graft for transjugular intrahepatic portosystemic shunts: Experimental evaluation［J］. Radiology, 1997, 205（3）:682-688.

［149］ Charon JP, Alaeddin FH, Pimpalwar SA et al, Results of a retrospective multicenter trial of the Viatorr expanded polytetrafluoroethylene-covered stent-graft for transjugular intrahepatic portosystemic shunt creation [J]. J Vasc Interv Radiol, 2004, 15（11）: 1219-1230.

［150］Saxon RR. A new era for transjugular intrahepatic portosystemic shunts[J]? J Vasc Interv Radiol, 2004, 15 （3）: 217-219.

［151］徐克, 钟红珊. 迎接 TIPS 发展的第二个春天[J]. 放射学实践, 2006, 21（5）: 449-450.

［152］Runyon BA, AASLD Practice Guidelines Committee. Management of adult patients with ascites due to cirrhosis: an update [J]. Hepatology, 2009, 49 （ 6 ）: 2087-2107.

［153］Saad WE. The history and future of transjugular intrahepatic portosystemic shunt: food for thought[J]. Semin Intervent Radiol, 2014, 31（3）: 258-261.

［154］中华医学会放射学分会介入学组. 颈静脉肝内门体分流术专家共识[J]. 中华放射学杂志, 2017, 51 （5）: 324-331.

［155］Petersen BD, Uchida BT, Timmermans H, et al. Intravascular US-guided direct intrahepatic portacaval shunt with a PTFE-covered stent-graft: feasibility study in swine and initial clinical results[J]. J Vasc Interv Radiol, 2001, 12（4）: 475-486.

［156］Petersen BD, Clark TW. Direct intrahepatic portocaval shunt[J]. Tech Vasc Interv Radiol, 2008, 11（4）: 230-234.

［157］Gin-Ho Lo. The use of transjugular intrahepatic portosystemic stent shunt（TIPS）in the management of portal hypertensive bleeding [J]. J Chin Med Assoc, 2014, 77（8）: 395-402.

［158］Gaba RC, Khiatani VL, Knuttinen MG, et al. Comprehensive review of TIPS technical complications and how to avoid them[J]. AJR Am J Roentgenol, 2011, 196（3）: 675-685.

［159］J Haskal, C. Cope, R. D Shlansky-Gordon, et al. Transjugular intrahepatic portosystemic shunt-related arterial injuries: prospective comparison of large and small gauge needle systems [J]. Journal of Vascular and Interventional Radiology, 1995, 6（6）: 911-915.

［160］Boyer TD, Haskal ZJ. American Association for the Study of Liver Disease Practice Guidelines: the role of transjugular-intrahepatic portosystemic shunt creation in the management of portal hypertension[J]. J Vasc Interv Radiol, 2005, 16（5）: 615-629.

［161］Loffroy R, Favelier S, Pottecher P, et al. Transjugular intrahepatic portosystemic shunt for acute variceal gastrointestinal bleeding: Indications, techniques and outcomes [J]. Diagnostic and Interventional Imaging, 2015, 96（7-8）: 745-755.

［162］Suhocki PV, Lungren MP, Kapoor B, et al. Transjugular intrahepatic portosystemic shunt complications: prevention and management[J]. Semin Intervent Radiol, 2015, 32（2）: 123-132.

［163］Vizzutti F, Arena U, Rega L, et al. Liver failure complicating segmental hepatic ischaemia induce by a PTFE-coated TIPS stent[J]. Gut, 2009, 58（4）: 582-584.

［164］Ripamonti R, Ferral H, Alonzo M, et al. Transjugular intrahepatic portosystemic shunt-related complications and practical solutions[J]. Semin Intervent Radiol, 2006, 23（2）: 165-176.

［165］Riggio O, Nardelli S, Moscucci F, et al. Hepatic encephalopathy after transjugular intrahepatic portosystemic shunt[J]. Clin Liver Dis, 2012, 16（1）: 133-146.

［166］Zheng M, Chen Y, Bai J, et al. Tran-sjugular intrahepatic portosystemic shunt versus endoscopic therapy in the secondary prophylaxis of variceal rebleeding in cirrhotic patients: meta-analysis update[J]. J Clin Gastroenterol, 2008, 42（5）: 507-516.

［167］Buska TM, Bendtsenb F, Molera S. Cardiac and renal effects of a transjugular intrahepatic portosystemic shunt in cirrhosis[J]. European Journal of Gastroenterology & Hepatology, 2013, 25（5）: 523-530.

［168］Kochar N, Tripathi D, Arestis NJ, et al. Tipsitis: incidence and outcome-single centre experience[J]. Eur J Gastroenterol Hepatol, 2010, 22（6）: 729-735.

［169］Sanyal AJ, Freedman AM, Purdum PP, et al. The hematologic consequenes of transjugular intrahepatic portosysemic shunts [J]. Hepatology, 1996, 23（1）: 32-39.

［170］Garcia-Tsao G, Groszmann RJ, Fisher RL, et al. Portal pressure, presence of gastroesophageal varices and variceal bleeding[J]. Hepatology, 1985, 5（3）: 419-424.

［171］Qi X, Tian Y, Zhang W, et al. Covered TIPS for secondary prophylaxis of variceal bleeding in liver cirrhosis: A systematic review and meta-analysis of randomized controlled trials [J]. Medicine （ Baltimore ）, 2016, 95（50）: e5680.

［172］Zhang H, Zhang H, Li H, et al. Tips versus endoscopic therapy for variceal rebleeding in cirrhosis: a meta-analysis update[J]. J Huazhong Univ Sci Technolog Med Sci, 2017, 37（4）: 475-485.

［173］de Franchis R. Revising consensus in portal hypertension:report of the Baveno V consensus workshop on methodology of diagnosis and therapy in portal hypertension[J]. J Hepatol,2010,53(4):762-768.

[174] Monescillo A,Martínez-Lagares F,Ruiz-del-Arbol L, et al. Influence of portal hypertension and its early decompression by TIPS placement on the outcome of variceal bleeding[J]. Hepatology,2004,40(4):793-801.

[175] García-Pagán JC,Caca K,Bureau C,et al. Early TIPS (Transjugular Intrahepatic Portosystemic Shunt) Cooperative Study Group. Early use of TIPS in patientswith cirrhosis and variceal bleeding[J]. N Engl J Med,2010,362(25):2370-2379.

[176] Garcia-Pagán JC,Di Pascoli M,Caca K,et al. Use of early-TIPS for high-risk variceal bleeding:results of a post-RCT surveillance study[J]. J Hepatol,2013,58 (1):45-50.

[177] Qi X,Jia J,Bai M,et al. Transjugular Intrahepatic Portosystemic Shunt for Acute Variceal Bleeding:A Meta-analysis[J]. J Clin Gastroenterol,2015,49(6): 495-505.

[178] Halabi SA,Sawas T,Sadat B,et al. Early TIPS versus endoscopic therapy for secondary prophylaxis after management of acute esophageal variceal bleeding in cirrhotic patients:a meta-analysis of randomized controlled trials[J]. J Gastroenterol Hepatol,2016,31 (9):1519-1526.

[179] Deltenre P,Trépo E,Rudler M,et al. Early transjugular intrahepatic portosystemic shunt in cirrhotic patients with acute variceal bleeding:a systematic review and meta-analysis of controlled trials[J]. Eur J Gastroenterol Hepatol,2015,27(9):e1-e9.

[180] Garcia-Tsao G. The transjugular intrahepatic portosystemic shunt for the management of cirrhotic refractory ascites[J]. Nat Clin Pract Gastroenterol Hepatol, 2006,3(7):380-389.

[181] Lebrec D,Giuily N,Hadengue A,et al. Transjugular intrahepatic portosystemic shunts:comparisonwith paracentesis in patients with cirrhosis and refractoryascites:a randomized trial. French Group of Clinicians anda Group of Biologists[J]. J Hepatol,1996, 25(2):135-144.

[182] Rössle M,Ochs A,Gülberg V,et al. A comparisonof paracentesis and transjugular intrahepaticportosystemic shunting in patients with ascites[J]. N Engl JMed, 2000,342(23):1701-1707.

[183] Ginès P,Uriz J,Calahorra B,et al. Transjugularintrahepatic portosystemic shunting versus paracentesis-

plus albumin for refractory ascites in cirrhosis[J]. Gastroenterology,2002,123(6):1839-1847.

[184] Sanyal AJ,Genning C,Reddy KR,et al. The North American Study for the Treatment of Refractory Ascites[J]. Gastroenterology,2003,124(3):634-641.

[185] Salerno F,Merli M,Riggio O,et al. Randomized controlledTIPS and portal hypertension study of TIPS versus paracentesis plus albumin in cirrhosiswith severe ascites[J]. Hepatology,2004,40(3):629-635.

[186] Narahara Y,Kanazawa H,Fukuda T,et al. Transjugular intrahepaticportosystemic shunt versus paracentesis plusalbumin in patients with refractory ascites who have goodhepatic and renal function:a prospective randomized trial[J]. JGastroenterol,2011,46(1): 78-85.

[187] Chen RP,Zhu Ge XJ,Huang ZM,et al. Prophylactic Use of Transjugular Intrahepatic Portosystemic Shunt Aids in the Treatment of Refractory Ascites Metaregression and Trial Sequential Meta-analysis[J]. J Clin Gastroenterol,2014,48(3):290-299.

[188] Sith Siramolpiwat. Transjugular intrahepatic portosystemic shunts and portal hypertension-related complications[J]. World J Gastroenterol,2014,20(45): 16996-17010.

[189] A Luca,S Caruso,M Milazzo,et al. Natural course of extrahepatic nonmalignant portal vein thrombosis in patients with cirrhosis[J]. Radiology,2012,265(1): 124-132.

[190] Lv Y,Qi X,He C,et al. Covered TIPS versus endoscopic band ligation plus propranolol for the prevention of variceal rebeeding in cirrhotic patients with portal vein thrombosis:a randomized controlled trial [J]. GUT,2018,67(12):2156-2168.

[191] Lv Y,He C,Wang Z,et al. Association of nonmalignant portal vein thrombosis and outcomes after transjugular intrahepatic portosystemic shunt in patients with cirrhosis[J]. Radiology,2017,285(3):999-1010.

[192] Wang L,He F,Yue Z,et al. Techniques and long-term effects of transjugular intrahepatic portosystemic shunt on liver cirrhosis-related thrombotic total occlusion of main portal vein[J]. Sci Rep,2017,7(1):10868.

[193] Krajina A,Hulek P,Fejfar T,et al. Quality improvement guidelines for Transjugular Intrahepatic Portosystemic Shunt(TIPS)[J]. CardioVascular and Interventional Radiology,2012,35(6):1295-1300.

[194] Qi X,Han G,Yin Z,et al, Transjugular intrahepatic portosystemic shunt for portal cavernoma with symp-

tomatic portal hypertension in non-cirrhotic patients [J]. Digestive Diseases and Sciences, 2012, 57(4): 1072-1082.

[195] Fanelli F, Angeloni S, Salvatori FM, et al. Transjugular intrahepatic portosystemic shunt with expanded-polytetrafuoroethylene-covered stents in non-cirrhoticpatients with portalcavernoma[J]. Dig Liver Dis, 2011, 43(1): 78-84.

[196] Lv Y, Yang ZP, Liu L, et al. Early TIPS with covered stents versus standard treatment for acute variceal bleeding in patients with advanced cirrhosis: a randomised controlled trial[J]. Lancet Gastroenterol Hepatol, 2019, 4(8): 587-598.

[197] Torre L A, Bray F, Siegel R L, et al. Global cancer statistics, 2012[J]. CA Cancer J Clin, 2015, 65(2): 87-108.

[198] Zhou M, Wang H, Zeng X, et al. Mortality, morbidity, and risk factors in China and its provinces, 1990-2017: a systematic analysis for the Global Burden of Disease Study 2017[J]. Lancet, 2019, 394(10204): 1145-1158.

[199] 中华人民共和国国家卫生健康委员会医政医管局. 原发性肝癌诊疗规范(2019年版)[J]. 临床肝胆病杂志, 2020, 36(2): 277-292.

[200] Hu H, Han H, Han XK, et al. Nomogram for individualised prediction of liver failure risk after hepatectomy in patients with resectable hepatocellular carcinoma: the evidence from ultrasound data[J]. Eur Radiol, 2018, 28(2): 877-885.

[201] 朱风叶, 李红, 乔继红, 等. CT与MRI在诊断原发性肝癌介入术后病灶残留及复发中的应用价值[J]. 中国CT和MRI杂志, 2018, 16(3): 76-78.

[202] Cho E S, Choi J Y. MRI features of hepatocellular carcinoma related to biologic behavior[J]. Korean J Radiol, 2015, 16(3): 449-464.

[203] Renzulli M, Biselli M, Brocchi S, et al. New hallmark of hepatocellular carcinoma, early hepatocellular carcinoma and high-grade dysplastic nodules on Gd-EOB-DTPA MRI in patients with cirrhosis: a new diagnostic algorithm[J]. Gut, 2018, 67(9): 1674-1682.

[204] 张金山. 现代腹部介入放射学[M]. 北京: 科学出版社, 2000.

[205] Nghiem HV, Francis IR, Fontana R, et al. Computed tomography appearances of hypervascular hepatic tumors after percutaneous radiofrequency ablation therapy[J]. Curr Probl Diagn Radiol, 2002, 31(3): 105-111.

[206] Meierink MR, WaesbergheJH, WeideL, et al. Early detection of local RFA site recurrence using total liver volume pufusion CT: initial experience[J]. Acad Radiol, 2009, 16(10): 1215-1222.

[207] Buijs M, KamelIR, VossenJA, et al. Assessment of metastic breast cancer response to chemoembolization with contrast agent enhanced and diffusion-weighted MR imaging[J]. J Vasc Interv Radiol, 2007, 18(8): 957-963.

[208] 尚全良, 肖恩华, 贺忠, 等. 肝癌经导管动脉灌注化疗栓塞术疗效的MR扩散加权成像动态成像研究[J]. 中华放射学杂志, 2006, 40(3): 235-240.

[209] Szurowska E, Nowicki TK, Swieszewska E, et al. Predictive value of apparent diffusion coefficient in evaluation of colorectal carcinoma hepatic metastases' response to radiofrequency ablation[J]. AJR, 188(4): 1001-1008.

[210] M Samim, I Q Molenaar, M F J Seesing, et al. The diagnostic performance of ^{18}F-FDG PET/CT, CT and MRI in the treatment evaluation of ablation therapy for colorectal liver metastases: a systematic review and meta-analysis[J]. Surgical Oncology, 2017, 26(1): 37-45.

[211] 李彦豪. 实用临床介入诊疗学图解[M]. 北京: 科学出版社, 2007.

[212] 占大钱, 黄志勇, 赵银峰, 等. 动脉栓塞治疗肝血管瘤系统分析[J]. 华中科技大学学报(医学版), 2011, 40(5): 623-625.

[213] 李亮, 陈光颖, 袁家长, 等. 选择性肝动脉栓塞治疗肝血管瘤[J]. 肝胆外科杂志, 2014, 22(5): 358-359.

[214] 刘曦, 罗小平, 曹闻挺, 等. 平阳霉素混合碘油经动脉化疗栓塞抑制兔VX2肝癌生长的实验研究[J]. 中华肝脏病杂志, 2012, 20(8): 611-616.

[215] 戴莹, 陈敏华, 严昆, 等. 超声造影对不典型肝血管瘤的增强模式探讨[J]. 中华超声影像学杂志, 2005, 14(7): 512-516.

[216] Giannetti A, FranciL, GrechiC, et al. Contrast-enhanced sonography in the diagnosis of hepatic hemangiomas: Atypical appearance due to the washout of microbubbles[J]. J Clin Ultrasound, 2013, 41(6): 361-365.

[217] 么纯. 超声造影结合多期增强CT扫描对肝血管瘤的诊断价值探讨[J]. 中国CT和MRI杂志, 2019, 17(8): 89-91.

[218] 杜佩玉, 郑如林, 宁毅, 等. 肝血管瘤介入栓塞后CT表现及疗效分析[J]. 中国临床研究, 2015, 28(2): 240-242.

[219] Mamone G, Di Piazza A, CarolloV, et al. Imaging of

hepatic hemangioma: from A to Z [J]. Abdom Radiol (NY), 2020, 45(3): 672-691.

[220] Sparchez Z, Radu P. Role of contrast enhanced ultrasound in the assessment of biliary duct disease [J]. Med Ultrason, 2014, 16(1): 41-47.

[221] Wu XP, Ni JM, Zhang ZY, et al. Preoperative Evaluation of Malignant Perihilar Biliary Obstruction: Negative-Contrast CT Cholangiopancreatography and CT Angiography Versus MRCP and MR Angiography [J]. AJR Am J Roentgenol, 2015, 205(4): 780-788.

[222] 王爱华, 李庆红. 多层螺旋 CT 曲面重组技术对胆管癌的诊断价值 [J]. 实用放射学杂志, 2015(5): 867-870.

[223] 邓彦民, 张卫国. 恶性梗阻性黄疸的 CT 和 MR 影像特征与临床关联 [J]. 肝脏, 2016, 21(12): 1089-1091.

[224] 郭子义, 李晓光, 金征宇. 低管电压多层螺旋 CT 评估胆道支架恶性梗阻 [J]. 中国医学影像学杂志, 2015, 23(11): 801-803.

[225] 王代兵, 牛洪涛, 王庆军. 3D-LAVA 磁共振成像评估恶性梗阻性黄疸术后再狭窄的价值研究 [J]. 人民军医, 2017, 60(9): 879-883.

[226] Koyama K, Kubo S, Ueki A, et al. MR imaging and MR cholangiopancreatography of cholangiocarcinoma developing in printing company workers [J]. Jpn J Radiol, 2017, 35(5): 233-241.

[227] Garg B, Rastogi R, Gupta S, et al. Evaluation of biliary complications on magnetic resonance cholangio-pancreatography and comparison with direct cholangiography after living-donor liver transplantation [J]. Clin Radiol, 2017, 72(6): 518-519.

[228] Miller AB, Hoogstraten B, Staquet M, et al. Reporting results of cancer treatment [J]. Cancer, 1981, 47(1): 207-214.

[229] Therasse P, Arbuck SG, Eisenhauer EA, et al. New guidelines to evaluate the response to treatment in solid tumors. European organization for research and treatment of cancer, national cancer institute of the United States, national cancer institute of Canada [J]. J Natl Cancer Inst, 2000, 92(3): 205-216.

[230] Eisenhauer EA, Therasse P, Bogaerts J, et al. New response evaluation criteria in solid tumours: revised RECIST guideline (version 1. 1) [J]. Eur J Cancer, 2009, 45(2): 228-247.

[231] Lencioni R, Llovet JM. Modified RECIST (mRECIST) assessment for hepatocellular carcinoma [J]. Semin Liver Dis, 2010, 30(1): 52-60.

[232] Wang WJ, Zhao Y, Han GH. Radioloical evaluation af-

ter treatment of hepatocellular carcinoma: criteria and application [J]. J Clin Hepatol, 2016, 32(1): 62-66.

[233] Kim BK, Kim KA, Park JY, et al. prospective comparison of prognostic values of modified response evaluation criteria in solid tumours with European Association for the study of the liver criteria in hepatocellular carcinoma following chemoembolization [J]. Eur J Cancer, 2013, 49(4): 826-834.

[234] Choi H, Charnsangavej C, Faria SC, et al. Correlation of computed tomography and positron emission tomography in patients with metastatic gastrointestinal stromal tumor treated at a single institution with imatinib mesylate: proposal of new computed tomography response criteria [J]. J Clin Oncol, 2007, 25(13): 1753-1759.

[235] Dudeck O, Zeile M, Reichardt P, et al. Comparison of RECIST and Choi criteria for computed tomographic response evaluation in patients with advanced gastrointestinal stromal tumor treated with sunitinib [J]. Ann Oncol, 2011, 22(8): 1828-1833.

[236] Kudo M, Ueshima K, Kubo S, et al. Response evaluation criteria in cancer of the liver (RECICL) (2015 revised version) [J]. Hepatol Res, 2016, 46(1): 3-9.

[237] Lin M, Pellerin O, Bhagat N, et al. Quantitative and volumetric European Association for the Study of the liver and Response Evaluation Criteria in Solid Tumors measurements: feasibility of a semiautomated software method to assess tumour response after tranXcather arterial chemoembolization [J]. J Vasc Interv Radiol, 2012, 23(12): 1629-1637.

[238] Tacher V, Lin M, Duran R, et al. Comparison of existing response criteria in patients with hepatocellular carcinoma treated with transarterial chemoembolization using a 3D quantitative approach [J]. Radiology, 2016, 278(1): 275-284.

[239] Chen G, Ma DQ, He W, et al. Computed tomography perfusion in evaluating the therapeutic effect of transarterial chemoembolization for hepatocellular carcinoma [J]. World J Gastroenterol, 2008, 14(37): 5738-5743.

[240] Jiang T, Kambadakone A, Kulkarni NM, et al. Monitoring response to antiangiogenic treatment and predicting outcomes in advanced hepatocellular carcinoma using image biomarkers, CTperfusion, tumourdensity, and tumour size (RECIST) [J]. Radiol, 2012, 47(1): 11-17.

[241] Kokabi N, Ludwig JM, Camacho JC, et al. Baseline and early MR apparent diffusion coefficient quantifi-

cation as a predictor of response of unresecctable hep-atocellular carcinoma to doxorubicin drug-eluting bead chemoembolization [J]. J Vasc Interv Radiol, 2015,26(12):1777-1786.

[242] Braren R, Altomonte J, Settles M, et al. Validation of preclinical multiparametric imaging for prediction of necrosis in hepatocellular carcinoma after emboliza-tion[J]. J Hepatol,2011,55(5):1034-1040.

[243] Hartenbach M, Weber S, Albeert NL, et al. Evaluating treatment response of radioembolization in intermedi-ate-stage hepatocellular carcinoma patients using ^{18}F-Fluoroethylcholine PET/CT[J]. J Nucl Med, 2015, 56(11):1661-1666.

（朱文科　庞鹏飞　张永裕　冯凯
刘文浩　陆普选　龙瑞杰）

第 七 篇

胆 道 疾 病

第六十三章

胆道系统良性疾病

第一节　胆管良性狭窄

一、综　述

1. 定义　胆管良性狭窄是指非恶性肿瘤原因导致的胆道梗阻、狭窄。临床上主要表现为慢性腹痛、梗阻性黄疸。

2. 病因及发病机制

损伤性狭窄：

（1）胆囊切除及胆道探查、T 管引流术后。

（2）其他手术引起的狭窄[1-3]，如肝移植术后[4,5]、胆肠吻合、胰腺手术、胃手术、肝包虫病等。

（3）外伤性狭窄。

疾病导致狭窄的原因：

（1）胆道结石。

（2）胆道炎症：胆管炎、胰腺炎、十二指肠乳头炎、硬化性胆管炎、胆管周围粘连。

（3）先天性疾病：先天性胆管囊肿、异位静脉压迫。

1）先天性胆管囊肿：主要是囊肿切除术后的吻合口狭窄及囊肿本身存在膜状狭窄、囊肿并发的炎症、结石导致的狭窄。

2）异位静脉压迫：肝门部门静脉先天性畸形致其分支从左肝管横部跨过并压迫导致的狭窄[6]。

（4）Mirrizzi 综合征：胆囊颈部或胆囊管结石持续嵌顿、压迫引起的肝总管狭窄或胆囊胆管瘘。

（5）门静脉性胆道疾病（portal biliopathy）：指门静脉高压引起的肝内外胆管的异常[7]。门静脉高压发生后导致门静脉周围与胆管周围向肝性侧支循环的发生，形成门静脉海绵样变，这些侧支血管迂曲、扩张，包围了胆管，加上胆管的静脉曲张，使胆管的血供受损、缺血，继而引起胆管梗阻改变。

（6）胆管良性肿瘤。

（7）胆管外良性肿瘤及增大淋巴结压迫。

（8）十二指肠乳头旁憩室（periampullary diverticula，PAD）：是指位于十二指肠乳头 2～3cm 范围内的向腔外突出的囊袋状结构[8]。由于其解剖位置与胆胰管关系的特殊性，会造成胆胰系统疾病，临床上称为 PAD 综合征或乳头旁综合征（Lemmel's syndrome）[9]。

（9）胆道寄生虫。

3. 影像学表现

（1）炎性狭窄：ERCP、CT 和 MRI 均表现为胆管渐进性变细、全程显影无中断，呈不全性梗阻[10]。CT 及 MRI 增强后表现为管壁均匀增厚、均一环形强化。

（2）结石：CT 表现为管腔内的高密度、等密度及低密度结石。MRI 大多数表现为 T_2WI 低信号 T_1WI 高信号，MRCP 可见管腔内充盈缺损，大部分结石以上及以远胆管扩张。ERCP 表现为管腔内充盈缺损，大部分结石以上及以远胆管扩张。超声表现为强回声光团后方伴随一条声影。

（3）胆管内寄生虫[11,12]：MRI 可见肝内外胆管部分扩张，胆管内见斑点状或细条状低信号，边界清楚。增强可见强化或无强化[13]。MRCP 可清楚显示胰胆管的形态，肝内外胆管部分扩张，在胆管管腔内见长条状低信号影。CT 显示虫体本身多为等密度，显示不如 MRI。ERCP 也可较好显示虫体，表现为肝内外胆管部分扩张，在胆管管腔内见长条状负影，但该方法有创，易并发胰腺炎，不作为首选[14]。超声上蛔虫影像长轴表现为两条连续或继续的亮线，是蛔虫体壁的回声，亮线之间的暗带代表原体腔；其短轴断面为圆形，因两侧有回声失落而显示为两条平行的短线[15]。

（4）十二指肠乳头旁憩室：CT、MRI 表现为十二指肠乳头旁向外突出囊袋状影，囊壁增厚，增强后囊壁黏膜强化，其内可见内容物及气-液平面[9,16-18]。憩室出现的位置不同，引发胆管炎的概率也不同[19,20]。研究发现，越接近十二指肠乳头，越容易出现胆胰管炎性病变，出现胆管炎性狭窄及胆管扩张。

4. 诊断要点与鉴别诊断

（1）诊断要点

1）胆管炎性狭窄：①胆管呈渐进性变细、全程显影无中断，且呈不全性轻-中度梗阻。增强后表现为管壁均匀增厚、均一环形强化。DWI 较恶性肿瘤受限不明显[21]。②出现原发病影像学表现及临床表现，如胆管结石、胰腺炎、十二指肠乳突炎、憩室、胆道手术等病史。③肿瘤标记物 CA19-9、CA125 不高或轻度增高。

2）胆管良性肿瘤或肿瘤样病变狭窄：①胆管内偏心性狭窄，形成不全梗阻，梗阻程度轻。

②狭窄部位比较光滑，呈鼠尾状，范围局限。③动态观察病变变化不大。④肿瘤标记物 CA19-9、CA125 不高或轻度增高。

（2）鉴别诊断

1）胆管炎性狭窄需与浸润性胆管癌鉴别[10,22]。浸润性胆管癌多产生局限性狭窄、狭窄呈突然性，边缘不光滑、不规则，增强不规则强化。肿瘤标记物 CA19-9、CA125 升高明显。

2）胆管良性肿瘤或肿瘤样病变狭窄应与结节型和乳头型胆管癌鉴别[23-25]。结节型和乳头型胆管癌可以在管腔内见不规则充盈缺损，表面不规则，增强轻度强化。胆管可呈"V"字形狭窄及"U"字形不规则充盈缺损。

二、病例介绍

病例 1

1. 病史摘要 患者，男性，38 岁。因上腹疼痛 2 天入院。

2. 影像学表现 见图 63-1-1。

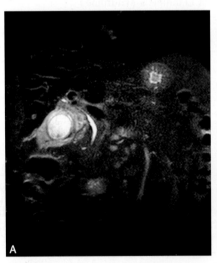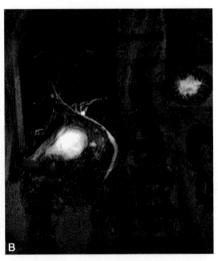

图 63-1-1　Mirrizzi 综合征

A、B. MRCP 示胆囊增大，胆囊颈部周围见片状 T₂WI 稍高信号影，并压迫肝外胆管上段致其变细

3. 教学要点

（1）Mirrizzi 综合征是胆囊颈部或胆囊管的结石持续嵌顿、压迫引起的肝总管狭窄或胆囊胆管瘘。

（2）此病的诊断应结合临床、影像诊断综合诊断。

（3）影像学表现为胆囊增大，胆囊颈部或胆囊管结石嵌顿，胆囊三角粘连严重，胆囊颈/管部

结石压迫肝外胆管上段致其受压变细。

（4）鉴别诊断应考虑胆囊颈部胆囊癌。

病例 2

1. 病史摘要 患者，女性，45 岁。因上腹疼痛、黄疸入院。

2. 影像学表现 见图 63-1-2。

3. 教学要点

（1）胆管下端炎性狭窄是胆管内源性、外源

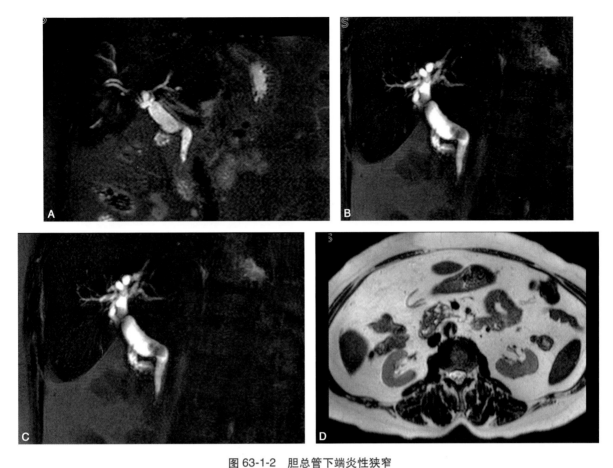

图 63-1-2　胆总管下端炎性狭窄

A～C. MRCP 示胆总管下端纤细，无中断、连续，管壁光滑，肝内外胆管稍扩张；D. T₂WI 示肝外胆管中段低信号结石

性原因导致的胆管炎性狭窄。如胰腺炎、十二指肠乳头炎、硬化性胆管炎、胆管周围粘连、胆道结石、胆道探查、T 管引流术后及胆肠吻合术后的炎性狭窄等。

（2）影像学表现为胆管渐进性变细、全程显影无中断、无其他原发病的表现。

（3）鉴别诊断需考虑浸润性胆管癌，胆管癌胆管呈截断改变。

病例 3

1. 病史摘要　患者，男性，68 岁，因上腹疼痛 2 个月入院。

2. 影像学表现　见图 63-1-3。

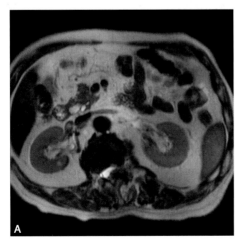
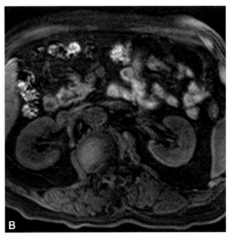

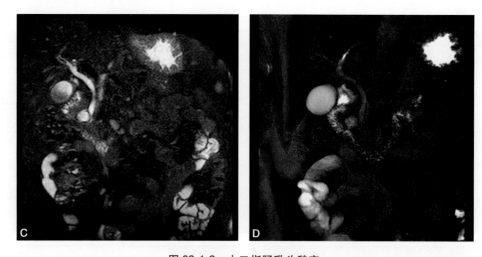

图 63-1-3　十二指肠乳头憩室

A~D. MRI 示十二指肠乳头部见囊袋状突起,并压迫胆总管下端,胆总管下端变细,以上肝内外胆管稍扩张

3. 教学要点

(1) 十二指肠乳头憩室是十二指肠乳头囊袋状突起,其内可见气体及气-液平面并压迫邻近胆管致其变细。

(2) 影像学表现为十二指肠乳头旁向外突出囊袋状影,囊壁增厚,增强后囊壁黏膜强化,其内可见内容物及气-液平面,并可随体位变动。

(3) 鉴别诊断应考虑胃溃疡。

病例 4

1. 病史摘要　患者,男性,56 岁。因上腹疼痛半年入院。

2. 影像学及病理表现　见图 63-1-4。

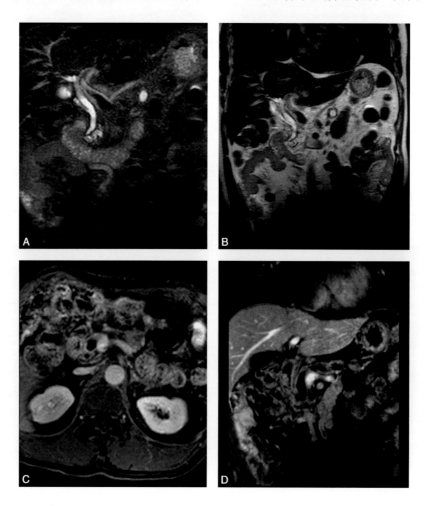

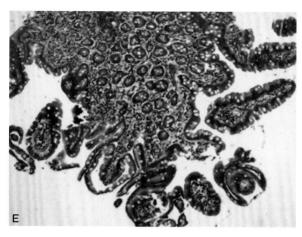
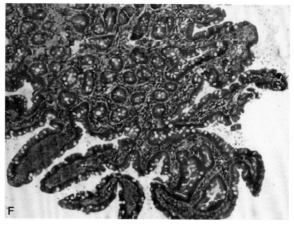

图 63-1-4　十二指肠炎

A、B. T₂WI 示胆总管下端纤细,管壁连续,十二指肠降段管壁增厚;C、D. MRI 增强示十二指肠降段管壁强化并可见结节样突起强化影,术前考虑十二指肠管状腺瘤可能;E、F. 术后病理为十二指肠降段黏膜慢性炎症,伴间质充血

3. 教学要点

（1）十二指肠炎多位于黏膜层,也可发生糜烂,常与溃疡相伴存在,也可单独发生。多见于壶腹部和降部。

（2）此病的诊断应结合临床、影像诊断、内镜黏膜活检综合诊断。

（3）影像学表现为胆管呈渐进性变细、全程显影无中断,且呈不全性轻-中度梗阻,十二指肠黏膜水肿、壁厚,增强延迟强化。

（4）鉴别诊断需考虑十二指肠管状腺瘤、十二指肠恶性肿瘤。

病例 5

1. 病史摘要　患者,男性,38 岁。因腹痛、胰腺炎入院。

2. 影像学表现　见图 63-1-5。

3. 教学要点

（1）胰腺炎为急腹症的一种,常因创伤、感染、内分泌代谢异常、胰管及胆道疾病、十二指肠疾病等导致胰腺所分泌的无活性消化酶原在胰腺内被激活,并溢出胰管,引起胰腺组织的自身消化。分为急性水肿型和出血坏死型两型。

（2）此病的诊断应结合临床、影像诊断综合诊断。

（3）影像学表现为胆管呈渐进性变细、全程显影无中断,且呈不全性轻-中度梗阻;胰腺水肿或密度/信号不均、边缘模糊,伴周围渗出影及周围筋膜增厚。

（4）鉴别诊断需考虑胰腺癌。

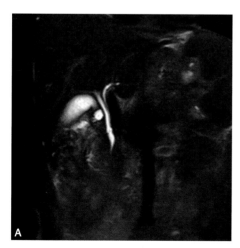
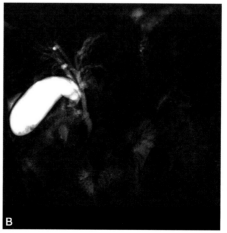

图 63-1-5　胰腺炎

A、B. MRCP 示胆总管下端纤细,显影连续、未见中断,胰头增大

病例6

1. 病史摘要 患者,男性,56岁。胆肠吻合

术后。

2. 影像学表现 见图 63-1-6。

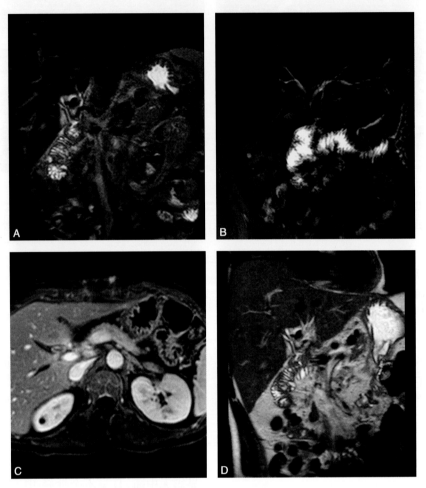

图 63-1-6 胆肠吻合口狭窄
A~D. MRI 示肝门部见上提肠管影,吻合口区胆管纤细、管腔连续未见中断

3. 教学要点

(1)胆肠吻合术后,有胆肠吻合病史,肝门区见上提肠管影与胆管吻合。

(2)影像学表现为吻合口区未见软组织肿块,吻合口胆管呈渐进性变细、全程显影无中断,且呈不全性轻-中度梗阻,增强胆管壁连续、光滑强化。

(3)鉴别诊断需考虑吻合口癌、吻合口区淋巴结压迫。

第二节 气肿性胆囊炎

一、综 述

1. 定义 气肿性胆囊炎(emphysematous cholecystitis,EC),是一种罕见的由产气菌感染引起的特殊类型急性胆囊炎,是指急性胆囊炎伴有胆囊腔内或胆囊壁内积气而不包括胆-肠瘘引起的胆囊积气[26]。

2. 病因及发病机制 气肿性胆囊炎是指由于不同原因导致的产气菌感染胆囊,从而引发的一种以胆囊腔、胆囊壁及周围组织积气为特征表现的急性胆囊炎。EC 比较罕见,多见于老年糖尿病患者,年龄从 36~85 岁不等,平均年龄 63 岁,男性多于女性。EC 的并发症发生率和病死率分别高达 50% 和 25%[27]。黎斌斌等[28]总结 1990—2013 年英文文献报道的 63 例产气荚膜梭菌引起的菌血症患者,存活 22 例(34.9%),死亡 41 例(65.1%)。

EC 最常见的致病菌为梭状芽孢杆菌、产气荚膜杆菌,其在生长繁殖过程中会产生大量气体,其次为大肠杆菌、链球菌等[29]。EC 的诱因有多种,

如胆囊壁缺血、胆汁浓缩及含糖量升高、消化液反流、胆囊结石梗阻继发感染、外周血管硬化、低血容量等。由于胆囊缺少侧支循环，因此当供血动脉梗阻时胆囊壁容易缺血坏死。以上诱因可单发，亦可多种诱因混合导致胆囊内产气菌大量繁殖，产生大量气体，致胆囊张力增加，进而胆囊壁坏死、穿孔，致胆囊腔内、胆囊壁甚至周围组织气体积聚。

3. 病理生理　胆囊壁增厚，呈紫黑色改变，张力增加，胆囊腔内可见气体影或气-液平面。镜下黏膜炎症细胞浸润，间质纤维组织及肌层增生。当胆囊壁出现破溃，产气杆菌进入胆囊壁，可出现胆囊壁内线样或环形气体影，黏膜扩张变薄。当胆囊壁出现坏死、穿孔，胆囊内容物可渗出到胆囊周围组织，出现炎症细胞浸润，纤维组织增生。

4. 临床症状与体征　气肿性胆囊炎疾病发展迅速，临床少见，患者症状表现明显，主要在右上腹或中上腹部出现疼痛，右肩背部不适，黄疸，严重者出现相关并发症的症状，如恶心、发热、呕吐、休克等[30]，但无特异性，与常见的胆囊结石、化脓性胆管炎无明显区别。当患者有糖尿病且伴有外周神经并发症时，通常右上腹疼痛症状不明显，而仅表现为腹胀、恶心、呕吐[26]，可并发胆囊坏疽、穿孔，腹膜炎及败血症等，病死率较高，需要及时诊断并手术治疗[31]。

5. 检查方法与选择

（1）超声：用于 EC 的筛查和治疗后随访。

（2）X 线：对于较严重的 EC 患者检出率较高，轻症患者容易漏诊。

（3）CT：EC 的首选检查手段，对胆囊腔内、壁内气体以及周围组织情况显示清晰[32]。

（4）MRI：较 CT 检查在软组织分辨力方面具有优势，但是由于对气体的显示较 CT 差、腹部检查伪影较重，以及检查时间长、费用高等原因，使 MRI 不是 EC 的首选检查方法。

（5）病理学检查：诊断 EC 的"金标准"。

6. 影像学表现

（1）超声：胆囊内见絮状等回声漂浮，后方无声影；胆囊壁明显增厚；部分病例胆囊壁明显增厚伴囊壁内无回声区呈蜂窝状，壁间见点状强回声伴彗尾征[33]。

（2）X 线：胆囊区的圆形或梨状透亮区域，

其大小、形状和位置与胆囊相符合，患者站立位摄片时，可见其气-液平面。伴有胆囊穿孔时可见膈下游离气体。

（3）CT：CT 可以很好地显示胆囊内的气-液平面，胆囊增大，张力较高，壁增厚，边缘毛糙，胆囊壁内可见点状或环形气体密度影。增强扫描胆囊壁呈线样强化，胆囊腔内及壁间气体显示更加清晰。当胆囊出现穿孔时，胆囊周围可有内容物渗出，周围脂肪间隙密度增高，腹腔可见游离气体，严重者可见局灶性甚至弥漫性腹膜炎表现。值得注意的是，EC 穿孔所致腹腔游离气体常围绕胆囊壁分布，或由胆囊周围疏松结缔组织扩散至肝十二指肠韧带或后腹膜间隙，并且气体多位于疏松结缔组织内，而非消化道穿孔时，气腹多位于人体天然存在的空隙内，如肝前和膈下间隙[34]。

（4）MRI：MRI 显示胆囊内气-液平面及增厚的胆囊壁更加清晰，胆囊内液体呈水样信号，气体呈无信号表现。但是 MRI 对胆囊壁内及周围气体的显示对比度较 CT 低，且 MRI 腹部检查经常存在呼吸伪影。因此关于 EC 的 MRI 表现报道很少。

7. 诊断要点与鉴别诊断

（1）诊断要点：CT 是诊断气肿性胆囊炎最好的影像学检查方法，气肿性胆囊炎最常见的 CT 表现为胆囊增大，张力增高，胆囊内见气体密度或气-液平面，胆囊壁内见点条状或环形气体密度，增强扫描胆囊壁呈线样强化；好发于老年糖尿病患者，临床表现与急性胆囊炎相似，严重病例可伴有腹膜炎表现。但是当患者有糖尿病且伴有外周神经并发症时，通常右上腹疼痛症状不明显，而仅表现为腹胀、恶心、呕吐，因此需要保持警惕。

（2）鉴别诊断

1）正常肠管气体：结肠肝曲、十二指肠球部的液平，首先应用薄层 CT 及 MPR 进行观察，确定液平位置。其次观察胆囊有无炎症表现。

2）胆囊十二指肠瘘：胆囊十二指肠瘘的病例胆囊张力不高，可见胆囊与十二指肠瘘口存在[35]，在薄层 CT 及 MPR 图像更容易发现瘘口。

3）腹部术后导致胆囊及胆道内出现气体：首先结合临床病史，其次手术所致胆囊及胆道内积气的患者一般无急性胆囊炎的临床及影像学表现。

二、病例介绍

病例

1. 病史摘要　患者,女性,83 岁。因"间断右上腹疼痛不适 5 天"入院。既往糖尿病病史10 年,血糖控制不佳。查体:意识清晰。腹软,上腹部压痛明显,无反跳痛及肌紧张。血常规:WBC 12.40×10^9↑,血压 110/85mmHg,心率 72 次/min。

2. 影像学表现　见图 63-2-1。

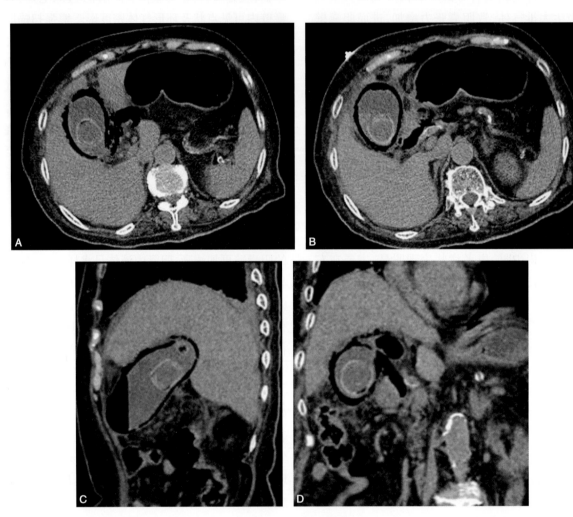

图 63-2-1　气肿性胆囊炎
A、B. CT 横断位示胆囊壁内见环形气体密度影,胆囊内见环形高密度结石,胆总管扩张,内见气体密度影。肝脏前缘可见腹腔游离气体,胆囊周围脂肪间隙模糊,提示胆囊壁穿孔。C. CT 矢状位显示胆囊增大,张力增加,胆囊壁内及胆囊腔内见气体密度。D. CT 冠状位显示胆囊增大,壁内环形气体密度,胆总管扩张积气(由新疆医科大学附属第一医院张铁亮老师提供病例)

三、教学要点

1. 气肿性胆囊炎比较罕见,多见于老年糖尿病患者。

2. 有如下影像学表现应考虑此病:急性胆囊炎伴胆囊内气-液平面,胆囊壁内见点条状或环形气体密度。

3. 鉴别诊断包括正常肠管气体、胆囊十二指肠瘘、腹部术后导致胆囊及胆道内出现气体。

第三节　慢性肉芽肿性胆囊炎

一、综　述

1. 定义　黄色肉芽肿性胆囊炎(xanthogranu-lomatous cholecystitis,XGC)一种少见的、特殊类型的破坏性胆囊慢性炎性病变,以胆囊壁内形成胆汁性肉芽肿、伴有重度增生性纤维化及泡沫样细胞为特征[36-38]。早年文献中曾有胆囊纤维黄色肉芽肿性炎、胆囊蜡样质(ceroid)肉芽肿、蜡样质组织细胞肉芽肿、胆囊假瘤、胆汁肉芽肿性胆囊炎等不同名称,目前 XGC 一词已被国内外学者普遍接受[37,38]。

2. 病因及发病机制　目前认为 XGC 是由长期反复发作的胆囊慢性炎症缓慢进展而来,其确切的发病机制尚不十分清楚。通常认为胆囊结石及胆总管下端结石导致胆汁引流受阻,胆囊内胆汁淤积;慢性胆囊炎长期反复发作,缓慢进展;胆囊内胆汁通过罗-阿窦(Roki-tansky-Aschoff,R-A)或黏膜的溃疡性病变渗入胆囊壁,胆汁降解为不溶性胆固醇及脂质,由巨噬细胞吞噬后发展为泡沫细胞和多核巨噬细胞,伴纤维组织增生,最终形成黄色肉芽肿[39-44]。病灶向组织间隙及邻近脏器浸润,造成胆囊周围脏器和组织的广泛粘连和浸润,甚至形成胆囊胃肠道内瘘[41,42]。XGC 是一种特殊类型的胆囊炎性病变,仅占所有胆囊炎性病变的 0.7% ~ 13.2%[36]。该病一般女性多见,好发于 50 ~ 70 岁[37,42]。临床表现缺乏特异性,与一般急慢性胆囊炎、胆石症及胆囊癌相似,主要包括右上腹痛、恶心、呕吐、黄疸等,部分患者白细胞及肿瘤标志物 CA19-9 可升高[41,43]。

3. 病理生理　XGC 大体病理表现为胆囊正常或变大,胆囊壁增厚,其内可见黄色或棕黄色结节,胆囊黏膜表面溃疡形成、坏死、出血。病程较长时则有纤维化的表现,胆囊壁质硬,边界欠清,此时容易被误诊为胆囊癌。镜下见胆囊壁内泡沫状的组织细胞及炎症细胞浸润,陈旧性病灶内还可见纤维组织形成伴泡沫细胞浸润,文献报道,镜下泡沫细胞是 XGC 最具特征性的表现[45-47]。有时整个胆囊壁可见炎症细胞浸润,严重时可出现病变部位的胆囊壁坏死甚至穿孔形成[48]。

4. 影像学表现

(1) CT

1) 胆囊体积增大,胆囊壁不均匀增厚,囊壁内可见多个大小不等低密度结节影,即壁内黄色肉芽肿,增强扫描动脉期胆囊壁轻度强化,门静脉期强化程度增加,呈中度强化,低密度结节显示更

清晰,作为该病特征性表现有助于诊断。如数目较多且邻近呈融合状,则表现为增厚的胆囊壁呈分隔状改变[49-53]。

2) 增厚的胆囊外壁不光整,内壁黏膜线完整或中断。胆囊壁内多发肉芽肿的存在,将薄层肌层连同黏膜层推向胆囊腔,CT 显示为密度较高的线状影,即为黏膜线[49-55]。增强后动脉期胆囊内壁黏膜线完整且明显强化,浆膜层亦强化明显,肌层强化较弱,低密度结节不强化,可显示本病的特征性表现即"夹心饼干征"[56,57]。

3) 胆囊腔可缩小但不闭塞,胆囊内大多可见结石[43,58,59]。

4) 常累及肝脏、结肠、十二指肠等周围结构。CT 表现为胆囊与肝脏分界模糊,XGC 对肝脏的侵犯呈"浸而不连",即胆囊轮廓存在[52,54,55]。胆囊与邻近肠管、大网膜等可发生粘连,肠管受压,尤以十二指肠受压较多见。胆囊周围脂肪间隙模糊、密度增高,为长期炎症刺激所致[48,57]。

5) 肝内胆管扩张概率较小,合并有胆总管结石或其他胆道梗阻性病变时可出现肝内胆管扩张[60]。

6) 胆囊周围及腹膜后一般无明显肿大淋巴结[52]。

(2) MRI:最常见的征象为胆囊壁增厚,其中弥漫性增厚更为常见。增强动脉期胆囊壁的黏膜层和浆膜层明显强化,中间肌层强化相对较弱,表现为典型的"夹心饼干征",门静脉期肌层逐渐强化[61]。增厚的胆囊壁内可见 T_1WI 等或稍低信号、T_2WI 稍高或高信号的壁内结节,即黄色肉芽肿[62]。T_1WI 双回波化学位移成像可显示胆囊壁内结节在同相位上的信号强度稍高于反相位,可能是由于富含胆固醇的泡沫细胞浸润所致。因此,在化学位移 T_1WI 成像上,囊壁结节发现脂肪成分,可能提示 XGC[57,62]。在 MRI 上显示为 T_1WI 低信号、T_2WI 高信号的结节灶也可能是脓肿和坏死组织。连续的胆囊黏膜线存在也是 XGC 较常见的征象[48]。由于 XGC 的病灶主要在囊壁内,覆盖在其表面的黏膜线多较完整,少部分黏膜线由于黏膜溃疡或黄色肉芽肿的破坏而中断。胆囊黏膜层 T_2WI 上呈相对低信号,增强扫描见胆囊内壁连续的线状

强化影[63]。胆囊腔缩小,其内常可见结石影。胆囊邻近肝实质可见动脉期一过性强化,可能是胆囊炎刺激邻近肝实质充血,肝动脉血流速度加快和血流量增加所致,也可能由于胆囊发生炎症后,胆囊静脉扩张、血流量增加并直接回流到邻近肝实质内引起一过性强化。病理上受侵肝脏内纤维组织增生、大量炎症细胞浸润。受累肝组织炎性水肿常较重,因此其增强程度常较轻[56,61]。胆囊累及邻近的横结肠、十二指肠等并发生粘连,可形成胆囊十二指肠瘘或胆囊结肠瘘等[38]。胆囊周围及腹膜后一般无明显肿大淋巴结。

黄色肉芽肿性胆囊炎与胆囊癌鉴别困难,除了重视上述 XCG 影像特征之外,正确诊断仍需参照病理结果[64-66]。

5. 诊断要点与鉴别诊断

(1) 诊断要点

1) 该病一般女性多见,好发于 50～70 岁,临床表现无明显特异性。

2) CT 平扫检查显示胆囊体积增大,胆囊壁不均匀增厚,囊壁内可见多个大小不等的低密度肉芽肿结节影。增强扫描可见胆囊内壁黏膜线及外壁浆膜层强化明显,肌层强化较弱,呈现特征性的"夹心饼干征"。

3) 胆囊腔可缩小但不闭塞,胆囊内大多可见结石。胆囊周围脂肪间隙渗出,可发生周围脏器粘连。

4) MRI 检查对增厚的胆囊壁显示更加清晰,可见 T_1WI 等或稍低信号、T_2WI 稍高或高信号的壁内黄色肉芽肿结节,T_1WI 双回波化学位移成像可显示胆囊壁内脂肪成分。胆囊黏膜线一般完整,增强扫描呈线样强化。周围邻近肝实质可见动脉期一过性强化。

(2) 鉴别诊断

1) 胆囊癌:起源于上皮组织的恶性病变,以黏膜侵犯为特征,常表现为胆囊内壁不光整,黏膜线中断或消失。侵犯周围肝组织常表现为肿块边缘界限不清。

2) 胆囊腺肌症:原因不明的胆囊增生性疾病,可分为弥漫型、节段型和局限型。典型表现为胆囊壁局限性或弥漫性增厚并伴有罗-阿窦形成,表现为增厚胆囊壁内圆形或囊状低密度灶。

3) 慢性胆囊炎:常与胆囊结石同时存在,表现为胆囊壁弥漫性较均匀增厚,增强扫描黏膜线连续,囊壁结构除增厚外无其他病变。

二、病　例　介　绍

病例 1

1. 病史摘要　患者,男性,55 岁。因右上腹痛 3 个月入院。实验室检查:AFP、CEA、CA19-9 均为阴性。行胆囊切除+邻近胆囊床肝组织切除术,病理结果为黄色肉芽肿性胆囊炎。

2. 影像学表现　见图 63-3-1。

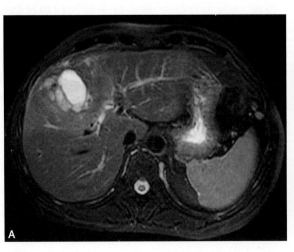
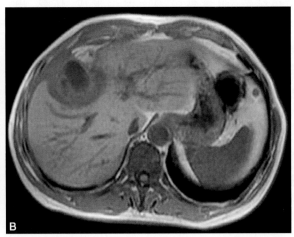

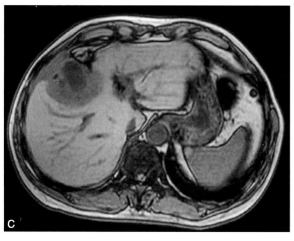

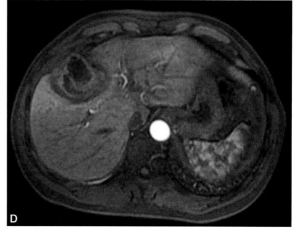

图 63-3-1 黄色肉芽肿性胆囊炎

A. T_2WI 示胆囊壁明显增厚,增厚的胆囊壁内可见高信号的壁内结节;B、C. T_1WI 同相位及反相位示反相位胆囊壁内结节样低信号脂肪影;D. 增强扫描显示黏膜线完整,增强后呈典型的"夹心饼干征",胆囊与肝脏间脂肪间隙消失,邻近胆囊肝组织强化不均匀

病例 2

1. 病史摘要 患者,女性,64 岁。因发现胆囊结石 20 年、上腹部隐痛 3 周入院。实验室检

查:AFP、CEA、CA19-9 均为阴性。行胆囊切除术,病理结果为黄色肉芽肿性胆囊炎伴胆囊结石。

2. 影像学表现 见图 63-3-2。

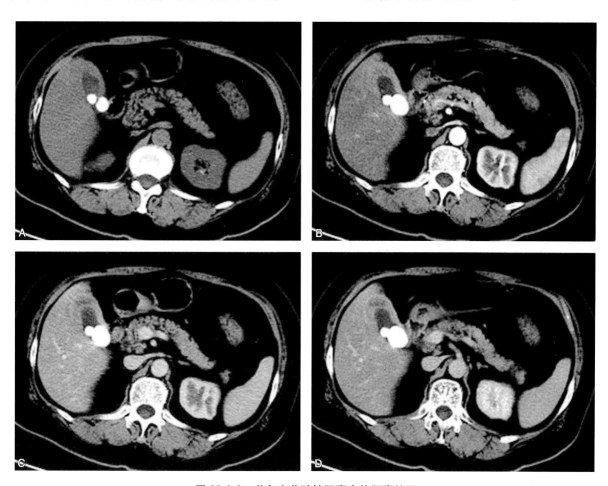

图 63-3-2 黄色肉芽肿性胆囊炎伴胆囊结石

A. CT 平扫显示胆囊壁明显增厚,增厚的胆囊壁内可见稍低密度区,胆囊腔内多发高密度结石;B~D. 增强后显示胆囊黏膜及浆膜层连续、线样强化,呈典型的"夹心饼干征",胆囊与肝脏间脂肪间隙消失,邻近胆囊肝组织强化不均匀

三、教学要点

1. XGC 一般女性多见,好发于 50~70 岁,临床表现与胆囊炎、胆囊结石相似。

2. 有如下影像学表现应考虑此病:胆囊壁增厚,内见结节样低密度灶,增强扫描黏膜线连续,呈"夹心饼干征",胆囊腔内可见结石。

3. 鉴别诊断包括胆囊癌、胆囊腺肌症及慢性胆囊炎等。

第四节 胆囊结石

一、综 述

1. 定义 胆囊结石(cholecystolithiasis)是胆石症的一种,也是一种常见病多发病。胆囊结石一般在成年人中比较常见,儿童很少患病,女性患病率高于男性。从 40 岁开始,随着年龄的增长患病率也会增加。

2. 病因及发病机制 胆囊结石的成因非常复杂,与多种因素有关。任何造成胆汁中胆固醇、卵磷脂、胆盐代谢异常的因素及造成胆汁淤积的因素,都可能导致胆囊结石的形成。胆汁内胆固醇、胆红素、黏性物质等各种成分长期共同作用,析出成石胆汁,形成结石。

3. 临床症状与体征 胆囊结石患者大多数无症状,多在体检、手术和尸体解剖时发现,这类结石称静止性胆囊结石。胆绞痛是胆囊结石的典型症状,疼痛位于右上腹或上腹部,可向右肩胛部和背部放射,多在饱餐、进食油腻食物或睡眠体位改变时发作。此外,多数患者还会有上腹隐痛、胆囊积液等症状。胆囊结石与胆囊癌有一定相关性,相关研究发现,胆囊结石是胆囊癌的发病因素[67-69]。

4. 影像学表现

(1)超声:超声检查为胆囊结石的首选检查。由于胆石形态、大小、数量不同,加之胆囊、胆汁状态的影响,胆囊结石声像图差别较大,表现复杂多变。典型表现为胆囊内无回声区内强回声,后方伴声影,可随体位变化移动。但对于一些松软结石及泥沙样结石也会存在假阴性。

(2)X 线:X 线片只能发现胆囊阳性结石,占全部胆囊结石的 10%~20%,表现为右上腹部大小不等、边缘高密度、中间低密度的环形、菱形、多角形影,多发者堆积形似石榴籽。80%~90%的胆囊结石为阴性结石,平片不能显示。

(3)CT:结石显影的清晰度与胆石的成分相关。高胆固醇含量的结石,由于与周围胆汁密度相近而较难显示,结石的含钙量越高,密度越高。高密度胆囊结石 CT 平扫容易显示,表现为单发或多发圆形、多边形或泥沙样高密度影,可呈串珠或石榴籽样。CT 密度分辨率高,对高密度结石诊断特异性高,但诊断等、低密度结石则相对困难。对于等、低密度结石可以通过胆囊造影明确诊断,表现为胆囊内等、低密度充盈缺损,结石可以随体位的改变发生改变,通过这一特点可以与占位性病变鉴别[70]。能谱 CT 可以通过不同单能量图像增加胆囊结石检出率,有利于阴性结石的诊断[71],双能 CT 不仅可以创建类似于单能扫描的常规图像,还可以创建虚拟的单色图像,并可以量化碘浓度图[72]。已有研究称虚拟非增强图像和低 keV 虚拟单色图像可以提高对等密度胆结石的检测[73,74]。Soesbe 等[75]报道了一项单中心体外研究,选择了 30 个等密度的胆结石小瓶和 30 个仅胆汁的对照小瓶进行分析后发现,对于小于 9mm 的胆结石,分割图像的整体诊断性能明显高于单能图像。增强 CT 检查对诊断高密度结石意义有限;在等、低密度结石与胆囊其他胆囊疾病鉴别诊断时效果较好,结石三期均无强化,胆囊实性病变多有不同程度的强化。

(4)MRI:MRI 不是诊断胆囊结石的常规影像检查手段,基于结石成分的多样性,在 MRI 上结石信号的表现形式亦呈多样化。胆囊内结石在 T_1WI、T_2WI 多表现为低信号,少数可呈高低混杂信号,胆汁在 T_2WI 中表现为高信号,结石则表现为充盈缺损。这一显著差异使 MRI 在诊断小结石方面有时优于 CT。多发结石表现为胆囊内石榴籽样充盈缺损,或呈多种形态同时存在;单发结石形态多样,可为圆形、椭圆形、不规则形等;泥沙样结石为丛状、簇状密集的极低信号影。

5. 诊断要点与鉴别诊断

(1)诊断要点

1)胆道疾患的临床症状和体征并非高度特异,急性胆囊炎常见白细胞增多和核左移。间歇性的胰管梗阻造成血清淀粉酶增高。胆囊的炎症和水肿可压迫胆总管造成氨基转移酶和碱性磷酸酶增高。

2）超声检查为胆囊结石的首选检查，典型表现为胆囊内无回声区内强回声，后方伴声影，可随体位变化移动。

3）CT密度分辨率高，对高密度结石诊断特异性高，但诊断等、低密度结石则相对困难。

4）等、低密度结石可以通过胆囊造影明确诊断，表现为胆囊内等、低密度充盈缺损，结石可以随体位的改变而改变。

5）磁共振胰胆管成像（MRCP）诊断胆管内疾病、胆管扩张和胆道狭窄的特异性和敏感性均较高，是诊断肝内胆管结石较有价值的方法，且MRCP为非侵入性检查，避免了ERCP和PTC所带来的风险。

（2）鉴别诊断：胆囊结石诊断多比较明确，增强检查无强化，有时需与胆囊息肉及胆囊癌鉴别。胆囊息肉多有蒂，不会随改变体位移动，增强检查强化明显；胆囊癌多为宽基底胆囊局限性增厚，增强检查实质成分明显强化[76]。

二、病 例 介 绍

病例1

1. 病史摘要　患者，女性，68岁。因间断性右上腹疼痛伴后背部放射2天入院。实验室检查：AFP、CEA、CA19-9均阴性。行胆囊切除术，病理结果为胆囊多发结石。

2. 影像学表现　见图63-4-1。

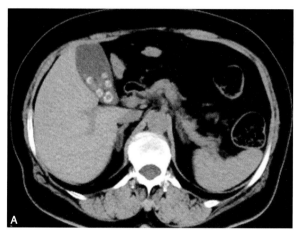
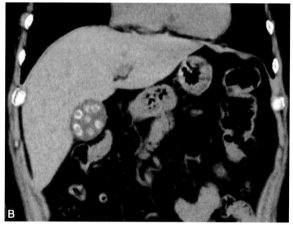

图 63-4-1　胆囊结石
A、B. CT 示胆囊腔内见多发结节状环状高密度结石

病例2

1. 病史摘要　患者，女性，69岁。因复发性右上腹痛1年入院。既往胆囊结石病史5年。实验室检查：CA19-9、AFP、CEA为阴性。行胆囊切除除术，病理结果为慢性胆囊炎伴胆囊结石。

2. 影像学表现　见图63-4-2。

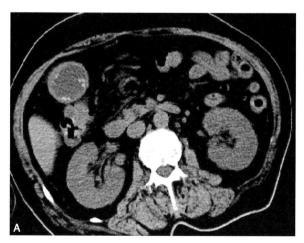
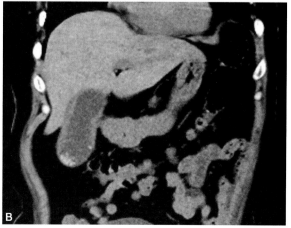

图 63-4-2　慢性胆囊炎伴胆囊结石
A、B. CT 示胆囊增大，腔内多发结石，胆囊壁增厚，边缘毛糙

病例 3

1. 病史摘要　患者,男性,53 岁。因腹痛伴恶心呕吐 4 天入院。既往胆囊结石病史 1 年,有复发性右上腹痛。实验室检查:CA19-9、AFP、CEA 为阴性。行胆囊切除除术,病理结果为慢性胆囊炎伴胆囊结石。

2. 影像学表现　见图 63-4-3。

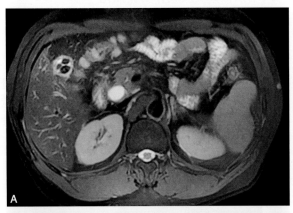

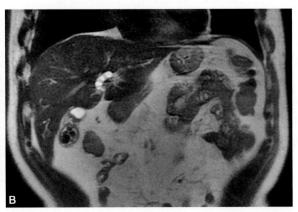

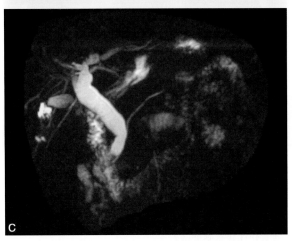

图 63-4-3　慢性胆囊炎伴胆囊结石
A、B. MRI T_2WI 轴位及冠状位示胆囊腔内多发低信号结节,胆囊壁增厚,边缘毛糙,胆总管扩张;C. MRCP 示胆囊腔内及胆总管下端低信号充盈缺损

三、教　学　要　点

1. 胆囊结石诊断多比较明确,可无临床症状,当结石导致胆管梗阻时可出现腹痛、黄疸等症状。

2. 超声检查为胆囊结石的首选检查,典型表现为胆囊内无回声区内强回声,后方伴声影,可随体位变化移动。高密度结石 CT 诊断比较明确,表现为胆囊内高密度结节影。等低密度结石需行胆囊造影或 MRI 检查。

3. 部分等密度结石有时需要与胆囊息肉、胆囊癌等鉴别,需谨慎对待。

第五节　陶瓷性胆囊

一、综　　述

1. 定义　陶瓷性胆囊(porcelain gallbladder,PG)即胆囊壁的广泛钙化,也称钙化性胆囊、瓷瓶样胆囊或瓷胆囊等。"陶瓷性胆囊"这个术语出于 1929 年,用来描述由于胆囊壁钙化而形成的质硬、易碎、呈淡蓝色的葫芦状或花瓶状胆囊[77]。PG 比较罕见,占同期胆囊切除标本的比例<1%[78]。年龄从 32~70 岁不等,多发生于 60 岁左右,女性患者是男性的 5 倍[79]。

2. 病因及发病机制　陶瓷性胆囊确切的发病机制尚不清楚。由于绝大多数 PG(60%~100%)标本伴发胆囊结石、胆囊炎[80],一些学者推测 PG 可能为慢性结石性胆囊炎的并发症之一。另一些学者认为 PG 是由于钙代谢紊乱,在切除的胆囊标本中常充满了碳酸钙,碳酸钙的聚集能促进胆囊壁钙化[81]。作者认为 PG 是多种因素共同作用的结果。

3. 病理生理　胆囊壁增厚,呈灰白色改变,质地坚硬,黏膜萎缩,局部有沙砾感。镜下黏膜萎缩变薄,间质纤维组织增生,伴玻璃样变,可见钙化灶,慢性炎症细胞浸润,肌层肥厚[82]。PG 有 2 种类型的钙化模式:完全钙化与不完全钙化。前者表现为胆囊壁的肌层,甚至整个囊壁有广泛而连续的碳酸钙沉积带;后者为黏膜腺间隙存在多发点状钙化[79]。

4. 临床症状与体征 临床上可表现为右上腹部隐痛,右肩背部不适,恶心,呕吐,发热,黄疸,但无特异性,与常见的胆囊结石、胆囊炎无明显区别。约 1/3 的患者可无任何临床症状,而在体检时被偶然发现。学者之前认为 PG 与胆囊癌相关,预防性切除 PG 显得十分必要[83],最新研究认为 PG 不是胆囊癌的预测因素[84]。

5. 影像学表现

(1) 超声:超声提示胆囊壁半月形、曲线或散在斑片状强回声,后伴声影,可作为首选的检查方法[81]。Kane 等将 PG 超声表现分为 3 型:Ⅰ型为半月形的强回声,其后伴声影,无移动性;Ⅱ型为胆囊壁部分曲线状强回声,其后伴声影;Ⅲ型为胆囊壁散在的强回声斑块,其后伴声影[85]。Ⅰ型为完全的胆囊壁钙化,Ⅱ型、Ⅲ型为不完全的胆囊壁钙化。

(2) X 线:X 线片显示右上腹或中上腹,散在斑点状、不规则蛋壳状或环状钙化影,其大小、形状和部位与正常胆囊一致。

(3) CT:CT 可以更好地显示钙化的类型和位置,常表现为与周围分界清楚的不连续点状、新月体形或环形胆囊壁高密度影,胆囊腔内常见结石存在。

(4) MRI:MRI 显示钙化不佳,关于 PG MRI 表现的报道很少。

6. 诊断要点与鉴别诊断

(1) 诊断要点:PG 典型表现多为胆囊壁增厚,壁内可见完全性或不完全性钙化,胆囊腔内常见结石存在。超声和 CT 的表现典型,均可作为首选影像学检查方法。

(2) 鉴别诊断

1) 胆囊巨大结石钙化:胆囊大结石伴钙质沉着,可充满整个胆囊,类似胆囊钙化,但结石呈多层同心圆状。

2) 肝包虫囊肿钙化:胆囊窝区线条状钙化影,呈圆形,边缘清楚,但正常胆囊可见。

3) 其他需要鉴别的病变还有肾囊肿钙化,胸壁肿块钙化,胰腺退行性囊性病变,肾上腺肿瘤的钙化,腹主动脉的动脉粥样硬化性动脉瘤,这些病变位置不在胆囊区,CT 图像上很容易与 PG 进行区分。

二、病 例 介 绍

病例 1

1. 病史摘要 患者,女性,87 岁。腹胀、腹痛伴停止排气 1 天,伴恶心,无放射痛,无高热、寒战。

2. 影像学表现 见图 63-5-1。

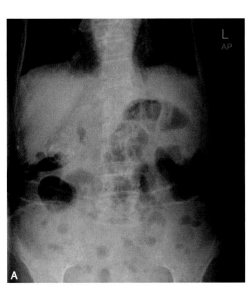

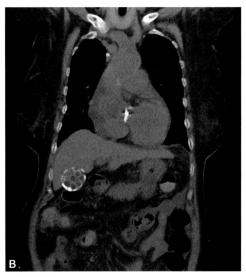

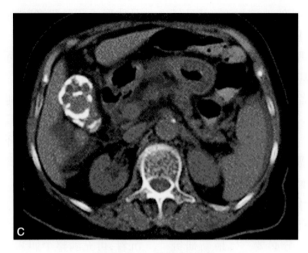

图 63-5-1 陶瓷性胆囊
A. 腹部 X 线片示右上腹弧线状、片絮状高密度影;
B、C. CT 平扫示胆囊壁不连续弧形钙化伴多发结石

病例2

1. 病史摘要　患者,男性,71 岁。因腹胀、尿少入院,无恶心、呕吐,无皮肤巩膜黄染。

2. 影像学表现　见图 63-5-2。

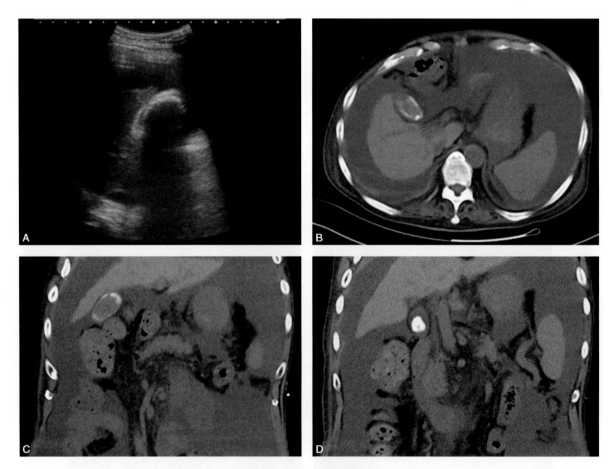

图 63-5-2 陶瓷性胆囊
A. B 超示胆囊窝区曲线状强回声,后伴声影;B~D. CT 平扫示胆囊壁环形钙化,胆囊管见结石存在

三、教学要点

影像学表现典型,可见胆囊壁斑片状、弧线形钙化,分为完全钙化和不完全钙化两种钙化模式;常伴胆囊结石。

第六节　Mirizzi 综合征

一、综　述

1. 定义　Mirizzi 综合征(Mirizzi's syndrome,MS)是指胆囊颈部或胆囊管结石嵌顿压迫肝总管,从而导致肝总管狭窄或梗阻,或合并胆管炎、阻塞性黄疸及肝功能损害的症候群[86]。该综合征于 1905 年由 Kehr 首次描述,1948 年经阿根廷外科医生 Pablo Louis Mirizzi 以"肝管梗阻综合征"为题报道,后命名为 Mirizzi 综合征[87]。

2. 发病机制　目前认为 Mirizzi 综合征的发生与胆囊管先天性解剖变异密切相关,包括胆囊管过长且与肝总管并行或低位汇入胆总管等解剖变异[88-91]。当结石嵌顿于胆囊管或胆囊颈时,肝总管容易受压变窄。长期的结石嵌压及周围组织炎症反应导致胆囊管与肝总管侧壁发生局限性慢性坏死,形成胆囊肝总管瘘。瘘口随病情渐渐扩大,结石骑跨在瘘口上,甚至由瘘口逐渐进入胆总管内,部分或完全阻塞肝总管。

3. 病理生理　Mirizzi 综合征是一个连续复杂的病理过程,随着病情从外在压迫到胆囊胆管瘘形成、再到胆管的完全腐蚀,Csendes 等将 MS 定义了 4 个不同的演变阶段,即 4 型。Ⅰ型:胆囊管或胆囊颈结石嵌顿压迫胆总管(又称 Mirizzi 综合征原型);Ⅱ型:胆囊胆管瘘形成,瘘口小于胆总管周径的 1/3;Ⅲ型:瘘口不超过胆总管周径的 2/3;Ⅳ型:胆囊胆管瘘完全破坏了胆总管壁[92]。

4. 临床症状与体征　本病多见于老年人,发病率占胆石症患者比例为 0.05%~2.70%[93],在发展中国家占行胆囊切除术的患者比例为 0.7%~1.4%。Mirizzi 综合征缺乏特征性的临床症状和体征,常与炎症性胆道病变的临床表现相似。表现为反复右上腹不适、胆绞痛和发作性黄疸,可伴有畏寒发热、肝功能损害等症状,实验室检查部分可表现为血清胆红素、碱性磷酸酶升高及不同程度的转氨酶升高,炎症的急性期可有血白细胞计数升高[94,95]。

Mirizzi 综合征的术前诊断存在困难,研究报道仅有 8.0%~62.5% 的患者能够在术前正确诊断[96]。而本病的准确诊断对治疗方案的选择十分重要,不充分认识易导致术中胆管损伤[97]。加之 MS 与胆囊癌有相关性[98],Prasad 等报道其合并胆囊癌的发病率为 5.3%[99]。因此充分认识本病的影像学表现、提高术前确诊率有较高的临床应用价值。

5. 影像学表现

(1) 胆道造影:在早期,通过影像检查诊断 MS 主要依靠直接胆道造影。典型表现为胆管与胆囊管或胆囊直接对应之处可见较宽的弧形充盈缺损,此充盈缺损以上的肝总管及肝内胆管显著扩张,缺损以下的胆总管轻度扩张或正常[100,101]。Ⅰ型 MS 仅在胆管造影胆总管光滑显影时才能确诊。胆管和胆囊之间出现交通阴影时表示内瘘存在,是诊断 MS 最可靠的方法[102]。但胆道造影中肝总管宽的弧形压迹也可以由肝门区转移癌、胆囊癌或其他疾病引起,CT 和 MRCP 检查可弥补胆道造影的不足。

(2) CT:肝内胆管及胰腺上段肝外胆管扩张;肝门区多囊多管征及与周围结构间脂肪间隙模糊消失;胆囊颈增宽;胆管中含钙结石;胆囊结石和/或胆囊壁增厚,胆囊周围脂肪间隙模糊消失[92,95,103,104]。当 CT 显示有肝内胆管轻中度扩张,胰水平胆管正常,胆管胰上段水平梗阻时,若没有肝门肿块,梗阻点附近又有结石,则应考虑 Mirizzi 综合征[105-107]。肝门区多囊多管征、肝门区胆管壁增厚及各结构间脂肪间隙模糊消失征象,是胆囊结石引起胆囊管扩张、扭曲和胆囊周围炎的表现。根据病程及有无瘘管形成,胆囊可增大、缩小、正常,有时也可以显示不清,但胆囊壁常增厚,胆囊颈附近常可发现不规则的腔内结石。由于胆系结石可能因含胆固醇不表现为高密度,需要结合 MRI 仔细鉴别[107]。

(3) MRCP:MRCP 表现与直接胆道造影相似,能够显示 Mirizzi 综合征的典型特征。其表现为:胆囊颈以上水平的胆管扩张,胆囊颈结石,结石嵌顿以下水平的胆管显示正常[108-112]。Mirizzi 综合征在 MRCP 上胆系结构表现肝内胆管见 2~3 级分支。1 级分支轻度至中度扩张,2 级以上分支显示少且细短。肝内 2 级以上分支因胆汁淤积,长期反复刺激及炎症反应,造成肝内胆管炎,使小胆管壁发生不可逆的增厚,表现为肝内小胆管不充盈、闭塞、数目减少,从而使胆管树表现呈枯树枝状,是 MS 的特征性改变[113]。另外,MRCP 对发现瘘管的存在通常较为敏感,不仅可以显示胆囊胆管瘘,还可显示较为少见的胆囊十二指肠瘘及胆囊横结肠瘘[114]。此外,MRCP 可多角度观察,较易鉴别胆管腔内结石及肝门部肿瘤性占位病变。肝总管或胆总管上段结石表现为低信号结石位于管腔内,一般管壁光整无增厚或中断征象。肿瘤性占位病变表现为管壁的局限性增厚、管腔狭窄或腔内结节状软组织信号影,特别是恶性肿瘤,还可见到梗阻扩张的肝内胆管表现为"软藤征",与 MS 表现不同[99]。

6. 诊断要点与鉴别诊断

(1) 诊断要点:当影像学表现为胆囊颈以上及肝内胆管轻中度梗阻性扩张,胰水平胆管正常时,若不伴有肝门肿块,梗阻点附近伴有结石时,应考虑为 Mirizzi 综合征。

(2) 鉴别诊断

1) 胆总管结石:结石所在部位以上胆管扩张,扩张的胆管于结石所在部位突然消失,胆囊增大,胆囊内未见异常密度/信号。

2) 胆管炎:中段及下段胆管炎表现为胆管壁呈向心性广泛增厚,管腔狭窄,胆管由粗变细逐渐过渡,累及范围较长,病变以上层面肝内外胆管扩张[115]。

3) 壶腹部肿瘤:包括胰头癌、十二指肠乳头癌、胆总管下段癌、壶腹癌等。壶腹部肿瘤共同影像学表现为低位胆道梗阻,鉴别点在于病灶部位及增强扫描强化方式。胰头癌表现为胰头局部增大并见肿块,增强扫描呈低强化;十二指肠乳头状癌表现为十二指肠内可见乳头结节或肿块向腔内突出,增强扫描呈明显强化;远端胆管癌显示肝内胆管及近段胆管扩张,肿瘤所在部位扩张的胆管突然截断,增强扫描病灶明显延迟强化[116]。

二、病 例 介 绍

病例 1

1. 病史摘要　患者,女性,62 岁。发现胆囊结石 14 年、发热伴右上腹部隐痛不适 1 个月入院。实验室检查:AFP、CEA、CA19-9 均为阴性。行胆囊切除+胆囊颈管组织瓣修复肝总管缺损,病理结果为慢性胆囊炎、胆囊结石、胆总管结石。

2. 影像学表现　见图 63-6-1。

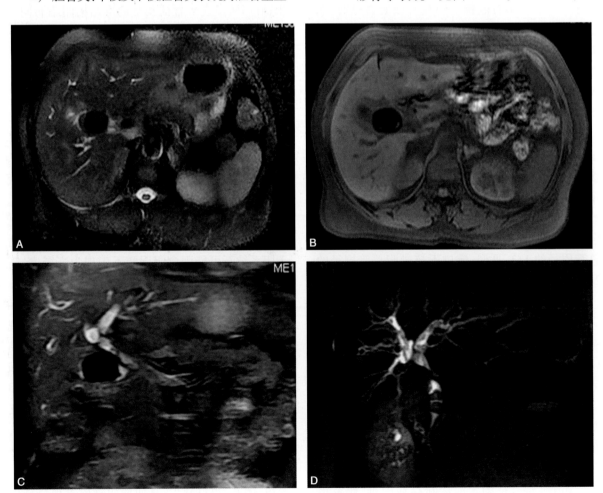

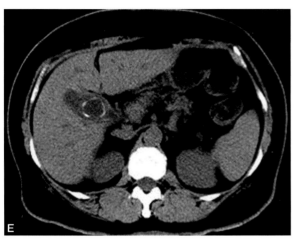
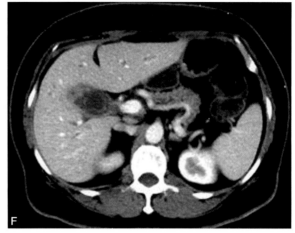

图 63-6-1　慢性胆囊炎胆石症

A、B. 轴位 T_2WI、T_1WI 示胆囊形态欠规则，囊壁增厚，胆囊内见结节样低信号结石；C. 冠状位 T_2WI 示胆囊内见结节样低信号结石；D. MRCP 示胆总管内颗粒状充盈缺损影，胆囊颈部见小结节状充盈缺损影，邻近肝外胆管受压变窄，肝内胆管扩张；E、F. CT 平扫及增强示胆囊形态欠规则，囊壁增厚伴均匀强化，胆囊内见环形高密度结石，肝内胆管扩张

病例 2

1. 病史摘要　患者，女性，26 岁。反复右上腹部隐痛不适 2 年入院。实验室检查：AFP、CEA、

CA19-9 均为阴性。行胆囊切除术，病理结果为慢性胆囊炎、胆囊结石。

2. 影像学表现　见图 63-6-2。

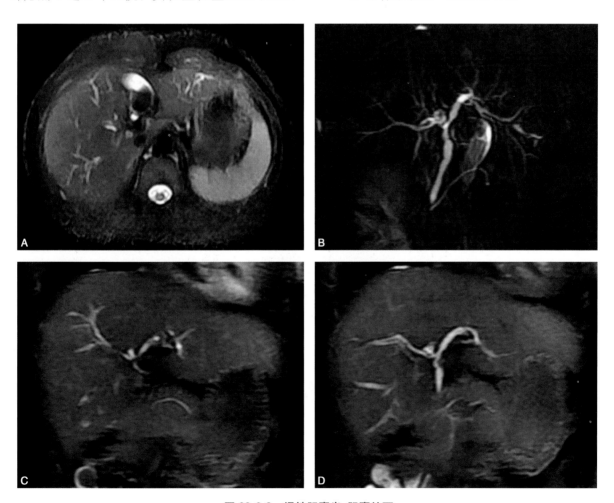

图 63-6-2　慢性胆囊炎、胆囊结石

A~D. T_2WI 及 MRCP 示胆囊体积稍增大，囊颈部见结节状低信号结石影，邻近肝外胆管见弧形压迹，肝内胆管轻度扩张

病例3

1. 病史摘要　患者,男性,68岁。因皮肤巩膜黄染伴瘙痒半个月入院。实验室检查:AFP、CEA、CA19-9均为阴性。行胆囊大部分切除+缺损胆管修补,术中确认胆囊颈部在邻近左右肝管汇合部右侧壁形成内瘘(直径约5mm),病理结果为化脓性胆囊炎、胆囊结石。

2. 影像学表现　见图63-6-3。

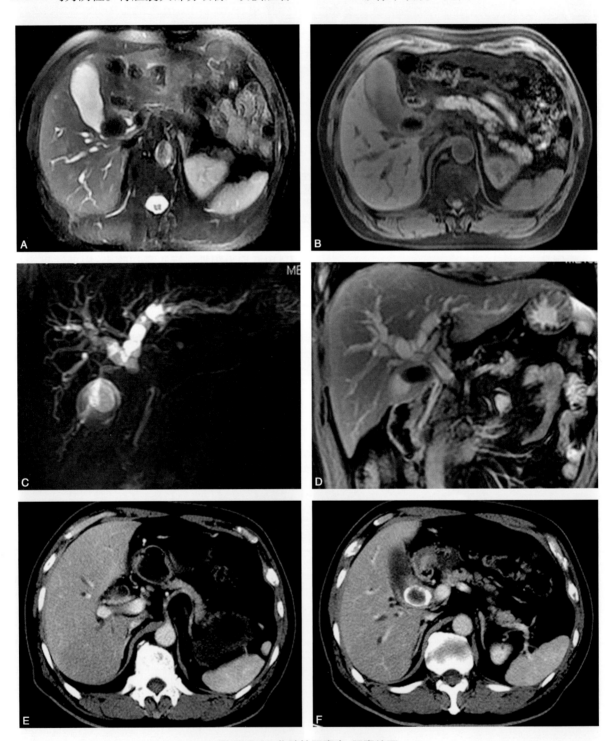

图63-6-3　化脓性胆囊炎、胆囊结石

A~D. MRI示胆囊体积增大,囊壁增厚,胆囊颈部见结石影,邻近肝门区胆管受压变窄、管腔消失,肝内胆管明显扩张;E、F. CT增强扫描示胆囊增大,胆囊颈部可见一结石,肝内胆管扩张

三、教学要点

1. Mirizzi 综合征是由于胆囊颈部或胆囊管结石嵌顿压迫肝总管，导致肝总管狭窄或梗阻，或合并胆管炎、阻塞性黄疸及肝功能损害的症候群。根据其不同的演变阶段共分为 4 型。

2. 有如下影像学表现应考虑此病：肝内胆管轻中度扩张，胰水平胆管正常，胆管胰上段水平梗阻，不伴有肝门肿块，梗阻点附近伴有结石。

3. 鉴别诊断包括胆总管结石、胆管炎、壶腹部肿瘤。

4. 诊断及鉴别诊断需外科手术来证实。

第七节　化脓性胆管炎

一、综　述

1. 定义　化脓性胆管炎（pyogenic cholangitis，PC）是指细菌感染导致的胆管化脓性炎症，分为急性化脓性胆管炎（acute pyogenic cholangitis，APC）和复发性化脓性胆管炎（recurrent pyogenic cholangitis，RPC）。

2. 病因及发病机制　化脓性胆管炎大多是在胆道结石或胆道蛔虫引起胆道梗阻的基础上发生的[117,118]，其次为医源性或肿瘤性梗阻等。大部分发病较急，常伴有剑突下或右上腹持续剧烈疼痛及体温超过 40℃。脓液在胆管内集聚可导致胆管内压增高，甚至败血症，这种情况临床上需要紧急处理或外科手术进行胆管减压[118,119]。如果梗阻未及时解除，导致病程延长，胆管化脓性感染反复发作和胆管多发结石互为因果，恶性循环，最终导致胆管狭窄、梗阻，进而发展为复发性化脓性胆管炎[120]。好发年龄为 40 ~ 60 岁，无明显性别差异，病死率为 20% ~ 30%。致病菌以大肠杆菌最为多见，其次为变形杆菌和铜绿假单胞菌[121]。

3. 病理生理　化脓性胆管炎的基本病理变化是胆管梗阻和胆管内化脓性感染。急性胆管梗阻及随之而来的感染引起梗阻以上胆管扩张、黏膜肿胀，梗阻进一步加重并趋向完全性；胆管内压力升高，胆管壁充血、水肿，黏膜糜烂，形成溃疡，胆管内充满脓性胆汁；胆道内压力继续升高，当超过 30cmH$_2$O 时，胆管内细菌和毒素即可逆行入肝窦，引起严重的脓毒血症、感染性休克，甚至

MODS。RPC 急性期，扩张的胆管内充满淤积的胆汁和脓液，引起胆管周围肝组织炎症细胞浸润，但一般不导致肝组织坏死和脓肿形成，在胆管炎症消退后，周围肝组织炎性改变可随之消失，这是和肝脓肿最大的区别[122]。RPC 另一个重要的病理变化为汇管区增大，有大量纤维组织增生和炎症细胞浸润，形成胆汁性肝硬化改变，病理上表现为所累及的肝段或肝叶萎缩，最常见于左叶外侧段[120]。RPC 并发症较多，包括肝脓肿、血栓性门静脉及胆管癌等。

4. 临床症状与体征　APC 常起病急骤，突发剑突下或右上腹部剧烈疼痛，一般呈持续性。继而发生寒战和张弛型高热，体温可超过 40℃，常伴恶心和呕吐。多数患者有黄疸，但黄疸的深浅与病情的严重程度可不一致。近半数患者出现烦躁不安、意识障碍、昏睡乃至昏迷等中枢神经系统抑制表现，同时可伴有血压下降，提示患者已发生败血症和感染性休克，是病情危重的一种表现。胆囊未切除者常可扪及肿大，以及有压痛的胆囊和肝脏。RPC 常表现为右上腹疼痛、畏寒、发热，可伴有恶心、呕吐、黄疸等，上述症状反复发作。

5. 检查方法与选择

（1）超声：用于 PC 的筛查和初步诊断。

（2）X 线：可发现胆管区较大的结石，不能显示胆管情况，不能作为 PC 的主要检查手段。

（3）CT：PC 的首选检查手段，对胆管内结石、胆管及胆管周围组织炎症显示清晰。

（4）MRI：PC 的主要检查手段，较 CT 检查在软组织分辨率方面具有优势。丰富的检查序列对扩张的胆管、增厚的胆管壁、胆管周围炎症、胆管内脓液及胆管内结石显示清晰。

6. 影像学表现

（1）超声：胆管炎的患者多伴有胆囊炎或胆囊结石。声像图表现为肝内胆管及胆总管管壁回声增强，管壁增厚，有时胆管内可见碎屑样回声。胆管壁明显增厚，边缘模糊，壁内可出现低回声带。胆管内可见斑点状回声（脓性胆汁）。胆管内可见大小不等的圆形或卵圆形结石声影[121]。

（2）CT：APC 表现为肝内外胆管明显扩张，其密度明显高于胆汁而低于肝脏，胆管壁明显增厚，其特征之一是肝内胆管 1、2 级分支扩张明显，而周围胆管因炎性纤维化失去扩张能力，故在 CT 上表现出中央胆管与外周胆管直径比例失调，即

中央胆管明显粗于外周胆管,有学者将其称之为"中央箭头征"[121]。左右肝管扩张常不对称,以左肝外叶为著,这是由于该区域结石不易排出,易发生梗阻,胆汁引流不畅[123]。约半数以上的患者可发生肝内外胆管结石,表现为胆管内结节状高密度影,当结石密度较低或泥沙样结石则表现为稍高密度或显示不清。当胆管内感染细菌为产气杆菌时,则胆管内可见气体密度影。增强检查常可见胆管及周围非均匀明显强化。RPC 除上述表现外,常发生肝实质萎缩及肥厚,萎缩最常发生在左外侧段和右后段,而肥厚发生在尾状叶和左内侧段,从而产生圆形的 RPC 外观[124]。当发生周围肝实质脓肿时,则表现为不规则低密度影,增强扫描边缘可见环征。胆管壁炎性水肿及周围胆汁环绕,脓液周围可见环形水样低密度,增强扫描胆管壁明显强化,高于肝实质,常提示急性发作期[125]。

(3)MRI:MRI 对增厚的胆管壁及胆管周围炎症显示更加清晰。APC 表现为胆管壁水肿增厚,周围可见环形水样信号,周围肝实质炎症表现为片状 T_1WI 稍低、T_2WI 高信号影。增强扫描可见胆囊壁及周围炎症区明显强化。MRCP 则可清晰地显示扩张的胆管及胆管内结石梗阻情况,胆管内结石表现为结节状或条片状低信号影,对 CT 检查阴性的结石也可清晰显示。RPC 常表现为胆管狭窄并扩张,腔内可见结石;胆管壁增厚及邻近肝实质炎性变出现的过度灌注;肝实质小脓肿可表现为环状强化而有别于胆汁瘤;肝实质局灶性萎缩并向邻近扩张的胆管聚拢,少数可见胆管积气[126]。值得注意的是,胆管内脓性胆汁并不呈 DWI 弥散受限改变,可能与脓液的黏稠程度有关[127]。

7. 诊断要点与鉴别诊断

(1)诊断要点:胆管炎最常见的病因是胆道结石梗阻,多发生于中老年,无明显性别差异。APC 常发病急骤,常伴有寒战、高热、呕吐、黄疸等症状。RPC 同样可表现为上述症状,特点为反复发作。APC 和 RPC 影像学表现均可见近端胆管明显扩张增宽,周围胆管狭窄,呈"中央箭头征";胆管壁明显增厚伴周围水肿及肝实质炎性灶;严重者可引发肝脓肿;增强扫描胆管壁及周围炎症呈明显强化;可有胆管积气;此外,RPC 可见肝实质局灶性萎缩并向周围扩张的胆管聚拢。

(2)鉴别诊断

1)硬化性胆管炎:硬化性胆管炎包括一系列以肝内外胆管炎症、纤维化和狭窄为特征的慢性及进展性胆汁淤积性肝病[128]。原发性硬化性胆管炎(primary sclerosing cholangitis,PSC)病程较长,一般无高热、呕吐等急性表现。继发性硬化性胆管炎致病原因众多,可由复发性胆管炎发展而来。硬化性胆管炎常同时累及肝内外胆管,肝内外胆管节段性狭窄和轻度扩张,胆管壁结节样增厚,呈串珠样外观,严重病例可表现为胆管闭塞。MRI 可见胆管周围肝实质呈楔形或网状高信号。PSC 患者胆道结石少见,多见于 30~40 岁,男性多于女性。

2)缺血性胆管炎:缺血性胆管炎是指各种原因所致胆管缺血引起的胆道损伤,由于胆管仅有肝动脉供血,所以胆管对缺血敏感。主要病因为医源性肝动脉损伤也可见于遗传性出血性毛细血管扩张症及结节性动脉炎患者。早期由于胆管上皮的脱落与胆汁混合形成胆管内铸型,表现为线状或有分支,T_1WI 图像一般为高信号,可与胆道内结石的结节样低信号相鉴别[129]。此时可出现胆道梗阻,胆管扩张。当坏死严重时,胆管破坏严重,胆汁外渗,可出现胆汁瘤,表现为胆管周围肝实质积液。慢性期可出现胆管节段性狭窄及扩张,与 PSC 鉴别困难。

3)浸润型胆管癌:胆管壁节段性或局限性不规则增厚伴胆管狭窄,病灶边界不清,增强扫描呈明显延迟强化,可有周围淋巴结转移。

4)AIDS 相关性胆管炎、嗜酸性胆管炎:可有腹痛及黄疸等症状,影像学表现与 PSC 相似,病史及实验室具有一定的鉴别意义。

二、病 例 介 绍

病例 1

1. 病史摘要　患者,男性,63 岁。因"右上腹疼痛不适伴恶心呕吐、发热、寒战及黄疸"入院。体温高达 39℃。既往高血压病史 10 年,血压最高 170/100mmHg。查体:意识不清,右上腹压痛明显。血常规:WBC $36.61×10^9$↑,血压 74/55mmHg,心率 129 次/min。

2. 影像学表现　见图 63-7-1。

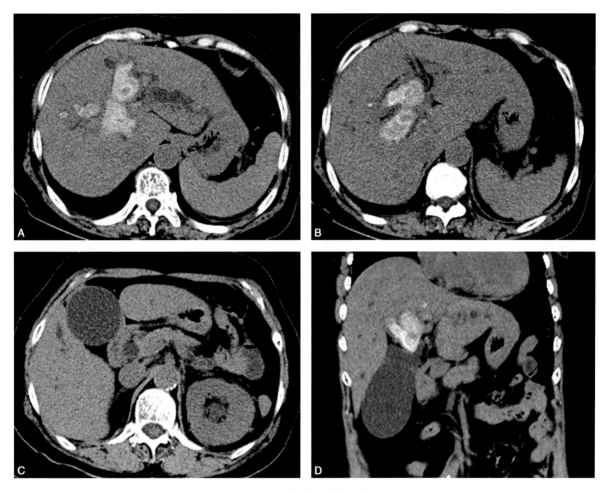

图 63-7-1　急性化脓性胆管炎
A. 横断位 CT 示肝内胆管多发结石,胆管明显扩张;B. 横断位 CT 示胆管壁明显增厚;C. 横断位 CT 示胆囊增大, 胆总管增宽;D. 冠状位 CT 示肝内胆管多发结石,胆管扩张,胆管壁增厚,胆囊增大

病例 2

1. 病史摘要　患者,男性,69 岁。因"发作性皮肤巩膜黄染,伴发热半年"入院。既往胆囊及胆管结石病史,胆囊切除术后 2 年。高血压 5 年,最高血压 150/90mmHg。查体:意识清晰,剑突下轻压痛。血常规:WBC $15.20 \times 10^9 \uparrow$,血压 135/85mmHg,心率 85 次/min。

2. 影像学表现　见图 63-7-2。

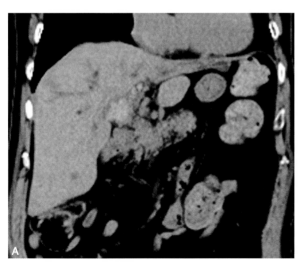
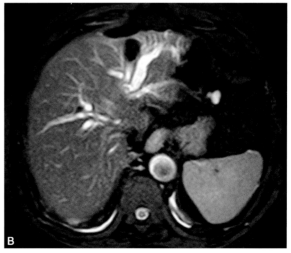

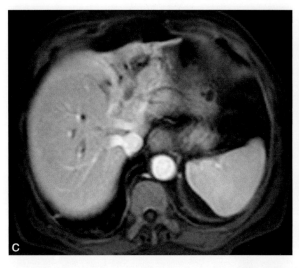
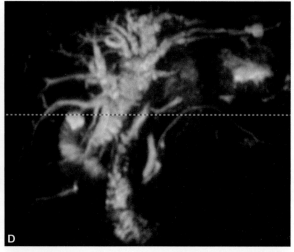

图 63-7-2　复发性胆管炎

A. 冠状位 CT 重建显示肝内胆管多发结石,胆管扩张;B. 轴位 FS T₂WI 显示肝内胆管明显扩张,胆管壁增厚,胆管周围肝实质信号略增高,肝左叶萎缩;C. 轴位 T₁WI 增强显示增厚胆管壁较明显强化,周围肝实质灌注不均;D. MRCP 显示肝内胆管明显扩张

三、教学要点

1. 化脓性胆管炎最常见病因为胆道结石,多见于 40~60 岁的患者,大部分患者发病急骤,常出现高热、右上腹剧痛、败血症症状甚至休克。

2. 有如下影像学表现应考虑此病:APC 常表现为肝内外胆管明显扩张伴胆道结石,中央胆管明显粗于外周胆管,即"中央箭头征"。胆管壁增粗,增强检查胆管壁及周围可见明显强化。复发性化脓性胆管炎常发生左外侧段和右后段肝实质萎缩。

3. 鉴别诊断包括硬化性胆管炎、缺血性胆管炎、浸润型胆管癌、AIDS 相关性胆管炎、嗜酸性胆管炎等。

第八节　硬化性胆管炎

一、综　述

1. 定义　原发性硬化性胆管炎(primary sclerosing cholangitis,PSC)是一种以特发性肝内外胆管炎症和纤维化导致多灶性胆管狭窄为特征、慢性胆汁淤积病变为主要临床表现的自身免疫性肝病[128]。

2. 发病机制　目前,PSC 的发病机制仍不是很清楚。研究表明,人类白细胞抗原单体与 PSC 的发生发展密切相关[130,131]。此外,PSC 与炎症性肠病(inflammatory bowel disease,IBD)的相关性表明了自身免疫性改变在其发病机制中的作用[132]。其他得到普遍认可的引起 PSC 的原因有基因编码的胆囊纤维横跨膜受体的突变和细菌引起的炎症再复发[130,133]。免疫因素的参与在 PSC 的发病过程中也起到了重要作用[134]。

3. 病理生理　PSC 是一种以慢性进行性肝内胆汁淤积为特征的疾病,由肝内外胆管的纤维性狭窄引起,预后差,可导致胆汁淤积性肝硬化和肝衰竭,常伴发 IBD。PSC 的发生与大肠黏膜保护机制失效引起的免疫或遗传异常有关。有研究假设,当 PSC 合并 IBD 时,肠道细菌持续进入门静脉并动员活化 T 淋巴细胞,进而通过与肝血管内皮细胞的 MAD-CAM-1 和 CCL25 作用引起胆管的持续破坏。

近年来,基于衰老相关分泌表型及伴随细胞衰老发生的自噬作用被认为是 PSC 可能的病理生理学机制。根据受损胆管的部位,PSC 分为以下 3 种类型:①小胆管型,肝内小胆管病变,胆管造影无法显像;②大胆管型,病变位于肝外较大胆管;③全导管型,上述 2 个部位均发生病变。近年报道发现,硬化性胆管炎伴自身免疫性胰腺炎和硬化性胆管炎伴 IgG4 相关疾病(IgG4-S C)类似于大导管型 PSC,须注意区分。PSC 的特征性肝组织病理学改变为胆管周围"洋葱皮"样环形纤维化和炎症细胞浸润。根据病理组织学分为 4 期:1 期,胆管炎或门静脉炎;2 期,门静脉周围纤维化或门静周围炎;3 期,间隔纤维化、桥接坏死或二者都有;4 期,胆汁淤积性肝硬化。

4. 临床症状与体征　PSC 患者临床表现多样,可起病隐匿,15%~55%的患者诊断时无症状,仅在体检时因发现 ALP 升高而诊断,或因 IBD 进行肝功能筛查时诊断;出现慢性胆汁淤积者大多数已有胆道狭窄或肝硬化。患者出现症状时,最常见的可能为乏力,但无特异性,常会被忽略而影响早期诊断[135]。其他可能出现的症状及体征包括体重减轻、瘙痒、黄疸和肝脾肿大等。黄疸呈波动性、反复发作,可伴有中低热或高热及寒战。突然发作的瘙痒可能提示胆道梗阻。患者还可伴有反复发作的右上腹痛,酷似胆石症和胆道感染。PSC 的并发症包括门静脉高压、脂溶性维生素缺乏症、代谢性骨病等,还可伴有与免疫相关的疾病,如甲状腺炎、红斑狼疮、风湿性关节炎、腹膜后纤维化等。超过 50%的 PSC 患者在出现临床症状后的 10~15 年,可因胆道梗阻、胆管炎、继发胆汁性肝硬化、肝胆管恶性肿瘤而需要肝移植治疗[136]。一项长期的研究观察到,出现临床症状的 PSC 患者中位生存期(死亡或进行肝移植)约为 9 年,而无症状 PSC 患者为 12~18 年。

5. 影像学表现

(1) 超声:超声检查常作为肝胆道疾病的首选方法。PSC 患者腹部超声检查可显示肝内散在片状强回声及胆总管管壁增厚、胆管局部不规则狭窄等变化,并可显示胆囊壁增厚程度与胆系胆汁淤积情况及肝内三级胆管的扩张情况等。常规超声结合病史可以协助肝内外胆管结石、胆管癌、继发性胆管炎及术后胆道狭窄等与 PSC 有相似临床症状疾病的鉴别;但对于不典型肝内胆管局限型 PSC 及肝外胆管下段局限型 PSC 的诊断还有不足之处。超声作为广泛开展的临床检查,可用于对 PSC 疾病的初始筛查。

(2) 磁共振胰胆管成像(magnetic resonance cholangiopancreatography, MRCP):对于可疑 PSC 患者,过去 10 年中 MRCP 已逐渐取代了 ERCP 检查。MRCP 属于非侵入性检查,具有经济、无放射性、无创等优势。在具备先进技术且经验丰富的医疗中心,高质量的 MRCP 显示胆道系统梗阻的准确性与 ERCP 相当,目前已成为诊断 PSC 的首选影像学检查方法。PSC 的 MRCP 表现主要为:局限或弥漫性胆管狭窄,其间胆管正常或继发性轻度扩张,典型者呈"串珠"状改变,显著狭窄的

胆管在 MRCP 上显影不佳,表现为胆管多处不连续或呈"虚线"状,病变较重时可出现狭窄段融合,小胆管闭塞导致肝内胆管分支减少,其余较大胆管狭窄、僵硬似"枯树枝"状,称"剪枝征";肝外胆管病变主要表现为胆管粗细不均,边缘毛糙欠光滑。MRCP 和 ERCP 对于诊断 PSC 及判断是否存在肝内胆管狭窄上具有相似的诊断价值,但 ERCP 更有助于判断肝外胆管梗阻及其严重程度[137],可能与 MRCP 检查不注射对比剂、胆管张力较低有关。MRCP 与 ERCP 诊断 PSC 的准确性分别为 83%和 85%,敏感性分别为 80%和 86%~89%,特异性分别为 87%和 80%~94%[138,139]。尽管 MRCP 具有较好的诊断准确性及安全性,但仍有部分 MRCP 无法诊断的早期 PSC 或 MRCP 显示不理想的大胆管病变,需要 ERCP 协助确诊。此外,对于严重的肝纤维化患者,MRCP 会表现为轻度的肝内胆管改变,从而易误诊为 PSC。MRCP 还无法用于狭窄胆管的细胞刷检或活组织检查取样,也无法对机械性梗阻(如结石、狭窄或肿瘤)进行治疗性干预。

(3) 内镜逆行胰胆管造影术(endoscopic retrograde cholangiopancreatography, ERCP):胆道成像对于 PSC 诊断的确立至关重要,以往 ERCP 被认为是诊断 PSC 的"金标准",尤其是对诊断肝外胆管及一级肝内胆管等大胆管型 PSC 意义较大。PSC 典型的影像学表现为肝内外胆管多灶性、短节段性、环状狭窄,胆管壁僵硬缺乏弹性、似铅管样,狭窄上端的胆管可扩张呈"串珠"样表现,进展期患者可显示长段狭窄和胆管囊状或憩室样扩张,当肝内胆管广泛受累时可表现为枯树枝样改变。ERCP 为有创检查,有可能发生多种潜在的严重并发症,如胰腺炎、细菌性胆管炎、穿孔、出血(有报道[140]3%~5%发生胰腺炎;当行括约肌切开术时,2.0%合并出血,1.0%合并胆管炎,0.4%发生操作相关的死亡)等。有研究[141]结果显示,超过 10%的 PSC 患者因 ERCP 相关并发症住院治疗。

6. 诊断要点与鉴别诊断

(1) 诊断要点

1) 患者存在胆汁淤积的临床表现及生物化学改变;PSC 的血清生物化学异常主要表现为胆汁淤积型改变,通常伴有 ALP、GGT 活性升高,但并无明确诊断标准的临界值。ALP 水平波动范围可以很广,部分 PSC 患者在病程中 ALP 可以维

持在正常水平。

2）胆道成像：具备 PSC 典型的影像学特征。

3）除外其他因素引起的胆汁淤积。

4）若胆道成像未见明显异常，但其他原因不能解释的 PSC 疑诊者，需肝活组织检查进一步确诊或除外小胆管型 PSC。

（2）鉴别诊断：主要与继发性硬化性胆管炎相鉴别。继发性硬化性胆管炎是一组临床特征与 PSC 相似，但病因明确的疾病。常见病因包括胆总管结石、胆道手术创伤、反复发作的化脓性胆管炎、肿瘤性疾病（胆总管癌、肝细胞癌侵及胆管、壶腹部癌、胆总管旁淋巴结转移压迫）、胰腺疾病（胰腺癌、胰腺囊肿和慢性胰腺炎）、肝胆管寄生虫、IgG4 相关性胆管炎、缺血性胆管病（如遗传性出血性毛细血管扩张症、结节性多动脉炎和其他类型的脉管炎、肝移植相关缺血性胆管炎）、肝动脉插管化疗（主要为 5-氟尿嘧啶）、腹部外伤等，少见原因有自身免疫性胰腺炎、胆总管囊肿、肝脏

炎性假瘤、组织细胞增生症、与艾滋病和其他类型的免疫抑制疾病相关的感染性胆管炎、先天性胆管异常或胆道闭锁、囊性纤维化等。特别是 PSC 患者既往有胆管手术或同时患有胆道结石或肝胆管肿瘤时，两者的鉴别诊断很有难度。仔细询问病史资料和病程中是否伴有 IBD 对于鉴别尤为重要。另外，还需与其他胆汁淤积性疾病鉴别，如原发性胆汁性肝硬化、自身免疫性肝炎、药物性肝损伤、慢性活动性肝炎、酒精性肝病等。特别是有些不典型的 PSC，血清 ALP 仅轻度升高，而转氨酶却明显升高，易误诊为自身免疫性肝炎。

二、病 例 介 绍

病例

1. 病史摘要 患者，男性，59 岁。全身皮肤黏膜及巩膜黄染 5 个月余，加重伴腹痛、纳差 5 天。

2. 影像学表现 见图 63-8-1。

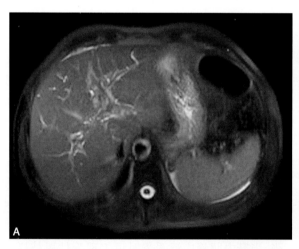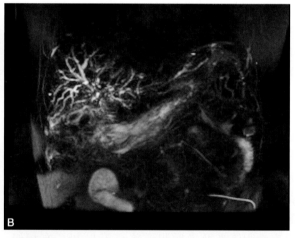

图 63-8-1 硬化性胆管炎

A、B. MRI：fsT$_2$WI、MRCP 图像示肝内胆管不均匀扩张（病例来自于新疆医科大学附属第一医院张铁亮）

三、教 学 要 点

1. 患者存在胆汁淤积的临床表现及生物化学改变。

2. 胆道成像具备 PSC 典型的影像学特征。

3. 除外其他因素引起的胆汁淤积。

第九节 胆 管 结 石

一、综 述

1. 定义 胆管结石根据发生部位不同，分为

胆总管结石、肝内胆管管结石[142]。

胆总管结石（cholangiolithiasis）分为继发性和原发性结石。继发性结石主要是胆囊结石排进胆管并停留在胆管内，多为胆固醇结石或黑色素结石。原发性结石多为棕色胆色素结石或混合性结石。

肝内胆管结石（hepatolithiasis）是一种常见而难治的胆道疾病。结石绝大多数为含细菌的棕色胆色素结石，常呈肝段、肝叶分布。肝内胆管结石易进入胆总管并发肝外胆管结石。肝内胆管结石可导致肝内胆管梗阻、肝内胆管炎、肝胆管癌等。

2. 病因及发病机制 胆总管结石形成的诱

因有胆道感染、胆道梗阻、胆道寄生虫病变。

肝内胆管结石病因复杂,主要与胆道感染、胆道寄生虫、胆汁淤滞、胆管解剖变异、营养不良等有关。

3. 临床症状与体征

肝外胆管结石主要导致:急慢性胆管炎、全身感染、肝损害、胆源性胰腺炎。临床一般无症状或仅有上腹不适,结石梗阻时可出现腹痛或黄疸,继发胆管炎时,可有典型的 Charcot 三联征:腹痛、寒战高热、黄疸。

肝内胆管结石临床可无症状或仅有上腹和胸背部胀痛不适,绝大多数患者以急性胆管炎就诊,主要表现为寒战高热和腹痛,局限于某肝段、肝叶的结石可无黄疸。严重者出现急性梗阻性化脓性胆管炎、全身脓毒症或感染性休克。

4. 影像学表现

(1)超声:胆总管结石表现为胆管腔内强回声或等低回声团,近端胆管不同程度扩张,部分胆管增厚回声增强。肝内胆管结石表现为沿肝内胆管分布,贴近门静脉斑片及条索样高回声、伴声影,结石近端小胆管扩张,与伴行门静脉分支形成"平行管"征。低回声结石容易误认为肠气出现假阴性。

(2)X线:X线检查对胆管结石诊断价值有限,一般不作为其检查手段。

(3)CT:肝内胆管结石在 CT 上表现多样,大小不一。小结石表现为圆形、点状、条状高密度影,其分布与胆管走行方向一致,胆管远端可无扩张,有时需与肝脏小的钙化灶相鉴别。较大的肝内胆管结石可为管状、圆形、不规则形或胆管内铸型,由于结石较大,可阻塞胆管导致远端胆管扩张。结石的密度因其含钙量不同而表现形式多样,可为高、混杂、等、低密度等多种表现,以高密度结石易于显示,等、低密度及泥沙样结石在 CT 平扫中常显示不清。胆总管结石同样因结石成分和大小的不同而表现形式多样。对于胆总管内高密度结石,CT 可作出明确诊断。大的结石可完全阻塞胆总管,结石上方胆道明显扩张。部分梗阻时,胆总管结石可呈现"环靶征"和"半月征",即低密度胆汁环绕在高密度结石周围。混合性结石可表现为胆总管内的软组织影。胆总管内的泥沙样结石诊断困难,常规扫描时难以发现,需在梗阻部位行薄层扫描以提高检出率。CT 增强扫描肝内血管明显强化,而伴行的胆管仍呈低密度,胆管

结石显示为高密度充盈缺损,等低密度结石由于胆管强化,也可以增加检出率,同时可以与胆管占位鉴别[143,144]。

螺旋 CT 胆道成像(SCTC)通过螺旋 CT 的快速扫描、胆道造影、计算机三维后处理,采用最大密度投影(MIP)显示胆管树的全貌,对等、低密度结石的诊断有很大的优势,其作用类似于磁共振胆道水成像[145]。当以胆固醇成分为主的结石与胆汁密度一致时,SCTC 对其诊断价值突出,表现为胆管内的充盈缺损。因 MRCP 的广泛应用且操作简便、技术成熟,SCTC 的应用已较少。

(4)MRI:MRI 上结石信号的表现亦呈多样化。一般结石含钙和胆固醇量高,T_2WI 表现为极低信号影,有时呈高低混杂信号。多发结石表现为胆管串珠样充盈缺损,或为多种形态存在;单发结石形态多样,可为圆形、椭圆形、不规则形等;泥沙样结石为丛状、簇状密集的极低信号影。

MRCP 是一种无创性、无辐射及无须对比剂的胰胆管成像技术[146,147],对胆系结石可准确提供结石的数量、位置、形态、大小及肝内外胆管扩张程度等信息[148]。结石表现为低信号充盈缺损,结石以上胆管树多有不同程度扩张,但对细小胆管结石的诊断存在假阴性和假阳性。小结石多表现为低信号,当其被胆汁掩盖或贴近胆管壁时,因缺少实质背景对照,易出现假阴性;当胆总管下段胆汁流速增加出现低信号时会导致假阳性[149]。由于 MRCP 采用的是重 T_2WI,会对体内流动缓慢或静止的液体成像,因此胃肠道内的液体常常同时出现,呈现高信号,干扰胆囊管的显示,为清楚了解胆囊管的解剖结构,避免腹腔镜胆囊切除术中不必要的胆源性损伤[150],可采用口服钆喷酸葡胺(Gd-DTPA)稀释液作为胃肠道阴性对比剂,以提高胆囊管的显示率,收到良好效果[150-152]。有研究[152]显示,2D-MRCP 图像上,0.1mL、0.2mL、0.3mL Gd-DTPA 稀释液的衰减率分别为 63.12%、83.35% 和 98.12%,与对照组比较差异具有统计学意义($p<0.05$);其浓度越高,衰减率越大。

对于胆道结石患者,常规行横断位和冠状位 T_2WI 扫描,结石表现为胆管内的低信号充盈缺损,轴位时需与胆管内的气泡相鉴别。其鉴别要点为:气泡出现在胆管非重力依赖性部位,而结石出现在胆管重力依赖性部位。胆总管泥沙样结石均特征性地显示为胆总管内分层状改变,上层为

均匀高信号胆汁,下层为低信号泥沙样结石,两者间存在明确的分界,但需与腔内型生长的胆管癌相鉴别。通过改变患者体位可以鉴别:在常规行仰卧位横断位 T_2WI 扫描后,再行俯卧位横断位 T_2WI 扫描,则此时胆总管泥沙样结石呈特征性的分层状改变倒置,即上层为低信号的泥沙样结石,下层为高信号的胆汁。

平衡式稳态自由进动序列(FIESTA)序列采用短 TR、短 TE 和较大的偏转角脉冲激发,使图像的信噪比较高,成像速度快,不能很好屏气的患者,图像也无明显的呼吸运动伪影,液体与周围软组织间可形成良好对比,可用于胆道梗阻病变的检查。胆道结石在该序列均表现为高信号胆汁内的充盈缺损。在常规 SSFSE 序列中,有时将毗邻胆管的动脉斜穿时引起的信号缺失误诊为结石,此时若加用该序列可起到鉴别作用[153]。

磁共振仿真内镜(MRVC)是在 MRCP 基础上发展起来的一种检查技术,利用 3D-MRCP 影像数据,在工作站经特殊软件重建胆胰管腔内表面数字系统,使胆胰管腔内表面得以用三维动态显示,可直观显示胆道内的立体解剖形态[154]。其局限性在于操作复杂,不能用于评价黏膜和活检取材,且对内径过小的胆胰管重建困难,成像质量受诸多因素影响,诊断价值有限。

(5)内镜逆行胰胆管造影术(ERCP):ERCP 是较常用的检查方法。随着 MRCP 技术的不断发展和完善,ERCP 诊断胆道结石的价值变得相对有限,在很多情况下 MRCP 可以代替 ERCP。尽管 MRCP 能发现小至 2mm 的结石,有时也会将胆道中的气泡误认为结石;此外,MRCP 诊断壶腹部结石嵌顿较困难。因此,对 MRCP 结果为阴性但临床上又高度怀疑胆胰疾病的患者,行 ERCP 还是非常有必要的,后者不但可以发现一些微小结石或壶腹部嵌顿结石,而且在 ERCP 摄片也呈阴性的情况下,可以同时抽吸部分胆汁以检查胆汁中的微小结晶。这对诊断不明原因的胆绞痛和急性胰腺炎反复发作有重要价值。尽管直接胆道造影可以显示清晰的 X 线图像,但是这一操作可能有 3%~5% 的并发症及 0.2%~1.0% 的死亡率。

5. 诊断要点与鉴别诊断

(1)诊断要点:①CT 密度分辨率高,对高密度结石诊断特异性高,但诊断等、低密度结石则相对困难。②磁共振胰胆管成像(MRCP)诊断胆管内疾病、胆管扩张和胆道狭窄的特异性和敏感性均较高,是诊断肝内胆管结石较有价值的方法,且 MRCP 为非侵入性检查,避免了 ERCP 和 PTC 所带来的风险。

(2)鉴别诊断:胆管内高密度结石诊断多比较明确,等、低密度结石多需要与胆管癌及慢性胆管炎鉴别。胆管癌时表现为管壁偏心性增厚或软组织肿块,增强明显强化[155];慢性胆管炎是管壁增厚、不光滑,可跳跃性,一般无截断,增强后增厚管壁强化明显[156]。

二、病例介绍

病例

1. 病史摘要 患者,女性,47 岁。于 10 天前突发上腹部疼痛,眼睑及皮肤黄染。既往无肝炎、肝硬化病史。

2. 影像学表现 见图 63-9-1。

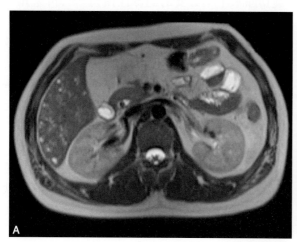
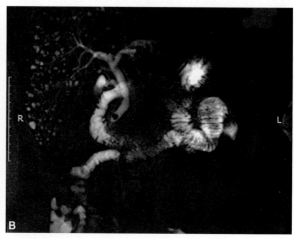

图 63-9-1 胆管结石

A. T_2WI 图像显示胆总管远端见类圆形低信号结节;B. MRCP 图像显示胆总管远端见结节状低信号充盈缺损

三、教学要点

1. 患者多有腹痛及黄染。
2. 胆管内形态规则，境界清晰的低信号结节。
3. 近端胆管多有扩张。

第十节　胆道蛔虫

一、综　述

1. 定义　胆道蛔虫病(biliary ascariasis，BA)是肠道蛔虫经十二指肠乳头开口进入胆道而引起的外科急腹症。肠道蛔虫是最常见的人类寄生虫感染之一，约累及世界人口的1/4，每年高达100万例[157]，常见于热带和亚热带国家，印度、中国等都是流行区。BA既往也是我国常见的急腹症之一，近年来随着人民生活水平的提高，发病率明显下降。BA平均发病年龄约为35岁(4～70岁)，女性与男性的比例约为3∶1[158]。孕妇也容易发生BA，可能是因为高水平的激素如孕酮和雌激素使Oddi括约肌舒张，从而使蛔虫更容易通过胆管系统[159]。相反，儿童BA发病率较低，可能是由于胆管系统尺寸较小，使蛔虫难以进入[160]。

2. 病因及发病机制　成年的蛔虫常寄生在肠腔，主要是空肠；寿命为6～18个月。成虫是细长、圆柱形生物；雄性成虫长15～30cm，雌性成虫长20～40cm，宽3～6mm。蛔虫拥有单层纵向肌肉从而显示出强烈的运动能力。在细菌或病毒造成宿主肠道感染、服用驱虫药量不足、肠道蛔虫负荷压力过大等情况下，蛔虫可趁机越过十二指肠、钻入胆道而引起BA。另外，胆囊切除术、括约肌切开术、胆总管造口术或括约肌成形术等术后，也容易发生蛔虫向胆道的迁移[161,162]。最为常见的是胆囊切除术后，其可能的机制包括：①胆囊切除后胆总管的生理性扩张；②胆囊切除术后胆囊收缩素、胰泌素分泌增多，导致Oddi括约肌舒张，为蛔虫迁移打通了入口。

3. 病理生理　蛔虫成虫可反复出入壶腹孔，当阻塞壶腹孔时可阻塞胰管，从而造成急性胰腺炎[7]；可上行至胆囊管入口梗阻后引发急性胆囊炎[163]。此外，蛔虫还可进入肝内胆管(通常左侧较右侧更易进入)，造成急性化脓性胆管炎、败血症或感染性休克[164]。少数情况下可进入胆囊、

胰管，当进入胰管时可引起致命性的坏死性胰腺炎[165]。蛔虫死亡后，其崩解的组织碎片和虫卵，可诱发钙盐沉积，促进胆道结石形成；其可能的原因有：①进入胆管的肠道微生物，通常是大肠埃希菌，具有高的β葡糖苷酸酶活性，其可以早期解离胆色素从而形成胆色素结石；②蛔虫入侵引起乳头水肿和Oddi括约肌运动失能，又加重了胆汁引流障碍[166]。

4. 临床症状与体征　当蛔虫进入胆道后，患者常突然发生腹痛，典型者表现为剑突下剧烈的阵发性的"钻顶"样绞痛，可伴有恶心和呕吐；呕吐物可包含活的成虫，提示蛔虫迁移到了十二指肠和胃中。其他继发疾病的症状常包括：①急性胆管炎，患者可表现为右季肋部疼痛、寒战、高热、黄疸、肝大、白细胞计数升高、肝功能异常等；②急性胆囊炎，常表现为右上腹疼痛、发冷、发热、Murphy征阳性，严重者可发展为坏疽性胆囊炎；③肝脓肿，可表现为右上腹疼痛、高热、右侧胸壁水肿等；④急性胰腺炎，常表现为上腹部疼痛并向后背部放射，90%为水肿型胰腺炎，10%可发展为坏死型胰腺炎，血清淀粉酶和碱性磷酸酶升高；⑤复发性化脓性胆管炎，患者反复表现为胆管感染的症状、胆道结石形成[167]，同时可继发肝实质的改变，如微脓肿、慢性胆道梗阻造成的肝叶萎缩，疾病末期可形成胆汁性肝硬化。

5. 实验室检查　实验室检查不适用于BA的诊断，但检查血常规、肝肾功能和血清淀粉酶有助于评估BA的并发症。检查粪便中的蛔虫卵在疾病流行区域不具有很大的诊断价值，因为其感染率可高达30%～90%[160]。

6. 影像学表现　超声、十二指肠镜检查和ERCP对于BA的诊断非常有价值。近年来，随着技术的快速发展，MRI和MRCP在诊断BA方面显示出很高的准确性，甚至可以取代ERCP[168]。

(1)超声检查：超声以其高度的敏感性和特异性、安全无创、价格低廉、实时显像等优势可作为BA的首选检查，且可床旁使用、用于孕妇。超声可以观察到胃、十二指肠、胆道、胰管和胆囊腔的蛔虫数量及形态，典型的可以观察到蛔虫缓慢的蠕动，也可以观察蛔虫引起的继发疾病，如急性胆囊炎、胰腺炎、肝脓肿等；也可以对药物治疗后的患者进行复查，观察蛔虫有无退出胆道，指导临床治疗。Khuroo[161]等报道超声识别了26例胆总管蛔虫患者中的24例，准确性达92.3%，尤其在

多发蛔虫中,准确性达到了100%,而在单发蛔虫的患者中,超声诊断出现了假阴性;国内傅英等的研究也证实超声的准确率达81.5%[169]。BA常见的声像图特征包括:①肝外胆管扩张,蛔虫呈双线状强回声带、后方不伴声影,纵向平行于胆道走行,中心贯穿的液性暗带为蛔虫假体腔;②若为多条蛔虫,可扭曲呈假团块状;③胆囊内的蛔虫,多呈弧形或卷曲状,但在胆囊内合并黏稠淤积的胆汁或脓团时可能造成误诊或漏诊[161];④当胆管或胆囊内蛔虫死亡、虫体崩解后,图像不典型,可仅仅看到节段样的等号状强回声,随着时间的延长,可随访到蛔虫残骸钙化或形成结石。超声的劣势是由于肠气的干扰,可能会影响胆总管中下段的显示从而造成假阴性;另外,超声诊断的准确性与操作者的经验密切相关。

(2) CT:BA的CT表现少有报道。平扫多表现为扩张的胆管或胆囊内,蜿蜒走行或"S"形软组织密度影,走行与胆管长轴平行,其中心液性低密度消化管将虫体一分为二;增强后中央液性低密度影不强化,虫体一般不强化,也可出现虫体轻度强化[170]。相比直接征象,CT对于显示BA患者继发的肝脏、胰腺病变更为有用。

(3) MRI:磁共振成像,包括磁共振胰胆管成像(MRCP),无须使用对比剂就可以使胆道显影,且为多序列、多参数、多方位成像,可提供丰富的信息。胆道内的蛔虫在T_1WI上多表现为条状稍高信号,T_2WI上表现为管状低信号;在MRCP薄层原始图像上,病变则显示得更加清楚直观,可显示常规MRI不能显示的病变,不易漏诊;典型者两侧的体壁及中央的液性体腔形成所谓的"三线征"[168,171,172],在横轴位上则表现为"眼镜征"[173]。虽然MRCP单层厚层投影、重建图像缺乏特征性,但可三维立体观察病变及直接显示肝内外胆管及胰管全貌。

(4) 内镜逆行胰胆管造影术(ERCP):在BA中可起到诊断及治疗的双重作用。在ERCP上,胆道蛔虫通常表现为扩张的胆管或胆囊中的充盈缺损,边缘光滑,呈纵向走行的细线状、弧线状或环状[174]。内镜逆行导管插入通常容易实现,因为Oddi括约肌在蛔虫通过后常处于扩张状态。ERCP可以直接观察到嵌顿在十二指肠乳头处及胆管内的蛔虫,并直接取虫,然而,ERCP不易检测到胆囊里的蛔虫[9]。需要注意的是,有时术前影像学检查发现了胆道蛔虫,但胆管造影时却看不到胆道内的充盈缺损,可能的原因是在乳头附近存在活的成虫在来回移动。但ERCP是有创伤性的,在基层医院及经济欠发达地区技术尚不成熟,并且不适合多次进行以复查蛔虫是否退出胆道,因此,超声检查应是BA患者诊断和随访中的首选检查。然而,对于十二指肠中的单条蛔虫,反复出入壶腹孔会造成患者剧烈的上腹绞痛,超声检查易漏诊,而ERCP对于发现这类蛔虫非常有优势,可诊断和治疗同时进行,立即缓解患者的疼痛。因此,一般建议对于需要胆道引流或保守治疗失败的患者才需使用ERCP;或在一般影像学检查未能显示典型蛔虫而临床高度怀疑的情况下再使用ERCP。此外,ERCP对于诊断及治疗胰管蛔虫也具有明显的优势[175]。

7. 诊断要点与鉴别诊断

(1) 诊断要点:对于临床上突发上腹部"钻顶样"绞痛的患者,影像学表现为胆道扩张,扩张的胆道或胆囊内出现与纵轴平行、细长线样或弧线状、圆环状软组织密度/信号影,超声实时显像呈缓慢蠕动,MRCP薄层原始图像上表现为"三线征"者,高度提示胆道蛔虫。

(2) 鉴别诊断

1) 胆管结石:BA需与胆管结石相鉴别[176],尤其是无声影的结石,鉴别要点是超声检查实时成像时结石缺乏典型的蠕动表现,可随体位而移动。此外,结石通常在T_1WI、T_2WI及MRCP上均表现为低信号,部分结石在T_1WI上表现为高信号,一般呈圆形或椭圆形。

2) 沉积物:多为不定形,很少呈条状,且其在T_1WI、T_2WI上多呈稍低信号。

3) 气体:气体在T_1WI、T_2WI上呈极低信号。

4) 肿瘤性病变:胆管癌多显示为壁不规则增厚,可呈团块状,T_1WI、T_2WI呈中等信号,DWI上弥散受限,增强之后呈渐进性中等程度强化,与胆道的蛔虫一般鉴别不难。胆囊癌常表现为胆囊壁增厚,呈结节状或团块状,呈T_1WI稍低、T_2WI稍高信号,DWI弥散受限,增强之后呈明显强化,与之鉴别不难;但也有胆囊蛔虫表现为胆囊壁不规则增厚伴肝门部胆管受累而误诊为胆囊癌者的报道[177]。

5) 华支睾吸虫:虫体狭长,大小一般为(10~25)mm×(3~5)mm,较蛔虫短小。患者一般有食用生鱼片史,其特征性影像学表现为肝内胆管呈囊状及杵状扩张,而肝外胆管无扩张;在扩张的胆管内可见点状虫体影或胆囊内见片絮状或团状虫体影,增强之后虫体影不强化[178,179]。

6）肝片吸虫:胆管内的成熟肝片吸虫通常呈叶状,长 30～40mm,宽 10～15mm,与蛔虫形态不同[180]。文献报道肝片吸虫病感染时,肝内胆管扩张的发生率为 21%～35%[181,182],少见胆总管扩张及胆囊异常,常表现为多发、累及多叶、分布于肝外围或深部、形态为簇状隧道样或不规则囊腔及蜂窝灶[183]。

二、病 例 介 绍

病例

1. 病史摘要　患者,男性,60 岁,农民。发热、腹痛、恶心、皮肤黄染 6 天。6 天前患者无明显诱因出现上腹部绞痛、恶心、呕吐、发热、寒战,测体温 39℃,皮肤黄染、尿黄,无呕血、便血、胸痛、呼吸困难,在当地卫生所给予抗感染治疗 2 天,具体用药及剂量不详,症状较前减

轻。发病以来食欲差、睡眠欠佳,大便少、小便量正常,体重无明显减轻。专科检查:全身皮肤黏膜轻度黄染,腹部柔软,右上腹压痛,无反跳痛及肌紧张,Murphy 征阳性,肝区轻度叩击痛。9 年前因胆管结石、胆囊结石行胆囊切除+胆总管取石治疗,7 年前行左侧腹股沟疝修补术。

实验室检查:CA19-9 240.40U/mL;C 反应蛋白 18.62mg/L;血沉 22mm/h;ALT 122U/L,AST 74U/L,GGT 341U/L,ALP 196U/L,总胆红素 36.3μmol/L,直接胆红素 24.6μmol/L。

患者入院后行腹部 CT、MRI 检查,均提示胆总管腔内异常密度/信号,蛔虫可能;遂行 ERCP 检查。术中发现十二指肠乳头上方可见一窦道,注入对比剂后,胆总管扩张,胆总管腔内可见一条状充盈缺损影,用取石网篮及球囊取出条状坏死虫体及结石。

2. 影像学表现　见图 63-10-1。

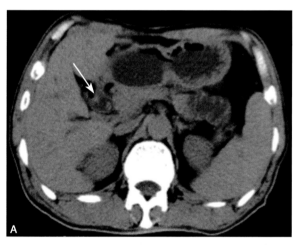
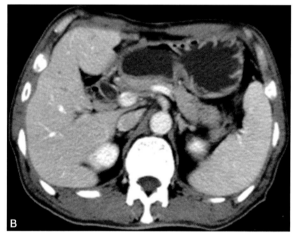
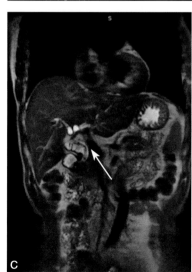
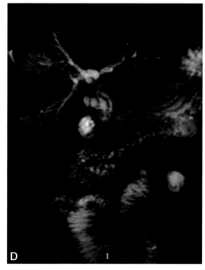
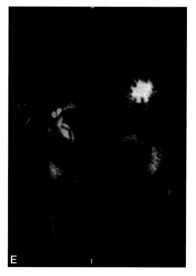

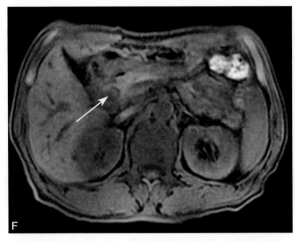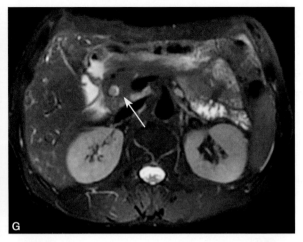

图 63-10-1　胆管蛔虫

A. CT 平扫示胆总管扩张,管腔内可见虫体,体壁呈环状软组织密度影(白箭),中央可见液性低密度体腔;B. CT 增强扫描门静脉期示虫体未见明显强化;C. MRI 冠状位 T_2WI 示胆总管及胆囊管扩张,胆总管腔内可见线状低信号影,内部可见高信号液性体腔,呈典型的"三线征"(白箭);D. 2D 单层厚层投影 MRCP 示肝内外胆管及胆囊管扩张,胆总管腔内可见线状低信号影;E. 2D 薄层 MRCP 示扩张的胆总管腔内线状低信号影;F. 横断位脂肪抑制序列 T_1WI 示扩张的胆总管腔内环状软组织信号影(白箭);G. 横断位脂肪抑制序列 T_2WI 示扩张的胆总管腔内环状软组织信号影(白箭),中央可见小片状液性高信号体腔

三、教学要点

胆道蛔虫患者症状典型,呈上腹部"钻顶样"绞痛。影像学尤其是 MRI 上显示胆总管腔内线状蜿蜒走行的软组织信号影,中央见液性信号影,呈典型的"三线征",结合患者的职业为农民,需首先考虑胆道蛔虫。

第十一节　胆道包虫

一、综　述

1. 定义　包虫病是细粒棘球绦虫的幼虫引起的一种寄生虫病。包虫病是我国畜牧地区常见的寄生虫病,几乎可发生于人体的任何器官,但以肝、肺最为常见[184]。胆道包虫在临床上非常少见,多继发于肝包虫囊肿破入胆道。过去经验认为包虫内囊浸于胆汁内大多坏死,故原发性胆道包虫尚未有明确报道。然而在不断的临床实践中,有学者发现个别胆道包虫案例似乎不能简单地用肝包虫囊肿破入胆道来解释。早在 1981 年,我国学者鲍吉光等[185]报道的 5 例胆道包虫中有 2 例术前超声和术中探查均未发现肝内包虫囊肿的证据,并大胆提出了原发性胆道包虫的设想。程印荣等[186]报道了 1 例腹痛、发热伴黄疸的牧民,因肝、肺内未发现包虫囊肿而误诊为蛔虫的胆总管包虫。

2. 发病机制　肝包虫囊肿在肝内膨胀性生长压迫肝组织和肝胆管,致使胆管缺血、坏死,当包虫囊压超过胆管压并破裂时,包虫囊、子囊及内皮被排入胆道,造成胆道阻塞和继发感染。

Krasniqi 等[187]报道的原发性胆囊包虫病例中提出了两种可能的感染途径:一是蚴虫由肠道通过十二指肠大乳头后逆行进入胆囊;二是蚴虫侵犯肠道壁后经淋巴循环累及胆囊。因此,推测原发性胆道包虫囊肿亦不除外上述两种感染途径可能。

3. 病理生理　Lewall 等[188]将肝包虫破入胆道分为两型:①隐匿破裂型,是包虫与细小胆管相通,临床上此类常见,但多无症状;②交通破裂型,是包囊与大的胆管相通,其发生率为 3%～17%,常引发明显胆系症状。Tsitouridis 等[189]认为,肝包虫破入胆道的程度与包囊体积大小、包囊内压力的高低、包虫囊肿类型、破口的大小有关。目前有观点认为[190,191],肝包虫囊肿破入胆管是由于包虫囊肿呈膨胀性生长,外囊中常包含有肝胆管,这些胆管受挤压发生扭曲、萎缩和变形,甚至在外力作用下破溃开口于囊壁,形成胆管与包虫囊的瘘或包囊在生长过程中对相邻胆管产生压迫致胆管壁缺血坏死,部分内囊壁随囊内压力增高突出于胆管,高压的囊液破入胆道后囊皮、子囊等进入胆道。同时包虫纤维外囊在形成过程中有部分胆管被包入其内,胆管长期受压逐渐萎缩变形,形成薄膜样盲端并可发生缺血坏死。由于内囊与胆管之间存在较大压力差,当内囊损伤破裂时,囊内的囊液、子囊、包虫碎片涌入胆道形成包虫囊-胆道瘘。囊腔内容物可由瘘口进入相应的胆道或胆囊内,引起一系列胆道系统感染及阻塞症状。肝包虫破入胆道以破入右肝管为多,可能与肝右叶包虫多见和右肝管粗而直的解剖特点有关。

4. 临床症状与体征 根据破入胆道内囊皮的多少,以及感染和胆管梗阻程度的不同,肝包虫破入胆道的临床表现也不相同。如果量少、碎片、子囊较小,则能逐渐排至十二指肠内,患者仅出现一过性的黄疸;如果量多充满胆总管,则出现完全梗阻性黄疸并进行性加重[192]。包虫囊肿还有可能多次少量破入胆道系统而出现间歇性黄疸。轻症者主要表现为右上腹隐痛不适、巩膜、皮肤黄染、低热、消瘦、食欲下降等症状,此类患者易被误诊为内科性疾病如病毒性肝炎。重症者主要表现为急性胆管炎症状,如疼痛、黄疸、高热;当其逆行感染严重时,必然导致急性梗阻性化脓性胆管炎,甚至发生脓毒症休克[193]。

5. 影像学表现

(1) 超声:为肝囊性包虫破入胆道的首选检查。若超声声像图直观下显示包虫囊肿与胆管相交通,则可直接确诊[194]。若同时显示肝包虫囊肿破裂和胆总管增粗或于增粗的胆总管内见短线状或条带状或小光环状回声等间接声像征,则需要结合病史、临床表现作出诊断。

(2) X线:X线片能显示肝脏轮廓增大,肝右叶包虫使膈肌升高,肝顶部包虫可使膈肌局限性突起,外囊壁钙化时可显示出钙化影等影像。而对X线检查来说,只能在怀疑包虫囊肿破入胆道的病例寻找病源脏器时有参考意义,对胆道包虫,X线检查无特异性。

(3) CT:肝包虫囊肿破入胆道的CT诊断有其特殊的征象,囊肿附近肝内胆管可见不同程度的扩张,甚至可见破裂囊腔与扩张胆管直接相通,扩张胆道系统在合并感染时,可见胆道内积气影,破裂囊腔与胆道相通也可见积气及气-液平面;肝内、外胆管扩张肝实质内树枝状低密度影,胆总管内可显示"串珠"样低密度影。因肝内包虫囊肿的破裂可使CT显示内囊分离形成双层囊壁"双边征",如内囊完全分离时显示"水上百合花"或呈"飘带状"影。

(4) 磁共振胰胆管显像检查:可清楚地显示

包虫破裂及破入胆道的情况,能从多角度、全方位、立体地观察扩张胆道的形态、范围、程度,对囊型肝包虫破入胆道的复杂病例有重要的诊断和鉴别价值,对于制订完整的治疗方案有着十分重要的指导意义,与逆行胰胆管造影相比,磁共振胰胆管显像具有无创的优点,准确性和敏感性达75%~100%[195]。

(5) 经皮穿刺肝胆道成像和逆行胰胆管造影检查:可直接显示胆道内破裂的囊肿与胆总管相通,胆管内可见不规则或长条状充盈缺损,不同于结石圆而光滑。逆行胰胆管造影是有效、准确诊断该病的方法,可以看到包虫囊肿破入胆管后增粗的胆总管内的包虫内囊和/或子囊碎片,其准确率可达86%~100%[196]。

6. 诊断要点与鉴别诊断

(1) 诊断要点:①来自农牧区,年龄较轻。②以间歇性黄疸或持续性黄疸为主诉。③发热伴右上腹痛,包块,肝大。④白细胞增多。肝功能呈阻塞性黄疸表现。⑤包虫皮内试验阳性。⑥肝脏超声检查有液平反射波型。⑦胆道造影可见小圆形充盈缺损。

(2) 鉴别诊断

1) 胆道蛔虫症:胆道内显示虫体为清晰的双线强回声带,多呈弧形或蜷曲状,活虫体尚见蠕动征象,是诊断性特征,此特征与胆道内多层次稍强的包虫内囊皮回声不同,且无与胆道相通的囊性占位回声,虫体死后其中心无回声带渐模糊至消失。

2) 化脓性胆管炎:胆道内脓性胆汁较稠厚时,可显示管腔内絮片状及云团状增强回声,但缺乏多层次丝条状回声,且无与胆道相通的原发病灶。当肝包虫破入胆道无包虫原发病灶显示时,与化脓性胆管炎很难鉴别。

3) 肝包虫继发感染合并其他原因所致的胆道扩张:对此病变须注意胆道内有无多层次的丝条状回声,感染的包虫囊壁有无胆道相通的缺损区,若能显示梗阻的病灶,如结石、肿瘤等,则不难诊断。另外,对肝包虫破入胆囊的超声诊断,其特异性较差,往往易与胆囊穿孔后形成周围包裹腔相混淆,若肝内其他部位发现包虫囊肿,对诊断有较大帮助。

二、病 例 介 绍

病例

1. 病史摘要 患者,男性,50岁。上腹部胀痛伴恶心呕吐1天。

2. 影像学表现 见图63-11-1。

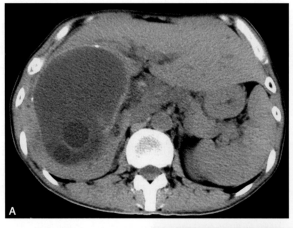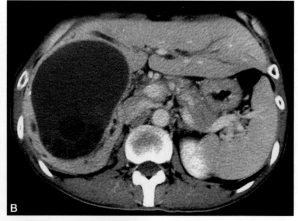

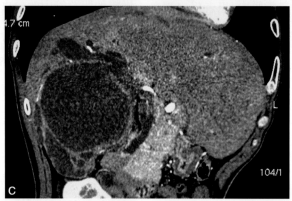

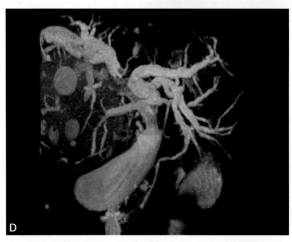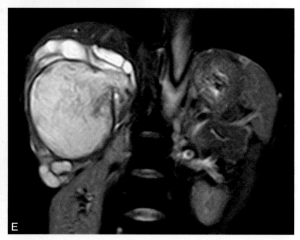

图 63-11-1　胆道包虫病

A、B. 轴位 CT 平扫+增强图像显示肝内巨大囊性灶，边缘伴钙化，内见更低密度子囊影，增强后未见强化；C. 斜冠状位 CT 增强图像显示肝内囊性灶边缘不完整，局部与胆道相通，肝内胆管明显扩张，胆管腔内密度增高；D. MRCP 图像显示肝内胆管明显扩张，胆管局部充盈缺损；E. 冠状位 fsT$_2$WI 图像显示肝内囊性灶边缘不完整，局部与胆道相通，肝内胆管明显扩张（病例来自于新疆医科大学附属第一医院刘文亚）

三、教学要点

1. 患者来源于牧区流行区，并有长期生活或密切接触家畜史。尤其是家族内有患"包虫"病患者，既往病史中是否有包虫病手术史等。

2. 因肝包虫囊肿破入胆道，多数患者呈急性痛苦病容，一般均有"急腹症"体征。

3. 包虫皮内试验阳性。

4. 影像学检查显示包虫囊肿与胆管相交通，可直接确诊。

第十二节　胆囊息肉

一、综　述

1. 定义　胆囊息肉（gallbladder polyps，GB-

Ps)或胆囊息肉样病变(polypoid lesions of gall-bladder,PLG)是指胆囊壁黏膜表面的任何隆起性病变[197-199]。目前,胆囊息肉没有统一的分类方法。最常见的胆囊息肉类型是胆固醇性息肉(又称胆固醇沉着症),占60%~70%;其次为腺瘤性息肉、偶发癌;少见的有腺肌瘤病、炎性息肉、增生性息肉。其中除偶发癌外,腺瘤样息肉为良性肿瘤性息肉,其余为良性非肿瘤性息肉(又称瘤样病变)[197-202]。胆囊息肉的发病率在中国的报道是1%~9%[203]。胆囊息肉的患病率在中国、丹麦、日本分别是6.9%、4.3%、5.2%~5.6%[204-207]。胆囊息肉在胆囊切除中所占比例是2.6%~12.1%[208-210]。大量数据分析表明,胆囊息肉的男女比例为1.3∶1,平均年龄49岁(范围32~83岁);而恶性胆囊息肉稍多见于女性,男女比例为0.78∶1,平均年龄58岁(范围50~66岁)[201]。

2. 病因及发病机制　本病病因不明。针对胆囊黏膜胆固醇堆积致GBP的病因有以下3种观点:①胆囊壁局部合成的胆固醇增加。②从胆汁和/或血液中摄取的胆固醇增加。③胆囊黏膜细胞移出过量胆固醇的能力受损。并且胆固醇性息肉的形成与肝脏细胞分泌胆汁的功能发生紊乱密不可分[197,204]。

3. 病理生理　主要病理改变为过多的胆固醇沉着于胆囊黏膜固有层内(主要位于大巨噬细胞内),促使上皮增生、罗-阿窦增多及肌层增厚而形成突出于黏膜表面的息肉[211-213]。

4. 临床症状与体征　胆囊息肉一般无特殊的临床表现,多数患者在超声检查时偶然发现。本病常见临床表现包括间歇性右上腹部不适、伴或不伴右肩部放射痛,可伴恶心、厌食、腹胀不适等,偶可见发热、黄疸等。阳性体征主要为右上腹压痛[202]。

5. 影像学表现　一般胆囊息肉都是超声检查偶然发现,较少为有症状患者行超声检查发现。胆囊息肉往往采用超声检查就能确诊,需与其他疾病鉴别时才进一步行CT或MRI检查[214,215]。

(1) CT:CT平扫常为等密度,增强后有强化,表现为胆囊壁下高密度小颗粒状或结节状向腔内的突起,形态可规则或不规则,随着体积的增大,其形态趋向不规则[216,217]。

(2) MRI:与CT相似,在T$_1$WI上呈稍低信号结节影,T$_2$WI上呈低信号的充盈缺损影,增强后轻到中度强化。利用磁共振弥散加权成像技术有助于胆囊息肉和胆囊癌的鉴别,但对于胆固醇性息肉和腺瘤性息肉的鉴别则意义不大[218]。

6. 诊断要点与鉴别诊断

(1) 诊断要点:胆囊息肉最常见的CT表现为由胆囊壁向胆囊腔内突出的软组织密度小结节,邻近的胆囊壁正常无增厚;MRI图像,T$_1$WI及T$_2$WI均表现为低信号结节,DWI未见明显高信号,增强扫描呈轻中度均匀强化。

(2) 鉴别诊断

1) 胆囊腺肌增生症:CT表现为胆囊壁不均匀增厚,增强扫描增厚的胆囊壁内可见扩张的罗-阿窦,胆囊壁均匀程度强化,罗-阿窦各期无强化;超声特异性表现为胆囊壁内可见大小及形态不一的无回声区(罗-阿窦);MRI对罗-阿窦的显示更为清晰,T$_2$WI在增厚的胆囊壁内可见多发类圆形T$_2$WI高信号[219]。

2) 胆囊腺瘤:CT显示小的病灶表现为乳头状或结节状,体积增大表现为菜花状,病灶表面可见桑葚征,病灶密度均匀,增强扫描表现为动脉期轻中度均匀强化,静脉期及延迟期渐进性强化;MRI显示病灶在T$_1$WI及T$_2$WI为均匀等信号,增强扫描强化程度与CT一致[220]。

3) 胆囊癌(腔内型):突向胆囊腔内的软组织密度/信号肿块,病灶以宽基底与胆囊壁相连,邻近胆囊壁呈结节状或不均匀增厚,胆囊壁僵硬,增强扫描病灶呈明显不均匀强化[221]。

二、病例介绍

病例1

1. 病史摘要　患者,女性,51岁。发现胆囊占位渐增大7年入院。AFP、CEA、CA19-9均为阴性。行胆囊切除术,病理结果为慢性胆囊炎、伴胆固醇性息肉。

2. 影像学表现　见图63-12-1。

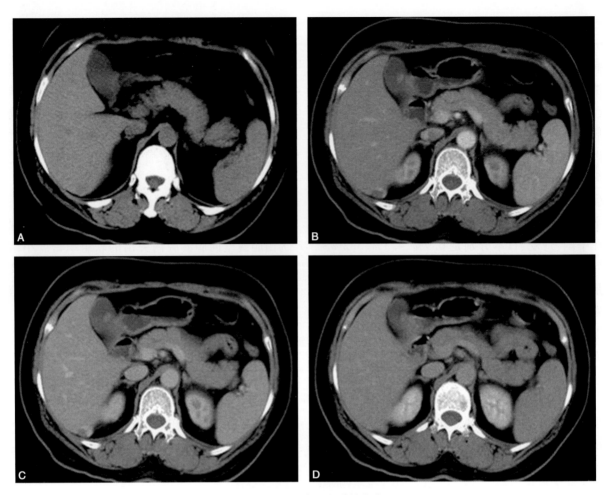

图 63-12-1　胆囊胆固醇性息肉

A～D. CT 平扫及增强显示胆囊形态未见异常,平扫胆囊内未见明显异常密度影,增强扫描胆囊壁下见一持续强化小结节,邻近胆囊壁光滑无明显增厚

病例 2

1. 病史摘要　患者,女性,48 岁。间断性右上腹痛 20 天、超声发现胆囊息肉 2 周入院,AFP、CEA、CA19-9 均为阴性。遂行腹腔镜胆囊切除术,病理结果为慢性胆囊炎、腺瘤性息肉。

2. 影像学表现　见图 63-12-2。

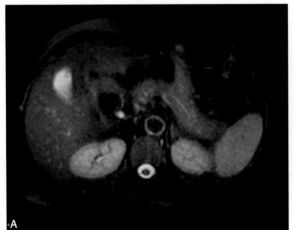
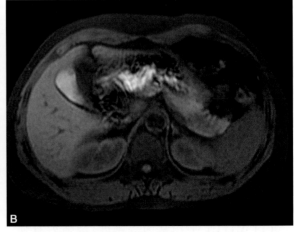

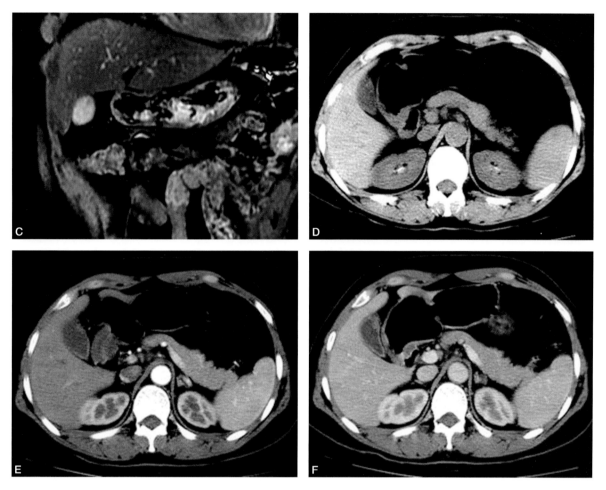

图 63-12-2　胆囊腺瘤性息肉

A～C. MRI 显示胆囊形态未见异常,胆囊底部腔内见一结节状 T_1WI、T_2WI 低信号影;D～F. CT 平扫见胆囊底部结节状软组织密度灶,增强扫描病灶呈轻度均匀强化

病例3

1. 病史摘要　患者,男性,28 岁。体检发现胆囊占位 1 周入院。AFP、CEA、CA19-9 均

为阴性。行胆囊切除术,病理结果为胆囊腺瘤性息肉。

2. 影像学表现　见图 63-12-3。

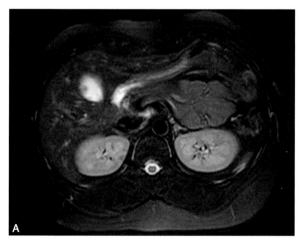

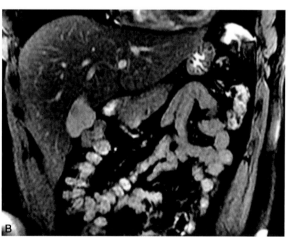

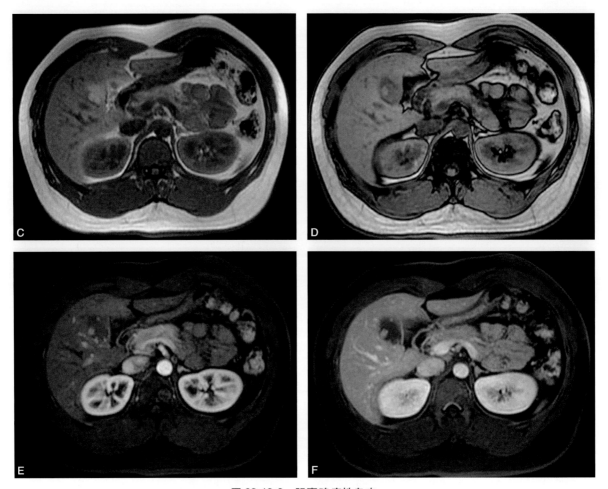

图 63-12-3　胆囊腺瘤性息肉

A~D. MRI 平扫显示胆囊形态规整,囊壁下见结节状 T_2WI 低信号,T_1WI 病灶呈稍低信号,T_1WI 反相位呈高信号;
E、F. MRI 增强扫描病灶呈均匀持续强化,邻近胆囊壁未见明显异常

病例 4

1. 病史摘要　患者,男性,33 岁。体检发现右肝占位 2 周入院。AFP、CEA、CA19-9 均为阴性。行右肝肿瘤切除+胆囊切除术,病理结果为肝脏局灶性结节增生、慢性胆囊炎伴胆固醇性息肉。

2. 影像学表现　见图 63-12-4。

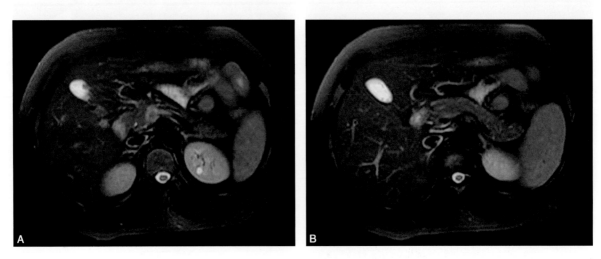

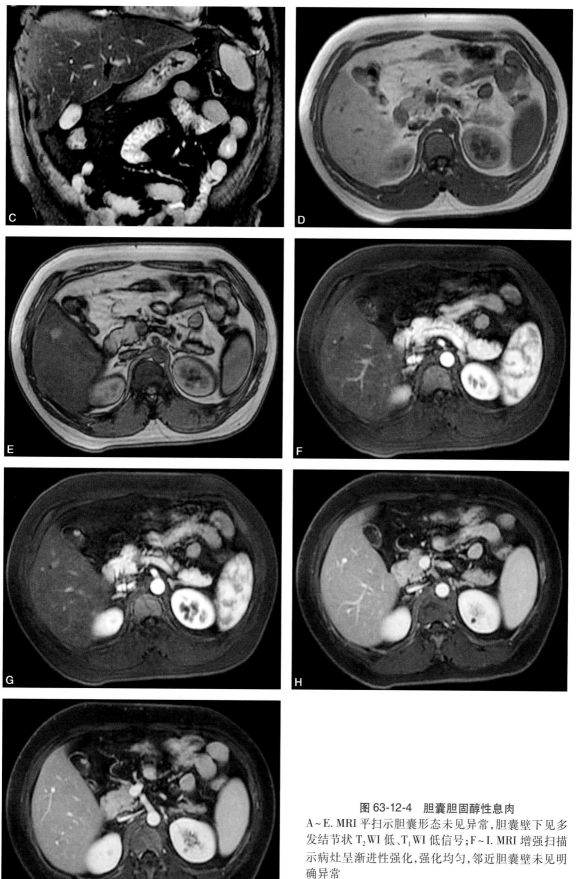

图 63-12-4 胆囊胆固醇性息肉
A~E. MRI 平扫示胆囊形态未见异常,胆囊壁下见多发结节状 T_2WI 低、T_1WI 低信号;F~I. MRI 增强扫描示病灶呈渐进性强化,强化均匀,邻近胆囊壁未见明确异常

三、教学要点

1. 胆囊息肉最常见类型为胆固醇息肉,病变自黏膜生长,呈结节状或乳头状突向胆囊腔内。

2. 有如下影像学表现应考虑此病:胆囊腔内结节状或乳头状软组织密度/信号病灶,病灶较小,增强扫描呈均匀渐进性强化,邻近胆囊壁未见明确异常。

3. 鉴别诊断包括胆囊腺肌症、胆囊腺瘤、胆囊癌。

4. 诊断及鉴别诊断需手术病理活检来证实。

第十三节　胆囊腺肌症

一、综　述

1. 定义　胆囊腺肌瘤病(adenomyomatosis of gallbladder,GBA),又称胆囊腺肌增生症,是一种胆囊黏膜上皮增生和肌层肥厚的胆囊良性疾病,其特点为黏膜上皮内陷或穿过增生变厚的肌层形成胆囊内壁憩室或罗-阿窦(Rokitansky-Aschoff sinuses,RAS)[222-224]。流行病学研究显示,GBA 并非少见,在切除胆囊标本中占 2%~5%[222,225]。不同研究者报道的发病率存在较大差异,这可能与研究方法、地域差别、样本构成及各地对此病的影像学表现和诊断标准不一有关。在我国胆囊切除的标本中,其发病率为 3.0%~3.6%,女性多于男性,好发于 40~55 岁[226-228]。

2. 病因及发病机制　胆囊腺肌症病因尚不明确,可能与胆囊动力障碍、胆囊结石及慢性炎症的长期刺激、胆囊胆管发育异常或与先天性胰胆管合流异常等有关[223,224,229-232]。胆囊神经源性功能障碍可能造成囊内压力增加,从而形成胆囊壁内的憩室或罗-阿窦。胆囊慢性炎症的长期刺激可能造成胆囊黏膜上皮增生。

3. 病理生理　病理上,胆囊腺肌症主要为胆囊黏膜和肌层增生所致的囊壁不同程度地弥漫性或局限性增厚,并有黏膜突入肌层形成小囊,即 RAS[222,225];可伴有慢性炎症改变及胆囊结石。病理切面内可见腔隙或囊腔,其内充满胆汁,偶见结石。镜下表现为病变局部黏膜上皮不同程度腺样增生,RAS 数量增多,扩大呈囊状,并穿入肌层或浆膜下层,与周围增生肥厚的纤维平滑肌混杂排列[231,233-235]。

Ootani 等根据胆囊大体病理形态改变将胆囊腺肌症分为 3 型[229,236-238],即弥漫型(diffuse type)、节段型(annular type)、基底型或底部型(fundal type)。弥漫型累及整个胆囊。节段型为发生于胆囊体或体颈交界部的环状管壁增厚及管腔狭窄,胆囊有时被分隔成 2 个相连的较小腔室。基底型最常见,为发生在胆囊底部的局限性隆起或硬结,病变中心常形成脐样凹陷。此凹陷可能是因病变狭窄环靠近胆囊基底部而形成的管道样小囊腔,有时可完全闭塞。

4. 临床症状与体征　本病病程缓慢,常合并胆囊结石,因此与慢性胆囊炎、胆囊结石症状相似。主要症状为右上腹痛,其他症状有消化不良、脂肪性食物不耐症、恶心、呕吐和发热[224-226,229-232]。

5. 影像学表现

(1) CT:CT 显示胆囊壁内的 RAS,为本病诊断的直接征象[239-242]。但当 RAS 较小时,CT 则难以显示,可表现为胆囊壁呈弥漫或局限性增厚,胆囊腔呈不同程度缩小。肝胆界面显示多较清晰,合并胆囊炎症时,局部显示可模糊[233]。胆囊腺肌症根据胆囊壁受累范围的 3 种分型,即弥漫型、节段型、基底型,表现不同的影像特点。弥漫型表现为胆囊壁弥漫性增厚,胆囊壁内面凹凸不平,胆囊腔缩小。从胆囊颈部至底部可见多发 RAS 形成,部分窦腔可与胆囊腔相连通,典型表现为"花环征"[239]。节段型表现为胆囊壁的一段狭窄,大多累及胆囊体部或体颈交界处。表现为环形狭窄,呈哑铃状或葫芦状变形,造成部分胆囊腔内胆汁淤积,囊腔密度增高,是胆囊结石形成的危险因素之一。也可表现为一侧壁增厚,局部胆囊凹陷[243]。基底型表现为胆囊底局限性帽状增厚,内侧常出现一脐样凹陷,即特征性"脐凹征"表现,可与胆囊腔相通[230-232]。

增强后,动脉期黏膜下组织明显强化,门静脉期胆囊壁强化逐渐向肌层及浆膜面扩展,延迟期病变强化范围进一步扩大,胆囊壁全层不均匀或均匀性显著强化,不均匀强化表现为在明显强化的病变组织内可见小囊状及小点状低密度无强化灶,为 RAS。各型增厚的胆囊壁强化持续时间长,强化衰减缓慢[55,239-244]。

(2) MRI:胆囊壁呈弥漫或局限性增厚,胆囊腔呈不同程度缩小[245,246]。RAS 表现为病变胆囊壁内边缘光滑的囊性结构,T₂WI 上呈现与胆汁一致的高信号,在动态增强 MRI 扫描各时相均不强化[247-249]。以往 MRI 研究测得 RAS 的直径为 3～7mm[225,234]。弥漫型 GBA 均有黏膜或管腔面的早期强化及浆膜面的延迟强化，且强化效果持续至延迟期。节段和基底型 GBA 可呈现增厚胆囊壁的全程强化。MRCP 中增厚胆囊壁内多个小圆形高信号病灶称为"珍珠项链征"，此即 RAS 的表现，是 GBA 的诊断要点[234,250]。

6. 诊断要点与鉴别诊断

（1）诊断要点：增厚的胆囊壁内 RAS 的显示是准确诊断 GBA 的一个关键点。增强扫描动脉期增厚的胆囊壁黏膜层明显强化，延迟后囊壁强化范围向外扩大，甚至达到浆膜下，这种强化方式反映了胆囊黏膜和肌层的增生肥大，为一部分 GBA 的强化特点。

（2）鉴别诊断：GBA 在影像上需要与胆囊癌、胆囊炎等鉴别[236,242,244,251]。

1）胆囊癌：厚壁型胆囊癌表现为胆囊壁不规则增厚、僵硬，增强扫描黏膜线破坏、不连续。

腔内型胆囊癌多呈宽基底，增强后强化较明显。肿块型胆囊癌表现为胆囊腔大部分或完全被软组织密度肿块占据，肿块较大时可发生液化坏死。胆囊癌 DWI 呈高信号，弥散受限。胆囊癌可侵犯邻近肝实质，也可发生淋巴结转移。

2）胆囊炎：急性胆囊炎多表现为胆囊壁弥漫均匀增厚，增强后均匀强化，周围多伴渗出。慢性胆囊炎表现为胆囊壁增厚，常伴有胆囊结石。GBA 可合并慢性胆囊炎，要注意观察增厚胆囊壁内有无 RAS。

二、病 例 介 绍

病例 1

1. 病史摘要　患者，男性，43 岁。体检发现胆总管结石、胆囊结石 6 个月入院。AFP、CEA、CA19-9 均为阴性。行胆囊切除术，病理结果为慢性胆囊炎、伴腺肌症。

2. 影像学表现　见图 63-13-1。

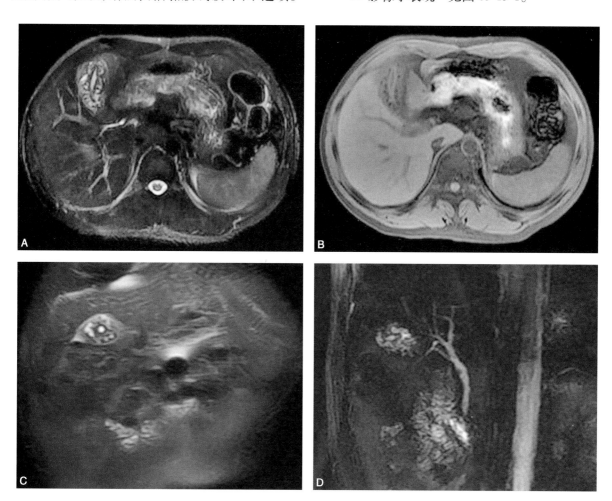

图 63-13-1　弥漫型胆囊腺肌症

A～C. MRI 平扫显示胆囊壁弥漫增厚，囊腔缩小，增厚囊壁内见多发小囊状影，T_2WI 呈与胆汁信号一致的极高信号；D. MRCP 可见"珍珠项链征"

病例2

1. 病史摘要 患者,男性,39岁。因体检发现胆囊底增厚半个月余入院。AFP、CEA、CA19-9均为阴性。

2. 影像学表现 见图63-13-2。

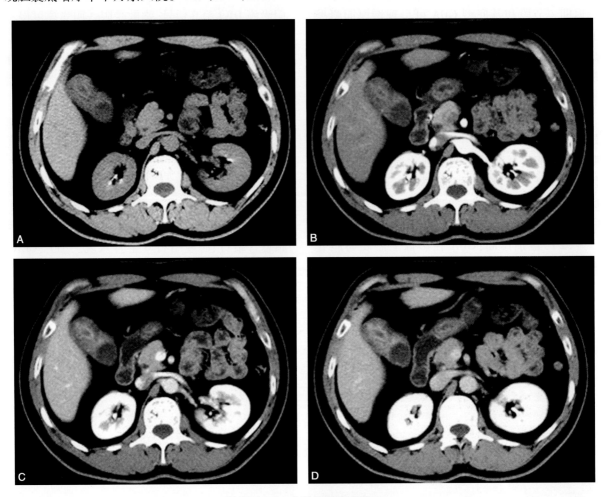

图63-13-2 节段型胆囊腺肌症

A~D. CT平扫显示胆囊形态不规则,囊体部环形狭窄,底部囊壁增厚,增厚囊壁内密度欠均匀,增强后增厚囊壁强化且其内可见小囊状低密度无强化区

病例3

1. 病史摘要 患者,男性,62岁。因慢性胆囊炎30余年、体检发现胆囊增厚9天入院。AFP、CEA、CA19-9均为阴性。行胆囊切除术,病理结果为慢性胆囊炎伴腺肌症。

2. 影像学表现 见图63-13-3。

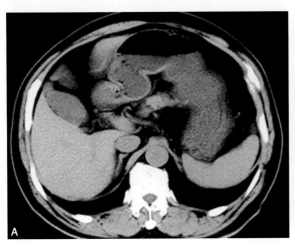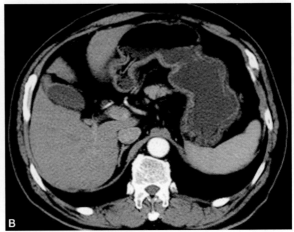

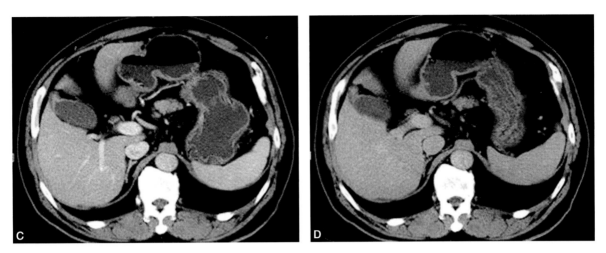

图 63-13-3　基底型胆囊腺肌症

A~D. CT 平扫显示胆囊底部见局限性帽状结构以及特征性"脐凹征",增强扫描动脉期增厚胆囊壁黏膜层强化,门静脉及延迟期强化范围向外扩展

病例 4

1. 病史摘要　患者,男性,49 岁。因慢性胆囊炎 10 余年入院。AFP、CEA、CA19-9 均为阴性。

2. 影像学表现　见图 63-13-4。

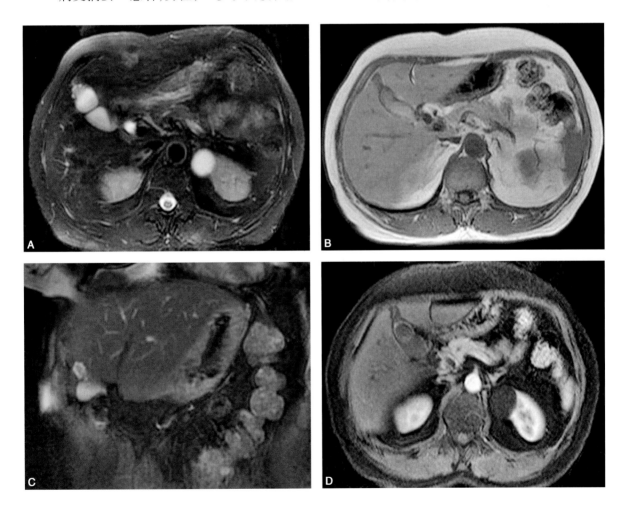

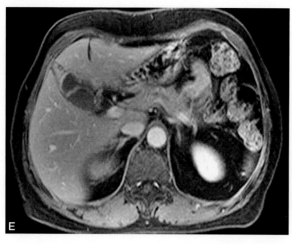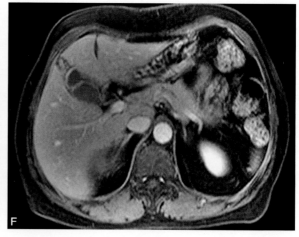

图63-13-4　基底型胆囊腺肌症

A~E. MRI平扫示胆囊底部局部囊壁增厚呈帽状突出,增厚囊壁内见多发小囊状影,T_2WI呈与胆汁信号一致的极高信号,增强扫描动脉期增厚胆囊壁黏膜增厚可见强化,门静脉期及平衡期浆膜面延迟强化

三、教学要点

1. 弥漫型胆囊腺肌症　胆囊壁弥漫性增厚,胆囊腔缩小,增厚胆囊壁内见多发 RAS 形成,T_2WI 上呈现与胆汁一致的高信号,MRCP 表现为"珍珠项链征",RAS 增强不强化。

2. 节段型胆囊腺肌症　胆囊壁节段性狭窄,大多累及胆囊体部或体颈交界处,表现为环形狭窄,呈哑铃状或葫芦状变形,增强后增厚囊壁强化,其内可见小囊状低密度无强化区,即 RAS。

3. 基底型胆囊腺肌症　胆囊底局限性帽状增厚,内侧常表现为特征性"脐凹征",可与胆囊腔相通。

第十四节　胆管内乳头状肿瘤

一、综　述

1. 定义　胆管内乳头状瘤(intraductal papillary neoplasm of the bile tract,IPNB)是一种发生在肝脏系统中的极其罕见的疾病,国内称之为多发性乳头状瘤、胆管乳头状瘤或胆管乳头状瘤病[252,253]。IPNB 分为有分泌功能和无分泌功能两种。有分泌功能肿瘤称为胆管内乳头状黏液性瘤(intraductal papillary mucinous neoplasm of the bile tract,BT-IPMN),占 28%~37%,无分泌功能者称为非黏液性 IPNB[254]。病灶可单发或多发,常多发,发生在肝内,典型表现为存在于肝内和肝外胆管中多种形态不一的乳头状凸起。好发年龄

为 50~70 岁,男女患者比例为 2∶1~3∶1。BT-IPMN 虽为良性肿瘤,但仍有较高的恶变潜能,恶变率为 64%~89%[255,256]。

2. 病因及发病机制　目前为止,IPNB 的发病机制尚不确定,目前认为其与消化系统慢性疾病所引起的胆管周围炎和胆管周围上皮增生或不典型增生有关,如反复发生的化脓性胆管炎、胆道结石反复感染、华支睾吸虫病、异位胰腺、胆道系统发育异常等。国外支持基因学说,即 K-ras 突变及 p53 表达异常与 BT-IPMN 的发病密切相关[257,258]。

3. 病理生理　BT-IPMN 为来源于胆管上皮细胞的乳头状黏液性肿瘤,可单发或弥漫性生长,可发生于胆道系统的任何部位。基于 BT-IPMN 形态学及黏蛋白的特性,BT-IPMN 的被覆上皮可分为 4 种类型,分别为:胰胆管型、肠型、嗜酸细胞型和胃型,以胰胆管型最为多见。被覆上皮可产生黏液,从而呈现出不同程度的异型性,甚至可进展为浸润性癌。根据异型性的程度及有无浸润性癌成分,BT-IPMN 可分为 3 种类型,分别为:BT-IPMN 伴低或中级别上皮内肿瘤、BT-IPMN 伴高级别上皮内肿瘤、BT-IPMN 伴相关的浸润性癌[259]。

4. 临床症状与体征　本病临床表现无特异性,主要表现为长期间歇性发作的上腹痛和发热,若伴有梗阻性化脓性胆管炎,也可表现为持续性高热伴寒战,部分病例会出现胆管梗阻,表现为黄疸,黄疸以波动性多见,可能与肿瘤组织的脱落、坏死组织及分泌的胶冻状黏液部分或间歇性阻塞

胆管有关。其他临床表现还包括恶心、呕吐、消瘦等[260]。

5. 检查方法与选择

（1）超声：因肠道内气体干扰，造成壶腹区病变出现假阳性或假阴性。

（2）CT：可作为 BT-IPMN 的首选检查，CT 增强扫描可提高诊断准确率，对疾病的鉴别有重要作用。

（3）MRI 及 MRCP：能清晰显示扩张胆管，对 BT-IPMN 的诊断具有一定作用。

（4）ERCP：是 BT-IPMN 诊断的重要手段，配合胆道子母镜检查易于发现病变，并可进行内镜下活检。

（5）病理学检查：诊断 IPNB 的“金标准”。

6. 影像学表现

（1）超声：扩张的胆管内出现结节状或蕈伞状肿块，多为等回声或稍高回声，CDFI 未见明显血流信号。超声造影表现为病灶内实性成分动脉期高强化，静脉期及延迟期低强化[261]。

（2）CT：扩张的胆管内出现乳头状或结节状软组织密度影，呈等密度或稍低密度，增强扫描病灶呈均匀轻度强化，门静脉期延迟强化，邻近胆管壁或肿瘤附着处胆管壁局限性增厚，强化不明显[262]。

（3）MRI：T$_1$WI 呈等或稍低信号，T$_2$WI 多呈等或稍高信号，病灶与胆管壁相连，DWI 呈高信号，ADC 呈低信号，MRCP 显示扩张胆管内乳头状或条形充盈缺损，增强扫描乳头状结构动脉期中度强化，强化程度高于周围正常肝组织，门静脉期、平衡期及延迟期强化程度稍减低，囊内液体无强化[263,264]。

7. 诊断要点与鉴别诊断

（1）诊断要点：胆管内乳头状肿瘤的常见 CT 表现为扩张胆管内形态不一的乳头状、类圆形、长条形的低密度结节或肿块，肿瘤所在胆管扩张，其他肝叶或肝段的胆管不同程度扩张，病灶与胆管相通是其重要特点。CT 增强扫描表现为轻中度强化，门静脉期延迟强化，邻近胆管壁或肿瘤附着处胆管壁局限性增厚、强化不明显。

（2）鉴别诊断

1）胆管癌：上段胆管癌位于肝门区，可见肝门区软组织肿块，伴肝内胆管“软藤状”扩张，扩张的左肝管及右肝管不汇合；中段及下段胆管癌多表现为低位胆道梗阻，扩张的胆总管突然变窄或截断，此处即为肿瘤所在部位，局部胆管壁增厚或形成软组织密度肿块，增强扫描病灶呈明显强化[265]。

2）胆管囊腺瘤：病灶表现为单发、多房囊性肿物，直径多超过 5cm，边界清楚，囊壁规整，囊内多可见纤细分隔，较少出现壁结节和钙化，钙化多为细小点状或结节状，增强扫描囊壁和分隔呈轻度强化，病灶周围胆管无扩张[266]。

3）硬化性胆管炎：主要表现为肝内外胆管多发节段性的扩张及狭窄，与正常胆管交替出现，呈现为“串珠样”改变，胆管壁向心性增厚，增强扫描增厚的胆管壁呈明显强化；病变进展小胆管闭塞，肝内胆管远端分支减少，较大胆管管壁僵硬，走行僵直，呈“剪枝征”[156]。

二、病例介绍

病例

1. 病史摘要　患者，男性，60 岁。因间断腹胀 4 周，加重 7 天入院，伴乏力、纳差，伴恶心，偶有反酸、烧心。既往体健。吸烟史 30 余年，20～40 支/d，血常规：WBC 10.27×10⁹/L，肿瘤标志物无异常。

2. 影像学表现　见图 63-14-1。

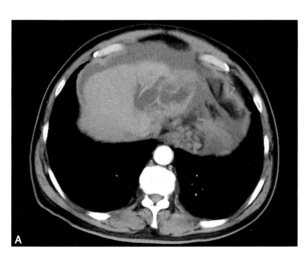

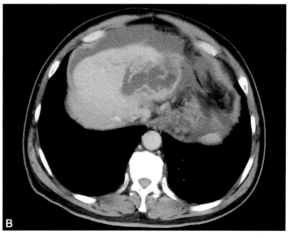

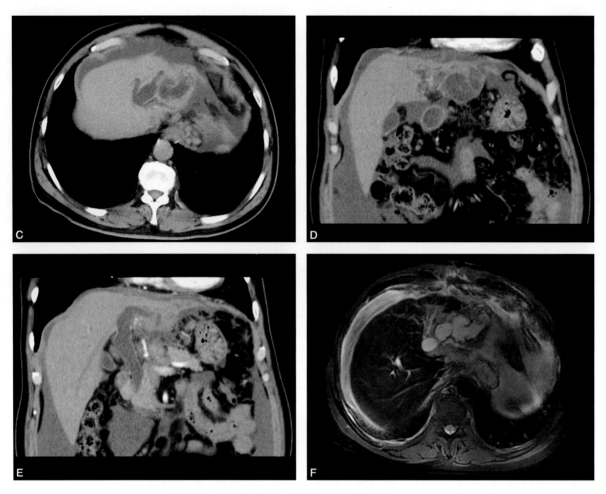

图 63-14-1　胆管内乳头状肿瘤

A~D. 轴位 CT 增强扫描显示肝左叶胆管及胆总管扩张,肝左叶胆管内可见片状软组织密度病灶,动脉期呈轻度强化,门静脉期及延迟期病灶呈渐进性强化,CT 平扫冠状位图像显示肝左叶弥漫性扩张,扩张胆管内可见软组织密度灶;E. CT 增强冠状位图像显示肝左叶胆管及胆总管均扩张;F. T$_2$WI 显示肝左叶胆管扩张,扩张的胆管内可见片状 T$_2$WI 稍低信号

三、教　学　要　点

1. 胆管内乳头状瘤可发生在肝内或肝外胆管的任何部分,分为有分泌功能和无分泌功能肿瘤两大类。

2. 有如下影像学表现应考虑此病:扩张的胆管内伴低密度结节或肿块,病灶与胆管相通;增强扫描呈轻度强化,门静脉期呈延迟强化。

3. 鉴别诊断包括胆管癌、胆管囊腺瘤、硬化性胆管炎。

4. 诊断及鉴别诊断常需通过穿刺活检来证实。

第十五节　肝外胆管腺瘤

一、综　　述

1. 定义　肝外胆管腺瘤(extrahepatic biliary adenoma,EBA)是一种起源于胆管黏膜上皮的良性息肉样肿瘤,由乳头状、管状或管状乳头状结构组成,被覆不典型增生上皮。本病临床罕见,影像学易误诊为胆管癌,提高对其认识有十分重要的意义。

2. 病因及发病机制　EBA 的起源及发病机制仍不清楚,多数报道认为胆道系统结石等慢性胆道疾病引起胆汁淤积和反复感染,为胆管腺瘤发病的重要诱因。发病年龄为 15~85 岁,男女比例为 1:2[267,268]。肝外胆管良性肿瘤在胆道手术中的发现率为 0.1%,只占全部肝外胆管手术的 6%[269],EBA 是肝外胆管良性肿瘤最常见的类型,实际发病率不清。EBA 多单发,少数为多发孤立性病灶,可位于胆管的不同位置,以壶腹部或接近壶腹部多见。由于解剖部位特殊,肿瘤一般不会长得很大,直径通常为 1~3cm,偶尔可达 4.5cm[270]。

3. 病理生理 WHO 将腺瘤分为管状腺瘤、乳头（绒毛）状腺瘤和乳头-管状腺瘤（混合型）3类[268]，其中以乳头状腺瘤多见。瘤体呈乳头样或菜花样，界限清楚，无包膜，切面呈红褐至灰白色，质脆，易脱落。镜检可见扩张的胆管上皮增生，肿瘤细胞围绕复杂纤维血管组织形成乳头状瘤样结构，表面覆盖单层柱状或立方上皮，核圆形或椭圆形，位于基底部，伴局灶性癌变者可见细胞异型明显，细胞核不规则且重叠，核分裂象多见。免疫组化染色 CD10、CK19、CK7 和 CD56 阳性，而 AFP 和 p53 染色阴性。肝外胆管腺瘤 MIB-1（Ki-67）和 p53 核表达多表现阳性[271]，具有潜在恶性倾向，可以发展成乳头瘤病或腺癌，根治性手术切除是首选治疗方案。

4. 临床症状与体征 早期阶段可无任何症状而被偶然发现，后期肿瘤增大临床表现主要为腹痛、黄疸、皮肤瘙痒、消化不良和消瘦，也可有胆管炎[272]或胰腺炎[273]，合并感染时有畏寒、发热。少数腺瘤分泌黏液，可引起波动性黄疸。肝功能检查多数患者出现血清胆红素、碱性磷酸酶、谷丙转氨酶、谷草转氨酶升高。查体一般无明显症状，少数患者可因淤胆发现肝脏、胆囊肿大。

5. 影像学表现

（1）超声：肿块位于胆管内或胆管壁，呈低回声或等回声软组织肿块，后方无声影，近端胆管扩张，常为无蒂的广基结构，有时可见蒂或柄，边界清晰，胆管壁回声清晰，无浸润征象[274]。超声造影显示动脉期强化并随后消退，提示为富血供病变。

（2）CT：CT 不仅能显示肿瘤的位置、大小、形态、边界和浸润程度，以及胆管梗阻的部位、梗阻近端胆管的扩张程度，还能显示胆管壁的形态、厚度、了解有无腹腔及远处转移等情况。平扫示胆管扩张，管腔内等、低密度软组织肿块，形状不规则、边界不清；胆管壁可节段性增厚，外缘光滑清楚。增强扫描可显示病灶强化。

（3）MRI：MRI 病灶多呈偏心膨胀性生长，边界清楚、边缘毛糙，T_2WI 呈等高或等信号，磁共振胰胆管成像（magnetic resonance cholangiopancreatography，MRCP）示梗阻端以杯口状改变为主，以上胆管扩张，胆管壁光滑、无增厚[8]。

（4）经皮穿刺肝胆道成像（PTC）和内镜逆行胰胆管造影术（ERCP）：EBA 显示为胆管腔内息肉状充盈缺损，表面光滑或分叶状（多见于管状腺瘤），也可呈菜花状（多见于乳头状腺瘤），广基或狭基与胆管壁相连。PTC 能显示肿瘤部位、病变上缘和侵犯胆管的范围及其与肝管汇合部的关系，最大的特点是可动态观察对比剂在胆道内的流动及分布情况，较 CT、MRI 更为准确和直观。在 PTC 诊断的基础上可对狭窄的胆道进行扩张，达到解除黄疸的目的。ERCP 可见管腔内分叶状充盈缺损伴胆管树广泛或部分扩张，肿瘤小且偏平时，胆管壁不规则，呈"天鹅绒""锯齿样"、结节状充盈缺损。单纯 ERCP 只能了解梗阻下游的情况，常需 PTC 弥补，PTC 与 ERCP 联用，可以完整的显示整个胆管树，有助于明确病变的部位、大小及病变性质。还可以多点取材送病理组织检查，提供病变的详细信息。在极少数病例，肝外胆管梗阻是腔内黏液所致，超声和 CT 可以显示胆管扩张，但很难显示黏液，胆道造影可以显示飘浮充盈缺损[275]。

6. 诊断要点与鉴别诊断

（1）诊断要点：肝外胆管腺瘤具有发病隐匿、进展缓慢等特点，好发于中老年人，病灶多偏心膨胀性生长，边界清，边缘毛糙，不完全阻塞胆管，可出现波动性黄疸。影像上主要表现为管腔内充盈缺损伴梗阻近端胆管扩张，术前确诊困难。

（2）鉴别诊断

1）胆管结石：结石边界清楚，在 CT 上多呈高密度、超声伴后方声影；而肝外胆管腺瘤边界毛糙，CT 呈等或低密度软组织肿块，超声上不伴声影。

2）胆管癌：胆管癌表现为梗阻端以上胆管扩张明显，呈"软藤征"，梗阻端骤然截断，呈鼠尾状或不规则狭窄，近肝门区胆管癌病灶易向左右肝管方向生长，邻近远端胆管扩张，病灶边界欠清，邻近胆管管壁增厚、毛糙；而肝外胆管腺瘤梗阻端以上胆管扩张程度相对较轻，梗阻端以杯口状改变为主，管壁光滑、未见增厚。

3）胆管炎症：胆管炎性狭窄多表现为渐进性狭窄，管壁多对称，肝内胆管扩张呈"枯枝状"，管壁无偏心性增厚，管腔内无软组织肿块。

二、病例介绍

病例1

1. 病史摘要　患者,女性,52岁。巩膜黄染6年。4年前无诱因出现上腹疼痛,呈间断性隐痛,自服金胆片,效果较好,后全身皮肤黏膜黄染,巩膜黄染加重,右上腹疼痛加重,向后背放射。B超发现胆囊泥沙状结石,行胆囊切除术、胆道探查术,术中发现胆总管占位。实验室检查:ALT 73U/L,AST 51U/L,ALP 447U/L,GGT 183U/L,CHE 4 486U/L,DBIL 18.7μmol/L,ALB 32.6g/L。手术所见:十二指肠降段内侧及胆总管下段可及质硬肿块约3cm×3cm×4cm,十二指肠乳头周围肠壁僵硬,胆总管直径约1cm,壁厚约0.2cm,内膜光滑,胆总管下段狭窄增厚,未见结石。剖开离体标本见十二指肠乳头部占位病变,呈菜花状,大小约4cm×3cm。病理结果:胆总管管状腺瘤侵及十二指肠。

2. 影像学表现　见图63-15-1。

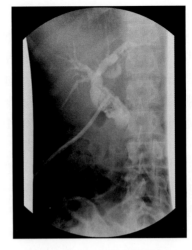

图63-15-1　肝外胆管腺瘤
T管造影显示胆总管下段截断、充盈缺损,对比剂排空受阻,其以上肝内外胆管扩张

病例2

1. 病史摘要　患者,女性,75岁。半年前因"胆管结石,急性化脓性胆管炎"于当地医院行胆囊切除、胆总管探查、T管引流、空肠造瘘术。病理结果:胆管绒毛状腺瘤伴上皮中度非典型增生。

2. 影像学表现　见图63-15-2。

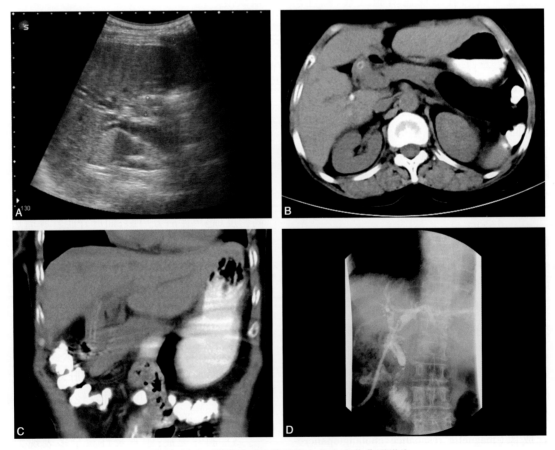

图63-15-2　胆管绒毛状腺瘤伴上皮中度非典型增生
A.腹部超声示左右肝管轻度扩张;B、C.腹部CT见左肝区扩张,T管引流术后改变;D.T管造影显示左右肝管分叉处不规则充盈缺损

三、教　学　要　点

EBA 表现为肝外胆管管腔内充盈缺损伴梗阻近端胆管扩张，患者可出现波动性黄疸，影像学检查可以明确病变的形状、大小和位置，定性诊断有赖于病理学结果。

参 考 文 献

[1] Geng ZM, Yao YM, Liu QG, et al. Mechanism of benign biliary stricture: a morphological and immunohistochemical study[J]. World J Gastroenterol, 2005, 11(2): 293-295.

[2] Xu J, Geng ZM, Ma QY. Microstructural and ultrastructural changes in the healing process of bile duct trauma [J]. Hepatobiliary Pancreat Dis Int, 2003, 2(2): 295-299.

[3] Laukkarinen J, Chow P, Sand J, et al. Long-term changes in hepatobiliary physiology after Roux-en-Y hepaticojejunostomy[J]. J Surg Res, 2007, 143(2): 270-275.

[4] Mocchegiani F, Vincenzi P, Lanari J, et al. Immunological risk factors in biliary strictures after liver transplantation[J]. Ann Transplant, 2015, 20: 218-224.

[5] Ryu CH, Lee SK. Biliary Strictures after Liver Transplantation[J]. Gut and Liver, 2011, 5(2): 133-142.

[6] 马宽生, 何振平, 蔡景修, 等. 异位静脉压迫左肝管横部至胆管良性狭窄二例报告[J]. 中华外科杂志, 1995(12): 748.

[7] 何振平. 门脉性胆道病诊断与治疗[J]. 肝胆外科杂志, 2002, 10(2): 152-153.

[8] Rossetti A, Christian BN, Pascal B, et al. Perforated duodenal diverticulum, a rare complication of a common pathology: A seven-patient case series[J]. World J Gastrointest Surg, 2013, 5(3): 47-50.

[9] Xue ZL, Li YM, Li C, et al. The classification diagnosis and clinical significance of multi-slice spiral CT for juxtapapillary duodenal diverticulum[J]. J Pract Radiol, 2013, 29(7): 1119-1121.

[10] Park MS, Kim TK, Kim KW, et al. Differentiation of extrahepatic bile duct cholangiocarcinom a from benign stricture: Findings at MRCP versus ERCP[J]. Radiology, 2004, 233(1): 234-240.

[11] 裘法祖. 外科学[M]. 北京: 人民卫生出版社, 1984.

[12] 黄杰夫. 腹部外科学[M]. 北京: 人民卫生出版社, 2001.

[13] Reinhold C, Bret PM. Cirrent status of MR cholangio-pan-creatography[J]. AJR, 1996, 166(6): 1287-1303.

[14] 卢延, 洪闻, 陆立, 等. 磁共振胰胆管造影的临床应用[J]. 中华放射学杂志, 1997, 31(10): 663-667.

[15] 黄海燕, 蔡丽梅, 张凌. 48 例胆道蛔虫病及其并发症的超声诊断[J]. 广东医学院学报, 2000, 18(1): 96-97.

[16] Andrea R, Nicolas CB, Pascal B, et al. Perforated duodenal diverticulum, a rare complication of a common pathology: A seven-patient case series[J]. World J Gastrointest Surg, 2013, 5(3): 47-50.

[17] Mian MR, Harpeet S, VP C, et al. Duodenal diverticulum and associated pancreatitis: Case report with brief review of literature[J]. World J Gastrointest Endosc, 2011, 3(3): 49-66.

[18] Wang HJ, Zeng XW. Imaging diagnostic value of peri-ampullar diverticula syndrome of duodenum[J]. Chinese J Clin Med Imag, 2008, 12(8): 599-601.

[19] Chen Q, Wang G, Wang MW, et al. 64-clice spiral CT diagnosis of juxtapapillary diverticulum of duodenum [J]. J Pract Radiol, 2011, 27(12): 1837-1839.

[20] Tomita R, Tanjoh K. Endoscopic manometry of the sphincter of Oddi in patients with lemmels syndrome [J]. Surg today, 1998, 28(9): 258-261.

[21] 马恩潭, 赵国胜. 磁共振胰胆管水成像结合扩散加权成像在胆道梗阻性疾患诊断中的价值[J]. 中国社区医师(医学专业), 2010, 12(20): 158.

[22] 杨立, 应逸凤, 赵绍红, 等. 胆管炎与肝外胆管癌的多层螺旋 CT 诊断[J]. 中国医学影像学杂志, 2006, 14(5): 357-360.

[23] Choi SH, Han JK, Lee JM. Differentiating malignant from benign common bile duct stricture with multiphasic helical CT[J]. Radiology, 2005, 236(1): 178-183.

[24] 燕飞, 鲜军舫, 梁熙虹, 等. 磁共振胰胆管成像对胆道梗阻性疾病定位与定性诊断的价值[J]. 中国医学影像技术, 2002, 18(8): 1720-1722.

[25] 王丽萍, 孙军, 吴前芝, 等. MRCP 结合常规 MR 诊断恶性胆道梗阻[J]. 江苏医药, 2006, 32(10): 929-931.

[26] Smith EA, Dillman JR, Elsayes KM, et al. Cross-sectional imaging of acute and chroninc gallbladder inflammatory disease[J]. AJR, 2009, 192(1): 188-196.

[27] 孙向宇, 王帅, 王震宇. 产气荚膜梭菌致急性气肿性胆囊炎合并肝脓肿和气腹一例[J]. 中华普通外科杂志, 2018, 33(2): 167.

[28] 黎斌斌, 王春雷, 刘颖梅, 等. 伴致死性溶血的产气荚膜梭菌血流感染二例并文献复习[J]. 中华内科杂志, 2014, 53(7): 565-567.

［29］Gonzalo Esguerra-Gomez, Oriol Arango. Emphysematous Cholecystitis:Report of Seven Cases[J]. Radiology,1963,80:369-373.

［30］宋晓青. CT 鉴别诊断气肿性胆囊炎的分析[J]. 影像研究与医学应用,2018,2(16):107-108.

［31］Grayson DE, Abbott RM, Levy AD, et al. Emphysematous infections of the abdomen and pelvis:a pictorial review[J]. Radio Graphics,2002,22(3):543-561.

［32］Wang JX,Fang HS. Intestinal micro ecological observation of smeefite in the treatment of diarrhea in children[J]. China J Blin Pharmacologic,2015,11(3):134-137.

［33］满桂云. CT 与 B 超鉴别诊断气肿性胆囊炎临床应用价值对比研究[J]. 世界最新医学信息文摘,2013,13(31):155-156.

［34］Miyahara H, Shida D, Matsunaga H, et al. Emphysemayous cholecystitis with massive gas in the abdominal cavity[J]. World J Gastroenterol, 2013, 19(4):604-606.

［35］间长安,姜新宇,潘青华,等. 气肿性胆囊炎的 CT 表现及鉴别诊断[J]. 放射学实践,2011,26(4):423-425.

［36］Goodman ZD, Ishak KG. Xanthogranulomatous cholecystitis[J]. American Journal of Surgical Pathology,1981,5(7):653-659.

［37］Guzman-Valdivia G. Xanthogranulomatous cholecystitis:15 years' experience[J]. World Journal of Surgery,2004,28(3):254-257.

［38］Han SH, Chen YL. Diagnosis and treatment of xanthogranulomatous cholecystitis:a report of 39 cases[J]. Cell Biochemistry and Biophysics,2012,64(2):131-135.

［39］Taskesen F, Arikanoglu Z, Uslukaya O, et al. A rare finding during a common procedure:xanthogranulomatous cholecystitis[J]. Int Surg,2014,99(5):595-599.

［40］Hsu C,Hurwitz JL,Schuss A,et al. Radiology pathology conference:Xanthogranulomatous cholecystitis[J]. Clin Imaging,2003,27(6):423-425.

［41］Jetley S,Rana S,Khan RN,et al. Xanthogranulomatous cholecystitis-a diagnostic challenge[J]. J Indian Med Assoc,2012,110(11):833-837.

［42］Srinivas GN, Sinha S, Ryley N, et al. Perfidious gallbladders-a diagnostic dilemma with xanthogranulomatous cholecyst[J]. Annals of the Royal College of Surgeons of England,2007,89(2):168-172.

［43］Yu H,Yu TN,Cai XJ. Tumor biomarkers:help or mislead in the diagnosis of xanthogranulomatouscholecystitis? analysis of serum CA 19-9,carcinoembryonic antigen,and CA 12-5[J]. Chin Med J(Engl),2013,126(16):3044-3047.

［44］杨田,杨立群,张柏和,等. 黄色肉芽肿性胆囊炎与胆囊结石的关系[J]. 中国实用外科杂志,2006,26(10):786-788.

［45］Kwon AH, Matsui Y, Uemura Y. Surgical procedures and histopathologic findings for patients with xanthogranulomatous cholecystitis[J]. Journal of the American College of Surgeons, 2004, 199(2):204-210.

［46］Casas D, Perez-Andres R, Jimenez JA, et al. Xanthogranulomatous cholecystitis:a radiological study of 12 cases and a review of the literature[J]. Abdominal Imaging,1996,21(5):456-460.

［47］Yabanoglu H, Aydogan C,Karakayali F,et al. Diagnosis and treatment of xanthogranulomatous cholecystitis[J]. Eur Rev Med Pharmacol Sci,2014,18(8):1170-1175.

［48］Singh VP,Rajesh S,Bihari C,et al. Xanthogranulomatous cholecystitis:What every radiologist should know[J]. World J Radiol,2016,28,8(2):183-191.

［49］Kim PN,Lee SH,Gong GY,et al. Xanthogranulomatous cholecystitis:radiologic findings with histologic correlation that focuses on intramural nodules[J]. American Journal of Roentgenology,1999,172(4):949-953.

［50］包炎毅,阎波,朱雯怡,等. 黄色肉芽肿性胆囊炎的诊治体会[J]. 中华肝胆外科杂志,2008,14(9):656-657.

［51］张维,邱伟,范国华. 黄色肉芽肿性胆囊炎的 CT 表现与临床病理分析[J]. 实用放射学杂志,2014,30(10):1680-1682.

［52］Shetty GS, Abbey P,Prabhu SM,et al. Xanthogranulomatous cholecystitis:sonographic and CT features and differentiation from gallbladder carcinoma:a pictorial essay[J]. Japanese Journal of Radiology, 2012, 30(6):480-485.

［53］Chun KA, Ha HK, Yu ES, et al. Xanthogranulomatous cholecystitis:CT features with emphasis on differentiation from gallbladder carcinoma[J]. Radiology, 1997,203(1):93-97.

［54］Shuto R,Kiyosue H,Komatsu E,et al. CT and MR imaging findings of xanthogranulomatous cholecystitis:correlation with pathologic findings[J]. Eur Radiol,2004,14(3):440-446.

［55］ Ching BH,Yeh BM,Westphalen AC,et al. CT differentiation of adenomyomatosis and gallbladder cancer［J］. American Journal of Roentgenology,2007,189(1):62-66.

［56］ 施勤,周建胜,张峭巍,等. 黄色肉芽肿性胆囊炎的CT表现［J］. 中华放射学杂志,2006,40(1):86-88.

［57］ Zhao F,Lu PX,Yan SX,et al. CT and MR features of xanthogranulomatous cholecystitis:an analysis of consecutive 49 cases［J］. Eur J Radiol,2013,82(9):1391-1397.

［58］ Uchiyama K,Ozawa S,Ueno M,et al. Xanthogranulomatous cholecystitis:the use of preoperative CT findings to differentiate it from gallbladder carcinoma［J］. Journal of HepatoBiliary-Pancreatic Surgery,2009,16(3):333-338.

［59］ Parra JA,Acinas O,Bueno J,et al. Xanthogranulomatous cholecystitis:clinical,sonographic,and CT findings in 26 patients［J］. American Journal of Roentgenology,2000,174(4):979-983.

［60］ Guermazi A. Are there other imaging features to differentiate xanthogranulomatous cholecystitis from gallbladder carcinoma? ［J］. European Radiology,2005,15(6):1271-1273.

［61］ 马光慧,嵇鸣,叶春涛,等. 黄色肉芽肿性胆囊炎的MRI 特征［J］. 磁共振成像,2014,5(4):283-286.

［62］ Hatakenaka M,Adachi T,Matsuyama A,et al. Xanthogranulomatous cholecystitis:importance of chemical-shift gradient-echo MR imaging［J］. European Radiology,2003,13(9):2233-2235.

［63］ Chang BJ,Kim SH,Park HY,et al. Distinguishing xanthogranulomatous cholecystitis from the wall-thickening type of early-stage gallbladder cancer［J］. Gutand Liver,2010,4(4):518-523.

［64］ Goshima S,Chang S,Wang JH,et al. Xanthogranulomatous cholecystitis:diagnostic performance of CT to differentiate from gallbladder cancer［J］. European Journal of Radiology,2010,74(3):e79-e83.

［65］ Garg PK,Pandey D,Mridha AR,et al. Xanthogranulomatous inflammation of gallbladder and bile duct causing obstructive jaundice masquerades gallbladder cancer:a formidable diagnostic challenge continues ［J］. J Gastrointest Cancer,2014,45(11):178-181.

［66］ Hale MD,Roberts KJ,Hodson J,et al. Xanthogranulomatous cholecystitis:a European and global perspective ［J］. HPB(Oxford),2014,16(5):448-458.

［67］ Hsing AW,Gao YT,Han TQ,et al. Gallstones and the risk of biliary tract cancer:a population-based study in China［J］. Br J Cancer,2007,97(11):1577-1582.

［68］ Shaffer EA. Gallstone disease:Epidemiology of gallbladder stone disease［J］. Best Pract Res Clin Gastroenterol,2006,20(6):981-996.

［69］ Stringer MD,Fraser S,Gordon KC,et al. Gallstones in New Zealand:composition, risk factors and ethnic differences［J］. ANZ J Surg,2013,83(7-8):575-580.

［70］ 李建生,李康印. 螺旋 CT 胆囊成像对胆囊疾病的诊断价值［J］. 放射学实践,2000,15(4):243-245.

［71］ Li H,He D,Lao Q,et al. Clinical value of spectral CT in diagnosis of negative gallstones and common bile duct stones［J］. Abdom Imaging,2015,40(6):1587-1594.

［72］ Ratanaprasatporn L,Uyeda JW,Wortman JR,et al. Multimodality imaging, including dual-energy CT, in the evaluation of gallbladder disease［J］. RadioGraphics,2018,38(1):75-89.

［73］ Kim JE,Lee JM,Baek JH,et al. Initial assessment of dualenergy CT in patients with gallstones or bile duct stones:can virtual nonenhanced images replace true nonenhanced images? ［J］. AJR Am J Roentgenol,2012,198(4):817-824.

［74］ Uyeda JW,Richardson IJ,Sodickson AD. Making the invisible visible:improving conspicuity of noncalcifed gallstones using dual-energy CT［J］. Abdom Radiol(NY),2017,42(12):2933-2939.

［75］ Soesbe TC,Lewis MA,Xi Y,et al. A technique to identify isoattenuating gallstones with dual-layer spectral CT:an ex vivo phantom study［J］. Radiology,2019,292(2):400-406.

［76］ Brisbois D,Plomteux O,Nchimi A,et al. Value of MRCP for detection of choledocholithiasis in symptomatic patients:one-year experience with a standardized high resolution breath-hold technique［J］. JBR-BTR,2001,84(6):258-261.

［77］ Ashur H,Siegal B,Yan O,et al. Calcified Gallbladder(Porcelain Gallbladder)［J］. Arch Surg,1978,113(5):594-596.

［78］ Gómez-López JR,Andrés-Asenjo BD,Ortega-Loubon C. A porcelain gallbladder and a rapid tumor dissemination［J］. Ann Med Surg(Lond),2014,3(4):119-122.

［79］ Mohannur S,Mathiazhagan A,Jalihal VH,et al. Porcelain gallbladder:The rare end of the spectrum of chronic cholecystitis［J］. Brunei Int Med J,2012,8(1):38-

42.

［80］ Khan ZS, Livingston EH, Huerta S. Reassessing the need for prophylactic surgery in patients with porcelain gallbladder：case series and systematic review of the literature［J］. Arch Surg,2011,146(10)：1143-1147.

［81］ 卢金生. 超声诊断陶瓷样胆囊1例［J］. 中国超声医学杂志,2012,28(2)：116.

［82］ 林琳,金俊哲,梁健. 13 例瓷化胆囊的腹腔镜治疗［J］. 中国普外基础与临床杂志,2009,16(9)：745-747.

［83］ Sheth S, Bedford A, Chopra S. Primary gallbladder cancer：recognition of risk factors and the role of prophylactic chole cysteclomy［J］. Am J Gastroenterol, 2000,95(6)：1402-1410.

［84］ Chen G, Yong H, Vuong B, et al. Busting the porcelain gallbladder myth：No correlation with cancer exists［J］. HPB,2016,18：e109.

［85］ Kane RA, Jacobs R, Katz J, et al. Porcelain gallbladder：ultrasound and CT appearance［J］. Radiology, 1984,152(1)：137-141.

［86］ Lai EC, Lau WY. Mirizzi syndrome：history, present and future development［J］. ANZ J Surg, 2006, 76(4)：251-257.

［87］ Mirizzi PL. Syndromedel conducto hepatico［J］. J Int de Chir,1948,8：731-737.

［88］ Dorrance HR, Lingam MK, Hair A, et al. Acquired abnormalities of the biliary tract from chronic gallstone disease［J］. J Am Coll Surg,1999,189(3)：269-273.

［89］ Abou-Saif A, Al-Kawas FH. Complications of gallstone disease：Mirizzi syndrome, cholecystocholedochal fistula, and gallstone ileus［J］. Am J Gastroenterol, 2002, 97(2)：249-254.

［90］ Cui Y, Liu Y, Li Z, et al. Appraisal of diagnosis and surgical approach for Mirizzi syndrome［J］. ANZ J Surg,2012,82(10)：708-713.

［91］ Aydin U, Yazici P, Ozsan I, et al. Surgical management of Mirizzi syndrome［J］. Turk J Gastroenterol,2008,19(4)：258-263.

［92］ Csendes A, Díaz JC, Burdiles P, et al. Mirizzi syndrome and cholecystobiliary fistula：a unifying classification［J］. Br J Surg,1989,76(11)：1139-1143.

［93］ Johnson LW, Sehon JK, Lee WC, et al. Mirizzi's syndrome：experience from a multi-institutional review［J］. Am Surg,2001,67(1)：11-14.

［94］ Waisberg J, Corona A, de Abreu IW, et al. Benign obstruction of the common hepatic duct (Mirizzi syndrome)：diagnosis and operative management［J］. Arq Gastroenterol,2005,42(1)：13-18.

［95］ 蔡华杰,郑志海,郑晓风,等. 单中心 Mirizzi 综合征诊治经验［J］. 中华肝胆外科杂志,2012,18(9)：660-663.

［96］ Beltrán MA. Mirizzi syndrome：history, current knowledge and proposal of a simplified classification［J］. World J Gastroenterol,2012,18(34)：4639-4650.

［97］ Kumar A, Senthil G, Prakash A, et al. Mirizzi's syndrome：lessons learnt from 169 patients at a single center［J］. Korean J Hepatobiliary Pancreat Surg,2016,20(1)：17-22. .

［98］ Redaelli CA, Büchler MW, Schilling MK, et al. High coincidence of Mirizzi syndrome and gallbladder carcinoma［J］. Surgery,1997,121(1)：58-63.

［99］ Prasad TL, Kumar A, Sikora SS, et al. Mirizzi syndrome and gallbladder cancer［J］. J Hepatobiliary Pancreat Surg,2006,13(4)：323-326.

［100］ Ahlawat SK, Singhania R, Al-Kawas FH. Mirizzi syndrome［J］. Curr Treat Options Gastroenterol,2007,10(2)：102-110.

［101］ 李汛,李玉民,朱有全,等. 内镜逆行胰胆管造影对 Mirizzi 综合征的诊断价值［J］. 中华消化内镜杂志,2000,17(2)：74.

［102］ Schreiber JB, Rosenthal LE, Scovill WA, et al. The Mirizzi syndrome：preoperative diagnosis by endoscopic retrograde cholangiography［J］. Gastrointest Endosc,1988,34(3)：289-290.

［103］ 刘晓红,苏天昊,靳二虎,等. Mirizzi 综合征的影像表现与手术对照分析［J］. 实用放射学杂志,2011,27(11)：1689-1792.

［104］ Kwon AH, Inui Kwon AH, Inui H. Preoperative diagnosis and efficacy of laparoscopic procedures in the treatment of Mirizzi syndrome［J］. J Am Coll Surg,2007,204(3)：409-415.

［105］ Kulkarni SS, Hotta M, Sher L, et al. Complicated gallstone disease：diagnosis and management of Mirizzi syndrome［J］. Surg Endosc, 2017, 31(5)：2215-2222.

［106］ 秦明伟,招荣国,孙波,等. Mirizzi 综合征的影像诊断［J］. 实用放射学杂志,2004,20(1)：42-44.

［107］ 潘同春,陆乐春,李小华,等. Mirizzi 综合征的 CT 和 MRI 诊断［J］. 实用放射学杂志,2010,26(7)：983-985.

［108］ Yun EJ, Choi CS, Yoon DY, et al. Combination of magnetic resonance cholangiopancreatography and computed tomography for preoperative diagnosis of the Mirizzi syndrome［J］. J Comput Assist Tomogr, 2009, 33（4）:636-640.

［109］ Sodickson A, Mortele KJ, Barish MA, et al. Three-dimensional fast-recovery fast spin-echo MRCP: comparison with two-dimensional single-shot fast spin-echo techniques［J］. Radiology, 2006, 238（2）:549-559.

［110］ Milone M, Musella M, Maietta P, et al. Correction to: Acute acalculous cholecystitis determining Mirizzi syndrome:case report and literature review［J］. BMC Surg, 2018, 18（1）:69.

［111］ Mithani R, Schwesinger WH, Bingener J, et al. The Mirizzi syndrome: multidisciplinary management promotes optimal outcomes ［J］. J Gastrointest Surg, 2008, 12（6）:1022-1028.

［112］ Shiryajev YN, Glebova AV, Koryakina TV, et al. Acute acalculous cholecystitis complicated by MRCP-confirmed Mirizzi syndrome:a case report［J］. Int J Surg Case Rep, 2012, 3（5）:193-195.

［113］ 罗雪芬, 董海波. MRCP 对 Mirizzi 综合征的诊断价值［J］. 医学影像学杂志, 2008, 18（7）:770-772.

［114］ Beltran MA, Cseudes A, Cruces KS. The relationship of Mirizzi syndrome and cholecystoenteric fistula:validation of a modified classification［J］. World J Surg, 2008, 32（10）:2237.

［115］ 殷涛, 周颖珂, 吴河水. 壶腹部肿瘤的诊断和治疗［J］. 临床肝胆病杂志, 2017, 33（2）:268-271.

［116］ 徐周纬, 方茂勇, 刘雷, 等. 重症急性胆管炎诊治的研究进展［J］. 中国普通外科杂志, 2011, 20（3）:292-294.

［117］ Bornscheuer T, SchmiedelS. Calculated Antibiosis of Acute Cholangitis and Cholecystitis［J］. Viszeralmedizin, 2014, 30（5）:297-302.

［118］ Karvellas CJ, Abraldes JG, Zepeda-Gomez S, et al. The impact of delayed biliary decompression and antimicrobial therapy in 260 patients with cholangitis associated septic shock ［J］. Aliment Pharmacol Ther, 2016, 44（7）:755-766.

［119］ 潘高争, 马钊, 刘宜军, 等. 多序列 MRI 对复发性化脓性胆管炎的诊断价值［J］. 实用放射学杂志, 2014, 30（10）:1683-1686.

［120］ 娄文科. 急性化脓性胆管炎影像表现分析［J］. 中外健康文摘, 2013,（40）:156-157.

［121］ Lim JH. Oriental cholangiohepatitis:pathologic, clinical, and radiologic features［J］. AJR, 1991, 157（1）:

1-8.

［122］ 鲍润贤. 体部肿瘤诊断学［M］. 天津:天津科学技术出版社, 2005.

［123］ Tsui WM, Chan YK, Wong CT, et al. Hepatolithiasis and the syndrome of recurrent pyogeniccholangitis: clinical, radiologic, and pathologic features［J］. Semin Liver Dis, 2011, 31（1）:33-48.

［124］ 杨军克. 化脓性胆管炎的 CT 诊断［J］. 医学影像学杂志, 2005（5）:379-381.

［125］ Wani NA. Robbani T, Kosar T. MRI of oriental cholangiohepatitis［J］. Clini Radiol, 2011, 66（2）:158-163.

［126］ 杨景震, 霍英杰, 张玉, 等. 胆管炎的 MRI 表现分析［J］. 医学影像学杂志, 2013（7）:1060-1064.

［127］ Azizi L, Raynal M, Cazejust J, et al. MR Imaging of sclerosing cholangitis［J］. Clin Res HepatolGas troenterol, 2012, 36（2）:130-138.

［128］ Seo N, Kim SY, Lee SS, et al. Sclerosing cholangitis: clinicopathologic features, Imaging spectrum, and systemic approach to differential diagnosis［J］. Korean J Radiol, 2016, 17（1）:25-38.

［129］ Navaneethan U, Shen B. Hepatopancreatobiliary manifestations and complications associated with inflammatory bowel disease［J］. Inflamm Bowel Dis, 2010, 16（9）:1598-1619.

［130］ Aljiffry M, Renfrew PD, Walsh MJ, et al. Analytical review of diagnosis and treatment strategies for dominant bile duct strictures in patients with primary sclerosing cholangitis［J］. HPB（Oxford）, 2011, 13（2）:79-90.

［131］ Rupp C, Mummelthei A, Sauer P, et al. Non-IBD immunological diseases are a risk factor for reduced survival in PSC［J］. Liver Int, 2013, 33（1）:86-93.

［132］ Ponsioen CY, Vrouenraets SM, Prawirodirdjo W, et al. Natural history of primary sclerosing cholangitis and prognostic value of cholangiography in a Dutch population［J］. Gut, 2002, 51（4）:562-566.

［133］ Ali AH, Carey EJ, Lindor KD. Current research on the treatment of primary sclerosing cholangitis［J］. Intractable Rare Dis Res, 2015, 4（1）:1-6.

［134］ Maria Benito de Valle, Monira Rahman, Björn Lindkvist, et al. Factors that reduce health-related quality of life in patients with primary sclerosing cholangitis ［J］. Clin Gastroenterol Hepatol, 2012, 10（7）:769-775.

［135］ Jens JW Tischendorf, Hartmut Hecker, Martin Krüger,

et al. Characterization, outcome, and prognosis in 273 patients with primary sclerosing cholangitis: a single center study[J]. Am J Gastroenterol, 2007, 102(1): 107-114.

[136] Stephen L Moff, Ihab R Kamel, Joseph Eustace, et al. Diagnosis of primary sclerosing cholangitis: a blinded comparative study using magnetic resonance cholangiography and endoscopic retrograde cholangiography [J]. Gastrointest Endosc, 2006, 64(2): 219-223.

[137] Maneesh Dave, B Joseph Elmunzer, Ben A Dwamena, et al. Primary sclerosing cholangitis: meta-analysis of diagnostic performance of MR cholangiopancreatography[J]. Radiology, 2010, 2569(2): 387-396.

[138] Audun Elnaes Berstad, Lars Aabakken, Hans-Jørgen Smith, et al. Diagnostic accuracy of magnetic resonance and endoscopic retrograde cholangiography in primary sclerosing cholangitis[J]. Clin Gastroenterol Hepatol, 2006, 4(4): 514-520.

[139] ML Freeman, DB Nelson, S Sherman, et al. Complications of endoscopic biliary sphincterotomy[J]. N Engl J Med, 1996, 335(13): 909-918.

[140] Sanjay Y Bangarulingam, Andrea A Gossard, Bret T Petersen, et al. Complications of endoscopic retrograde cholangiopancreatography inprimary sclerosing cholangitis[J]. Am J Gastroenterol, 2009, 104(4): 855-860.

[141] Yoo EH, Lee SY. The prevalence and risk factors for gallstone disease[J]. Clin Chem Lab Med, 2009, 47(7): 795-807.

[142] Chung YE, Kim MJ, Park YN, et al. Varying appearances of cholangiocarcinoma: radiologic-pathologic correlation[J]. Radiographics A Review Publication of the Radiological Society of North America Inc, 2009, 29(3): 683-700.

[143] Mathias Prokop, Michael Galanski. Spiral and Multi-slice Computed Tomography of the Body[M]. New York: Thieme, 2003.

[144] 顾军, 周康荣, 彭卫军, 等. 螺旋 CT 胆道造影及其三维重建的临床应用价值[J]. 临床放射学杂志, 2000, 19(8): 490-495.

[145] Sahni VA, Mortele KJ. Magnetic Resonance Cholangiopancreatography[J]. J Am Coll Radiol, 2007, 4(2): 133-136.

[146] Sperlongano P, Pisaniello D, Del VL, et al. Efficacy of magnetic resonance cholangiopancreatography in detecting common bile duct lithiasis: our experience

[J]. Chirurgia Italiana, 2005, 57(5): 635-640.

[147] Chan YL, Chan AC, Lam WW, et al. Choledocholithiasis: comparison of MR cholangiography and endoscopic retrograde cholangiography[J]. Radiology, 1996, 200(1): 85-89.

[148] Toppi JT, Johnson MA, Page P, et al. Magnetic resonance cholangiopancreatography: utilization and usefulness in suspected choledocholithiasis[J]. ANZ J Surg, 2016, 86(12): 1028-1032.

[149] 巨邦律, 于聪慧, 余昌中, 等. 磁共振胰胆管成像在腹腔镜胆囊切除术中的意义[J]. 中华肝胆外科杂志, 2011, 2(17): 155-156.

[150] Bittman ME, Callahan MJ. The effective use of acai juice, blueberry juice and pineapple juice as negative contrast agents for magnetic resonance cholangiopancreatography in children[J]. Pediatr Radiol, 2014, 44(6): 883-887.

[151] 张磊, 高敏, 杨兑明, 等. 口服 Gd-DTPA 在 2D-MRCP 胆囊管成像中的应用[J]. 昆明医科大学学报, 2017, 38(2): 70-73.

[152] 季鹏, 袁晓毅. MR 多序列成像诊断梗阻性黄疸病因的价值[J]. 中国 CT 和 MRI 杂志, 2013, 11(5): 53-56.

[153] 查云飞, 张云枢, 陈学强, 等. 胆系磁共振仿真内镜的临床应用评价[J]. 放射学实践, 2002, 17(5): 374-376.

[154] 许新复, 初铭忠. 原发性肝外胆管癌的影像学表现(附 90 例报告)[J]. 中华放射学杂志, 1994(7): 476-479.

[155] 侯新萌, 靳二虎. 原发性硬化性胆管炎的影像学研究进展[J]. 国际医学放射学杂志, 2012, 35(5): 447-449.

[156] Walsh JA, Warren KS. Selective primary health care: an interim strategy for disease control in developing countries[J]. N Engl J Med, 1979, 301(18): 967-974.

[157] Khuroo MS, Zargar SA, Mahajan R. Hepatobiliary and pancreatic ascariasis in India[J]. Lancet, 1990, 335(8704): 1503-1506.

[158] Khuroo MS, Zargar SA, Yattoo GN, et al. Sonographic findings in gallbladder ascariasis[J]. J Clin Ultrasound, 1992, 20(9): 587-591.

[159] Zargar SA, Khuroo MS. Management of biliary ascariasis in children[J]. Indian J Gastroenterol, 1990, 9(4): 321.

[160] Wani NA, Shah OJ, Naqash SH. Postoperative biliary

ascariasis: presentation and management-experience[J]. World J Surg, 2000, 24(9): 1143-1145.

[161] Wang J, Pan YL, Xie Y, et al. Biliary ascariasis in a bile duct stones-removed female patient[J]. World journal of gastroenterology, 2013, 19(36): 6122-6124.

[162] Cho YD, Kim YS, Cheon YK, et al. Ascaris-induced acute pancreatitis treated endoscopically[J]. Gastrointest Endosc, 2007, 66(6): 1226-1227.

[163] Khuroo MS, Rather AA, Khuroo NS, et al. Hepatobiliary and pancreatic ascariasis[J]. World journal of gastroenterology, 2016, 22(33): 7507-7517.

[164] Maddern GJ, Dennison AR, Blumgart LH. Fatal ascaris pancreatitis: an uncommon problem in the west[J]. Gut, 1992, 33(3): 402-403.

[165] MS Khuroo, SA Zargar, GN Yattoo, et al. Oddi's sphincter motor activity in patients with recurrent pyogenic cholangitis[J]. Hepatology, 1993, 17(1): 53-58.

[166] Heimes JK, Waller S, Olyee M, et al. Hepatolithiasis after Hepaticojejunostomy: Ascaris lumbricoides in the biliary tract[J]. Surg Infect(Larchmt), 2013, 14(5): 470-472.

[167] Ding ZX, Yuan JH, Chong V, et al. 3T MR cholangiopancreatography appearances of biliary ascariasis[J]. Clinical radiology, 2011, 66(3): 275-277.

[168] 傅英, 刘健, 李敬东. 胆道蛔虫病的超声诊断再认识[J]. 中华医学超声杂志(电子版), 2010, 07(10): 1718-1721.

[169] 宋君, 黄科峰, 甘红波. 胆囊蛔虫强化一例[J]. 放射学实践, 2013, 28(3): 278.

[170] Hashmi MA, De JK. Biliary ascariasis on magnetic resonance cholangiopancreatography[J]. J Glob Infect Dis, 2009, 1(2): 144-145.

[171] 文宝红, 程敬亮, 张会霞, 等. 胆道蛔虫病的MRI及MRCP表现[J]. 实用放射学杂志, 2012, 28(4): 554-556.

[172] Ng KK, Wong HF, Kong MS, et al. Biliary ascariasis: CT, MR cholangiopancreatography, and navigator endoscopic appearance--report of a case of acute biliary obstruction[J]. Abdominal imaging, 1999, 24(5): 470-472.

[173] Ibrarullah M, Mishra T, Dash AP, et al. Biliary ascariasis--role of endoscopic intervention[J]. Trop Gastroenterol, 2011, 32(3): 210-213.

[174] Klimovskij M, Dulskas A, Kraulyte Z, et al. Ascariasis of the pancreatic duct[J]. BMJ Case Rep, 2015, 2015: bcr2014207936.

[175] Goel A, Lakshmi CP, Pottakkat B. Biliary ascariasis: mimicker of retained bile duct stone[J]. Dig Endosc, 2012, 24(6): 480.

[176] Kong F, Xi H, Bai Y, et al. Ascaris infestation of biliary tree mimicking gallbladder cancer[J]. Dig Liver Dis, 2015, 47(2): e3.

[177] 纪祥, 罗军, 徐翠芳. 肝华支睾吸虫病多层螺旋CT表现的研究[J]. 医学影像学杂志, 2014, 24(6): 977-979.

[178] Kim BG, Kang DH, Choi CW, et al. A case of clonorchiasis with focal intrahepatic duct dilatation mimicking an intrahepatic cholangiocarcinoma[J]. Clin Endosc, 2011, 44(1): 55-58.

[179] Karabuli TA, Shaikhani MA, et al. Education and imaging. Hepatobiliary and pancreatic: fascioliasis[J]. Journal of gastroenterology and hepatology, 2009, 24(7): 1309.

[180] Kabaalioglu A, Ceken K, Alimoglu E, et al. Hepatobiliary fasciolias-is: sonographic and CT findings in 87 patients during the initial phase and long-term follow-up[J]. American journal of roentgenology, 2007, 189(4): 824-828.

[181] Kabaalioglu A, Cubuk M, Senol U, et al. Fascioliasis: US, CT, and MRI findings with new observations[J]. Abdominal imaging, 2000, 25(4): 400-404.

[182] 文亮, 康绍磊, 陆琳, 等. 9例肝胆片形吸虫病的MRI表现[J]. 临床放射学杂志, 2014, 33(7): 1022-1026.

[183] Geramizadeh B. Unusual locations of the hydatid cyst: a review from iran[J]. Iran J Med Sci, 2013, 38(1): 2-14.

[184] 鲍吉光, 路传忠, 赵国华, 等. 胆道包虫病五例报告与讨论[J]. 实用外科杂志, 1981(3): 161-162.

[185] 程印蓉, 罗四朗. 胆总管包虫误诊为蛔虫1例[J]. 中国超声医学杂志, 1995(12): 930.

[186] Krasniqi A, Limani D, Gashi-Luci L, et al. Primary hydatid cyst of the gallbladder: a case report[J]. J Med Case Rep, 2010, 4: 29.

[187] Lewall DB, McCorkell SJ. Rupture of echinococcal cysts: diagnosis classification and clinical implications[J]. AJR, 1986, 146(2): 391-394.

[188] Tsitouridis J, Kouklakis G, Tsitouridis K, et al. Intrabiliaryobstruction due to ruptured hepatic hydatid cyst: evaluationwith computed tomography and mag-

netic resonance imaging[J]. Dig Endosc,2001,13:7-12.

[189] 亢斌,罗成江.肝包虫囊肿和合并胆管和支气管瘘的诊治经验[J].中华肝胆外科杂志,2008,2(1):135-136.

[190] 吐尔干艾力,邵英梅,赵晋明.肝包虫破入胆道的诊断与治疗[J].中华肝胆外科杂志,2007,13(6):381-383.

[191] 吴新民,辛维潘,赵顺云.肝包虫囊肿破入胆总管37例报告[J].中华外科杂志,1997,3(5):279-280.

[192] Bedirli A,Sakrak O,Erdogan M,et al. Surgical management of sponta neousintra biliary rupture of hydatidlivercyst[J]. Surg Today,2002,32(1):594-597.

[193] 李淑萍.肝包虫破入胆道超声影像学特征[J].中国超声诊断学杂志,2006,7(7):528-529.

[194] Tarhan NC,Agilder AM,Gur G,et al. Haste MRCP and MRI findings in alveolar echinococosis of the liver[J]. Australas Radiol,2001,45(4):496-500.

[195] Bilsel Y,Bulut T,Yamaner S,et al. ERCP in the diagnosisand management of complications after surgery for hepaticechinococcosis[J]. Gastrointest Endosc,2003,57(2):210-213.

[196] AH Christensen,KG Ishak. Benign tumors and pseudotumors of the gallbladder. Report of 180 cases[J]. Arch Pathol,1970,90(5):423-432.

[197] Y Shirai,T Ohtani,K Hatakeyama. Is laparoscopic cholecystectomy recommendedfor large polypoid lesions of the gallbladder?[J]. Surg Laparosc Endosc,1997,7(5):435-436.

[198] HL Yang,YG Sun,Z Wang. Polypoid lesions of the gallbladder:diagnosis andindications for surgery[J]. Br J Surg,1992,79(3):227-229.

[199] Albores-Saavedra J,Henson DE,Sobin LH. The WHO histological classification of tumors of the gallbladder and extrahepatic bile ducts. A commentary on the second edition[J]. Cancer,1992,70(2):410-414.

[200] Babu BI,Dennison AR,Garcea G. Management and diagnosis of gallbladder polyps:a systematic review[J]. Langenbecks Arch Surg,2015,400(4):455-462.

[201] Elmasry M,Lindop D,Dunne DF,et al. The risk of malignancy in ultrasound detected gallbladder polyps:A systematic review[J]. Int J Surg,2016,33 Pt A:28-35.

[202] Sun XJ,Shi JS,Han Y,et al. Diagnosis and treatment of polypoid lesions of the gallbladder:report of 194 cases[J]. Hepatobiliary Pancreat Dis Int,2004,3(4):591-594.

[203] Chen CY,Lu CL,Chang FY,et al. Risk factors for gallbladder polyps in the Chinese population[J]. Am J Gastroenterol,1997,92(11):2066-2068.

[204] Jorgensen T,Jensen KH. Polyps in the gallbladder. A prevalence study[J]. Scand J Gastroenterol,1990,25(3):281-286.

[205] Segawa K,Arisawa T,Niwa Y,et al. Prevalence of gallbladder polyps among apparently healthy Japanese:ultrasonographic study[J]. Am J Gastroenterol,1992,87(5):630-633.

[206] Shinchi K,Kono S,Honjo S,et al. Epidemiology of gallbladder polyps:an ultrasonographic study of male self-defense officials in Japan[J]. Scand J Gastroenterol,1994,29(1):7-10.

[207] Edelman DS. Carcinoma of a gallbladder polyp:treated by laparoscopic laser cholecystectomy[J]. Surg Laparosc Endosc,1993,3(2):142-143.

[208] Chijiiwa K,Tanaka M. Polypoid lesion of the gallbladder:indications of carcinoma and outcome after surgery for malignant polypoid lesion[J]. Int Surg,1994,79(2):106-109.

[209] Koga A,Watanabe K,Fukuyama T,et al. Diagnosis and operative indications for polypoid lesions of the gallbladder[J]. Arch Surg,1988,123(1):26-29.

[210] Levy AD,Murakata LA,Rohrmann CA. Jr. Gallbladder carcinoma:radiologic-pathologic correlation[J]. Radiographics,2001,21(2):295-314.

[211] Doval DC,Sekhon JS,Gupta SK,et al. A phase II study of gemcitabine and cisplatin in chemotherapy-naive,unresectable gall bladder cancer[J]. Br J Cancer,2004,90(8):1516-1520.

[212] Sandri L,Colecchia A,Larocca A,et al. Gallbladder cholesterol polyps and cholesterolosis[J]. Minerva Gastroenterol Dietol,2003,49(3):217-224.

[213] Jang JY,Kim SW,Lee SE,et al. Differential diagnostic and staging accuracies of high resolution ultrasonography,endoscopic uhrasonography,and multidetector computed tomography for gallbladder polypoid lesions and gallbladder cancer[J]. Ann Surg,2009,250(6):943-949.

[214] Tsuji S,Sofuni A,Moriyasu F,et al. Contrast-enhanced uhrasonography in the diagnosis of gallbladder disease[J]. Hepatogastroenterology,2012,59(114):

336-340.

[215] Furukawa H,Takayasu K,Mukai K,et al. CT evaluation of small polypoid lesions of the gallbladder[J]. Hepato-Gastroenterology,1995,42(6):800-810.

[216] Park KW,Kim SH,Choi SH,et al. Differentiation of nonneoplastic and neoplastic gallbladder polyps 1 cm or bigger with multi-detector row computed tomography[J]. J Comput Assist Tomogr,2010,34(1): 135-139.

[217] Ogawa T,Horaguchi J,Fujita N,et al. High b-value diffusion-weighted magnetic resonance imaging for gallbladder lesions:differentiation between benignity and malignancy[J]. JGastroenterol,2012,47(12): 1352-1360.

[218] 杨艳.胆囊腺肌增生症 135 例超声诊断分析[J]. 福建医药杂志,2019,41(2):33-35.

[219] 张超.胆囊腺瘤及局部癌变的 CT 和 MRI 诊断 [D].杭州:浙江大学,2016.

[220] 陈杨,刘璐.胆囊癌的影像诊断与临床病理对照研究[J].中国 CT 和 MRI 杂志,2018,16(2):11-13.

[221] Williams I,Slavin G,Cox A,et al. Diverticular disease (ade-nomyomatosis of the gallbladder):a radiological-pathological survey[J]. Br J Radiol,1986,59 (697):29-34.

[222] Berk RN,Vandervegt JH,Lichtenstein JE. The hyperplastic cholecystoses:cholesterolosis and adenomyomoatosis[J]. Radiology,1983,146(3):593-601.

[223] Ootani T,Shirai Y,Tsukada K,et al. Relationship between gallbladder arcinoma and the segmental type of adenomyomatosis of the gallbladder[J]. Cancer, 1992,69(11):647-652.

[224] Yoshimitsu k,Honda H,Jimi M,et al. MR diagnosis of adenomyomatosis of the gallbladder and differentiation from gallbladder carcinoma:importance of showing Rokitansky-Aschoff sinuses[J]. AJR,1999,172 (6):1535-1540.

[225] 靳二虎,马大庆.胆囊腺肌瘤病的分型与影像学诊断进展[J].国外医学临床放射学分册,2007,30 (2):104-106.

[226] Nguyen MS,Voci S. Adenomyomatosis[J]. Ultrasound Q,2013,29(3):215-217.

[227] Levy AD,Murakata LA,Abbott RM,et al. From the archives of the AFIP:benign tumors and tumorlike lesions of the gallbladder and extrahepatic bile ducts: radiologic-pathologic correlation. Armed Forces Institute of Pathology[J]. Radiographics,2002,22(2):

387-413.

[228] Kasahara Y,Sonobe N,Tomiyoshi H,et al. Adenomyomatosis of the gallbladder:a clinical survey of 30surgically treated patients[J]. Nihon Geka Hokan 1992,61(2):190-198.

[229] Kim JH,Jeong IH,Han JH,et al. Clinical/pathological analysis of gallbladderadenomyomatosis:type and pathogenesis [J]. Hepatogastroenterology, 2010, 57 (99-100):420-425.

[230] Pellino G,Sciaudone G,Candilio G,et al. Stepwise approach and surgery for gallbladder adenomyomatosis:a mini-review[J]. Hepatobiliary Pancreat Dis Int, 2013,12(2):136-142.

[231] Hammad AY,Miura JT,Turaga KK,et al. A literature review of radiological findings to guide the diagnosis of gallbladder adenomyomatosis[J]. HPB(Oxford), 2016,18(2):129-135.

[232] Coulier B,Gielen I,Ramboux A,et al. Symptomatic diffuse adenomyomatosis of the gallbladder with subserosal inflammatory sclerolipomatosis:Imaging findings[J]. Diagn Interv Imaging,2016,97(9):939-941.

[233] Haradome H,Ichikawa T,Sou H,et al. The pearl necklace sign:an imaging sign of adenomyomatosis of the gallbladder at MR cholangiopancreatography[J]. Radiology,2003,227(1):80-88.

[234] Katayama M,Masui T,Kobayashi S,et al. Diffusion-weighted echo planar imaging of ovarian tumors:is it useful to measure apparent diffusion coefficients? [J]. J Comput Assist Tomogr,2002,26(2):250-256.

[235] Kim BS,Oh JY,Nam KJ,et al. Focalthickening at the fundus of the gallbladder:computed tomography differentiation of fundal type adenomyomatosis and localized chronic cholecystitis[J]. Gut Liver,2014,8(2): 219-223.

[236] Nishimura A,Shirai Y,Hatakeyama K. Segmental adenomyomatosis of the gallbladder predisposes to cholecystolithiasis[J]. J Hepatobiliary Pancreat Surg, 2004,11(5):342-347.

[237] Boscak AR,Al-Hawary M,Ramsburgh SR. Best cases from the AFIP:adenomyomatosis of the gallbladder [J]. Radiographics,2006,26(3):941-946.

[238] 陈瑞科,史常勤.胆囊腺肌增生症的 MSCT 诊断 [J].影像诊断与介入放射学,2013,22(3):189-192.

[239] 彭卫军,周康荣,李轫辰,等.胆囊腺肌增生症的

CT 检查技术和表现[J].中华放射学杂志,2002,36(6):527-530.

[240] 顾清华,张京刚,胡春洪,等.胆囊腺肌增生症的 CT 表现与诊断[J].临床放射学杂志,2011,30(5):664-668.

[241] Bang SH,Lee JY,Woo H,et al. Differentiating between adenomyomatosis and gallbladder cancer:revisitinga comparative study of high-resolution ultrasound,multidetector CT,and MR imaging[J]. Korean J Radiol,2014,15(2):226-234.

[242] Agrawal S,Khurana J,Daruwala C. Gallbladder adenomyomatosis:a malignant masquerader[J]. Dig Liver Dis,2012,44(11):23.

[243] Türkvatan A,Türkoğlu MA,Ozoğul Y,et al. Multidetector computed tomography diagnosis of adenomyomatosis of the gallbladder[J]. Turk J Gastroenterol,2013,24(3):286-289.

[244] Arbache A,El Mouhadi S,Arrivé L. MR cholangiography features of adenomyomatosis[J]. Clin Res Hepatol Gastroenterol,2014,38(6):659-660.

[245] Oishi Tanaka Y,Hori T,Nagata M,et al. Adenomyomatosis with marked subserosal fibrosis and lipomatosis of the gallbladder:mural stratification demonstrated with MR[J]. Magn Reson Med Sci,2002,1(2):125-128.

[246] Stunell H,Buckley O,Geoghegan T,et al. Imaging of adenomyomatosis of the gall bladder[J]. J Med Imaging Radiat Oncol,2008,52(2):109-117.

[247] Yoon JH,Cha SS,Han SS,et al. Gallbladder adenomyomatosis:imaging findings[J]. Abdom Imaging,2006,31(5):555-563.

[248] Adusumilli S,Siegelman ES. MR imaging of the gallbladder[J]. Magn Reson Imaging Clin N Am,2002,10(1):165-184.

[249] Elsayes KM,Oliveira EP,Narra VR,et al. Magnetic resonance imaging of the gallbladder:spectrum of abnormalities[J]. Acta Radiol,2007,48(5):476-482.

[250] Kim SJ,Lee JM,Lee JY. et al. Analysis of enhancement pattern of flat gallbladder wall thickening on MDCT to differentiate gallbladder cancer from cholecystitis[J]. AJR Am J Roentgenol,2008,191(3):765-771.

[251] Yeung YP,Ahchong K,Chung CK,et al. Biliary intraductal papillary neoplasm:report of seven cases and review of English litetature[J]. J Hepatoliliary Pancreat Surg,2003,10(3):390-395.

[252] Lee SS,Kim MH,Lee SK,et al. Clinicopathologic review of 58 patients with biliary intraductal papillart neoplasm[J]. Cancer,2004,100(5):783-793.

[253] Ohtsuka M,Kimura F,Shimizu H,et al. Similarities and differences between intraduetal papillary tumour of the bile duct with and without macroscopically visible mucin secretion[J]. Am J Surg Pathol,2011,35(4):512-521.

[254] Bal MM,Goel M,Ramadwar M,et al. Intraductal papillary neoplasm of the bile duct:a rarity[J]. Indian J Pathol Microbiol,2014,57(1):144-145.

[255] Minagawa N,Sato N,Mori Y,et al. A comparison between intra ductal papillary neoplasms of the biliary tract(BT-IPMNs) and intraductal papillary mucinous neoplasms of the pancreas(P-IPMNs) reveals distinct clinical manifestations and outcomes[J]. Eur J Surg Oncol,2013,39(6):554-558.

[256] White AD,Young AL,Verbeke C. Biliary papillomatosis in three Caucasian patients in a Western centre[J]. Eur J Surg Oncol,2012,38(2):181-184.

[257] 黄涛.胆管内乳头状肿瘤的临床病理特点及预后分析[D].济南:山东大学,2019.

[258] Bennett S,Marginean EC,Paquin-Gobeil M,et al. Clinical and pathological features of intraductal papillary neoplasm of the biliary tract and gallbladder[J]. HPB(Oxford),2015,17(9):811-818.

[259] 郭伟,张忠涛.胆管内乳头状肿瘤的诊断与治疗[J].中华消化外科杂志,2018,17(3):233-236.

[260] 张琰琰,王亚丽,张丁哲,等.胆管内乳头状肿瘤的影像表现[J].影像研究与医学应用,2017,1(9):39-42.

[261] 毛志群,刘建滨,郭一清,等.胆管内乳头状肿瘤的多层螺旋 CT 及 MRI 表现[J].中国医学影像学杂志,2014,22(2):153-157.

[262] 应明亮,舒锦尔,潘江峰,等.肝内胆管乳头状瘤的 CT 及 MR 表现[J].中国临床医学影像杂志,2014,25(11):776-780.

[263] 王德广,李巍,刚宪祯.MRI 诊断胆管乳头状瘤一例[J].中华消化病与影像杂志(电子版),2013,3(4):33-34.

[264] 白人驹,张雪林.医学影像诊断学[M].北京:人民卫生出版社,2012.

[265] 桑玲,母华国,李冰城,等.肝内胆管囊腺瘤的临床特征及 CT 影像特点[J].临床放射学杂志,2016,35(3):415-418.

[266] Loh KP,Nautsch D,Mueller J,et al. Adenomas invol-

ving the extrahepatic billary tree are rare but have an aggressive clinical course [J]. Endosc Int Open, 2016,4(2):E112-E117.

[267] 张晓峰,邱法波,何俊闯,等.胆管腺瘤临床分析 11 例[J].世界华人消化杂志,2012,20(18):1677-1680.

[268] NaitoY,Kusano H,Nakashima O,et al. Intraductal neoplasm of the intrahepatic bile duct:clinicopathological study of 24 cases[J]. Word J Gastroenterol,2012, 18(28):3673-3680.

[269] Čekas K, Rudaitis V, Beiša V, et al. Common bile duct villous adenoma:a case report and review of the literature[J]. J Med Case Rep,2016,10(18):1-4.

[270] Munshi AG, Hassan MA. Common bile duct adenoma: case report and brief review of literature[J]. Surg laparosc Endosc Percutan Tech, 2010, 20 (6): e193-e194.

[271] Lou HY,Chang CC,Chen SH,et al. Acute cholangitis secondary to a common bile duct adenoma[J]. Hepatogastroenterology,2003,50(52):949-951.

[272] Katsinelos P, Basdanis G, Chatzimavroudia G, et al. Pancreatitis complicating mucin-hypersecreting common bile duct adenoma[J]. Word J Gastroenterol, 2006,12(30):4927-4929.

[273] 李红,宋彬,王庆兵,等.肝外胆管腺瘤的 MRI 表现[J].医学影像学杂志,2012,22(12):2055-2057.

[274] 李波,刘续宝,严律南,等.肝外胆管腺瘤(2 例报道及文献复习)[J].中国普外基础与临床杂志,2004,11(3):242-246.

（殷小平　贾宁阳　刘白鹭　刘利平
苗燕　孙勇　毛亮　郭应林　应世红
吕长磊　于雅楠　李高阳　赵香田
龚良庚　李咏梅　孙艳秋　刘周
金观桥）

第六十四章

胆道系统恶性肿瘤

第一节 肝外胆管细胞癌

一、综　述

1. 定义　原发于肝外胆管上皮细胞的恶性肿瘤称为肝外胆管癌（extrahepatic cholangiocarcinoma，EHCC），包括肝门区到胆总管下端的肿瘤。肝左、右胆管分别由左右半肝内的毛细胆管逐渐汇合而成，走出肝门之后即合成肝总管。因此，胆管系统由两部分组成：肝内胆管和肝外胆管。

肝外胆管癌按其发生的部位分为上段胆管癌，包括左、右肝管、汇合部、肝总管的肿瘤，肿瘤位于肝门，因此也称为肝门部胆管癌；中段胆管癌，指肝总管和胆囊管汇合部以下至胆总管中段的肿瘤；下段胆管癌为胆总管下段、胰腺段和十二指肠壁内段的肿瘤。肝外胆管癌约占肝外胆道肿瘤的1/3，约占所有胃肠道恶性肿瘤的3%。中国人群发病的高峰年龄为60~65岁，男性多于女性（1.4:1）[1]。

2. 病因及发病机制　目前 EHCC 的致病因素尚不明确，近期研究表明，其发病因素可能与原发性肝硬化性胆管炎、寄生虫、肝硬化、病毒性肝炎感染、肝胆管结石、胆道系统发育异常等疾病密切相关，同时可能与吸烟、饮酒及肥胖等因素有关[2,3]。

（1）原发性硬化性胆管炎（primary sclerosing cholangitis，PSC）：导致长期慢性胆汁淤积，引起慢性胆管炎症并刺激胆管上皮增生，致使多处节段性或局限性胆管结构破坏，影响整个胆道树。长期理化因素刺激如淤积的胆汁中内源性诱变剂及慢性细菌感染，最后可能诱发为胆管癌[4]。

（2）肝胆管结石（hepatolithiasis）：因结石、炎症反复刺激致使胆管黏膜上皮损伤，引起不典型增生、化生，最终逐渐演变为胆管癌。

（3）胆道系统发育异常：胆管囊肿（choledochal cysts，CC）、Caroli 病、胰腺胆管合流异常（pancreaticobiliary maljunction，PBM）等是胆管癌的危险因素。

（4）胆道寄生虫：吸虫病影响人体免疫系统、改变胆管内微环境及基因表达等，增加了胆管癌的发病率[5]。

（5）病毒性肝炎感染和肝硬化：肝炎病毒不仅具有嗜肝性，还具有一定的泛嗜性，胆管上皮细胞与肝细胞在起源上一样，在组织学上也较为接近，病毒可在其中复制并形成完整的病毒颗粒。此外，肝硬化也是胆管癌的危险因素，随着炎症因子的释放，细胞凋亡、增殖，伴有肝纤维化可能引起癌变。

（6）其他相关致病因素：如幽门螺杆菌、肥胖、化学药物、炎症性肠炎、饮酒、细菌感染、脂肪肝等。

3. 病理生理　胆管癌的病理类型以腺癌为主，其他少见类型包括乳头状腺癌、管状腺癌、黏液腺癌、未分化癌、印戒细胞癌、鳞癌、腺鳞癌、腺瘤恶变、炎性息肉恶变[6]。其中肝门部胆管癌占胆管癌的40%~67%，又称为 Klatskin 瘤[7]。肝门部胆管癌按照病理形态学类型分为外生型和管内型。管内型可进一步细分为管周浸润型、肿块型和结节型，其中以管周浸润型最为常见。肝门部胆管癌主要的临床分型和分期系统较多，其中Bismuth-Corlette 分型系统根据病变部位，将肝门部胆管癌分为4型：Ⅰ型位于肝总管，未侵犯汇合部；Ⅱ型位于肝左、右管汇合部，未侵犯肝左、右管；Ⅲ型位于汇合部胆管并侵犯肝右管（Ⅲa）或肝左管（Ⅲb）；Ⅳ型侵犯双侧肝管[8]。目前认为该分型对制订手术方案有指导作用，其局限性在于未考虑肿瘤与血管关系及肿瘤远处转移等因素。

胆总管中下段胆管癌包括胆囊管癌、肝总管胆囊管癌及胆总管汇合部癌。按照病理形态学类型分为管壁浸润型、结节型、腔内乳头状型。

肝门部胆管癌和中下段胆管癌主要沿胆管壁浸润扩散。肝门部胆管癌常发生肝门部淋巴结转移、神经和肝脏浸润，还可通过侵犯门静脉导致肝内转移，晚期也会发生邻近器官如胰腺、胆囊的转移。

4. 临床表现与体征　胆管癌因肿瘤部位及大小不同，临床表现不尽相同。肝门部或肝外胆管癌患者早期常无特殊临床症状，随着病情的进展，可出现腹部不适、腹痛、乏力、恶心、黄疸，黄疸随时间延长而逐渐加深，大便色浅、灰白、尿色深黄及皮肤瘙痒，常伴有倦怠、乏力、体重减轻等全身表现。当患者突发右上腹痛、畏寒和发热，提示伴有胆管炎。

5. 影像学表现

（1）超声：超声是诊断胆管癌的临床常规首选方法[9]。EHCC 超声表现主要取决于肿瘤的生长方式：一是肿块呈乳头状或团块状突入胆管腔内，边缘不整齐，肿块多数为强回声，后无声影，少数呈低回声，局部胆管壁增厚，连续性中断，与肿块无分界。彩色多普勒检查显示肿块周边及内部仅有稀疏细小血流或完全无血流；二是肿瘤沿管壁浸润生长，表现为管壁不规则增厚，管腔狭窄或扩张胆管远端突然截断，其周围形成致密不均匀的强回声斑点，边界模糊。超声的优势在于能可靠的鉴别肿块与结石，并可根据肝内外胆管是否扩张初步确定梗阻的部位。超声不但可以显示胆管内及胆管周围的病变，还能评价门静脉受侵程度。

（2）超声内镜：超声内镜检查可以更好地观察远端肝外胆道、局部淋巴结和血管。对远端胆管肿瘤所致的胆道梗阻，若其他影像学检查不能明确诊断，可选用超声内镜检查，并可引导细针对病灶和淋巴结穿刺行组织活检。

（3）CT 表现

1）CT 平扫

直接征象：平扫大多可直接显示病灶呈软组织肿块。与肝脏正常组织相比，肝门区胆管癌显示肝门区肿块呈等或稍低密度；中下段肝外胆管癌表现为肿瘤沿管壁浸润性生长，致胆管壁局部僵硬、不规则增厚，管腔狭窄；胆管壁增厚呈"圆圈征"，甚至由于胆管壁呈向心性或偏心性增厚

形成软组织肿块。

间接征象：肝内胆管及胆总管扩张。肝内胆管扩张的形态分为软藤状、残根状及不典型扩张，软藤状者肝内胆管扩张可至肝的近边缘部，扩张的胆管走行自然。残根状者肝内胆管扩张以近肝门部为主，肝的近边缘部未见扩张的胆管，且走行较直。

伴随征象：合并肝门部淋巴结转移、肝脏转移，合并肝内胆管结石、胆总管结石，伴有一侧肝叶萎缩。

2）CT 增强扫描：增强后动脉期和门静脉期呈等高密度，延迟期呈稍高密度；特别是延迟扫描，病灶呈环状强化或偏心性强化的软组织肿块，与扩张胆管形成较明显的对比，易于识别肿瘤的大小及范围。

（4）MRI

1）平扫：肝门胆管癌表现为肿块状、结节样病灶或不均匀的局限性管壁增厚；中、下段胆管癌表现为不均匀的局限性管壁增厚或结节样病灶，T_1WI 呈等或稍低信号，T_2WI 呈等或稍高信号[10]。梗阻以上胆管扩张。MRI 能显示肝和胆管的解剖、肿瘤范围、是否有肝脏转移。

2）增强：早期肿块呈不同程度周边强化，延迟期呈渐进性向心性强化。MRI 血管成像可显示肝门部血管受累的情况。

3）MRI 功能成像：DWI、PWI、MRS 等功能成像在肿瘤筛查和鉴别诊断及肿瘤的分期、肿瘤治疗的随访中具有很高的临床价值。肿瘤由于扩散受限常表现为 DWI 高信号，瘤体及区域淋巴结增大均呈高信号，ADC 呈相对低信号[11]。DWI 对淋巴结增大敏感，常规序列和 THRIVE 增强图像上淋巴结与周围组织信号无明显差别，部分淋巴结被误认为正常组织或肠管。ADC 值可作为判定淋巴结良恶性的定量指标。MRS 通过检测瘤区胆碱/脂质比值、胆碱含量等，可进一步反映肿瘤细胞的代谢情况。PWI 主要反映组织微观血流动力学变化，通过测量灌注参数可评价肿瘤的血流灌注情况。

4）磁共振胰胆管成像（magnetic resonance cholangiopancreatography，MRCP）：可较好地显示胆道分支和胆管扩张，扩张胆管呈"软藤"样改变，梗阻端呈截断状或局部狭窄或杯口状，并直接显示胆管内的充盈缺损；可反映胆管的受累范围，对判断胆道梗阻有较高的敏感性，临床经超声初步确定梗阻的部位后，应选用 MRCP 对胆管癌的

受累范围进行全面评估。

（5）经皮穿刺肝胆道成像（PTC）和内镜逆行胰胆管造影术（ERCP）[12]：胆管癌因肿瘤部位及大小不同肝内胆管均呈不同程度的扩张，肝门区胆管癌表现为肝总管阻塞伴左右肝管扩张无法汇合，或单侧肝内胆管近端阻塞伴单侧肝内胆管扩张，中下段胆管癌表现为胆总管上段鸟嘴样和瓶颈样环状狭窄，或者胆总管下段偏心性充盈缺损伴狭窄。显示扩张胆管时可同时进行细胞学检查和支架植入及介入治疗。

针对肝外胆管癌的检查必须能够显示病变的部位和范围、发现远处转移。腹部超声检查可以发现胆道系统的扩张、定位梗阻的部位、除外结石引起的梗阻。ERCP、PTC 虽属有创检查，但能够进行胆道细胞学涂片和胆道组织活检，从而进行组织学评估。文献报道，单独的细胞学涂片检查只能诊断出 30% 的胆管癌，联合细胞学涂片和组织活检技术的诊断阳性率为 40%～70%。肝外胆管癌所在的部位和累及范围可以由腹部 CT 检查和 MRI、MRCP 确定，CT 可发现肿大的淋巴结，MRI、MRCP 可以提供胆道的三维重建图像，同时显示梗阻上方和下方的胆道，这两项检查对判断肿瘤的范围和可切除性十分重要。

6. 诊断要点与鉴别诊断

（1）诊断要点：①病灶呈软组织密度肿块；②梗阻性胆管扩张，不同程度的肝内胆管软藤状扩张，梗阻部位表现为扩张的胆管突然截断或狭窄；③动态增强呈渐进性强化，胆管癌为乏血管肿瘤，增强后动脉期轻度强化或强化不明显，门静脉期及延迟扫描逐渐强化明显；④胆总管壁明显增厚，管壁厚度超过 1.5mm；⑤合并一侧肝叶萎缩。

（2）鉴别诊断

1）肝门区胆管癌与肝门部肝内胆管癌：肝门部肝内胆管癌增强表现不同于 EHCC，典型的肝内胆管癌增强早期为周边强化，进而向病灶中心缓慢填充，部分病灶内有瘢痕。

2）中下段胆管癌与硬化性胆管炎[13]：胆管炎性硬化性狭窄一般范围较广，管壁增厚较均匀，胆管炎较 EHCC 更易合并结石，胆管壁增厚、胆管壁结节及胆管壁肿块常常出现于 EHCC。通常胆管炎强化高峰出现较早（25s），EHCC 强化高峰出现较晚（60～180s）。当胆管结石密度较低时，容易与 EHCC 胆管壁结节相混淆，增强后前者无明显强化即可鉴别。

3）壶腹癌与胰头癌[14]：胆总管癌和胰头癌的晚期病例鉴别诊断困难，甚至手术病理也难以确定肿瘤组织来源。早期或较早期的胰头癌动脉期扫描见胰头部强化不明显的低密度肿块，常伴有胆总管和胰管扩张；壶腹癌在十二指肠内水充盈满意，尤其是采用低张充盈的情况下，可见十二指肠乳头部肿块或充盈缺损改变，动脉期有一定强化，同时伴有"双管征"。胆总管癌诊断的关键是能够显示肿瘤在动脉期和门静脉期强化及延迟强化的特征，或者显示胆总管壁增厚超过 2mm 的强化。另外，早期或较早期的胆总管癌一般尚未侵犯胰管，故常常没有胰管扩张，这点也是与胰头癌和壶腹癌鉴别的要点之一。

二、病 例 介 绍

病例 1

1. 病史摘要　患者，男性，70 岁。全身皮肤巩膜黄染半个月，无腹痛、腹泻，无寒战发热，发病以来体重减轻约 2kg。

2. 影像学表现　见图 64-1-1。

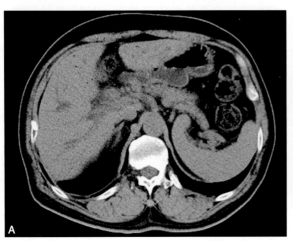

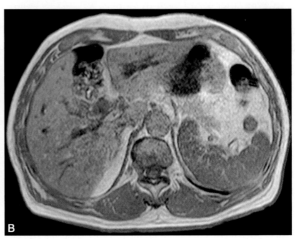

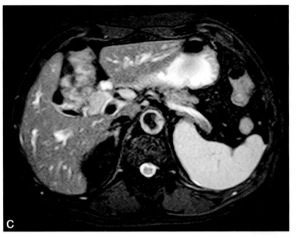

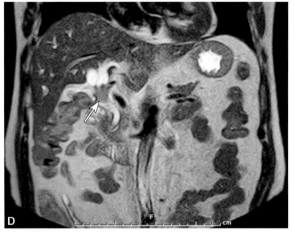

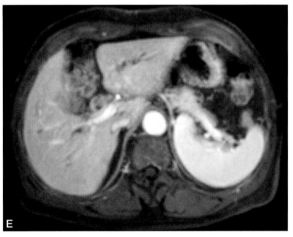

图 64-1-1　肝外胆管癌

A. CT 平扫示肝门部胆管软组织肿物；B. T₁WI 示肝门区低信号肿物；C. T₂WI 示肝门区稍高信号肿物；D. T₂WI 冠状位：肝门区胆管肿物（细箭），其以上水平胆管扩张；E. T₁WI 增强示肿物呈环形强化

病例 2

1. 病史摘要　患者，男性，63 岁。皮肤及巩膜黄染 10 余天，自觉进食后右上腹胀痛不适。

2. 影像学表现　见图 64-1-2。

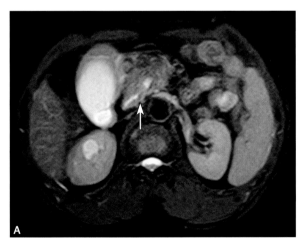

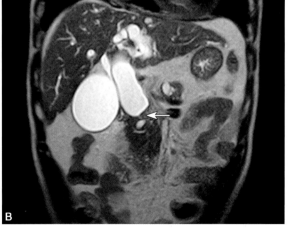

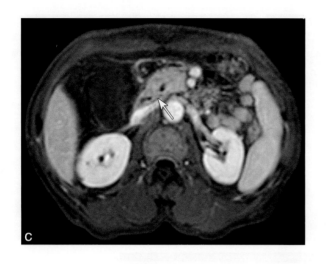

图 64-1-2　肝外胆管癌
A. T₂WI:胆总管下端管壁增厚、呈稍高信号(细箭);B. T₂WI:胆总管下端管腔明显狭窄、截断(细箭);C. T₁WI增强:胆总管下段管壁可见强化(细箭)

三、教学要点

1. 肝外胆管癌是原发于肝外胆管上皮细胞的恶性肿瘤。

2. 超声是首选检查方法,CT、MRI 可更好地显示病变及邻近组织情况,增强扫描渐进性强化特点有助于诊断。

3. 注意与壶腹癌、胰头癌、硬化性胆管炎的鉴别。

4. 一般需要穿刺活检或术后病理来确诊。

第二节　胆管囊腺癌

一、综　述

1. 定义　胆管囊腺癌(biliary cystadenocarcinoma,BCAC)又称肝囊腺癌(hepatic cystadenocarcinoma),是极为少见的肝脏上皮源性肿瘤。大部分发生于肝内胆管,其余发生于肝外胆管,如胆总管、肝总管和胆囊。好发于中老年女性[15]。

2. 病因及发病机制　胆管囊腺癌组织学来源有以下几种学说:①先天性肝内胆管畸形;②肝内胆管囊腺瘤恶变;③先天性肝内胆管疾病癌变,如先天性肝囊肿、肝内胆管扩张症、肝纤维化等。

3. 病理生理　胆管囊腺癌病理学上呈囊性或囊实性,囊壁不光滑、厚薄不一,可见乳头状赘生物。该病可为肝内原发,也可由胆管囊腺瘤恶变。显微镜下肿瘤细胞失去极性,异型性明显,可见病理性核分裂,亦见肿瘤细胞向间质内浸润。在囊腺癌内也可见良性上皮成分。胆管囊腺癌为肠型内衬上皮,包括帕内特细胞和杯细胞,这一特征具有诊断特异性。胆管囊腺癌可分为浸润型和非浸润型,前者癌组织局限于囊壁内,后者侵犯囊壁外或肝组织。

4. 临床症状与体征　病程缓慢、临床症状不典型,诊断较困难,常在肿瘤较大时才出现临床症状,多为右上腹部包块、腹部不适。肿瘤一般较大,肝左、右叶均可发生,该病具有侵袭性,可侵犯邻近胆管,使管腔狭窄或扩张。虽然没有特异性肿瘤标记物,但目前发现该病患者血清肿瘤标记物CA125、CA19-9 明显升高,预测 CA125 和 CA19-9 可以作为鉴别肿瘤恶变、评估治疗预后的指标[16-20]。

5. 影像学表现

(1) CT:病灶单发或多发,囊性或囊实性,体积较大,单房或多房,可见分隔。胆管囊腺癌各小房内囊液成分及含量不同,CT 表现为低或混杂密度。囊壁及囊间隔增厚,囊液内有出血或粗大钙化,壁结节多见乳头状突起者,多考虑该病[21]。

(2) MRI:病灶内囊内液体成分不同造成囊液信号不同。囊壁内附着乳头状结节,单个或多个,T₁WI 壁结节呈稍低信号,T₂WI 呈稍高信号,可突向囊腔,囊壁及囊内分隔 T₁WI、T₂WI 均呈稍低信号。壁结节在 DWI 上显示高信号,ADC 图显示低信号,提示扩散受限;囊液在 DWI 上呈略高信号。MRI 增强显示病灶多为厚分隔,囊壁和间隔大结节(直径>1cm),边界多不规则,动脉期壁结节明显强化,门静脉期及延迟期持续强化。囊壁及囊内分隔动脉期轻微强化,延迟期渐进性强化。肿块周围可见扩张的胆管[22,23]。

(3) MRCP:可显示病灶与胆管关系,可作为上腹部 CT 平扫及增强的补充,区分肝内阻塞及肝外胆管阻塞,为肝内外胆管囊液成分及与胆管的交通提供更多、更准确的信息。

6. 诊断要点与鉴别诊断

（1）诊断要点：囊腺癌多有厚分隔、边界不规整，囊壁和间隔大结节（>1cm），增强三期扫描囊壁及间隔结节有不均匀强化。周围可见扩张的胆管，或出现分隔明显增厚、乳头状突起或壁结节增多、囊内出血者多考虑为胆管囊腺癌。

（2）鉴别诊断

1）囊腺瘤：多见多房性，包膜完整，纤维分隔薄，囊壁光滑，囊壁乳头赘生物少见。当出现分隔明显增厚、乳头状突起或壁结节增多、囊内出血时，多考虑为胆管囊腺癌。

2）肝癌囊性变：血清 AFP 增高及肝硬化背景，增强扫描呈"快进快出"表现。

3）肝转移瘤：有原发肿瘤病史，增强扫描可见"牛眼征"。

4）肝脓肿：感染症状明显，增强扫描可见脓肿壁强化。

5）间叶性错构瘤：囊实性，好发于 2 岁左右婴儿。

6）肝棘球蚴病：牧区生活史，CT 及 MRI 可见囊内子囊，典型征象为"囊内飘带征"和"水上浮莲征"，增强扫描囊壁可以强化。

7）Caroli 病：典型表现"串珠征"，即肝内胆管囊肿表现为多个圆形水样密度，彼此间或其边缘上见轻度扩张的细小胆管与囊状病变相通。

8）肝囊肿：单房，无分隔，壁薄而规整，边界锐利，增强后囊壁无强化，囊内液体无强化。

二、病例介绍

病例

1. 病史摘要　患者女性，61 岁。5 年前无明显诱因出现腹痛，以上腹部为著，呈持续性，伴腹胀、恶心、呕吐，呕吐物为胃内容物，未治疗。半年前腹痛加重，伴出汗。肝功能示 ALT 387IU/L，AST 423IU/L，GGT 458IU/L，TBIL 85.6μmol/L。术中肉眼所见：肝部分切除组织，切开切面可见灰白灰黄色区域，该区部分区域囊性变，囊内褐色液体，质硬。病理：（左半肝）胆管源性肿瘤，部分区域呈浸润性生长，符合胆管囊腺瘤，局部癌变，切缘未见癌。免疫组化：CK7（＋），CK19（＋），CK20（－），CK8（＋），CA19-9（＋），P53（＋约 10%），Ki-67（＋约 10%）。

2. 影像学表现　见图 64-2-1。

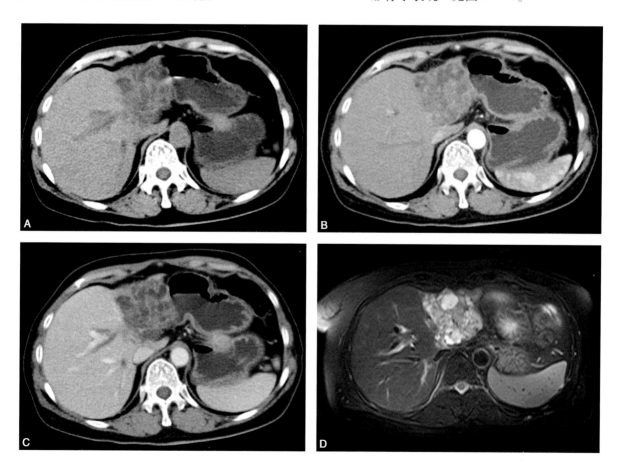

A B

C D

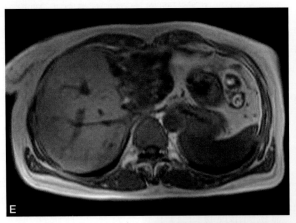

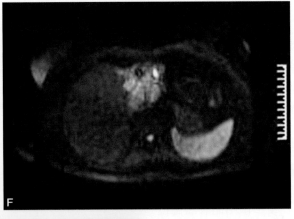

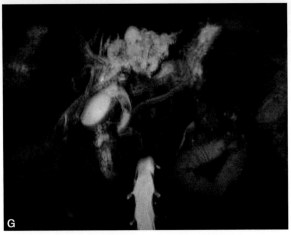

图 64-2-1　胆管囊腺瘤，局部癌变

A. CT 平扫：肝左叶缩小，内见不规则低密度肿块影，大小约 58mm×54mm，肿块密度不均，内见多发囊状、条片状液性密度影；B、C. 分别为增强后动脉期及静脉期，动脉期病灶强化不明显，静脉期强化程度稍增加，病灶内见线样、斑点样强化，其内液性密度影未见强化，门静脉左支变细、显示欠清，肝右叶胆管扩张，胆总管轻度扩张；D、E. T$_2$WI 及 T$_1$WI：肝左叶萎缩，肝左叶可见团片状混杂信号影，T$_2$WI 呈稍高信号，T$_1$WI 呈稍低信号，其内可见多发线状 T$_1$WI、T$_2$WI 低信号间隔影，并可见多房状 T$_1$WI 低、T$_2$WI 高信号影，为囊液成分；F. DWI：病灶部分弥散受限，相邻组织显示受压；G. MRCP：肝左叶病灶区域见多发条片状高信号影，进一步证实囊液成分存在，肝左叶胆管显示较紊乱且稍扩张，肝右叶胆管显示稍宽，肝总管显示稍窄，胆总管显示扩张，管径约为 11mm，其内信号不均

三、教学要点

胆管囊腺癌边界不规整，可见厚分隔，囊壁和间隔大结节，增强三期扫描囊壁及间隔结节不均匀强化，肿块周边有扩张的胆管。

第三节　胆囊癌

一、综　述

1. 定义　胆囊癌（gallbladder carcinoma）是指发生于胆囊上皮组织的恶性肿瘤，多为原发性，也可有继发性，是胆道系统最常见的恶性肿瘤[24]。恶性程度高，预后往往极差，进展期胆囊癌患者的中位生存期仅有 3~6 个月，胆囊癌 5 年生存率低于 5%[25]。早期影像学诊断有助于提高预后，并且可以采用微创腔镜治疗的方法[26]。

2. 病因及发病机制　胆囊癌的发生率随年龄的增加而增加，女性的发病率与病死率高于男性[27,28]，2/3 胆囊癌的发生及死亡的病例发生于女性[5]。胆囊癌的发生率与种族有关，美国印第安人和阿拉斯加原著民胆囊癌的发病率和死亡率是非西班牙裔白人的 3 倍[28]，在各种种族中均以女性多见[29]。全球各种流行病学研究显示，慢性胆囊炎、胆结石、胆总管囊肿、女性、年龄、地理、种族和致癌物的暴露均可能导致胆囊癌的发生[30,31]，其中，胆囊结石与胆囊癌的发生关系密切。对于胆石症手术偶发胆囊癌的患者中，研究发现，年龄>68 岁与偶发胆囊癌相关[32]。胆囊癌可能的致癌因素还有胆囊空肠吻合术后多年、

"瓷化"胆囊、胆囊腺瘤、胆胰管结合部异常、溃疡性结肠炎等。

3. 病理生理　胆囊癌的分期,有经典的 Nevin 分期及 TNM 分期。1976 年,Nevin 将胆囊癌分为 5 期[33]。Ⅰ期:局限于黏膜;Ⅱ期:侵犯黏膜和肌层;Ⅲ期:侵犯胆囊壁全部;Ⅳ期:侵犯胆囊壁全层及周围淋巴结;Ⅴ期:侵犯或转移至肝及其他脏器。2010 年,美国癌症联合会 TNM 分为 4 期[34]。Ⅰ期:侵犯黏膜和肌层($T_1N_0M_0$);Ⅱ期:侵犯胆囊壁全层($T_2N_0M_0$);Ⅲ期:侵犯肝<2cm,区域淋巴结转移($T_3N_1M_0$);ⅣA 期:侵犯肝>2cm,($T_4N_0M_0$,$T_XN_1M_0$);ⅣB 期:远处淋巴或脏器转移($T_XN_2M_0$,$T_XN_0M_1$)。研究显示,胆囊息肉样病变大于 1.45cm 是预测恶性的最佳界点,大于 2.7cm 是预测 T_2 及以上的最佳界点[35]。

胆囊癌多发生在胆囊体部(30%)和底部(60%)[36]。大体病理有两种生长方式:弥漫性生长及息肉样或乳头状肿块[37]。胆囊癌以腺癌最多见,其次是未分化癌、鳞状细胞癌和腺鳞癌,还有少见的转移癌[38,39];另外,胆囊恶性肿瘤还有肉瘤、淋巴瘤、类癌等[40]。胆囊癌按其分化程度有高分化、中分化、低分化和未分化。胆囊癌可经淋巴、静脉、神经、胆管腔内转移、腹腔内种植和直接侵犯。

4. 临床症状与体征　胆囊癌起病隐匿,早期无症状或缺乏特异性,多数患者就诊时已处于晚期。当肿瘤侵犯浆膜层或胆囊床时可出现右上腹疼痛,可放射至肩背部。晚期可伴有腹胀、食欲下降、黄疸、贫血、肝大及腹水等症状。

5. 影像学表现

(1) X 线:经皮穿刺肝胆道成像(PTC)根据胆囊癌侵犯胆管的程度可显示胆管不规则狭窄、充盈缺损及梗阻等不同表现。如胆囊癌累及胆囊浆膜层,X 线动脉造影可显示胆囊动脉增粗、受压移位;如胆囊动脉受侵,可出现不规则变细甚至中断闭塞;可显示肿瘤内血管,肿瘤本身染色,如肿瘤扩展至肝、胃十二指肠、胰腺等邻近器官可出现相应部位的血管受侵表现[41]。

(2) CT:CT 扫描能清晰显示胆囊癌的大小、形态、边界及浸润范围;增强扫描有助于对胆囊癌作出早期诊断、鉴别诊断并进行分期[42]。胆囊癌增强不均匀,局部胆囊壁可见增厚和收缩,胆囊癌可突破胆囊壁浸润周围肝脏[43]。三维重建技术能更准确地显示恶性肿瘤周围血管的受侵情况,可用于胆囊癌及胆管系统的显示。此外,CT 仿真内镜技术可更清楚地显示病灶的情况,排除病灶表面附着物的干扰,从而反映病灶的真实大小。胆囊癌 CT 表现分三型,即厚壁型、腔内型和肿块型。

1) 厚壁型胆囊癌:厚壁型胆囊癌多表现为胆囊壁局限性不规则增厚、僵硬,胆囊变形,增强扫描的典型表现为动脉期病变的黏膜及部分黏膜下明显强化,黏膜线破坏残缺,门静脉期和延迟期强化向浆膜面扩展而呈全层均匀或不均匀显著强化,且可见周围组织受侵及远处转移征象。

2) 腔内型胆囊癌:腔内型胆囊癌多呈宽基底,胆囊壁多不规则增厚,黏膜、浆膜面可局限性僵硬或凹陷,增强扫描胆囊癌的强化程度高于息肉和腺瘤[44]。单发显影且无蒂的病灶恶变之后穿破胆囊壁和淋巴结转移的可能性大,有蒂者则多局限于黏膜层或肌层[45]。

3) 肿块型胆囊癌:胆囊腔大部分或完全被肿瘤占据,形成软组织肿块,可伴有胆囊结石,平扫肿块呈均匀或不均匀等密度,累及周围肝实质时可见肝脏胆囊床境界模糊,增强扫描后肿块及局部胆囊壁呈明显强化,肿块较大时常发生坏死、液化,坏死区呈低密度、无强化。同时还可见胆管受压、不规则狭窄和上部扩张。晚期可见肝门部、十二指肠韧带及胰头部淋巴结肿大,表现为软组织肿块,可相互融合,呈均匀轻至中度强化,较大的淋巴结中心常出现坏死,增强扫描无强化,边缘实质性部分呈不规则环状强化。

(3) MRI:胆囊癌原发灶与肝实质相比,一般在 T_1WI 为低或等信号,T_2WI 为高或稍高信号。增强扫描呈动脉期明显强化,门静脉期、平衡期持续强化[46],表现为:①厚壁型胆囊癌,胆囊壁多局限性或弥漫性不规则增厚,常超过 4~5mm,增强扫描病灶强化开始较早,并有延迟强化。②腔内型胆囊癌,病灶常<1cm,与正常胆囊壁的移行带较厚,呈乳头状或菜花状,单发或多发,增强扫描病灶强化明显。③肿块型胆囊癌,胆囊内被 T_1WI 上呈不均匀性稍低信号、T_2WI 上呈稍高不均匀信号的软组织肿块占据,胆囊形态失常,多伴有邻近

肝实质的侵犯。

胆囊癌容易侵犯肝脏[47]，表现为与胆囊分界不清，T_1WI为低信号模糊影，T_2WI胆囊癌肿块周围的肝实质出现不规则高信号。此外，如合并胆结石，在胆囊内可发现低信号结石。如肿瘤直接侵犯胆管或肝门淋巴结压迫会引起梗阻性胆管扩张，可出现肝门区、胰头区、腹膜后转移淋巴结。

胆囊癌在DWI表现为非常高的信号，表观弥散系数（apparent diffusion coefficient，ADC）较低[48-50]。KIM等[49]研究胆囊癌的ADC界值为$(1.46\pm0.45)\times10^{-3}mm^2/s$，Yoshioka等[27]研究胆囊癌的界值为$1.64\times10^{-3}mm^2/s$，另外有报道ADC还可以预测胆囊腺癌的分化程度[27]。

MRCP表现为胆囊区肿块，胆囊形态异常，胆囊腔不规则，有充盈缺损影或胆囊呈团块状低信号，胆总管上段受累狭窄等。MRI平扫、MRCP与MRA结合能有效显示胆囊癌胆管入侵所致的胆管梗阻征象、血管浸润程度、肝侵犯范围及淋巴结转移的部位和数量等[51]。

（4）PET/CT：有学者参照肺的良恶性结节的鉴别[52-54]，将SUVmax≥2.5判为恶性病变（阳性），延迟显像SUVmax>2.5并较早期增高10%以上判为典型阳性。王珍等对胆囊病灶PET/CT显像阳性的判断标准：胆囊病灶内见放射性异常浓聚，浓聚程度明显高于正常肝组织和邻近组织，同机CT上可见胆囊壁增厚或软组织肿块[55]。他们的研究显示，胆囊癌组和胆囊良性病变组SUVmax分别为11.16 ± 5.50和5.40 ± 4.51，以6.6为胆囊癌定量诊断标准时敏感性、特异性及准确性分别为81.5%、70.4%和75.9%[55]。Nishiyama报道早期SUV摄取值良性5.40 ± 3.44，恶性7.35 ± 3.71[56]。关于SUVmax的值各家报道并不一致，而Lee对1~2cm胆囊息肉样病变良恶性报道的数值较小，良性1.68，恶性2.28[57]，也可能条件设置有所不同。

厚壁型胆囊癌胆囊壁局部或弥漫性不规则增厚伴[18]F标记的氟代脱氧葡萄糖（fluorine-18-fluorodeoxyglucose，[18]F-FDG）代谢增高，延迟显像SUV（标准化摄取值）值进一步升高，结合癌胚抗原、CA19-9等肿瘤标志物升高，可明确诊断胆囊癌。腔内型胆囊癌胆囊壁结节[18]F-FDG代谢异常增高，轮廓呈菜花状或光整，结合相关肿瘤标志物

升高，常提示结节型胆囊癌或胆囊良性病变恶变[53]。

在原发性胆囊癌的诊断中，PET/CT的诊断正确率较增强CT、超声及MRI更高，且PET/CT与增强CT结合可使诊断正确率再提高2.6%[54]。但需注意，C反应蛋白与胆囊肿瘤[18]F-FDG的摄取有关，对于C反应蛋白正常的胆囊病变患者，PET诊断的特异性可达80%；然而对于C反应蛋白升高大于10mg/L的患者，则因感染所致的高摄取而致特异性降为0，急性胆囊炎患者血清C反应蛋白水平常升高，PET在急性炎性病变方面具有局限性[56]，PET/CT显像结合外周血WBC有助于胆囊癌与炎症的鉴别。PET/CT较单独的PET诊断准确性提高，是超声、CT、MRI、PTC、ERCP对胆囊癌分期的补充[58]。

（5）超声：常规超声因简便、无创等优点而成为胆囊疾病的首选检查方法。胆囊癌可有以下几种超声表现形式[26,59,60]：①实块型，肿块充满大部分胆囊腔或全部充满，胆囊内可见低-中等回声的不均质肿块，胆汁无回声缩小或消失；②腔内息肉样型，向囊腔内突起的乳头状中等回声，通常大于2cm，基底较宽，表面不平整；③厚壁型，较少见，胆囊壁局限性或弥漫性增厚，没有明确的肿块；④混合型，此型较少见，表现为胆囊壁局限性或弥漫性增厚的同时伴有息肉样突入胆囊腔。当伴有结石时可表现为肿块内强回声团伴后方声影；癌肿向周围组织浸润，表现为胆囊轮廓显示不清并与周围正常组织分界不清。彩色多普勒超声血流成像可检测到胆囊癌病灶内的高速动脉血流频谱。

胆囊癌超声造影（contrast enhanced ultrasound，CEUS）动脉期的血管形态多呈杂乱扭曲的不规则型，而胆囊良性病变的血管结构特征多为中央型、分支型或均匀点状型[61]。CEUS亦可通过分析良恶性病灶不同的增强模式和时间-强度曲线定量参数进行鉴别，84%的胆囊癌和70.3%的胆囊良性病变在灌注早期表现为高增强，91%的胆囊癌35s内消退呈低增强，但只有17%的良性病灶有此表现[62]。CEUS可以评价胆囊壁的完整性[63]，对胆囊良恶性病变诊断的准确性、敏感性、特异性与增强CT有着相当的一致性，但在评价肿瘤转移及分期方面增强CT仍优于CEUS[64]。

内镜超声（endoscopic ultrasonography，EUS）因探头与病灶间的距离短，图像分辨率更高，能更好地显示胆囊壁的三层结构及肿瘤的浸润层次[65]。胆囊癌 EUS 多表现为乳头状低或等回声，宽基底，胆囊壁层次结构可消失。另外，超声内镜结合细针抽吸活检可以提供胆囊肿瘤的病理学诊断[66]。

三维超声是一种全新的容积成像方法，能更清晰、立体地显示胆囊息肉样病变基底部与胆囊壁的连接处、胆囊腺肌增生症的病变范围及结节状胆囊癌的表面形态和其对胆囊壁及周围组织的浸润程度。但有报道表明，对于实块型胆囊癌和胆囊息肉的性质（胆固醇性、炎性、腺瘤性）鉴别等方面，三维超声并不能比二维超声提供更多的信息[67]。

6. 诊断要点与鉴别诊断

（1）诊断要点：肿块型胆囊癌彩色多普勒超声可探及其内的血流信号，增强 CT、MRI 及超声造影表现为周边实性部分强化，内部坏死区不强化。MRI 的 DWI 序列胆囊癌显示非常高的信号。另外，胆囊癌易扩散至门静脉周围、胰头部出现淋巴结肿大，可侵犯邻近肝脏。

（2）鉴别诊断

1）厚壁型胆囊癌需与慢性胆囊炎鉴别：胆囊癌壁明显不规则增厚，内壁不光整，当壁厚大于1cm 时要高度警惕胆囊癌，增强扫描明显强化，进展期及晚期胆管明显扩张、周围肝实质受侵和肝内转移等均支持胆囊癌诊断。胆囊炎囊壁增厚较均匀、柔软、轮廓规则，内壁光滑，增强扫描均匀强化，急性期胆囊周围可见渗出改变。胆囊淋巴瘤有时也表现胆囊炎的症状，有报道胆囊体积增大伴囊壁增厚达 1cm[68]，也有报道 1 例体积增大伴有穿孔[69]。

2）胆囊息肉样病变：息肉多位于胆囊体部，部分呈乳头状突出，基底窄，表面不规则，增强后扫描可见轻到中度强化，大多数胆囊良性病变小于 1cm。腔内型胆囊癌需要与胆囊息肉鉴别诊断。当发现肿块大于 1cm，或位于胆囊颈部，并有邻近胆囊壁增厚时，应该高度怀疑胆囊癌，即便是息肉，也要注意恶变可能。另外，根据病变的形态特征、对胆囊壁有无浸润性改变等均有助于对病变良恶性的鉴别。MRI 的 DWI 序列也有助于鉴别胆囊息肉样病变的良恶性。

3）黄色肉芽肿性胆囊炎（xanthogranuloma-tous cholecystitis，XGC）：影像学表现缺乏特异性，与胆囊癌难以鉴别，增强检查有助于诊断。CT 显示增厚的胆囊壁内的低密度结节和较完整的胆囊黏膜线是诊断黄色肉芽肿性胆囊炎的特征性表现[70]，增强扫描低密度灶无明显强化，连续的黏膜线，管腔表面强化[71]，邻近组织出现炎性浸润而呈一过性不均匀轻度强化对黄色肉芽肿性胆囊炎与厚壁型胆囊癌也有一定的鉴别诊断意义。MRI 示胆囊壁内见 T_1WI 较低、T_2WI 高信号结节影，在同相位较反相位信号高[72]，弥漫性增厚的胆囊壁增强扫描呈典型"夹心饼干征"且黏膜线连续完整，邻近肝实质一过性强化也有一定诊断价值。

4）侵犯周围肝实质的肿块型胆囊癌需与原发性肝癌侵犯胆囊鉴别：肿块型胆囊癌 CT 增强扫描多呈动脉期强化程度明显高于肝实质且具有延迟强化的特点[73]，胆囊癌引起的胆道侵犯、扩张比较明显；而原发性肝癌多有肝硬化征象，侵犯胆囊时病灶也呈肝动脉供血的典型"快进快出"特征，门静脉受累、癌栓较多，而胆道受累少、扩张较轻，AFP 升高。

5）胆囊腺肌症：多发生在胆囊底部，表现弥漫性、节段性、局灶性壁增厚，有些形成结节型，胆囊壁可见散在特征性表现的小点状液性小憩室 RoKitansky-Aschoff 窦（R-A 窦）。CT 表现为胆囊壁增厚。增强 MRI 扫描及 T_2WI 显示胆囊壁内 R-A 窦。超声表现为胆囊壁增厚，伴有继发性囊腔变窄；增厚的胆囊壁常出现 R-A 窦，如有胆固醇结晶可伴"彗星尾"征。

6）胆囊癌还需与胆囊内堆积状无声影或声影不明显的泥沙样结石、稠厚的胆汁、凝血块等鉴别，超声检查后者均无血流信号且可随体位改变移动，而胆囊癌则形态固定不变，多可探及动脉样血流频谱。

二、病例介绍

病例

1. 病史摘要　患者，男性，71 岁。皮肤巩膜黄染半个月余，小便黄染，无腹痛腹胀，无反酸烧心，无恶心呕吐，无腹泻，无发热寒战，无周身瘙痒。CA19-9 8 085U/L，CEA 161.8μg/L，CA125 1 650μg/L，总胆红素 367.0μmol/L，直接胆红素 309.0μmol/L，间接胆红素 57.6μmol/L。

2. 影像学表现　见图 64-3-1。

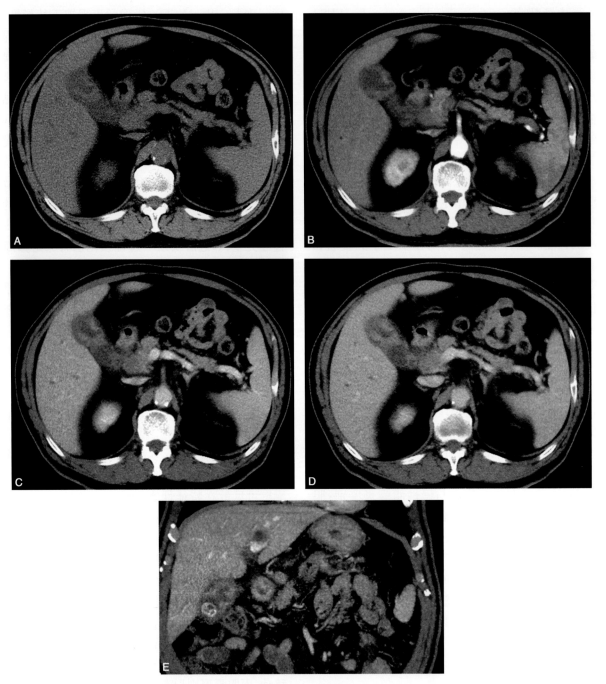

图 64-3-1　胆囊癌

A. 腹部轴位 CT 平扫：胆囊体中部壁不均匀增厚，以黏膜增厚为主，胆囊腔狭窄；B~D. 轴位 CT 增强扫描：增厚胆囊壁呈明显强化，以黏膜强化为主，局部黏膜面不连续，胆囊壁僵直，胆囊腔狭窄；E. 冠状位 CT 增强扫描：胆囊腔内结石

三、教学要点

1. 胆囊癌是发生于胆囊上皮组织的恶性肿瘤，恶性程度高，预后往往极差，好发于胆囊体部及底部。

2. 影像学表现为厚壁型、腔内型和肿块型，密度均匀或不均匀，增强扫描呈均匀或不均匀明显强化，易发生肝实质侵犯，伴有淋巴结转移。

3. 需与胆囊息肉样病变、黄色肉芽肿性胆囊炎、胆囊腺肌症等病变相鉴别。

第四节　胆囊神经内分泌肿瘤

一、综　述

1. 定义　2010 年 WHO 消化系统肿瘤组织

学分类根据肿瘤细胞的核分裂象和 Ki-67 指数将胆囊神经内分泌肿瘤（gallbladder neuroendocrine neoplasm，GB-NEN）分为：神经内分泌瘤（neuroendocrine tumor，NET）、神经内分泌癌（neuroendocrine carcinoma，NEC）、混合性腺神经内分泌癌、杯状细胞类癌和管状细胞类癌，其中 NET 包括 G1 和 G2，胆囊类癌归为 G1 级；NEC 包括大细胞和小细胞两种类型[74]。2019 年 WHO 消化系统肿瘤组织学分类更新为神经内分泌瘤和神经内分泌癌两大类，前者包括神经内分泌瘤 NOS、G1、G2、G3，后者包括神经内分泌癌 NOS、大细胞神经内分泌癌、小细胞神经内分泌癌、混合性神经内分泌-非神经内分泌肿瘤[75]。GB-NEN 临床少见，好发于老年人，NEC 恶性程度高[76]。

2. 病因及发病机制　目前认为有以下几种可能：①胆囊的未分化干细胞分化为神经内分泌细胞；②胆囊黏膜因慢性炎症发生病理性化生改变，如胃上皮或肠上皮化生，继而产生神经内分泌细胞；③胆囊腺癌在某些特殊情况下可能具有神经内分泌功能[77-79]。

3. 病理生理　瘤细胞较小而规则，细胞核多呈圆形，可见核分裂象。病理分级依赖于核分裂象和免疫组化指标 Ki-67。低度恶性（G1）：每 10 个高倍视野下可见<2 个核分裂象且 Ki-67 指数<3%；中度恶性（G2）：每 10 个高倍视野下可见 2~20 个核分裂象或 Ki-67 指数 3%~20%；高度恶性（G3）：每 10 个高倍视野下可见>20 个核分裂象或 Ki-67 指数>20%。G1 级很少有转移或侵袭性表现，G3 级更具侵袭性，可发生转移。免疫组化神经元特异性烯醇化酶（NSE）、嗜铬粒蛋白 A（CgA）呈阳性[74,80,81]。

4. 临床症状与体征　一般无特殊症状和体征，若伴有胆囊结石或胆囊炎时，则出现相应的临床症状和体征。可表现为类癌综合征，皮肤潮红、腹痛、腹泻、哮喘等症状[82,83]。

5. 检查方法与选择

（1）超声：检查方法简便易行，多为首选检查方法，用于发现病灶，并和常见良性病变如胆囊息肉区分。

（2）CT、MRI：可明确肿瘤部位、大小、形态及周围组织、淋巴结受累情况，为肿瘤分期提供依据，并可作为制订手术方案的依据。

（3）病理：确诊胆囊神经内分泌肿瘤的"金标准"为病理及免疫组化。

6. 影像学表现

（1）超声：胆囊壁增厚，肿块回声不均匀，形态欠规则，不随体位移动而改变，彩色多普勒可探及线状血流信号[81,83]。

（2）CT：可表现为胆囊壁局限性或弥漫性不规则增厚，也可表现为胆囊内不规则软组织密度肿块，大者可占据整个胆囊窝，无法分辨正常胆囊形态，密度不均，增强扫描肿块不均匀强化，部分可伴囊变或出血。肿瘤可浸润周围组织、侵及邻近肝实质，可沿淋巴引流途径转移，易出现肝门及腹膜后淋巴结转移[80,84,85]。

（3）MRI：肿瘤信号不均匀，T_1WI 呈等低信号，部分内可见小片状高信号，T_2WI 呈不均匀高信号，增强扫描可不均匀强化[80,85]。

7. 诊断要点与鉴别诊断

（1）诊断要点：胆囊壁局限性或弥漫性不规则增厚；胆囊内肿块，可占据整个胆囊窝；增强扫描肿块不均匀强化；NEC 易侵犯邻近的肝实质，可出现淋巴结转移。

（2）鉴别诊断

1）胆囊腺癌：胆囊癌以腺癌最多见，常表现为局限或环形肿块，增强扫描黏膜线不连续，发生肝转移较神经内分泌肿瘤迟。免疫组化标记 CgA、NSE 多阴性表达。

2）胆囊息肉：与胆囊黏膜相连，蒂状突起，形态较规则，增强后呈轻到中度强化。

3）胆囊腺肌症：胆囊壁局灶性或弥漫性增厚，T_2WI 示增厚胆囊壁内可见 R-A 窦，MRCP 显示更佳。

4）肝癌侵及胆囊：典型肝细胞肝癌具有"快进快出"的影像学表现，肝炎或肝硬化病史，多伴 AFP 升高。

5）胆囊转移癌：少见，有其他原发肿瘤病史。

二、病 例 介 绍

病例 1

1. 病史摘要　患者，女性，55 岁。右上腹疼痛，因发现胆囊肿块半年来诊。

2. 影像学、大体及病理表现　见图 64-4-1。

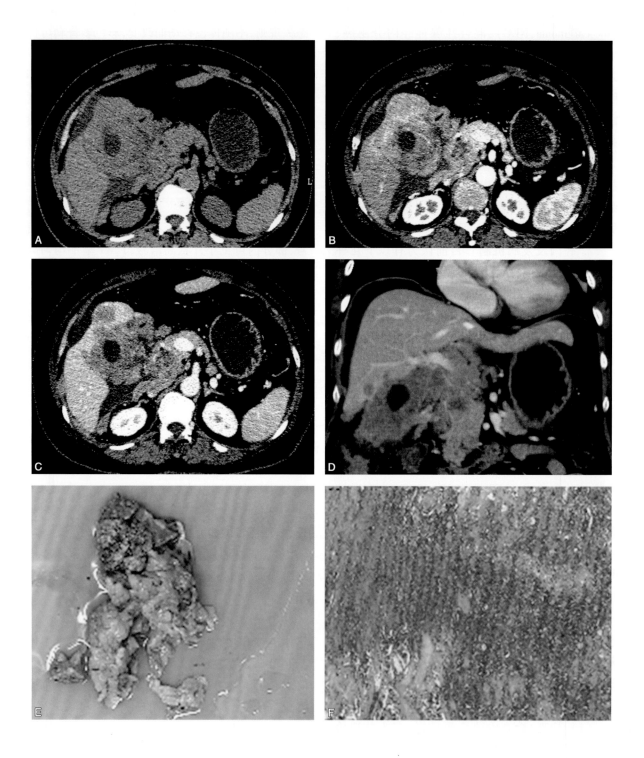

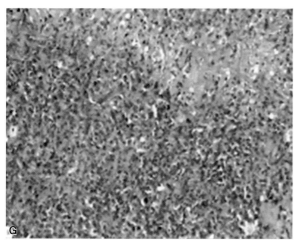
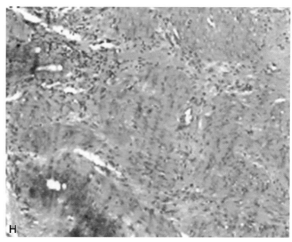

图 64-4-1　胆囊神经内分泌肿瘤

A. CT 平扫:胆囊区可见不规则软组织密度肿块影,边界不清。B~D. 增强扫描:胆囊区肿块不均匀强化,冠状位示病变沿胆管壁侵犯肝实质,伴肝门、腹膜后淋巴结转移。E~H. 大体病理及镜下表现:胆囊肿块 35mm×20mm×15mm,胆囊壁外肝门肿块 35mm×25mm×15mm;免疫组化:CK(+)、CgA(+)、Syn(+)、NSE(+)、CD56(+)、Ki-67 约 50%(+),符合胆囊混合性腺神经内分泌肿瘤(G3,高级别)(本病例由深圳市宝安区中心医院放射科黄泽弟提供)

病例 2

1. 病史摘要　患者,女性,69 岁。纳差、恶心半年。

2. 影像学、大体及病理表现　见图 64-4-2。

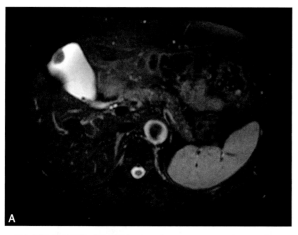
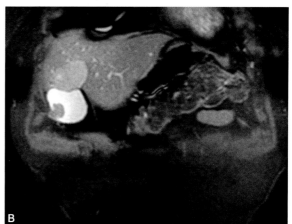
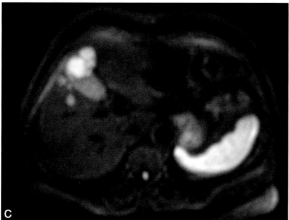
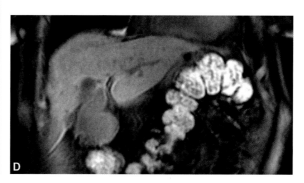

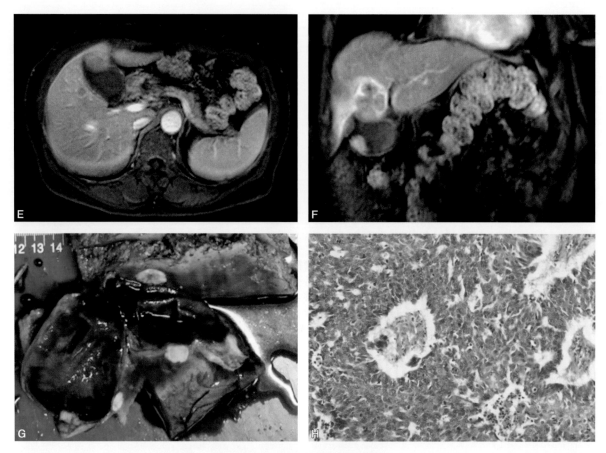

图 64-4-2　胆囊神经内分泌肿瘤

A～C. T$_2$WI 脂肪抑制序列示胆囊内结节状充盈缺损,BTFE-SPIR 冠状位示胆囊内及肝 S$_4$ 可见稍高信号结节,DWI 示胆囊内病灶及肝 S$_4$、S$_5$ 结节呈弥散受限。D～F. THRIVE 冠状位示胆囊内病灶呈等信号,肝 S$_4$、S$_5$ 结节呈稍低信号;T$_1$WI 增强扫描示胆囊内病灶中度不均匀强化,肝 S$_4$、S$_5$ 结节边缘强化。G、H. 大体病理及镜下表现示(肝+胆囊)肝组织大小约 14cm×8cm×8cm,胆囊大小约 9cm×4cm×4cm,切开内含大量灰褐色结石,胆囊与肝组织粘连,胆囊壁可见一肿物,大小约 2cm×1.5cm×1cm,切面灰白色,实性,质硬,肝切面见一肿物,大小约 4cm×3.8cm×3.2cm,切面灰红灰白色,实性,质中,侵犯肝包膜,并可见卫星灶,最大径 0.8～1.3cm,肿物与胆囊粘连,其余肝组织切面灰黄暗红色,实性,质软。免疫组化:CK(+)、CK5/6(+)、CK8/18 部分(+)、NSE(+)、CD56(+)、CK20 少数细胞(+)、Ki-67 约 50%(+)、CK7、P63、Syn、CgA 及 Hepatocyte(-),符合神经内分泌肿瘤(G3,高级别)(本病例由深圳市宝安区中心医院放射科黄泽弟提供,特此感谢)

三、教学要点

1. 胆囊神经内分泌肿瘤好发于老年人,其主要分类神经内分泌癌恶性程度高。

2. 影像学表现胆囊壁局限性或弥漫性不规则增厚,或可见胆囊内肿块,增强扫描肿块不均匀强化,侵犯邻近肝实质,伴淋巴结转移。

3. 注意与胆囊腺癌、胆囊息肉、胆囊腺肌症、肝癌侵及胆囊、胆囊转移癌等相鉴别。

第五节　胆管黏液腺癌

一、综　　述

1. 定义　胆管黏液腺癌(mucinous cholangio-carcinoma,MCC)是胆管癌的一种特殊病理类型,可发生于肝内外胆管,以分泌大量黏液为特点,又称胶样癌[86]。临床少见,好发年龄为 50～70 岁,无明显性别差异[87]。

2. 病因及发病机制　胆管黏液腺癌是来源于胆管腺上皮的恶性肿瘤,多由于反复胆道炎症、结石、蛔虫等因素的慢性刺激,导致胆管上皮不典型增生,最终发生癌变[88]。

3. 病理生理　肉眼:癌组织呈灰白色,湿润,半透明如胶冻样。镜下:癌细胞内黏液聚集并将细胞核挤向一侧,癌细胞排列呈管状或乳头状结构,在腺腔内堆积的黏液因腺体崩解形成黏液湖,在黏液湖内可见癌细胞漂浮。黏液进入胆管,黏蛋白凝固成胶冻样阻塞胆管引起胆管扩张[89]。

4. 临床症状与体征　早期无特异临床表现，常见症状包括上腹部疼痛、黄疸、发热，可表现为反复发作的胆管炎或无痛性阻塞性黄疸，肿瘤本身和肿瘤分泌黏液可致胆道梗阻，若由黏液引起胆道梗阻时，黄疸可波动，出现腹痛等胆管炎表现[90,91]。血清 CA19-9 和 CEA 可有升高[92]。

5. 检查方法与选择

（1）超声：检查简便易行，可以确定有无胆道梗阻及梗阻部位，对胆管黏液腺癌诊断的敏感性较差，可作为筛选及术后复查。

（2）CT：对胆管病变的检出率较高，三维重建图像可多方位显示病变、肝内外胆管、血管及淋巴结受累情况，评估手术可能性。

（3）MRI、MRCP：MRI 观察病变优于 CT，MRCP 突出显示胆道系统，有助于观察胆道阻塞情况及其内异常信号。

（4）内镜逆行胰胆管造影术（ERCP）：显示病变与胆管的联系，并可观察胆管内黏液情况。

（5）病理学检查：胆管黏液腺癌确诊的"金标准"。

6. 影像学表现

（1）超声：肝内外胆管扩张，部分呈囊状改变；因病变范围及程度的不同可呈不同回声；胆管内可探及沉积物或肿物回声，无声影及移动性；彩色多普勒超声多探及不到明显的血流信号[93]。

（2）CT：扩张胆管旁可见囊性低密度肿块，囊壁厚薄不均，黏液的密度略高于水，可伴有钙化，增强扫描肿瘤周边可强化或不强化。该肿瘤无纤维包膜，可直接侵犯邻近肝实质，偶尔侵犯门静脉，导致门静脉癌栓，可进行三维重建观察血管及淋巴结受累情况[92,94,95]。

（3）MRI、MRCP：扩张胆管周围可见囊性肿块，囊壁厚薄不均，部分内可见分隔，T_1WI 呈低信号，T_2WI 因病灶内黏液丰富而呈极高信号。MRCP 可更好地显示扩张胆管，可表现为肝内胆管不对称性扩张，或者肝内外胆管扩张却未见肝外胆管的突然截断[95-97]。

（4）ERCP：胆管造影可见扩张的胆管，肿瘤与胆管腔相通，部分可见黏液自十二指肠乳头流出[8]。

7. 诊断要点与鉴别诊断

（1）诊断要点：胆管扩张；扩张胆管旁的囊状低密度影，增强扫描周边可强化或不强化；T_2WI 病灶呈极高信号；肿瘤与胆管相通。尤其当肝内外胆管扩张，但未见确切结石、肿块时应考虑到胆管黏液腺癌分泌黏液阻塞胆管致胆道梗阻的可能。

（2）鉴别诊断

1）胆管内乳头状肿瘤：扩张的胆管内可见结节或乳头状突起，可沿管壁匍行生长，增强扫描可见强化。

2）消化道转移性肝脏肿瘤：特别是与结直肠黏液性癌肝转移相鉴别，内镜检查可发现消化道原发肿瘤。

3）胆道包虫：多由肝包虫囊肿破入胆道所致，胆道内可见囊皮、囊液、子囊等，结合牧区居住或旅游史可以鉴别。

4）肝细胞癌胆管内生长：多为原发肿瘤直接侵入，少数来自邻近门静脉癌栓，结合肝炎病史或肝硬化改变，AFP 升高，典型"快进快出"的影像学表现可加以鉴别。

5）先天性胆管扩张症：主要需与Ⅳ型相鉴别，表现为肝内外胆管的囊状或梭状扩张，MRCP 显示佳。

6）胆管结石：胆管结石可致不同程度的胆道梗阻，胆管黏液腺癌尤其需要与 CT 等密度结石鉴别，MRCP 胆管结石呈充盈缺损，增强扫描结石无强化。

7）胆道蛔虫：表现为扩张的胆道内与纵轴平行的细长线样、弧线状、圆环状软组织密度或信号影，MRI 可见典型的"三线征"。

二、病例介绍

病例

1. 病史摘要　患者，男性，62 岁。于入院 20 天前无明显诱因出现皮肤、巩膜黄染，无皮肤瘙痒，小便呈浓茶色改变，大便发白。实验室检查：CA19-9 668U/mL。

2. 影像学表现　见图 64-5-1。

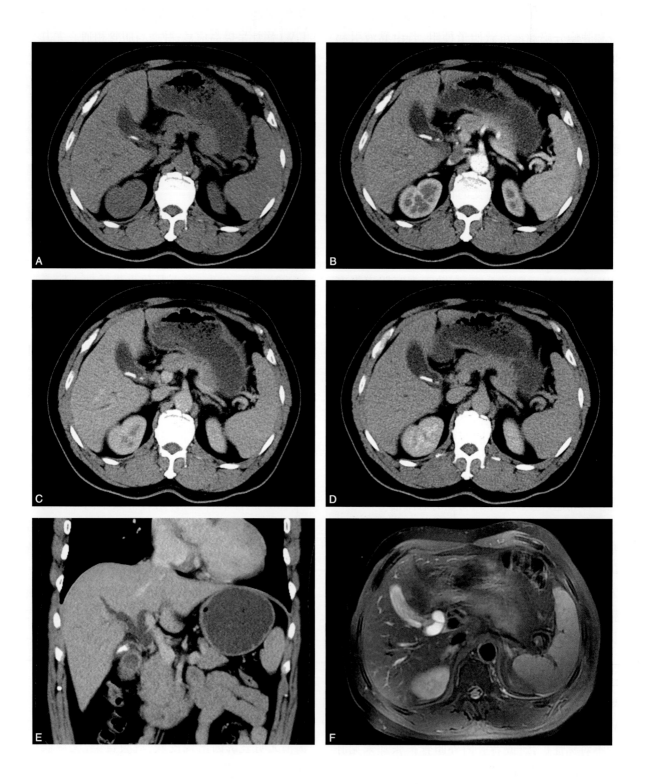

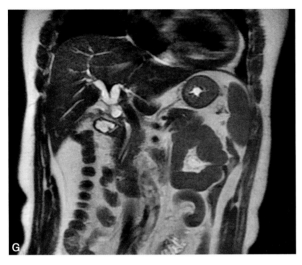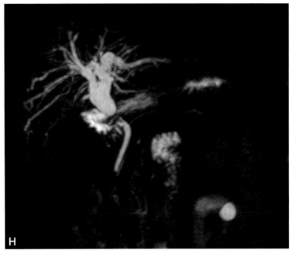

图 64-5-1　胆总管黏液腺癌

A~E. CT 平扫及增强扫描:胆总管上段见中度强化软组织密度结节,界线较清楚;结节层面以上肝内胆管、左右肝管及肝总管不均匀扩张;胆囊内见结节灶钙质密度影,胆囊壁轻度增厚。F~H. T$_2$WI 可见肝内胆管、肝总管不均匀扩张,胆总管上段可见软组织信号影;MRCP 示高位胆道梗阻

三、教 学 要 点

1. 胆管黏液腺癌发生于肝内外胆管,以分泌大量黏液为特点,好发年龄为 50~70 岁。

2. 影像学表现可见胆管扩张,扩张胆管旁囊状低密度影,增强扫描周边可强化或不强化;T$_2$WI 病灶呈极高信号;肿瘤与胆管相通。

3. 注意与胆管内乳头状肿瘤、消化道转移性肝脏肿瘤、胆道包虫、肝细胞癌胆管内生长、先天性胆管扩张症等鉴别。

第六节　胆囊癌肉瘤

一、综 　述

1. 定义　胆囊癌肉瘤(carcinosarcoma of the gallbladder,CSGB)是一种非常罕见的胆囊恶性肿瘤[98],侵袭性强,预后明显差于腺癌[99]。胆囊癌肉瘤好发于中老年女性,年龄为 66.5~72.0 岁[4]。全世界的患病率不到 1%[100],目前多数报道为病例报道。

大多数报道的病例均基于胆囊癌的肿瘤-淋巴结-转移分期系统进行分期。癌肉瘤在其他不同的器官中也可出现,包括肾脏、胰腺等。由于文献较少且预后较差,常规化学疗法和放射疗法均未得到较好的疗效,表明有必要采取新的辅助治疗措施。部分研究表明:肿瘤大小是主要的预后因素(肿瘤<5cm 的病例生存期更长);结石的存在、上皮和间

质成分的类型、年龄和性别对预后的价值均不大[98]。对于这种罕见且侵袭性强的胆囊恶性肿瘤,在缺乏有效辅助治疗的情况下,手术仍然是治疗的主要手段,完整的手术切除可改善其预后并延长生存期[101]。尽管进行根治性切除,但患者的一般平均存活时间为 2.9~6.0 个月。

2. 病因及发病机制　目前发病机制还处于探索阶段,有几种病因假说[102]:①全能干细胞假说:由 2 种或多种干细胞分化而来的细胞相互混合生长,为多克隆性[103];②真正的肉瘤(包括碰撞肿瘤假说);③上皮起源的恶性增殖(包括基质诱导、转移);④胚胎细胞静息起源;⑤间质反应。

3. 病理生理　其主要病理学特征是腺癌和肉瘤成分以不同比例混杂。上皮成分主要由腺癌构成;肿瘤间叶成分表现多样,包括纤维肉瘤、平滑肌肉瘤、横纹肌肉瘤、血管肉瘤、骨肉瘤及软骨肉瘤等[104]。根据恶性间叶成分不同,将胆囊癌肉瘤分为 2 种:一种含有特异的肉瘤成分,如软骨肉瘤、骨肉瘤及横纹肌肉瘤等;另一种具有明显异型性的梭形细胞,而组织学上不能确定其组织来源的未分化肉瘤[103]。

免疫组化:癌肉瘤上皮性肿瘤区表达上皮标记(细胞角蛋白阳性),间质肉瘤区表达间叶标记(波形蛋白阳性)[98,105]。

4. 临床症状与体征　临床上主要表现为非特异性的症状和体征,包括右上腹疼痛、轻压痛、腹部肿块。患者常有胆囊炎、胆结石病史。实验室检查除红细胞沉降率升高外多无异常,肿瘤标

志物,如甲胎蛋白、癌胚抗原和 CA19-9 是非特异性的[103]。

5. 检查方法与选择

（1）超声检查:用于胆囊疾病的常规筛查和治疗后随访。

（2）CT、MRI 检查:对胆囊肿瘤性疾病的检出率较多,MRI 诊断的敏感性和特异性高于 CT,并可以进行辅助临床分期。

（3）DSA 检查:可以明确胆囊病变的血供情况。

（4）病理学检查:诊断胆囊癌肉瘤的"金标准"。

6. 影像学表现

（1）超声:①胆囊腔内单发不规则低或等回声,无包膜,质地较松散,直径常在 1cm 以上;②胆囊体积增大,而胆囊腔变小;③肿块与肝脏、结肠区等周围组织界限不清,可出现肝脏及远处转移征象;④常伴有胆囊结石[106,107]。

（2）CT:①病变多单发,直径一般大于 1cm,呈结节状或菜花状软组织肿块,密度不均匀,可见坏死区;②增强后软组织肿块及增厚的胆囊壁多呈轻中度不均匀持续性强化;③多伴胆囊形态改变、体积增大,而胆囊腔缩小或消失;④肿块基底部胆囊壁不规则增厚,超过 3.5mm;⑤常伴有胆囊炎及胆囊结石;⑥可直接侵犯肝内、十二指肠等周围组织;⑦易发生肝门区、胰头区及腹主动脉旁淋巴转移;⑧可有肝内外胆管扩张,以肝门水平的高位梗阻多见,或直接浸润蔓延到肝管;⑨可见腹水,量较少[105]。

（3）MRI:CSGB 在 T_1WI 图像上表现为等、低信号,偶尔可见出血的高信号区[108];T_2WI 图像呈中、高信号,并可见类似分隔的异常信号,与内

脏肉瘤（如肝肉瘤）信号相似,可以认为是肿瘤间质成分形成的特征,因此 MRI 可能是首选的影像学检查方式[107]。

7. 诊断要点与鉴别诊断

（1）诊断要点:CSGB 多表现为胆囊腔内单发肿块,胆囊壁增厚,胆囊体积增大,易并发胆囊结石、胆囊炎等,易发生转移;MRI T_2WI 可见类似分隔信号,MRI 诊断特异性较高。

（2）鉴别诊断

主要与胆囊癌进行鉴别诊断:①胆囊壁增厚型胆囊癌,胆囊体积减小,胆囊壁弥漫性增厚;胆囊癌肉瘤胆囊体积增大,胆囊壁增厚一般局限于肿块的基底部。②腔内型胆囊癌,其增强后胆囊壁及腔内软组织多明显强化,可单发或多发;但胆囊癌肉瘤病变多轻中度强化,且常为单发。③肿块型胆囊癌,增强后也可以轻中度强化,此型最难鉴别,但胆囊癌病变形态更不规则,并且胆囊癌坏死较多且较常见[109]。

有助于将 CSGB 与其他胆囊肿瘤区分的特征包括:CT 显示肿瘤内钙化;超声检查发现肿瘤较大,胆囊形状仍得以保留;T_2 加权图像信号较高,可见类似分隔信号[110]。

二、病例介绍

病例 1

1. 病史摘要　患者,女性,79 岁。主因上腹痛伴恶心、呕吐半个月就诊。腹部超声见图 64-7。手术及病理示:胆囊底见一肿物,肿物大小 2.5cm×3.5cm×1.5cm,切面实性灰白质稍硬。术后病理:符合癌肉瘤,浸润胆囊壁全层。

2. 影像学表现　见图 64-6-1。

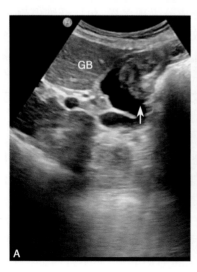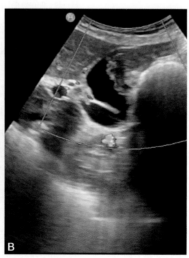

图 64-6-1　胆囊癌肉瘤

A. 超声示胆囊形态饱满,充盈欠佳,胆囊中下部可探及一大小约 32mm×22mm×27mm 的近等回声团,边界欠规则,内回声欠均,较松散,充满底部腔内,随体位改变未见明显移动,与底部胆囊壁界限不清;B. 彩色多普勒及能量图:未见明显血流信号(此病例由河北省人民医院超声科杨雅淇提供)

病例 2

1. 病史摘要　患者,女性,67 岁。2 个月前无明显诱因出现右上腹痛,伴右肩放射性疼痛。

既往史:胆囊结石 20 年,间断胆囊炎发作,保守治疗后均无缓解。

2. 影像学表现　见图 64-6-2。

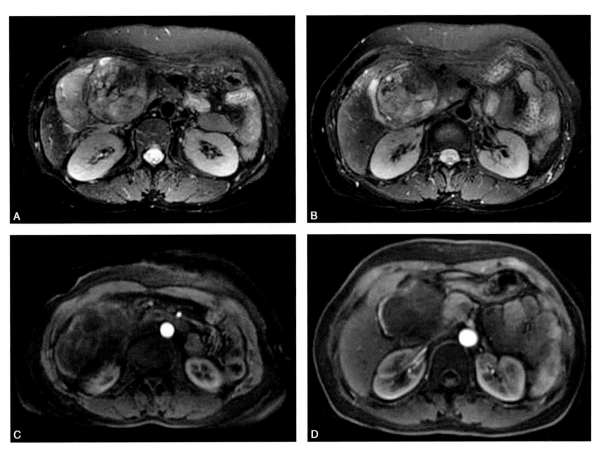

图 64-6-2　胆囊癌肉瘤

A、B. T_2WI:胆囊体积增大,内可见团块状混杂信号,以稍高信号为主,内可见条形分隔信号;C、D. 增强扫描:呈轻度不均匀强化(此病例由天津第一中心医院夏爽提供)

病例 3

1. 病史摘要　患者,女性,61 岁。体检时发现腹部占位性病变。查体:腹部压痛。术中见肿大胆囊及结石 1 枚,见灰红色肿物阻塞胆囊,与肝粘连,肝切面见肿瘤浸润,行肝叶下半段加胆囊切除术。

2. 影像学及病理表现　见图 64-6-3。

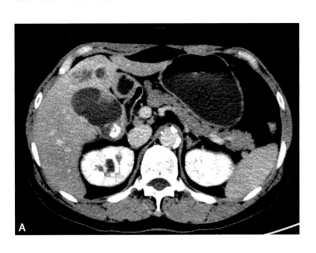

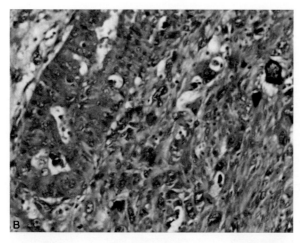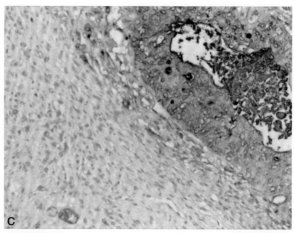

图64-6-3　胆囊癌肉瘤

A. 横断位 CT 增强：胆囊结石，胆囊壁不规则增厚伴强化，邻近肝实质见不均匀强化灶。B、C. 病理：HE 染色示肿瘤由上皮性癌巢及典型的梭形间质混杂组成。免疫组化：腺癌成分 CK19 呈强（＋），肉瘤成分（－）En Vison 法（此病例由上海健康医学院附属浦东新区人民医院病理科王登山提供）

三、教学要点

1. 胆囊癌肉瘤是一种罕见的恶性肿瘤，好发于中老年人。

2. 有以下特征时应考虑到胆囊癌肉瘤的可能：CT 显示肿瘤内钙化；肿瘤较大，胆囊形状仍保留；T_2WI 可见类似分隔信号。

3. 鉴别诊断主要是与胆囊癌及肉瘤样癌鉴别，鉴别困难。

4. 一般需要穿刺活检或术后病理来证实。

第七节　胆管导管内乳头状肿瘤

一、综　　述

1. 定义　胆管导管内乳头状肿瘤（intraductal papillary neoplasm of the bile duct，IPNB）是在胆管内生长，瘤体常呈乳头状的肿瘤，多数伴有黏液的分泌[111-113]。IPNB 起源于胆管上皮细胞，可由腺瘤逐步向腺癌转变，晚期可发生侵袭性生长并侵犯胆管周围肝实质[114,115]。部分学者认为 IPNB 是胆管癌的前期病变，其预后明显好于胆管癌[116]。多数 IPNB 肿瘤可以分泌黏液，故 IPNB 可分为伴黏液的 IPNB（IPNB with macroscopically visible mucin secretion，IPNB-WM）和不伴黏液的 IPNB（IPNB without macroscopically visible mucin secretion，IPNB-NM）；前者又被称为胆管导管内乳头状黏液性肿瘤（intraductal papillary mucinous neoplasm of the bile duct，IPMN-B）。有文献认为

IPMN-B 在病理类型、分化程度、免疫组化及基因突变方面与 IPNB-NM 不同[117,118]。IPMN-B 是与胰腺 IPMN 相对应的疾病[119,120]，而 IPNB-NM 可能为另一组复杂的疾病范畴[121]，并且 IPMN-B 预后好于 IPNB-NM[122,123]。

2. 病因及发病机制　IPNB 的发生与胆管慢性炎症反复发作有关，常见病因为胆道结石、华支睾吸虫感染。

3. 病理生理

（1）大体病理：胆管内肿瘤和胆管扩张，多数病例胆管内有大量黏液。

（2）镜下病理：柱状或立方形上皮细胞围绕纤维血管轴心生长，伴有不同程度的核异形，缺乏卵巢样基质。

（3）免疫组化主要为：mucin（MUC）1（＋/－），MUC2（＋/－），MUC5AC（＋），MUC6（＋/－），p53（－），CDX2（－），CK7（＋），CK20（＋/－），CEA（＋/－）[124]。

4. 临床表现与体征　IPNB 常见于 50 岁以上的患者，男女发病率无明显差异。约 2/3 的患者因黄疸、腹痛或发热就诊，约 1/3 的患者无症状，临床表现缺乏特异性。约半数患者有总胆红素升高，约半数患者有糖抗原 19-9（CA19-9）升高，少部分患者癌胚抗原（CEA）升高，IPNB 的实验室检查缺乏特异性。

5. 影像学表现　IPNB 术前诊断主要依赖影像学检查[18]，其影像学表现主要为不同形态的瘤体以及胆管扩张。依据 IPNB 瘤体形态及胆管扩张范围不同，有多种形态学类型，包括典型类型（乳头状、水蛭状或铸型肿瘤伴肿瘤上游及下游

胆管广泛扩张)、表面播散型(肿瘤沿胆管表面匐行生长)、囊性型(胆管呈动脉瘤样扩张,内壁有肿瘤,病灶位于肝内)、无肿块型(肿瘤不可见,而仅表现为胆管扩张)和明显浸润型(肿瘤明显侵犯到胆管外的肝实质)[125-132]。IPNB 分型可以为 IPNB 的诊断、鉴别诊断、治疗方式的选择、手术范围的确定、预后判断提供帮助。

(1) X 线:在 ERCP 术中行胆管造影时,可显示胆管明显扩张,其内肿瘤及伴发的黏液表现为充盈缺损。由于胆管内大量黏液的存在,常导致胆管内广泛的充盈缺损,对诊断 IPMN-B 有重要提示意义。另外,ERCP 术中发现黏液自十二指肠乳头流出,结合典型影像学表现可明确 IPMN-B 的诊断。

(2) 增强 CT 和 Gd-DTPA 增强 MRI:胆管不同程度的扩张,可表现为胆管局限性扩张,即动脉瘤样扩张或胆管弥漫扩张。多数 IPNB 患者在扩张的胆管内可见瘤体,常呈多发结节状或乳头状,单发少见。部分肿瘤可沿胆管壁匐行,侵袭至胆管外为晚期表现,少见。肿瘤在 MRI DWI 呈高信号,在 T_2WI 呈稍高信号,信号低于胆汁,高于结石。增强扫描动脉期肿瘤可明显强化,强化程度可高于肝实质,门静脉期及平衡期强化程度通常低于肝实质。扩张的胆管内可伴发结石。扩张胆管周围肝实质可见不同程度的萎缩征象。部分病例增强扫描可显示沿胆管分布的异常灌注区域,提示继发的胆管炎症。淋巴结肿大罕见。

(3) 超声:与 CT/MRI 表现类似,也可显示胆管扩张和胆管内的肿瘤。

6. 诊断要点与鉴别诊断

(1) 诊断要点:IPNB 典型的影像学表现为明显扩张的胆管和胆管内肿瘤。胆管可表现为局限性的动脉瘤样扩张,也可表现为广泛弥漫的扩张。胆管内见乳头状或匐行生长的肿瘤。

(2) 鉴别诊断

1) 上游胆管扩张型 IPNB 与腔内型胆管癌:后者通常呈广基底浸润性生长,下游胆管无扩张[133]。但也有作者认为多数腔内型胆管癌可归属于 IPNB[134]。典型类型 IPNB,胆管内肿瘤表现为乳头状、水蛭状或铸型,肿瘤易于识别,并且伴有肿瘤上游和下游胆管的广泛扩张,此类型通常容易与其他疾病区别。

2) 囊性型 IPNB 与胆管囊腺瘤/癌:在影像学上多房及分隔是胆管囊腺瘤/癌的特征[135,136],且其瘤体通常与胆管不相通也是鉴别诊断的重要特征。

3) 肿瘤匐行生长型和无肿块型 IPNB 与单纯胆管结石:单纯胆管结石的胆管扩张是由胆汁淤积导致的,其胆管扩张不如前两者明显,并且肝萎缩后由于胆汁分泌减少,胆管扩张的程度会减低[137-139]。而前两者胆管扩张是由肿瘤分泌的黏液在胆管内积聚导致的,因此肝实质萎缩后并不导致胆管扩张程度的减低。因此出现 IPNB 的胆管,其扩张的程度明显大于因结石引起的胆管扩张。

二、病例介绍

病例

1. 病史摘要　患者,女性,66 岁。体检发现胆管扩张。既往无胆道病史。实验室检查肿瘤标记物、总胆红素、CRP 均阴性。行左肝外侧段切除,术中发现左肝内胆管及胆总管扩张,内充满大量黏液,左肝内胆管内可见乳头状肿瘤。术后病理诊断为胆管内乳头状黏液性肿瘤,灶性癌变。

2. 影像学表现　见图 64-7-1。

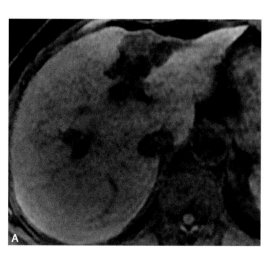

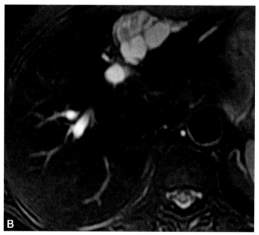

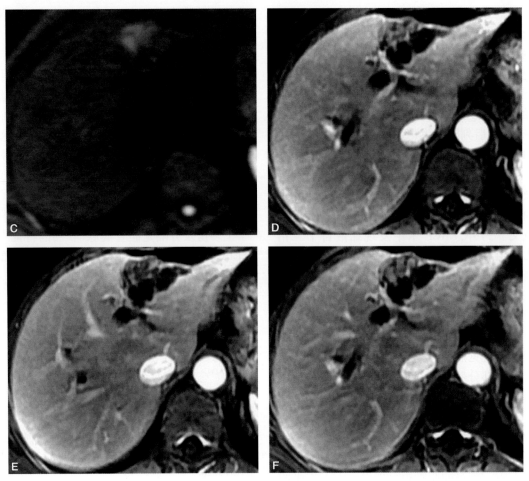

图 64-7-1　胆管内乳头状黏液性肿瘤的 MRI 表现
A. T_1WI 示肝内胆管扩张,左肝胆管为著,可见结节状稍低信号影;B. T_2WI 示扩张胆管内病灶呈稍高信号;C. DWI 呈明显高信号;D.增强扫描动脉期示胆管内病灶强化程度略高于肝实质;E.门静脉期病灶持续强化;F.平衡期胆管内病灶仍可见强化

三、教学要点

1. 胆管导管内乳头状肿瘤是在胆管内生长,瘤体常呈乳头状的肿瘤,常见于 50 岁以上的患者。

2. 影像学表现主要为不同形态的瘤体及胆管扩张。胆管可表现为局限性的动脉瘤样扩张,也可表现为广泛弥漫的扩张。胆管内见乳头状或匐行生长的肿瘤。

3. 与腔内型胆管癌、胆管囊腺瘤/癌、单纯胆管结石等鉴别。

参 考 文 献

[1] 邵永孚.重视肝外胆管癌的诊断和治疗[J].癌症进展,2006,4(3):189-191.

[2] Tushar Patel. Cholangiocarcinoma: controversies and challenges[J]. Nat Rev Gastroenterol,2011,8(4):189-200.

[3] 陈世成,符国珍,周帅.肝管癌危险因素研究进展[J].海南医学杂志,2015,25(9):1134-1138.

[4] John Eaton, Jayant Talwalkar, Konstantinos Lazaridis, et al. Pathogenesis of Primary Sclerosing Cholangitis and advances in diagnosis and management[J]. Gastroenterology,2013,145(3):1-33.

[5] Banchob Sripa, Paul J. Brindley, Jason Mulvenna, et al. The tumorigenic liver fluke Opisthorchis viverrini-multiple pathways to cancer[J]. Trends Parasitol, 2012, 28 (10):395-407.

[6] Nakanuma Y, Sato Y, Harada K, et al. Pathological classification of intrahepatic cholangiocarcinoma based on a new concept[J]. World J Hepatol, 2010, 2 (12):419-427.

[7] 李风,周光文.2280 例肝门胆管癌的荟萃分析[J].中华肝胆外科杂志,2013,19(3):171-176.

[8] 冀亮,孙备,姜洪池,等.肝门部胆管癌的手术治疗

［J］.中华消化外科杂志,2013,12(3):200-203.

［9］ 王瑛.3种胆管疾病在超声造影中的表现13例分析［J］.中国误诊学杂志,2009,9(33):8268-8269.

［10］ Chryssou E,Guthrie JA,Ward J,et al. Hilar cholangio-carcinoma:MR correlation with surgical and histological findings［J］. Clin Radiol,2010,65(10):781-788.

［11］ 李莉,任转琴,陈涛,等.磁共振扩散加权成像在胆管癌诊断中的价值研究［J］.中国医学影像学杂志,2011,19(1):76-80.

［12］ 杨珠莹,蔡建庭. ERCP和MRCP及PTC在胆胰疾病诊断与治疗中的应用［J］.国际消化病杂志,2006,26(5):354-356.

［13］ 杨艳,董莘.硬化性胆管炎的影像诊断和鉴别诊断［J］.中国医学装备,2016,13(6):144-149.

［14］ 张卓,朱旭遥,于成龙,等.超声、CT及MRI在诊断胰头壶腹癌中的价值分析［J］.中外医学研究,2017,15(22):65-66.

［15］ Choi HK,Lee JK,Lee KH,et al. Differential diagnosis for intrahepatic biliary cystadenoma and hepatic simple cyst significance of cystic fluid analysis and radiologic findings［J］. J Clin Gastroenterol,2010,44(4):289-293.

［16］ 曲辉,孙跃民,王成锋,等.肝内胆管囊腺瘤与囊腺癌的诊断及外科治疗［J］.中华肝胆外科杂志,2010,16(1):40-42.

［17］ Chen YW,Li CH,Liu Z,et al. Surgical management of biliary cystadenoma and cystadenocarcinoma of the liver［J］. Genet MolRes,2014,13(3):6383-6390.

［18］ Cogley JR,Miller FH. MR imaging of benign focal liver lesions［J］. Radiol Clin North Am,2014,52(4):657-682.

［19］ 胡胜平,尹其华,缪飞,等.肝内胆管囊腺肿瘤的影像诊断及临床研究［J］.放射学实践,2013,28(6):658-660.

［20］ 郑贤应,吴建满,曹代荣.肝胆管囊腺瘤及囊腺癌的CT诊断［J］.临床放射学杂志,2011,30(4):513-516.

［21］ 田学斌,程琳.肝胆管囊腺癌1例报告［J］.医学影像学杂志,2010,20(2):52-55.

［22］ Arnaoutakis DJ,Kim Y,Pulitano C,et al. Management of Biliary Cystic Tumors:A Multi-institutional Analysis of a Rare Liver Tumor［J］. Ann Surg,2015,261(2):361-367.

［23］ 周泉波,郭宁,林笑丰,等.胰腺实性假乳头状肿瘤的诊断及外科治疗分析［J］.中华肝胆外科杂志,2012,18(7):499-502.

［24］ Miller G,Jarnagin WR. Gallbladder carcinoma［J］. Eur J Surg Oncol,2008,34(3):306-312.

［25］ Cariati A,Piromalli E,Cetta F. Gallbladder cancers:associated conditions, histological types, prognosis, and prevention［J］. Eur J Gastroenterol Hepatol,2014,26(5):562-569.

［26］ Rani Kanthan,Jenna-Lynn Senger,Shahid Ahmed,et al. Gallbladder Cancer in the 21st Century［J］. J Oncol,2015,2015:967472.

［27］ Zhu AX,Hong TS,Hezel AF,et al. Current management of gallbladder carcinoma［J］. Oncologist,2010,15(2):168-181.

［28］ Henley SJ,Weir HK,Jim MA,et al. Gallbladder cancer incidence and mortality,United States 1999-2011［J］. Cancer Epidemiol Biomarkers Prev, 2015, 24(9):1319-1326.

［29］ Castro FA,Koshiol J,Hsing AW,et al. Biliary tract cancer incidence in the United States-Demographic and temporal variations by anatomic site［J］. Int J Cancer,2013,133(7):1664-1671.

［30］ Carriaga MT,Henson DE. Liver,gallbladder,extrahepatic bile ducts,and pancreas［J］. Cancer,1995,75(1):171-190.

［31］ Hundal R,Shaffer EA. Gallbladder cancer:epidemiology and outcome［J］. Clin Epidemiol,2014,6(1):99-109.

［32］ Solaini L,Sharma A,Watt J,et al. Predictive factors for incidental gallbladder dysplasia and carcinoma［J］. J Surg Res,2014,189(1):17-21.

［33］ Nevin JE,Moran TJ,Kay S,et al. Carcinoma of the gallbladder:staging, treatment, and prognosis［J］. Cancer,1976,37(1):141-148.

［34］ SB Edge,DR Byrd,CC Compton,et al. AJCC,"Gallbladder," in AJCC Cancer Staging Manual［M］. Chicago:Springer,2010.

［35］ Sung JE,Nam CW,Nah YW,et al. Analysis of gallbladder polypoid lesion size as an indication of the risk of gallbladder cancer［J］. Korean J Hepatobiliary Pancreat Surg,2014,18(1):9-13.

［36］ KS Lim,CC Peters,A Kow,et al. The varying faces of gall bladder carcinoma:pictorial essay［J］. Acta Radiologica,2012,53(5):494-500.

［37］ Paolo Gattus,Vijaya B. Reddy,Odile David,et al. 外科病理鉴别诊断学［M］.回允中,译.北京:北京大学医学出版社,2012.

［38］ Choi WS,Kim SH,Lee ES,et al. CT findings of gallbladder metastases：emphasis on differences according to primary tumors［J］. Korean J Radiol，2014，15（3）：334-345.

［39］ Jain D，Chopra P. Metastatic renal cell carcinoma of gall bladder［J］. Saudi J Kidney Dis Transpl，2013，24（1）：100-104.

［40］ Stanley R Hamilton，Lauri A Aaltonen. World Health Organization Classification of Tumours，Pathology and Genetics of Tumours of the Digestive System［M］. Oxford：Oxford University Press，2000.

［41］ 白人驹，张雪林. 医学影像诊断学［M］. 北京：人民卫生出版社，2011.

［42］ 苗长海，张焱. 胆囊癌的常用影像学诊断技术及进展［J］. 中华临床医师杂志（电子版），2013，7（23）：10415-10417.

［43］ Jin WX，Zhang CW，He Xd，et al. Differences between images of large adenoma and protruding type of gallbladder carcinoma［J］. Oncol Lett，2013，5（5）：1629-1632.

［44］ 吕校平，司芩. 原发性胆囊癌的影像学诊断现状及进展［J］. 现代肿瘤医学，2010，18（2）：398-401.

［45］ Song ER，Chung WS，Jang HY，et al. CT differentiation of 1-2-cm gallbladder polyps：benign vs malignant［J］. Abdom Imaging，2014，39（2）：334-341.

［46］ 廖茜，白人驹，孙浩然，等. 原发性胆囊癌的 CT、MRI 诊断价值［J］. 天津医药，2011，39（5）：426-429.

［47］ Qu K，Chang HL，Liu SN，et al. Prognosis and management for gallbladder cancer with hepatic invasion：long-term results of 139 patients from a single center in China［J］. Asian PacJ Cancer Prev，2012，13（3）：1015-1018.

［48］ Kim SJ，Lee JM，Kim H，et al. Role of diffusion-weighted magnetic resonance imaging in the diagnosis of gallbladder cancer［J］. J Magn Reson Imaging，2013，38（1）：127-137.

［49］ Yoshioka M，Watanabe G，Uchinami H，et al. Diffusion-weighted MRI for differential diagnosis in gallbladder lesions with special reference to ADC cut-off values［J］. Hepato-gastroenterology，2013，60（124）：692-698.

［50］ Lee NK，Kim S，Moon JI，et al. Diffusion-weighted magnetic resonance imaging of gallbladder adenocarcinoma：analysis with emphasis on histologic grade［J］. Clin Imaging，2016，40（3）：345-351.

［51］ Kim JH，Kim TK，Eun HW，et al. Preoperative evaluation of gallbladder carcinoma：efficacy of combined use of MR imaging，MR cholangiography，and contrast-enhanced dual-phase three-dimensional MR angiography［J］. J Magn Reson Imaging，2002，16（6）：676-684.

［52］ 李文婵，姚稚明，陈聪霞，等. ^{18}F-FDG PET 综合指标鉴别诊断孤立性肺结节良恶性［J］. 中国医学影像技术，2014，30（7）：1037-1040.

［53］ 吴平，周克，陈治明，等. [18]F 氟代脱氧葡萄糖正电子发射断层成像术/计算机断层扫描显像在胆囊癌中的诊断价值［J］. 实用医技杂志，2014，21（2）：131-135.

［54］ 汪娇，徐文贵，戴东，等. ^{18}F-FDG PET/CT 显像在原发性胆囊癌诊断中的价值及优势［J］. 中国肿瘤临床，2013，40（2）：103-106.

［55］ 王珍，吴湖炳，王全师，等. ^{18}F-FDG PET/CT 在胆囊癌鉴别诊断及分期中的应用价值［J］. 中华核医学与分子影像杂志，2016，36（5）：402-407.

［56］ Nishiyama Y，Yamamoto Y，Fukunaga K，et al. Dual-time-point ^{18}F-FDG PET for the evaluation of gallbladder carcinoma［J］. J Nucl Med，2006，47（4）：633-638.

［57］ Lee J，Yun M，Kim KS，et al. Risk stratification of gallbladder polyps（1-2cm）for surgical intervention with ^{18}F-FDG PET/CT［J］. J Nucl Med，2012，53（3）：353-358.

［58］ Annunziata S，Pizzuto DA，Caldarella C，et al. Diagnostic accuracy of fluorine-18-fluorodeoxyglucose positron emission tomography in gallbladdercancer：A meta-analysis［J］. World J Gastroenterol，2015，21（40）：11481-11488.

［59］ McGahan JP，Goldberg BB. Diagnostic Ultrasound：A Logical Approach［M］. New York：Lippincott-Raven publishers，1998.

［60］ 姜玉新，王志刚. 医学超声影像学［M］. 北京：人民卫生出版社，2014.

［61］ 费翔，刘强，吕发勤，等. 超声造影在胆囊占位性病变鉴别诊断中的临床应用［J］. 中华医学超声杂志（电子版），2011，8（12）：2550-2557.

［62］ Xie XH，Xu HX，Xie XY，et al. Differential diagnosis between benign and malignant gallbladder diseases with real-time contrast-enhanced ultrasound［J］. Eur Radiol，2010，20（1）：239-248.

［63］ Liu LP，Zhao YF，Yang Z，et al. Differential Diagnosis Between Benign and Malignant Gallbladder Diseases With Contrast-Enhanced Ultrasound［J］. Ultrasound in Medicine & Biology，2015，41（4）：S99.

［64］ 谢晓华，谢晓燕，刘广健，等. 超声造影与增强 CT 对

胆囊病变鉴别诊断的对比研究[J].中华超声影像学杂志,2012,21(12):1048-1051.

[65] O'Neill DE, Saunders MD. Endoscopic ultrasonography in diseases of the gallbladder[J]. Gastroenterol Clin North Am, 2010, 39(2):289-305.

[66] Chantarojanasiri T, Hirooka Y, Kawashima H. The role of endoscopic ultrasound in the diagnosis of gallbladder diseases[J]. Journal of Medical Ultrasonics, 2017, 44(1):63-70.

[67] 脱小飞,王光霞,徐松,等.三维超声在胆道疾病诊断中的应用价值[J].中华医学超声杂志(电子版),2012,9(11):985-988.

[68] Karia M, Mitsopoulos G, Patel K, et al. Primary Gallbladder Lymphoma in a Male Patient with No Risk Factors Detected Incidentally by CT Colonography[J]. Case Rep Surg, 2015, 2015:813708.

[69] Shah KS, Shelat VG, Jogai S, et al. Primary gallbladder lymphoma presenting with perforated cholecystitis and hyperamylasaemia[J]. Ann R Coll Surg Engl, 2016, 98(2):e13-e15.

[70] 朱玉春,王建良,周伟.螺旋计算机断层扫描对鉴别黄色肉芽肿性胆囊炎和厚壁型胆囊癌的价值[J].中华消化杂志,2012,32(8):514-518.

[71] Lee ES, Kim JH, Joo I, et al. Xanthogranulomatous cholecystitis: diagnostic performance of US, CT, and MRI for differentiation from gallbladder carcinoma[J]. Abdom Imaging, 2015, 40(7):2281-2292.

[72] Zhao F, Lu PX, Yan SX, et al. CT and MR features of xanthogranulomatous cholecystitis: an analysis of consecutive 49 cases[J]. Eur J Radiol, 2013, 82(9):1391-1397.

[73] 李振辉,李惊喜,许相丰,等.胆囊癌的多层螺旋CT表现[J].医学影像学杂志,2012,22(4):588-590.

[74] Bosman FT, Carneiro F, Hruban RH, et al. WHO classification of tumors of the digestive system[M]. Lyon: International Agency for Research on Cancer, 2010.

[75] Arends MJ, Fukayama M, Klimstra DS, et al. WHO Classification of tumours of the digestive system[M]. Lyon: IARC Press, 2019.

[76] Yao JC, Hassan M, Phan A, et al. One hundred years after "carcinoid": epidemiology of and prognostic factors for neuroendocrine tumors in 35,825 cases in the United States[J]. J Clin Oncol, 2008, 26(18):3063-3072.

[77] Eltawil KM, Gustafsson BI, Kidd M, et al. Neuroendocrine tumors of the gallbladder: an evaluation and reassessment of management strategy[J]. J Clin Gastroenterol, 2010, 44(10):687-695.

[78] Adachi T, Haraguchi M, Irie J, et al. Gallbladder small cell carcinoma: a case report and literature review[J]. Surg Case Rep, 2016, 2(1):71-75.

[79] Yun SP, Shin N, Seo HI. Clinical outcomes of small cell neuroendocrine carcinoma and adenocarcinoma of the gallbladder[J]. World J Gastroenterol, 2015, 21(1):269-275.

[80] 朱世华,张云山,贺声,等.原发性肝、胆囊神经内分泌癌的影像学表现[J].中华放射学杂志,2003,37(12):1143-1147.

[81] Mezi S, Petrozza V, Schillaci O, et al. Neuroendocrine tumors of the gallbladder: a case report and review of the literature[J]. J Med Case Rep, 2011, 5(1):334.

[82] Zou YP, Li WM, Liu HR, et al. Primary carcinoid tumor of the gallbladder: a case report and brief review of the literature[J]. World J Surg Oncol, 2010, 8(1):12.

[83] Koizumi M, Sata N, Kasahara N, et al. Carcinoid tumor of the gallbladder: report of two cases[J]. Clin J Gastroenterol, 2011, 4(5):323-330.

[84] 蔡辉华,邓鹏程,杨勇,等.胆囊混合型腺神经内分泌癌1例[J].临床肿瘤学杂志,2019,24(10):958-960.

[85] 黄泽弟,王东烨,罗晏吉,等.胆囊神经内分泌肿瘤的CT与MRI影像学表现[J].中山大学学报(医学版),2019,40(04):629-635.

[86] 雍昉,张发林,潘爱珍.肝内胆管黏液腺癌并胆管-支气管瘘一例[J].放射学实践,2014,29(5):573.

[87] 许乙凯,全显跃.肝胆胰脾影像诊断学[M].北京:人民卫生出版社,2006.

[88] 何俊闯,闫宏宪,田建国,等.胆管黏液腺癌的诊断与治疗[J].腹部外科,2017,30(5):349-352.

[89] Hagiwara K, Araki K, Yamanaka T, et al. Resected primary mucinous cholangiocarcinoma of the liver[J]. Surg Case Rep, 2018, 4(1):41.

[90] Chow LT, Ahuja AT, Kwong KH, et al. Mucinous cholangiocarcinoma: an unusual complication of hepatolithiasis and recurrent pyogenic cholangitis[J]. Histopathology, 1997, 30(5):491-494.

[91] 李清龙,黄生福,范文涛,等.胆管黏液性肿瘤诊治体会:附5例报告[J].中国普通外科杂志,2004(8):639-640.

[92] Sumiyoshi T, Shima Y, Okabayashi T, et al. Mucinous cholangiocarcinoma: Clinicopathological features of the

rarest type of cholangiocarcinoma[J]. Ann Gastroen-terol Surg,2017,1(2):114-121.

[93] 危安,陈红天.超声对胆管黏液腺癌的诊断价值[J].中国现代医学杂志,2013,23(24):93-96.

[94] 栾维志,龚仁华,赵莉,等.胆管黏液细胞腺癌的MSCT诊断[J].安徽医学,2007,28(2):105-106.

[95] 施洋,庞书杰,叶庆旺,等.胆管黏液腺癌13例临床特征和预后分析[J].上海医学,2016,39(11):675-679,708.

[96] Hayashi M,Matsui O,Ueda K,et al. Imaging findings of mucinous type of cholangiocellular carcinoma[J]. J Comput Assist Tomogr,1996,20(3):386-389.

[97] 黄龙,严茂林,魏少明,等.肝内胆管黏液腺癌与肝内胆管细胞癌的临床病理特征及预后分析[J].中华消化外科杂志,2016,15(4):335-338.

[98] Gao S,Huang L,Dai S,et al. Carcinosarcoma of the gallbladder:A case report and review of the literature[J]. International journal of clinical and experimental pathology,2015,8(6):7464-7469.

[99] Kazuyoshi Nishihara,Masazumi Tsuneyoshi. Undiffer-entiated spindle cell carcinoma of the gallbladder:a clinicopathologic,immunohistochemical,and flow cyto-metric study of 11 cases[J]. Human Pathology,1993,24(12):1298.

[100] MW Born,WG Ramey,SF Ryan,et al. Carcinosarco-ma and carcinoma of the gallbladder[J]. Cancer,1984,53(10):2171-2177.

[101] Aldossary MY,Alqattan AS,Alghamdi YM,et al. Sur-gical Outcomes of Primary Carcinosarcoma of the Gallbladder after Curative Resection:A Rare Case Se-ries[J]. International Journal of Surgery Case Re-ports,2019,65(1):32-39.

[102] Kim MJ,Yu E,Ro JY. Sarcomatoid Carcinoma of the Gallbladder with a rhabdoid tumor component[J]. Arch Pathol Lab Med,2003,127(10):406-408.

[103] 任亚敏,胡惠敏.2例胆囊癌肉瘤及肉瘤样癌临床病理分析[J].临床与病理杂志,2018,38(2):456-461.

[104] Kubota K,Kakuta Y,Kawamura S,et al. Undiffierenti-ated spindlecell carcinoma of the gallbladder:an im-munohistochemieal study[J]. J Hepatobiliary Pancre-at Surg,2006,13(5):468-471.

[105] 秦燕子,欧玉荣,马莉,等.胆囊肉瘤样癌6例及文献复习[J].中国肿瘤临床,2015,42(4):247-250.

[106] Cruz J,Matos AP,Neta JO,et al. Carcinosarcoma of the gallbladder-an exceedingly rare tumour[J]. BJR

Case Rep,2016,2(4):20160019.

[107] 杨雅淇,薛红元,孙丽.胆囊癌肉瘤超声表现1例[J].中国超声医学杂志,2018,34(7):579.

[108] 黄雪洁,巴文娟,尹柯,等.胆囊肉瘤样癌伴肝内脓肿一例[J].影像诊断与介入放射学,2019,28(2):141-143.

[109] 钱斌,胡晓华,鲍健,等.胆囊癌肉瘤的CT影像学分析[J].重庆医学,2011,40(28):34-35.

[110] Trautman J,Wood BE,Craig SJ. A rare case report of gallbladder carcinosarcoma[J]. J Surg Case Rep,2018,2018(7):rjy167.

[111] 应世红,赵艺蕾,滕晓东,等.胆管导管内乳头状粘液性肿瘤的影像表现和形态分型[J].中华放射学杂志,2015,49(1):42-46.

[112] 刘于宝,李萌,钟小梅,等.胆管导管内乳头状肿瘤的影像表现[J].中华放射学杂志,2014,48(2):128-131.

[113] Nakanuma Y. A novel approach to biliary tract pathol-ogy based on similarities to pancreatic counterparts:is the biliary tract an incomplete pancreas[J]. Pathol Int,2010,60(6):419-429.

[114] Schlitter AM,Born D,Bettstetter M,et al. Intraductal papillary neoplasms of the bile duct:stepwise progres-sion to carcinoma involves common molecular path-ways[J]. Mod Pathol,2014,27(1):73-86.

[115] Yeh TS,Tseng JH,Chiu CT,et al. Cholangiographic spectrum of intraductal papillary mucinous neoplasm of the bile ducts[J]. Ann Surg,2006,244(2):248-253.

[116] Bickenbach K,Galka E,Roggin KK. Molecular mech-anisms of cholangiocarcinogenesis:are biliary intraep-ithelial neoplasia and intraductal papillary neoplasms of the bile duct precursors to cholangiocarcinoma[J]. Surg Oncol Clin N Am,2009,18(2):215-224.

[117] Tsai JH,Yuan RH,Chen YL,et al. GNAS Is frequent-ly mutated in a specific subgroup of intraductal papil-lary neoplasms of the bile duct[J]. Am J Surg Pathol,2013,37(12):1862-1870.

[118] Ohtsuka M,Kimura F,Shimizu H,et al. Similarities and differences between intraductal papillary tumors of the bile duct with and without macroscopically visi-ble mucin secretion[J]. Am J Surg Pathol,2011,35(4):512-521.

[119] Zen Y,Fujii T,Itatsu K,et al. Biliary papillary tumors share pathological features with intraductal papillary mucinous neoplasm of the pancreas[J]. Hepatology,

2006,44(5):1333-1343.

[120] Nakanuma Y,Harada K,Sasaki M,et al. Proposal of a new disease concept "biliary diseases with pancreatic counterparts". Anatomical and pathological bases [J]. Histol Histopathol,2014,29(1):1-10.

[121] Minagawa N,Sato N,Mori Y,et al. A comparison between intraductal papillary neoplasms of the biliary tract(BT-IPMNs) and intraductal papillary mucinous neoplasms of the pancreas(P-IPMNs) reveals distinct clinical manifestations and outcomes[J]. Eur J Surg Oncol,2013,39(6):554-558.

[122] Kim KM,Lee JK,Shin JU,et al. Clinicopathologic features of intraductal papillary neoplasm of the bile duct according to histologic subtype[J]. Am J Gastroenterol,2012,107(1):118-125.

[123] Yang J,Wang W,Yan L. The clinicopathological features of intraductal papillary neoplasms of the bile duct in a Chinese population [J]. Dig Liver Dis, 2012,44(3):251-256.

[124] Yeh TS,Tseng JH,Chen TC,et al. Characterization of intrahepatic cholangiocarcinoma of the intraductal growth-type and its precursor lesions[J]. Hepatology, 2005,42(3):657-664.

[125] Lim JH,Yoon KH,Kim SH,et al. Intraductal papillary mucinous tumor of the bile ducts[J]. Radiographics, 2004,24(1):53-67.

[126] Lim JH,Zen Y,Jang KT,et al. Cyst-forming intraductal papillary neoplasm of the bile ducts:description of imaging and pathologic aspects[J]. AJR Am J Roentgenol,2011,197(5):1111-1120.

[127] Kim H,Lim JH,Jang KT,et al. Morphology of intraductal papillary neoplasm of the bile ducts:radiologic-pathologic correlation[J]. Abdom Imaging, 2011, 36 (4):438-446.

[128] Lim JH,Jang KT,Choi D. Biliary intraductal papillary-mucinous neoplasm manifesting only as dilatation of the hepatic lobar or segmental bile ducts:imaging features in six patients[J]. Am J Roentgenol,2008, 191(3):778-782.

[129] Takanami K,Yamada T,Tsuda M,et al. Intraductal papillary mucininous neoplasm of the bile ducts:multimodality assessment with pathologic correlation[J].

Abdom Imaging,2011,36(4):447-456.

[130] Lim JH,Jang KT. Mucin-producing bile duct tumors:radiological-pathological correlation and diagnostic strategy[J]. J Hepatobiliary Pancreat Sci, 2010, 17 (3):223-229.

[131] Braeye L,Vanheste R. Biliary papillomatosis [J]. Hepatology,2010,52(4):1512-1514.

[132] Takanami K,Hiraide T,Kaneta T,et al. FDG PET/CT findings in malignant intraductal papillary mucinous neoplasm of the bile ducts[J]. Clin Nucl Med,2010, 35(2):83-85.

[133] Kim JE,Lee JM,Kim SH,et al. Differentiation of intraductal growing-type cholangiocarcinomas from nodular-type cholangiocarcinomas at biliary MR imaging with MR cholangiography [J]. Radiology, 2010, 257 (2):364-372.

[134] Nakanuma Y,Sato Y,Ojima H,et al. Clinicopathological characterization of so-called "cholangiocarcinoma with intraductal papillary growth" with respect to "intraductal papillary neoplasm of bile duct(IPNB)" [J]. Int J Clin Exp Pathol,2014,7(6):3112-3122.

[135] Kim HJ,Yu ES,Byun JH,et al. CT differentiation of mucin-producing cystic neoplasms of the liver from solitary bile duct cysts[J]. AJR Am J Roentgenol, 2014,202(1):83-91.

[136] Li T,Ji Y,Zhi XT,et al. A comparison of hepatic mucinous cystic neoplasms with biliary intraductal papillary neoplasms[J]. Clin Gastroenterol Hepatol,2009, 7(5):586-593.

[137] Lim JH,Kim MH,Kim TK,et al. Papillary neoplasms of the bile duct that mimic biliary stone disease[J]. Radiographics,2003,23(2):447-455.

[138] Ying SH,Teng XD,Wang ZM,et al. Gd-EOB-DTPA-enhanced magnetic resonance imaging for bile duct intraductal papillary mucinous neoplasms[J]. World J Gastroenterol,2015,21(25):7824-7833.

[139] Dong A,Dong H,Zhang L,et al. F-18 FDG uptake in borderline intraductal papillary neoplasms of the bile duct[J]. Ann Nucl Med,2012,26(7):594-598.

（殷小平　鲁植艳　夏琬君　李咏梅
刘利平　张宇　卓利勇　赵育芳
邢立红　刘新疆　马茜）

第 八 篇

儿童肝胆疾病

第六十五章

儿童肝胆变异及良恶性疾病

第一节　儿童肝脏胚胎发育及变异

一、儿童肝脏胚胎发育

肝是人体内最大的腺体,也是人体内最大的实质性器官,具有代谢、造血、分泌、解毒等功能。在胚胎第 4 周时,肝脏、胆管系统及胆囊产生于肝憩室,其为前肠尾端腹侧长出的肝芽,并延伸到原始横膈的间充质内。肝憩室生长较快,在腹侧系膜内分为头端和尾端两部分。肝细胞、肝内胆管及肝管均由头端部分发生,其形成肝实质原基。中胚层的横膈则产生结缔组织、造血细胞和 Kupffer 细胞。胆囊则由肝憩室尾侧部延伸膨大形成,它的茎形成胆囊管;连接胆囊管和肝管之间的柄发育为连接肝管与十二指肠的胆总管。

腹侧系膜的两层膜演变为肝冠状韧带、肝胃韧带、肝十二指肠韧带及镰状韧带。肝十二指肠韧带的游离缘包绕门静脉、肝动脉及胆总管;镰状韧带自肝伸向前腹壁,其下方游离缘含脐静脉,出生后脐静脉闭合成为圆韧带;腹侧系膜同时形成肝被膜,覆盖除与横膈接触的裸区之外的整个肝脏,于横膈下折返部构成冠状韧带。

肝内胆管系统在胚胎 10 周完成,其从肝门区向外围生长;肝细胞于胎儿 12 周时开始产生胆汁;肝外胆管树最初为一实性条索,妊娠第 10~12 周空腔化;胆色素出现于胎儿 13~16 周,胆汁经胆总管排泄到十二指肠,导致胎粪呈特征性的深绿色。

在胚胎和新生儿时期,肝脏约占体重的 1/20~1/16,与年龄较大的儿童和成人比较,相对较大,其主要原因是左外叶比较大。

二、肝先天性发育异常

（一）综述

1. 定义　肝先天性发育异常是肝脏在胚胎期因血供影响或受周围组织压迫而导致的发育异常,从而产生解剖关系和形态学上的变异。

2. 病因及发病机制　獭尾肝(beaver tail liver),别名包围肝(wrap around liver),是临床并不少见的肝脏正常变异,见于 5% 的成人,指左肝叶向左后方的突起。胎儿期肝脏靠脐静脉输送营养,在左叶间裂处脐静脉向右自然弯曲与门静脉相接;出生后,脐静脉闭合,肝脏营养靠门静脉、肝动脉输送,门静脉主干与其左支呈锐角,导致左肝供血较少,左外叶后部肝组织逐渐退化,其内可有少许迷走肝管和肝组织,若其内仍有完整肝组织,形成的肝叶就是獭尾肝[1-3]。

儿童肝脏副叶(accessory lobe of the liver, ALL)属于常染色体隐性遗传,是一种罕见的先天性肝脏发育异常,多于外伤或手术后偶然发现。儿童肝脏副叶以 Riedel 叶最常见,其最早于 1830 年报道,1888 年被 Riedel 定义为"肝脏前缘近胆囊处类圆形肿块"。以前 Riedel 叶多在尸检中偶然发现,随着影像技术的迅速发展,其发现时间不断提前、发现率不断提高。病理上 Riedel 叶与肝右叶第 V 和 VI 段肥大及过度增生有关。肝脏 Riedel 叶畸形是一种较单纯的肝叶变异,临床上无须治疗,因此认识该变异有助于防止误诊和手术损伤[4]。发生机制尚不明确,可能与孕期 3 个月内肝细胞增殖过程中中胚层分隔持续存在或肝脏原始胚基异位有关。此外,在孕期第 7~8 周腹壁肌肉层形成后,副叶肝脏可引起脐环闭合受阻,其可导致腹内压升高,引起肝脏裸区向胸腔生长,隆起的肝脏相对应的膈肌由于不断过度压迫而导致发育不良,因此可同时合并膈膨升或膈疝。由于肝内血管的发育形成是由肝胚芽诱导形成的，因此肝脏副叶畸形多合并有肝脏血管的异常引流。此外，该病还多合并脐突出，其他少见合并症还包括先天性胆道闭锁、先天性膈肌缺损或海绵样血管瘤等。

根据位置不同，肝脏副叶畸形分为 4 种类型：①与正常肝脏不相连，单独起自胆囊或腹腔韧带，因此可异位发生于膈肌附近或盆腔等部位；②异位起自胆囊壁，多小于 10g；③较大肝副叶通过蒂与肝脏相连；④小的副叶（10~30g）与肝脏直接相连。根据胆汁排泄方式可分为 3 型：Ⅰ型副叶胆管直接与肝内胆管相通；Ⅱ型副叶胆管直接与肝外胆管相通；Ⅲ型是两者在肝内并行走行并具有共同被膜，分别进入肝外胆管。

3. 病理生理　肝先天性发育异常是解剖关系和形态学上的变异。獭尾肝是肝左叶向左后方的突起；肝副叶是通过肝组织蒂或系膜与正常部位肝组织相连的异位肝组织。

4. 临床症状与体征　临床上多不产生症状，往往通过影像学检查如 B 超、CT 与 MRI 等偶然发现。

5. 检查方法与选择　平片检查难以显示儿童獭尾肝，亦不能区分儿童肝脏副叶的来源和性质。通常超声作为首选筛查方式，但不能整体观察其形态，并且诊断结果与超声医师个人操作手法有关。MSCT 增强扫描及三维重组技术、MRI 影像检查能够明确诊断；獭尾肝在冠状位上显示更为清晰。

6. 影像学表现

（1）CT、MRI：獭尾肝在 CT、MRI 影像检查横断位上显示为肝左叶呈舌状延伸至脾脏外侧，尖端超过左腋中线，甚至达到腋后线，獭尾肝与左外叶可有不同程度的狭窄，部分层面上与左外叶似有分离；獭尾肝在冠状位上显示更为清晰，可清楚地显示向左后方延伸的肝实质，肝左缘呈弯曲状位于脾脏外上方；相应的左肝静脉、门静脉左外支亦向左后延长；獭尾肝作为含有正常的肝、胆组织的正常变异，其增强扫描强化幅度与其他部位正常肝组织密度/信号相仿；CT 平扫和延迟增强扫描在对獭尾肝的诊断上价值有限。

儿童肝脏副叶平扫时 CT 值与正常肝实质一致，增强扫描实质期副叶肝脏强化模式与肝实质

同步，部分病例副叶血供可由腹主动脉直接提供，一般通过肝静脉回流入下腔静脉。MSCT 增强扫描及三维重组技术能从不同角度观察副叶肝脏与肝脏相连的情况、其内血供来源及回流途径。低剂量 MSCT 具有扫描时间短、空间及时间分辨率高、后处理能力强大及性价比高等优势，足以明确诊断。

（2）超声：肝脏副叶通常使用超声作为首选筛查方式，彩色多普勒可探测其内部血流信号，但不能整体观察其形态，并且诊断结果与超声医师个人操作手法有关，加之儿童呼吸及肠道积气伪影等因素影响，容易漏诊或误诊为肝脏或胸腔肿物。

7. 诊断要点与鉴别诊断

（1）诊断要点：獭尾肝及肝脏副叶作为含有正常的肝、胆组织的正常变异，其增强扫描强化幅度与其他部位正常肝组织密度/信号相仿；獭尾肝在冠状位上显示更为清晰，可清楚地显示向左后方延伸的肝实质。

（2）鉴别诊断：獭尾肝要与肝硬化时的左叶鉴别。区别点有：肝硬化的左叶一般为均匀一致性增大，没有相对狭窄段和向后弯曲；肝缘圆钝；常有肝右叶相对萎缩、第一肝门向右后方移位、肝硬化结节等肝硬化其他表现，与獭尾肝不难鉴别。

肝脏副叶早期发现、准确鉴别诊断有助于避免不必要的手术切除，主要需与肺隔离症、膈肌肿瘤、肝脏肿瘤相鉴别。肺隔离症的血供主要来自降主动脉及其分支，病变与肝脏分界清楚；儿童膈肌肿瘤比较少见，如脂肪瘤、纤维瘤、间皮瘤、血管瘤等，CT 平扫及增强扫描结合多平面重组（MPR）图像有助于与肝脏副叶相鉴别；儿童肝脏肿瘤以血管瘤、肝母细胞瘤多见，通过临床表现、CT 强化形式及发生部位可与肝脏副叶鉴别。

（二）病例介绍

病例

1. 病史摘要　患儿，男性，1 岁。因"腹泻 2 天"入院。既往体健。查体：生命体征平稳，神清，全身浅表淋巴结未触及。心肺未见明显异常。腹平软，全腹无压痛及反跳痛，腹部未触及明显包块，肝、脾肋下未及。辅助检查（-）。

2. 影像学表现　见图 65-1-1。

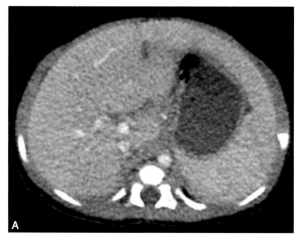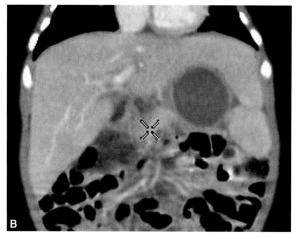

图 65-1-1 獭尾肝 CT 增强扫描静脉期图像

A. 轴位图像显示肝左叶呈舌状延伸至脾脏外侧,尖端超过左腋中线;B. 冠状位重建图像清楚显示向左后方延伸的肝实质,肝左缘呈弯曲状位于脾脏外上方,獭尾肝增强扫描强化幅度与其他区域正常肝组织密度相仿

(三)教学要点

1. 獭尾肝为肝左叶向左后方的突起,见于 5% 的成人;肝副叶是通过肝组织蒂或系膜与正常部位肝组织相连的异位肝组织,多位于肝脏前缘近胆囊处。

2. 獭尾肝和肝脏副叶因均为含有正常肝、胆组织的变异,故平扫、增强扫描强化方式及幅度与其他部位正常肝实质相仿。

3. 注意鉴别诊断,獭尾肝主要与肝硬化时的左叶鉴别,结合肝硬化的其他征象不难鉴别;肝脏副叶的准确鉴别诊断有助于避免不必要的手术切除,影像学检查对鉴别帮助很大。

三、Abernethy 畸形

(一)综述

1. **定义** Abernethy 畸形,即先天性肝外门腔分流(congenital extrahepatic portosystemic shunt,CEPS),是由于门静脉系统发育异常从而导致门静脉系统血流通过肝外异常分流道,部分或完全直接回流入腔静脉系统的先天发育畸形。先天性肝外门腔分流十分罕见,John Abernethy 于 1793 年首次发现并报道了该畸形,因此 CEPS 也称为 Abernethy 畸形[5-7]。

Abernethy 畸形根据门腔分流情况分为 2 型:Ⅰ型,又称端-侧分流型,指门静脉血流完全向腔静脉分流而不回流到肝脏,如先天性门静脉缺如;Ⅰ型根据肠系膜上静脉与脾静脉有无汇合又可分为 2 个亚型,Ⅰa 型指肠系膜上静脉与脾静脉无汇合;Ⅰb 型则指肠系膜上静脉与脾静脉有汇合。Ⅱ型,指侧-侧分流型,门静脉血部分回流到肝脏。

2. **病因及发病机制** 目前 Abernethy 畸形的发病机制并不明确,存在争论。多数报道推测 Abernethy 畸形是胚胎发育异常所致,即妊娠第 4~10 周卵黄静脉的过度退化及发育异常导致先天性门静脉主干缺如/发育不良,以及肝外门静脉与腔静脉之间形成异常分流血管。但 Appel H 等在肝脏组织活检中发现 Abernethy 畸形患者肝脏中小叶间门静脉分支明显减少/缺如,但小叶间胆管正常;且由于胚胎期门静脉肝内分支的发育决定和诱发了肝内胆管的发育,因此推测在胚胎发育的一定时期内门静脉肝内分支是存在的,门静脉的缺如是继发的[8-10]。

3. **病理生理** 先天性门静脉主干缺如/发育不良,以及肝外门静脉与腔静脉之间形成异常分流血管,门静脉系统的血流全部或部分通过分流进入体静脉,从而引起肝脏的血液灌注不足及缺少来自门静脉的营养物质,导致肝脏缩小、肝功能损害、肝脏结节样增生或肝脏肿瘤,其中以肝脏结节样增生最为常见,部分患者合并肝功能损害,但多为轻度异常。

4. **临床症状与体征** 先天性肝外门腔分流多为 18 岁以内的儿童,临床表现多样且无特异性。根据其发生机制可分为以下 3 个方面:①门静脉血灌注肝脏不足引起肝功能异常、肝脏结节样增生或肿瘤等肝脏病变;②肝外门体分流造成异常分流血管形成及体循环内相关代谢产物增高，从而导致消化道出血、肝性脑病、肺动脉高压、肝肺综合征、IgA 肾小球肾炎、肾病综合征、高胰岛素血症、高半乳糖血症及高胆汁酸血症等；③伴发的其他系统畸形，如心血管畸形（室间隔缺损、房间隔缺损、动脉导管未闭等）、胆道闭锁及其他畸形（多脾综合征、内脏转位、骨骼畸形、肾囊肿等）[11]。

5. 检查方法与选择　Abernethy 畸形的诊断"金标准"是直接或间接门静脉造影。对于 CT 及 MRI 显示不明确的发育不良的门静脉及其分支，造影是唯一确定是否存在门静脉畸形及畸形类型的方法。血管造影如经皮肝穿刺门静脉造影或动脉-门静脉造影是明确小型分流最敏感的方法，但由于血管造影具有侵袭性，幼儿需要镇静，并且不能用于定期随访，在儿科应用受限。

CT 或 MRI 的主要优点是不受患者的体型、皮下脂肪和腹内气体的干扰，CTA 及 MRA 可以显示出 Abernethy 畸形分流的解剖结构及类型，并能描述分流情况，还能发现肝脏内的局灶性病变。螺旋 CT 由于其扫描速度快、容积扫描及三维成像，可完整地显示门静脉及其属支的走行、准确测量门静脉内径及肝脏体积，对于 Abernethy 畸形的诊治具有较高的临床价值。CT 增强扫描可准确判定门静脉主干、肝外属支及分流情况，对 Abernethy 畸形做出明确诊断，但对肝内门静脉分支情况的评估具有一定的局限性，主要是由于部分患儿肝内门静脉分支存在但纤细，对对比剂阻力较高，CT 增强扫描无法显示这些肝内门静脉分支，而术中造影时对比剂注入门静脉的压力较高，使得这些肝内门静脉分支可以显影，因此，即使 CT 增强图像中未见肝内门静脉分支，仍需进一步行术中造影检查。

超声检查通常是 Abernethy 畸形首选的筛选检查方式，其可提供很多有价值的信息，如血流动力学资料及血管结构情况；并在多数情况下，可显示出门静脉缺如时的影像学特点，但常由于腹内气体的干扰，无法判别出肝外分流的情况。

6. 影像学表现　Abernethy 畸形主要为肝外先天性门-腔静脉分流，其门-腔静脉分流的部位表现多样，可发生于脾静脉与肾静脉、胃的静脉与食管静脉或肾静脉、肠系膜下静脉与痔静脉、脐旁静脉与腔静脉、肠系膜上静脉与腔静脉。

对于 Abernethy 畸形，应利用 CT、MRI 三维后处理方法明确病变部位及分型。首先应判断是否存在正常的门静脉，若肝内门静脉完全缺如，即肝脏完全无门静脉血灌注，可诊断 Abernethy Ⅰ 型，再根据肠系膜上静脉与脾静脉是否汇合，判断 Ⅰa 和 Ⅰb 亚型。若肝内门静脉存在，而肝外出现门腔静脉系统间异常沟通血管，无论是直接或间接、单支或多支沟通，均属于 Abernethy Ⅱ 型。

7. 诊断要点与鉴别诊断

（1）诊断要点：Abernethy 畸形的诊断主要依据影像学或病理检查，除了需要明确门体静脉分流的走行途径外，还需要了解肝内门静脉分支是否存在及其发育情况，这对于正确的临床分型及治疗方案的选择尤为重要。腹部血管超声往往不能显示肝内门静脉分支的情况；CTA、MRA 有助于进一步明确 Abernethy 畸形的诊断，确定门体静脉分流的走行途径，对于大部分病例还可显示肝内门静脉分支的情况；对于某些门静脉分支发育不良的 Ⅱ 型病例，常规的影像学检查有时难以显示细小的肝内门静脉分支，需要通过球囊暂时阻断分流后进行门静脉造影或通过肝活检才能明确是否存在肝内门静脉分支。

（2）鉴别诊断：Abernethy 畸形需要与肝硬化门静脉高压、门静脉海绵样变等形成的门腔静脉分流鉴别，必须借助 DSA、MSCTA、MRA 及血管超声等影像学检查。MSCTA 能完整显示门静脉主干及其属支畸形，准确测量门静脉内径，观察增粗的代偿血管，对于诊断儿童门静脉畸形具有较高的应用价值；DSA 和 MRA 并非诊断 Abernethy 畸形所必需的检查。

（二）病例介绍

病例

1. 病史摘要　3 名患儿均因"腹痛、腹胀"入院。既往体健。查体：生命体征平稳，神清，全身浅表淋巴结未触及。心肺未见明显异常。腹平软，全腹无压痛及反跳痛，腹部未触及明显包块，肝、脾肋下未及。

2. 影像学表现　见图 65-1-2～图 65-1-4。

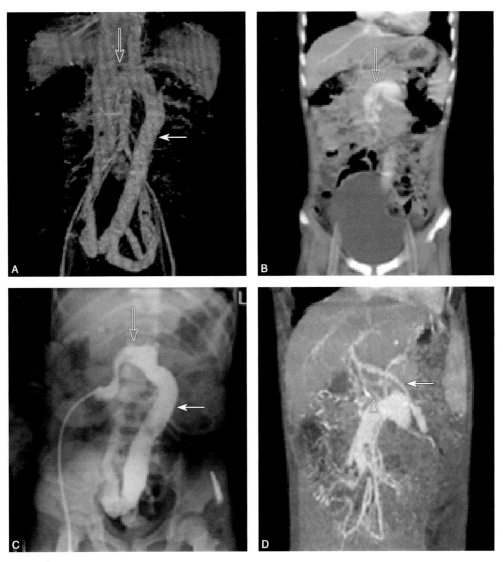

图 65-1-2　Abernethy 畸形

男,5 岁。A. 术前腹部 CT 增强扫描 VR 图像示门静脉主干缺失(空白箭),肠系膜下静脉增粗并与双侧髂内静脉形成分流(实白箭);B. 术前腹部 CT 增强扫描冠状位图像示门静脉主干缺失(空白箭),肝内门静脉分支缺失;C. 术中造影示门静脉主干缺失(空白箭),肠系膜下静脉增粗并与双侧髂内静脉形成分流(实白箭),肝内门静脉分支缺失;D. 术后腹部 CT 增强扫描 MIP 图像示桥静脉通畅(实白箭),门静脉主干(空箭头)出现

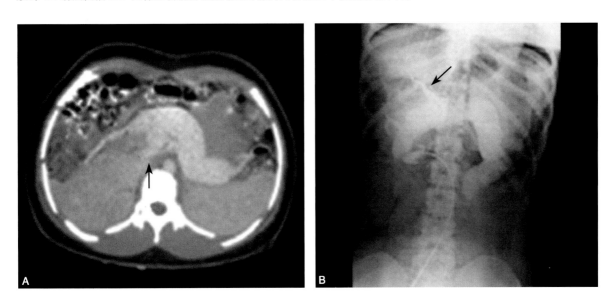

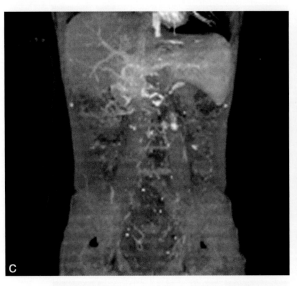 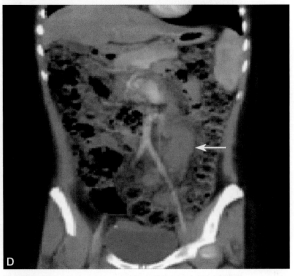

图 65-1-3 Abernethy 畸形

女,11 岁。A. 术前腹部 CT 增强扫描横断位图像示门静脉主干远端变细呈鸟嘴样(黑箭),肝内门静脉分支缺失;
B. 术中造影示门静脉主干(黑箭)远端变细进入肝内,肝内分支稀疏、纤细;C. 术后腹部 CT 增强扫描 MIP 图像示门静脉主干及肝内分支显示良好;D. 术后腹部 CT 增强扫描冠状位图像示肠系膜下静脉内血栓形成(白箭)

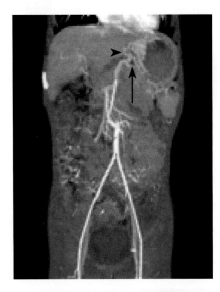

图 65-1-4 Abernethy 畸形

女,4 岁 3 个月。肠系膜上静脉与脾静脉(黑箭)汇合后经扩张的胃冠状静脉(黑箭头)汇入奇静脉

(三)教学要点

1. Abernethy 畸形,即先天性肝外门腔分流,根据门腔分流情况分为端-侧分流型和侧-侧分流型,前者门静脉血流完全向腔静脉分流而不回流到肝脏,后者门静脉血部分回流到肝脏。

2. CTA 及 MRA 可直接显示门体静脉分流情况,对于大部分病例还可显示肝内门静脉分支的情况,但对于某些门静脉分支发育不良的 Ⅱ 型病例,常规的影像学检查有时难以显示细小的肝内门静脉分支,需进一步行术中造影明确分型。

Abernethy 畸形的诊断"金标准"是直接或间接门静脉造影。

3. 需要与肝硬化门静脉高压、门静脉海绵样变等形成的门腔静脉分流相鉴别。

第二节 儿童肝脏良性疾病

一、肝糖原累积病

(一)综述

1. 定义 糖原的合成与分解过程需要多种酶的参与,由于酶缺陷可造成糖原代谢紊乱,糖原累积症属常染色体隐性遗传,是糖原代谢病的一种类型。由于酶缺陷的种类不同,造成多种类型的糖原代谢病,迄今已发现 10 余种类型,在各型中以 Ⅰ 型即糖原累积症 Ⅰ 型(glycogen storage disease type Ⅰ,GSD-Ⅰ),又名 Von Gierke 病(VGD),较为多见,发病率为 1∶(50 000~100 000)[12-14]。

2. 病因及发病机制 肝糖原累积病,是由于肝组织缺乏葡萄糖-6-磷酸酶,导致糖原分解过程发生障碍,过多的糖原在肝脏聚集,使得肝脏含糖原高达 5%~15%(正常仅 1%~5%),并使肝脏体积增大。

3. 病理生理 组织病理学显示肝细胞胞质内少量脂质和大量糖原蓄积。

4. 临床症状与体征　因患儿不能利用糖原，正常体内能量来源不足，从而引起蛋白质和脂肪的分解代谢增加，前者可引起患儿生长发育障碍、体型矮小，后者可导致酮体生成增加。VGD临床表现包括生长发育不良，肝肿大，低血糖，肾脏增大，黄疸，高血脂及高尿酸血症。随着年龄的增加，VGD可并发肝细胞癌和肝腺瘤（多达40%的患者），因有肿瘤形成的可能，需要持续筛查[15,16]。

5. 检查方法与选择

（1）超声、CT、MRI等影像检查主要提示肝脏形态体积增大，因糖原及脂肪不同程度浸润导致肝脏的回声、密度或信号的异常；因有肿瘤形成的可能，需要持续的影像学筛查。

（2）肝或肌肉组织的糖原定量和酶活性测定作为确诊依据。

6. 影像学表现

（1）超声：糖原累积病超声显示肝脏肿大，由于糖原沉积和脂肪替代导致肝脏弥漫性回声增强。

（2）CT：肝脏因为肝细胞内糖原累积而密度增加，又可因为脂肪累积而密度减低，因此引起CT影像学表现多样，此时肝脏密度的高低取决于糖原和脂肪的相对量，看哪种因素起主导作用，可表现为降低、正常或升高。当脂肪替代为主导时，CT表现为肝脏弥漫性的低密度；脂肪浸润好发于较大儿童。另外，常规X线片上可见骨密度降低、骨骼成熟延迟等改变，有助于诊断。

（3）MRI：亦表现为肝脏体积增大，当肝细胞内糖原积聚较多时，肝脏实质信号较正常偏低；当肝细胞内脂肪积聚较多并发弥漫脂肪浸润时，肝脏实质信号较正常改变不明显，因脂肪可部分或完全抵消糖原对肝脏信号的影响。

7. 诊断要点与鉴别诊断

（1）诊断要点：肝糖原累积病根据病史、体征及血生化检测可作出初步临床诊断；糖代谢功能试验有助于确诊及区分GSD的不同类型；最终仍应以肝或肌肉组织的糖原定量和酶活性测定作为确诊依据。影像检查主要表现为肝脏形态体积增大、糖原及脂肪不同程度浸润导致肝脏的密度或信号异常。

（2）鉴别诊断：本病主要应与脂肪肝鉴别，合并有弥漫性脂肪肝的糖原累积病与脂肪肝不易区别，一般糖原累积病患儿年龄较小，以婴幼儿多见，常合并其他表现；而单纯性脂肪肝，主要为年长儿，不合并其他征象。

（二）病例介绍

病例

1. 病史摘要　患儿，男性，3岁。因"腹胀3个月"入院。查体：生命体征平稳，神清，全身浅表淋巴结未触及。心肺未见明显异常。腹膨隆、软，全腹无压痛及反跳痛，肝大，肋下可触及。辅助检查：ALT 150U/L↑；血清总胆红素96μmol/L↑；空腹血糖3.66mmol/L↓；甘油三酯5.56mmol/L↑；总胆固醇8.31mmol/L↑。

2. 影像学表现　见图65-2-1。

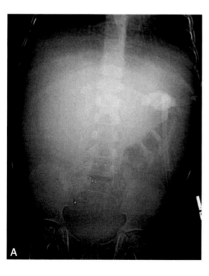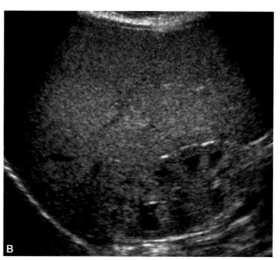

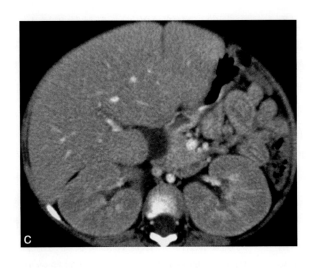

图 65-2-1　肝糖原累积病
A. 腹部平片显示肝影增大,肠管受压聚集于左下腹;B. 超声检查显示肝脏回声弥漫性增强;C. CT 增强扫描显示肝脏体积增大、强化程度减弱,双肾体积增大

(三)教学要点

1. 肝糖原累积病,是由于肝组织缺乏葡萄糖-6-磷酸酶,导致糖原分解过程发生障碍,过多的糖原在肝脏聚集,由于患儿不能利用糖原,正常体内能量来源不足,从而引起蛋白质和脂肪的分解代谢增加,导致出现肝脏脂肪浸润。

2. 影像学表现主要为肝脏肿大、密度/信号改变,而密度/信号是依据肝内糖原和脂肪的相对量而变化的。当两者的量接近时,可互相抵消两者对肝脏密度/信号的影响,肝实质密度/信号与正常肝实质密度/信号相仿。

3. 主要与脂肪肝相鉴别,发病年龄为一重要的鉴别点,一般糖原累积病患儿年龄较小,以婴幼儿多见,而脂肪肝主要为年长儿多见。

二、肝海绵状血管瘤

(一)综述

1. **定义**　肝海绵状血管瘤(cavernous hemangioma)的尸检发现率为 0.4%~7.3%,可见于各年龄人群,但以 30~50 岁女性多见,是儿童较少见的良性肿瘤,常在偶然中被发现。临床上多发生在婴幼儿,单发多见,肝右叶多见。临床上根据瘤体大小可分为 3 级:直径≤4cm 为小海绵状血管瘤;直径位于 4~10cm 为大海绵状血管瘤;直径>10cm 为巨大海绵状血管瘤[17-20]。

2. **病因及发病机制**　肝海绵状血管瘤的病因学尚无定论,目前的学说有如下几种:毛细血管组织感染后变形,导致毛细血管扩张;肝组织局部坏死后血管扩张形成空泡状,坏死后的肝组织周围血管充血、扩张,最后形成空泡状;肝内区域性血液循环停滞后,致使血管形成海绵状扩张,肝内持续性静脉血淤滞导致静脉膨大;肝内出血、血肿机化,血管再通后形成血管扩张;发育异常,系胚胎发育过程中,由于血管发育异常致血管海绵状扩张。

3. **病理生理**　肉眼观瘤体呈紫红色,质软,表面有大血管散布,瘤体由多囊状或筛状扩张的血管腔隙组成,间以纤维组织,血窦内充满血液,有时可有血栓。

4. **临床症状与体征**　本病为良性病变,儿童肝脏小血管瘤多无症状,但当瘤体直径明显增大时,则可能出现症状。腹痛是最常见的临床表现,这可能与瘤体局部梗死或瘤体突然增大挤压 Glisson 鞘有关。部分患儿由于瘤体增大压迫胃肠等邻近器官可引起腹胀、食欲减退、恶心、呕吐等消化道症状;压迫胆管则可出现胆道出血、梗阻性黄疸等症状。极其罕见由于瘤体迅速增大,瘤内血栓形成、凝血因子消耗及瘤内出血,继而出现贫血、血小板减少症状和无纤维蛋白原症,即 Kasabach-Merritt 综合征。

海绵状血管瘤可为单发或多发,也可合并皮肤红斑或其他综合征。据报道,10%~25%的皮肤血管瘤患儿为多发婴儿型血管瘤,皮肤多发(>5 处)血管瘤常合并内脏血管瘤病,肝脏是皮肤以外血管瘤最常见的发生部位。

5. **检查方法与选择**　影像学检查是首选的检查和诊断方法。超声检查因其简便易行、无辐射,常作为首选检查方式。增强 CT 检查具有确诊意义。增强 MRI 检查对于海绵状血管瘤病变特点及周围血供情况显示最佳,相对于 CT 而言既可避免辐射,又可以提高阳性率。

6. **影像学表现**

(1)超声:海绵状血管瘤表现为边缘清晰的强回声肿块,较大肿瘤后方出现轻微回声增强;巨大血管瘤（>10cm）为不均匀强回声病灶；彩色多普勒超声可见病灶周边充满血管。

（2）CT：平扫可见肿瘤为边缘清晰的低密度灶，外形为分叶状；增强后，小血管瘤在动脉期和静脉期显示均匀强化，但多数血管瘤表现为早期周边结节状或颗粒状强化，门静脉期强化逐渐向病灶中央扩展，延迟期病灶完全强化、与周围肝组织密度相近或密度稍高于周围肝组织；巨大血管瘤中可见纤维瘢痕。2002年，美国阿什达教授在以上标准基础上增加了平扫病灶呈低密度，延迟期强化的密度逐渐减退，等密度时间超过3min的标准，使得肝血管瘤的检出率大大提高[21]。

（3）MRI：血管瘤在磁共振扫描中显示 T_1WI 低信号、T_2WI 高信号，在 T_2WI 成分更强的序列中，血管瘤表现得更亮，即所谓"灯泡征"，但转移瘤则在重 T_2WI 序列中信号强度减低。磁共振增强扫描中，小血管瘤显示为早期完全强化，从周边结节样强化逐渐向中央推进，最终表现为均匀增强是多数血管瘤的特点。

7. 诊断要点与鉴别诊断

（1）诊断要点：肝海绵状血管瘤多发生在婴幼儿，平扫瘤体呈类圆形低密度，密度不均者中央可见更低密度血栓或瘢痕影，增强扫描瘤体自边缘向心性强化，较小的瘤体延迟后强化均匀，较大者瘤内血栓、瘢痕区未见强化。

（2）鉴别诊断：海绵状血管瘤和婴儿型肝脏血管内皮瘤（infantile hepatic hemangioendothelioma，IHHE）两者鉴别较为困难，其鉴别要点有：发病年龄的不同，IHHE 相对海绵状血管瘤发病年龄较小；IHHE 多发常见，单发肿块体积较大，直径多大于5cm；海绵状血管瘤多为单发，且肿块直径多小于5cm；IHHE 平扫瘤体内出现钙化的概率相对海绵状血管瘤较多。

（二）病例介绍

病例

1. 病史摘要　患儿，女性，2个月。因发现肝脏占位入院。既往体健。查体：生命体征平稳，神清，全身浅表淋巴结未触及。心肺未见明显异常。腹平软，全腹无压痛及反跳痛，腹部未触及明显包块，肝、脾肋下未及。辅助检查：AFP 9ng/mL（-），余（-）。

2. 影像学表现　见图65-2-2。

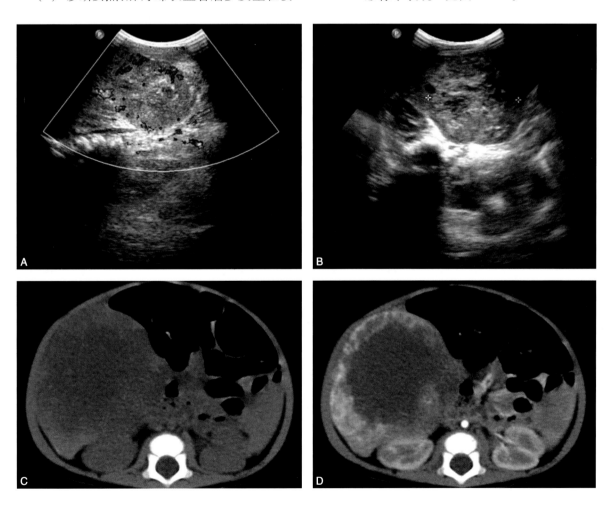

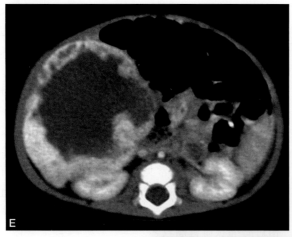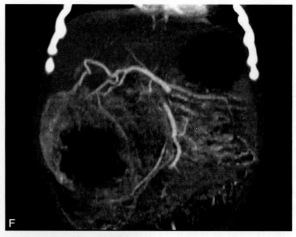

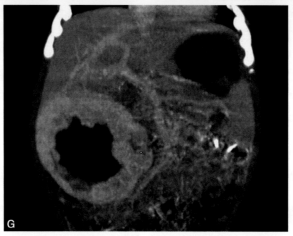

图 65-2-2　肝海绵状血管瘤

A、B.超声显示肝内可见实性包块,肿物内部为中低回声,中间夹杂有较多的强回声光点,肿物包膜较清楚,与周围肝组织分界尚清楚;C～E.CT 平扫病灶呈均匀低密度,增强扫描动脉期肿瘤自边缘开始呈环形波浪状强化,门静脉期病灶强化范围扩大,由边缘逐渐向中心区域扩展;F、G.CT 冠状位重建图像显示病灶强化由边缘逐渐向中心区域扩展

（三）教学要点

1. 肝海绵状血管瘤是一种儿童少见的良性病变。

2. 影像学检查为首选诊断方法。MRI 上可见"灯泡征",CT 和 MRI 增强表现一致,均为逐渐向心性填充式强化。

3. 主要与婴儿型肝血管内皮瘤鉴别,影像上两者鉴别较困难。前者发病年龄较大,且单发多见,反之多见于后者。

三、肝间叶性错构瘤

（一）综述

1. 定义　肝间叶性错构瘤（hepatic mesenchymal hamartoma,HMH）,又称囊性间充质错构瘤、淋巴管瘤、胆汁细胞纤维腺瘤,是一种门管区内原始的间叶组织异常发育增生的良性肿瘤,是由 Edmondson 在 1956 年首先描述并命名的。HMH 是继血管瘤之后,儿童期第二常见的肝脏良性肿瘤,但临床少见,约占儿童肝脏肿瘤的 8%,至 2013 年,英文文献报道病例数不足 300 例。该肿瘤主要发生于儿童,男性稍多见,约 80% 见于 2岁以下婴儿,其余见于 5 岁以下幼儿,极少数可发生于成人[22-24]。

2. 病因及发病机制　HMH 的发病机制尚存在争论。目前多数学者认为与胆管畸形引起的小胆管囊样扩张、血管损伤、肝细胞毒性损伤有关;一些研究者发现,本病患儿染色体异常及 DNA 出现非整倍性等特点,表明 HMH 可能为一种真性肿瘤;但不论哪种观点,均支持本病为一种良性病变。

3. 病理生理　肿瘤组织由数量不等的胶原纤维、黏液样间叶组织、弯曲的小胆管、散在的肝细胞及增生的小血管组成，胆管可呈囊性扩张，其上皮扁平或萎缩变性，胆管周围可见中性粒细胞浸润，常见髓外造血灶。病变边缘见肝细胞岛，近中央区也可见小团肝细胞，囊肿可为扩张的胆管或间叶组织变性区域形成黏液积聚而成。

4. 临床症状与体征　HMH 因其增长速度较快，故临床常易误诊为恶性肿瘤。临床多表现为无痛性腹部包块，仅当肿瘤增大压迫相邻结构时，才出现腹水、黄疸或充血性心力衰竭。实验室检查显示肝酶正常。肿瘤标志物多为阴性，25% 病例可见 AFP 升高，有研究表明，其升高水平与肿瘤实性成分多少有关[25]。肝右叶多见，病变有从实体到囊变的病理变化过程，巨块和多个囊泡是其特征。

5. 检查方法与选择　超声是首选的随访及筛查手段；CT 和 MRI 对肿瘤性质进行鉴别，并用于观察 HMH 病灶的累及范围。

6. 影像学表现　HMH 以间质成分或囊性成分为主，因此，影像学上病变多呈多房样或多囊状改变，内部含高密度分隔。

（1）超声：超声检查呈单个或多个液性暗区或多房囊实性混合回声，彩色多普勒探测液性暗区无血流信号，周边可有少许血流信号，这些特点在儿童其他肝脏肿瘤中较少见到。

（2）CT：平扫时病变为边界清楚的较大低密度病灶（直径通常大于 2cm），无或少钙化，病灶内可见多个大小不等的囊腔，囊壁光整，囊内可有分隔，其内液体密度不均匀。此外，少部分也可表现为实性为主的肿块，内含多个小囊肿，增强扫描非囊性成分可强化。肝脏间叶性错构瘤的实性部分可不均匀强化[26]。

（3）MRI：T_1WI 为略低信号，T_2WI 为不均匀稍高信号；肿块内可有大小不等、分散或相连的高信号区，其为扩张的胆管或退变的间叶成分内液体的积聚；包膜 T_2WI 为低信号。以囊性为主的多房性肿块：各房内信号不尽相同，取决于囊液成分，液体内蛋白含量高，T_1WI 信号也较高，有时囊内出血可见液液平面，各房的间隔信号不一，部分

与实性成分相似。肿块的边缘为厚薄不均的软组织信号区，而不是典型的包膜。根据文献报道，HMH 的血管造影表现多为少血管或无血管型。

7. 诊断要点与鉴别诊断

（1）诊断要点：多见于 2 岁以内的婴幼儿。大多表现为肝内单个巨大囊性低密度影，内见厚度不均匀分隔结构，囊壁较厚、不均匀，增强后分隔及囊壁均匀强化；部分囊实混合病灶平扫示肝内巨大低密度占位影，以实性为主，其内有不规则低密度液性区；增强后实性部分明显强化，动脉期及门静脉期强化程度均高于肝实质，且实性部分强化范围有增大趋势。实性型平扫示肝内实质性肿块，密度低于肝实质，瘤内密度可均匀或不均匀；增强后不均匀强化，动脉期及门静脉期强化程度均低于肝实质。

（2）鉴别诊断

1）囊性型 HMH 需与肝未分化胚胎性肉瘤、囊性肝母细胞瘤、肝包虫和肝脓肿鉴别[27,28]：肝未分化胚胎性肉瘤发病年龄多大于 HMH，常有厚薄不均的间隔及内壁结节，并且由于其黏液样基质可吸附水分，故在 CT 上表现为液性密度，而在超声图像中为中高回声区，不一致性亦为其重要特点；囊性肝母细胞瘤囊变坏死区广泛，内壁不规整，钙化和出血多见，90% 病例 AFP 升高；肝包虫多见于流行区，囊内壁及囊壁环形或弧形钙化是其特征表现；肝脓肿一般伴有明显发热、病灶边界模糊，增强扫描呈环形"晕征"强化。

2）实性型及囊实混合型需与肝血管内皮细胞瘤、肝母细胞瘤鉴别：巨大肝血管内皮细胞瘤增强早期往往呈向心性强化；肝母细胞瘤钙化、出血和坏死多见，部分鉴别困难者需依赖病理检查。

（二）病例介绍

病例 1

1. 病史摘要　患儿，男性，7 个月。主因发现腹胀、肝脏包块 1 个月余入院。既往体健。查体：生命体征平稳，神清，全身浅表淋巴结未触及。心肺未见明显异常。腹膨，全腹无压痛及反跳痛，肝肋下可触及。辅助检查：AFP：46ng/mL ↑，余（－）。

2. 影像学表现　见图 65-2-3。

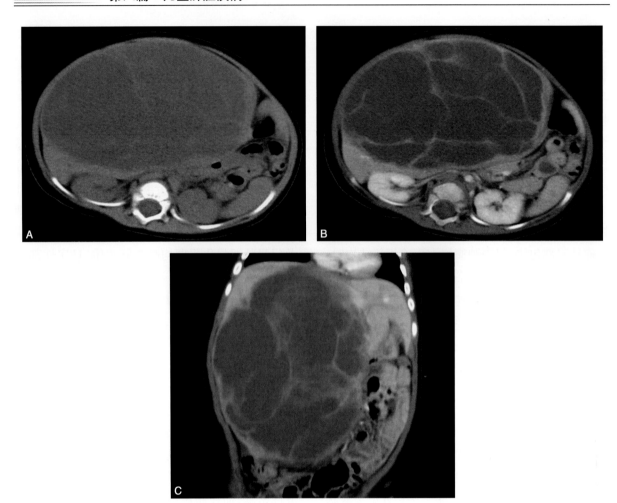

图 65-2-3　肝间叶性错构瘤

A.CT 平扫示肝内边界清楚的巨大低密度病灶,病灶内可见多个大小不等的囊腔,囊壁光整,囊内可有分隔,其内液体密度较均匀;B、C.增强扫描轴位及冠状位图像示肝内巨大囊性病变分隔及包膜强化,囊性密度区未见强化

病例 2

1. 病史摘要　患儿,男性,10 个月。主因发现肝脏包块 1 个月余入院。既往体健。查体:生命体征平稳,神清,全身浅表淋巴结未触

及。心肺未见明显异常。腹膨,全腹无压痛及反跳痛,肝脾未触及。辅助检查:AFP:16ng/mL(-),余(-)。

2. 影像学表现　见图 65-2-4。

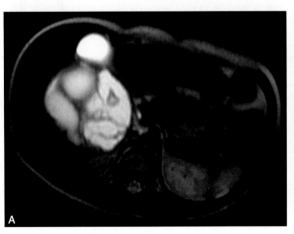

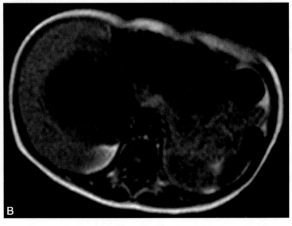

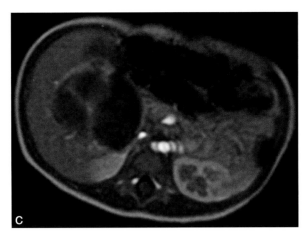

图 65-2-4　肝间叶性错构瘤
A. T$_2$WI 显示病灶呈高信号,见不均匀较厚分隔,分隔呈低信号,病灶边界清楚;
B. T$_1$WI 显示病灶呈低信号;C. 增强扫描显示病灶包膜及分隔强化,病灶液性内容物区域未见强化

病例 3

1. 病史摘要　患儿,女性,3 天。主因发现肝脏占位入院。查体:生命体征平稳,神清,全身浅表淋巴结未触及;心肺未见明显异常,腹平软,全腹无压痛及反跳痛,腹部未触及明显包块,肝、脾肋下未及。辅助检查:AFP 16ng/mL(-),余(-)。

2. 影像学表现　见图 65-2-5。

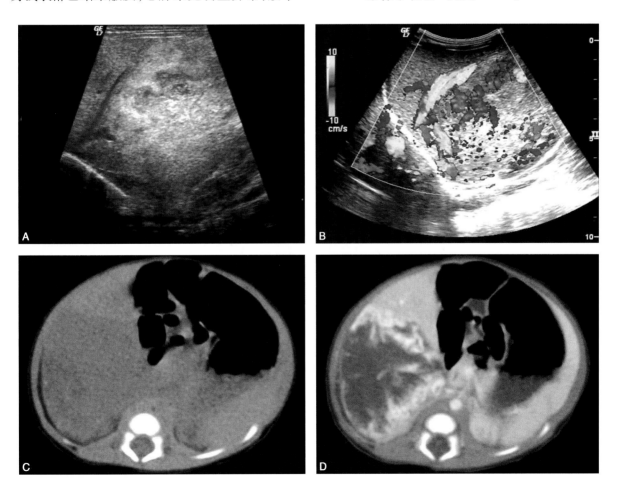

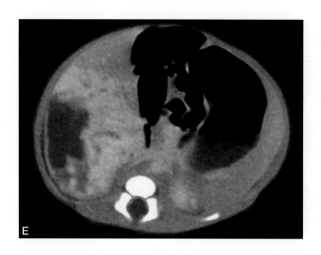

图 65-2-5　肝间叶性错构瘤
A.声像图显示肝脏右叶中等偏强回声实性肿物,回声不均匀,其中可见散在低回声病灶和强回声斑点。肿物边界不清;肝中和肝右静脉受压变形。B.彩色多普勒可见肿瘤内血流丰富。C~E.CT平扫示病变为边界清楚的团片状低密度灶;增强扫描动脉期病灶周缘明显强化,中央低密度区未见强化;静脉期病灶强化范围增大

（三）教学要点

1. 肝脏间叶性错构瘤为儿童期第二常见的肝脏良性肿瘤。主要由胶原纤维、黏液样间叶组织、小胆管、肝细胞及增生的小血管组成,根据成分含量的不同,病灶可表现为囊性、实性及囊实混合性,并伴有分隔。

2. 影像学检查亦为首选的检查方法,可清晰显示病灶内成分。CT/MRI 增强扫描囊内成分不强化,囊壁、分隔及实性成分可见强化,且实性部分强化范围有增大趋势。

3. 注意囊性型 HMH 需与肝未分化胚胎性肉瘤、囊性肝母细胞瘤、肝包虫和肝脓肿鉴别;实性型及囊实混合型需与肝血管内皮细胞瘤、肝母细胞瘤鉴别。

四、婴儿型肝血管内皮细胞瘤

（一）综述

1. 定义　婴儿型肝血管内皮瘤（infantile hepatic hemangioendothelioma,IHH）是婴儿期最常见的来源于间叶组织的肝脏良性肿瘤,主要由血管内皮细胞增生形成血管腔样结构。约占儿童肝脏肿瘤的 12%,发病年龄多小于 6 个月,约 85% 的患儿于生后 2 个月内即可发现。本病可单发或多发,但多发更常见[29-31]。

2. 病因及发病机制　病因不明,可能与母孕期口服避孕药有关[32],该病与 6q 染色体缺失有关,目前没有与其相关的基因分型报道。

3. 病理生理　组织病理学上,肿瘤由扩张和受压血管组成,血管内皮衬以大量内皮细胞并按照一定方式排列,同时肿瘤内部存在一些异常血管通路并呈息肉样与正常血管相连。病理类型有两种:Ⅰ型最常见,约占 80%,肿瘤组织由大小不等的血管构成,间有黏液基质和胆小管成分。管腔内壁可见肿胀增生的血管内皮细胞,核分裂象少见。Ⅱ型少见,主要表现为血管内皮细胞明显增生,不形成管腔或管腔结构不清楚,部分可形成乳头样结构,核异型显著,核深染、核分裂象多见,无散在胆小管成分;此外,常见钙化灶及髓外造血,Ⅱ型有恶变倾向。

4. 临床症状与体征　多数 IHH 的病灶可在早期迅速生长,部分可导致高输出性心力衰竭、动静脉短路、肝脏肿大和 Kasabach-Merritt 综合征等合并症;肝脏肿大、充血性心力衰竭和皮肤血管瘤是本病典型的三联征表现;而后许多病灶可自然消退。观察到的自愈率为 12%~40%。其虽为良性肿瘤,并有自愈性,但因肝组织破坏、瘤体压迫、瘤体破裂及其继发的循环、血液系统紊乱,常使部分患儿短期内死亡,因此应积极随访观察。

5. 检查方法与选择　影像学检查是首选的检查和诊断方法。腹部超声检查、增强 CT 是有效的诊断方法,且诊断特异性较高。腹部超声检查是诊断本病的首选方法,也是筛查和随访的重要手段。CT 和 MRI 对早期定性诊断有帮助。增强 MRI 检查对于 IHH 病变特点及周围血供情况显示最佳,相对 CT 而言,既可避免辐射,又可以提高阳性率[33-36]。

6. 影像学表现　IHH 血供丰富,不宜活检证实,因此影像学上的诊断及随访可为临床治疗提供指导性建议及帮助。

（1）超声:常表现为单个或多个边界清晰的低或混合型回声病灶,少数为高回声,钙化点为高回声。彩色多普勒检查显示内部血供丰富并可见瘤体内粗大的引流静脉,较大的瘤体可因其动静脉分流而见有腹腔干以下腹主动脉口径改变。超声检查虽缺乏特异性,但因无创、安全,可作为初步检查及随访的手段。

（2）CT：平扫多呈均匀低密度，边界清楚，部分肿瘤内部见多发点片状钙化影；较大病灶可因坏死、出血、血栓或纤维化而表现为密度不均匀的肿块。增强CT检查具有确诊意义。CT增强扫描显示肿瘤血供非常丰富，动脉期肿瘤自边缘开始强化，多呈环形强化或粗条索状强化，中央部位可出现结节状或斑点状强化区，较小的肿瘤可出现全瘤均匀强化；动脉期肿瘤强化程度明显高于正常肝实质，与腹主动脉相当；门静脉期肿瘤强化范围扩大，由边缘逐渐向中心部分扩展；延迟期，部分肿瘤全瘤强化，密度稍高于或等于正常肝实质，部分肿瘤密度逐渐减低，但囊壁强化仍持续存在，似铅笔勾画而成；坏死、出血、血栓或纤维化区不强化。

（3）MRI：显示瘤体的形态大小及分布与CT相似，T_1WI呈等或低信号影，边缘信号较肝脏稍高；T_2WI呈稍高信号影，STIR及T_2FLAIR序列上仍呈高信号，且更加清晰。在T_2WI序列上，当有出血、坏死和纤维化时，肿瘤可呈不均匀的高信号。急性出血时，在T_1WI上局部可见高信号影，而低信号区常为纤维化或含铁血黄素沉着所致。MRI增强扫描，其增强模式与CT相似。

7. 诊断要点与鉴别诊断

（1）诊断要点：本病多见于婴儿期，多发常见。增强检查显示其强化模式具有一定的特异性。增强扫描提示病灶血供丰富，动脉期病灶多自边缘开始强化，中心区可见斑点状或结节状强化区，较小的病灶可出现均匀的全瘤强化；动脉期病灶强化程度明显高于周围正常的肝实质，与同层面腹主动脉相当；门静脉期病灶强化范围扩大，渐由边缘向中心部分延伸；延迟期，病灶全瘤强化，强化程度稍高于或等于正常肝实质；出血、坏死、纤维化或血栓区域不强化。

（2）鉴别诊断：本病主要应与海绵状血管瘤鉴别，前者多见，绝大多数在婴儿期发病，后者在小儿少见，成人较多，且病灶多为单发，单凭影像学表现，两者较难区别。

（二）病例介绍

病例1

1. 病史摘要　患儿，女，22个月。主因发现肝脏包块1个月入院。既往体健。查体：生命体征平稳，神清，全身浅表淋巴结未触及。心肺未见明显异常。腹膨，全腹无压痛及反跳痛，肝肋下可触及。辅助检查：AFP 112ng/mL↑，余（－）。

2. 影像学表现　见图65-2-6。

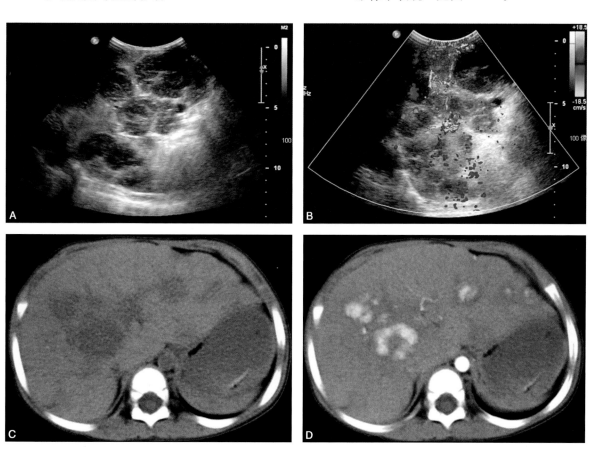

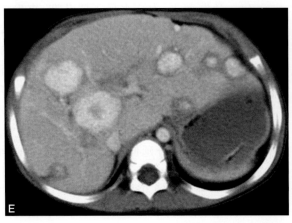
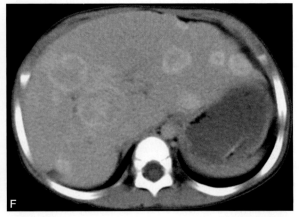

图 65-2-6 婴儿型肝血管内皮瘤(多发)

A、B. 超声检查显示肝脏内部回声显著不匀,见弥漫性分布大小不等瘤样结节、肿块,瘤体内回声不匀,低回声,呈网格样结构,瘤体周边有血管包绕,并向瘤内呈分支状延伸,瘤内血供丰富;C. CT 平扫显示肝内发低密度病灶;D. 动脉期图像显示肿瘤自边缘开始强化,多呈环形强化或粗条索状强化,中央部位可出现结节状或斑点状强化区,较小的病灶表现为全瘤均匀强化;E. 门静脉期图像示肿瘤强化范围扩大,由边缘逐渐向中心部分扩展;F. 延迟期图像显示肿瘤全瘤强化,密度稍高于或等于周围正常肝实质

病例 2

1. 病史摘要 患儿,男,2 个月。主因发现腹部包块 7 天入院。既往体健。查体:生命体征平稳,神清,全身浅表淋巴结未触及。心肺未见明显异常。腹膨,全腹无压痛及反跳痛,肝肋下未触及。辅助检查:AFP 86ng/mL↑,余(-)。

2. 影像学表现 见图 65-2-7。

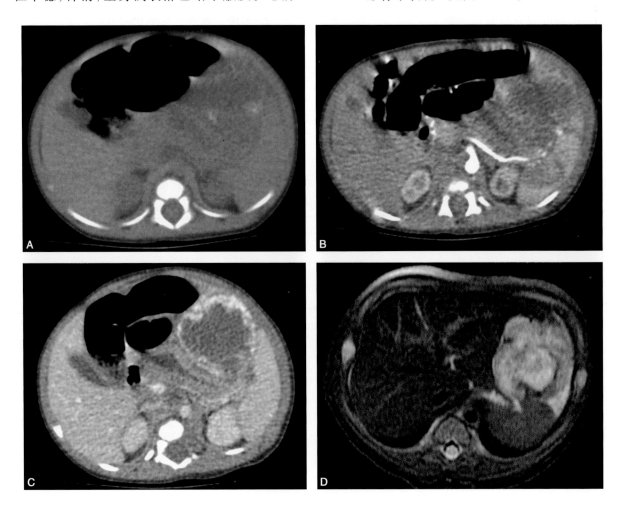

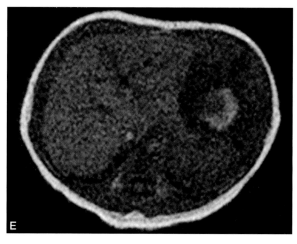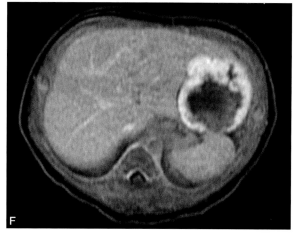

图 65-2-7　肝血管内皮瘤（单发）

A. CT 平扫示肝左叶单发低密度病灶，内见斑片状稍高密度区；B. 增强扫描动脉期示肿瘤边缘见点状明显强化，强化程度与腹主动脉相似；C. 门静脉期示肿瘤强化范围扩大，边缘呈波浪状强化；D. T_2WI 序列示病灶大部分呈稍高信号，中央见斑片状更高信号及低信号；E. T_1WI 序列示病灶大部分呈低信号，T_2WI 序列上的高低混杂信号在 T_1WI 上呈斑片状稍高信号，提示出血；F. 增强扫描示病灶边缘呈波浪状强化，与 CT 表现类似

（三）教学要点

1. 婴儿型肝脏血管内皮瘤是婴儿期最常见的来源于间叶组织的肝脏良性肿瘤，主要由扩张和受压血管组成。

2. 影像学表现上因其血供丰富，在 CT/MRI 增强中表现为明显强化，动脉期病灶多自边缘开始强化，中心区可见斑点状或结节状强化区，较小的病灶可出现均匀的全瘤强化。

3. 注意与海绵状血管瘤相鉴别。在强化方式及幅度上较难与海绵状血管瘤鉴别，两者主要根据发病年龄及病灶数目进行鉴别。

第三节　儿童肝脏恶性疾病

一、肝母细胞瘤

（一）综述

1. 定义　肝母细胞瘤（hepatoblastoma，HB）是儿童最常见的肝脏恶性肿瘤，起源于胚胎早期未成熟的肝胚细胞，发病率位于儿童实体肿瘤的第三位，约占 15 岁以下儿童恶性肿瘤的 1% 和肝脏原发恶性肿瘤的 79%，占 3 岁以下肝脏原发恶性肿瘤发病率的 85%～90%，其中 1 岁左右占60%。男女之比为 3:2～2:1[37,38]。5 岁以上很少见，成人也有个案报告。

2. 病因及发病机制　HB 从胚胎期起病至发病需要 2 年左右的时间，所以通常在 3 岁内发病，

发病率为 0.5/1 000 000～1.5/1 000 000，但在 18个月以内的婴幼儿中被确诊者的发病率是 11.2/1 000 000。近年对于儿童肿瘤的流行病学研究显示，在过去的 30 年，HB 的发病呈增高趋势，可能与早产、低出生体重、出生后氧疗等因素有关。目前 HB 的病因尚未完全明确，但有研究表明，HB可能与基因突变和家族癌症综合征有关，例如BWS 综合征（Beckwith-Wiedemann syndrome）和FAP 综合征（family adenomatous polyposis，家族性腺瘤性息肉病）。

3. 病理生理　HB 是胚胎性肿瘤，来源于肝细胞前体细胞。肝细胞前体细胞的分化程度与瘤细胞的组织形态相关，且与预后有一定的关系。肿瘤分型以 2003 年版《诊断外科病理学》肝母细胞瘤分型标准为依据，将肿瘤分为上皮型和混合型，上皮型又分为胚胎型、胎儿型、巨梁型和小细胞未分化型 4 个亚型，混合型又分为含畸胎样组织和不含畸胎样组织的上皮间叶混合型。其中，高分化的胎儿上皮型预后最好，未分化型预后较差，而上皮与间叶组织混合伴畸胎特征的预后相对较好[39-41]。

北美对儿童肝脏肿瘤的分期是根据肿瘤能否切除及有无远处转移分期，采用 COG 分期系统，属于术后分期系统。而欧洲采用的分期系统是根据治疗前肿瘤累及肝脏程度而定，即 PRETEXT分期。2014 年儿童肝脏肿瘤国际协作组（The Children's Hepatic tumor International Collaborative,CHIC)及 Meyers 等对儿童 HB 的术前分期标准、组织学形态分型和各协作组关于诊断及危险分级做了详细的论述[42]。我国对于儿童 HB 的诊断及分期标准尚未完全统一[43]。

COG 分期标准：Ⅰ期指手术完全切除，切缘无肿瘤残留；Ⅱ期指手术完全切除肿瘤，切缘见显微镜下残留肿瘤；Ⅲ期指手术未完全切除肿瘤或无法切除肿瘤，有大体肿瘤残留或伴有局部淋巴结转移；Ⅳ期指肿瘤完全切除或不完全切除，伴有远处转移。

PRETEXT 分期：Ⅰ期指仅 1 个区域受累，其他 3 个区域未被侵犯；Ⅱ期指 1 个或 2 个肝叶侵犯，其他相邻的 2 个肝内未见侵犯；Ⅲ期指 2 个或 3 个肝叶侵犯，且相邻的 2 个区域受累；Ⅳ期指 4 个区域均受累。

4. 临床症状与体征　小儿多以进行性腹胀或右上腹无痛性肿块就诊。各种肝功能检查大多正常，AFP 对诊断有一定的特异价值，大多数病例明显增高。有 10%～20% 的病例有转移，主要转移至肺和肝门，其次为脑和骨。2 年生存率约为 65%。

5. 检查方法与选择

（1）超声检查：操作简便、无辐射，可清晰显示肿瘤的位置、形态、大小及与周边组织的关系，通过彩色多普勒技术还可观察肿瘤的血流情况，已成为肝母细胞瘤的首选影像检查方法。常用于肝母细胞瘤的筛查和治疗后随访。

（2）CT、MRI 检查：CT 平扫及增强检查判断肿块密度及与周围组织的关系；结合 CTA 检查了解肿瘤血供情况及肿瘤与周围正常血管的关系。MRI 主要在了解肿瘤与肝脏血管、周围器官组织的关系上优于 CT。

（3）DSA 检查：可以明确肝母细胞瘤的血供情况。主要用于术前了解血管管径和介入治疗。

6. 影像学表现　HB 一般多发于肝右叶，其次为左右叶同时累及，单独发生在肝左叶较少见。

（1）超声：HB 通常表现为单发实性包块，不伴有肝硬化，多数病变边缘模糊。上皮型 HB 病理成分较单一，超声图像上表现为高回声；混合型 HB 由于有间叶成分的存在，大部分为不均匀低回声影；大部分病灶显示血供丰富。

（2）CT：CT 平扫 HB 通常表现为巨大的单一肿块，表现为多结节融合较少见。大部分肿块边界清晰，有假包膜形成，病理上为肿块周边正常的肝实质受压。肿块内密度不均匀，呈低、等混杂密度，较正常肝实质低，肿块内可见裂隙状或不规则片状低密度出血坏死及囊变区，低密度区的周边表现为多个大小不等结节状相对稍高密度区，钙化多见（达 50% 以上，呈点、条、弧形散在或聚集分布，可位于肿瘤的边缘或中心部，以混合型肝母细胞瘤较多见）。CT 增强扫描肿瘤呈不均匀性分隔样强化，其强化程度稍低于正常肝实质，结节状稍高密度区强化较明显，坏死或液化区无明显强化。肿瘤内可见较多粗细不等的肿瘤供血血管，瘤周可见受压变形的肝血管影，主要为肝静脉和门静脉，管腔受压变窄或闭塞，血管受侵犯或癌栓形成较少。

（3）MRI：依肿瘤组织学类型 MRI 表现有所不同，上皮型多表现为均匀 T_1WI 稍低/T_2WI 稍高信号包块；混合型信号混杂，局灶性 T_1WI 高信号可能与肿瘤内出血或脂肪成分有关；肿瘤在 T_2WI 上可见多个细小囊状高信号影，周围有低或等信号的线样间隔。在 T_2WI 上，肿瘤的假包膜显示较 CT 明显，呈低信号影环绕，但不完整，部分区域可破坏消失。动态增强扫描显示肿瘤早期强化，40% 的病变可有周边晕环强化，且消除迅速。

（4）血管造影：肝母细胞瘤主要由肝动脉供血。动脉期可见肝内血管支增粗、迂曲，周围血管移位、分离或呈弧形环抱，可见肿瘤新生血管，部分可见动静脉分流征。毛细血管期肿瘤密度不均匀增高，为肿瘤染色。静脉期偶见门静脉及肝静脉受侵和瘤栓形成，使血管截断或狭窄。

7. 诊断要点与鉴别诊断

（1）诊断要点

1）在超声检查中通常表现为单发实性包块，少部分病例可为多发病灶。病灶边缘清晰，回声轻度增强。

2）在 CT 平扫中，约半数病例可见钙化，增强后肿瘤呈不均匀强化，但整体密度仍低于周边正常肝组织。

3）磁共振成像表现则依肿瘤组织学类型而有所不同。上皮型表现为均匀 T_1WI 稍低/T_2WI 稍高信号包块，而混合型则信号混杂。

（2）鉴别诊断

1）原发性肝细胞癌：5岁以上小儿偶尔可见，常有先天性疾病如胆管闭锁，或并发于遗传性酪氨酸血症、白血病长期化疗缓解后等病史；肿块常表现为形态不规则，边缘模糊，包膜常不完整或无明显包膜，瘤旁常见子灶，且肿瘤钙化较少见；肿瘤侵犯血管是原发性肝癌的重要征象之一；肿瘤以外的肝脏可有脂肪肝、肝硬化等表现。

2）肝转移瘤：婴幼儿以神经母细胞瘤转移最多见，常为多个结节灶，分布于肝外围部，而肝母细胞瘤绝大多数为单发灶。增强扫描转移瘤周边呈较特异的"环状"强化。

3）肝间叶性错构瘤：主要应与囊性肝母细

胞瘤鉴别，前者以2岁以下男孩多见，囊性肿块常有间隔，囊壁光整，边缘清晰。

4）肝未分化胚胎性肉瘤：主要与囊性肝母细胞瘤鉴别，前者以年长儿多见，AFP阴性，钙化罕见，可资鉴别。

（二）病例介绍

病例1

1. 病史摘要　患儿，女性，22个月。主因腹部膨隆2个月入院，查体：生命体征平稳，神清，全身浅表淋巴结未触及。心肺未见明显异常。腹平软，全腹无压痛及反跳痛，肝区可触及明显包块。辅助检查：AFP 720ng/mL↑。

2. 影像学表现　见图65-3-1。

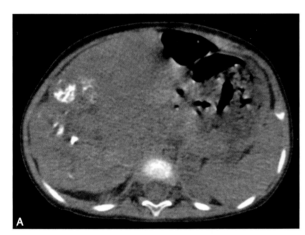
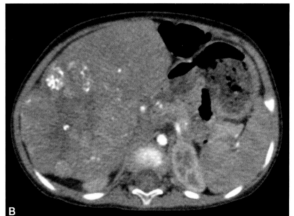
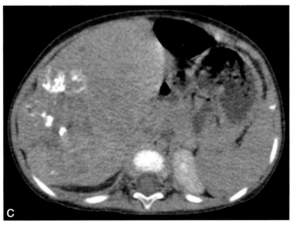

图65-3-1　肝母细胞瘤（混合型）

A. CT平扫示肝右叶巨大肿块，边缘模糊，肿块内密度不均匀，呈低、等混杂密度，较正常肝实质低，并见多发钙化，肿块内可见裂隙状低密度区，低密度区的周边表现为多个大小不等结节状相对稍高密度区；B、C. CT增强扫描示肿瘤呈不均匀性分隔样强化，其强化程度稍低于正常肝实质，结节状稍高密度区强化较明显

病例2

1. 病史摘要　患儿，男性，2岁。主因间断腹痛2个月入院，查体：生命体征平稳，神清，全身浅表淋巴结未触及。心肺未见明显异常。腹平软，

全腹无压痛及反跳痛，肝区可触及明显包块。辅助检查：AFP 821ng/mL↑。

2. 影像学表现　见图65-3-2。

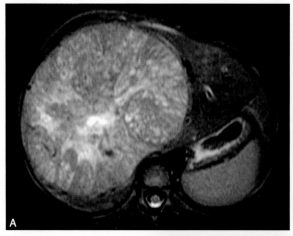
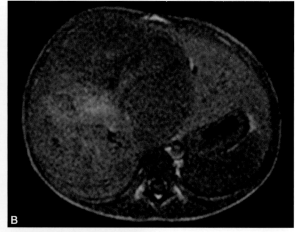
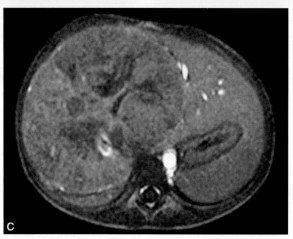

图 65-3-2　肝母细胞瘤（混合型）

A、B. T$_2$WI 及 T$_1$WI 序列显示肝内巨大肿块，跨叶生长，肿块内信号混杂，见局灶性斑片状 T$_1$WI、T$_2$WI 高信号，提示出血；肿块境界清晰，边缘可见不连续环状 T$_2$WI 低信号假包膜影。C. MRI 增强扫描示肿瘤呈不均匀强化，其强化程度稍低于正常肝实质，边缘假包膜呈环状强化

（三）教学要点

1. 肝母细胞瘤是儿童最常见的肝脏恶性肿瘤；通常在 3 岁内发病；肝母细胞瘤分为上皮型和混合型。血清学检查以甲胎蛋白（AFP）检查诊断意义最大。

2. 影像学表现为单发实性包块，不伴有肝硬化；肿块内可见出血坏死及囊变区，钙化多见；强化程度稍低于正常肝实质，血管受侵犯或癌栓形成较少。

3. 鉴别诊断包括原发性肝细胞癌、肝转移瘤、肝间叶性错构瘤及肝未分化胚胎性肉瘤。

二、肝未分化性胚胎性肉瘤

（一）综述

1. 定义　肝未分化胚胎性肉瘤（undifferentiated embryonal sarcoma，UES）为第三位常见的儿童肝脏原发恶性肿瘤，占所有儿童肝脏肿瘤的 6%，常见于 6～10 岁儿童。该疾病一旦确诊，其中位生存时间大多<1 年[41,44]。

2. 病因及发病机制　肝脏未分化胚胎性肉瘤的病因及发病机制尚不明确，有多种报告[45-47]。有学者提出可能为良性间叶错构瘤逐渐向恶性间叶瘤转化，即良性间叶错构瘤的恶化可导致患者出现肝 UES。此外也有学者认为，导致患者出现肝 UES 的原因为肌细胞或纤维组织细胞在某种特定情况下出现了非正常变化。大部分学者认为，肝脏原始多潜能干细胞在受到外在因素及内在因素的影响时，就会出现肝 UES 的情况。

3. 病理生理　UES 多为边界清晰的巨大包块，大多数可见囊变和坏死，病灶可有假包膜。镜下可见存在于黏液基质中组织学未分化的原始梭形细胞，低倍镜下为间充质肿瘤，充满黏液样物质的囊性病灶。肿瘤细胞可见分裂象和核浓染，病灶内还可见散在的异形肿瘤巨细胞，外形为多边形，细胞核巨大。

4. 临床症状及体征　UES 缺乏早期特异性的症状和体征,大部分患者仅表现为上腹部疼痛不适,伴有可触及的肝脏包块;临床亦可表现为迅速增长的腹部包块,常转移至肺和骨骼。实验室检查无诊断意义的表现,AFP 水平正常[48]。

5. 检查方法与选择　超声检查因其简便易行、无辐射常是首选的随访及筛查手段;CT 和 MRI 检查可对肿瘤性质进行鉴别,并用于观察病灶的累及范围。

6. 影像学表现　UES 大多表现为肝内巨大单发病灶。

（1）超声:低回声或不均匀回声团块内含多个大小不等的囊腔,内可见分隔。由于黏液样基质富含亲水的酸性黏多糖,在超声图像中此黏液样基质形成反射,故表现为实性包块的声学特点[49]。

（2）CT:CT 平扫表现为囊性为主的单房或多房病灶,单房病灶表现为肿瘤边缘含不规则软组织密度影的单一囊腔,瘤内有时可见新鲜出血;多房病灶内可见厚薄不均的分隔,囊腔大小不一,有时分隔周围亦可见不规则软组织密度影;UES 中钙化少见,且多表现为病灶边缘针尖样钙化。CT 增强扫描可见分隔及软组织密度区强化,囊性区不强化[50,51]。

（3）MRI:为多房囊性病变,呈 T_1WI 低、T_2WI 高信号,囊内信号均匀或不均匀,增强扫描见分隔及软组织区强化,囊性部分无强化。动态增强动脉期病灶边缘、分隔及软组织区强化,门静脉期及延迟期继续强化。

7. 诊断要点与鉴别诊断

（1）诊断要点

1）肝脏未分化胚胎性肉瘤实验室检查缺乏特异性诊断标志物,所以肝内巨大囊实性占位且肝功能及甲胎蛋白正常需考虑 UES 的可能。

2）CT 检查对 UES 有较高的诊断价值,平扫表现为肿瘤以囊性成分为主,内可见多发结节样、条索样稍高密度影,边界清楚;增强扫描动脉期肿瘤实性部分轻、中度强化,门静脉期及延迟期呈持续强化。CT 表现无特异性,确诊需依靠病理。

3）由于黏液样基质富含亲水的酸性黏多糖的原因,造成 UES 超声检查和 CT 检查的不一致性,是其特点。

（2）鉴别诊断

1）囊性肝母细胞瘤:钙化和出血多见,患儿年龄及 AFP 值对鉴别诊断极有帮助,肝母细胞瘤 AFP 值通常明显增高,而肝脏未分化胚胎性肉瘤 AFP 值正常;肝母细胞瘤通常见于 3~5 岁,而肝脏未分化胚胎性肉瘤更常见于学龄期。

2）肝囊肿:囊壁薄而光滑,囊内为均匀的水样密度,与 UES 不难区分。

3）肝脏间叶性错构瘤:发病年龄小,通常见于 2 岁前;病灶分隔较薄,壁结节少见,影像检查无不一致性。

4）原发性肝癌:通常 AFP 值升高,CT 平扫肿块呈低密度,增强后对比剂可有典型的"快进快出"表现,内部分隔及液性区域少见;伴有乙肝病史者通常有明显的肝硬化。

（二）病例介绍

病例

1. 病史摘要　患儿,女性,7 岁。主因阵发性右上腹痛伴腹胀 1 个月入院。查体:生命体征平稳,神清,全身浅表淋巴结未触及。心肺未见明显异常。腹平软,全腹无压痛及反跳痛,肝区可触及包块。辅助检查:AFP 15ng/mL(-),余(-)。

2. 影像学表现　见图 65-3-3。

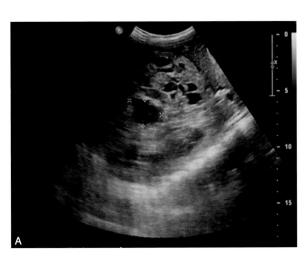

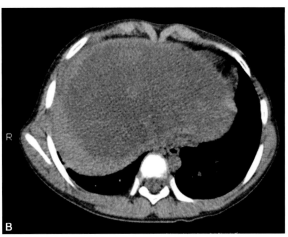

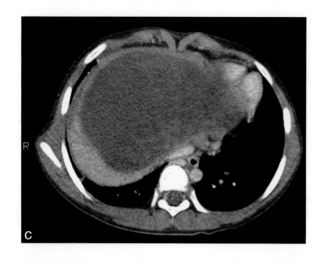

图 65-3-3　肝未分化胚胎性肉瘤
A.声像图显示肿瘤边缘清晰,实性稍低回声,其中还可见更低回声区;B、C.CT 平扫及增强扫描可见肿瘤类"囊性"改变,平扫呈液性低密度,增强扫描未见明显强化

（三）教学要点

1. 肝脏未分化胚胎性肉瘤常见于 6~10 岁儿童。实验室检查缺乏特异性诊断标志物,肝右叶巨大囊实性占位且肝功能及甲胎蛋白正常需考虑 UES 的可能。

2. 影像学表现是囊性为主的单房或多房病灶,增强扫描可见分隔及软组织密度区强化,囊性区不强化。由于黏液样基质富含亲水的酸性黏多糖,造成 UES 超声检查和 CT 检查的不一致性,是其特点。该病确诊需依靠病理。

3. 注意与囊性肝母细胞瘤、肝囊肿、肝脏间叶性错构瘤、原发性肝癌等相鉴别。

三、肝淋巴瘤

（一）综述

1. **定义**　肝淋巴瘤(hepatic lymphoma)是一种发生于肝内的恶性肿瘤,临床上较为少见,肝脏淋巴瘤占肝脏肿瘤的 6%~8%。

发生于肝脏的淋巴瘤分为原发性和继发性两种[52]。原发性肝脏淋巴瘤罕见,是指病变仅局限于肝脏,而无脾脏、外周浅表淋巴结及骨髓等组织器官受侵,且外周血涂片无白血病血清学表现证据的一类疾病[53],其发病率占结外淋巴瘤的比例不到 1%[54]。继发者稍多,可见于任何年龄,其检出率占淋巴瘤患者的 3%~14%[55]。

2. **病因及发病机制**　原发性肝淋巴瘤病因和发病机制尚不完全清楚,该病易发生于获得性免疫缺乏综合征、器官移植、EBV 感染、乙型肝炎病毒或丙型肝炎病毒感染的患者[56]。继发性肝脏淋巴瘤由原发于肝外的淋巴瘤在其发病过程中

逐渐侵犯肝脏而引起,以继发于脾淋巴瘤最多,脾病变越广泛,肝脏受累的可能性越大。

3. **病理生理**　病理上常分为 3 型:单发结节型、多发结节型和弥漫型。肝脏原发淋巴瘤约 90% 为 B 细胞淋巴瘤,5%~10% 为 T 细胞淋巴瘤。

4. **临床症状与体征**　肝脏淋巴瘤患者临床表现及实验室检查均缺乏特异性,其临床症状常为上腹部疼痛、食欲减退、呕吐、消瘦、发热、体重减轻及肝肿大等非特异性表现。

5. **检查方法与选择**

（1）超声检查:用于肝淋巴瘤的筛查和治疗后随访。

（2）CT、MRI 检查:对结节型及肿块型肝淋巴瘤检出率较高,MRI 诊断的敏感性和特异性高于 CT。

（3）病理学检查:诊断肝淋巴瘤的"金标准"。

6. **影像学表现**　原发性肝脏淋巴瘤的影像学表现和继发性类似。原发性与继发性肝脏淋巴瘤的影像学表现均多种多样,可表现为单发或多发、结节或肿块、局灶或弥漫浸润[57-59]。

（1）超声:可表现为肝内单发、多发、弥漫浸润,或无肿块。超声表现多样,常表现为肝内低回声肿块,亦可以表现为高回声或无回声肿块;肝脏淋巴瘤为乏血供肿瘤,用彩色多普勒超声难以检测肿块内血流信号。超声检查的阴性发现不能排除淋巴瘤肝脏浸润可能[60]。

（2）CT:CT 平扫通常表现为一个或多个类圆形或不规则形低密度灶,边界大多数尚清楚,少数边界不清,密度大多数均匀,极少数可合并钙

化、出血、坏死等。增强后通常表现为无明显强化，或仅表现为轻度强化，均匀强化常见，少数不均匀；部分原边界稍模糊病灶增强后边界可显示清楚；门静脉可在其内穿行或被推移，血管从肝脏病灶穿行或者病灶沿血管浸润，而血管本身无明显受压、狭窄、被包绕等受侵表现，有学者将这种表现称为"血管漂浮征"，可能原因是结外淋巴瘤起源于脏器的间质，肿瘤跨越或沿脏器解剖结构生长，因而肿瘤内原有解剖结构残留，这种表现虽不常见，却比较有特征性，能较明确提示肝脏淋巴瘤的诊断。少数肝脏淋巴瘤可表现为边缘强化，可能与病灶邻近的肝实质受侵导致的脉管炎有关。因淋巴瘤大多数为乏血供病变，增强扫描不强调动脉期扫描，通常门静脉期扫描能发现平扫不能发现的病灶，甚至小至数毫米大小的结节。继发者，常有胃肠、脾、肠系膜及腹膜后淋巴瘤存在。弥漫性淋巴瘤肝脏浸润较少见，只有当这种浸润引起密度改变时才能被 CT 发现，在多数情况下，肝脏仅表现为肿大而无密度的改变，即使肝脏大小正常、密度无明显改变，也不能完全排除肝脏未受淋巴瘤浸润[58]。

（3）MRI：T_1WI 通常为低信号，信号大多较均匀，T_2WI 通常表现为高信号，有时也可以表现为等信号、低信号，增强后表现为轻到中度均匀强化或无明显强化。T_2WI 信号变化的多样性，可能与淋巴瘤引起的病变周围肝实质的炎症反应有关。对于弥漫性肝脏浸润，可以表现为弥漫性肝内多发异常信号结节，病灶往往小于 1cm，T_1WI 呈低信号，T_2WI 呈高信号，增强后无明显强化，但结节边界更清楚；亦可见"血管漂浮征"。有时肝脏淋巴瘤仅表现为肝肿大而无明显信号改变，此种情况 MRI 与 CT 相仿，有其局限性，在判断淋巴瘤浸润肝脏方面存在着一定比例的假阴性率。

7. 诊断要点与鉴别诊断

（1）诊断要点[60]

1）当淋巴瘤患者发现乏血供肝占位性病灶时，首先要考虑继发性肝脏淋巴瘤，需要鉴别的主要是乏血供肝转移瘤，后者应有其他原发肿瘤的病史。

2）当血管从肝占位性病灶穿过而无明显狭

窄、被包绕等受侵表现，或者病灶沿血管浸润、跨叶生长而血管无受侵改变时，要高度怀疑肝脏淋巴瘤。

3）少数情况下，边缘强化的肝脏淋巴瘤病灶需和富血供转移瘤鉴别，两者表现重叠，需穿刺活检。

4）当肝占位性病变伴不明原因的发热、AFP阴性而白细胞不高者，需警惕原发性肝淋巴瘤，确诊需靠组织病理学检查。

（2）鉴别诊断

1）血管瘤：CT 平扫为低密度，增强早期大的血管瘤往往表现为周边结节状显著强化，随着时间的延长逐渐向中心扩展直至全部充填。小的病灶可在早期即呈均匀强化的高密度，并持续强化，MRI 平扫 T_2WI 序列血管瘤多呈明显高信号，呈"亮灯征"；血管瘤的上述强化特点明显有别于淋巴瘤无明显强化或轻度均匀强化的特点。淋巴瘤在 T_2WI 往往呈中等高信号。

2）肝脏局灶性结节增生（FNH）：典型的 FNH T_1WI 呈略高或等信号，中心瘢痕呈 T_2WI 明显高信号，增强早期 FNH 病灶明显强化，中心瘢痕无明显强化，增强中晚期大多数病灶为高或略高信号，边界显示不清，此时中心瘢痕可逐渐强化，FNH 的中心瘢痕及强化方式很有特点，可以和肝淋巴瘤鉴别。

3）肝脓肿：典型的肝脓肿在 CT 平扫为低密度，周围水肿明显（T_2WI 呈高信号），有脓肿壁形成，脓肿壁可有较明显强化，以上可资鉴别。

4）肝转移瘤：常有原发肿瘤病史，病灶常常为多发，大小不一，分布散在，有时病灶可以观察到"靶征"或"牛眼征"。增强后部分转移病灶也可以表现为边缘强化，与肝淋巴瘤有重叠表现，鉴别有一定难度，结合病史非常重要。

（二）病例介绍

病例

1. 病史摘要　患儿，男性，6 岁。主因腹部不适 1 个月入院，查体：生命体征平稳，神清，全身浅表淋巴结未触及。心肺未见明显异常。腹平软，全腹无压痛及反跳痛，腹部未触及包块。辅助检查：AFP 4.5ng/mL（-），余（-）。

2. 影像学表现　见图 65-3-4。

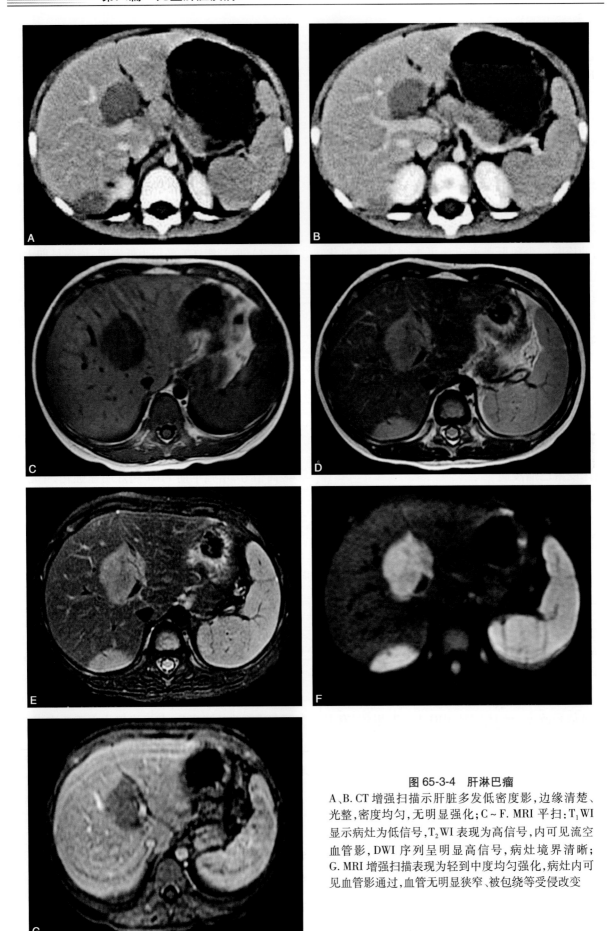

图65-3-4　肝淋巴瘤

A、B.CT 增强扫描示肝脏多发低密度影,边缘清楚、光整,密度均匀,无明显强化;C ~ F. MRI 平扫:T_1WI 显示病灶为低信号,T_2WI 表现为高信号,内可见流空血管影,DWI 序列呈明显高信号,病灶境界清晰;G. MRI 增强扫描表现为轻到中度均匀强化,病灶内可见血管影通过,血管无明显狭窄、被包绕等受侵改变

（三）教学要点

1. 肝淋巴瘤是一种发生于肝内的恶性肿瘤，有原发性和继发性两种。当淋巴瘤患者发现乏血供肝占位性病灶时，首先要考虑继发性肝脏淋巴瘤。临床实验室检查无特异性。

2. 影像学表现为乏血供、密度/信号较均匀、血管不受侵犯。弥漫性淋巴瘤肝脏浸润可能仅表现为肝脏肿大，而肝实质密度/信号无异常改变，造成影像学假阴性表现。确诊需靠组织病理学检查。

3. 注意与血管瘤、肝脏局灶性结节增生、肝脓肿、肝转移瘤等相鉴别。

第四节　儿童胆道疾病

一、胆管发育不良

（一）综述

1. 定义　外科胆道畸形通常分为三类：胆道闭锁、胆汁淤积及胆道发育不良，其中胆道闭锁和胆汁淤积的诊断容易明确，胆道闭锁指胆道发育中断，胆管在某一部位盲闭，不与十二指肠相通；胆汁淤积指造影显示胆道形态正常，伴有黏稠的胆汁分泌。目前临床上将胆道发育不良症分为两种类型，Alagille 综合征（Alagille syndrome，ALGS）和不伴有综合征的胆道发育不良症[61]。

Alagille 综合征是一种常染色体显性遗传疾病，发生率约为 1/100 000，表现为肝内胆道发育不良并发颜面部、脊柱、心血管、骨骼、肾和眼睛异常。典型的面部表现包括：眼睛深陷、轻度的面部器官间距较大、前额凸出、鼻子直挺、下巴小而尖。其他症状可有慢性淤胆引起黄疸、蝴蝶椎、肺动脉发育不良或狭窄等。

不伴有综合征的胆道发育不良症常见于生后 1 个月内高结合性胆红素血症患儿，其小叶间胆管破坏开始较早（3 个月龄之前），且进展比 Alagille 综合征要快。

2. 病因及发病机制　Alagille 综合征是人类染色体 20p12 上的 Jagged 1 基因突变所致。但这种基因的突变也可存在于无症状的个体及其他肝脏疾病中，其中包括胆道闭锁。胆管破坏多发生

于出生 3 个月之后，约 15% 可发展为肝硬化，5%~10% 的患儿死于肝脏疾病，25% 的患儿死于心脏疾病、外周肺动脉狭窄或感染。

不伴有综合征的胆道发育不良症可由不同病因所致，如 6 个月龄后的胆道闭锁、α-抗胰蛋白酶缺乏、胆汁酸合成受损、Zellweger 综合征、Down 综合征、Byler 病等，还有一部分为病因不明的特发性肝脏疾病。

3. 病理生理　胆道发育不良（biliary hypoplasia，BH）是胆道畸形中的一种独特类型，从其病理表现来看，胆道发育不良症通常肝内胆管通畅，只是胆管数量上有不同程度的减少，并且肝内胆管管径变细，纤维化程度无或者轻，伴有肝内胆汁淤积。

胆道发育不良容易被误诊为胆道闭锁，有学者认为，胆管发育不良与胆道闭锁可能为同一病因的不同表现形式，或胆道发育不良是胆道闭锁病程中的一个阶段。胆道发育不良与胆道闭锁的区别在于两者胆管发育情况不同，胆道发育不良是指胆管已经发育，但是数量减少，不伴有胆栓和肝脏的纤维化；胆道闭锁是胆管上皮细胞增生，伴有胆栓和肝纤维化形成。

4. 临床症状与体征　胆道发育不良临床表现为典型梗阻性黄疸。新生儿即起病的梗阻性黄疸；逐渐加重的肝纤维化及肝功能失代偿等表现；可有伴随畸形，如 Alagille 综合征患儿可有特殊面容、蝴蝶椎、先天性心脏病等表现。

5. 检查方法与选择　目前，对于胆管发育不良的诊断主要依靠术中胆道造影并结合肝活检病理检查，绝大多数患儿可以获得明确诊断。而通过无创方式诊断胆道发育不良目前尚无系统性的研究，故对胆道发育不良的影像学表现尚需临床进一步探究。

6. 影像学表现

（1）超声：胆管发育不良超声表现类似于胆道闭锁，可见胆囊较小或充盈不佳，胆总管显示不清，或有纤细的胆总管结构[62]。由于超声结果质量依赖于检查者的经验，目前对于胆管发育不良的超声学征象有待进一步探究。总的来说，对超声表现为胆总管显示不清的患儿，需行进一步检查[63]。

（2）CT、MRCP、ERCP：在成人中可以完整显示肝内外胆道系统[64]，但由于婴儿肝内胆管及胰胆管细小、高呼吸频率所形成的伪影等原因而无法取得满意图像[65]。有文献报道，ERCP检查若显示胆管直径与形态正常，考虑新生儿肝炎；显示全程胆管狭窄，考虑胆管发育不良；胆管未显示，考虑胆道闭锁[66]。然而，目前对于儿童ERCP下胆管直径缺少常规模型，因而对于"狭窄"的定义尚不明确，且由于患儿配合不佳，新生儿中ERCP的不成功率可达17%[66,67]。因此，考虑上述检查对于胆道发育不良的诊断帮助并不大。

（3）经皮穿刺肝胆道成像（PTC）：在婴幼儿中，经皮穿刺肝胆道成像插管失败率可达50%，且其并发症发生率较高，部分严重的并发症可危及生命，因而很难作为常规检查方法使用[67]。

（4）术中胆道造影（IOC）：是诊断胆管发育不良的标准之一。肝外胆管纤细≤2mm，肠道有对比剂进入，肝内胆管可有细微显影但不清晰。目前，对于新生儿外科性黄疸，多采用腹腔镜探查+腹腔镜下胆道造影的诊治手段。胆管发育不良的胆道造影通常显影不清，术中多需增加压力注射对比剂方可显影。胆囊、左右肝管及胆总管纤细，肝内胆管可显影，但缺乏胆道树枝状影像，十二指肠可显影，提示胆道系统通畅但有异常，从而可以较为明确地提示胆管发育不良[61]。

（5）肝活检：对于部分不明原因的肝大、肝功能异常、黄疸患儿，经皮肝穿刺活检有时是唯一获得正确诊断的方法。

7. 诊断要点与鉴别诊断

（1）诊断要点

1）目前，对于胆管发育不良的诊断主要依靠术中胆道造影并结合肝活检病理检查，绝大多数患儿可以获得明确诊断。

2）通过无创方式诊断胆道发育不良目前尚无系统性的研究，故对胆道发育不良的影像学表现尚需临床进一步探究。

3）诊断依据主要依赖于胆道造影：肝外胆管纤细≤2mm，肠道有对比剂进入，肝内胆管可有细微显影但不清晰。

（2）鉴别诊断：胆道发育不良、胆道闭锁与胆汁淤积是外科胆道畸形的3个种类。

1）胆道发育不良：炎症累及肝外胆管，胆管上皮遭到破坏，发生纤维性变，管腔狭窄，但未完全闭塞，胆道造影表现为肝外胆管纤细≤2mm，肠道有对比剂进入，肝内胆管可有细微显影但不清晰。

2）胆道闭锁：胆道发育中断，胆管在某一部位盲闭，不与十二指肠相通，胆道造影肝内胆管不显影。

3）胆汁淤积：胆道造影提示胆道形态正常，伴有黏稠的胆汁分泌[68]。

（二）病例介绍

病例

1. 病史摘要　患儿，男性，2岁。主因黄疸4个月入院。

2. 影像学表现　见图65-4-1。

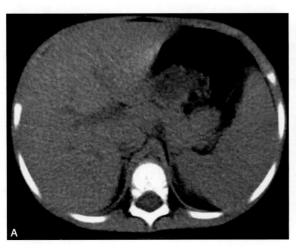
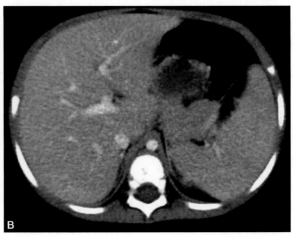

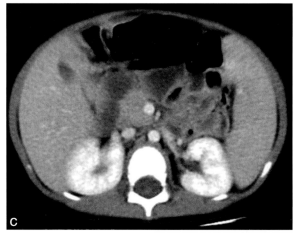
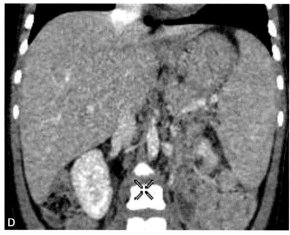

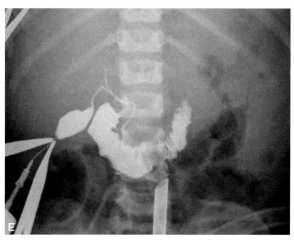

图 65-4-1　胆道发育不良

A~D. CT 扫描。A 为 CT 平扫、B~D 为增强扫描,显示肝、脾稍大,肝内外胆管未见扩张;胆囊充盈差,体积小。
E. 术中胆道造影显示肝外胆管纤细,肠道有对比剂进入,肝内胆管未见清晰显影

（三）教学要点

1. 胆道发育不良症分为两种类型,Alagille 综合征和不伴有综合征的胆道发育不良症。对于出生后早期即出现梗阻性黄疸并持续加重的患儿应考虑胆道发育不良的可能。

2. 对胆道发育不良的影像学表现尚需临床进一步探究。目前,对于胆管发育不良的诊断主要依靠术中胆道造影并结合肝活检病理检查。胆道造影诊断依据:肝外胆管纤细≤2mm,肠道有对比剂进入,肝内胆管可有细微显影但不清晰。

3. 胆道发育不良注意与胆道闭锁与胆汁淤积等相鉴别。

二、胆 道 闭 锁

（一）综述

1. 定义　胆道闭锁(biliary atresia,BA)是引起新生儿胆汁淤积最常见的原因,严重危及婴幼儿的生命[69],是儿童肝移植的主要适应证。其发病率为 1/14 000~1/10 000,女性为男性的 2 倍。

胆道闭锁按闭锁部位可分为 3 型:肝内、肝外及混合型。肝内型占大多数,可单独累及肝内大胆管,或累及肝内小胆管,或肝内胆管全部受累及;肝外型则可发生在肝外胆管任何部位;混合型则为肝内外胆管全部受累及。

2. 病因及发病机制　胆道闭锁的发病机制尚不明确,存在争论,主要有两种学说[70]:一为炎症学说,认为胆道闭锁是获得性疾病,是由于胚胎后期或出生早期患病毒性感染,引起胆管上皮损伤、胆管周围炎及纤维性变,从而导致胆道部分或完全闭锁;另一学说则为先天性发育畸形学说,认为正常原始胆管是在胚胎早期时就已经形成,后为增殖的上皮细胞所填塞,再随后上皮细胞逐渐发生空泡化,并且相互融合,最后形成胆道系统,若胚胎期 2~3 个月时发育障碍,引起胆管无空泡化或空泡化不全,则形成胆道全部或部分闭锁。还有学者提出胆道闭锁与新生儿肝炎都是肝胆系

统发生炎症的结果,并且认为是同一疾病过程中不同时期的表现,肝炎可波及肝外胆管引起胆管及胆管周围组织发生炎性改变从而最终导致胆道闭锁。还有文献认为胆道闭锁与基因、中毒和环境因素有关。

3. 病理生理　组织学表现为胆汁淤积、胆管增生,以及不同程度的门静脉周围炎和纤维化。而病理变化则是累及肝内外胆道系统的进行性炎性病变,最终导致肝外甚至肝内胆管消失,出现肝脏纤维化、门静脉高压等并发症。若胆道梗阻不能及时解除,则可发展为胆汁性肝硬化,晚期为不可逆改变。

4. 临床症状与体征　胆道闭锁临床表现通常是在生后第一个月出现黄疸、浅色黏土样大便和直接高胆红素血症,梗阻性黄疸是本病的突出表现;肝脾肿大亦是本病特点;胆囊可纤维化呈皱缩花生状,亦可缺如,偶尔也可表现正常。随着病情进展,患儿会出现营养及发育不良。如果未经治疗,胆道闭锁可进展为肝病末期,并在 3 年内死亡。

当新生儿黄疸>2 周,结合胆红素比例超过血清总胆红素的 20%时,应考虑病理性黄疸并需迅速进行评估。

5. 检查方法与选择

(1) 内镜逆行胰胆管造影术(ERCP)和经皮穿刺肝胆道成像(PTC)至今仍被视为"金标准",但为创伤性技术,在儿科成功率低,很难作为常规检查方法使用。

(2) 超声检查:对胆道病变的诊断有很高的敏感性,是首选的方法。腹部超声价廉、无明显的禁忌证、方便易行、无创并可反复多次进行监测。但有不足之处:对胆管内的微小病变不易显示,影像不直观,不能显示"胆管树"的全貌,对胰胆管合流部及胆总管下段的鼠尾狭窄显示不佳。腹部超声受到肠气、操作者经验水平及设备性能的影响,对于不扩张的肝内胆管观察效果不满意,但可良好地显示胆囊,并可动态观察胆囊形态。

(3) MRCP:已基本取代 ERCP 和 PTC。MRCP 是不需对比剂即可显示胰胆管系统的非创伤性成像技术,能多方位成像,更加直观地显示胆道的树状结构。MRCP 检查中正常胆囊的显示率为 100%,可清晰显示胆囊大小、形态,对肝总管、肝内胆管分支及部分正常胰管能很好显示。MRCP 同时能够显示肝内胆管轻度扩张、断续显影,这一点优于超声检查。

(4) CT 检查:对肝内外正常胆管、胆总管显示较差,在胆道闭锁患儿的诊断能力明显不如 MRI 及超声检查。

6. 影像学表现

(1) 超声:通常检查前必须禁食 4 小时以上,检测胆囊(正常长度>1.5cm)时发现有胆囊收缩或肝内胆管扩张可以有效地排除胆道闭锁的诊断,如果未找到胆囊或胆囊萎缩,应高度怀疑胆道闭锁。超声可观察胆总管、肝总管及肝门三角条索(triangular cord, TC)征是否存在、胆囊的形态、长度改变和收缩功能的变化、肝动脉直径及肝动脉、门静脉直径比及先天性畸形等。超声未显示胆总管和/或肝总管者可诊断为 BA;未显示胆囊或显示小胆囊(<1.5cm)者则可疑为 BA。另外,TC 征、胆囊体积、外观和收缩功能变化、肝脏大小和质地变化及肝动脉直径的变化,也被认为是 BA 的超声指征[71-73]。

(2) CT:CT 影像在胆道闭锁患儿的诊断能力明显不如 MRI 及超声。由于 CT 对肝内外正常胆管、胆总管显示较差,加之胆道闭锁患儿肝内胆管影因肝内胆管的发育不良而纤细、稀疏,使之显示更加困难。CT 可以观察胆囊的有无及大小;间接显示胆道闭锁的继发改变,如肝硬化、肝脾大、腹水。

(3) MRI:MRCP 未见胆总管显影;胆囊不显示或较小;肝内胆管影因肝内胆管的发育不良而显示纤细、稀疏。胆道闭锁继发改变可有肝硬化、肝脾大及腹水。胆道闭锁患儿肝门区可见高信号影,可延伸到肝内胆管周围,为汇管区及血管周围广泛的水肿改变。冠状位 T_2 加权成像肝门部出现三角形的高信号区,代表肝门部纤维结缔组织块内残存有胆道囊性扩张,此对诊断 BA 具有提示意义[74,75]。

7. 诊断要点与鉴别诊断

(1) 诊断要点

1) 若患儿持续黄疸,伴胆囊萎瘪或未见显示,肝内胆管影稀少,可首先考虑 BA。

2) MRCP 未显示明显的肝外胆道或能见到肝外胆道但不连续是 BA 的直接征象。

3) 超声未显示胆总管和/或肝总管者可诊断为 BA;未显示胆囊或显示小胆囊(<1.5cm)者则可疑为 BA。

(2) 鉴别诊断

1) 婴儿肝炎综合征:婴儿肝炎综合征与胆道闭锁是婴儿期持续阻塞性黄疸最常见的病因。鉴别时应注意详细询问病史,婴儿肝炎综合征有肝炎症状,生后可有黄便,黄疸出现早;而胆道闭锁患儿生后即有梗阻性黄疸症状,黄疸日渐加重,大便为白色,可有肝硬化表现。婴儿肝炎综合征喂奶前后 B 超可见胆囊大小有变化,胆道闭锁胆囊小且大小不发生变化。婴儿肝炎的典型 MRCP 表现为胆囊、胆总管、肝总管和肝内胆管显示。MRCP 结合超声及临床病史有助于婴儿肝炎综合征与胆道闭锁鉴别。

2)胆汁黏稠综合征:胆汁黏稠综合征是胆管被黏稠的黏液或胆汁所阻塞,多发生在新生儿严重的溶血症后,胆道结合胆红素溶解度低,容易形成沉淀而阻塞胆管。临床症状及影像学表现与胆道闭锁相似。患儿可自然或药物治疗后缓解,部分需手术治疗。结合病史、实验室检查及预后可进行鉴别。

（二）病例介绍

病例

1. 病史摘要　患儿,男性,1 个月。主因持续性黄疸入院。

2. 影像学表现　见图 65-4-2。

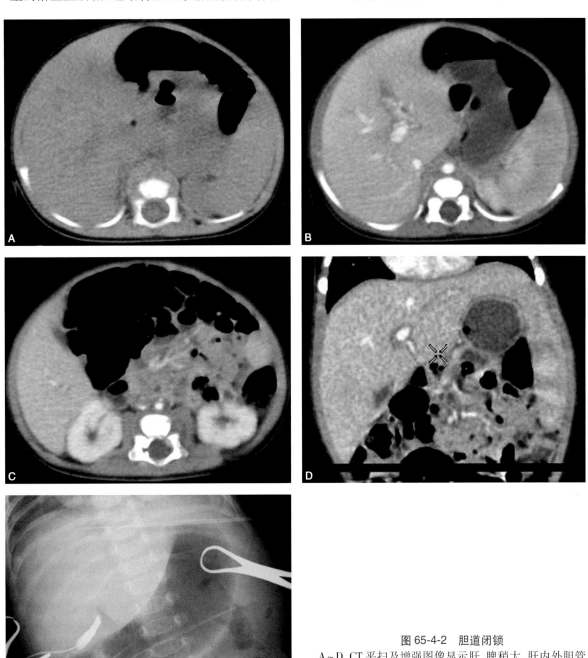

图 65-4-2　胆道闭锁

A~D. CT 平扫及增强图像显示肝、脾稍大,肝内外胆管未见扩张;C. 显示胆囊充盈差,体积小;E. 术中胆道造影示肝内外胆管未见显影,肠道未见对比剂进入

（三）教学要点

1. 胆道闭锁是引起新生儿胆汁淤积的最常见原因，是儿童肝移植的主要适应证，女性为男性的2倍。胆道闭锁按闭锁部位可分为3型：肝内、肝外及混合型。若患儿持续黄疸，伴胆囊萎瘪或未见显示，肝内胆管影稀少，可首先考虑BA。

2. 影像学表现中超声对胆道病变的诊断有很高的敏感性，是首选的方法。超声未显示胆总管和/或肝总管者可诊断为BA；未显示胆囊或显示小胆囊（<1.5cm）者则可疑为BA。MRCP未显示明显的肝外胆管或能见到肝外胆管但不连续是BA的直接征象。

3. 注意与婴儿肝炎综合征、胆汁黏稠综合征等相鉴别。

三、先天性胆管扩张症

（一）综述

1. 定义 先天性胆管扩张症（congenital biliary dilatation，CBD）是临床上常见的一种先天性胆管发育畸形，可以发生在肝内、外胆管的任何部分，多发生于婴幼儿，男女比约为1:3，亚洲人发病率是西方国家的4倍。绝大多数患儿合并胰胆管合流异常，积极的外科处理是当前首选的治疗措施[76-78]。

目前CBD分型，临床上以Todani分型最为常用[79]：Ⅰ型分为3个亚型，Ⅰa型肝外胆管囊性扩张，Ⅰb型肝外胆管节段性囊性扩张，Ⅰc型肝外胆管弥漫性扩张；Ⅱ型胆总管憩室样扩张；Ⅲ型胆总管末端膨出；Ⅳ型分为肝内外胆管囊状扩张（Ⅳa），肝外胆管多发囊状扩张（Ⅳb）；Ⅴ型肝内胆管囊状扩张（Caroli病）。Ⅰ型在儿童中常见，而Ⅱ型、Ⅲ型在儿童极为罕见。

2. 病因及发病机制 CBD的病因及发病机制尚不明确，目前主要有以下几种学说：胰胆合流异常学说；胃肠道神经内分泌学说；胆管发育异常学说；遗传学说等。

3. 病理生理 胆总管远端狭窄，远端梗阻导致胆管内压力明显升高，最终发展为胆总管囊性扩张并同时可能出现肝内胆管扩张和肝功能异常；胆总管远端非狭窄，远端无梗阻，但是由于胆胰共同管的存在导致胆汁胰液双向反流，最终胆总管扩张并不明显，但可出现共同管蛋白栓和胰腺炎症[80]。

4. 临床症状与体征 腹痛、腹上区包块和黄疸为CBD的三大主要临床表现，但三者同时出现

较为少见（发生率为20%～30%）。不同年龄段的患者临床表现差异明显。婴幼儿及儿童患者主要临床表现为明显的腹部包块和梗阻性黄疸，成人患者则主要表现为腹痛。

5. 检查方法及选择 超声及CT检查无创安全、简便准确，可作为首选的检查方法。如有怀疑，可做MRCP，不能确诊者再行ERCP或PTC、术中胆管造影，ERCP或PTC为最终确诊CBD的诊断性治疗检查方法。各种影像检查应联合应用，相辅相成，综合作出诊断。

（1）彩色多普勒超声检查：彩色多普勒超声检查是筛查BD的最常用方法，缺点是不能清楚显示胆总管下段、胰胆合流共同管及胰管的微细结构。

（2）多排螺旋CT检查：多排螺旋CT检查能很好地显示病变胆管大小、形态和范围，并能显示其与周围结构的关系、是否存在并发症，但其胆管显示效果差于MRCP检查。

（3）MRCP检查：MRCP检查具有无创、敏感性（70%～100%）和特异性（90%～100%）高等优势，可清楚、立体地显示胆管树全貌和胰胆合流部异常，是目前诊断BD最有价值的方法[81,82]。

（4）胆道造影检查：若MRCP检查表现不典型，但高度怀疑BD时，应行ERCP检查，并可同时行内镜鼻胆管引流术。PTC检查同样能清楚地显示肝内胆管结构，也可同时行经皮经肝胆道引流术。这两种检查均为有创性检查。术中行胆道造影联合胆道镜检查、肝内胆管及胆总管远端探查，可提高诊断的准确率，有效减少术后并发症。

（5）同位素肝胆扫描：提供的信息仅仅是功能性的而非解剖性的，只能对胆管造影或立体成像进行补充，故其临床价值有限，仅在症状相似、鉴别比较困难的情况下才有可能被使用。

6. 影像学表现

（1）超声：Ⅰ型胆管囊肿和Caroli病的超声影像特征明显，表现为胆总管部位的椭圆形、球形或纺锤形囊性占位，呈现边界清楚的液性无回声区，与胆总管相接，近端胆管不扩张或轻度扩张。Caroli病则表现为肝内胆管呈串珠状扩张，沿胆管主支分布，向肝门部汇合，与之相通的大小不等囊性占位，呈"藕节状"位于门静脉属支的腹侧，呈梭形或圆形无回声区。当合并结石时，在胆管无回声区内可见随体位改变而移动的强回声团，并伴有声影。

（2）CT：能很好地显示囊肿大小、形态和范围，并能显示周围结构的关系及其并发症。"串珠征"或"蝌蚪征"：肝内胆管囊肿表现为多个圆形水样密度病灶，彼此间或其边缘上见轻度扩张的细小胆管与囊状病变相通，这种不成比例的扩张，并与正常胆管相间的特点，是鉴别胆管囊肿与阻塞性胆道扩张的关键，后者表现为从中央到周围逐渐变细的成比例的扩张，此征象对 Caroli 病的诊断有价值。"中心点征"，以往认为这是诊断 Caroli 病的特异征象，但有的学者认为阻塞后扩张的胆管内也可见到此征，因此，诊断时需结合其他资料综合分析。

（3）内镜逆行胰胆管造影术（ERCP）和经皮穿刺肝胆道成像（PTC）：可以对 CBD 进行准确分型，能清楚显示胆胰管结构、囊肿的形状和病变程度，以及用于判断有无胆胰管结石、狭窄及癌变，还能帮助确定远端胆管与Ⅰ型胆管囊肿、Ⅳa 型囊肿肝外部分与胰管之间的解剖学关系，证实是否存在胰胆管合流异常。

（4）磁共振胰胆管成像（MRCP）：扩张的胆管可呈囊状、柱状或憩室状，在 MRCP 图像上呈高信号，部分病例合并结石，可于高信号背景中见低信号的充盈缺损影。对于 Caroli 病，目前认为 MRCP 是唯一的理想诊断检查方法，能显示正常的胆管和呈柱状、囊状或纺锤状扩张的胆管，同时显示囊腔之间的交通和与肝内胆管间交通的情况，此征象是诊断此病的特征性表现。MRCP 对轻度狭窄及微小结石不敏感，易受容积效应和运动伪影的影响，对于胰管及胰胆管汇合处的解剖结构显示不如 ERCP。

（5）术中胆道造影（intraoperative cholangiography，IOC）：可以明确地了解胆总管形态，特别是

其末端的形态及位置，了解肝内胆管的形态，是否并发肝内胆管扩张，有时可以发现较少见的迷走胆管及复杂胆管畸形。IOC 可能出现假阳性和假阴性结果，如对比剂的注入量不足，不能使肝内胆管充盈；胆管内的气泡、黏液块、血凝块等可能在阅读造影照片时造成诊断上的疑点。

7. 诊断要点与鉴别诊断

（1）诊断要点

1）先天性胆管扩张症是临床上最常见的一种先天性胆道畸形。

2）临床上以腹痛、黄疸、腹部肿块为典型症状。

3）影像学表现为肝内、外胆管单发或多发性局部扩张。

4）评估胆囊、肝外胆管及肝内胆管的扩张部位，是对 BD 进行临床分型的基础。

（2）鉴别诊断

1）囊肿型胆道闭锁：囊肿型胆道闭锁扩张的胆道较先天性胆管扩张症局限、细小；囊肿型胆道闭锁通常未见完整肝外胆管显示；囊肿型胆道闭锁的胆囊瘪小，胆囊管未见明显迂曲扩张，而儿童先天性胆管扩张症胆囊管迂曲扩张多见；胆道结石和胆汁淤积是胆道闭锁的重要并发症。

2）胆道闭锁：黄疸出现早，进行性加重，3 个月后肝硬化明显，影像学检查能明确诊断。

3）肝囊肿：囊肿位于肝实质内，与胆道不通，多种检查方式结合及多平面显示有助于鉴别。

（二）病例介绍

病例 1

1. 病史摘要　患儿，女性，9 岁。主因间断腹部不适 2 个月入院。

2. 影像学表现　见图 65-4-3。

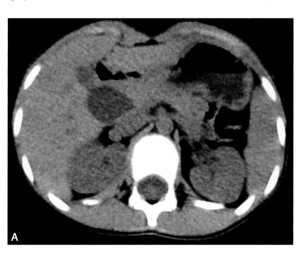

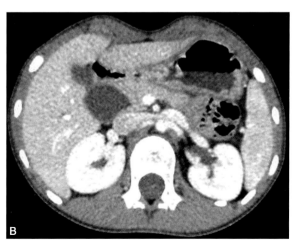

A　　　　　　　　　　　　　　　　B

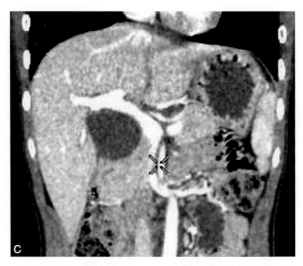

图 65-4-3　胆总管囊肿 I 型
A. CT 平扫示肝门处胆总管囊性扩张,壁薄,边缘清楚,肿块内密度均匀,呈液性密度,CT 值约 7HU,肝内胆管未见扩张;B、C. CT 增强扫描静脉期显示病灶未见强化

病例 2

1. 病史摘要　患儿,女性,4 岁。主因腹痛 4 个月入院。

2. 影像学表现　见图 65-4-4。

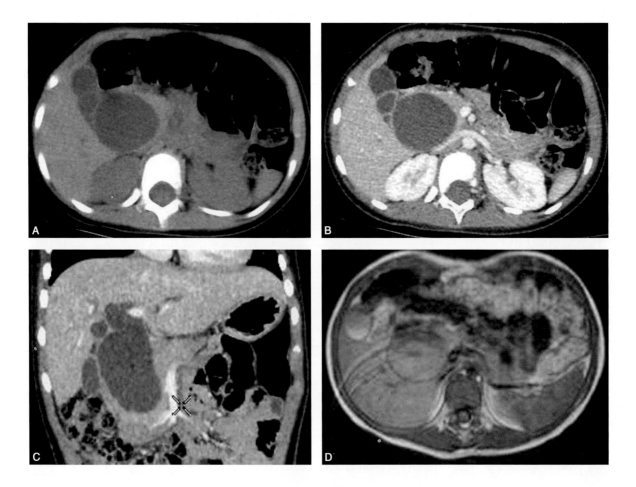

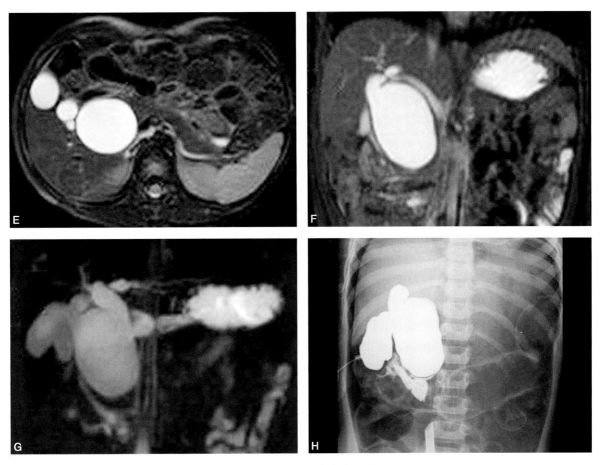

图65-4-4　胆总管囊肿Ⅳ型

A. CT 平扫显示胆总管囊性扩张,壁薄,边缘清楚,肿块内密度均匀,呈液性密度,CT 值约 5HU,肝内局部胆管扩张;B、C. CT 增强扫描静脉期示病灶未见强化;D~F. MRI 平扫显示胆总管囊性扩张,其内为 T_1WI 低、T_2WI 高液性信号影,肝内胆管局部扩张;G. MRCP 清晰显示囊性扩张的胆总管及局部扩张的肝内胆管;H. 术中造影显示胆总管呈囊性扩张,内充盈对比剂

病例 3

1. 病史摘要　患儿,男性,9 岁。主因间断腹部不适 5 个月入院。

2. 影像学表现　见图 65-4-5。

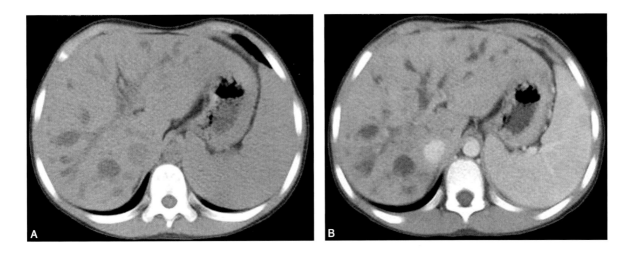

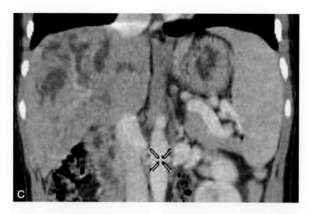

图 65-4-5　胆总管囊肿Ⅴ型,肝内胆管囊状扩张(Caroli 病)
A. CT 平扫显示肝内胆管呈串珠状扩张,沿胆管主支分布,向肝门部汇合,并见与之相通的大小不等囊性占位;B、C. CT 增强扫描静脉期肝内囊性病灶未见强化

(三)教学要点

1. 先天性胆管扩张症是临床上最常见的一种先天性胆道畸形,多发生于婴幼儿,男女比约为1:3,临床典型表现是腹痛、黄疸及腹部包块三联征。

2. 影像学表现为肝内、外胆管单发或多发性局部扩张。超声及 CT 检查可作为首选的检查方法。如有怀疑,可做 MRCP,不能确诊者再行 ER-CP 或 PTC、术中胆管造影,ERCP 或 PTC 为最终确诊 CBD 的诊断性治疗检查方法。

3. 注意与囊肿型胆道闭锁、胆道闭锁、肝囊肿等相鉴别。

参 考 文 献

[1] 程敬亮,李树新. 体部成像的正常变异与误判[M]. 郑州:河南科学技术出版社,2004.

[2] 韩永坚,刘牧之. 临床解剖学丛书-腹盆部分册[M]. 北京:人民卫生出版社,1996.

[3] 王俭,张薇,韩希年,等. 獭尾肝的影像诊断[J]. 肝胆胰外科杂志,2005,17(1):31.

[4] 董蒨,李龙,肖现民. 小儿肝胆外科学[M]. 北京:人民卫生出版社,2005.

[5] Fu L,Wang Q,Wu J,et al. Congenital extrahepatic portosystemic shunt:an underdiagnosed but treatable cause of hepatopulmonary syndrome[J]. Eur J Pediatr,2016,175(2):195-201.

[6] 王亚妹,钟琳,陶于洪. 2001 年至 2012 年中国 18 例 Abernethy 畸形综合报道[J]. 中华实用儿科临床杂志,2013,28(19):1478-1482.

[7] 杨光军,王亚松,张莹,等. Abernethy 畸形的 CT 表现(附 5 例报告并文献复习)[J]. 实用放射学杂志,2016,32(5):811-813.

[8] Gupta P,Sinha A,Sodhi KS,et al. Congenital Extrahepatic Portosystemic Shunts:Spectrum of Findings on Ultrasound, Computed Tomography, and Magnetic Resonance Imaging[J]. Radiol Res Pract,2015,2015:181958.

[9] Sharma R,Suddle A,Quaglia A,et al. Congenital extrahepatic portosystemic shunt complicated by the development of hepatocellular carcinoma[J]. Hepatobiliary Pancreat Dis Int,2015,14(5):552-557.

[10] Appel H,Loddenkemper C,Schirmacher P,et al. Congenital absence of the portal vein with splenomegaly and hypersplenism in a young woman[J]. Digestion,2003,67(1-2):105-110.

[11] 陶然,孙雪峰,袁新宇,等. 螺旋 CT 扫描在先天性肝外门腔分流诊断及手术效果评估中的应用价值初探[J]. 中华放射学杂志,2017,51(3):238-240.

[12] 胡亚美,江载芳,诸福棠. 实用儿科学[M]. 7 版. 北京:人民卫生出版社,2002.

[13] Mundy H,Lee PJ. The glycogen storage diseases[J]. Cur Pediatr,2004,14(5):407-413.

[14] 杨天骄,王晓红,朱启铬,等. 儿童糖原累积病的临床特点分析[J]. 中国临床医学,2007,14(2):209-210.

[15] Ozen H. Glycogen storage diseases:new perspectives[J]. World J Gastroenterol,2007,13(18):2541-2553.

[16] Roseline F,Monique P,Alix MB,et al. Review:Glucose-6-phospatase deficiency[J]. Orphanet J Rare Dis,2011,6(1):27.

[17] 徐赛英. 实用儿科放射诊断学[M]. 北京:北京出版社,1998.

[18] 邵剑波. 小儿肝脏肿瘤的影像学诊断[J]. 放射学实践,2003,18(2):868-874.

[19] Mermuys K,Vanhoenacker PK,Roskamg T,et al. Epithelioid hemangioendothelioma of the liver,radiologic-pathologic correlation[J]. Abdom Imaging,2004,29

（2）：221-223.

［20］王继萍,冷吉燕,崔亚琼,等.多层螺旋CT对小儿常见肝脏肿瘤的诊断特征及临床价值［J］.临床肝胆病杂志,2011,27（7）：718-721.

［21］李明通.螺旋CT与MRI对于原发性肝癌病灶诊断效果的对比观察［J］.肝脏,2014,19（8）：619-620.

［22］Brkic T,Hrslic I,Vucelic B,et al. Benign mesenchymal liver hamartoma in an adult male：a case report and review of the literature［J］. J Acta Med Austriaca,2003,30（5）：134-137.

［23］董蒨.小儿肿瘤外科学［M］.北京：人民卫生出版社,2009.

［24］Ramareddy RS. Alladi A Neonatal mesenchymal hamartoma of liver：An unusual presentation［J］. J Clin Neonatol,2012,1（4）：211-213.

［25］赵萌,唐文伟,朱佳,等.伴甲胎蛋白升高的小儿肝脏间叶叶性错构瘤CT表现（1例）［J］.中国医学计算机成像杂志,2010,16（6）：548-549.

［26］Chiorean L,Cui XW,Tannapfel A,et al. Benign Liver tumors in pediatric patients-review with emphasis on imaging features［J］. World J Gastroenterol,2015,21（28）：8541-8561.

［27］于彤,周春菊,高军,等.儿童肝脏间叶错构瘤CT影像特点［J］.中国医学影像技术,2015,31（11）：1720-1723.

［28］孙雪峰,袁新宇,杨梅,等.儿童肝脏间叶性错构瘤的CT表现与临床病理研究［J］.中华放射学杂志,2013,47（10）：917-920.

［29］J Lucaya,G Enriquez,L Amat,et al. Computed tomography of infantile hepatic hemangioendothelioma［J］. Am J Roentgenol,1985,144（4）：821-826.

［30］Sari N,Yalçin B,Akycz C,et al. Infantile hepatic hemangioendothelioma with elevated serum alpha-fetoprotein［J］. Pediatr Hematol Oncol,2006,23（8）：639-647.

［31］单明,孙博,卢再鸣,等.单发婴儿型肝脏血管内皮细胞瘤的CT与MRI表现［J］.中国医学影像技术,2013,29（8）：1331-1335.

［32］Daller JA,BuEno J,Gutirrez J,et al. Hepatic hemangioendothelioma：Clinical experience and management strategy［J］. J Pediatr Surg,1999,34（1）：98-105.

［33］Zhang Z,Chen HJ,Yang WJ,et al. Infatile hepatic hemangioendothelioma a clinicopathologic study in a Chinese population［J］. World J Gastroenter,2010,16（36）：4549-4557.

［34］Pan FS,Xu M,Wang W,et al. Infantile hepatic hemangioendothelioma in comparison with hepatoblastoma in children：clinical and ultrasound features［J］. Hepat Mon,2013,13（8）：e11103.

［35］石静,仲卿雯,杜隽,等.超声在肝脏婴儿型血管内皮瘤诊断及随访中的价值［J］.临床超声医学杂志,2012,15（5）：333-335.

［36］李旭,胡克非,尹传高,等.婴儿型肝脏血管内皮细胞瘤影像学诊断［J］.安徽医学,2012,33（1）：65-67.

［37］Leal-Leal CA,Imaz-OLguin V,Robles-Castro J,et al. Hepatoblastoma Clinical experience at a single institution using the Siopel staging system［J］. Ann Hepatol,2010,9（1）：75-79.

［38］Otte JB. Progress in the surgical treatment of malignant liver tumors in children［J］. Cancer Treat Rev,2010,36（4）：360-371.

［39］Piotr Czaudema,Dolores Lopez-Terrada,Eiso Hiyama,et al. Hepatoblastoma state of the art：pathology,genetics,risk stratification,and chemotherapy［J］. Current Opinion Pediatric,2014,26（1）：19-28.

［40］Dolores Lopez-Terrada,Arthur Zimmermann. Current Issues and Controversies in the Classification of Pediatric Hepatocellular Tumors［J］. Pediatric Blood Cancer,2012,59（5）：780-784.

［41］孙雪峰,袁新宇.儿童肝脏肿瘤的影像学诊断［J］.临床肝胆病杂志,2016,32（12）：2282-2288.

［42］Meyers RL,Tiao G,Goyet JV,et al. Hepatoblastoma state of the art：pre-treatment extent of disease,surgical resection guidelines and the role of liver transplantation［J］. Hematol Oncol,2014,26（1）：29-36.

［43］张谊,黄东生.儿童肝母细胞瘤的诊断及临床分型标准［J］.中国小儿血液与肿瘤杂志,2015,20（4）：170-172.

［44］Lenze F,Birkfellner T,Lenz P,et al. Undifferentiated embryonal sarcoma of the Liver in adults［J］. Cancer,2008,112（10）：2274-2282.

［45］冯潇,龙莉玲,彭鹏,等.肝占位性病变CT误诊为原发性肝癌30例分析［J］.实用放射学杂志,2013,29（3）：411-414.

［46］Wei ZG,Tang LF,Chen ZM,et al. Childhood undifferentiated embryonal liver sarcoma：clinical features and immunohistochemistry analysis［J］. J Pediatr Surg,2008,43（10）：1912-1919.

［47］Faraj w,Mukherji D,El Majzoub N,et al. Primary undifferentiated embryonal sarcoma of the liver mistaken for hydatid disease［J］. World J Surg Oncol,2010,8（1）：58-61.

［48］曹利平,胡均安,阙日升,等.成人原发性肝肉瘤四例诊治分析［J］.中华普通外科杂志,2009,24（8）：617-620.

[49] 王晓曼,徐赛英,何乐健,等.小儿肝脏未分化性胚胎性肉瘤的 CT 观察[J].中华放射学杂志,2001,35(5):380-382.

[50] 胡雷,尉公田,孙延富,等.肝脏未分化胚胎性肉瘤九例的临床病理特点及其治疗[J].中华肝胆外科杂志,2010,16(2):103-105.

[51] Pachera S,Nishio H,Takahashi Y,et al.undifferentiated embryonal sarcoma of the liver:case report and literature survey[J].J Hepatobiliary Pancreat Surg,2008,15(5):536-544.

[52] 翁晔敏,张锋,周连高.腹部结外淋巴瘤:CT 影像学表现与病理学的关系[J].中国医学计算机成像杂志,2012,18(1):85-90.

[53] 杨波,脱朝伟.原发性肝脏淋巴瘤研究进展[J].国外医学(老年医学分册),2007,28(1):34-39.

[54] Eom DW,Huh JR,Kang YK,et al.Clinicopathologicalfeatures of eight Korean cases of primary hepatic lymphoma[J].Pathol Int,2004,54(11):830-836.

[55] 陈刚,柯善栋,席青松,等.原发性肝脏结外边缘区 B 细胞淋巴瘤 1 例并文献复习[J].华中科技大学学报(医学版),2011,40(2):242-244.

[56] Mossad SB,Tomford JW,Avery RK,et al.Isolated primary hepatic lymphoma in a patient with acquired immunodeficiency syndrome[J].Int J Infect Dis,2000,4(1):57-58.

[57] Zhang YJ,Chen MS,Liang HH,et al.Clinicopathologicfeatures and treatment outcomes of primary hepaticlymphoma:a report of four cases[J].Ai Zheng,2005,24(3):365-367.

[58] 丁建辉,彭卫军,周良平,等.肝脏淋巴瘤 CT 和 MRI 表现[J].中国医学计算机成像杂志,2008,14(5):409-414.

[59] Maher MM,McDermott SR,Fenlon HM,et al.Imagingof primary non-Hodgkin's lymphoma of the liver[J].Clin Radiol,2001,56(4):295-301.

[60] Soyer P,Van Beers B,Teillet-Thiébaud F,et al.Hodgkin's and non-Hodgkin's hepatic lymphoma:sonographic findings[J].AbdomImaging,1993,18(4):339-343.

[61] 王伟,黄柳明,刘钢,等.婴幼儿胆道发育不良的胆道造影及病理特点和预后[J].中华小儿外科杂志,2013,34(10):737-740.

[62] 冯舒,李士星.无创性影像学检查诊断胆道闭锁疾病[J].中国医学影像技术,2012,28(4):808-811.

[63] 刘爱武,陶文芳.B 型超声在小儿外科性黄疸诊断中的应用与评价[J].中华小儿外科杂志,1994,15(2):97-98.

[64] Fahad Ali,Waseem Akhter,Muhammad Arshad.Magnetic resonance cholangiopancreatography in diagnosis of biliarydisorders in children sharing our erperience[J].J Park Med Assoc,2016,66(1):27-29.

[65] 宋蕾,金国军,曾津津,等.磁共振胰胆管成像在婴幼儿胆管疾患中的应用[J].放射学实践,2007,22(4):332-336.

[66] 钟雪梅,张艳玲.肝内外胆管异常性婴儿肝炎综合征[J].中华实用儿科临床杂志,2007,22(4):471-473.

[67] 李宁富,刘闽生,田顺典,等.磁共振胰胆管成像技术及临床应用价值[J].实用放射学杂志,2000,16(3):157-159.

[68] Tang ST,Li SW,Ying Y,et al.The evaluation of laparoscopy-assisted cholangiography in the diagnosis of prolonged jaundice in infants[J].J Laparoendosc Adv Surg Tech A,2009,19(6):827-830.

[69] Donia AE,lbrahim SM,Kader MS,et al.Predictive value of assessment of different modalities in the diagnosis of infantile choleslasis[J].J Int Med Res,2010,38(6):2100-2116.

[70] 李凡,钱渊.新生儿胆道闭锁与病毒感染相关性的研究进展[J].国际病毒学杂志,2011,18(5):160-162.

[71] Li SX,Zhang Y,Sun M,et al.Ultrasonic diagnosis of biliary atresia:a retrospective analysis of 20 patients[J].World J Gastroenterol,2008,14(22):3579-3582.

[72] Nemati M,Rafeey M,Shaken AB.Ultrasound findings in biliary atresia:the role of triangular cord sign[J].Pak J Biol Sci,2009,12(1):95-97.

[73] Imaniehc MH,Dehghani SM,Bagheri MH,et al.Triangular cord sign in detection of biliary Atresia:Is it a valuable sign?[J].Dig Dis Sci,2010,55(1):172-175.

[74] Huang CT,Lee HC,Chen WT,et al.Usefulness of magnetic resonance cholangiopancreatography in pancreatobiliary abnormalities in pediatric patients[J].Pediatr Neonatol,2011,52(6):332-336.

[75] Kim MJ,Pank YN,Haa SJ.Biliay atresia in neonates and infants:triangular area of high signal intensity in the porta hepatic at T_2 weighted MR cholangiography with US and histopathologic Correlation[J].Radiology,2000,215(2):395-401.

[76] Jabtofiska B.Biliary cysts:etiology,diagnosis and management[J].World J Gastroenterol,2012,18(35):4801-4810.

[77] Soares KC,Arnaoutakis DJ,Kamel I,et al.Choledochal cysts:presentation,clinical differentiation,and management[J].J Am Coll Surg,2014,219(6):1167-1180.

［78］ Ronnekleiv, Kelly SM, Soares KC, et al. Management of choledochal cysts［J］. Curt Opin Gastroenterol, 2016, 32(3):225-231.

［79］ Todani T, Watanabe Y, Narusue M, et al. Congenital bile duct cysts: classification, operative procedures, and review of thirty-seven cases including cancer arising from eholedochal cyst［J］. Am J Surg, 1977, 134(2): 263-269.

［80］ Salles A, Kastenberg ZJ, Wall JK, et al. Complete resection of a rare intrahepatic variant of a choledochal cyst［J］. J Pediatr Surg, 2013, 48(3):652-654.

［81］ Singham J, Yoshida EM, Scudamore CH. Choledochal cysts: part 2 of 3: Diagnosis［J］. Can J surg, 2009, 52(6):506-511.

［82］ Soares KC, Kim Y, Spolverato G, et al. Presentation and Clinical Outcomes of Choledochal Cysts in Children and Adults: A Multiinstitutional Analysis［J］. JAMA surg, 2015, 150(6):577-584.

（袁新宇　殷小平　孙雪峰
徐敬峰　刘岚）